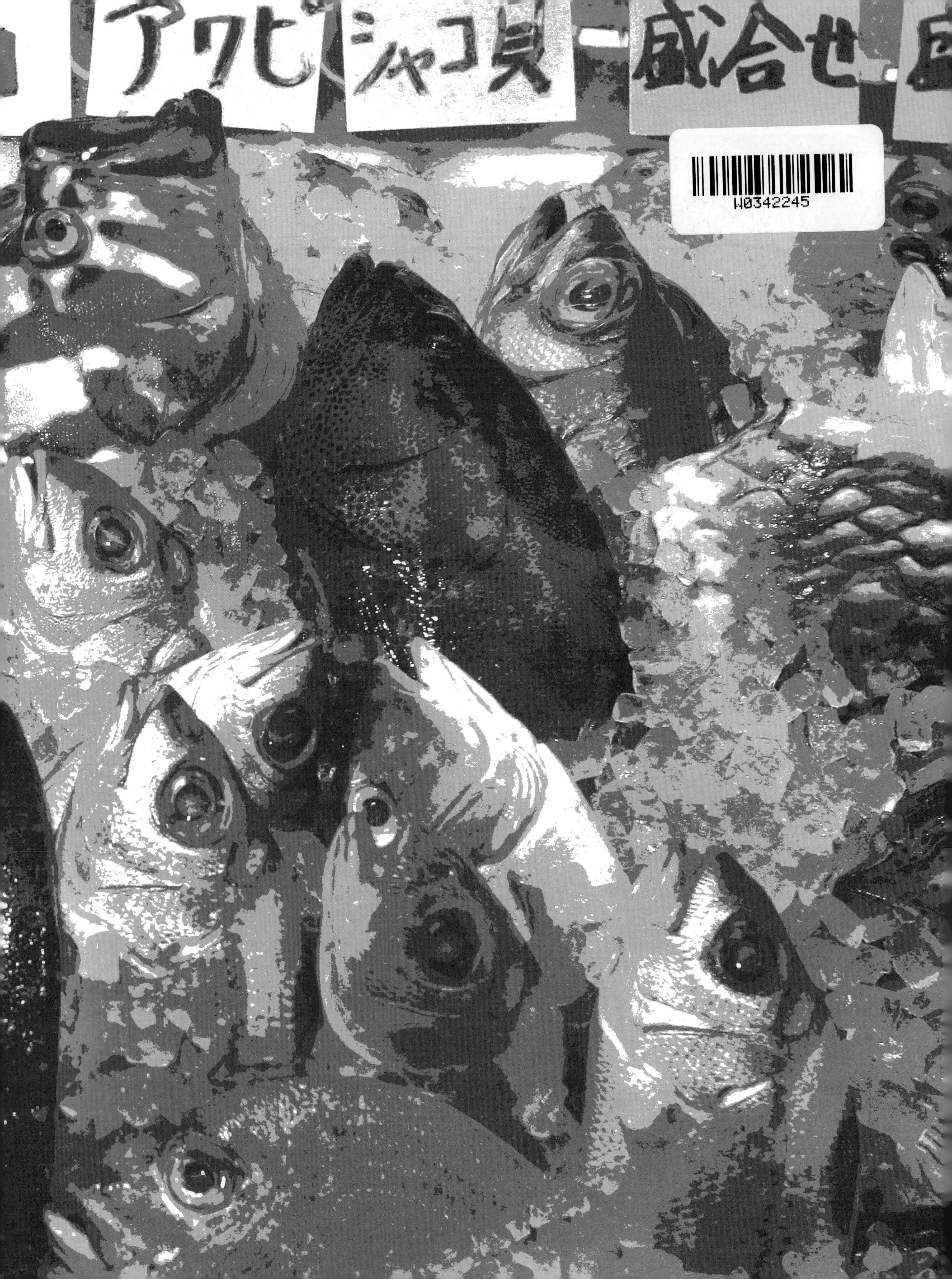

W0342245

MAHLZEIT

AUF 80 TELLERN UM DIE WELT

Fotografiert von Peter Menzel
Texte von Faith D'Aluisio
Vorwort von Peter-Matthias Gaede

In diesem Buch zeigen Ihnen 80 Menschen aus aller Welt, was sie an einem ganz normalen Tag zu sich nehmen. Die Anzahl der Kalorien, die sie täglich essen, ergibt die Reihenfolge, in der sie hier vorgestellt werden.

Material World Books
Napa, Kalifornien

GEO im Verlag Gruner + Jahr
AG & Co KG, Hamburg

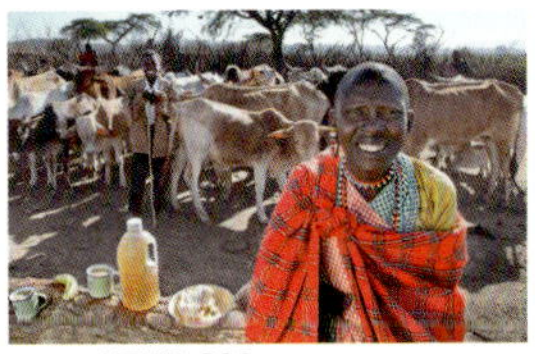
KENIA **800** KCALS PRO TAG

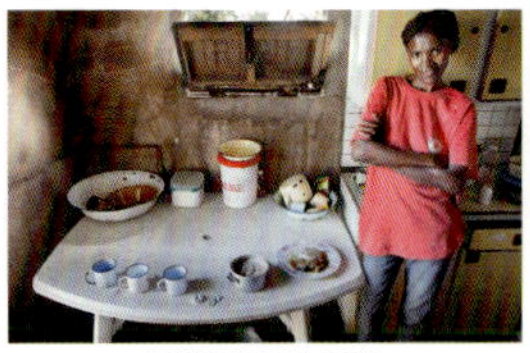
BOTSWANA **900**

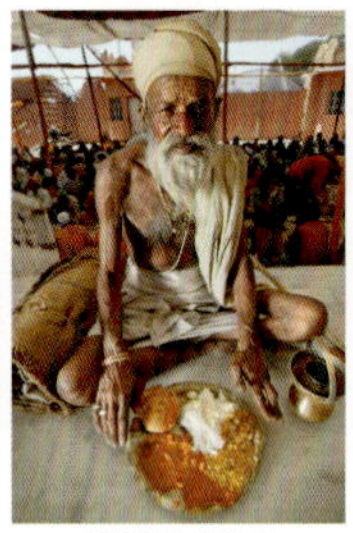
INDIEN **1000**

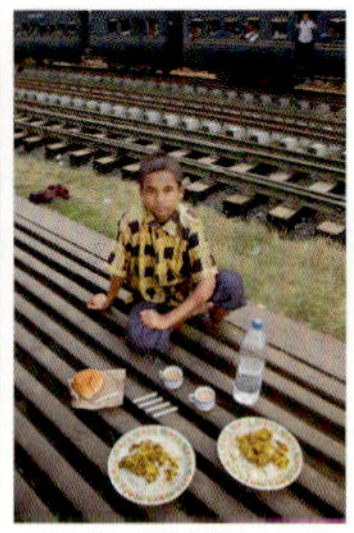
BANGLADESCH **1400**

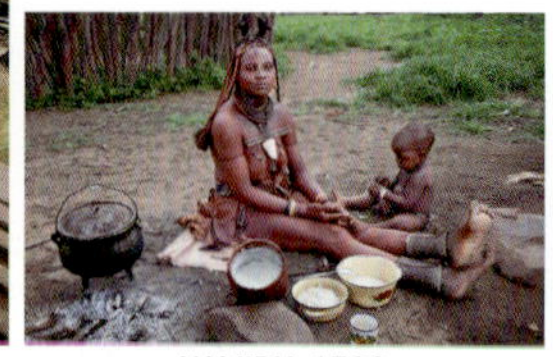
NAMIBIA **1500**

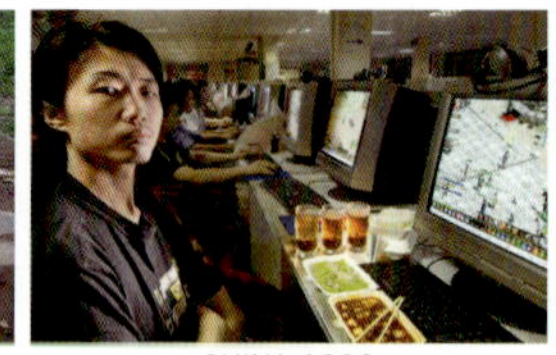
CHINA **1600**

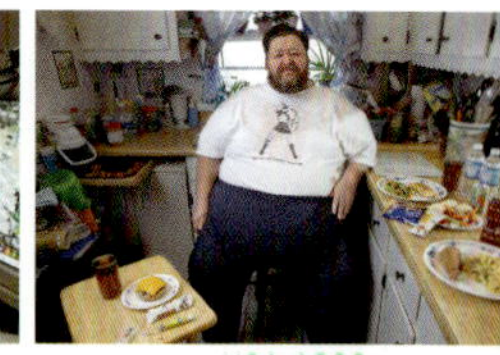
USA **1600**

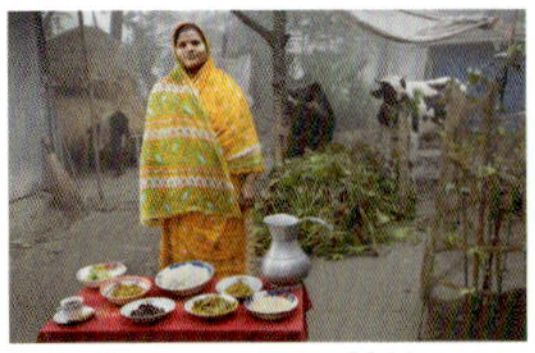
BANGLADESCH **2000**

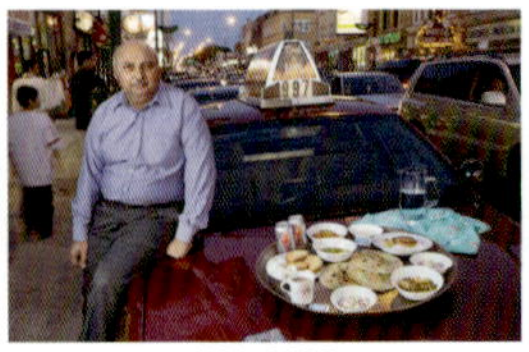
USA **2000**

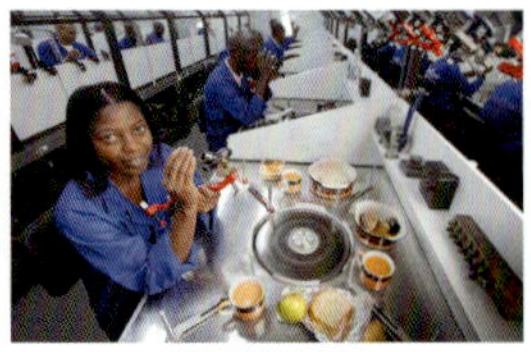
NAMIBIA **2000**

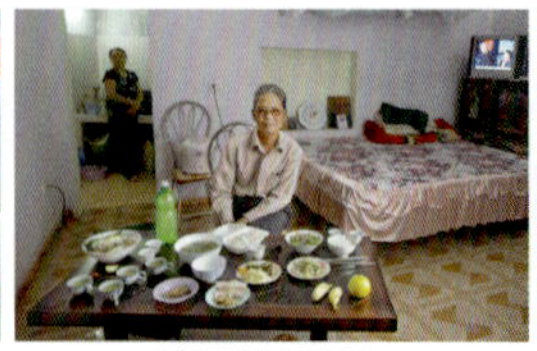
VIETNAM **2100**

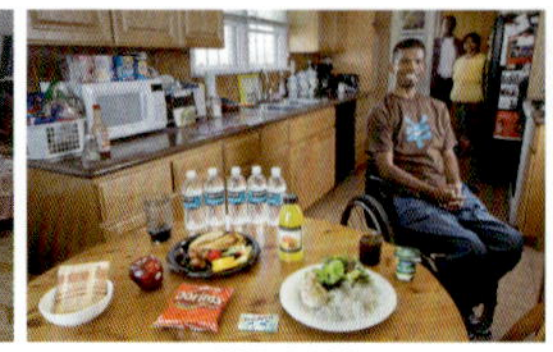
USA **2100**

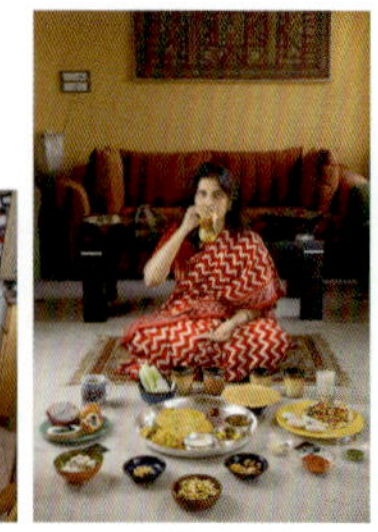
INDIEN **2100**

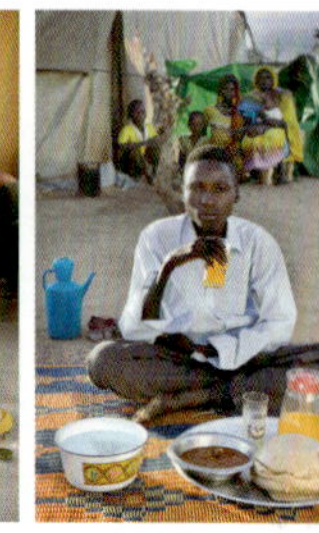
TSCHAD **2300**

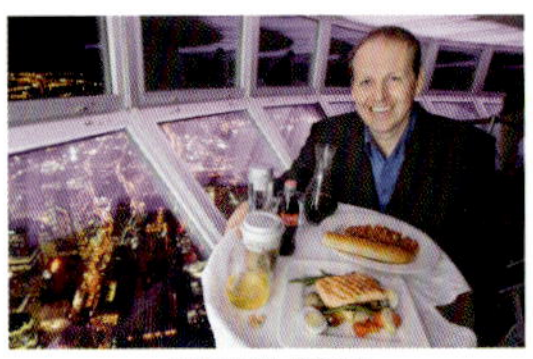
KANADA **2600**

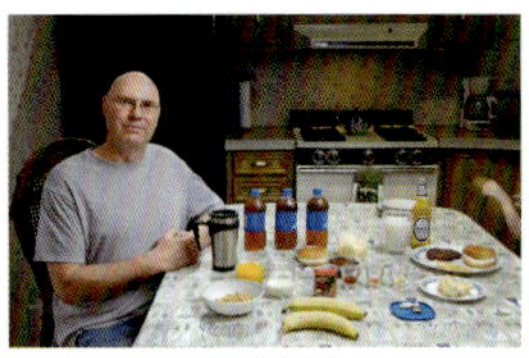
USA **2600**

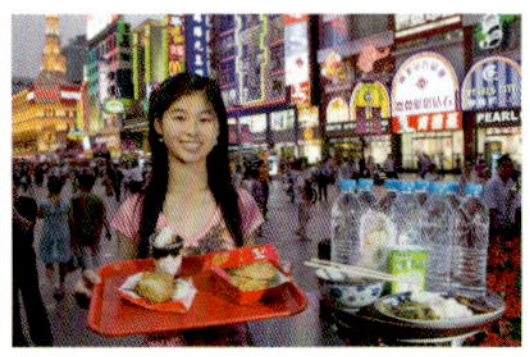
CHINA **2600**

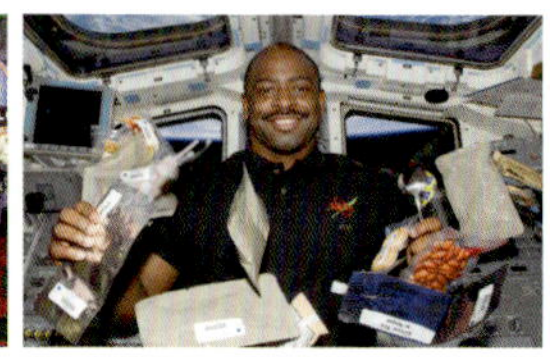
USA **2700**

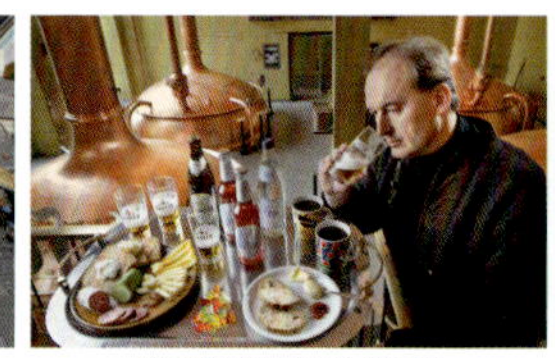
DEUTSCHLAND **2700**

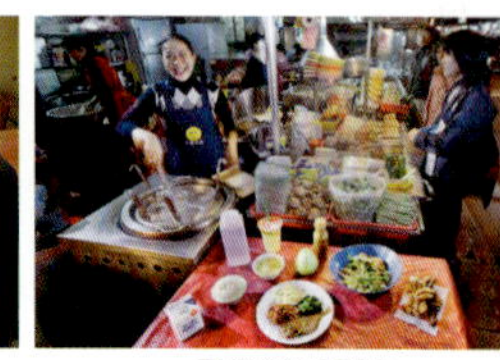
TAIWAN **2700**

Auf 80 Tellern

LETTLAND **3100**
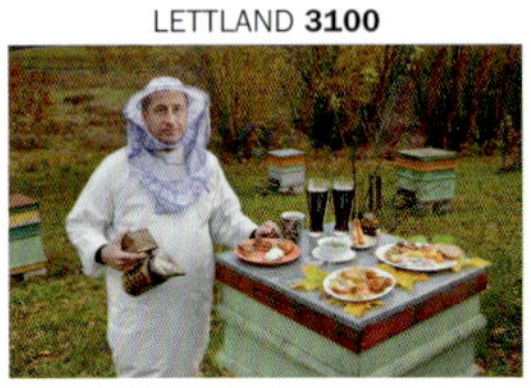

USA **3200**
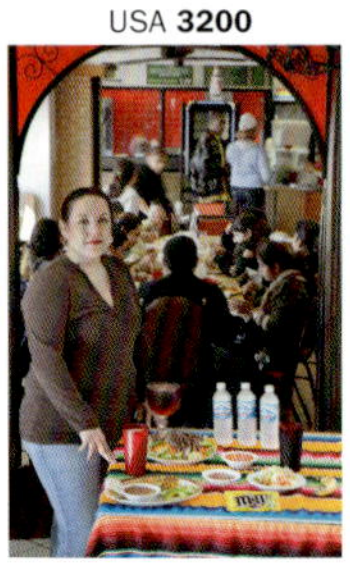

ÄGYPTEN **3200**
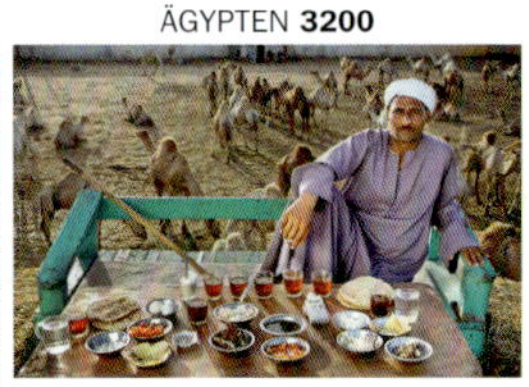

USA **3200**
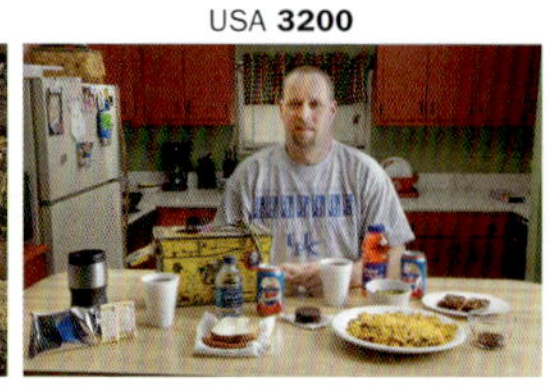

JEMEN **3300**
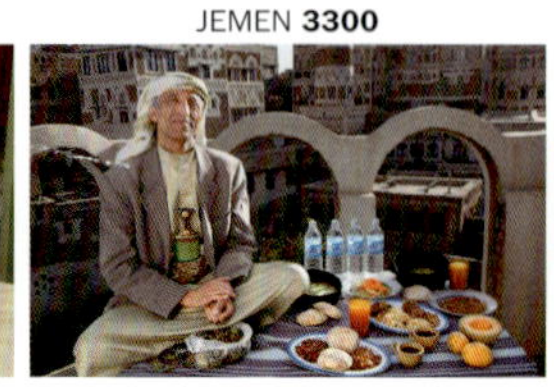

BRASILIEN **3400**
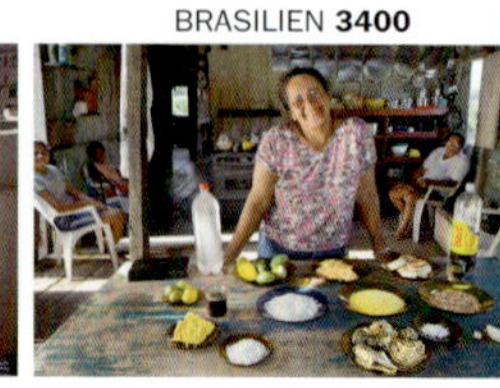

USA **3800**
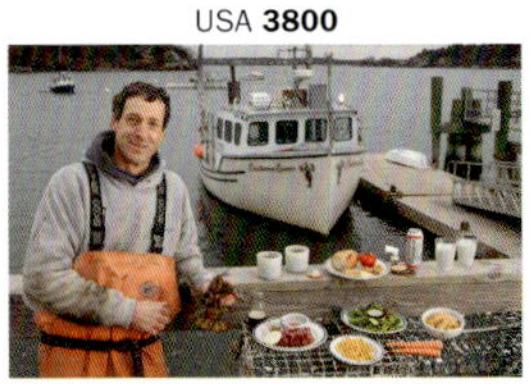

SPANIEN **3900**
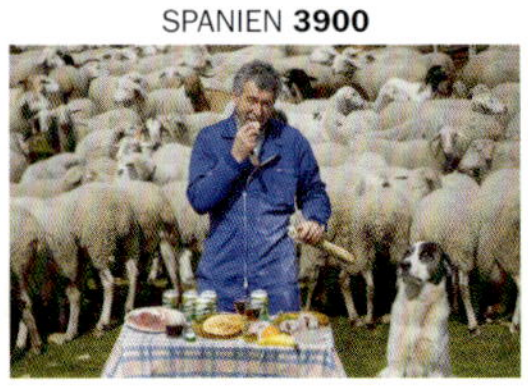

LETTLAND **3900**
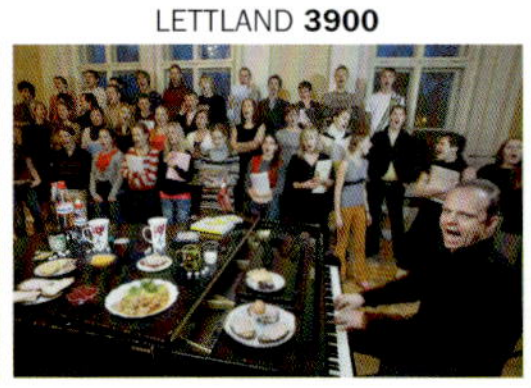

USA **3900**
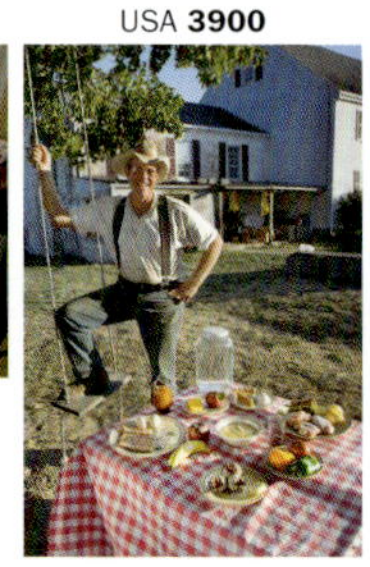

RUSSLAND **3900**
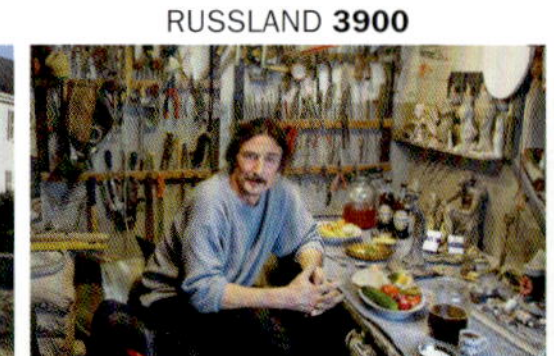

USA **4000**
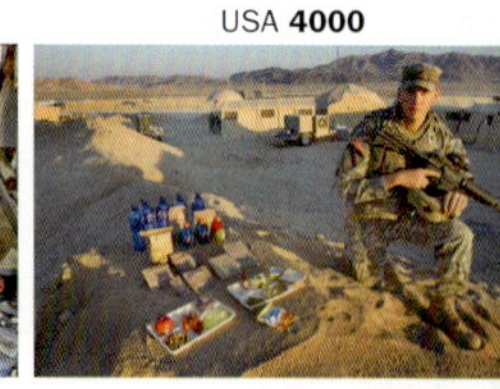

NAMIBIA **4300**
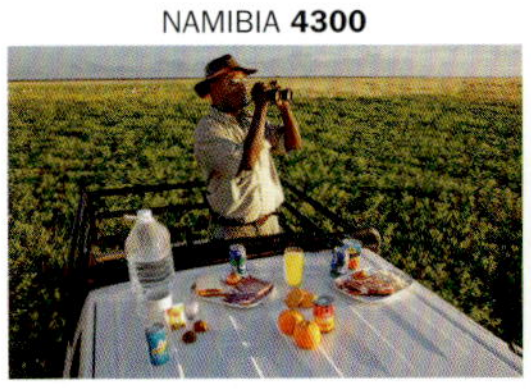

DEUTSCHLAND **4600**
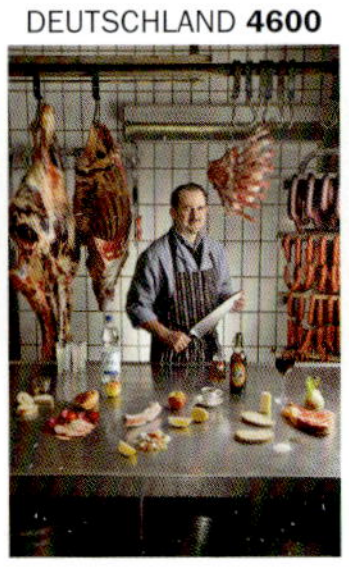

KANADA **4700**
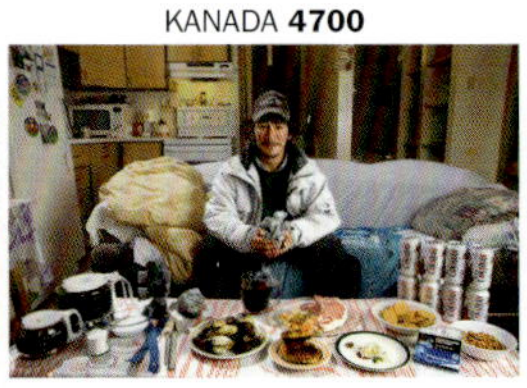

JAPAN **4800**
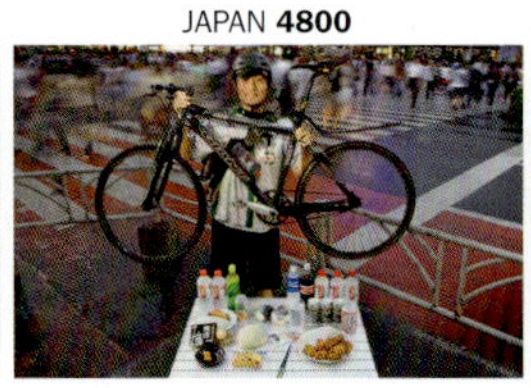

TIBET **4900**
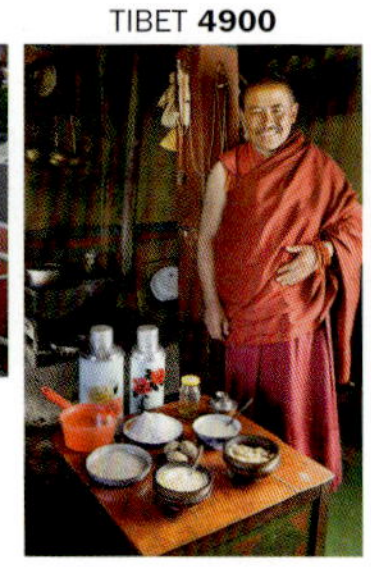

IRAN **4900**
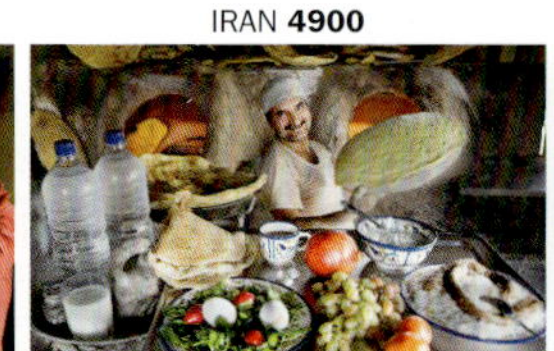

BRASILIEN **5200**
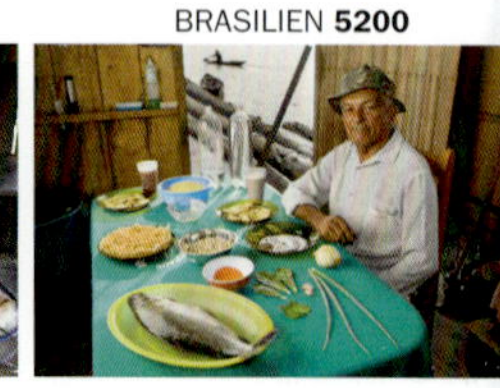

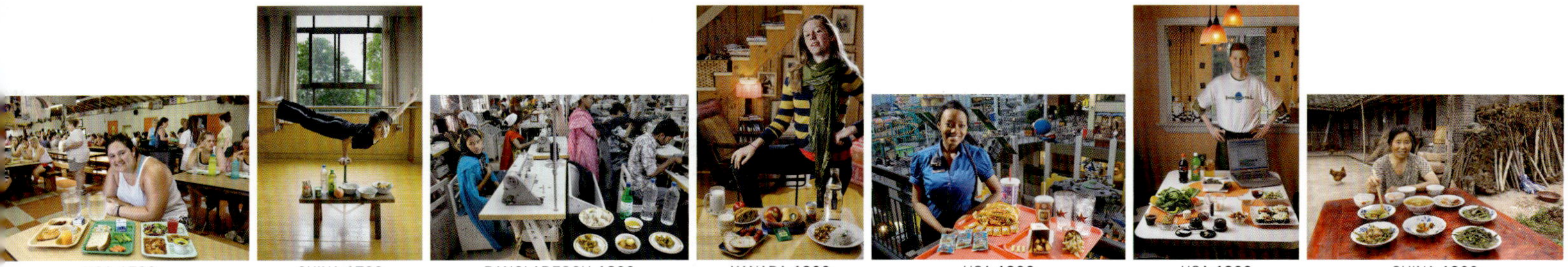

USA **1700** CHINA **1700** BANGLADESCH **1800** KANADA **1900** USA **1900** USA **1900** CHINA **1900**

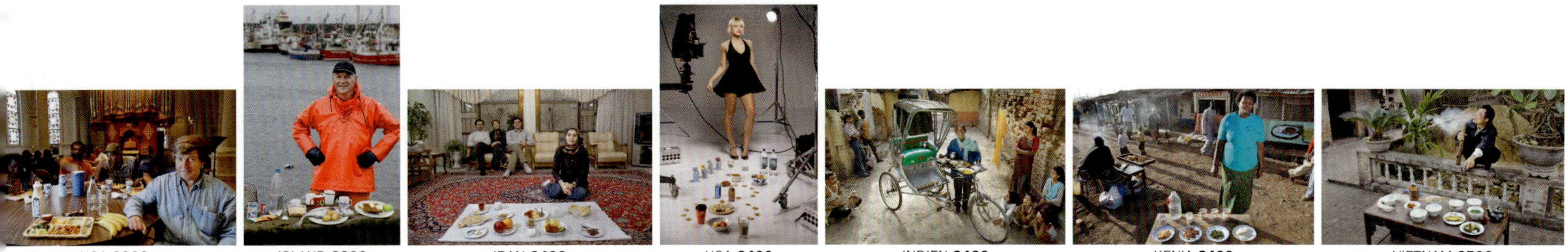

USA **2300** ISLAND **2300** IRAN **2400** USA **2400** INDIEN **2400** KENIA **2400** VIETNAM **2500**

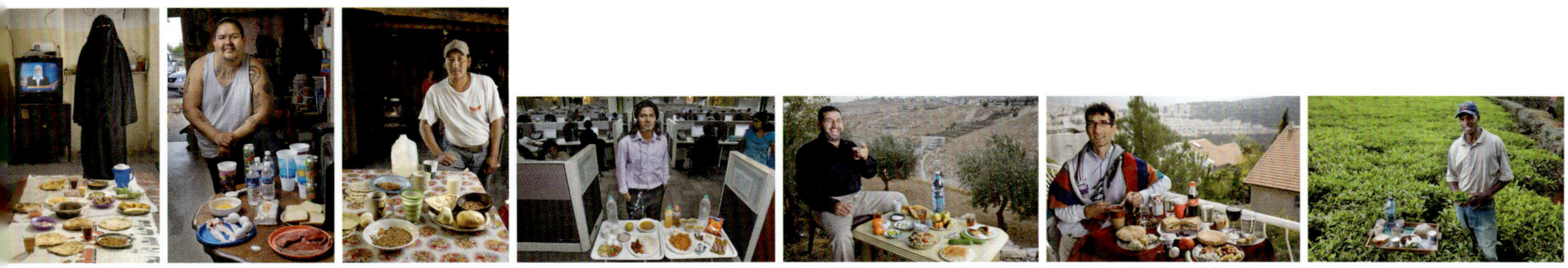

JEMEN **2700** USA **2700** MEXIKO **2900** INDIEN **3000** WESTJORDANLAND **3000** ISRAEL **3100** KENIA **3100**

um die Welt

JAPAN **3500** USA **3500** USA **3600** DEUTSCHLAND **3700** USA **3700** AUSTRALIEN **3700** ECUADOR **3800**

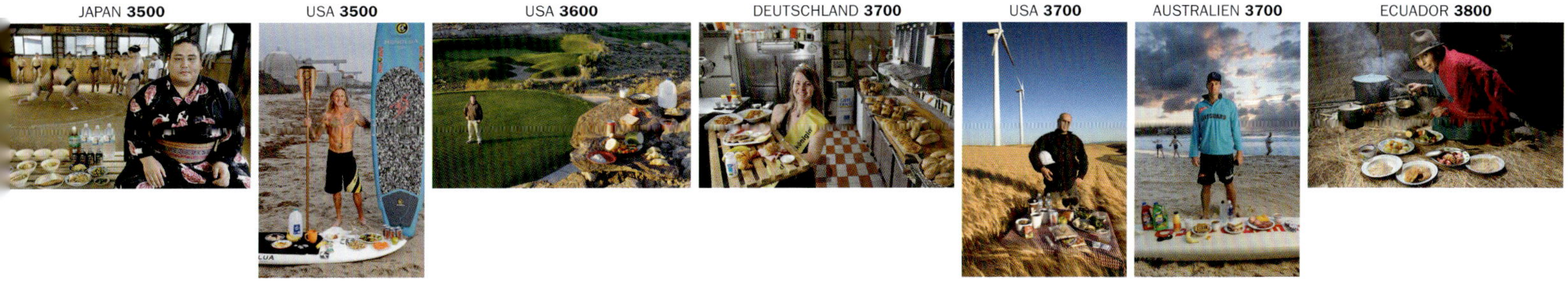

ITALIEN **4000** VENEZUELA **4000** ÄGYPTEN **4000** USA **4100** SPANIEN **4200** CHINA **4300**

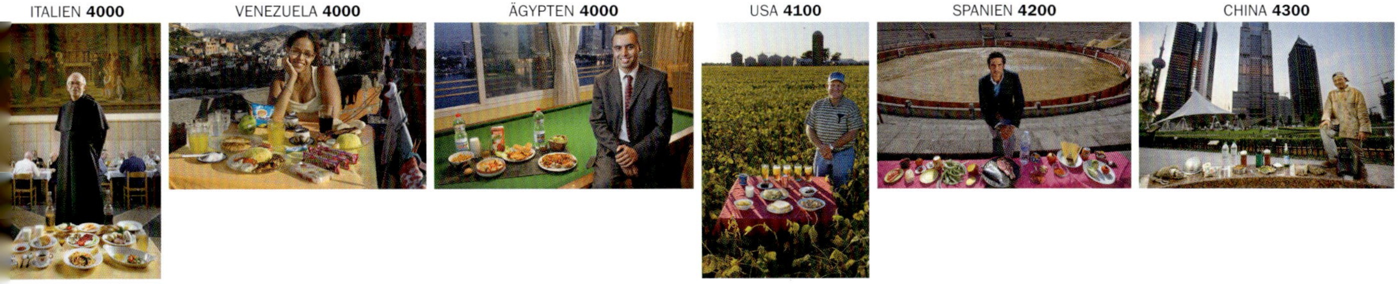

USA **5400** TIBET **5600** VENEZUELA **6000** GRÖNLAND **6500** USA **6600** NAMIBIA **8400** GROSSBRITANNIEN **12 300**

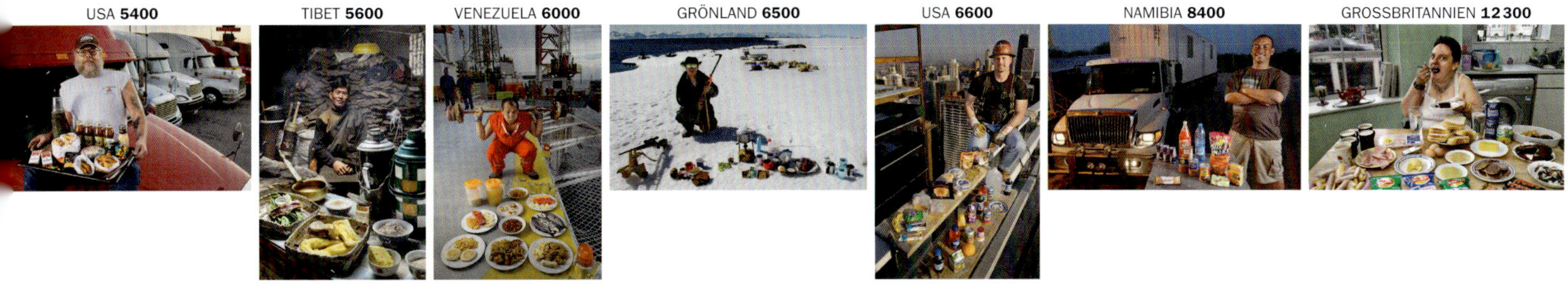

Inhalt

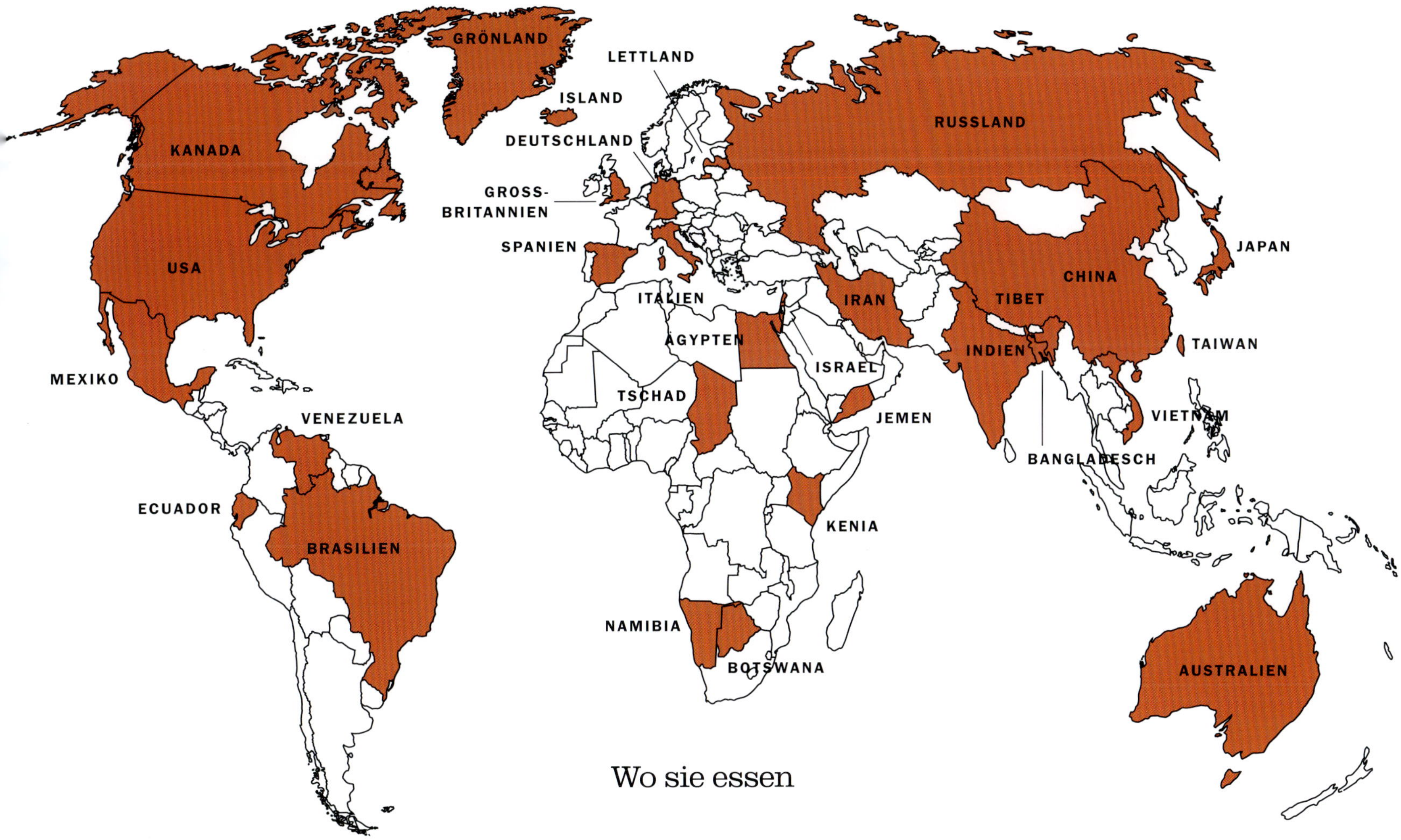

Wo sie essen

4000 – 4900 Kalorien

5000 – 12300 Kalorien

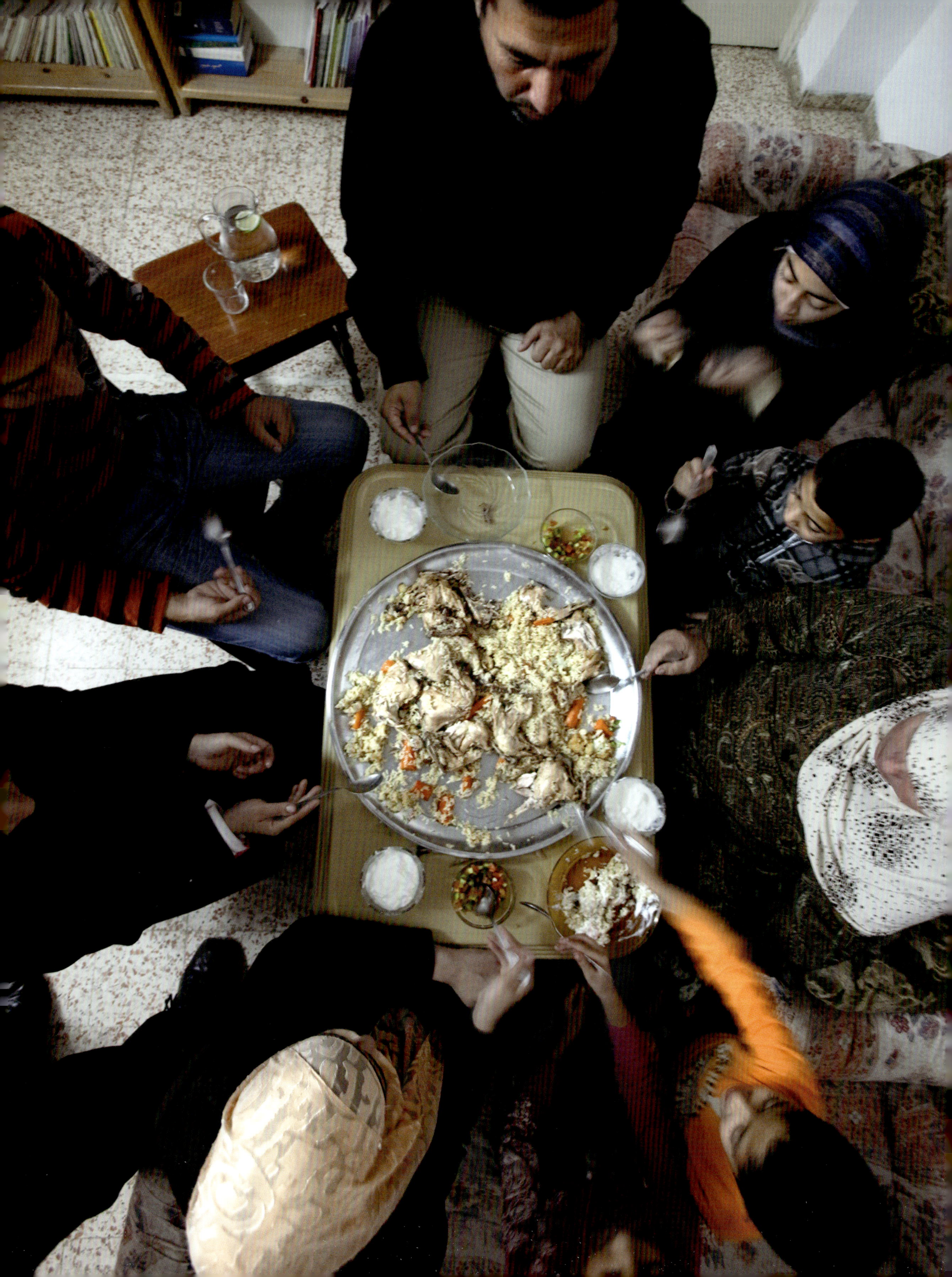

Jeder isst

Von Peter-Matthias Gaede

Wann immer sich Faith D'Aluisio und ihr Ehemann Peter Menzel ein Thema vornehmen, gehen sie es weltweit an. Und so ist auch »Mahlzeit – Auf 80 Tellern um die Welt« so etwas wie ein Menschheitsporträt geworden, selbst wenn es sich doch »nur« darum handelt, was 80 höchst unterschiedliche Individuen in 30 Ländern auf 5 Kontinenten an einem Tag essen: die Hirtin in Kenia und der US-Astronaut, die Zirkusakrobatin in China und der Kofferträger in Bangladesch, der Bierbrauer in Deutschland und der Kriegsveteran in Vietnam.

Es geht also um Kalorien in diesem Buch, aber natürlich um mehr: um Identität und Kultur, um Alltagsleben und Einkommen. Um Hunger und Übersättigung. Es geht um traditionelles Essen und Fastfood, um die Effekte der Globalisierung – um eine Welt, in der noch immer eine Milliarde Menschen nicht genug haben, um satt zu werden. Und in der andererseits Hunderttausende verfetten.

In der Heimat von Menzel und D'Aluisio, den USA, ist der britische Starkoch Jamie Olivier vor einiger Zeit in Tränen ausgebrochen. Olivier, ein Missionar gesunder, leichter und nicht teurer Ernährung, hatte ausgerechnet in Huntington, einer als Amerikas Fastfood-Metropole geltenden Stadt in West Virginia, versucht, die Menschen davon zu überzeugen, Schulkindern nicht schon zum Frühstück Pizza zu servieren. Höchst wirkungslos blieb auch er.

Nach Daten der US-Gesundheitsbehörde CDC sind 37 Prozent der Kinder und Jugendlichen im Lande übergewichtig, 19 Prozent haben gar schon als fettleibig zu gelten. Dass ihre Lebenserwartung deshalb geringer sein wird als die ihrer Eltern, ist wahrscheinlich; im weltweiten Vergleich ein eigentlich grotesker Trend, über dessen Gründe einige Essays in diesem Buch Auskunft geben. Noch der lustigste Beleg für das verbreitete Unwissen über Ernährung ist das Zitat eines US-Baseballstars, der auf die Frage, ob er seine Pizza in vier oder acht Stücke geschnitten haben wolle, antwortete: »Vier. Ich glaube nicht, dass ich acht Stücke schaffe.«

Es ist gleichwohl kein »pädagogisches« Buch, das der Fotograf und die Autorin hier vorlegen. Sie sind Reporter; sie richten nicht, sondern erst einmal interessieren sie sich selber mit Leib und Seele für eben Leib und Seele der Menschen, von denen sie erzählen. Nicht gleich Liebe, aber doch Sympathie, zumindest Anteilnahme geht durch den Magen. Und so lassen sie uns, das Auge isst mit, in vielen sehr innigen Bildern am Tisch des Rikscha-Fahrers oder Bergbauern sitzen – und ganz nebenbei mehr über die Verfassung der Weltbevölkerung erfahren als in so manchem UN-Bericht.

Abdul-Baset Razem und seine Familie essen im Westjordanland mittags eine Makloubeh (einen Auflauf aus Hühnchen, Reis und Gemüse)

Peter-Matthias Gaede ist Chefredakteur von GEO.

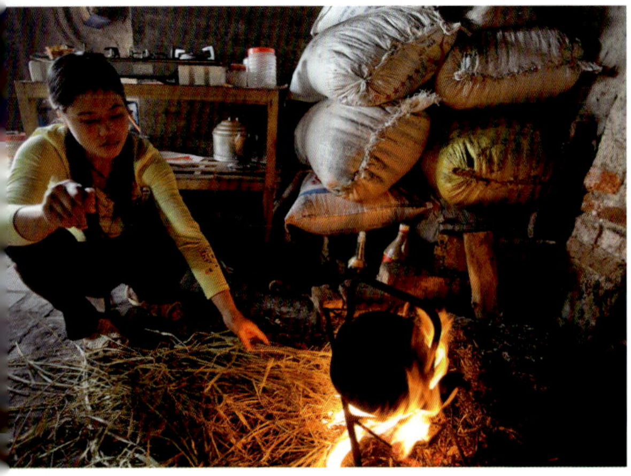

Nguyễn Thi Huong kocht Teewasser über einem Reisstrohfeuer in der Küchenhütte ihres Familienhofs außerhalb der vietnamesischen Hauptstadt Hanoi

Ich koche selten zu Hause. Ich esse bei der Arbeit. **In meinem Kühlschrank daheim gibt es nichts außer Obst.**

Ferrán Adrià • *Küchenchef des weltberühmten Restaurants »El Bulli« an der Costa Brava nördlich von Barcelona*

Mit diesem Buch blamieren Menzel und D'Aluisio die üblichen Ernährungsstudien, die die Speisepläne der Völker verglichen haben wollen, um dann aller Welt wieder einmal Vollkorn zu empfehlen. **Die Menschen essen nämlich in Wirklichkeit das, was sie sich leisten können und was bekömmlich für sie ist.** Das, was sie sättigt, damit sie ihren Alltag bestehen können. Prompt sind die Küchen so vielfältig wie die Kulturen dieser Welt. Lehnen Sie sich entspannt zurück, greifen Sie zur Keksdose – und gucken Sie dem Rest der Menschheit in die Töpfe!

Udo Pollmer • *Lebensmittelchemiker am Europäischen Institut für Lebensmittel- und Ernährungswissenschaften e. V.*

Wer viel denkt und arbeitet, braucht Fleisch! Allerdings längst nicht so viel wie heute üblich. **Wir ziehen immer mehr Tiere unsichtbar hinter uns her – und fressen gemeinsam die Erde kahl.** Fleisch von Tieren, die würdevoll gelebt haben, gutes Fleisch, das muss unser Ziel sein. Denn Essen ist schicksalhaft für unsere Lebensfreude und unser Wohlbefinden – wenn wir es denn nicht als billiges Nahrungsmittel, sondern als wirkliches Lebens-Mittel betrachten.

Karl-Ludwig Schweisfurth • *Gründer der Schweisfurth-Stiftung für nachhaltige Agrar- und Ernährungswirtschaft*

Als ich ein Kind war, in den 1950er Jahren, war das Essen bei uns ähnlich knapp wie in vielen anderen Haushalten – und das, obwohl meine Großeltern einen Lebensmittelladen besaßen. Fürs Kochen war meine Großmutter zuständig. Sie war ein Verwertungsgenie, gab nichts verloren. Wenn jemand aus Versehen die Schlagsahne versalzen hatte, machte sie daraus Butter. Aus alter Schokolade wurde Pudding, Fleischreste kamen in den Eintopf. **Heute gibt es den Laden nicht mehr, er ist von Supermärkten verdrängt worden.**

Prof. Hans-Georg Joost • *Deutsches Institut für Ernährungsforschung*

Bei mir gibt es nur große Portionen: **Eine Gourmetküche, bei der ich nicht satt werde, ist nichts für mich.** Aber die Abwechslung muss stimmen. Dass Genuss und Gesundheit gerade bei der Ernährung schwer in Einklang zu bringen sind, ist Quatsch: Ich achte darauf, dass die Energiedichte meiner Mahlzeiten gering ist, daher steht viel Gemüse auf meinem Speiseplan. Nach diesem Prinzip kann ich essen, bis ich satt bin – ohne zuzunehmen.

Ute Gerwig • *Dipl. oec. troph., Geschäftsleitung Forschung & Entwicklung/Training Weight Watchers Deutschland*

Meine Essensaufnahme ist stürmisch, eine Folge von Wahnsinnsanfällen, die meist nicht lange dauern, aber ungeheuer intensiv sein können. Ich bin lange Zeit unbeständig und sofort übernatürlich entflammt. Eine volle Woche lang bin ich erdnussbuttersüchtig, vorzugsweise nach der mit Stückchen, fresse sie mit großen Löffeln kurz vor Mitternacht, Tag für Tag. Vor Kurzem hatte ich eine heiße Affäre mit einem Lammhackbraten mit Fetafüllung. Und jüngst bin ich dem Hühnersalat verfallen, der erst mit der richtigen Menge Mayonnaise perfekt ist, die so empfänglich ist für meinen geliebten Dill. Noch ein paar Mandelsplitter darüber gestreut, und ich bin verloren – zumindest eine Zeit lang.

Frank Bruni • *Autor des Memoiren-Bestsellers »Born Round« und ehemaliger Restaurantkritiker der »New York Times«*

Ich verdiene mein Geld mit Reisen, überwiegend in entlegene Gegenden. Auf Recherche esse ich, was man mir vorsetzt. Da weiß man oft nicht, ob der Hühnerkopf in der Suppe eine besondere Ehrung für den Gast ist oder ein böser Streich. Am besten, man glaubt ans Erste. **Nach 30 Jahren auf Achse ist mein Magen aus Gusseisen, mein Geschmack universal.** Beim Wandern esse ich leichte, aber sättigende Haferflocken und Couscous, zu Hause Rinder- oder Hirschsteaks mit Chimichurri aus frischer Petersilie – die argentinische Sauce ersetzt einen Salat.

Tim Cahill • *Gründer der Zeitschrift »Outside Magazine« und Bestsellerautor*

Es ist schon ein Privileg, in einem Land zu leben, in dem Nahrungsmittel im Überfluss vorhanden sind, in dem Regale und Restaurants gut gefüllt sind. Für viele von uns ist es selbstverständlich geworden, beinahe rund um die Uhr Lebensmittel kaufen zu können und an jeder Ecke Essen serviert zu bekommen: in Einkaufszentren, Bahnhöfen, Tankstellen. Wir leben in einer Wegwerf-Gesellschaft. Tonnen Nahrungsmittel landen im Müll. Zu oft gerät in Vergessenheit, wer die Grundlagen unserer Ernährung sicherstellt, wie viel Energie für die Herstellung von Lebensmitteln eingesetzt werden. Wir sollten bewusster genießen, uns bewusster ernähren und auch bewusster einkaufen.

Ilse Aigner • *Bundesministerin für Ernährung, Landwirtschaft und Verbraucherschutz*

Man kann alles lieben oder hassen lernen. Gemüse sind ein Selbstgänger – köstlich und leicht zu lieben. Am liebsten mit Zitronensaft gewürzt und gedämpft. Ich versuche, kein Öl zu verwenden, nicht einmal Olivenöl, das viele Kalorien mitbringt. Im Allgemeinen vermeide ich braten, selbst sautieren in Öl; lieber grille, dämpfe oder röste ich. Ich versuche mir beizubringen, Käse nicht zu mögen (was hart ist), auch Butter, Milch und alle »weißen« Sachen (Mehl, Reis), Mehlspeisen, Zucker im Kaffee – Zucker überhaupt, außer Obst – das zweite, bei dem ich mir keinerlei Beschränkung auferlege. **Ich versuche, keine harten Sachen zu trinken, aber ich gönne mir ein paar Gläser Wein in der Woche (viele Kalorien).** Auch habe ich gelernt, dass unsere gewohnten Portionen absurd waren. Mit einem Fünftel der üblichen italienischen Portion geht es mir viel besser, sodass ich die schöne Tradition des Servierens in großen Schüsseln aufgegeben habe. Als Kinder aßen wir den ersten Teller sehr schnell leer, um einen Nachschlag zu bekommen. Das immerhin habe ich in meinem Leben gelernt: die Dinge zu lieben, die mir gut tun, und die zu meiden, die schlecht für mich sind.

Francis Ford Coppola • *Filmemacher, Winzer und Hotelier*

Ich wuchs auf einer Farm auf, wo ich Kühe molk, Eier einsammelte und Tiere geschlachtet habe. Ich schwelgte in Proteinen und Fett, obwohl wir auch einen Garten hatten. Manchmal aß ich das Fleisch von selbst geschossenem Wild. **Als junger Arzt arbeitete ich dann an einer umfangreichen Studie über Ernährung und Krebs mit, die mein Leben veränderte.** Die Ergebnisse, die für eine pflanzliche Ernährung sprachen, waren dramatisch, und sie deckten sich mit den Erkenntnissen anderer. Seit damals ernähren sich meine Frau und ich, unsere fünf erwachsenen Kinder und die fünf Enkel ausschließlich von pflanzlicher Nahrung. Nachdem sich unsere Essgewohnheiten geändert hatten, gab es kein zurück. Seit über 20 Jahren.

T. Colin Campbell • *Emeritierter Professor für Biochemie der Ernährung an der Cornell University und Co-Autor von »The China Study«*

Los Angeles ist wohl die Stadt mit der zurzeit größten kulinarischen Vielfalt der Welt: Nabel eines großen landwirtschaftlichen Gebiets, Magnet für die Einwanderung im 21. Jahrhundert und Sitz der amerikanischen Fantasie. Als Bauch, der alles das auf die Reihe bringen soll, kann ich mir keine vielseitigere Ernährung vorstellen – vom Restaurant mit authentischer Modeneser Küche über lebende koreanische Meeresfrüchte und Berge perfekter Minneolas **bis hin zu der Vorstellung, dass ich mir in meinem Magen einen ganzen Kuhkopf zusammenbaue, Taco für Taco.**

Jonathan Gold • *Restaurantkritiker der Stadtzeitschrift »LA Weekly«, wurde für sein Buch »Counter Intelligence: Where to Eat in the Real Los Angeles« mit dem Pulitzerpreis ausgezeichnet*

Alle machen sich über meine Ernährung lustig. Ich esse wenig, und über Nährwerte und Kalorien denke ich niemals nach. In den 1970er Jahren, als ich die industrielle Tiermast kennenlernte, wurde ich Vegetarierin. **Seit ich kein Fleisch mehr esse, fühle ich mich »leicht«, und ich glaube, dass ich deshalb so voller Energie bin.** Wenn alle sich Gedanken über die Dinge machten, die sie essen – woher sie kommen, wie viele Kilometer sie zurückgelegt haben und wie sie erzeugt wurden –, würden sie wahrscheinlich ihr Essverhalten ändern, besonders dann, wenn sie darüber nachdächten, wie sehr Tiere für die Erzeugung gewaltiger Mengen von billigem Fleisch leiden müssen, wie deren Produktion die Umwelt schädigt und deren Konsum der menschlichen Gesundheit schadet.

Dr. Jane Goodall • *Gründerin des Jane-Goodall-Instituts und Friedensbotschafterin der UNO*

Wenn ich Lebensmittel einkaufe, dann bringe ich damit zum Ausdruck, in welcher Welt ich leben möchte. Für mich sind dabei Respekt vor der Natur, dem Tier und dem Menschen nicht verhandelbar. Dafür verzichte ich auf anderes, was mir leicht fällt: **Denn wer je ein gutes Essen genossen hat, weiß, wie wenig man für das Glück braucht.**

Katharina Höhnk • *Betreiberin des Foodblogs valentinas-kochbuch.de*

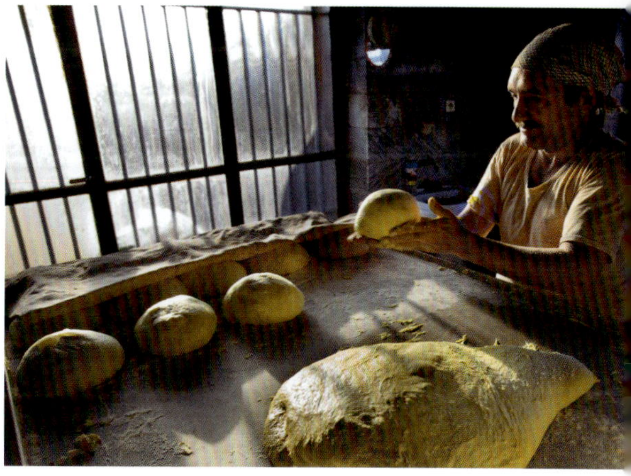

Der Bäcker Akbar Zareh in Yazd im Iran bei der Zubereitung von Teigfladen, die er in seinen gasbeheizten Lehmöfen zu dünnem knusprigen Brot backt. Er arbeitet an sieben Tagen in der Woche

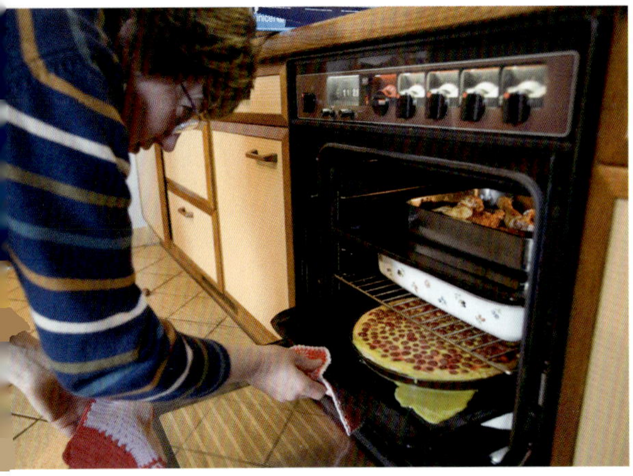

Marie Paule Kutten-Kass überprüft den Kirschenmichel und das Brathuhn, die sie gleichzeitig für das Mittagessen ihrer Familie in Erpeldange in Luxemburg im Ofen backt

Ich bin ein dünner Gastrokritiker, und einige Leute mögen das nicht. Ich habe mich selbst geformt, es ist kein genetisches Glück. **Nachdem ich im Alter von zwölf Jahren erfolgreich eine Diät durchstand, beschloss ich, das Wort »Versuchung« aus meinem Leben zu streichen und zu essen, was ich begehrte.** Zucker, Brot, Sahne und Käse wurden zu meinen wohl nicht übermäßig gesunden Grundnahrungsmitteln, die ich jedoch ausreichend mit stets frischem Gemüse und Fleisch (natürlich von kleinen Produzenten) und Fisch (aus umweltschonendem Fang) ergänzte. Und ich esse immer recht viel, aber behalte mir dabei ein Stückchen Appetit für den nächsten Geschmack auf.

Corby Kummer • *Restaurantkritiker, Co-Autor von »The Pleasures of Slow Food« und leitender Redakteur von »The Atlantic«*

Du bist nur so jung wie die Zeit seit deinem letzten Sinneswandel, und **die einfachste Art, deinen Sinn zu wandeln, ist etwas zu essen, was du noch nie gegessen hast.** Je ungewöhnlicher die Speise, umso stärker ist die Horizonterweiterung.

Kevin Kelly • *Autor des Buches »Der Zweite Akt der Schöpfung – Natur und Technik im neuen Jahrtausend«*

Mit Anfang 20 las ich, dass die Massai Rinderblut als Kraftnahrung trinken. Ich habe es sechs Wochen lang ausprobiert, einen Liter am Tag frisch aus dem Schlachthof, bis ich an einem Gerinnsel fast erstickt wäre. Heute, 75 Jahre später, sind Eiklar und Fisch meine alleinigen Eiweißquellen. Kein Kuchen, keine Torte, keine Bonbons, keine Eiscreme. Aber ich gönne mir ein Glas Wein zum Abendessen. Jeden Morgen mache ich Sport. Ich hasse das! Aber ich liebe das Ergebnis. Das ist das Geheimnis, Baby!

Jack LaLanne • *Der Pate der Fitness und Autor von »Live Young Forever«*

Zu den Dingen, die ich am Essen am meisten liebe, gehören die endlose Vielfalt und das **Fazit unseres heutigen Wissens über Ernährung und Gesundheit, nämlich, dass die Ernährung umso besser ist, je mehr an biochemischer Vielfalt sie enthält.** Aus diesen beiden Gründen esse ich ständig alle möglichen Dinge gleichzeitig, und am liebsten koche und esse ich jene Gerichte, in denen ein Dutzend oder mehr Zutaten vereint sind: indische Currys und mexikanische Moles. Und täglich esse ich selbst gemachten Joghurt, aus einer Kultur, die mir ein indischer Freund vor 15 Jahren geschenkt hat, und die ich seither immer wieder vermehre.

Harold McGee • *Autor von »On Food and Cooking«*

Seit Jahren leben die Amerikaner mit den Drohungen der Ernährungsfundis und fühlen sich schuldig, weil sie sich nicht an das Gebot von enthäuteten Hühnerbrüsten, Kleiemüsli, Magermilch und rohem Brokkoli gehalten haben. **Der Durchschnittsesser kann sich nicht lange an diese unsinnliche Ernährung halten, und er sündigt mit Chicken Nuggets, Cola aus Literbechern, Mais-Chips und Schmalzgebäck.** Die nachhaltige Alternative zu diesen Extremen ist die Ernährung mit echten, traditionellen, nahrhaften, köstlichen Speisen, an denen ich mich mein ganzes Leben lang erfreue: Käseomelettes mit Speck, hausgemachten sahnigen Suppen, Kaviar mit Schmand, saftigen Würsten, reifem Käse, sahniger Vollmilch, Erdbeeren mit Schlagsahne und gelber Grasbutter so dick auf dem Brot, dass man die Abdrücke der Zähne darin sieht. Gut essen ist die süßeste Rache.

Sally Fallon Morell • *Präsidentin der Weston-A.-Price-Stiftung, Gründerin der Campaign for Real Milk and Autorin von »Nourishing Traditions«*

Beim Essen und Trinken wurden Kriege beendet oder auch angefangen, Frauen verführt, Männer um den Finger gewickelt, die größten Geschäfte der Welt besiegelt. Essen ist universal; um gemeinsam zu speisen braucht man keine Sprachen oder Gesten, nur Lust am Genuss. Heute symbolisiert der lustvolle Einkauf in den meisten Fällen den sozialen Status. **Man hat erkannt, dass Essen und Trinken nicht nur dem bloßen Überleben dienen, sondern auch die Grundlage jeglicher kulturellen Weiterentwicklung sind.** Und dabei spielt es keine Rolle, ob man am offenen Feuer ein Stück Fisch oder Fleisch brät oder auf feinstem Porzellan ein mehrgängiges Menü präsentiert.

Christian Rach • *Restaurateur, Koch und »Rach, der Restaurant-Tester«*

»Wieso sind Sie nicht dick?«, fragen mich oft Leute, fast vorwurfsvoll, als ob jemand, der über Essen und Restaurants schreibt, zwangsläufig dick sein müsste. Die Antwort lautet: Ich esse mit all meinen Sinnen und genieße jeden Bissen. **Man muss nur den eigenen Hunger verstehen – und keinerlei Regeln befolgen.** Ihr Körper weiß, was er braucht – Sie müssen nur auf ihn hören.

Ruth Reichl • *Autorin und Restaurantkritikerin*

In Deutschland muss niemand hungern – im Gegenteil! Viele Kinder werden regelrecht abgefüttert, zu Hause ebenso wie in Schulkantinen. Seit der Gründung der Hamburger Tafel 1994 bekämpfe ich Pizza, Burger und das Schauderzeugs aus der Tiefkühltruhe mit allen Kräften. **Gesunde, regionale und frische Küche ist keine Frage des Geldbeutels!** Um das zu beweisen, organisieren wir auch regelmäßig Kochkurse für junge Eltern und Kinder.

Annemarie Dose • *Gründerin der Hamburger Tafel*

Mit 31 war ich ein junger Forschungsmediziner voller Ehrgeiz und Überheblichkeit. Als mir an einem Oktoberabend eine Versuchsperson für eine Gehirntomografie ausgefallen war, sprang ich selbst ein – und stellte fest, dass ich einen Tumor im Kopf hatte. Nach der erfolgreichen Behandlung pflegte ich jahrelang mein perfektioniertes Mittagsritual weiter: im Aufzug stehend auf dem Weg zwischen Labor und Klinik aß ich Chili con Carne und einen weißen Bagel und trank dazu eine Dose Cola – jeden Tag. **Nach meinem Rückfall und der erneuten Behandlung fing ich an, darüber nachzudenken, wie ich meinen Körper gegen den Krebs stärken könnte.** Es fing mit der Ernährung an: Ich wurde zum mediterranen Esser – viel Gemüse, viel Fisch, herrliches Obst, ganz wenig rotes Fleisch, Zucker und Weißmehl. Und ich kann es immer noch nicht richtig fassen, dass ich mich heute viel gesünder fühle als vor meiner Krebserkrankung!

Dr. Dr. David Servan-Schreiber • *Professor für allgemeine Onkologie am M. D. Anderson Cancer Center und Autor*

Wir essen zu Hause Chinesisch, vorwiegend vegetarische Küche mit etwas Fisch. Ich verarbeite den Inhalt der wöchentlich gelieferten Gemüsekiste vom Biohof und kompostiere die Abfälle. Bohnen, Tofu, Reis, Kartoffeln und Nudeln sind Grundnahrungsmittel. Beim Fischkauf orientiere ich mich an zwei iPhone-Apps. Die eine sagt mir, welche Arten wenig Quecksilber enthalten, die andere, welche nicht gefährdet sind. Wir haben kein Junkfood in der Speisekammer, doch an Flughäfen und Raststätten kaufe ich Käsechips. Im Ausland halte ich mich an die Küche des Landes, aber nur ans vegetarische Angebot. Manches gerät bei der Übersetzung durcheinander: Die gebratenen Bohnen entpuppten sich als Bienen. Die beliebte Knabberei, die ich für Käsechips gehalten hatte, bestand aus frittierten Maden.

Amy Tan • *Bestsellerautorin*

Ich wuchs mit einer für die Mitte des 20. Jahrhunderts sehr durchschnittlichen Ernährung auf. In der Schule und während meines Studiums aß ich alles, oft in großen Mengen. 1970 änderte ich dann meinen Lebensstil und auch meine Ernährung. Mit 28 hatte ich erkannt, dass ich Übergewicht hatte und nicht fit war für die Reisen und Expeditionen, die ich unternehmen wollte. **Ich fing mit Yoga an, trieb Sport und wurde Vegetarier.** Die erstaunliche Veränderung meines Körpers motivierte mich, diesen Weg weiter zu verfolgen. Mitte der 1980er Jahre begann ich, Fisch zu essen; heute ernähre ich mich vorwiegend von Fisch und Gemüse. Vieles davon kommt aus meinem eigenen Garten. Ich koche gerne. Meine Ernährungsphilosophie basiert auf entzündungshemmenden Lebensmitteln und orientiert sich an der Mittelmeerküche. Ich meide raffinierte und industriell verarbeitete Nahrung, liebe Olivenöl und jegliches Gemüse, gutes japanisches Essen, grünen Tee und schwarze Schokolade.

Dr. Andrew Weil • *Gründer des Zentrums für integrative Medizin in Arizona und Bestsellerautor*

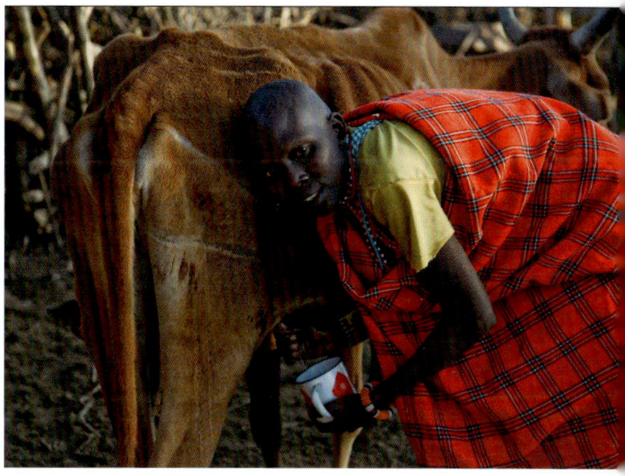

Noolkisaruni Tarakuai, dritte von vier Frauen eines Massai-Häuptlings, gewinnt beim Melken einer von der Dürre gezeichneten Kuh bei Narok in Kenia nur eine knappe halbe Tasse Milch

---

Als ich Mitte 20 war, studierte ich die Ernährung wild lebender Schimpansen, indem ich jeweils ein bestimmtes Tier den ganzen Tag lang beobachtete und verfolgte. Das erforderte weite Fußmärsche, Kriechen und Klettern und sich durchs Unterholz zu kämpfen. Manchmal war ich den ganzen Tag ohne einen Bissen menschlicher Nahrung unterwegs. Die Schimpansen nahmen zwischen zehn und zwanzig verschiedene Nahrungsmittel zu sich. Doch wie viel Hunger ich auch hatte, das Angebot des Waldes war eine elende Enttäuschung. Der Fund wilder Himbeeren war ein seltenes Festessen, doch die meisten Früchte waren hart und faserig wie Zuckerrohr und so geschmacksintensiv wie Wildäpfel oder scharfe Rettiche. Nie wurde ich auch nur annähernd satt. Der schlichte Teller Nudeln oder Reis am Abend im Camp wurden zum Festmahl. **Wir sind eine glückliche Spezies.** Die meisten anderen Arten mögen ihre Mahlzeiten ungekocht. Wir allein genießen das Privileg des Kochens!

Dr. Richard Wrangham • *Professor für biologische Anthropologie an der Harvard University*

Auf 80 Tellern um die Welt

Von Faith D'Aluisio

Ein ägyptischer Kamelhändler verbringt seinen Tag damit, auf einem Markt außerhalb Kairos mit Metzgern zu feilschen. Mit ihrem Sari schützt eine Schneiderin aus Bangladesch ihr Mittagessen während einer Rikscha-Fahrt durch die staubigen Straßen von Dhaka. Eine Massai aus dem Gebiet des Großen Afrikanischen Grabenbruchs in Kenia versucht, aus ihrer halb verhungerten Kuh eine halbe Tasse Milch zu melken, um ihren Hirten einen Haferbrei zuzubereiten. Ein amerikanischer Trucker parkt seinen Sattelzug vor einem Fastfood-Restaurant in Illinois. Das sind vier von 80 Menschen aus 30 Ländern, die bereit waren, uns für dieses Buch an ihrem Leben und ihren Essgewohnheiten teilhaben zu lassen.

Vor fünf Jahren haben der Fotojournalist Peter Menzel und ich in unserem Buch »So isst der Mensch: Familien in aller Welt zeigen, was sie ernährt« dargestellt, was 30 Familien aus 24 Ländern während einer Woche konsumieren. Schon damals waren Ernährung und Essgewohnheiten weltweit wichtige Themen. Die Sorge über die Zunahme von Übergewicht und chronischen Ernährungskrankheiten verstärkten den Eindruck, dass sich etwas Grundlegendes auf der Welt geändert hat.

Eine Erklärung für die zunehmende Zahl von Menschen mit Übergewicht sind steigende Einkommen überall auf der Welt. Je mehr Menschen verdienen, desto eher wollen sie sich nicht mehr auf Grundnahrungsmittel wie Getreide, Gemüse und Obst beschränken. Sie essen mehr Fleisch und Milchprodukte, mehr Süßigkeiten und Fertiggerichte. Dieser Ernährungswandel ist universal – und wird von Geschäftemachern der Lebensmittelindustrie in aller Welt noch weiter angetrieben.

Die Reaktionen auf unser Buch und nachfolgende Ausstellungen waren überwältigend. Viele Leser haben offenbar ihre eigene Familie mit denen im Buch verglichen, um zu sehen, wie sie dabei abschneiden. Aber schon bevor wir diese Reaktionen bekommen haben, hatten wir uns erneut auf den Weg gemacht: Diesmal wollten wir einzelne Menschen porträtieren und zeigen, was jeder von ihnen an genau einem Tag zu sich nimmt. Das Ergebnis dieser Weltreise ist dieses Buch: »Mahlzeit – Auf 80 Tellern um die Welt«.

Es zeigt exemplarisch 80 Menschen aus den unterschiedlichsten Weltgegenden, vom kalten isländischen Eismeer zum tropisch-heißen Amazonasbecken und vom Großen Afrikanischen Grabenbruch bis zur kargen Hochebene Tibets. Wir laden Sie ein, mit uns die Lebens- und Ernährungsgewohnheiten dieser Menschen kennenzulernen und, falls Sie mögen, mit Ihren eigenen zu vergleichen.

Ein Kunde beendet seine Mahlzeit in einem Fastfood-Restaurant im Tokioter Stadtteil Shibuya. Die Burger-Kette Wendy's schloss 2010 alle ihre 71 Läden in Japan

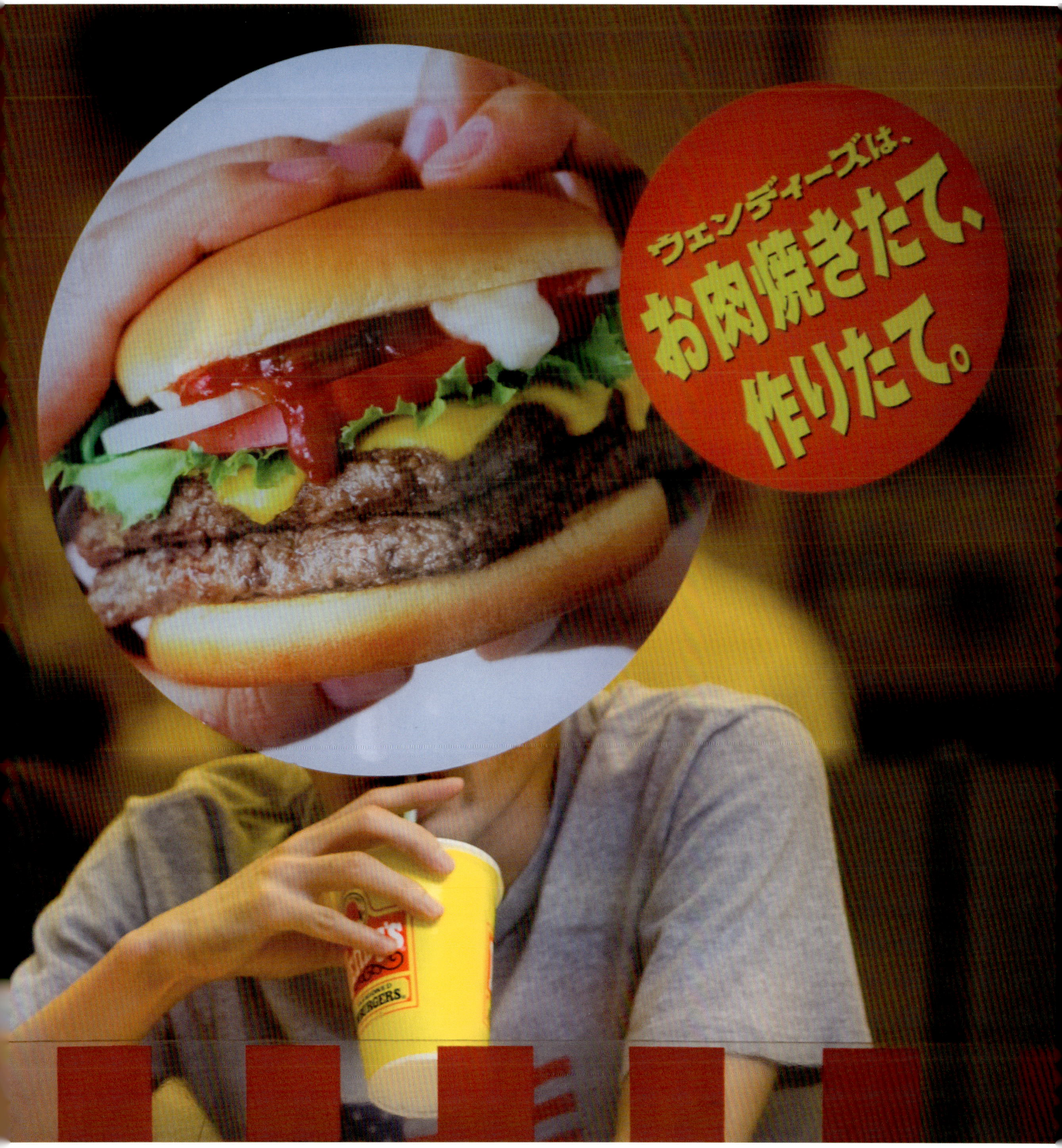
ウェンディーズは、
お肉焼きたて、
作りたて。

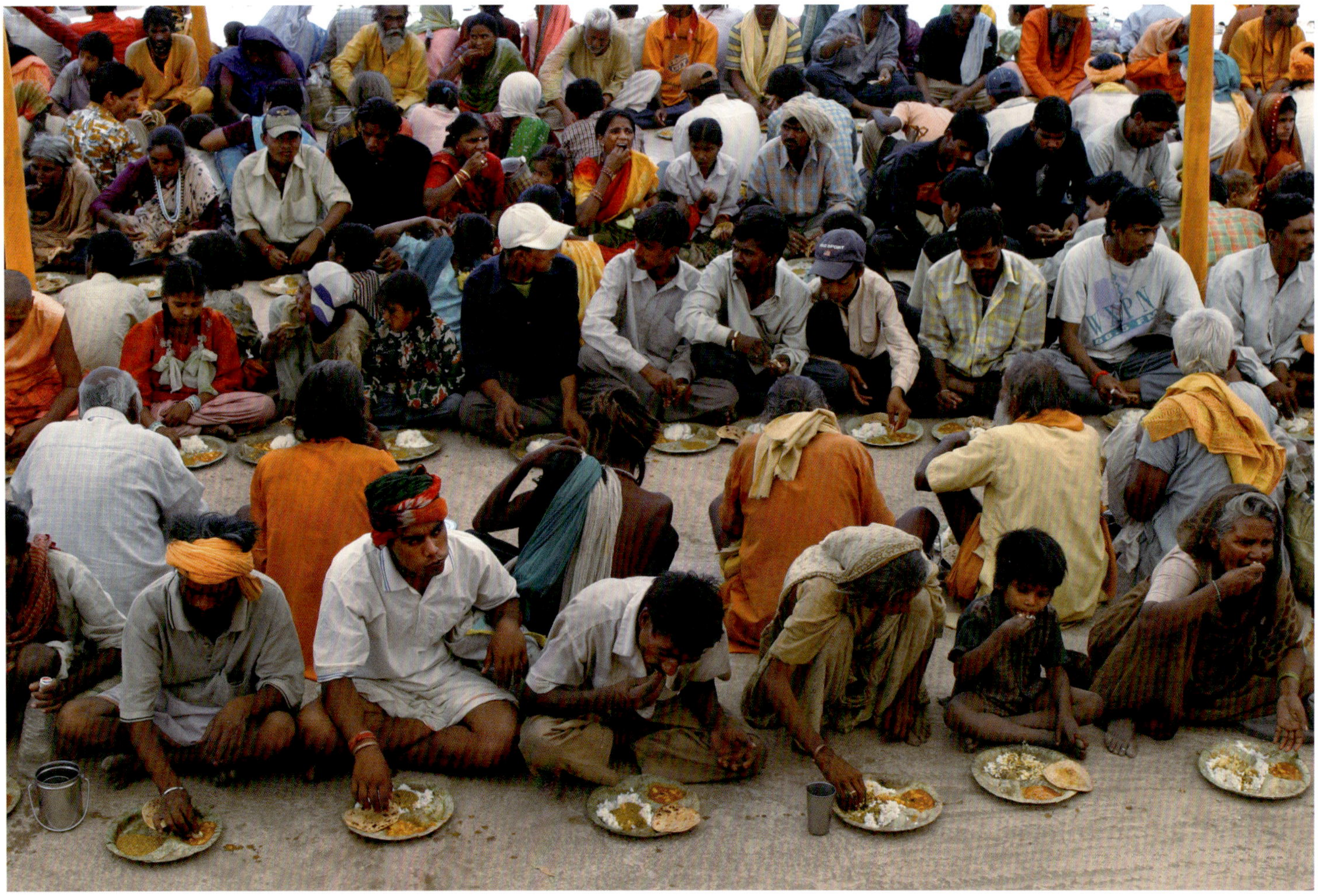

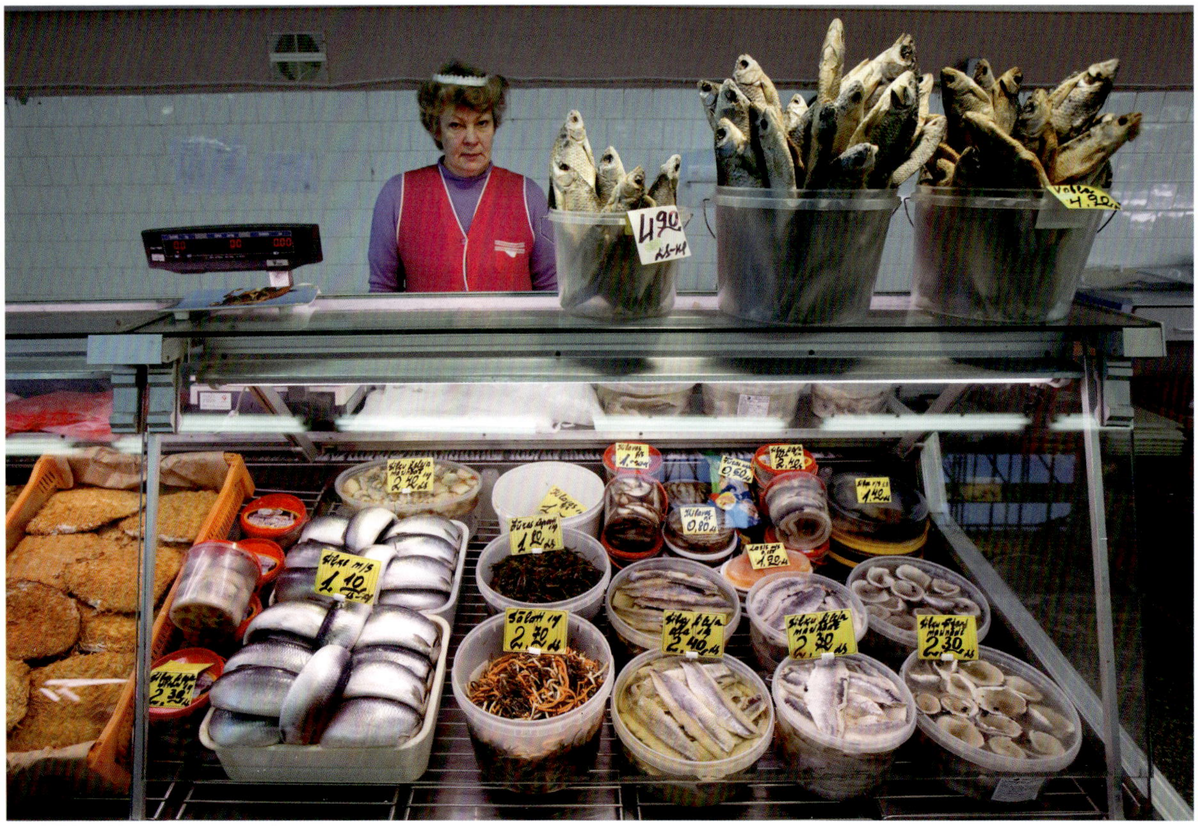

Bei den Feiern zum Kumbh-Mela-Fest in Indien genießen Tausende von Pilgern kostenlose Portionen Gemüsecurry und Linsen, die von freiwilligen Helfern in einem Ashram der Stadt Ujjain ausgegeben werden. Die Verkäuferin an einem Fischstand in der Markthalle der lettischen Hauptstadt Riga wartet auf Kundschaft. Rigas Zentralmarkt gehört zu den größten und ältesten in Europa

Wie wir das Buch aufgebaut haben. Eine Momentaufnahme von allem, was Menschen überall auf der Welt an einem ganz normalen Tag essen – auf dieser Idee basiert dieses Projekt. Unsere früheren Bücher haben wir geographisch oder alphabetisch geordnet. Dieses Mal haben wir uns entschieden, die Teilnehmer nach der Anzahl ihrer konsumierten Kalorien zu sortieren – von ganz wenig zu ganz viel. Unsere fünf chinesischen Protagonisten (ein Schweißer, ein Landwirt, eine Akrobatin, ein Videospiel-Fan und ein Student) tauchen im Buch dort auf, wo sie nach ihrem Kalorienkonsum hingehören, ebenso wie die beiden Letten (ein Imker und ein Gesangslehrer) und die beiden Spanier (ein Torero und ein Schafhirte). Wir porträtierten sie alle mit genau den Lebensmitteln, die sie an einem ganz normalen, aber zufällig ausgewählten Tag zu sich nehmen. Ergänzt haben wir diese Bilder mit einer Liste dieser Lebensmittel und mit einer kurzen Beschreibung der Lebensumstände dieser Menschen.

Wir sind uns bewusst, dass dieser Aufbau strikt nach Kalorienzahl den Schluss nahelegt, dass sie den durchschnittlichen Konsum repräsentiert. Dem ist aber nicht so. Wir haben uns zwar vorgenommen, einen typischen Tag darzustellen, doch es ist schlichtweg nicht machbar, für alle Personen den tatsächlichen Durchschnitt zu ermitteln. Nehmen wir zum Beispiel Ruma Akhter, die Näherin aus Bangladesch mit ihren 1800 Kalorien (Seite 62): Gegen Ende des Monats, wenn das Geld knapp wird, kommt bei ihr immer weniger Essen auf den Tisch. Beim New Yorker Model Mariel Booth (Seite 110), die 2400 Kalorien zu sich nimmt, schwankt der Konsum je nachdem, ob sie für einen Job abnehmen muss oder sie es sich mit ihrem Freund schmecken lassen kann.

Der Kalorienverbrauch – also die Energie, die jeder Einzelne pro Tag bei der Arbeit oder beim Sport verbrennt – ist ausdrücklich nicht Thema dieses Buches. Stattdessen vertrauen wir darauf, dass unsere Bilder und Geschichten über die Lebensumstände der Protagonisten genug Aufschluss darüber geben, wie viel oder wenig sich eine Person bewegt. Ohnehin gibt es dafür keinen Maßstab, der in allen Kulturen gültig oder anwendbar wäre. Sogar relativ einfache Kategorien wie »anstrengend«, »aktiv« oder »sitzende Tätigkeit« erschienen uns zu unpräzise und zufällig.

Die große Masse. Die meisten Menschen in diesem Buch liegen mit ihrem Tageskonsum zwischen 2000 und 4000 Kalorien, doch für sich genommen hat diese Zahl eine untergeordnete Bedeutung. Verständlich wird sie erst im Kontext der Lebenssituation.

Um nur ein Beispiel zu nennen: Der Sumoringer Miyabiyama (Seite 204) liegt bei 3500 Kalorien. Der massige Mann musste sich Jahre seines Lebens mit deutlich mehr Kalorien mästen, um sein Kampfgewicht zu erreichen. Um jetzt sein Gewicht von 180 Kilogramm zu halten, braucht er aber weniger. In der Woche, in der wir ihn fotografierten, trainierte er gerade für einen Wettkampf. Aus diesem Grund trank er zu diesem Zeitpunkt keinen Alkohol und verzichtete auch auf Restaurant-Besuche mit seinen Sponsoren.

Die 1600 Kalorien von Rick Bumgardener aus Tennessee (Seite 50) erscheinen angesichts seiner Größe und seines Gewichts von 213 Kilogramm unglaubwürdig. Aber das Foto entstand zu einer Zeit, als er sich bemühte abzunehmen, um fit zu sein für eine Magenverkleinerung. Der ehemalige Schulbusfahrer war damals nur noch ein Schatten seines früheren Selbst; und er gab zu, trotz allem häufig mehr zu essen als erlaubt. »So groß und dick bin ich nicht geworden, weil ich Hasenfutter gegessen habe«, sagt er mit Blick auf seinen riesigen Vorrat an rohem Gemüse.

Noolkisaruni Tarakuai (Seite 22) hat mit nur 800 Kalorien den geringsten Tageskonsum unserer 80 Protagonisten, weshalb sie ganz am Anfang des Buches steht. Jill McTighe (Seite 320), die gegen ihre krankhafte Fresssucht (Binge-Eating-Störung) kämpft, erscheint mit 12300 Kalorien am Ende des Buches. Keine der Frauen könnte mit einer solchen Kost lange überleben, dennoch erschien es uns lehrreich, sie vorzustellen.

Langfristig gleicht Jill ihre Fressattacken an anderen Tagen aus, an denen sie nur 5000 Kalorien oder weniger zu sich nimmt. Doch es kann auch Tage geben, an denen sie noch mehr isst. Dass ihre Ernährungsweise auf Dauer lebensgefährlich wäre, ist ihr bewusst. Wir haben sie daher in einem Nachtrag erzählen lassen, wie es ihr heute geht.

Der Kalorienkonsum konnte immer nur eine Momentaufnahme sein. Zu vielfältig waren die Tagesabläufe unserer Protagonisten

Das andere Extrem: Noolkisaruni aus Kenia, die nicht lange von 800 oder 900 Kalorien am Tag leben könnte – und das auch nicht muss. Ab und zu isst sie auch Ziegenfleisch oder bekommt Lebensmittelhilfe. In der Regenzeit geben ihre Tiere mehr Milch. Würde man ihre Ernährung über einen Monat oder länger beobachten, läge der durchschnittliche Tageskonsum höher.

Für alle Menschen, die wir in diesem Buch vorstellen, gilt: Der Kalorienkonsum ist nur eine Momentaufnahme. Louie Soto, Tischlergehilfe und Teilzeit-Tätowierer (Seite 152), hat gute Tage, an denen er sich an seine Diät hält, und schlechte, wo er das nicht schafft. Er sagt, er gebe sich Mühe, abzunehmen und gesünder zu leben, aber esse dennoch nur wenig Gemüse: »Wir haben versucht, mehr davon einzukaufen, aber es ist einfach zu teuer.«

Metzgermeister Markus Dirr (Seite 272) isst viel Fleisch. Er betreibt außerdem einen Catering-Service und kostet alles, was er kocht. Hätten wir ihn an einem Tag besucht, an dem er Schinken in Blätterteig zubereitete, wäre dieser Schinken Teil seines Ernährungs-Porträts geworden, und sein Kalorienkonsum wäre entsprechend gestiegen.

Da viele unserer Protagonisten nur am Wochenende Alkohol trinken, wir uns aber auf Werktage beschränkt haben, taucht er in ihren Lebensmittellisten auch nicht auf. Die Ausnahme sind Slava Grankowskij aus Russland (Seite 238) und Ernie Johnson aus den USA (Seite 208), die beide bis zu sechs Flaschen Bier pro Abend trinken – oder Peter und ich, weil wir nie ohne ein Glas Wein zu Abend essen.

Die Feldforschung. Bevor wir in ein Land reisten, hatten wir uns meist schon überlegt, in welcher Region wir nach Protagonisten suchen wollten, und welche Berufe diese ausüben sollten. Wir suchten Menschen aus allen Gesellschaftsschichten und machten uns dann gemeinsam mit ihnen daran, ihre typischen Tagesrationen zusammenzustellen.

In Kenias Tee-Anbaugebiet Kericho fanden wir Kibet Serem, den 25-jährigen Sohn eines Plantagenbesitzers (Seite 170). Er war freundlich und sagte zu, obwohl er sehr beschäftigt war. Wir begleiteten ihn auf der Farm seiner Eltern, wo er Kühe zu melken hatte. Bei mehreren Treffen erfuhren wir mehr über sein Leben und seine tägliche Ernährung. Seine Mutter Nancy servierte uns einen kühlen, vergorenen Getreide-Trank und lud uns zum Mittagessen ein; es gab Reis und Bohnen.

Dabei fanden wir heraus, dass der vorhergegangene Tag ein sehr typischer gewesen war und erstellten gemeinsam mit Kibet eine detaillierte Liste dessen, was er gegessen hatte. Kibets Mutter und Schwägerin halfen uns dabei, bis alles stimmte, und wir das Porträt aufnehmen konnten. Auf diese Weise haben wir die Listen der Lebensmittel unserer Protagonisten immer wieder angepasst, damit sie am Ende so präzise wie möglich waren. Hin und wieder kam es vor, dass einzelne Lebensmittel verschwanden oder aufgegessen wurden, bevor wir mit dem Foto fertig waren – wie etwa die Pflaumen auf der Liste von Viahondjera Musutua (Seite 40).

Unsere Methode erschien uns einfach und klar. Doch wir hatten keine Vorstellung davon, welche Hindernisse noch vor uns lagen

In Shanghai, wo die Verkäuferin der Fast-Food-Kette KFC vergessen hatte, die Pommes frites in die Tüte zu packen, mussten wir Chen Zhen (Seite 132) auf der Nanjing East Road ohne sie fotografieren. Dabei wären wir fast verhaftet worden, da die Polizei uns verdächtigte, ungenehmigte Werbeaufnahmen für KFC zu machen. So etwas kam immer wieder vor, da Peter lieber später um Entschuldigung bittet als vorher nach einer Genehmigung zu fragen. Den Fahrradkurier Yajima Jun (Seite 280) fotografierten wir auf einer belebten Straßenkreuzung in Tokio, mitten im Berufsverkehr, ohne Genehmigung und in Sichtweite einer Polizeistation. Wir schafften es, das Foto zu schießen, ohne dass jemand davon Notiz nahm. Am nächsten Tag mussten wir dasselbe noch einmal wagen, weil die Kamera nicht funktioniert hatte.

Im Jemen ist uns ein kultureller Brückenschlag geglückt, als Fadhil Haidar uns erlaubte, seine Frau Saada zu interviewen (Seite 146). Normalerweise schickt es sich in der traditionellen Gesellschaft nicht, dass Männer und Frauen, die nicht verwandt sind, miteinander reden. Da wir keine Übersetzerin auftreiben konnten, baten wir den 26-jährigen Dolmetscher Sami al Saiyani auszuhelfen. Er willigte ein, aber zog es vor, der Frau beim Interview nicht ins Gesicht zu schauen. Stattdessen richtete er unsere Fragen an den Ehemann. Seine Begründung: »Es war das erste Mal, dass ich einem Mädchen gegenüber saß, das nicht zu meiner Familie gehört. Ich war zu schüchtern.«

Egal wo wir waren, wogen wir nach der Fotoaufnahme alle Lebensmittel mit einer digitalen Waage – eine Sensation in den Entwicklungsländern, vor allem in der Jurte des Yakhirten in Tibet (Seite 302). Wenn unsere Protagonisten im Restaurant aßen, ließen wir uns vom Koch das Rezept geben oder wie im Fall des Irakkriegs-Veteranen Felipe Adam (Seite 94) das Hühnchen-Sandwich auseinander nehmen.

Interessanterweise hat unsere doch so einfach gedachte Methode nicht überall funktioniert. Beim Versuch, Oswaldo Gutierrez, Arbeiter auf einer Ölplattform im Maracaibo-See in Venezuela, zu fotografieren (Seite 308), erwies sich die Bürokratie der staatlichen Ölgesellschaft als nahezu unüberwindbares Hindernis.

Aber wer hätte gedacht, dass es sogar noch unendlich viel schwieriger werden würde, die Tagesrationen von zwei absoluten Spitzenköchen herauszufinden? Eigentlich hätten wir das gerne bei Dan Barber, Chefkoch der beiden »Blue Hill« Restaurants in Stone Barns und New York City, sowie bei Ferrán Adrià geschafft, dem Besitzer des berühmten »El Bulli« an der spanischen Costa Brava. Aber wie Sie sehen, zählen beide doch nicht zu den 80 Teilnehmern unseres Projekts. Es war einfach nicht möglich, aus der Vielzahl der jeden Abend von ihnen zubereiteten und verkosteten Gerichte eine typische Tagesration zusammenzustellen.

Dan, mit dem wir befreundet sind, hatte sich zwar alle Mühe gegeben. Er zeigte uns eine kunstvolle, gesunde Mischung aus der nachhaltigen Küche seines Restaurants: Joghurt und Früchte der Saison (wie etwa Blaubeeren, die er über alles liebt), frische Tomaten, Mais und Erbsen aus dem Garten. Wir hatten allerdings im Hintergrund des Fotos ein Tischchen aufgebaut, um die kleinen Sünden des Küchenchefs zu dokumentieren: Teig und Glasur von Schokokeksen. Dan behauptete, all das nicht mehr zu essen, räumte aber ein, dass er es erst vor Kurzem aufgegeben hatte. »Das ist Vergangenheit«, sagte er, »aber mir wird derzeit bewusst, worum es bei diesen Schleckereien geht: Essen ist Liebe. Am Ende einer langen Arbeitsnacht, wenn ich wirklich erschöpft bin, dient diese Art von Essen als Seelentröster und Nervennahrung.« Wir fanden schließlich eine Möglichkeit, die Verkostung zu visualisieren, indem wir überall in der Küche Löffel verteilten und seine Mitarbeiter darauf Kostproben platzieren ließen. Doch auch so war es nicht möglich, seinen exakten Kalorienkonsum zu ermitteln. Und so nahmen wir nur die Fotografie ins Buch auf.

Ferrán Adriàs Tagesration festzustellen war noch schwieriger, als einen Tisch in seinem Restaurant zu reservieren. Immer wenn wir dachten, wir hätten es geschafft, stellten wir fest, das dem nicht so war. Wir verbrachten zwei Tage in seiner Küche. Dabei wurde uns bewusst, dass der Mann mit seinem Team eine komplette Mahlzeit isst, bevor das Restaurant öffnet, und dass alles, was im Restaurant serviert wird, in seiner Laborküche in Barcelona entwickelt wird. Er verkostet an beiden Orten. Ferrán ist ein gutes Beispiel dafür, wie sich die Ernährung eines Menschen von Zeit zu Zeit ändert. Als wir ihn im »El Bulli« interviewten, sagte er, die einzigen Lebensmittel in seinem Kühlschrank zu Hause seien Obst – und Bier.

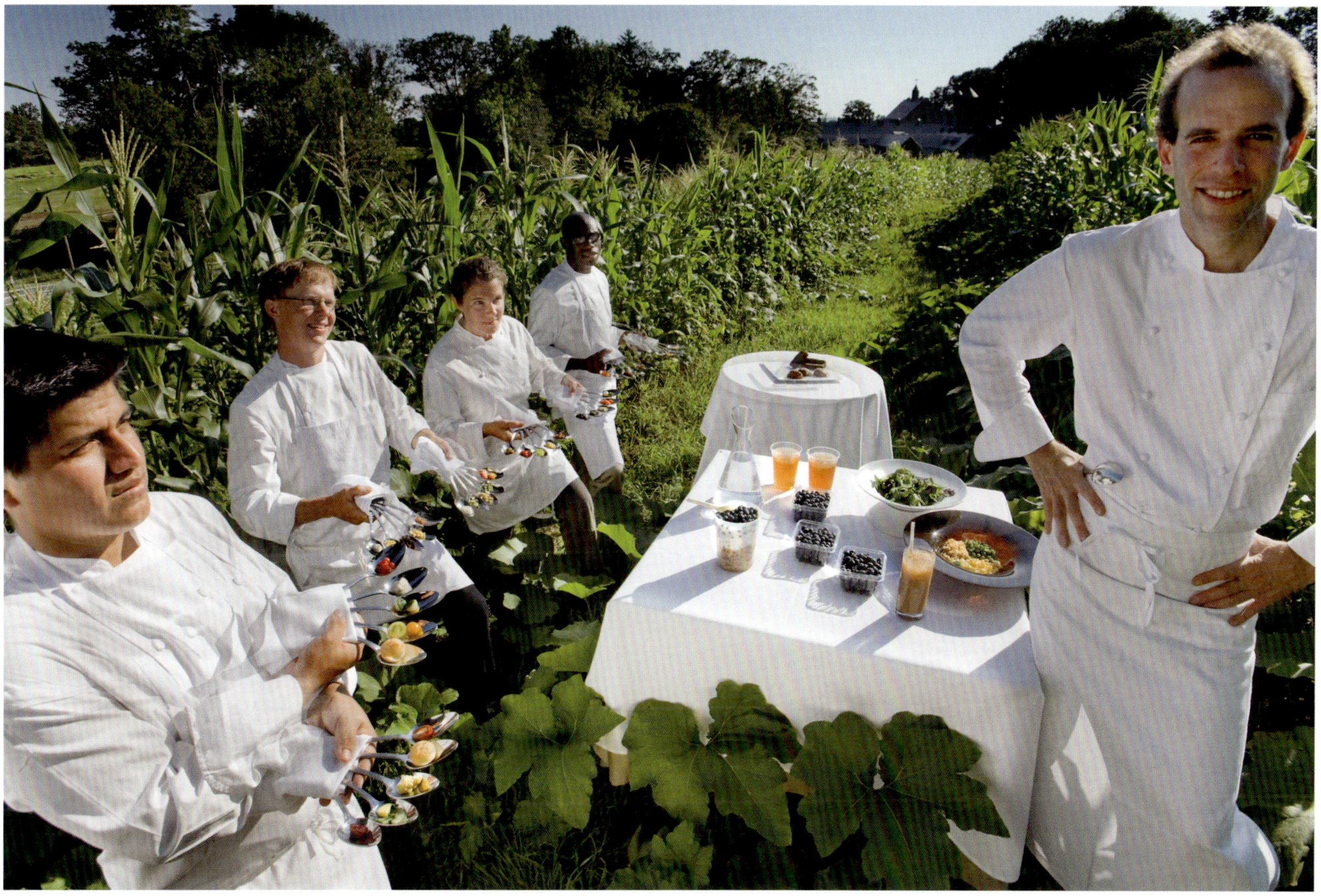

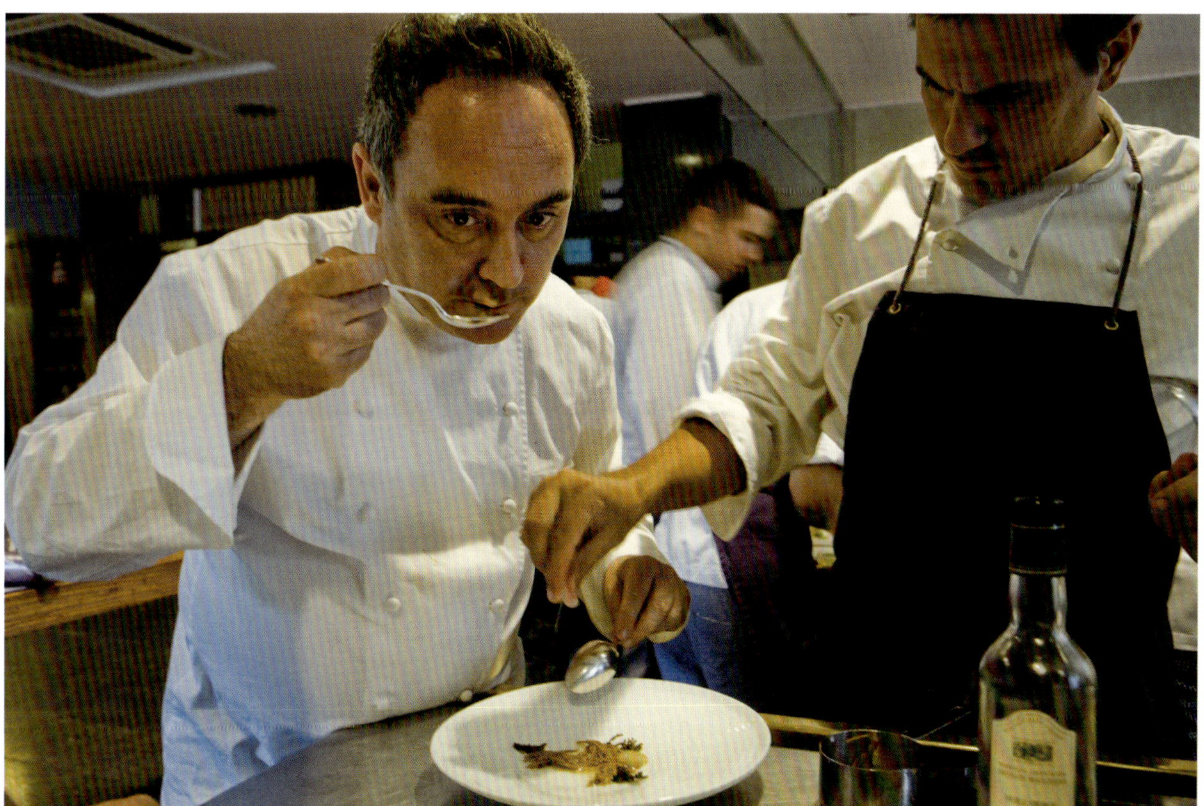

Küchenchef und Patron Dan Barber in seinem Restaurant »Blue Hill« in Stone Barns in Pontantico Hills, New York. Seine Köche halten Löffel, deren Inhalt die vielen Kostproben darstellt, die Barber im Laufe eines Arbeitstages zu sich nimmt. Ferrán Adrià, (links) Inhaber des Restaurants »El Bulli« an der Costa Brava bei Barcelona, probiert den ganzen Nachmittag und Abend die von seinen Köchen im weltberühmten Gourmettempel produzierten Gerichte

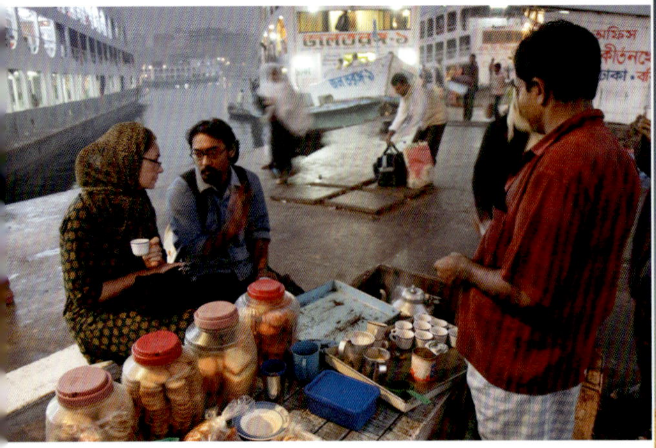

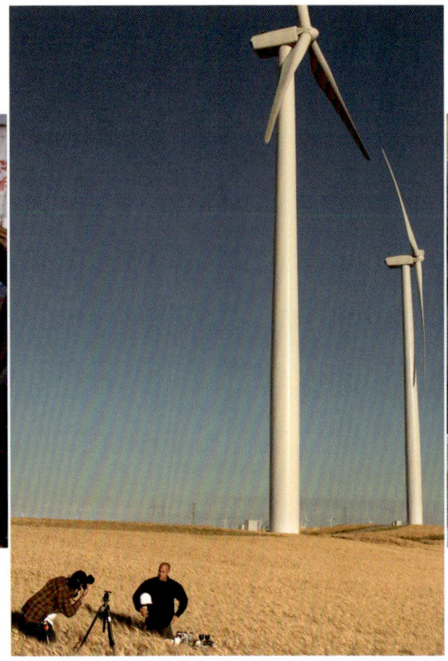

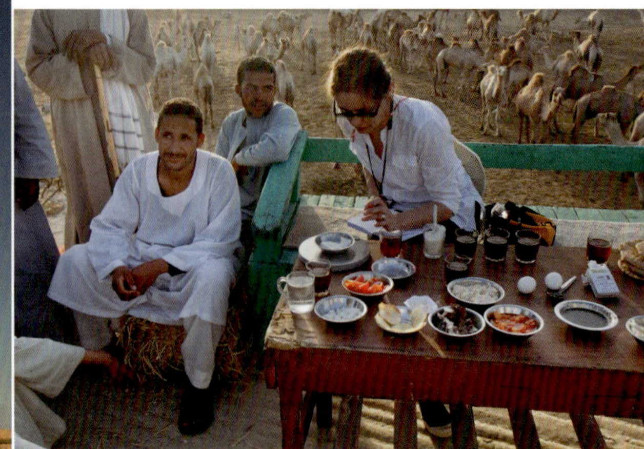

Interview im Morgengrauen am Kai des Buriganga in Dhaka, Bangladesch. John Opris wird in Kalifornien fotografiert. Wiegen der Speisen des Kamelmaklers Saleh auf dem Kamelmarkt von Birkash bei Kairo

Der Pulitzer-Preis-Träger Jonathan Gold war ebenso schwer zu fassen. Er ist Hausmann und gleichzeitig Restaurant-Kritiker beim »LA Weekly«, und seine Essensliste zu erstellen war so schwierig wie bei Ferrán Adrià. Es schien, als ob der Versuch, seinen Essgewohnheiten auf den Grund zu gehen, dem Versuch gleichkäme, seine Seele zu stehlen. Schließlich fotografierten wir ihn mit einer ungefähren Tagesration (Seite 327), entschieden uns aber, keine Lebensmittelliste im Buch zu veröffentlichen. Stattdessen gaben wir ihm die Möglichkeit, auf seine kunstvolle Art und Weise über das Essen an sich zu schreiben.

Mit Lourdes Alvarez (Seite 180), der Besitzerin eines mexikanischen Restaurants nahe Chicago, hatten wir mehr Glück. Wir konnten sie im Restaurant ihres Vaters fotografieren, in dem sie das Kochen gelernt hatte.

Wieder und wieder ließen wir die Rationen von Menschen vor Ort überprüfen – stets auf der Suche nach der kulinarischen Wahrheit

Zurück am Schreibtisch begann die mühsame Detailarbeit. Wir mussten stundenlange Interviews abtippen und die Inhaltsstoffe jedes der fotografierten Lebensmittel analysieren, um die Kalorienzahl zu ermitteln. Und noch lange nach den Fotoaufnahmen tauschten wir uns mit den Protagonisten und Dolmetschern über Rezepte, Mengen und Zubereitungen aus.

Die Lebensmittelliste. Anfangs hatten wir noch die Hoffnung, dass wir wenigstens für typische Mahlzeiten in verschiedenen Ländern auf solide Kalorientabellen zurückgreifen könnten. Aber bald stellte sich heraus, dass selbst, wenn Nährwerttabellen für einige Zutaten existierten, für die meisten Gerichte keine klaren Angaben vorhanden waren. So mussten wir selber recherchieren.

Wir analysierten die Rezepte gemeinsam mit den Protagonisten und Dolmetschern und legten großen Wert darauf, regionale Besonderheiten zu berücksichtigen. Auf unsere Feldforschung folgte monatelange Arbeit an den Lebensmittellisten. Manche Mitarbeiter wuchsen mit dieser Aufgabe, andere verzweifelten daran. Bis nur noch Kendyll Pappas übrig blieb, der es schließlich sogar gelang, eine Antwort von Katherine Navas aus Caracas zu bekommen, nachdem wir monatelang vergeblich versucht hatten, sie zu erreichen, um die Daten mit ihr abzugleichen. Kendyll und die unvergleichliche Redakteurin Jasmine Star arbeiteten hart daran, die Listen ebenso exakt wie verständlich darzustellen. Die zugrunde liegenden Datenquellen sind präzise und halten jeder Prüfung stand. Das haben wir auch den Ernährungswissenschaftlerinnen Colette LaSalle und Mary Nicole Regina Henderson zu verdanken, genauso wie den Studenten der University of California in Davis und unseren Agenten und Dolmetschern, die überall auf der Welt mitgeholfen haben, die Daten zu erheben und zu verifizieren.

Die meiste Zeit benötigten wir, um die erhobenen Daten zu überprüfen. Unsere Übersetzer hatten monatelang Fragen und noch mehr Nachfragen zu erdulden. Nach mehreren Anfragen zu einem Rezept für eine Pho-Nudelsuppe aus Hanoi schrieb uns unsere vietnamesische Übersetzerin Do Minh Thuy kurz und knapp: »Macht euch keine Gedanken, wenn jemand behauptet, weiße Zwiebeln, Sojasprossen und Zucker in die Brühe geben zu müssen. Das liegt nur daran, dass die Leute im Süden die Suppe anders kochen als die im Norden.« Auch unser treuer und unerschrockener Reisegefährte in Taiwan und China wurde nicht müde, nach der kulinarischen Wahrheit zu suchen.

Wir führten lange Gespräche mit Wissenschaftlern vom US-Agrarministerium und mit vielen anderen darüber, was sich vergleichen lässt und was nicht. Nach langen Recherchen hatten wir ein strenges Regelwerk entwickelt, welche Ernährungstabellen geeignet waren, die Kalorienzahlen zu berechnen. Manche, wie zum Beispiel die Datenbank vom Zentrum für die Ernährung und Umwelt indigener Völker der McGill University, nutzten wir für spezifische Anfragen. Auf andere griffen wir regelmäßig zu, aber nicht ohne uns vorher zu vergewissern, auch wirklich Äpfel mit Äpfeln zu vergleichen. Die Ernährungstabelle des US-Agrarministeriums (USDA) gilt als die Bibel aller Lebensmittel-Daten-

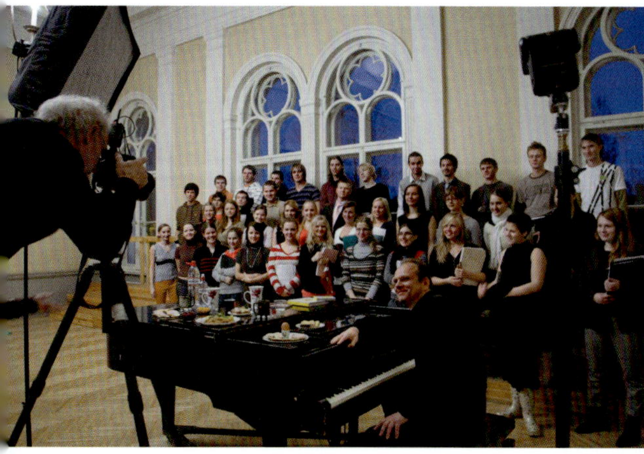

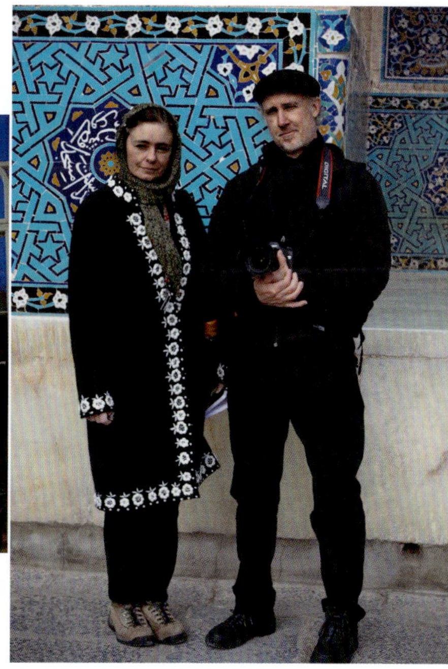

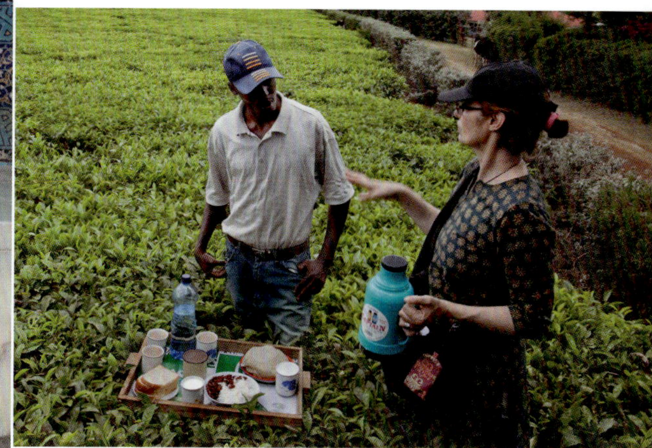

Der Gesangslehrer Ansis Sauka posiert mit seinem lettischen Kamer-Jugendchor in der Hauptstadt Riga. Die Autoren vor der Dschameh-Moschee in Yazd/Iran. Bei den Vorbereitungen für Kibet Serems Essens-Porträt in seinem Teegarten in Kenia

banken. Sie ist einfach zu nutzen und immer aktuell. Außerdem griffen wir auch auf den deutschen »Bundeslebensmittelschlüssel« des Max-Rubner-Instituts zu. Eine Liste aller Datenbanken finden Sie auf Seite 332. Unsere Ernährungswissenschaftler addierten das Kalorienvolumen von Gerichten mithilfe der Zutatenlisten und Mengenangaben, die sie von uns bekamen. Dazu nutzten sie die Software Food Processor SQL und INFOODS (International Network of Food Data Systems) von der Welternährungsorganisation der Vereinten Nationen.

Wenn regionale Kaloriendaten verfügbar waren, haben wir darauf zugegriffen. Aber in vielen Fällen, vor allem in Entwicklungsländern, war dies nicht möglich, sodass wir auf das USDA und andere große Datenbanken vertrauen mussten. Solange wir nur Kalorien zu zählen hatten und uns nicht mit den Komplexitäten anderer Nährstoffe befassen mussten, war dies kein Problem. Um präzisere Informationen für ungewöhnliche Gerichte oder Zubereitungsarten zu erheben, haben wir Wissenschaftler befragt.

Als es etwa darum ging, den Brennwert von Butterfett zu berechnen, das die Himba verzehren, wandten wir uns an Professor P. G. Bille von der University of Namibia. Die traditionelle Himba-Vollmilch enthält in der Regenzeit weniger Butterfett als industriell verarbeitete Milch, und Professor Bille hatte die Zahlen, die wir brauchten. Wir bekamen die Werte für vergorene tibetische Milch von Professor Jyoti Prakash Tamang, der traditionelle Nahrungsmittel am Sikkim Government College in Indien erforscht. Studien zu alten Getreidesorten aus Afrika waren für uns von unschätzbarem Wert.

Und wer war am einfachsten zu berechnen? Der Namibier Teri Bezuidenhout und der Amerikaner Jeff Devine. Teri Bezuidenhout (Seite 318), ein Sattelzugfahrer, kaufte alles, was er aß, als Fertiggerichte, auf denen die Zutaten und Kalorien bereits aufgedruckt waren. (Zu Hause hatte er andere Essgewohnheiten – normalerweise aß er Maisbrei und gekochtes Fleisch –, und seine Freundin beneidete ihn darum, dass er während der Arbeit Fertiggerichte essen konnte.) Das meiste dessen, was der Stahlarbeiter Jeff Devine aus Chicago aß (Seite 316), war ebenso verpackt, vor allem seine Bodybuilding-Energienahrung. Und wer war am schwersten zu berechnen? Millie Mitra aus Südindien (Seite 98), die über einen Koch verfügt – und über einen sehr eigenwilligen Geschmack. Sie bevorzugt kleine Portionen vieler verschiedener Speisen. Ebenso schwer war es, die Tagesportion ihres Landsmanns Shashi Kanth (Seite 160) zu berechnen, dessen Mutter Sumithra köstliches, aber kompliziertes Essen kocht.

Fremdwörter. Die Lebensmittellisten haben mehrere Metamorphosen durchlaufen, um sie interessant, zugänglich, und akkurat zu gestalten. Eine Schwierigkeit bestand darin, ausländische Gerichte korrekt zu benennen. In der Liste von Shahnaz Begum (Seite 80), einer Mikrokredit-Empfängerin aus Bangladesch, taucht die Zutat Sak auf. Es handelt sich dabei um grünes Blattgemüse. Derselbe Name wird aber auch verwendet für ein komplettes Gericht mit vielen Zutaten – in diesem Fall verzichteten wir daher auf den einheimischen Namen.

Lin Hui-wen, eine Straßenhändlerin, aß spätnachts frittierten, getrockneten Tofu, genannt Dougan. Doch gibt es auch ein Gericht desselben Namens mit mehreren Zutaten; daher führten wir die Zutaten einzeln auf, um dies klarzustellen (Seite 140). Manchmal mussten wir aus Platzgründen darauf verzichten, alle Zutaten aufzulisten. Die wichtigsten Ingredienzien sind jedoch genannt, und wir versuchten, typische Gewürze und Kräuter ebenfalls aufzuführen, wo der Platz dies zuließ.

Flaschen und Schachteln. Manche Packungsgrößen mögen eigenartig erscheinen; das liegt daran, dass sie von US-amerikanischen Berechnungsgrößen auf das metrische System umgerechnet wurden, oder umgekehrt.

Wasser ist in den Fotos oft in Plastikflaschen dargestellt. In Fällen, in denen die Protagonisten das Wasser nicht in den Flaschen gekauft hatten, entfernten wir die Beschriftung der Flaschen. Schwierig war die Vorgehensweise bei Kaffee, Tee und Kaffeeweißer. Wir versuchten, die Kalorienzahl für alle Zutaten zu ermitteln und hielten uns dabei an die landesübliche Zubereitung. Etwa in Bangladesch, wo gesüßte Kondensmilch, Zucker und Tee zum süßesten Tee der Welt verrührt werden. Wir haben die Rezepte von drei verschiedenen Straßenhändlern verglichen, um zu einem möglichst korrekten Ergebnis zu kommen. Informationen dazu finden Sie auch auf www.aroundtheworldin80diets.com.

Einführung

Know-how. Die Idee erschien einfach: 80 Menschen in aller Welt und eine typische Tagesration ihres Essens zu zeigen. Doch möglich war dieses Buch nur, weil viele andere das Fundament zu unserer Arbeit gelegt hatten: Ernährungswissenschaftler oder Kultur-Anthropologen. Dank ihrer Arbeiten war es möglich, in andere Kulturen nur für Tage oder Wochen einzutauchen und sie dennoch einordnen zu können.

Von großem Wert sind auch die Erkenntnisse der sieben Autoren, die für dieses Buch Facetten der Essenskultur beschrieben haben. Der Anthropologe Richard Wrangham gibt auf Seite 78 die Antwort auf die Frage: Wie ist es uns Menschen gelungen, uns vom waldbewohnenden Primaten zur dominanten Spezies auf dem Planeten zu entwickeln? Was genau ist eine Kalorie? Das erklärt die Journalistin Bijal P. Trivedi auf Seite 120. Die Ernährungswissenschaftlerin Lisa R. Young der New York University ergründet auf Seite 158, warum unsere Portionen viel zu groß geworden sind. Und von der Autorin Ellen Rupel Shell erfahren wir auf Seite 242 alles über das Thema Essen und Tabus. Der Journalist und Autor Michael Pollan erörtert auf Seite 294 die Frage, ob wir Menschlichkeit einbüßen, indem wir das Kochen, einst eine lebensbestimmende Tätigkeit, zu einem Zuschauersport degradieren. Und wir fühlen uns geehrt, dass wir Wendell Berrys zeitlosen Essay über die Freuden des Essens auf Seite 324 veröffentlichen können – geschrieben vor 20 Jahren und heute vielleicht aktueller denn je.

Ein Bissen hier, ein Bissen da. Obwohl wir uns in diesem Buch auf das Individuum und seine Mahlzeiten konzentriert haben, ist klar: Die wenigsten Menschen essen gern allein. Während des Projekts hatten wir das Vergnügen, mit vielen Teilnehmern zu speisen. Bei Gordy und Denise Stine in Illinois gab es einen Gemüse- und Rindereintopf, Millie Mitra in Indien kochte Uttapam und Idli, Ofer und Rachel Sabath Beib-Halachmi aus Israel luden uns zum Sabbat-Essen ein, zu dem alle Gäste etwas mitbrachten.

Wir kosteten frischen Fisch bei Ernie und Andie Johnson, Tucuma bei Solange Da Silva Correia in Brasilien, Tsampa-Getreidebrei mit Karsal und Phurba im tibetischen Hochland, Krabben mit Eiern bei Sam Tucker in Maine, dunkles Brot, Honig und Kuchen bei Aivars und Ilona Radzinš, Honighühnchen bei Joel und Teresa Salatin in Virginia, Joghurt bei Viahondjera Musutua in Namibia, Chanko Nabe mit der Sumo-Mannschaft in Tokio, Soljanka und gefüllte Paprika bei Slava und Larissa Grankowskij, Schinken und Rotwein bei Markus Dirr in Deutschland, Hühnchen bei Lan Guihua und Schweinsfüße bei Chen Zhen und ihrer Familie in China, Zereshk polow mit der Familie Fotowat aus dem Iran, Hamburger bei Kelvin und Deb Lester in Minnesota, Nudeln mit Bruder Riccardo in Italien, und vieles andere mehr.

Unsere größte Freude im Leben erfahren wir, wenn wir mit Freunden das Brot teilen; wenn wir ernten, was wir zuvor ausgesät haben, wenn wir wissen, woher unser Essen kommt, und wenn wir gemeinsam Gutes kochen. Daran wollen wir weiter festhalten.

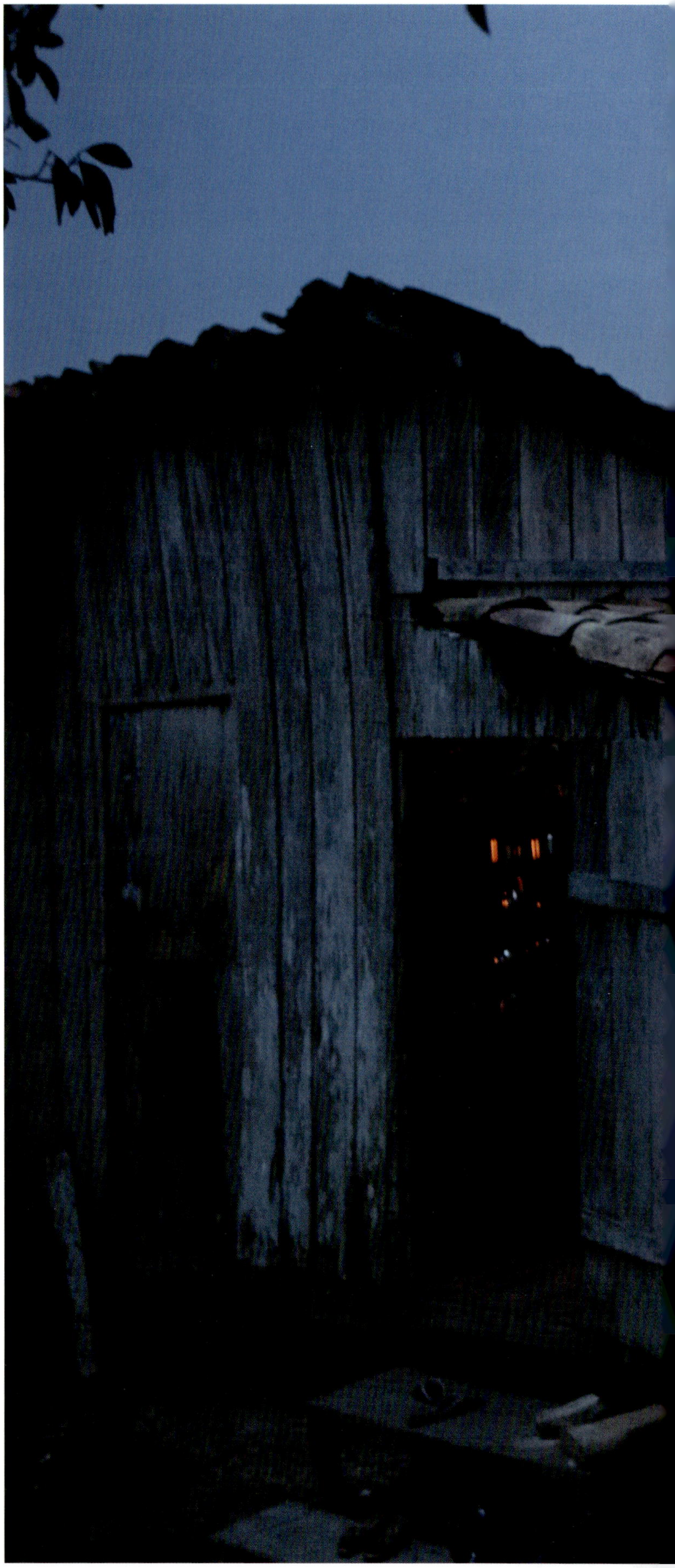

Solange Da Silva Correia bereitet im Schein einer Petroleumlampe Fisch fürs Abendessen zu. Weil es kein fließendes Wasser gibt, lässt sie Abfälle einfach unter ihren Tresen fallen, damit Hühner und Hunde die Entsorgung übernehmen

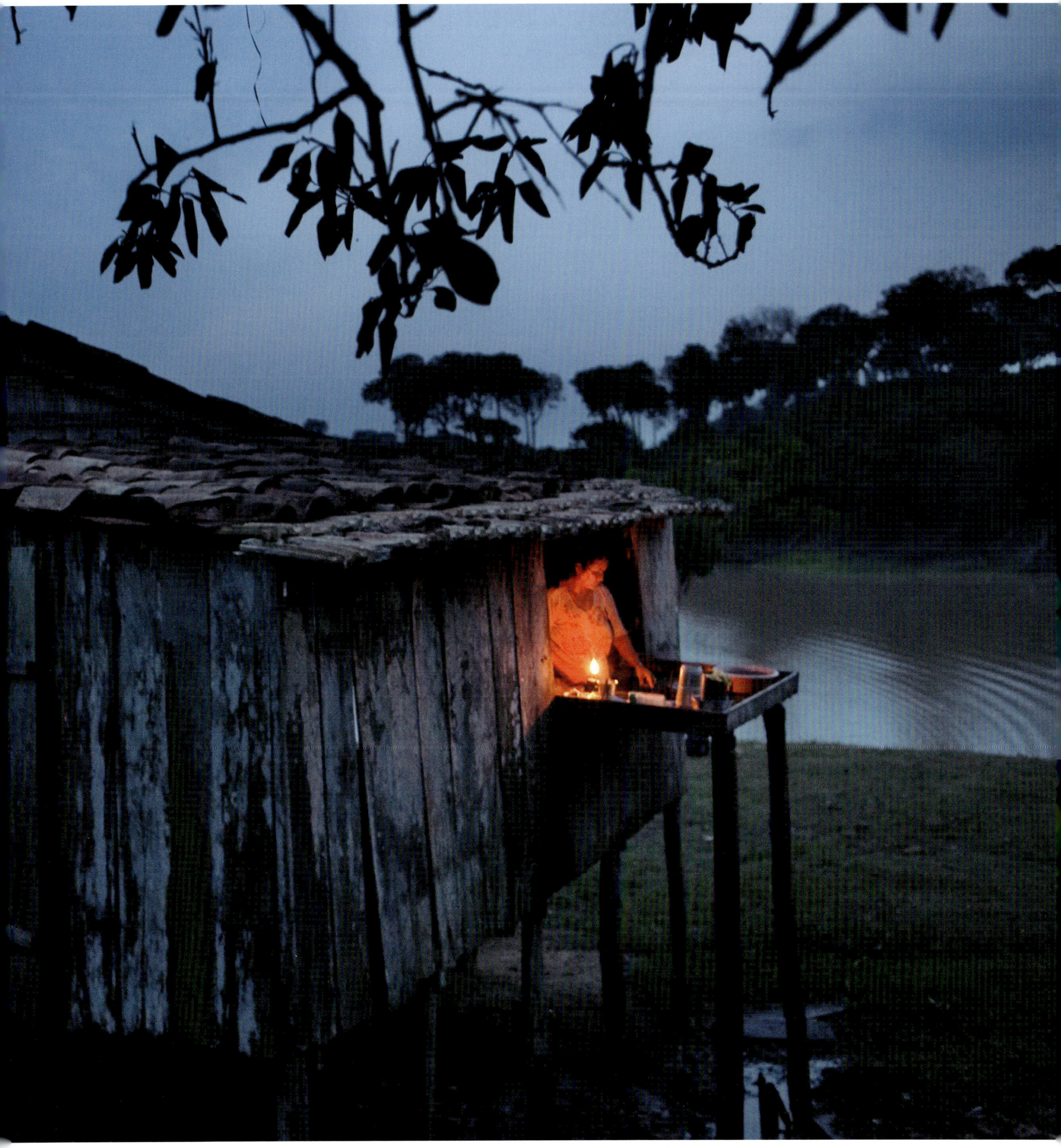

800

KENIA

Noolkisaruni Tarakuai
Die Hirtin

EINE TAGESRATION

IM JANUAR

FRÜHSTÜCK UND ABENDESSEN Ugali (dicker Maisbrei), 395 g (nur die Hälfte abgebildet) · Banane, 95 g · Schwarztee (2), 360 ml, mit Vollmilch, 60 ml, und Zucker, 2 EL · Wasser aus einem Speicher, abgekocht, 2 l

KALORIEN 800

Alter: 38 · Größe: 170 cm · Gewicht: 46,8 kg

Seit jeher ernährten sich die halbnomadischen Massai von Fleisch, Rinderblut und Milch. Doch heute haben Politik und Bautätigkeit das gemeinsam genutzte Weideland drastisch beschnitten, sodass es heute schwierig ist, eine große Herde zu unterhalten. Mit der Folge, dass Mais und Kartoffeln aus fremder Produktion jetzt die Hauptnahrungsmittel der Massai sind. Wenn Dürre herrscht, ist die Existenz der Massai-Familien in Gefahr. Und so kämpfen die meisten viehhaltenden Massai in der Savanne der Grabensenke von Kenia ständig ums Überleben.

IM SÜDEN DES OSTAFRIKANISCHEN GRABENS · Trifft der Massai-Mann eine seiner Frauen, die er eine Weile nicht gesehen hat, fragt er als Erstes: »Wie geht's den Kühen?« Von der Herde hängt der Wohlstand der Familie ab. Alles dreht sich ums Vieh. Die Massai bewachen ihre Tiere, zählen sie immer wieder und verkaufen sie nur, wenn die Not sie dazu zwingt. Und immer seltener essen sie ihr Fleisch.

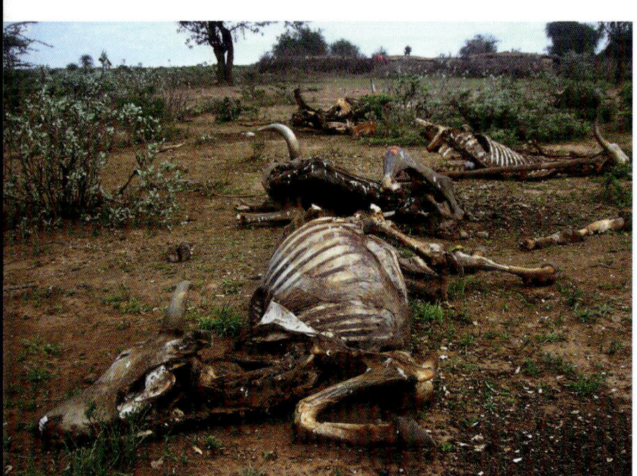

Als wir Noolkisaruni Tarakuai in ihrem Dorf am Rande des Massai-Reservats treffen, muss die siebenfache Mutter gerade die Notschlachtung einer trächtigen Kuh organisieren, die im Sterben liegt. Man weiß nicht, was dem Tier fehlt. Es liegt 20 Fußminuten vom Hof entfernt auf dem Boden, und sie wird es töten müssen. Sie berät sich mit ihrem Ehemann Kipanoi Ole »Sammy« Tarakuai, dem Dorfältesten. Der Tod einer Kuh ist eine schwerwiegende Sache, und er erteilt die Erlaubnis. Die Nachricht spricht sich schnell herum, und rasch entsendet jede Familie im Dorf mindestens einen Vertreter, um Anspruch auf einen Anteil am Fleisch des Tieres zu erheben. Als Häuptling ist Sammy für das Wohl der gesamten Sippe verantwortlich. In der Praxis heißt das, er muss seinen ganzen Besitz mit den anderen teilen. Bei den Massai muss jeder für jeden einstehen, und so ist Teilen guter Brauch.

Drei junge Männer bringen Streichhölzer mit und schicken sich an, ihre Mahlzeit an Ort und Stelle einzunehmen. Sie sammeln Brennholz und warten auf ihr Stück der Kuh.

Das Leben in der dürren Savanne ist oft gnadenlos, doch auch da gibt es gute und schlechte Jahre. »In einem guten Jahr«, sagt Noolkisaruni, »melke ich die Kühe, bis ich eine Kalebasse voll Milch habe, dann mache ich Milchtee und Ugali für die Kinder und Ugali und einen Becher Milch für die Hirten. Der Hirte ist hier die wichtigste Person – ohne ihn gibt es keine Milch. Wenn er mit der Herde hinausgezogen ist, esse ich Ugali, falls noch etwas davon da ist, und nehme selbst einen Becher Milch.« In Dürrejahren ist sie froh, von

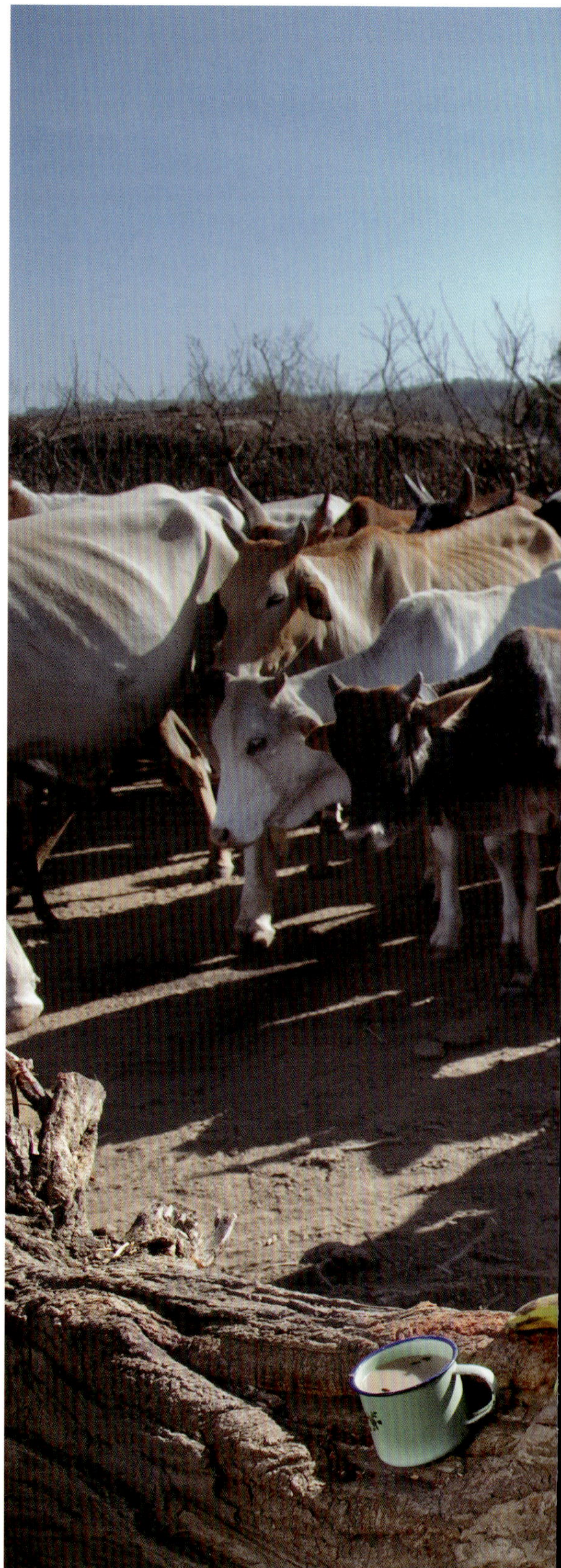

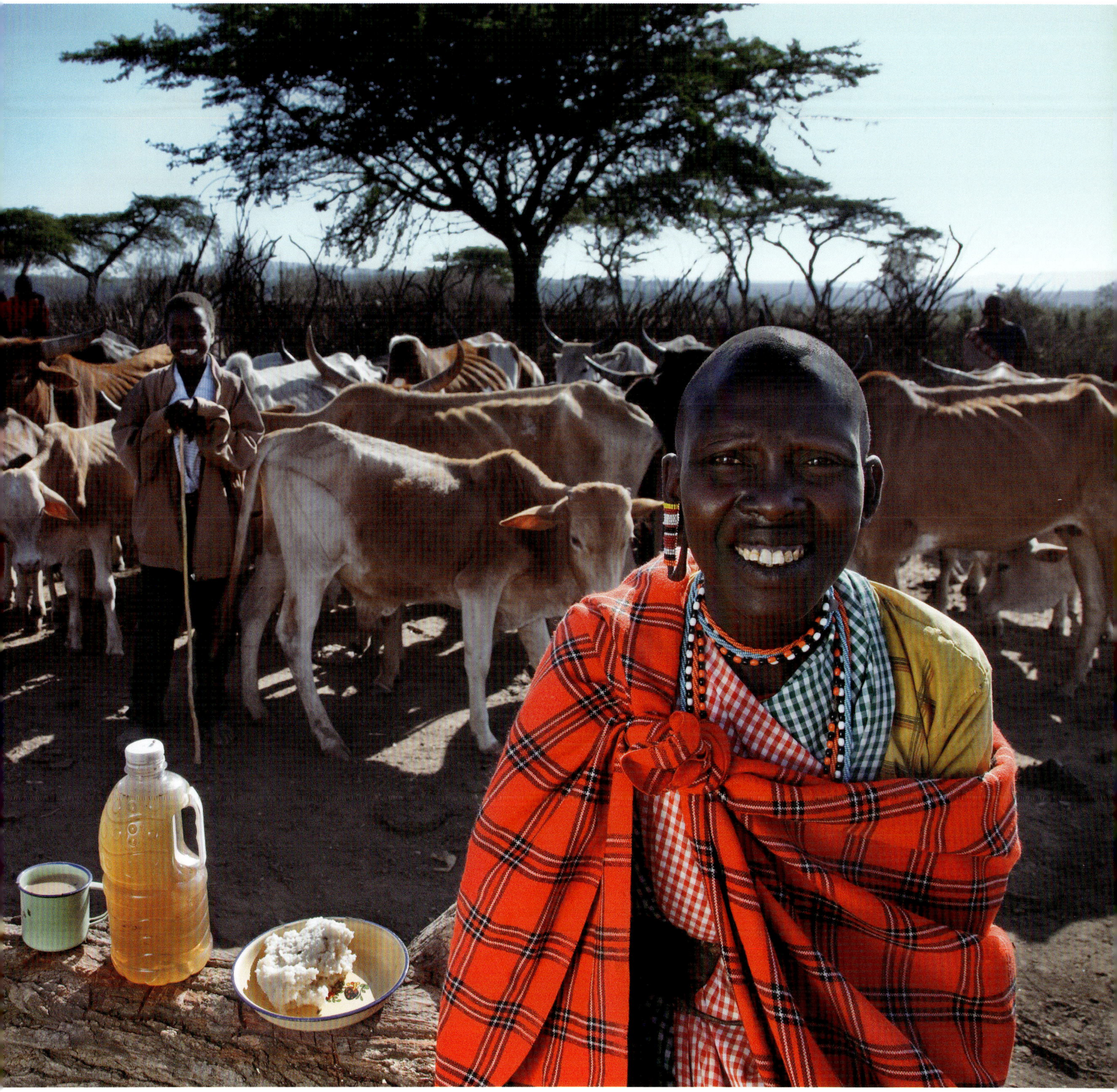

Noolkisaruni Tarakuai, die dritte von vier Frauen eines Massai-Häuptlings, am Kraal der Familie mit einer typischen Tagesration. Die anhaltende Dürre im ganzen Gebiet südlich der Sahara hat die Viehherden ebenso dezimiert wie die der Wildtiere (links). Noolkisarunis Rinder finden kaum noch Futter, und die Milch der abgemagerten Kühe reicht bestenfalls knapp für deren Kälber, sodass für die Hirten und ihre Familien so gut wie nichts übrig bleibt. Zwei Monate nach unserem Besuch meldete die Familie Tarakuai: »Dem Häuptling sind von der Herde mit mehr als 400 Stück Vieh weniger als 50 Kühe und Kälber geblieben, und es wird noch schlimmer, weil es kaum geregnet hat.« Der Familie blieben nur die Häute der ausgemergelten Tiere, die sie verkaufte

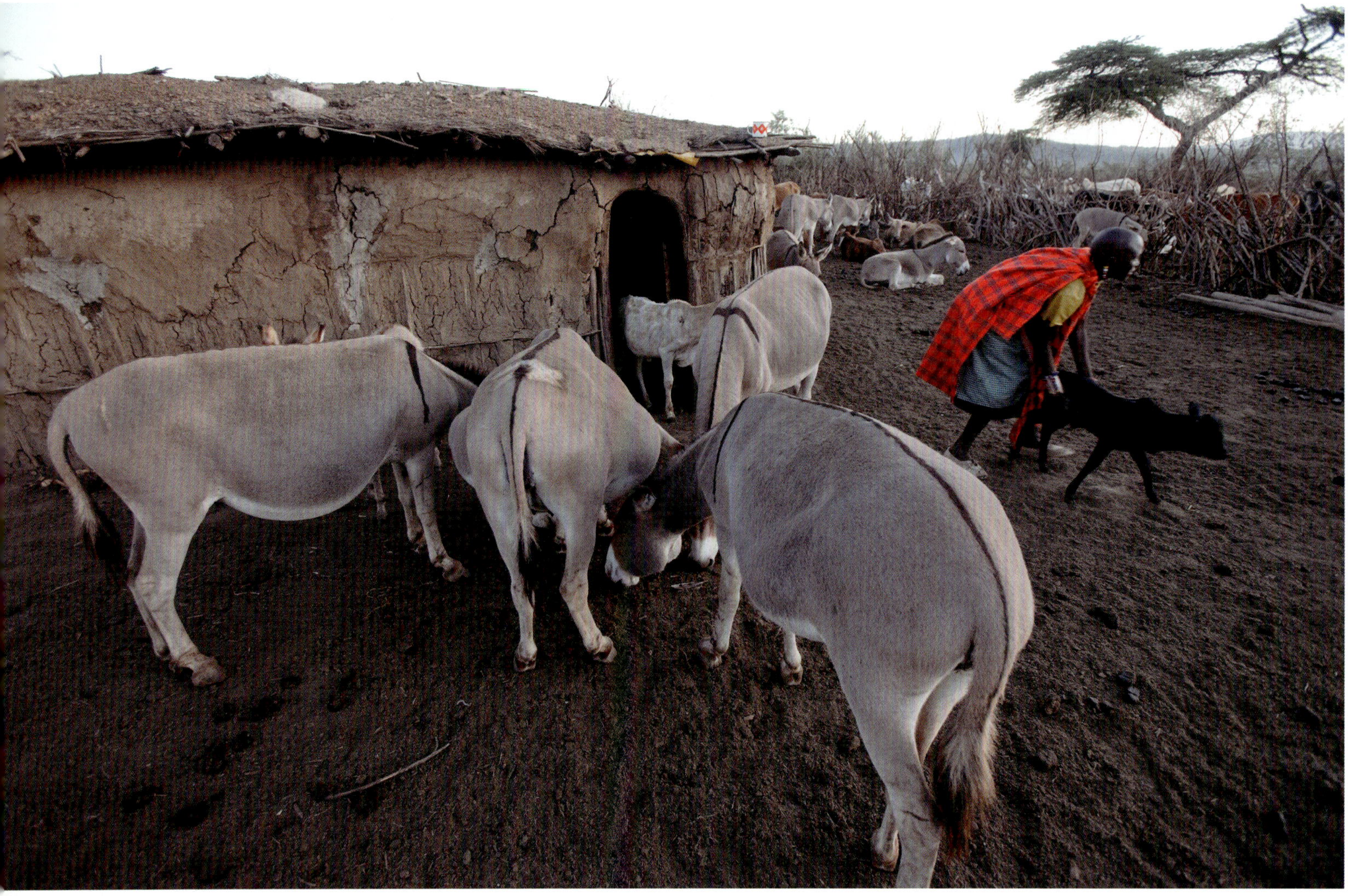

ihren Kühen einen einzigen Becher Milch zu bekommen, den sie mit den Kindern und den Hirten teilt. Oft nimmt sie sich selbst erst am Abend etwas zu essen.

»In meiner Jugend gab es genügend Fleisch«, sagt sie. »Wir hatten viele Tiere. Es herrschte nicht so oft Dürre. Alle zwei Tage wurde eine Ziege geschlachtet.« Heute schlachten sie nur einmal pro Woche eine Ziege, um die Herde nicht zu groß werden und den Kindern Eiweiß zukommen zu lassen.

Zuletzt haben sie vor drei Tagen eine Ziege getötet. Für wie viele Menschen hat das Tier gereicht? Sie deutet vage auf die Hütten in der Ferne. »Es reichte nur für einen Imbiss. Einen Ziegenimbiss. Als ob man im Laden eine Portion Pommes frites kauft. Wir sind viele, da bekommt jeder nur einen Happen von der Ziege ab.« Wenn die Dürre schlimmer wird, sind die Tiere so mager, dass sie kein Fleisch liefern. »Wir verkaufen die Häute und geben den Rest dann den Hunden«, sagt Noolkisaruni.

In guten Zeiten legt sie einen Vorrat von Kohl, Kartoffeln, Zwiebeln und Tomaten an. In Zeiten schlimmer Dürre ist die Mutter auf Zuteilungen angewiesen, um ihre Familie zu ernähren – Bohnen, Reis und Weizenmehl, die manchmal kommen. Und manchmal nicht. Doch selbst in Zeiten der Dürre muss sie als Massai-Frau Besuchern etwas anbieten. Am Morgen kamen zwei Männer vorbei. Sie gab ihnen Tee und alle Milch, die sie hatte.

Noolkisarunis größte Freude sind die seltenen Ausflüge zum Markt (meist gehen nur die Männer). Dort genießt sie eine Speise, die sie in ihrer Kindheit nicht kannte – Irio. »Es ist ein Gericht der Kikuyu«, sagt sie, der größten Volksgruppe Kenias – ein Eintopf aus Kartoffeln, Mais, Bohnen und Blattgemüse. »Ich habe mir das Rezept geben lassen, um es für meine Kinder kochen zu können. Mit Schafsfett ist es richtig lecker. Alle mögen es.«

Heute kommen ihre Nachbarn aus dem Dorf mit Messern, um die kranke Kuh zu töten und zu zerlegen. Einer schneidet dem Tier die Kehle durch und lässt es ausbluten. Ein zweiter Mann schlitzt den Bauch auf, holt das tote Kalb heraus und legt es für die Hunde beiseite. Gemeinsam zerlegen Männer und Frauen mit geübten Schnitten das Muttertier. Die drei Männer mit dem Grillfeuer legen ihr Stück Fleisch über ein paar Stöcke, und bald weht Rauch über die sandige Steppe. Ein paar Jungen bekommen die noch warme Leber. Sie ziehen glücklich davon und essen sie roh.

Während die meisten Dorfbewohner sich mit ihren Portionen auf den Heimweg über die dürre Ebene machen, schneidet einer der Männer den Magen des notgeschlachteten Tieres auf. Die Obduktion fördert ein langes, verschlungenes Knäuel von Plastiktüten zutage, an denen die Kuh elend zugrunde gegangen ist. Noolkisaruni ist nicht überrascht: »Die Tüten schmecken salzig, und die Tiere lieben Salz.« Die Aussage von Häuptling Sammy, man dürfe Vieh nicht in der Stadt kaufen, weil die Tiere dort Plastiktüten fressen, hat sich auf traurige Weise als zutreffende düstere Prophezeiung erwiesen. Und mit ihrem Abfall hat die Zivilisation einmal mehr die Rechte der traditionell lebenden Urbevölkerung verletzt.

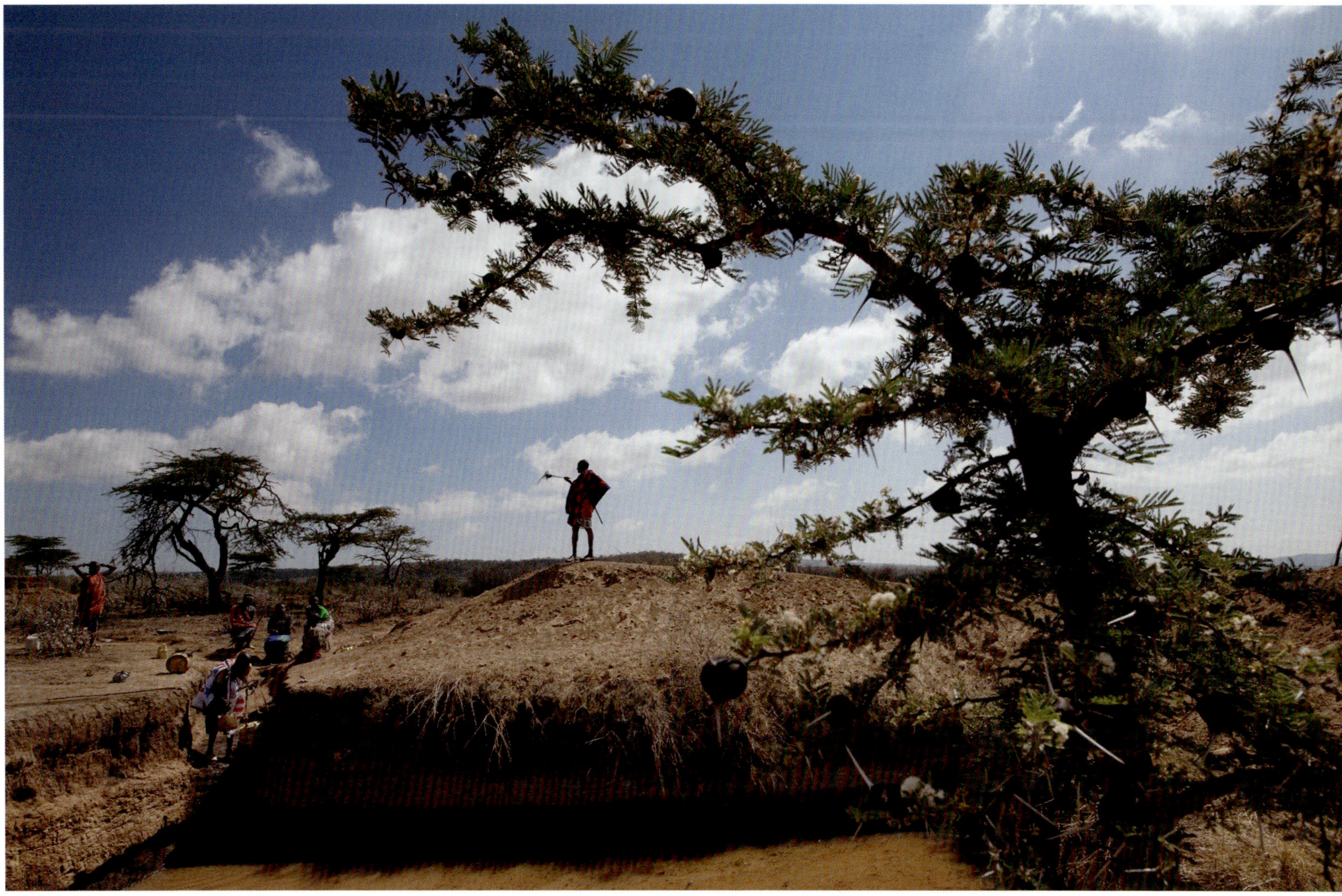

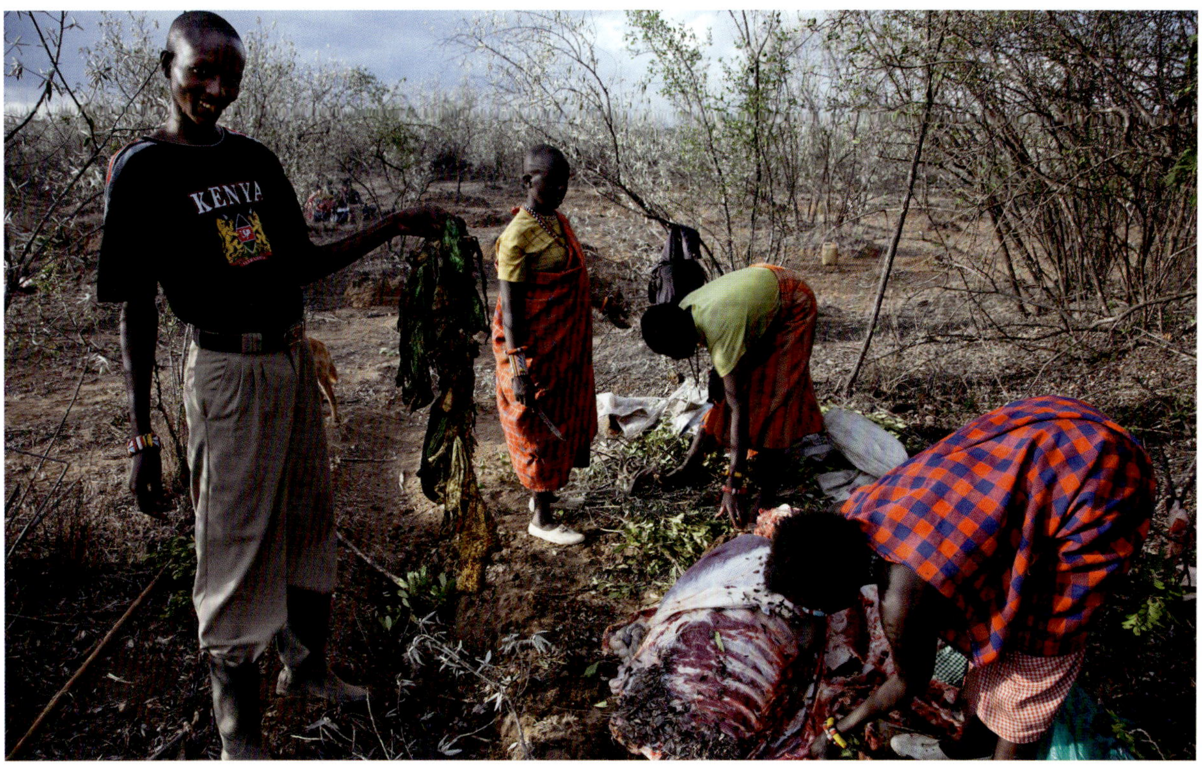

Vor Sonnenaufgang führt Noolkisaruni ein verirrtes Kalb zurück zu seiner Mutter (oben links). Dann melkt sie. Tagsüber durchstreift das Vieh auf der Suche nach Futter die dürre Ebene. Später holen die Frauen Wasser aus dem von einer Hilfsorganisation angelegten Speicher (oben rechts). Am Nachmittag schlachtet die Familie gemeinsam mit den Nachbarn eine kranke Kuh (unten). Einer von ihnen zeigt die Ursache für das Leiden des Tieres: ein Knäuel Plastiktüten aus dem Magen

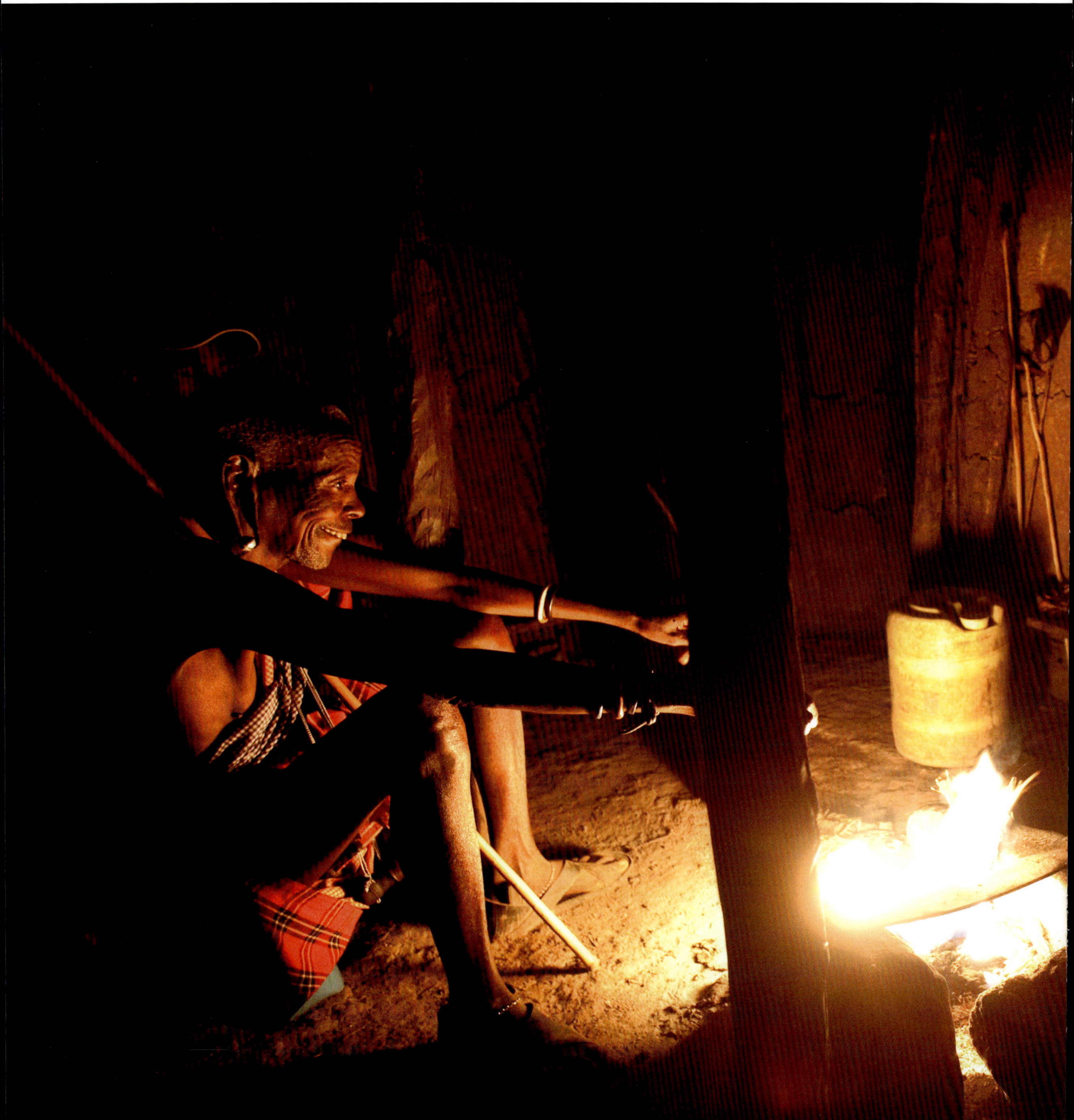

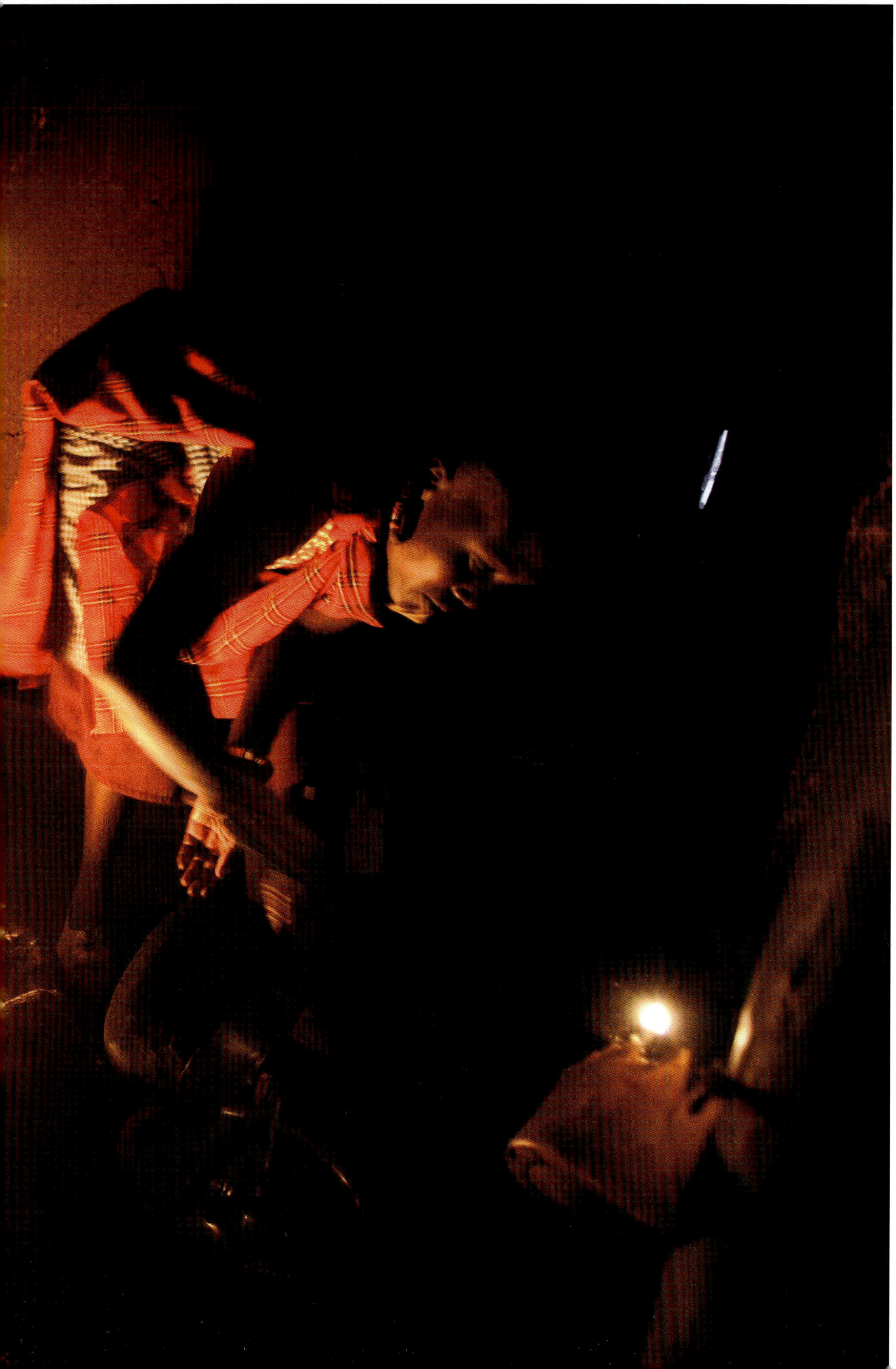

Früh am Morgen spült Noolkisaruni in ihrem runden, fensterlosen Haus aus Lehm und Dung Löffel in einem Kochtopf. Dann bereitet sie das Frühstück aus Maisbrei und süßem Tee für ihren Hirten, der den ganzen Tag lang die Rinder der Familie in der Steppe Südkenias hütet. Wenn die Kühe genug Nahrung finden, gibt es auch Milch – frisch oder gesäuert. Doch in Zeiten der Dürre geben die Tiere so wenig, dass zum Aufbewahren nichts bleibt. Es reicht gerade für einen kleinen Schluck für den Hirten, Noolkisarunis Ehemann und die Kinder. Zum Melken der winzigen Menge nimmt Noolkisaruni statt der Kalebasse einen Blechbecher. Die Hirten, die mit Geld oder Ziegen bezahlt werden, haben durch Dürre oder Raubtiere ihr Vieh verloren. Sie müssen für andere arbeiten, um das Geld für den Kauf neuer Tiere zusammenzubekommen. Die Hirten leben bei der Familie und fahren nur während der Schulferien nach Hause – dann passen die Kinder auf die Herde auf

900

BOTSWANA

Marble Moahi
Die Fürsorgerin

EINE TAGESRATION

IM MÄRZ

FRÜHSTÜCK Motogo (dünner Brei aus Sorghum), 316 g, mit Zucker, 1 EL

MITTAGESSEN Madombi (Klöße aus Weizenmehl), 170 g · Rindfleisch mit Mark, 81 g · Brühwürfel mit Chiligeschmack, 6 g · Minestrone-Tütensuppe, 11 g

ABENDESSEN Sorghum-Brei, 280 g, mit Zucker, 1 EL

SONSTIGES HIV-/AIDS-Medikamente gegen Retroviren · Wasser aus einer Zapfstelle, abgekocht, 1,5 l

KALORIEN 900

Alter: 32 · Größe: 165 cm · Gewicht: 41,8 kg

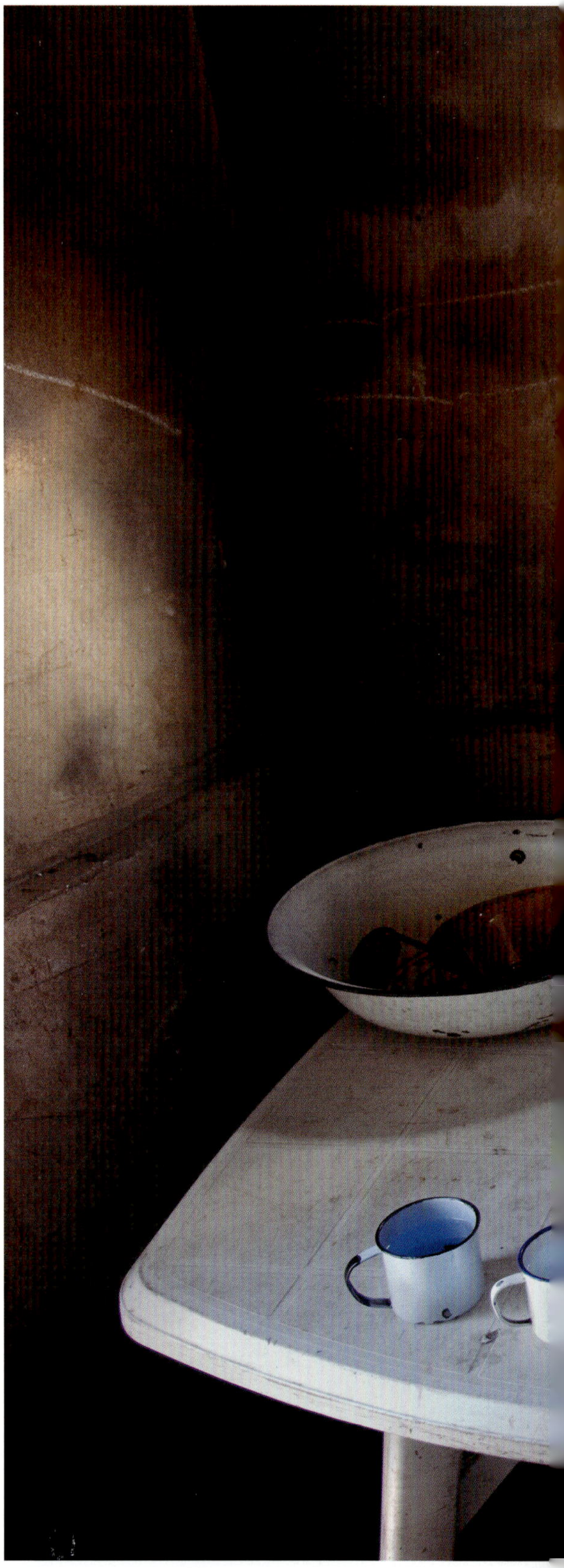

KABAKAI, BEI GHANZI · Marble Moahis prekäres Leben steht täglich auf der Kippe, doch am Monatsende, wenn die staatliche Lebensmittelzuteilung für AIDS-Waisen zu Ende geht, türmen sich die Probleme auf. Nur ein Mitglied ihrer vierköpfigen Familie hat Anspruch auf die Zuteilung: ihre 14-jährige Nichte. Diese einzige Ration von Bohnen, Getreide, Dosenfleisch, Speiseöl, Zucker und Äpfeln muss vier Menschen ernähren, weil Marble über keine weiteren Quellen und kein Einkommen verfügt.

Ihr 21-jähriger Neffe Kitso ist zu alt, um Anspruch auf Lebensmittelzuteilungen vom Staat zu haben. In der kleinen Stadt sind viele ohne Arbeit, und Kitso sagt, seine Freunde hätten sich aufs Klauen verlegt. Die Kühe des Großvaters zu hüten ist der einzige Job, den er kriegen kann, 120 Kilometer weit weg. Kitso macht es, sechs Monate im Jahr.

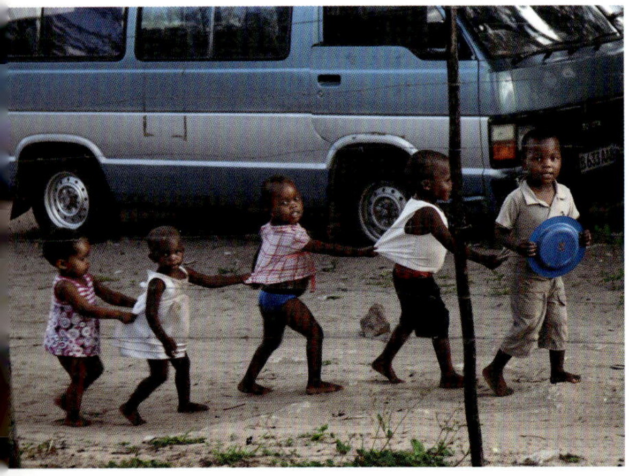

Marbles 14-jähriger Sohn und die Nichte bekommen in der Schule ein Mittagessen – solange dort die Vorräte reichen. Am Monatsende bittet Marble Freunde und Verwandte um Lebensmittel, um die Zeit bis zur nächsten Zuteilung überbrücken zu können. Und dann beginnt der Kreislauf von vorn.

Zu den meisten Mahlzeiten kocht Marble Motogo, einen weichen Brei aus Mais- oder Sorghum-Mehl. Einmal im Monat bringt ihr Bruder ein Stück Fleisch, das sie gemeinsam mit Madombi essen, Mehlklößen. Einmal im Jahr, wenn ihr Vater eine Kuh verkauft hat, bekommt sie etwas Geld. Doch auch alles das zusammen reicht nicht.

Marbles Mutter, die auf der Straße selbst gebrautes Bier verkaufte, war bis zu ihrem Tod 2002 die Hauptverdienerin. »Sie hat stets gut für mich gesorgt«, sagt Marble, die immer bei der Mutter gelebt und nie geheiratet hatte. Marble hat ihre Schwester, eine Lehrerin, gepflegt, bis sie 2003 an AIDS starb.

Das Thema HIV/AIDS ist in Afrika weitgehend tabu, obwohl die Krankheit die Bevölkerung dezimiert und Millionen Kinder zu Waisen gemacht hat. Botswanas HIV-Infektionsrate gehört zu den höchsten auf dem Kontinent: Fast ein Viertel der Bevölkerung ist HIV-positiv, schätzungsweise 15 000 Kinder sind infiziert.

Bei Marble wurde das Virus 2005 festgestellt. Die AIDS-Medikamente bekommt sie in der Klinik am Ort kostenlos, zusammen mit Ratschlägen für gesunde Ernährung, die zu befolgen sie sich nicht leisten kann.

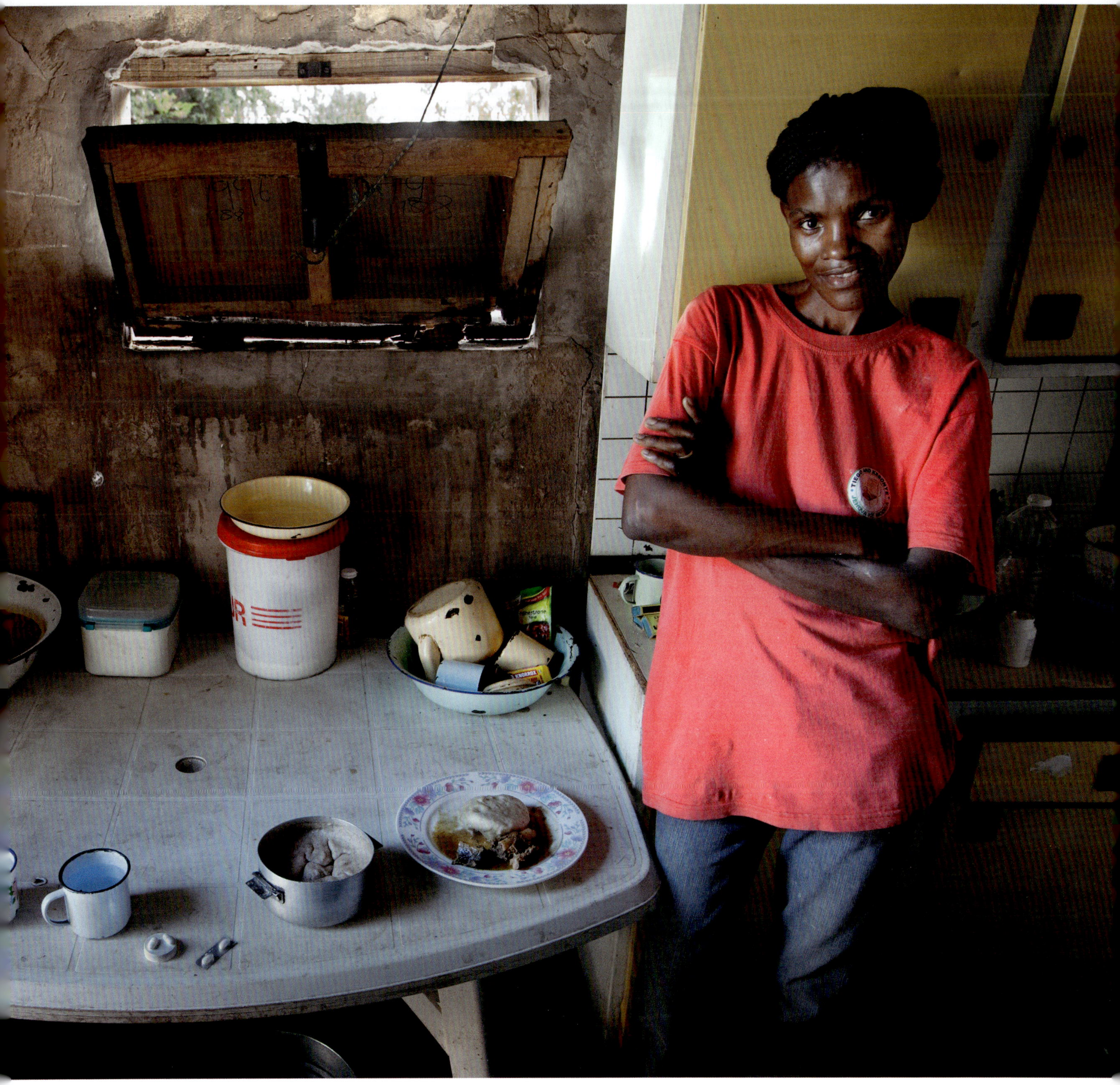

Marble Moahi, eine HIV-positive Mutter, im Küchenhaus der Familie mit einer typischen Tagesration an Lebensmitteln und den Medikamenten gegen das HI-Virus. Trotz eines Rückgangs der HIV-Neuinfektionen in Afrika südlich der Sahara gehört diese Region nach wie vor zu den am stärksten vom HI-Virus heimgesuchten Teilen der Welt. Von den im Jahr 2008 geschätzten 33,4 Millionen Infizierten lebten mehr als zwei Drittel in Afrika, und südlich der Sahara sind Frauen mit 60 Prozent überproportional betroffen. In Botswana lebten 2007 zirka 300 000 Menschen mit dem HI-Virus, ein Viertel davon Erwachsene. 95 000 Kinder im Land wurden durch AIDS zu Waisen. Vor Marble Moahis Gartenzaun spielen oft die Kinder aus der Nachbarschaft (links)

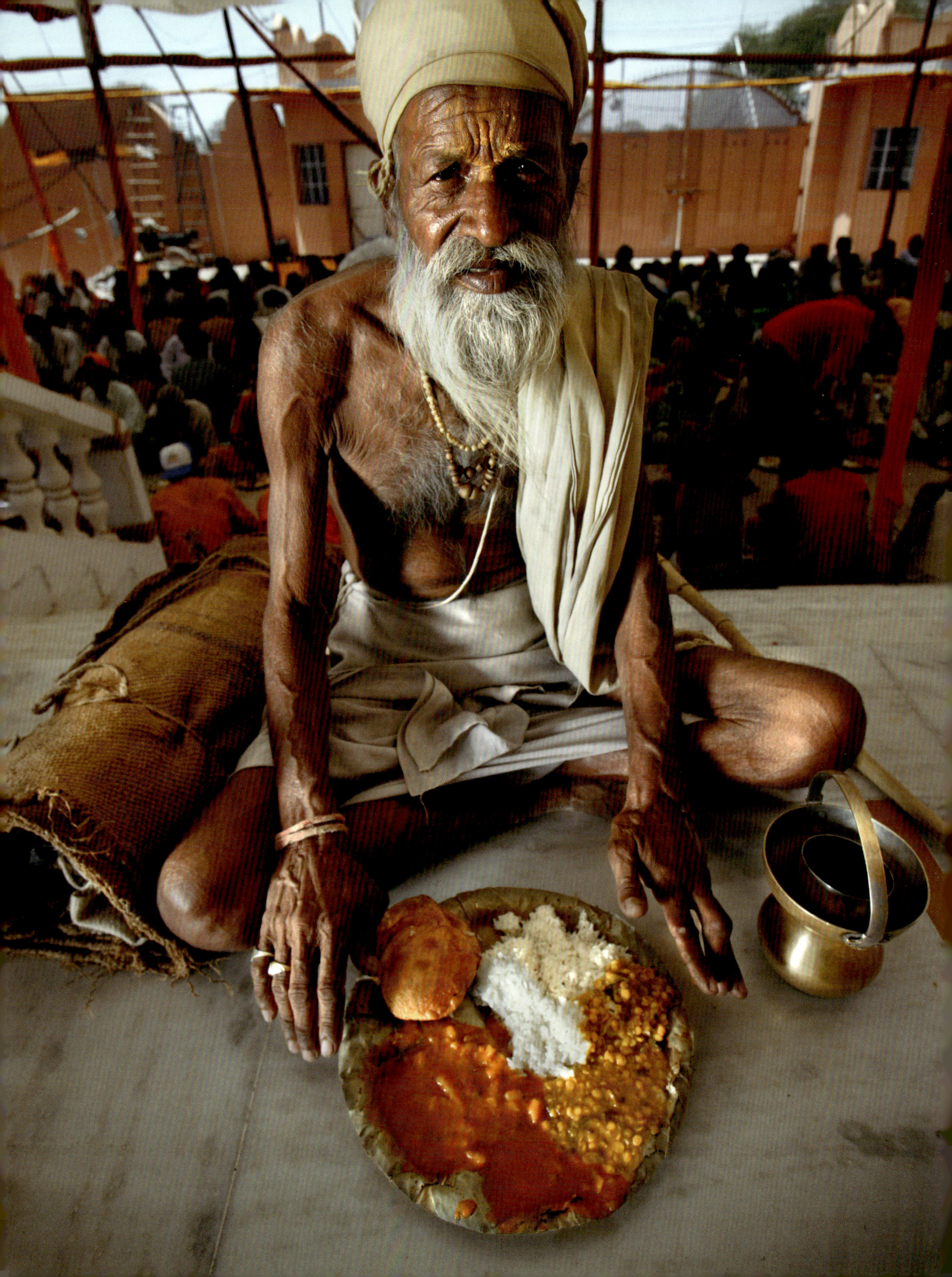

1000

INDIEN

Sitarani Tyaagi
Der Sadhu

EINE TAGESRATION

IM APRIL

FRÜHSTÜCK Gekochtes Wasser aus seinem Messingkessel, 0,5 l

MITTAGESSEN Kartoffelcurry, zubereitet mit Butterschmalz, Tomaten, Koriandersamen und -kraut, Kreuzkümmel, Gelbwurz und zerstoßenen Chilischoten, 120 g · Toor dal (gespaltene gelbe Straucherbsen), gekocht mit Butterschmalz, Koriander, Kreuzkümmel, Gelbwurz, Chilipfeffer und Zucker, 150 g · weißer Reis, 225 g · Puri (frittiertes Brot), 100 g

ABENDESSEN UND WÄHREND DES GANZEN TAGES Gekochtes Wasser (nicht im Bild) aus öffentlichen Zapfstellen und Brunnen, 725 ml

KALORIEN 1000

Alter: 70 · Größe: 168 cm · Gewicht: 46,8 kg

UJJAIN, MADHYA PRADESH · Vor 20 Jahren schenkte der einmal verwitwete, einmal geschiedene Bauer Sitarani Tyaagi seinen ganzen Besitz, Felder, Trecker, Vieh und Haus, seinem Bruder, entsagte dem materiellen Leben und wurde Sadhu.

Asketen sind in Indien ein gewohnter Anblick. Sie leben allein oder in Gruppen, ihr einziger Besitz ist eine Matte zum Schlafen und ein Gefäß für Wasser. »Ich sah die Sadhus und ihre Art zu leben, und es schien mir ein gutes Leben zu sein«, sagt Sitarani Tyaagi.

Als Bauer hatte er drei Mahlzeiten pro Tag genommen, als Asket eine einzige. Wie die Millionen von Sadhus, die auf der Suche nach Erleuchtung durchs Land wandern, bekommt Sitarani seine Mahlzeit von unbekannten gläubigen Hindus oder von einem Ashram, einer Art Kloster. Nach dem Glauben der Hindus beschert es dem, der einen hungrigen Sadhu abweist, ein schlechtes Karma.»Die Menschen sind großzügig im Geben«, sagt Sitarani.

Seine Mahlzeit heute ist die Gabe eines Ashrams in der Stadt Ujjain im Bundesstaat Madhya Pradesh, anlässlich von Kumbh Mela – dem Fest des Kruges. Nach der Legende der Hindus fielen einst bei einem Kampf zwischen Göttern und Dämonen vier Tropfen aus einem Krug mit dem Nektar der Unsterblichkeit auf die Erde. Dort, wo die Tropfen auf den Boden trafen, entstanden die Städte Allahabad, Haridwar, Nasik und Ujjain. Und so wird heute alle drei Jahre abwechselnd in einer dieser Städte ein Monat lang das Fest des Kruges gefeiert, bei dem Sadhus und Millionen einfacher Gläubiger zusammenströmen, um sich im Wasser des heiligen Flusses jener Stadt zu reinigen.

Pilger müssen essen, und dafür errichten die Ashrams am Ort Zelte, in denen täglich Tausende warme vegetarische Mahlzeiten angeboten werden: Currygerichte, Reis und Hülsenfrüchte und Fladenbrot. Jeder ist willkommen, solange der Vorrat reicht.

Sitarani, der sich gemäß der Tradition der eigenen Familie ebenso wie dem religiösen Gebot der Gewaltlosigkeit gegen Tiere seit jeher vegetarisch ernährt, vermisst seine drei Mahlzeiten nicht. »Ich esse das, was ich essen muss«, sagt er.

Daheim in seinem Ashram im Bezirk Guna, 240 Kilometer nordwestlich von Ujjain, nimmt er manchmal türkischen Honig und Tee zum Frühstück. Doch zu Hause ist er nur ein oder zwei Monate in jedem Jahr.

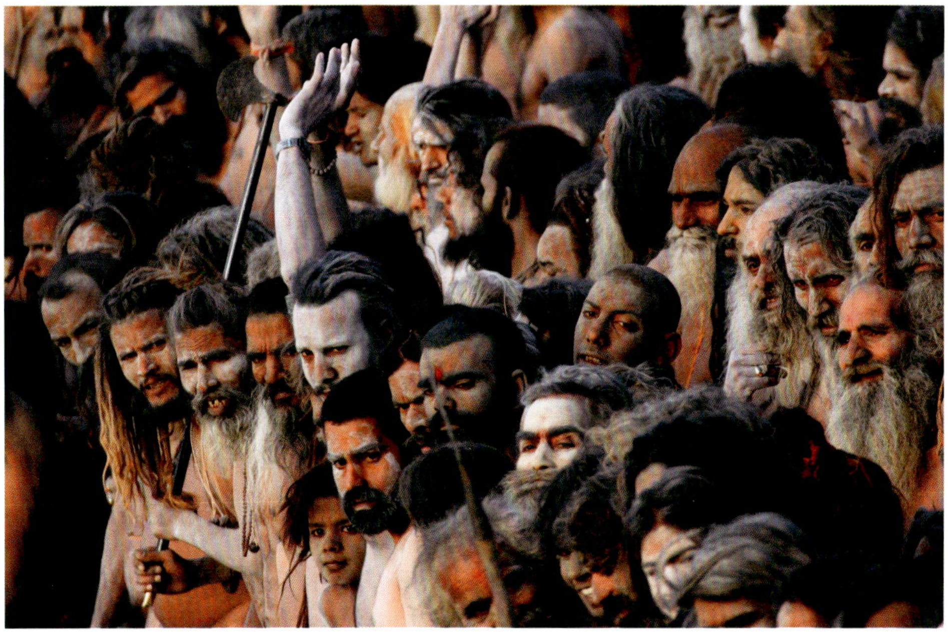

Der Sadhu Sitarani Tyaagi in einem Ashram in Ujjain mit seiner typischen Tagesration (links); Hunderte Nagas – Sadhus, die nackt gehen – vor ihrem rituellen Reinigungsbad im heiligen Fluss Shipra anlässlich des Pilgerfestes Kumbh Mela

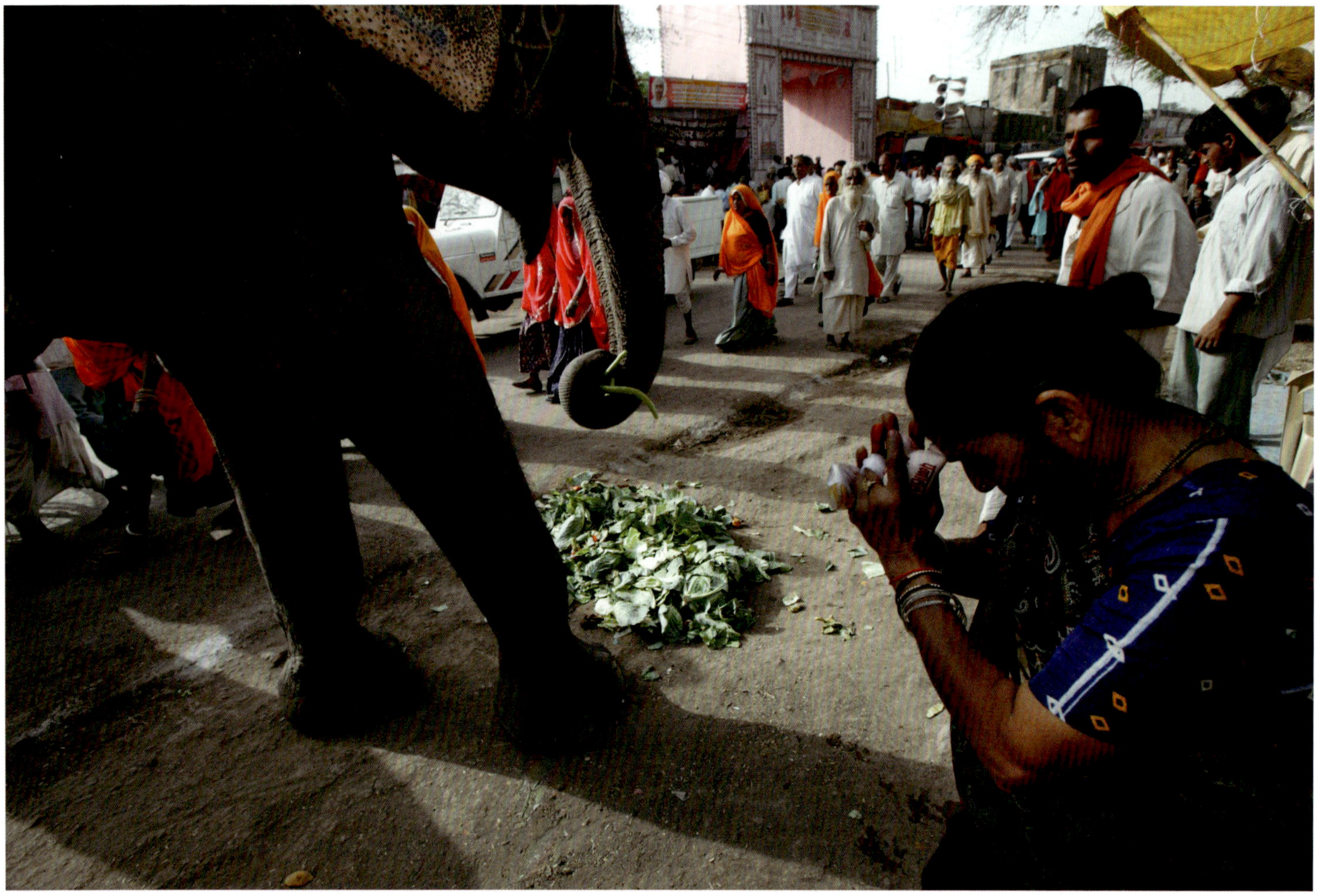

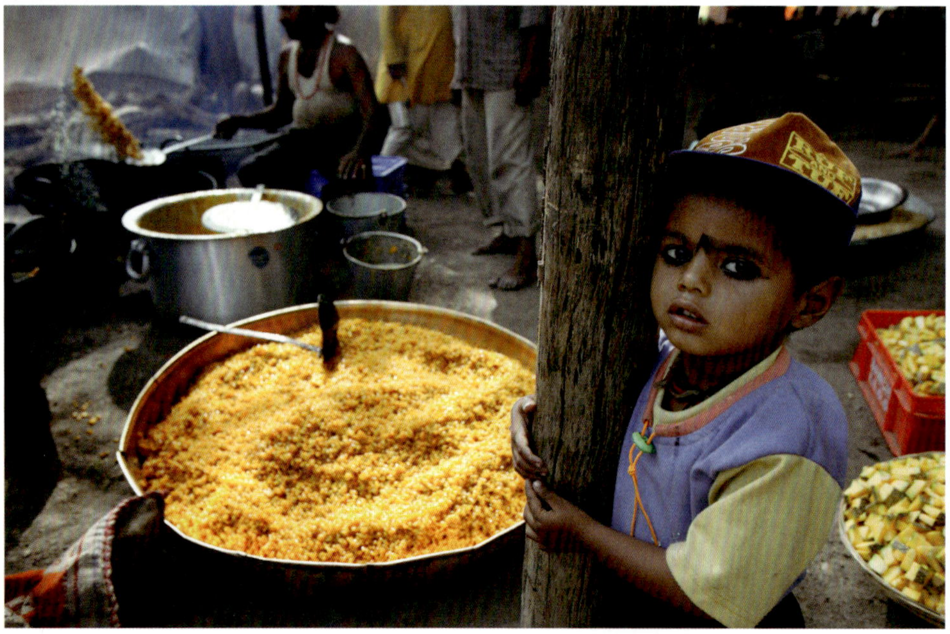

Sadhus nehmen anlässlich der Kumbh Mela, eines der höchsten religiösen Feste der Hindus, ein rituelles Bad im Fluss Shipra (rechts). Alle drei Jahre pilgern Millionen in eine der vier heiligen Städte. Bewundert von Passanten, labt sich ein bemalter Dickhäuter an Kohlblättern (oben links). Ebenso wie Kühe gelten Elefanten als heilig. In einem Ashram wird Boondi zubereitet, ein frittiertes Konfekt aus Kichererbsen

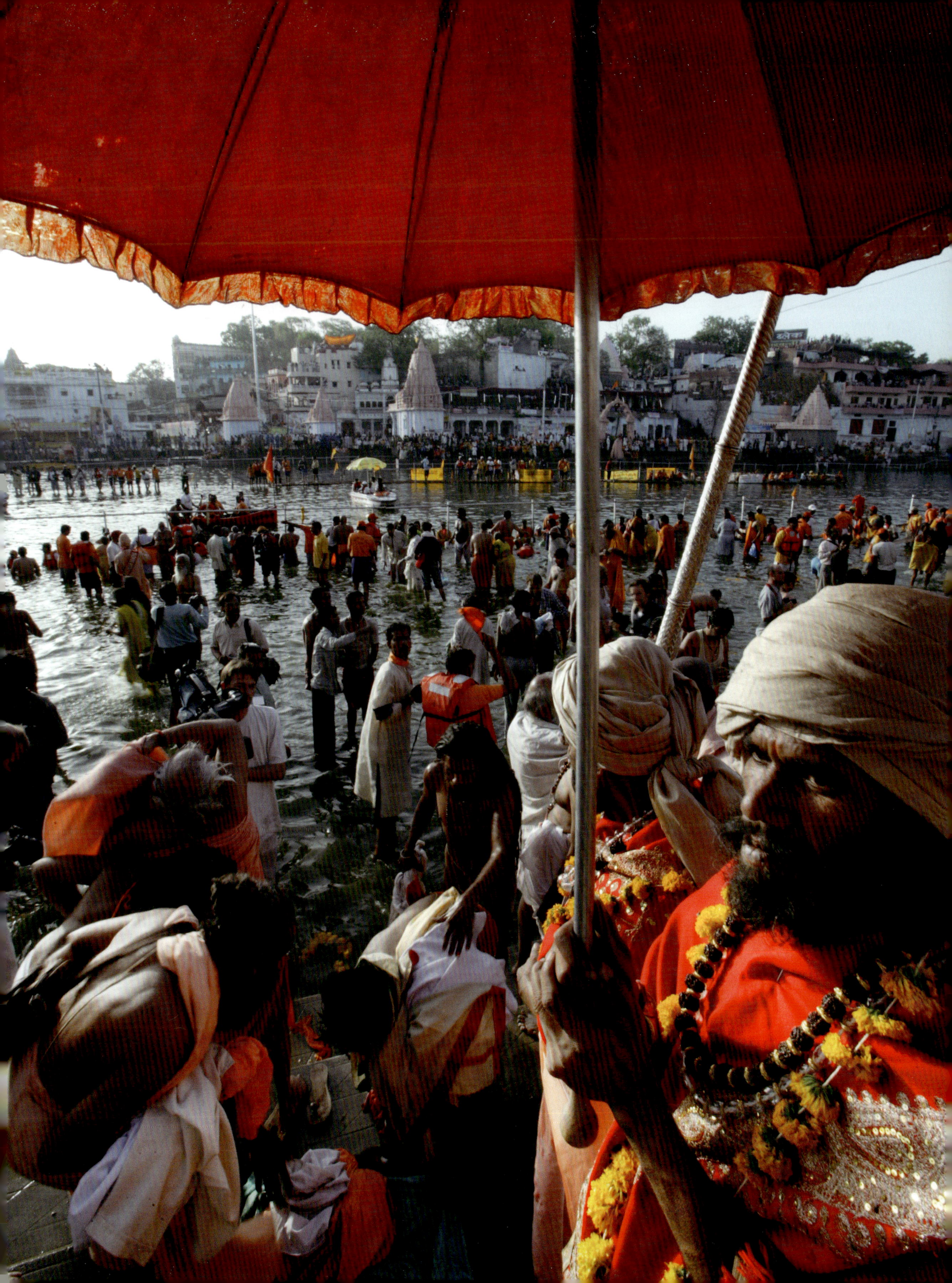

Den Hindus sind die Flüsse in den indischen Städten Allahabad, Haridwar, Nasik und Ujjain heilig. Wer während des einen Monat dauernden Festes der Kumbh Mela darin badet, reinigt sich von Sünden und vom Irrglauben und wird aus dem Kreislauf von Tod und Wiedergeburt befreit. An den aus dem Stand von Sonne und Mond errechneten besonders günstigen Tagen fürs heilige Bad gehen bis zu einer Million Gläubige ins Wasser. In Ujjain regeln Tausende von Polizisten mit Trillerpfeifen, Stangen und Knüppeln den Andrang, um Panik und Tod durch Ertrinken zu vermeiden, und jede Pilgergruppe hat nur zwölf Minuten Zeit fürs Bad. Kein anderes religiöses Fest, auch nicht der Hadsch der Muslime nach Mekka, zieht regelmäßig so viele Menschen auf einmal an

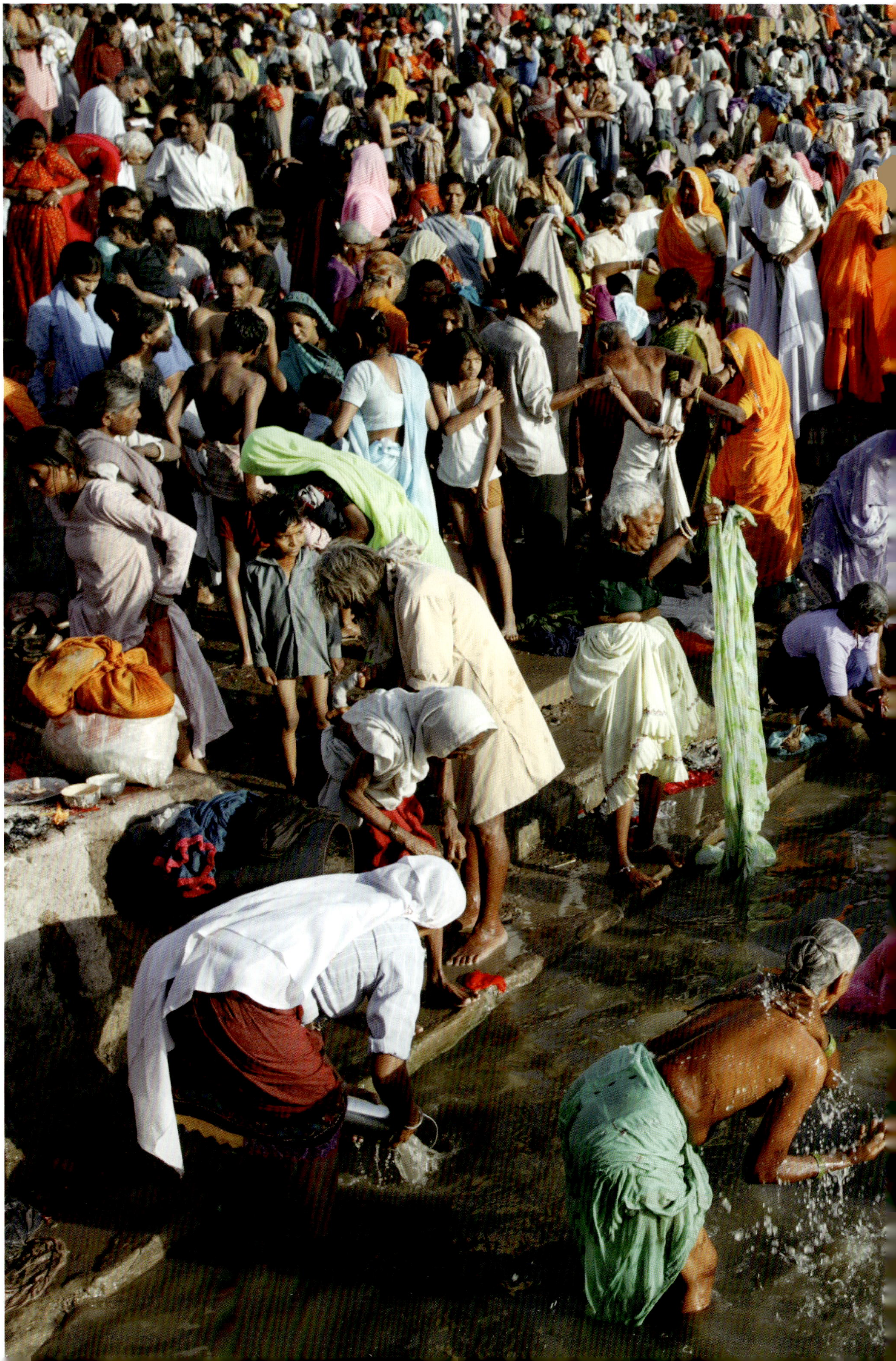

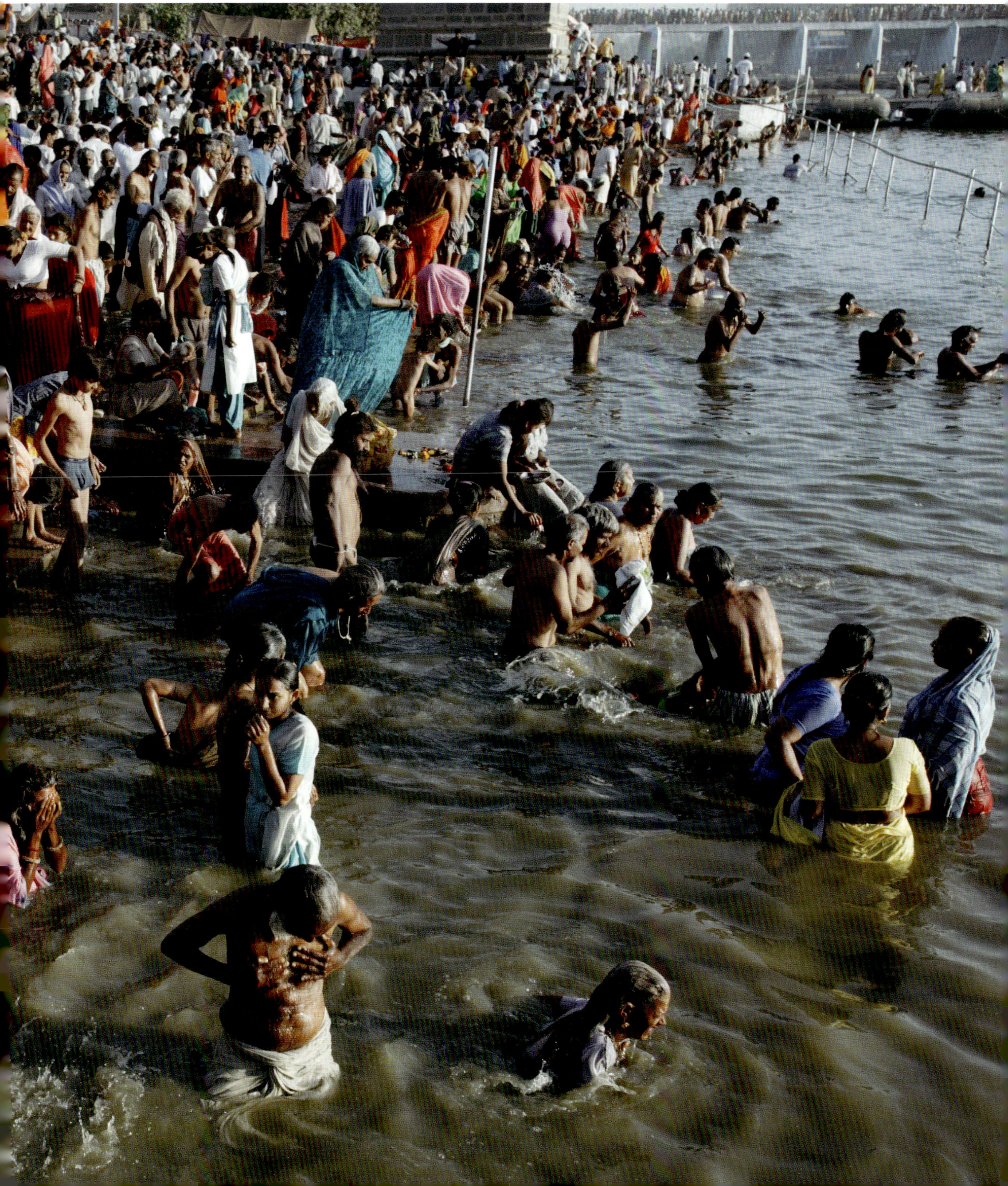

1400

BANGLADESCH

Alamin Hasan
Der Ausreißer und Kofferträger

EINE TAGESRATION

IM DEZEMBER

FRÜHSTÜCK Süßes Weißmehlbrötchen, 80 g · Schwarztee mit gezuckerter Kondensmilch und Zucker, 120 ml

MITTAGESSEN Gemüsecurry aus Kartoffeln, grünen Bohnen, Zwiebeln und Knoblauch mit Gelbwurz, 90 g · weißer Reis, 365 g

ABENDESSEN Gemüsecurry aus Tomaten, weißem Rettich, Zwiebeln und Knoblauch mit gemahlenem Chili und Gelbwurz, 85 g · weißer Reis, 275 g

DEN TAG HINDURCH Schwarztee mit gezuckerter Kondensmilch und Zucker, 120 ml · Zigaretten (5) · gekochtes Wasser, 1 l

KALORIEN 1400

Alter: 12 · Größe: 140 cm · Gewicht: 31 kg

DHAKA · Nach einer langen Zugfahrt auf dem Dach eines Waggons kam der zwölfjährige Alamin Hasan in Dhaka an, um sich Arbeit zu suchen. Am Bahnhof sah er, wie Jungen den Reisenden die Koffer trugen und dafür ein paar Münzen bekamen. Und hat seither den Bahnhof nie mehr verlassen. Er schaute den offiziellen Gepäckträgern und den Jungen bei der Arbeit zu, und am nächsten Tag baggerte er selbst um Koffer. Jetzt, nach zwei Wochen auf dem Job, hat er gelernt, wann er zurücktreten muss, um nicht geprügelt zu werden. Streit ist an der Tagesordnung, und wer am brutalsten vorgeht, bekommt den Löwenanteil an Aufträgen.

Mindestens 60 Prozent der Bangladeschis leben auf der Kippe, in bitterer Armut in einem der am dichtesten besiedelten Länder der Erde. Für viele arme Landbewohner erscheint die Hauptstadt als Leuchtfeuer der Hoffnung – bis sie dort ankommen und feststellen, dass es zu wenig Arbeit für zu viele Menschen gibt.

Am Tag nimmt Alamin etwa 60 bis 70 Taka ein (etwa 65 bis 76 Cent), die er für Essen und Zigaretten ausgibt. Wenn es gut läuft, kauft er sich bei einem Straßenhändler vor dem Bahnhof mittags und abends ein Gemüsecurry. An besonders guten Tagen reicht es dann noch für Tee und Brot am nächsten Morgen.

Als wir ihm begegnen, hat Alamin ein paar Münzen in der Tasche, da er gerade einem Reisenden den Koffer vom ersten Frühzug zum Rikschastand getragen hat. Er hat den Job ohne Streit oder Rangelei gekriegt, weil die anderen Jungen noch auf dem Bahnsteig schliefen und die offiziellen Gepäckträger ihren Dienst noch gar nicht angetreten hatten.

In der Nacht davor war es leider überhaupt nicht gut gelaufen. Wie die anderen Jungen schlief Alamin auf dem überdachten Bahnsteig. Beim Aufwachen am Morgen war der Rest der gestrigen Einnahmen aus seinen Hosentaschen gestohlen.

Bevor er nach Dhaka kam, war Alamin zur Schule gegangen, bis sein Vater die Familie verließ, um mit einer anderen Frau neu anzufangen – finanziell und emotional ein Schock für Mutter und Sohn. Als die Mutter erklärt, sie könne ihn nicht länger durchfüttern, und ihn rauswirft, geht er nach Dhaka. Als wir sie anrufen, um die Geschichte zu hinterfragen, sagt sie: »Welche Mutter wirft denn ihren Sohn hinaus?« Doch sie bittet ihn nicht, zurückzukommen, sondern fragt unseren Dolmetscher, ob der ihm nicht einen besser bezahlten Job besorgen könne. Damit er dann der Mutter Geld nach Hause schicken könne.

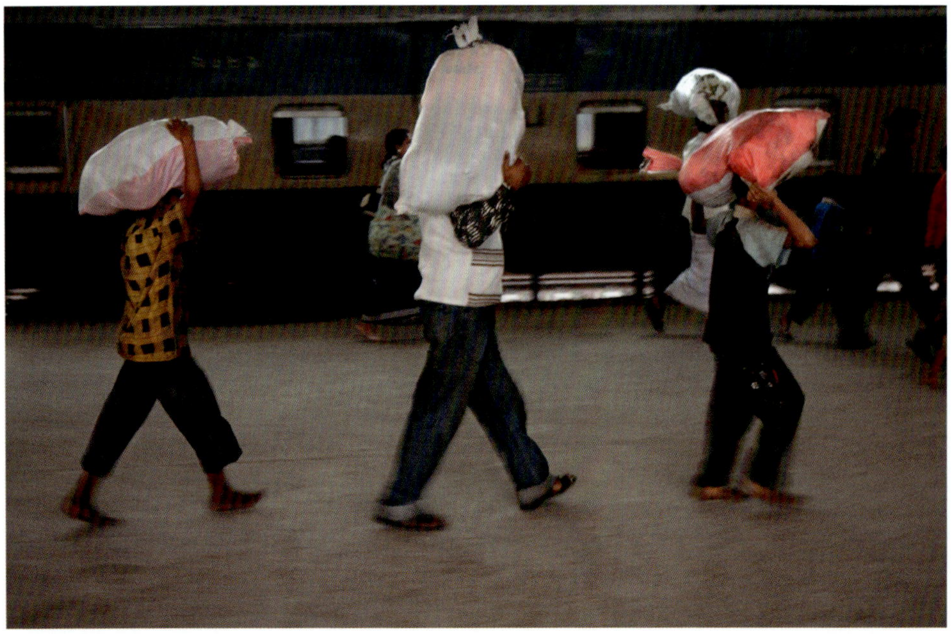

Der zwölfjährige Ausreißer Alamin Hasan auf dem Bahnhof in Dhaka, wo er arbeitet und schläft, mit einer typischen Tagesration (rechts). Beim Koffertragen verdient er genug, um mehr essen zu können als früher zu Hause bei der Mutter

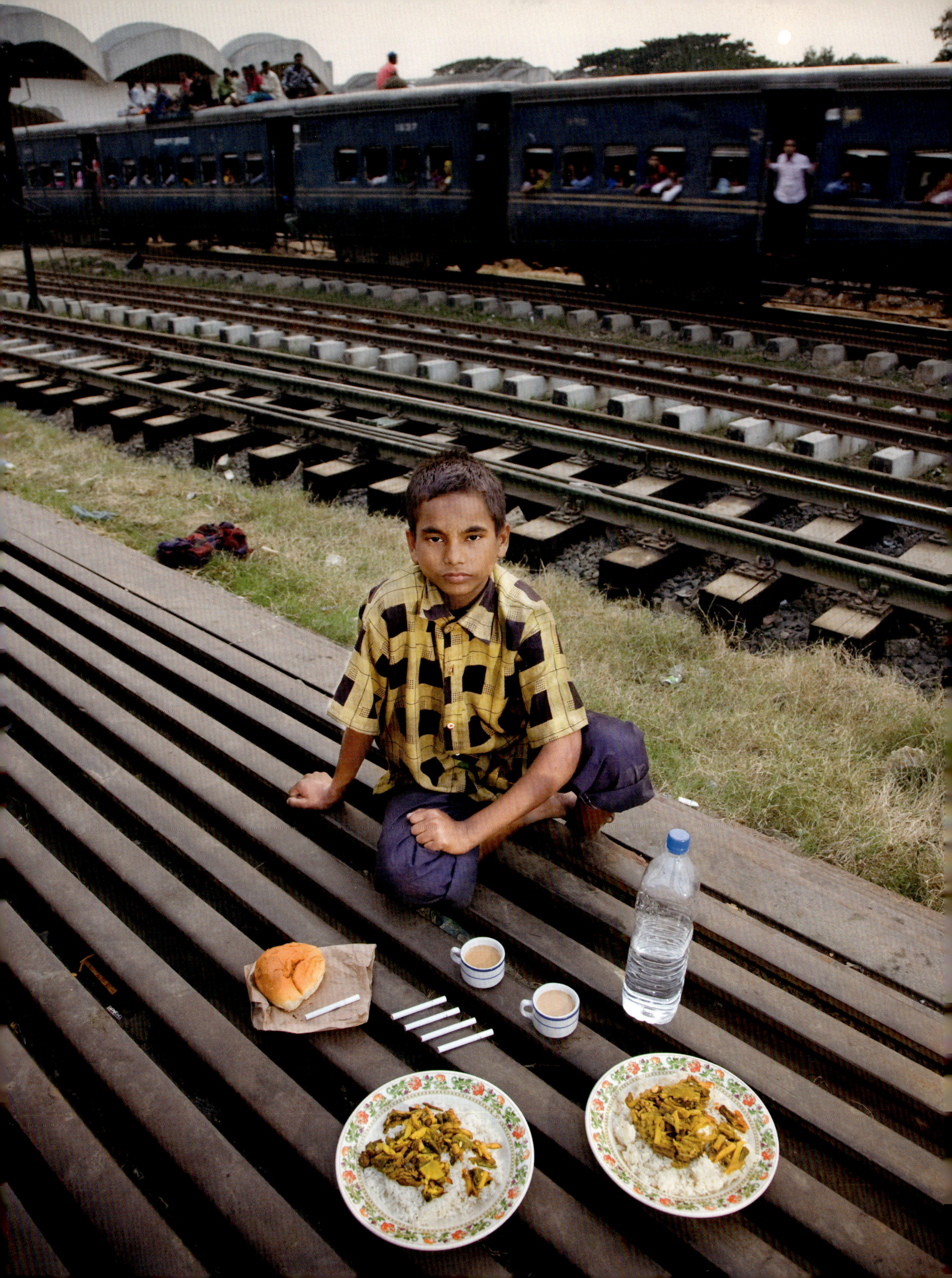

Bangladesch gehört zu den am dichtesten besiedelten Ländern der Erde. Allein in der überquellenden Hauptstadt Dhaka leben sieben Millionen Menschen. Im Slum zu wohnen ist hier die Regel, nicht die Ausnahme, und die Slumbewohner bilden nicht die unterste Schicht der Gesellschaft. Wer sich keine Miete leisten kann, baut sich irgendwo eine Hütte, und die noch weniger Glücklichen schlafen irgendwo im Freien. Ganze Familie wohnen überall in der Stadt in Hütten und Verschlägen, und selbst jene, die entlang der Gleise zum Bahnhof Kamalapur leben (rechts), genießen mehr Komfort und Sicherheit als Alamin, der die Nacht auf dem Bahnsteig verbringt (links unten). Früh am Morgen gerät er bei den Rikschas mit einem älteren Träger aneinander. Der Kollegenstreit bringt ihm am Ende eine Ohrfeige ein

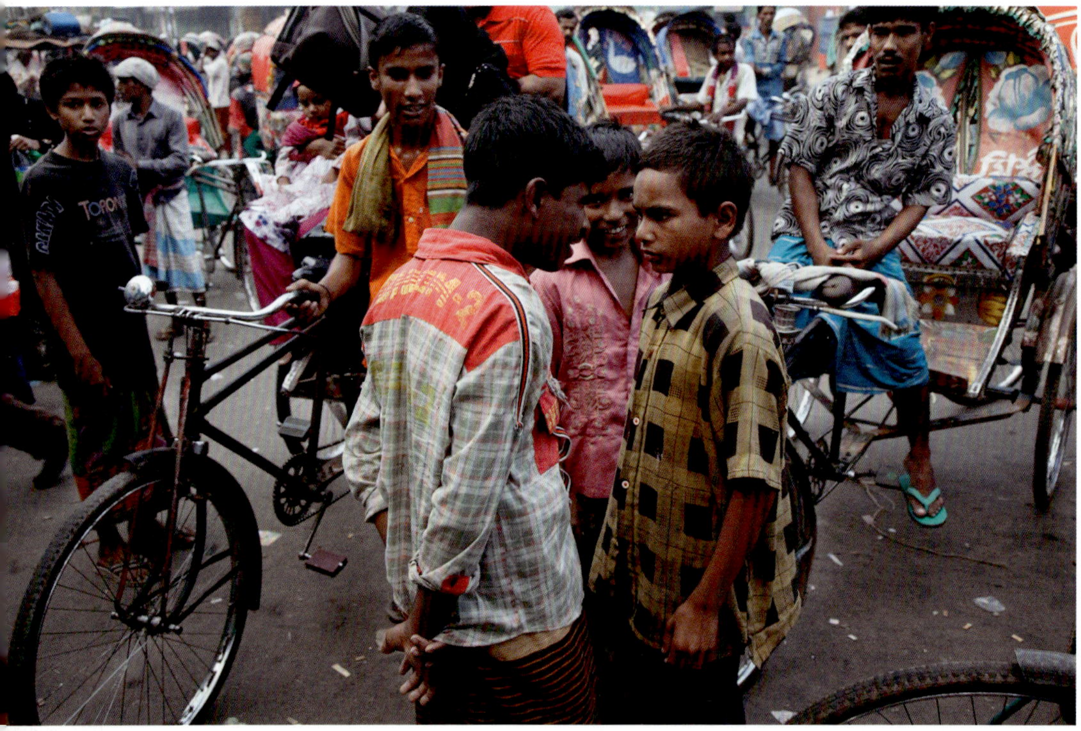

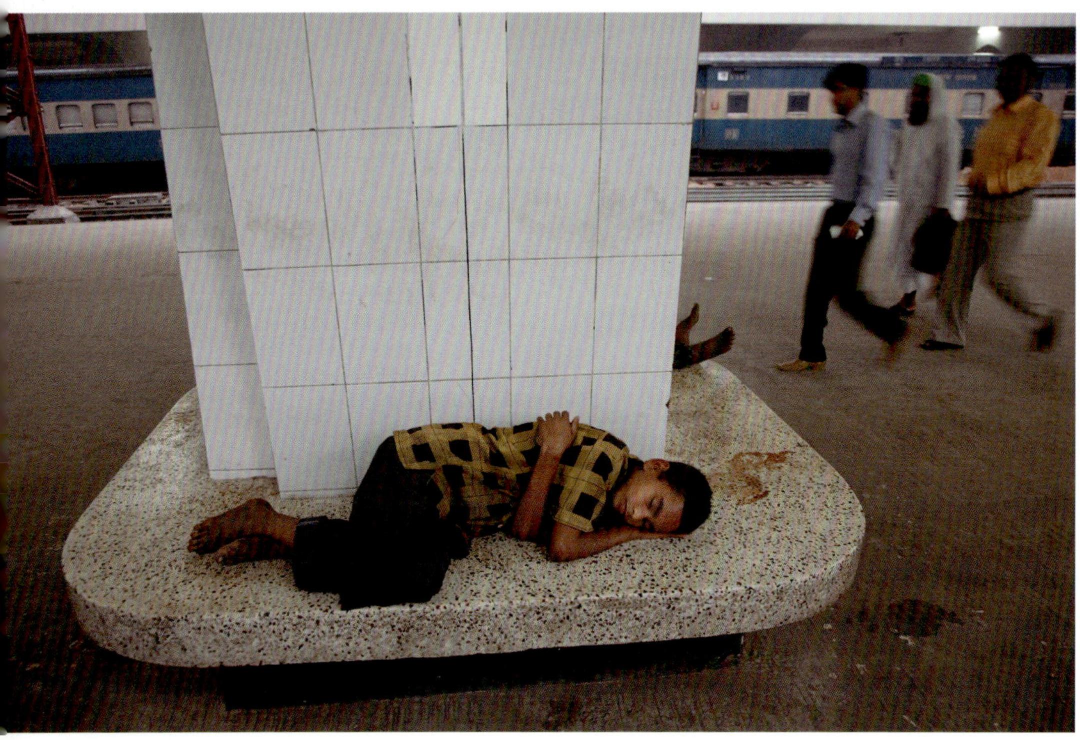

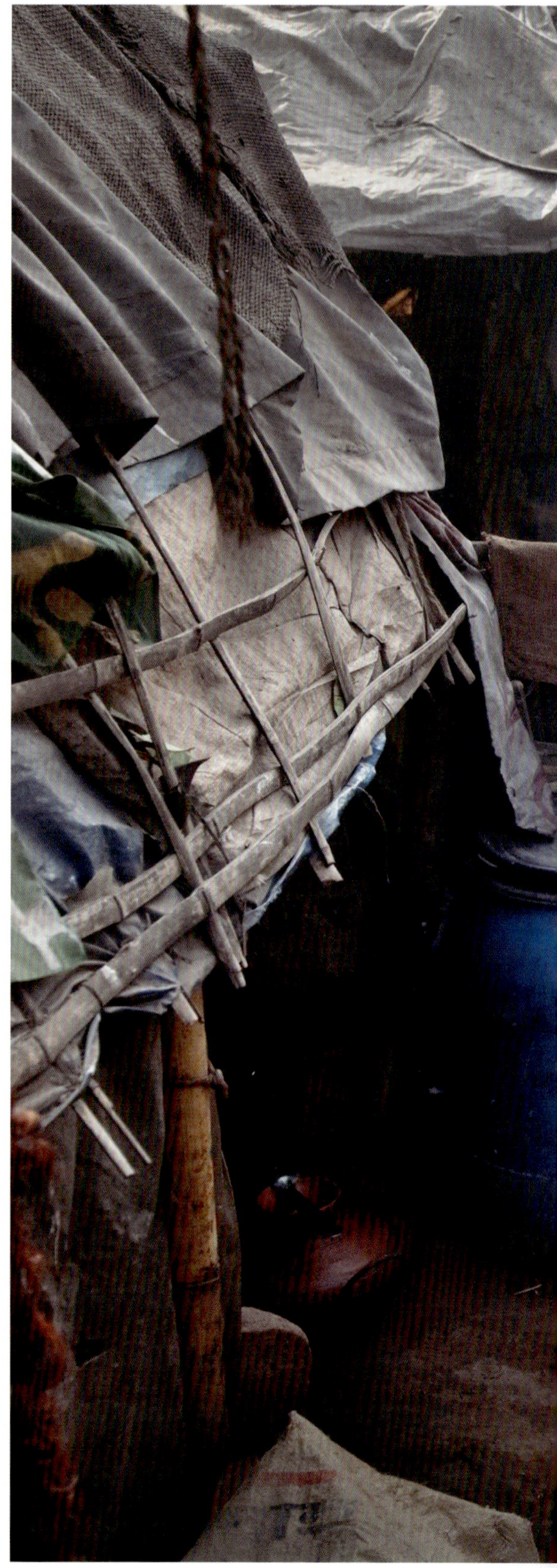

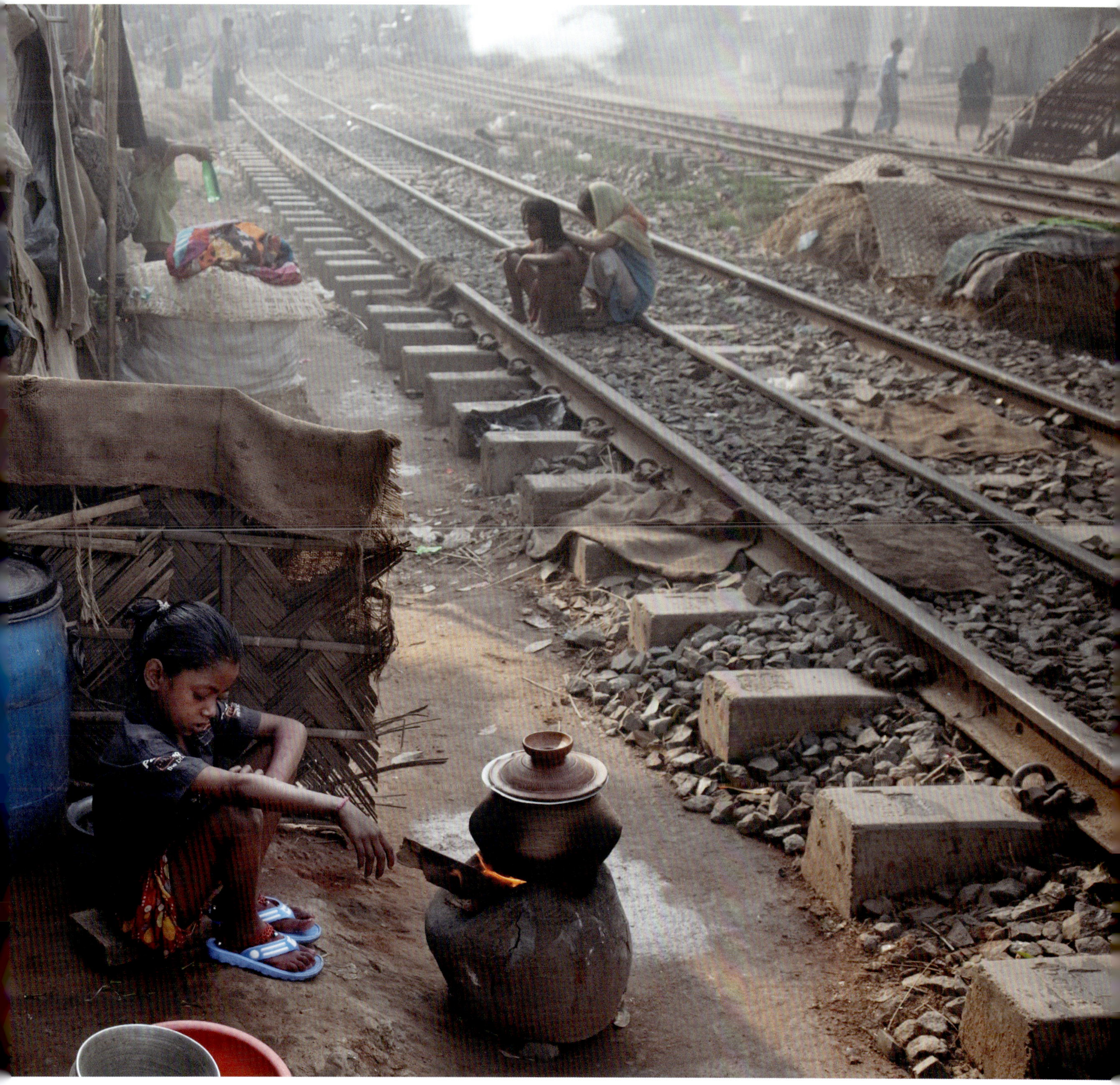

1500

NAMIBIA

Viahondjera Musutua
Die Rinderhalterin

EINE TAGESRATION

IM MÄRZ

ERSTE MAHLZEIT DES TAGES Maisbrei, 770 g, mit saurer Vollmilch, 340 ml

ZWEITE MAHLZEIT DES TAGES Maisbrei, 820 g, mit saurer Vollmilch, 340 ml

IM LAUFE DES TAGES Saure Vollmilch, 0,9 l · Vogelpflaumen (nicht auf dem Foto, weil sie sie gegessen hat, ehe die Aufnahme gemacht wurde), 100 g · Wasser aus dem Fluss, 360 ml

KALORIEN 1500

Alter: 23 · Größe 173 cm · Gewicht: 73 kg

Namibia, ehemals Deutsch-Südwestafrika, erlangte 1990 seine Unabhängigkeit. Das halbnomadische Viehhalter-Volk der Himba lebt in der trockenen Savanne im Nordwesten Namibias und jenseits der Grenze in Angola. Die Rinder sind der wichtigste Besitz, deren Milch das Hauptnahrungsmittel der Himba, dazu kommen Mais, Beerenfrüchte je nach Jahreszeit und gelegentlich das Fleisch einer Ziege. In den 1980er Jahren verlor das Volk durch Dürre etwa 90 Prozent seines Viehs. Hilfslieferungen sicherten das Überleben der Himba, bis sie ihre Herden wieder aufgebaut hatten, und viele Himba-Männer verdingten sich in der Armee der Kolonialmacht Südafrika, die damals die namibischen Freiheitskämpfer verfolgte. Heute ist den Himba das Jagen verboten, und einige von ihnen bauen Mais an und weiden ihr Vieh auf zugewiesenem Land. Obwohl die Himba als besonders »zivilisationsscheu« gelten, sind manche als Lohnarbeiter in die Städte gezogen. Ein großer Teil des kleinen Volkes lebt aber noch immer wie seine Vorfahren.

KAOKOLAND · Die Kühe müssen gemolken werden an diesem kühlen Märzmorgen, doch die Frauen des Dorfes Okapembambu schieben den Zeitpunkt hinaus, an dem sie die warme Geborgenheit ihrer Hütten verlassen müssen. Sie kuscheln sich mit ihren Babys und Kleinkindern unter dünne Decken und weiche Lederhäute, und der große, aus einer Kalebasse geschnitzte Gemeinschaftslöffel mit saurer Milch macht die Runde.

Die 23-jährige Viahondjera Musutua frischt mit Otjize, der selbst gemachten Ockercreme, ihr Körper-Make-up auf und kümmert sich um ihr Kleinkind. Erst als draußen ihr Vater Muningandu ruft, Häuptling und Patriarch der 30-köpfigen Dorfsippe, kommen die Frauen aus den Hütten hervor.

Viahondjera wurde als Baby dem Sohn der Schwester ihres Vaters als Frau versprochen – bei den Himba ein übliches Verfahren zur Stärkung der Sippenbindung. Seit ihrer Heirat mit 14 wohnt sie sieben Fußstunden entfernt im Dorf ihres Mannes, aber jedes Jahr kommt sie für ein paar Monate zu ihrem Vater, um ihren Anteil an der Maisernte abzuholen. Ihre beiden älteren Söhne, neun und vier Jahre alt, sind daheim bei ihrem Vater und dessen erster Frau geblieben. Sie wird sie wiedersehen, wenn ihr Mann mit dem Eselskarren kommt, um den Mais zu holen.

Der größte Teil der Dorfherde gehört Muningandu. Bei den Himba erstreckt sich die Sippenzugehörigkeit auf die Familien beider Eltern – die des Vaters für den Alltag und die Rituale, die der Mutter für die Erbfolge. Muningandu hat die Rinder vom Bruder seiner Mutter geerbt, und dereinst werden sie auf den Sohn seiner Schwester übergehen – den Ehemann von Viahondjera.

Es ist Regenzeit, und die Frauen waten beim Melken der Kühe knöcheltief in Schlamm und Mist. Um sich gegen die Kühle zu schützen, hüllen sie sich in Decken, gepudert mit Ockerstaub wie alles, was sie besitzen. Das

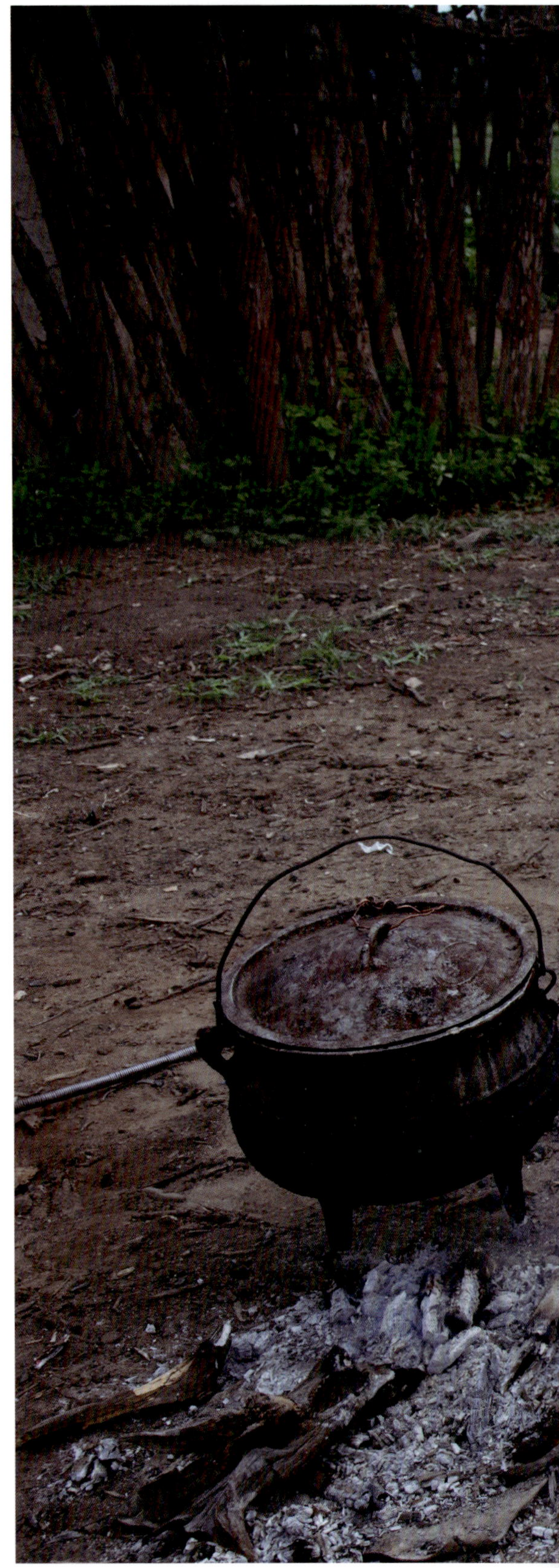

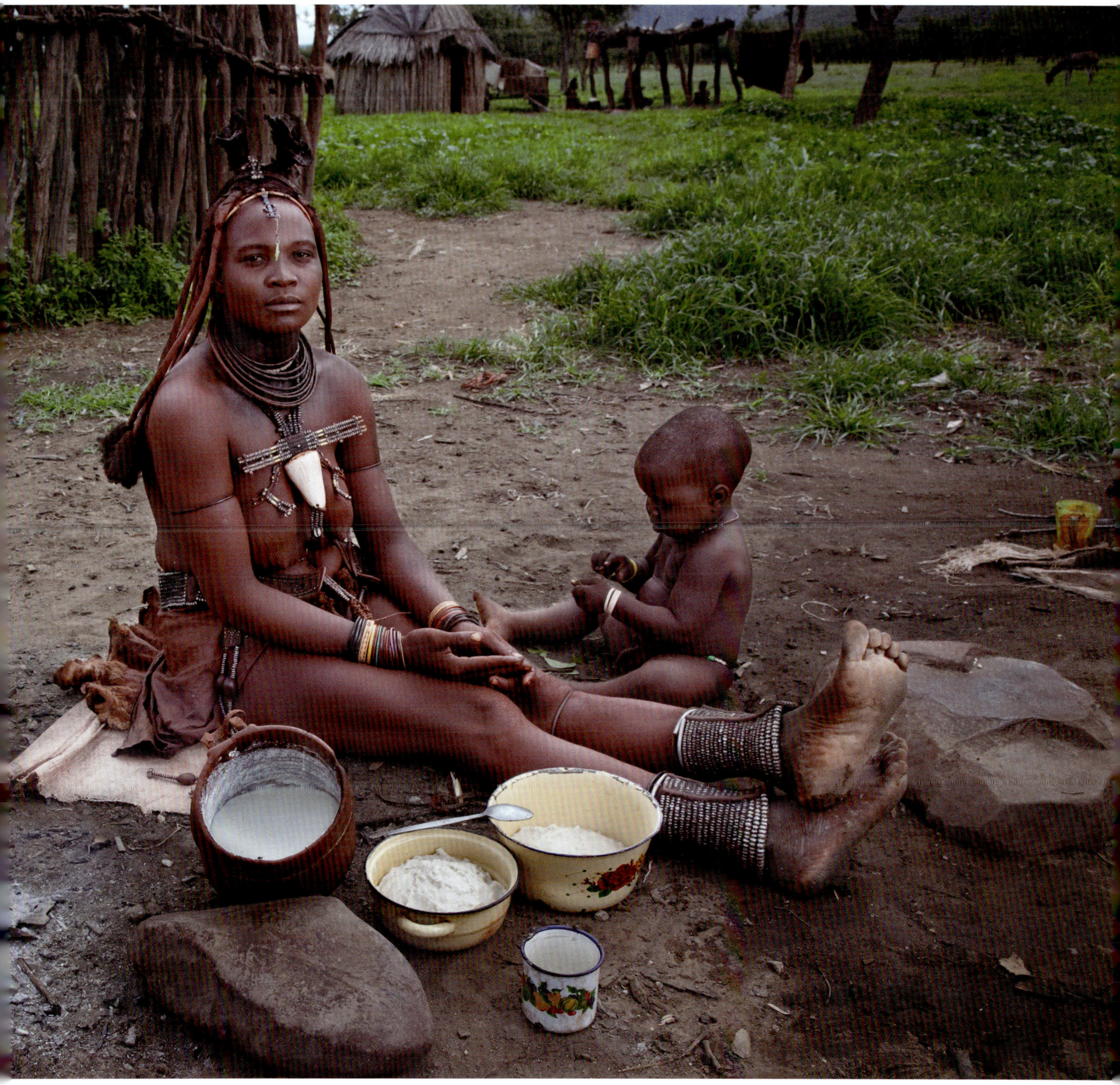

Viahondjera Musutua vom Volk der Himba mit ihrem jüngsten Sohn im Dorf ihres Vaters mit einer Tagesration an Lebensmitteln. Die 23-jährige dreifache Mutter lebt sieben Fußstunden entfernt bei ihrem Ehemann, kommt aber jedes Jahr für ein paar Monate, um ihren Anteil an der Familien-Maisernte abzuholen. Wie bei den Himba üblich hat sie ihren Körper mit Otjize überzogen, einer aus gemahlenem Ocker, Butter und Pflanzenharz gerührten Creme. Sie trägt ein Fruchtbarkeitshalsband und anderen aus Leder und Metallperlen gefertigten Schmuck, einen selbst gemachten Lendenschurz aus Ziegenleder und den Ermebe, den Kopfputz der verheirateten Frauen ihres Stammes. Bei den Himba hängen Haartracht und Kopfputz bei Frauen wie bei Männern vom Familienstand ab

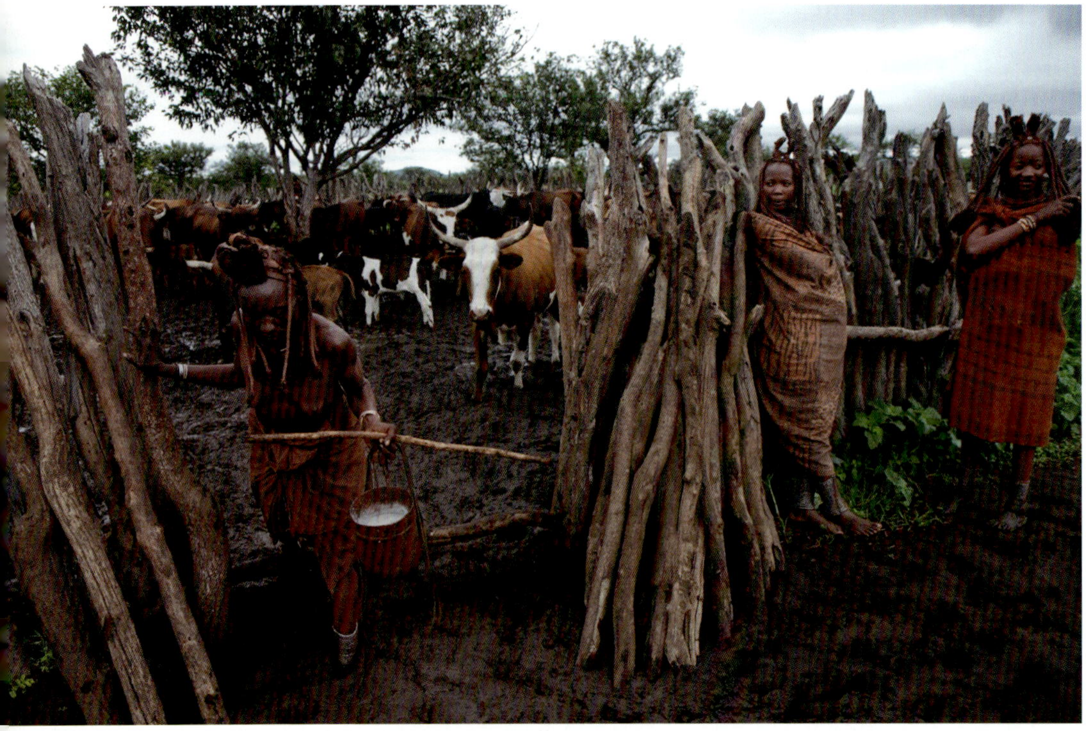

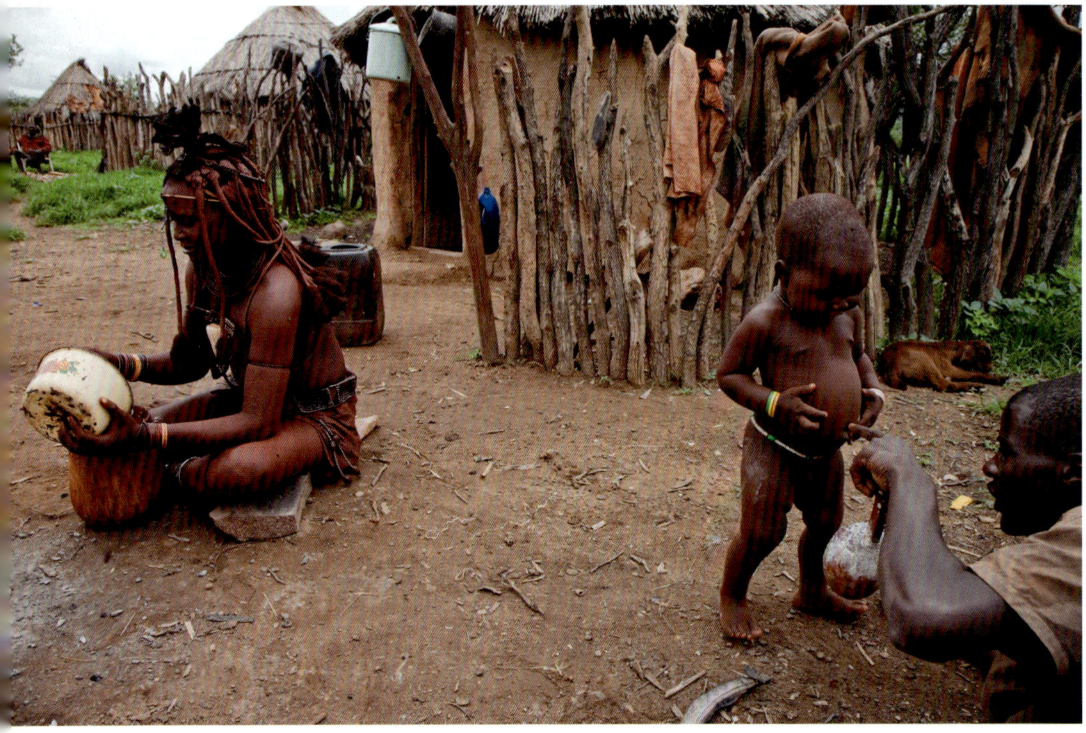

Beim Melken stapfen die Frauen von Okapembambu durch knöcheltiefen Mist und Morast (oben). An den kühlen Morgen und Abenden während der Regenzeit im Norden Namibias dampft die frische warme Milch in den Kübeln. Milch und Milchprodukte sind das Hauptnahrungsmittel der Himba. Um die Säuerung zu beschleunigen, impfen die Frauen die frische Milch mit saurer Milch vom Vortag. Zur Herstellung von Butter wird die Sauermilch stundenlang in Kalebassen geschüttelt (unten), die an Bäume gehängt werden. Die Sauermilch wird getrunken und zur Bereitung von Maisbrei verwendet. Die Butter dient auch der Herstellung der Ockercreme, mit der bei den Himba Männer und Frauen Körper und Haar bedecken. Wasser muss Viahondjera am Ufer eines trüben Flusses beim Dorf ihres Vaters holen (rechts), während dessen dritte Frau, Mukoohirumbu, ihrem Baby das Gesicht reinigt. Um die Wasserkrüge auf dem Kopf zurück ins Dorf tragen zu können, schlagen die Frauen ihren Kopfputz nach hinten

Melken ist nicht ganz einfach, wenn man zugleich Baby und Mantel festhalten, das Kalb von der Mutter abdrängen und dabei schauen muss, dass man nicht in den Matsch fällt. In der Trockenzeit ist das Melken einfacher – aber dann gibt es auch weniger Milch.

Muningandu melkt eine der heiligen Kühe der Familie, deren Milch und Fleisch für Rituale und Übergangsriten gebraucht wird. Der Häuptling ist der Hüter der heiligen Rinder und der Bewahrer des ewigen Ahnenfeuers – der lebenswichtigen Verbindung zwischen den Lebenden und den Toten.

Die Frauen versetzen die frische Milch in den Kübeln mit ein wenig gesäuerter Milch vom Vortag, um das Säuern zu beschleunigen, das die Haltbarkeit verlängert. Dann bereiten mehrere Frauen in dreibeinigen, rußigen Gusseisentöpfen Maisbrei über den offenen Feuern – den gleichen Brei, den sie noch einmal für die zweite Mahlzeit des Tages kochen werden. Wenn der Mais reift, gibt es manchmal einen frischen Kolben zwischendurch, zum Rösten am Feuer. Wenn kein Maismehl für den Brei mehr da ist, verkauft Muningandu eine Kuh, um Mais kaufen zu können. Er erzählt, dass er im vergangenen Jahr zwei Kühe verkauft und ein paar weitere verschenkt oder ausgeliehen hat – ein Brauch, mit dem man anderen bei der Gründung einer eigenen Herde hilft, oder zumindest beim Überleben.

Zusammen mit Mukoohirumbu, der 20-jährigen dritten Frau ihres Vaters, hängt Viahondjera Kalebassen voller Milch an einen Baum und schüttelt sie, um Butter für die Ernährung und für Otjize zu gewinnen. Dabei baumelt ihr ein limettengrünes Kunststoff-Amulett vor den Augen, befestigt am Erembe, dem traditionellen Kopfputz der verheirateten Himba-Frauen. Der hat die Form langer Tierohren und wird mit einem Lederriemen über das mit Ocker und Butter frisierte Haar gebunden. Die Frauen waschen sich nicht mit Wasser, und nur selten lösen sie ihre Zöpfe.

In der Savanne ernten sie Vogelpflaumen, doch nun gibt es nur wenige der großen Maden in den Mopanebäumen, zum Sammeln und Verkaufen oder Selberessen. Die eiweißreichen Raupen werden ausgenommen, in Salzwasser gekocht und an der Sonne getrocknet. Eingeweicht schmecken sie wie Rindfleisch.

Fleisch gibt es nur an Festtagen. Viahondjera kann sich nicht erinnern, wann sie zuletzt Fleisch gegessen hat. »Wenn wir eine Ziege schlachten«, sagt ihr Vater, »dann essen diese beiden sie alleine auf, samt Knochen«, und deutet auf Viahondjera und ihren Bruder.

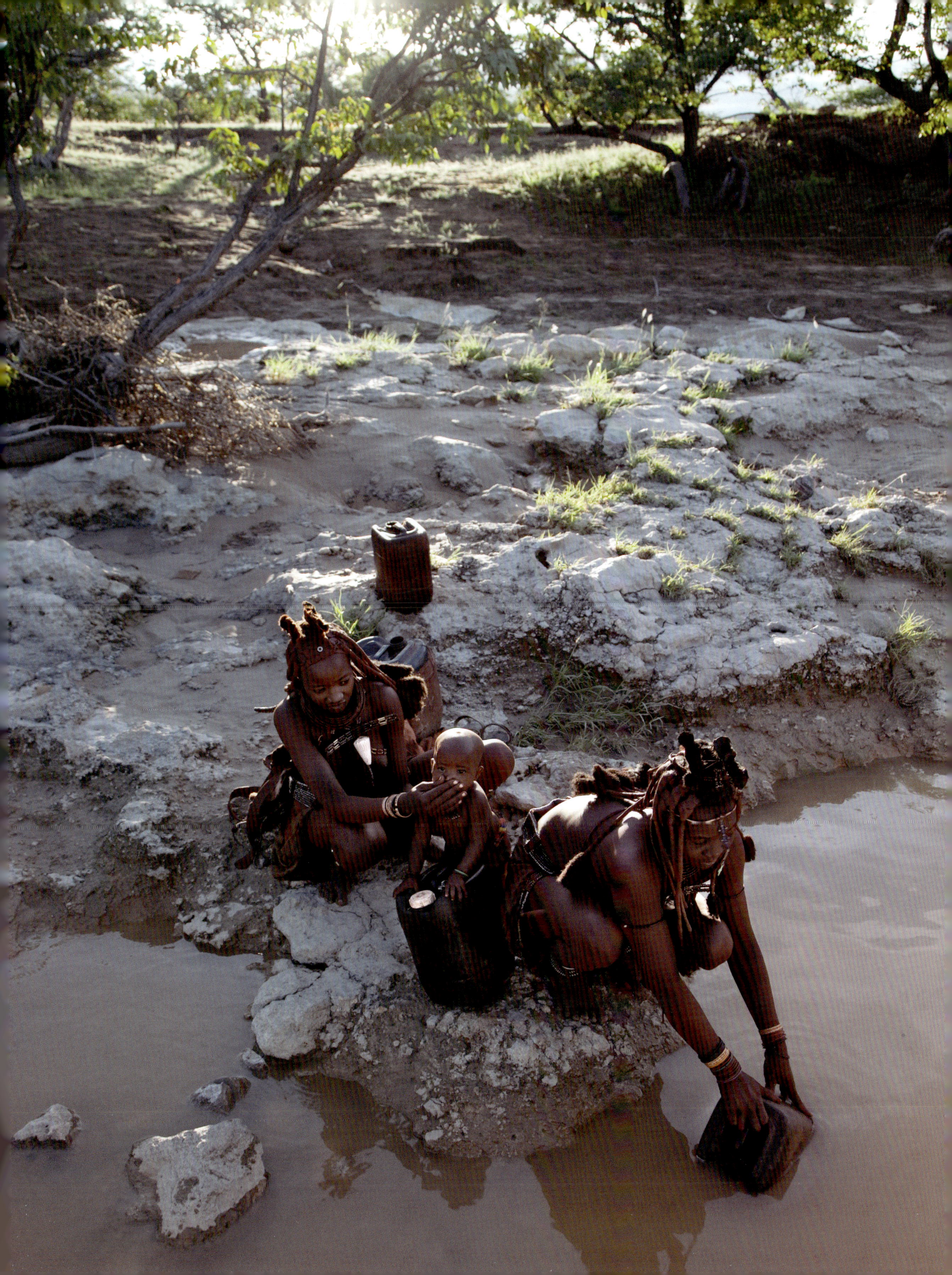

1500 Die Rinderhalterin • Namibia

Namibier aller Völker kommen in Opuwu zusammen, der Hauptstadt des Bezirks Kunene. Touristen mag Opuwu als vermüllte Elendssiedlung voller Bummler, Gauner und Kaschemmen erscheinen, für viele Himba ist es eine fremde, exotische Welt, die nichts mit ihrem ruhigen Leben auf dem Dorf gemein hat. Selbst an Werktagen ist die »Castle Bar #2« (rechts) in der Stadtmitte proppenvoll. Alkohl fließt in Strömen für alle, die es sich leisten können, und wer nichts hat, geht Passanten um Geld, Bier und Tabak an. In einem Supermarkt in Opuwu kauft eine Himba-Frau mit ihrem Sohn Grundnahrungsmittel und Softdrinks ein (ganz unten), nachdem sie sich für Geld von einem Touristen haben fotografieren lassen. Manche Himba setzen auf Touristen für ihren Schnellstart in die Geldwirtschaft und bauen Schaudörfer auf, für die sie auf Schildern mit »Die echten Himba« werben. Himba kochen auf einer freien Fläche Maisbrei (unten). Sie sind aus Angola hergekommen, um einen Angehörigen verarzten zu lassen, der vom Baum fiel und sich den Arm gebrochen hat

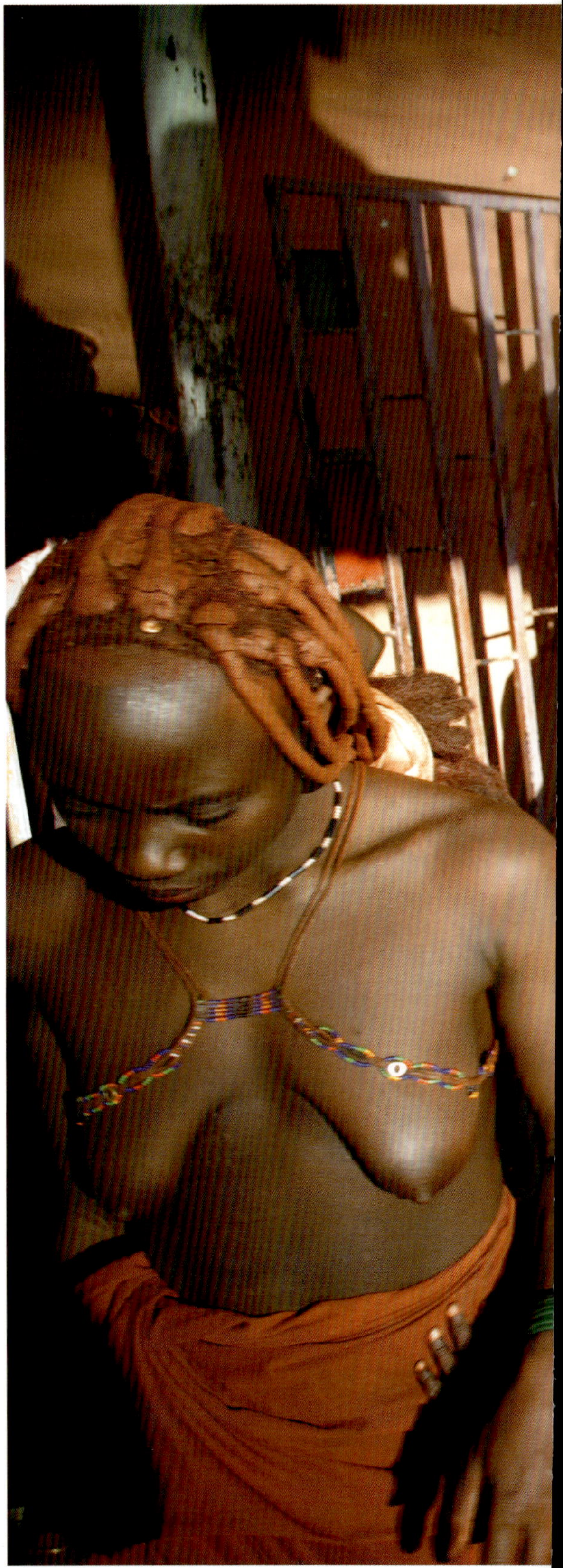

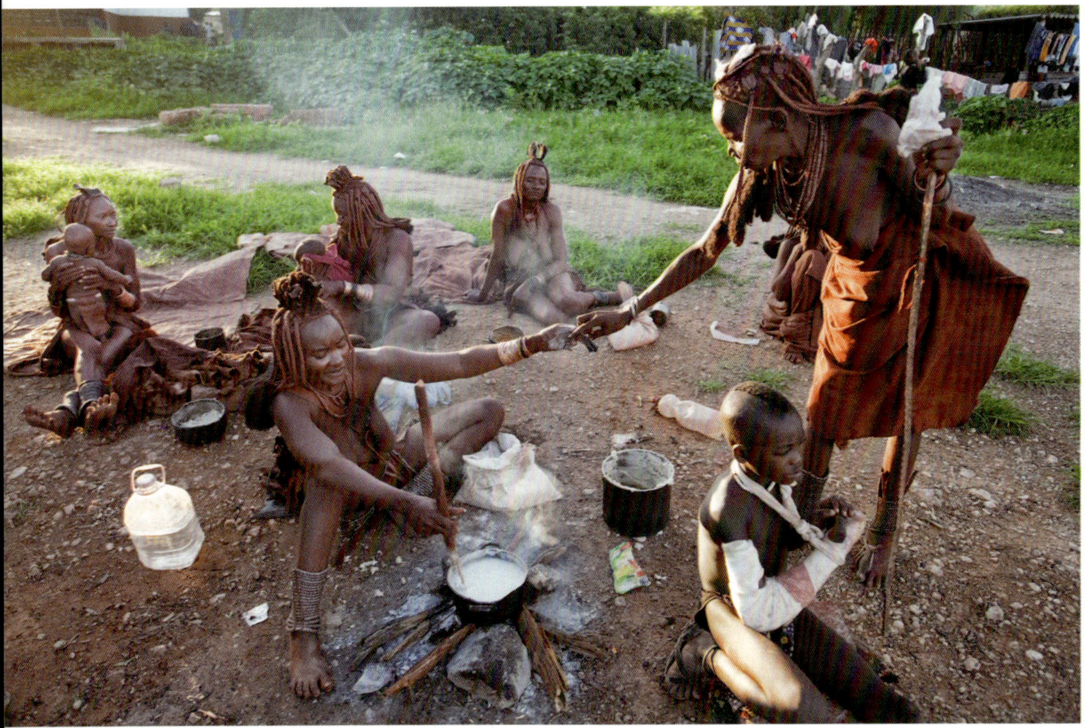

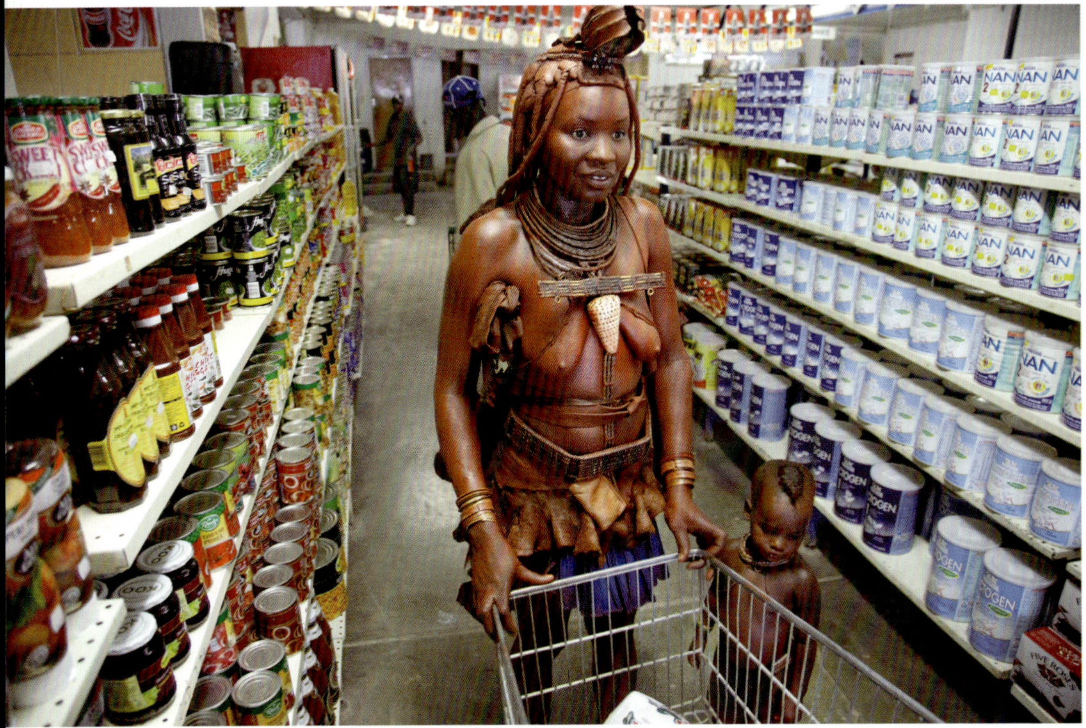

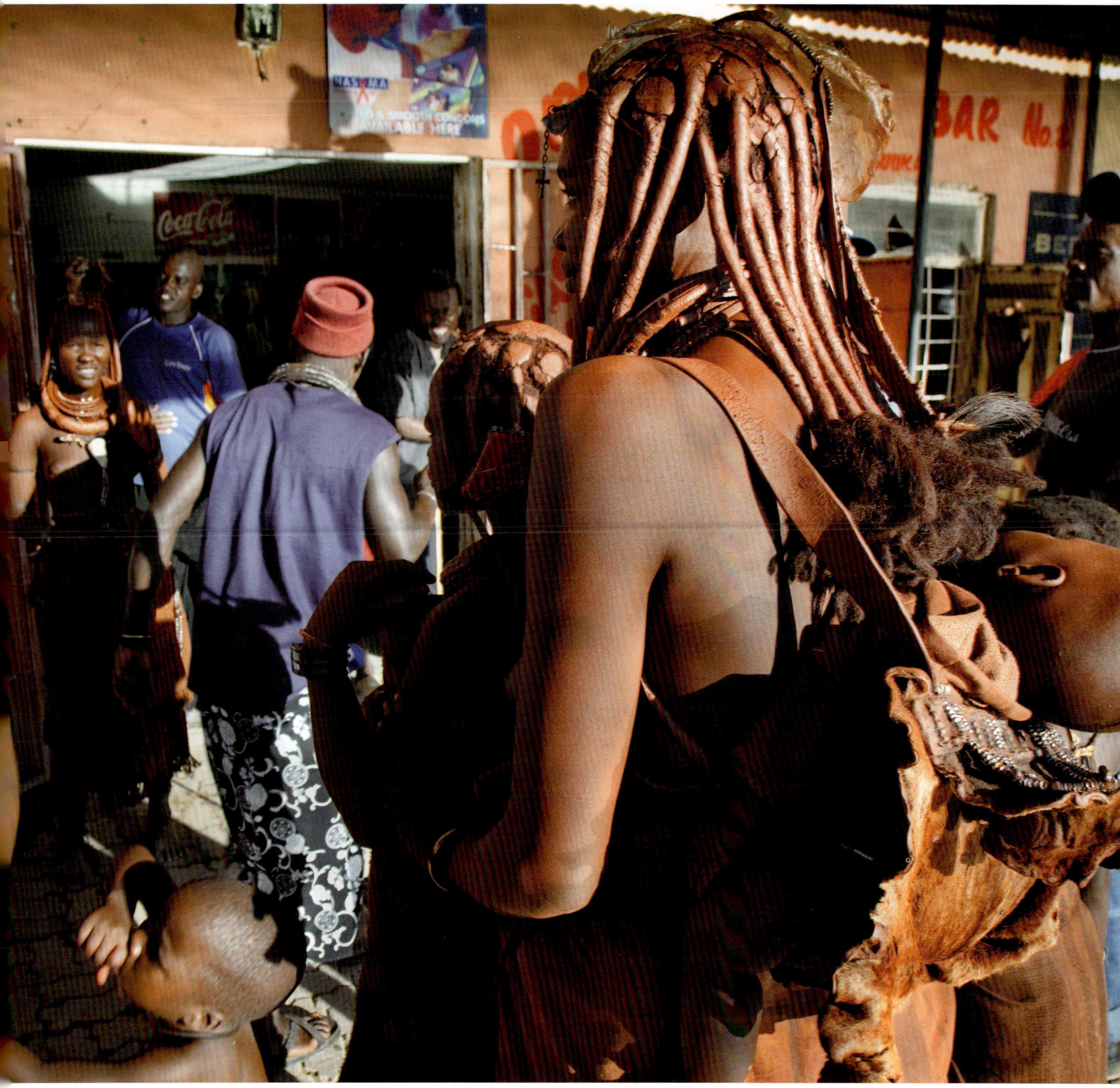
AVAILABLE HERE
Coca-Cola
BAR No.

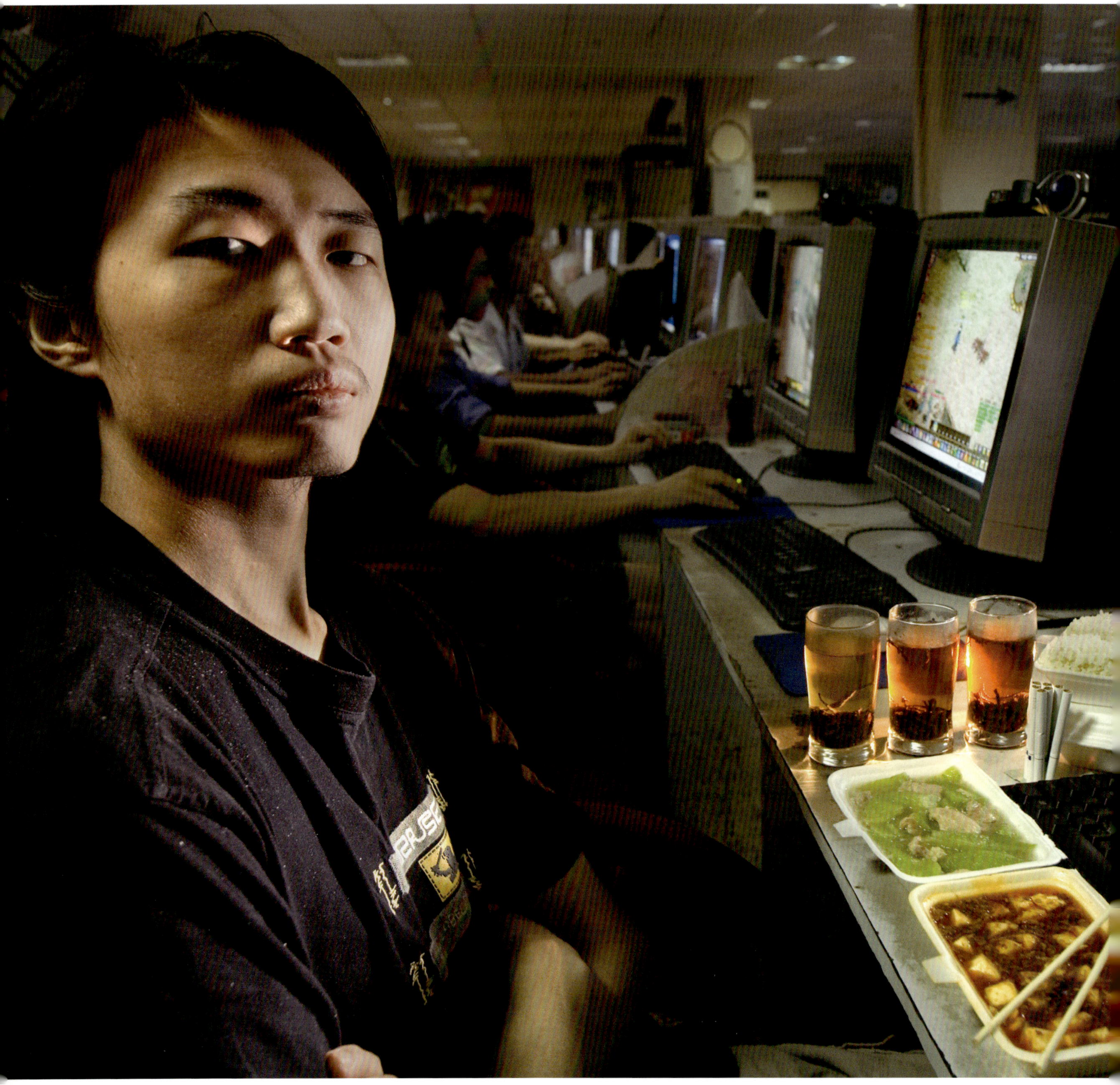

Xu Zhipeng, freischaffender Grafikdesigner und leidenschaftlicher Online-Spieler, an einem gemieteten Platz mit seiner typischen Tagesration. Er lebt derzeit hier, im »Ming Wang«-Internet-Café (rechts), vor dem Computer, Tag und Nacht. Wenn es sein muss, schläft er im Sessel. Einmal die Woche geht er bei einem Freund duschen. Seine längste Gamesession ohne Unterbrechung dauerte drei Tage und drei Nächte. Wenn er beim Spielen Pause macht, liest er Fantasybücher. »Es tut gut, die Augen auf den Buchseiten ausruhen zu können«, sagt er – obwohl er die Bücher am Bildschirm liest. In China gibt es 300 Millionen Internet-Nutzer, fast viermal so viel, wie Deutschland Einwohner hat

1600

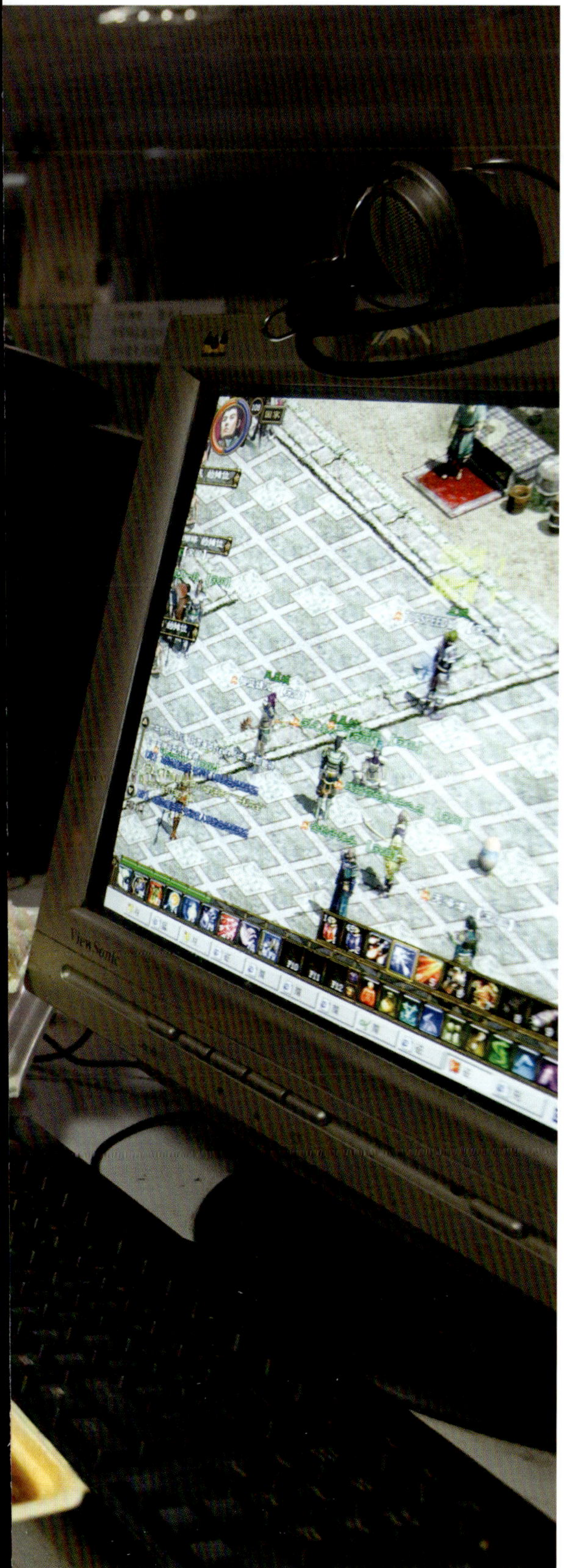

CHINA

Xu Zhipeng
Der Spieler

EINE TAGESRATION

IM JUNI

MITTAGSLIEFERUNG Mapo doufu (Tofu und Schweinefleisch in scharfer roter Chilisauce), 280 g · weißer Reis, 330 g · grüner Tee (gebraut mit Blättern aus seiner Heimatprovinz Hubei), 300 ml

ABENDLIEFERUNG Geschmortes Huhn, 65 g, mit gekochter Wintermelone, 220 g · weißer Reis, 375 g · grüner Tee (Teeblätter aus der Provinz Hubei), 300 ml

IM LAUFE DES TAGES Grüner Tee (Teeblätter aus der Provinz Hubei), 300 ml · Zigaretten (7)

KALORIEN 1600

Alter: 23 · Größe: 188 cm · Gewicht: 71,3 kg

SHANGHAI · Grafikdesigner Xu Zhipeng, Spitzname »Maus«, wohnt zurzeit im »Ming Wang«-Internet-Café im Zentrum von Shanghai, wo er sich Dutzende von Stunden ohne Pause Onlinespielen hingibt und Fantasybücher liest. »Meine Freunde halten mich für oberfaul«, sagt der 23-Jährige, der für ein halbes Jahr im Netzcafé wohnen will, nach einem in seinen Worten besonders anstrengenden Arbeitsjahr. »Wenn man ein ganzes Jahr gearbeitet hat«, sagt er, »wird man leicht müde.«

Er trifft sich mit Tausenden von Gamern im Internet, um »MMORPGs« zu spielen, Rollenspiele mit und gegen zahlreiche Mitspieler. Kennt er andere so extreme Typen, wie er einer ist? »Ich kenne niemanden, der so ist wie ich. Nicht einmal meine Freunde glauben mir, was ich tue – keiner hält so lange durch wie ich.« Zehn Stunden am Stück in einem Online-Rollenspiel scheinen ihn nicht im Geringsten zu ermüden. Und sein längstes Spiel? Drei Tage und drei Nächte – ohne Unterbrechung. »Danach fiel ich ins Koma, aus dem ich erst nach 24 Stunden erwachte.« Wenn er müde wird, schläft er – auf seinem Sessel.

Der Gamer führt sein Verlangen nach einem halben Jahr im Sessel vor dem Computer auf seine Jugend zurück. »Jetzt habe ich meinen

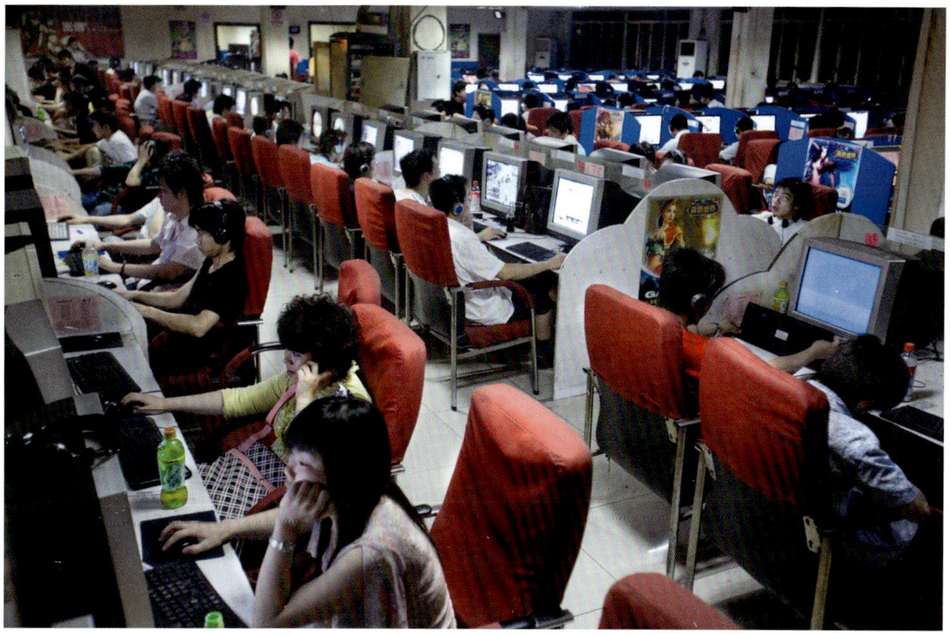

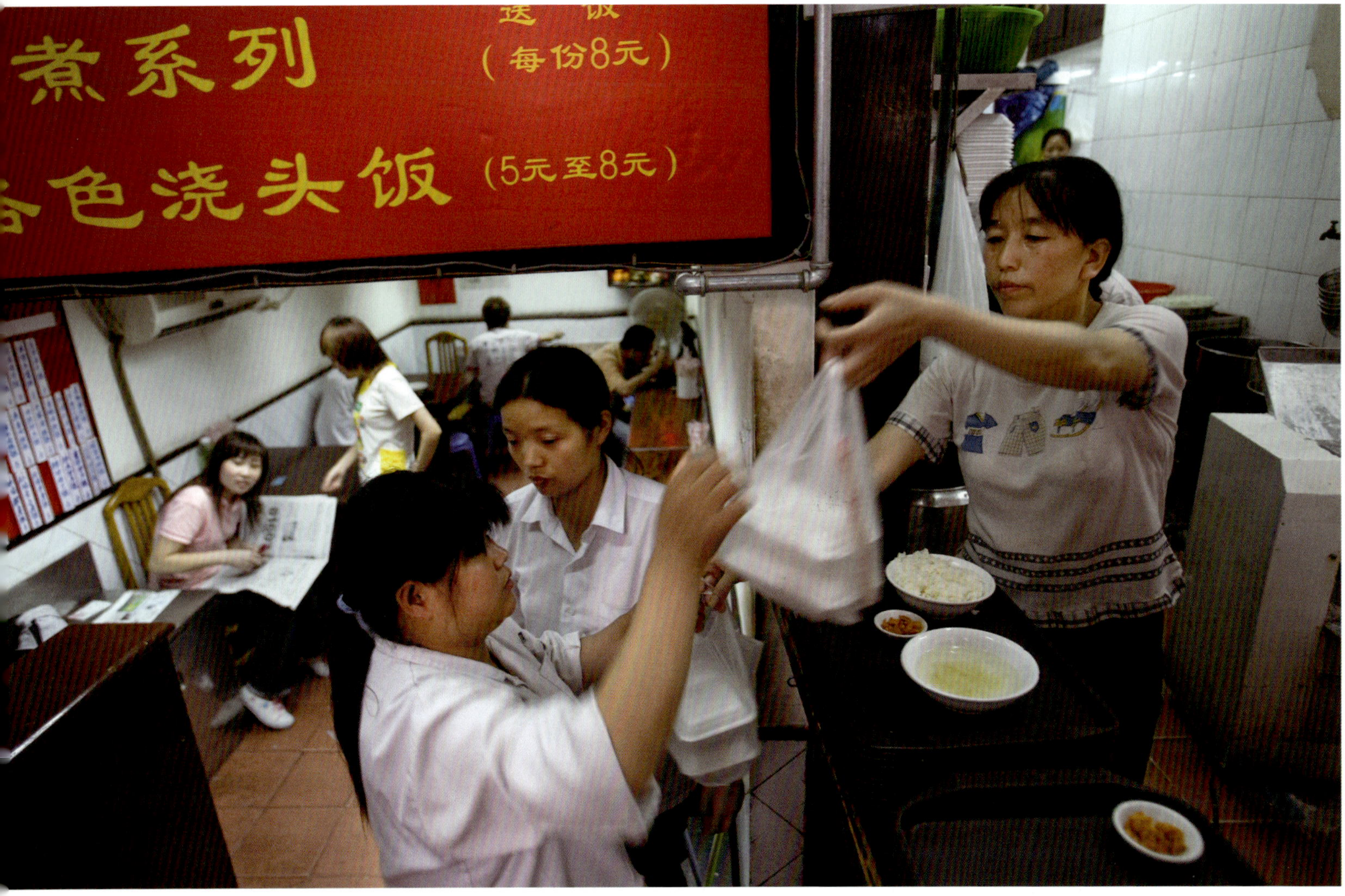

Spaß. Wenn ich 30 bin, gründe ich mit Freunden zusammen irgendeine Firma.« An deren Erfolg hat er keinen Zweifel.

Wie die meisten jungen urbanen Chinesen seiner Generation ist er ein Einzelkind. Seine Eltern, beides ehemalige Volleyball-Profis, schickten ihn auf eine Kunstschule in Peking. Nach dem Abschluss bezahlten sie ihm eine Ausbildung als Grafiker bei einer südkoreanischen Firma.

Nach der Ausbildung stellte er seine Bewerbung online und begann mit kurzfristigen Jobs als 3-D-Animator und Grafikdesigner, um sich das Geld für seinen halbjährigen Urlaub im Internet zu verdienen. Die Eltern überließen ihm die alte Sozialwohnung seiner Großeltern in Wuhan, der Stadt, in der er aufgewachsen ist. Dort wil er hinziehen, wenn er in die Reihen der Freischaffenden zurückkehrt. Spielt er, wenn er arbeitet? »Nie«, sagt er. Doch nun will er den Zyklus neu starten, nur ein halbes Jahr arbeiten, um genug Geld zu verdienen, um wieder vor dem PC Urlaub machen zu können.

Am besten gefällt Zhipeng an seinem jetzigen Lebensstil, dass er weder Stundenplan noch Termine kennt. Wenn er Hunger hat, schaut der große, schlaksige Gamer auf die abgegriffene Speisekarte an der Wand, greift zum Telefon und bestellt sich chinesisches Fastfood oder Gerichte aus einem Restaurant, das sie ihm an seinen Spielplatz liefert. Sein Handy hat er abgeschafft, weil immerzu Leute anriefen. »Wenn ich telefonieren muss, kann ich den Apparat hier benutzen«, sagt er. Ist er jemals in dem Laden gewesen, aus dem er sein Essen kommen lässt? Nein. Er kennt nicht einmal die Adresse. Er ruft einfach an, und das Essen kommt. Zhipeng isst nur zweimal am Tag und trinkt Tee. Aus Blättern, die ihm sein Vater geschickt hat, aus der Heimatprovinz Hubei.

Zu Hause in Wuhan kocht er für sich einfache chinesische Gerichte, Reis ist natürlich immer dabei. »Ich esse fast nie westliche Kost«, sagt er. Er mag kein amerikanisches Fastfood. Wohl aber seine Freunde, und so geht er machmal mit ihnen zu McDonald's. Burger versteht er nicht. »Sie haben keinen Leitgeschmack. Es ist, als ob man Kuchen isst.«

Wie ist es mit Alkohol? »Ich trinke, wenn ich mit meinen Freunden ausgehe.« Softdrinks mag er nicht – als einziger in seiner Clique. »Wenn ich Cola trinke, habe ich trotzdem noch Durst und muss Wasser trinken. Da trinke ich lieber gleich Wasser.« Nachdem das Foto mit seiner Tagesration im Kasten ist, wendet er sich wieder seinem Bildschirm zu – da ist gerade ein Ritter brutal erstochen worden.

»Ich kenne niemanden, der so ist wie ich. Nicht einmal meine Freunde glauben mir, was ich tue – keiner hält beim Spielen so lange durch wie ich«

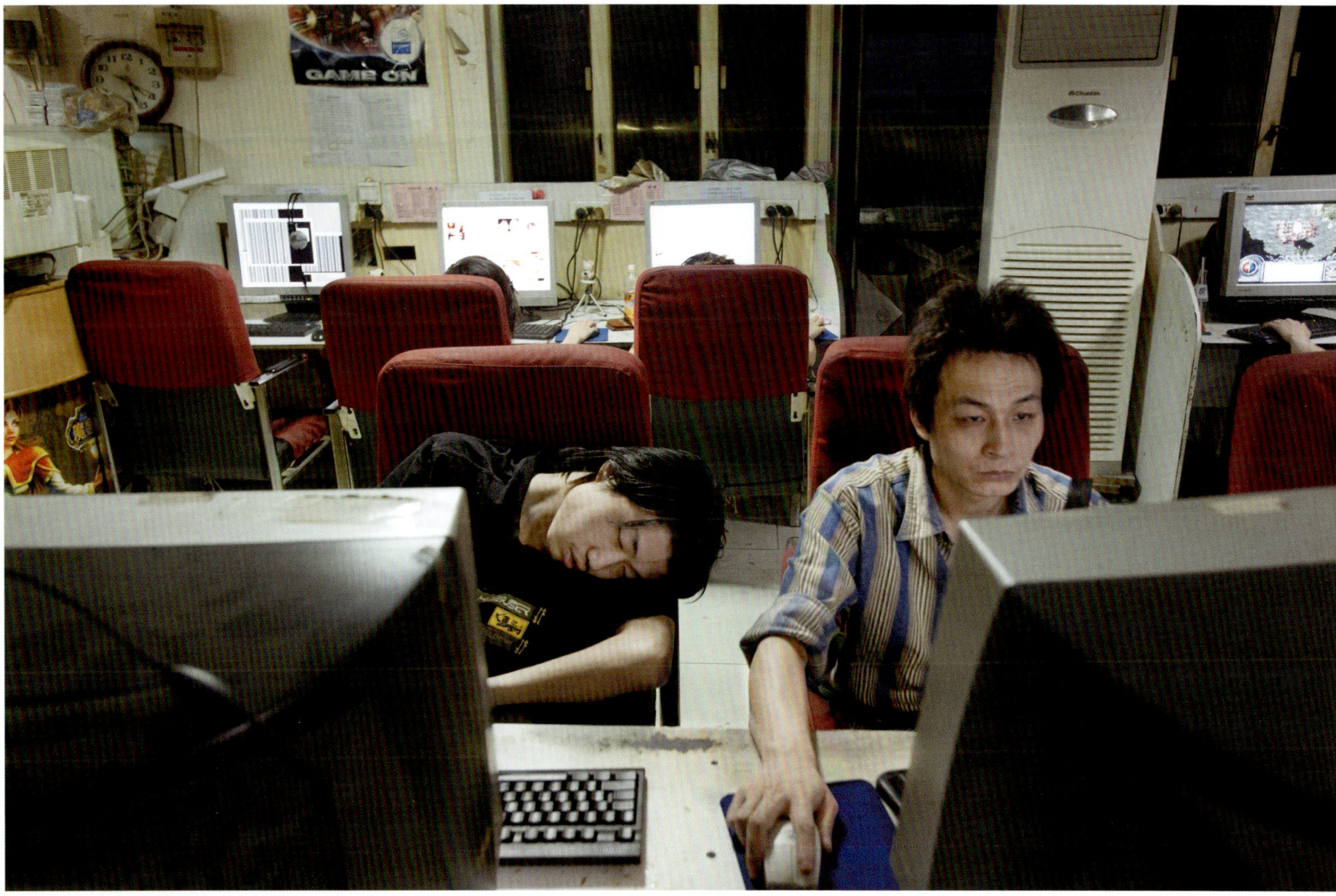

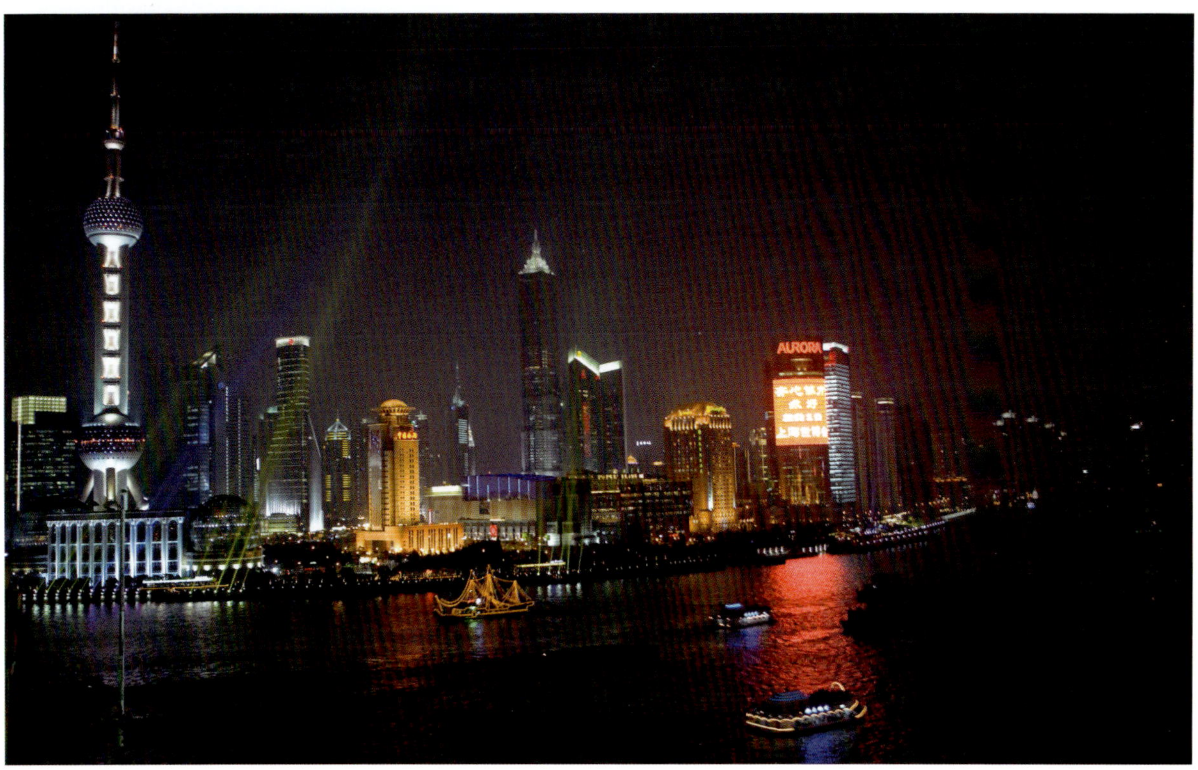

Zweimal am Tag reißt sich Xu Zhipeng kurz vom Onlinespielen los, um sich aus dem »Wanglong«-Restaurant (oben links) eine Mahlzeit zu bestellen. Zehn Minuten später wird das Essen an seinen Platz geliefert. Er isst, ohne sein Spiel zu unterbrechen. Irgendwann muss auch er schlafen (oben rechts), doch selbst um 4.27 Uhr ist das Internet-Café gut besetzt. Die Stadt Shanghai, wie Xu Zhipeng sie selten sieht: die Skyline von Pudong am Huangpu bei Nacht

1600

USA

Rick Bumgardener
Der Anwärter auf eine Magen-OP

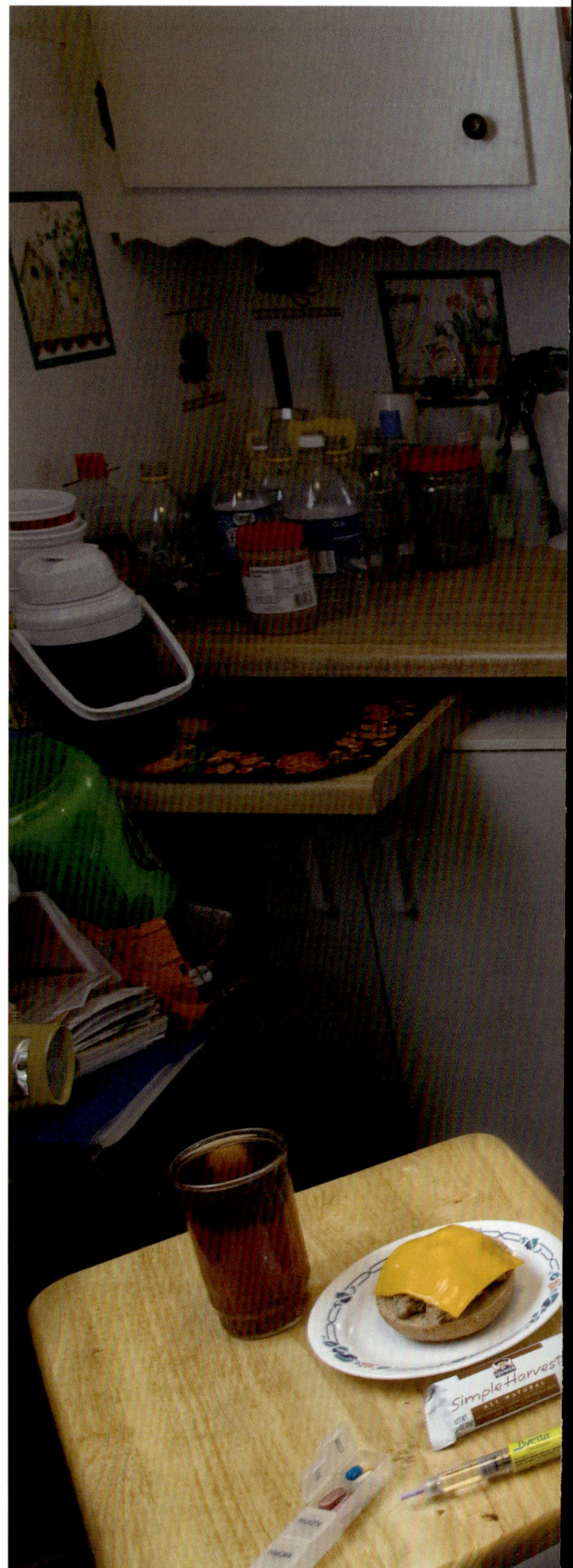

EINE TAGESRATION

IM FEBRUAR

FRÜHSTÜCK Zwölfkorn-Bagel, 42 g, mit Putenwurst, 45 g, und milchfreiem Käseersatz, 29 g · Müsli-Schokoriegel, 34 g · Eistee, 360 ml, mit Süßstoff, 1 TL

MITTAGESSEN Fertigsandwich mit Steak und Käse, 125 g · Brokkoli und Möhren mit italienischer Würzung, 100 g · Eistee, 360 ml, mit Süßstoff, 1 TL

ABENDESSEN Marinierter Hühnerschenkel aus dem Ofen, 130 g · Vollkorn-Weizennudeln mit Käsesauce und gedämpftem Brokkoli, 240 g · zuckerfreier Fertigpudding, 105 g

ZWISCHENDURCH Nuss-Müsliriegel, 34 g · 100-Kalorien-Packung Erdnussbutter-Kekse, 23 g · Rispentomaten, 67 g · Radieschen, 8 g · natriumarmer Gemüsesaft, 165 ml · Mineralwasser, 1 l · Nahrungsergänzungen: Cranberry Caplet; Vitamin B_{12}; Multivitamin · Medikamente: Allopurinol, Aspirin, Calcitrol, Diltiazem, Exenatid, Glyburid, Losartan · weitere Medikamente (nicht im Bild, werden nur bei Bedarf gelegentlich genommen): Alprazolam, Colchicin, Fexofenadin, Gabapentin, Naproxen, Simvastatin

KALORIEN 1600

Alter: 54 · Größe: 175 cm · Gewicht: 212,5 kg

HALLS, TENNESSEE · Jetzt, da sich Rick Bumgardener auf das für eine Magenoperation erforderliche Gewicht herunterzuhungern versucht, ist seine Tagesration nur ein Bruchteil seines früheren Normalverbrauchs. Wie verhält sich die zu den Portionen, die er sein Leben lang zu viel aß? Er überlegt, blickt nachdenklich auf das, was seine Frau Connie fürs Foto angerichtet hat, und sagt: »Das alles hätte ich bei einer einzigen Mahlzeit gegessen, und noch einmal drei ganze Hühnerbrüste mit Kartoffeln, Sauce und Keksen dazu.«

»Country eating« nennen sie das in Tennessee, ländliche Ernährung, und dazu jede Menge zwischen den Mahlzeiten. »Gib mir eine Packung Kräcker, einen langen Löffel und ein Glas Mayonnaise, und ich bin glücklich«, sagt Rick.

Menschen mit einem Body-Mass-Index (BMI) über 40 gelten als krankhaft fettleibig. Beim ersten Wiegen in der Uniklinik von Knoxville hatte er 227 Kilo bei einem BMI von 73,3. Der frühere Schulbusfahrer leidet an chronischen Rückenschmerzen, Diabetes Typ 2 und anderen Folgekrankheiten der Fettleibigkeit. »Die Ärzte können mich erst operieren, wenn ich 50 Kilo abgenommen habe«, sagt er, »sonst wäre die Narkose zu gefährlich.«

Bis dahin gibt es Gesprächstherapie, Ernährungsberatung und Gymnastik, aber noch keine Entscheidung über die Art seiner Operation. Bei einer Magenresektion wird dieser drastisch verkleinert, sodass er dauerhaft weniger Nahrung verarbeiten kann. Rasanter Gewichtsverlust ist möglich, aber gefährliche Nebenwirkungen drohen. Bei der Magenabschnürung wird das Organ durch ein verstellbares Band eingeschnürt, sodass nur noch ein Volumen von der Größe eines Golfballs aktiv bleibt. Diese Methode birgt weniger Risiken, doch das Abnehmen dauert meist länger. So oder so müssen sich die Patienten dauerhaft gesünder ernähren.

Beim Fototermin hatte Rick erst 14 Kilo abgenommen, das angepeilte Ziel von 50 Kilo lag in weiter Ferne. Für die Portionskontrolle ist Connie zuständig, doch sie arbeitet den ganzen Tag mit ihrem gemeinsamen Sohn Greg in einer Werkstatt. So entscheidet Ricks Standhaftigkeit, ob er nur Connies vorbereitete Portionen isst.

Mayonnaise gibt es nicht mehr in der Küche, doch die Vorratskammer ist nicht abgeschlossen. Hält sich Rick an die Regeln? »Er geht da

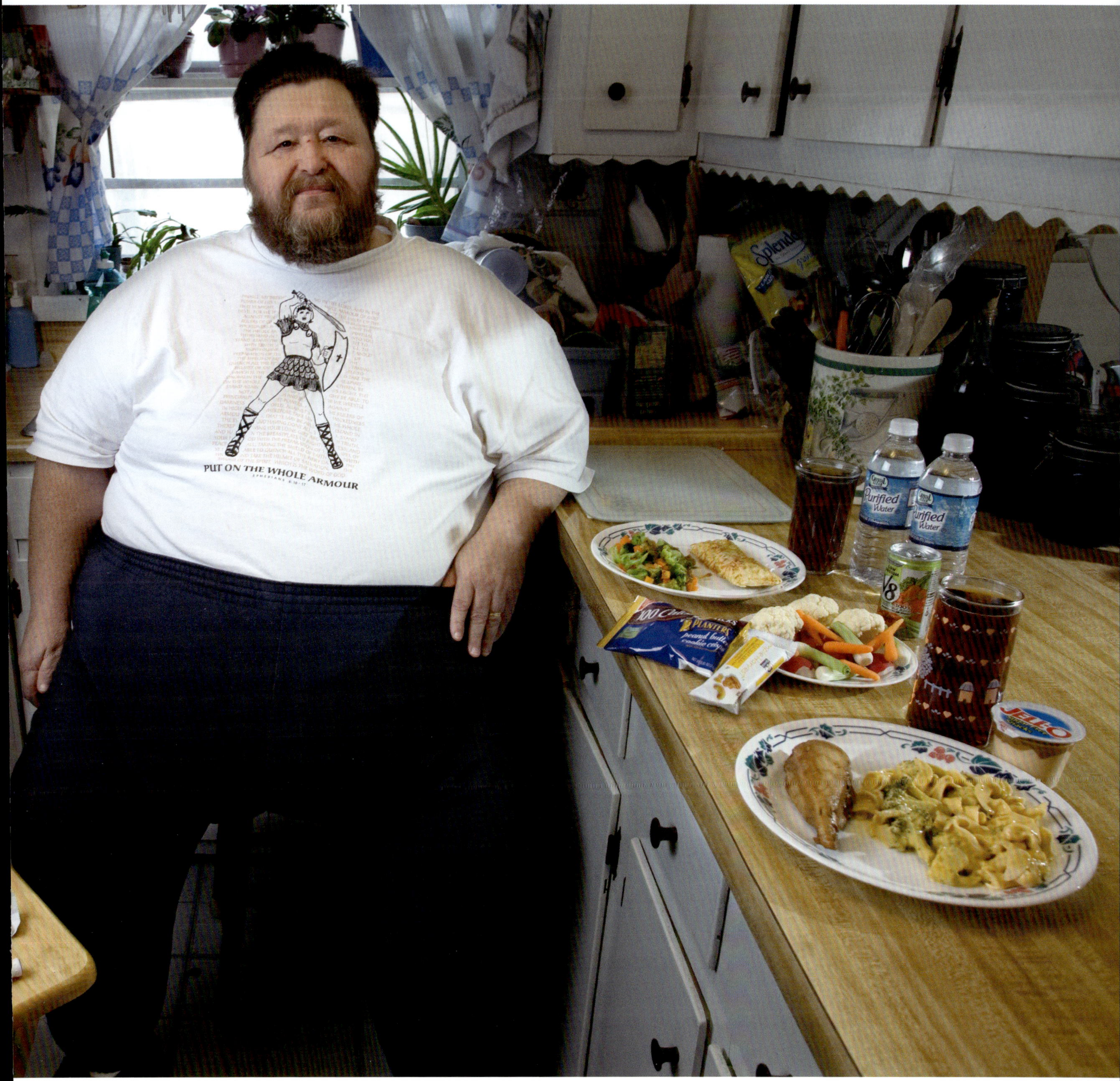

Rick Bumgardener zu Hause mit der empfohlenen Tagesration seiner Schlankheitskur. Er leidet unter Rückenschmerzen und Diabetes Typ 2 und ist außer Haus auf einen Rollstuhl angewiesen. Vor der geplanten Magenoperation muss er 50 Kilo abnehmen. Rick versucht, die Diät einzuhalten, räumt aber ein, dass er manchmal schwach wird. Vor seiner Zeit als Schulbusfahrer belieferte er Geschäfte und Schulen mit Milch. Oft tauschte er dabei Milch gegen Eiscreme, und in Schulkantinen gab man dem charmanten Jungen gern was zu essen. In nur einem Jahr nahm er 45 Kilo zu. Mithilfe eines vom Arzt verordneten Medikaments nahm er sie in sieben Monaten wieder ab – doch gleich darauf wieder zu, und sogar noch etwas mehr

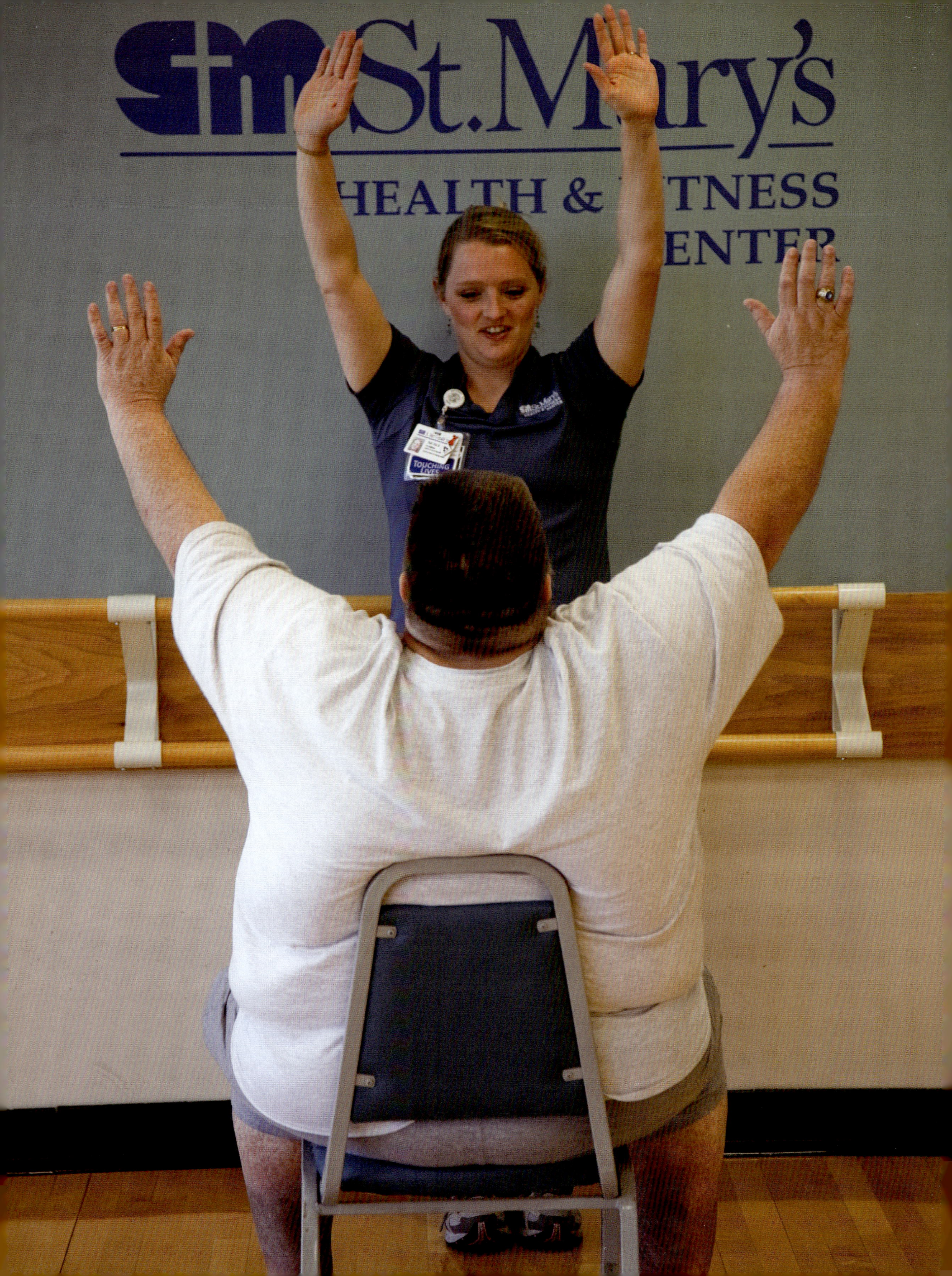
HEALTH &
TOUCHING LIVES

rein und holt Sachen heraus«, sagt Connie und vermeidet das Wort »Verstoß«. Sie sind seit 30 Jahren miteinander verheiratet, und sie weiß, was er essen kann und wie viel er heute isst. Sie stellt ihm einen großen Korb mit frischem Gemüse hin, von dem er nehmen kann, so viel er will. Gemüse an ihn loszuwerden war früher fast unmöglich: »Tomaten habe ich gegessen«, sagt Rick, »aber Blumenkohl hätte ich nicht für viel Geld angefasst.«

Connie lässt ihm auch 100-Kalorien-Päckchen von Dingen da, die er mehr schätzt – Kekse und kleine Kuchen. Sie sollen ihn an die Kalorien erinnern, die er zu sich nimmt.

Bei manchen Dingen ist das Kalorienzählen schwieriger. Sie greift in den Kühlschrank und holt eine angebrochene Packung Würstchen heraus. »Die war noch voll, als ich zur Arbeit ging«, sagt sie. Für Frühstück und Mittagessen hält Connie mikrowellengerechte Schlankheitsmenüs und Gemüseportionen vorrätig, die Rick sich heiß machen kann. Abends wird gekocht. »Aber sie stellt nicht mehr den Topf auf den Tisch wie früher«, klagt Rick. »Sie richtet meinen Teller an, und ich esse. Wenn es sehr gut ist, frage ich: Darf ich noch etwas haben? Und sie sagt: Nein. Aber fragen muss ich einfach«, sagt er und lacht.

»Ohne sie würde ich das nicht schaffen«, wiederholt er mehrmals im Laufe des Gesprächs. Doch er weiß, dass nur er selbst letztlich die Verantwortung trägt: »Nichts hält sich hartnäckiger als schlechte Gewohnheiten. Wenn du was vor mich hinstellst, denke ich: Mensch, riecht das lecker. Doch dann sage ich mir: Halt dich zurück, langsam. Du musst auf dich achten.«

Rick hat schon etliche Zentner zu- und abgenommen, doch jetzt hat er seinen Cousin als Vorbild, der sich den Magen verkleinern ließ. Und er hat begriffen, dass es mit seiner Lebensqualität bergab geht. Er ist Laienprediger, schreibt Gospel-Songs und singt sie zur Gitarre. Jetzt kann er nicht lange genug stehen für eine Predigt. 2001 gab er wegen der Rückenschmerzen und der Leibesfülle den Job als Busfahrer auf. »Ich fühlte mich nicht mehr sicher, weil der Bauch gegen das Lenkrad drückte«, sagt er. »Meinetwegen mache ich mir keine Sorgen, doch ich könnte es nicht ertragen, wenn durch meine Schuld ein Kind zu Schaden kommt.«

Er freut sich darauf, wieder zu fahren, und auf simple Dinge, die für andere Menschen selbstverständlich sind: Unkraut zu jäten, den Rasen zu mähen mit den Hund Bear an seiner Seite. Und sich überhaupt bewegen zu können ohne Rollstuhl.

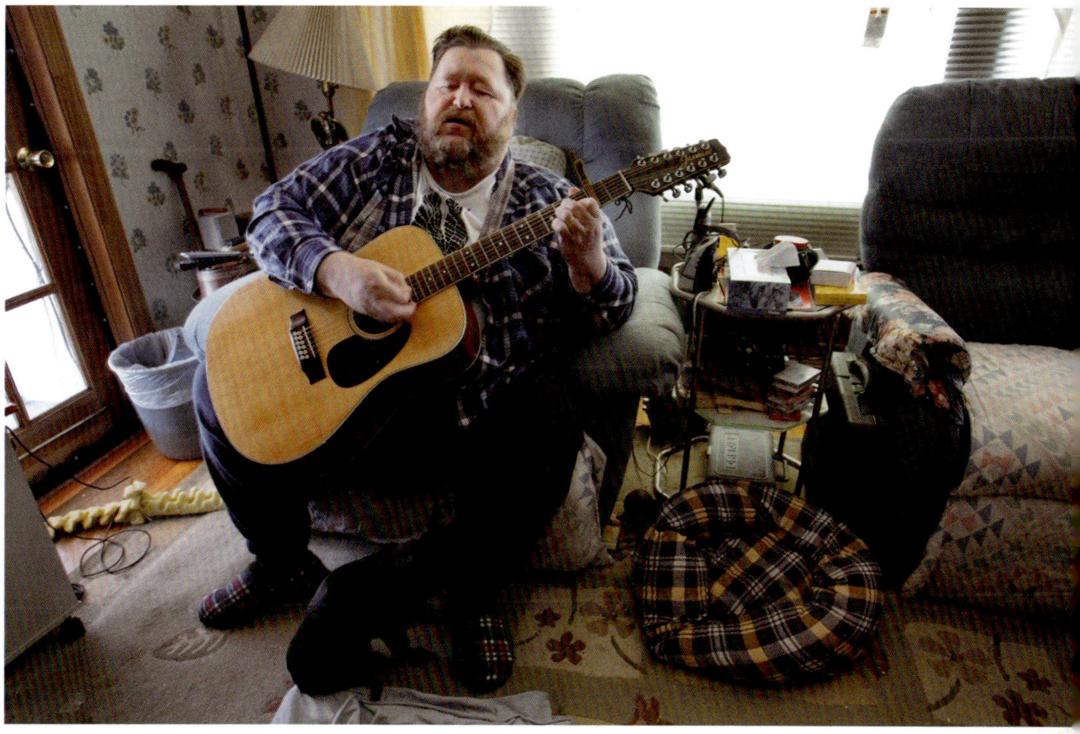

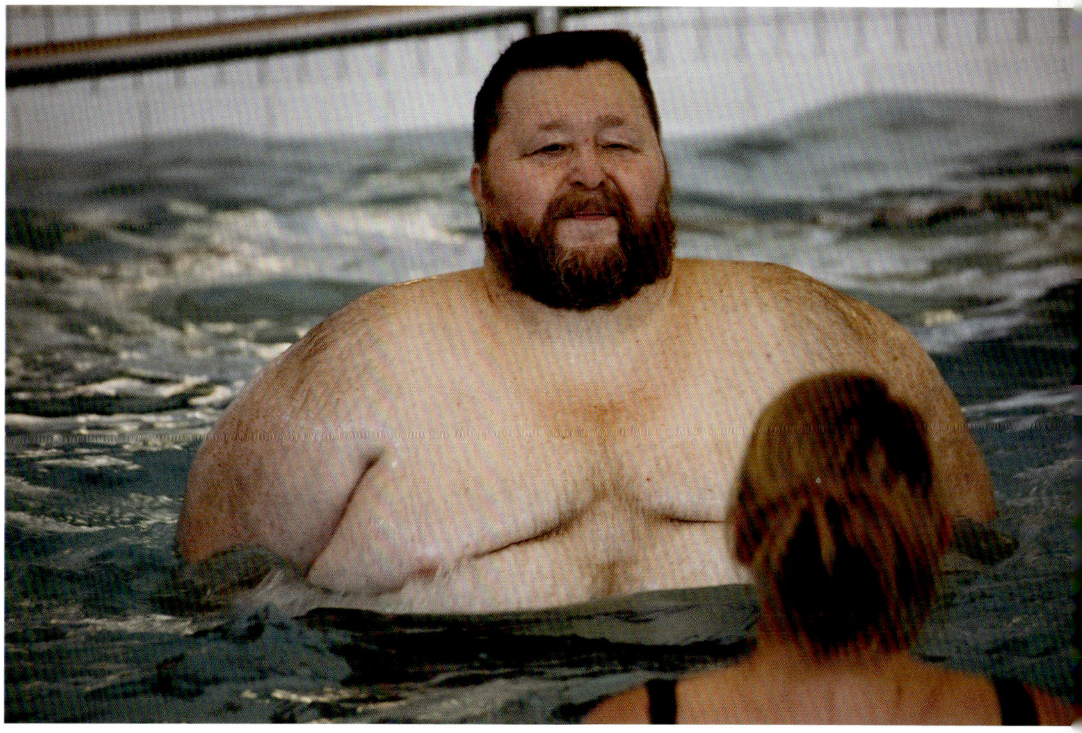

Beim Antritt zur ersten Gymnastikstunde am Mercy Health and Fitness Center wiegt Rick 212,5 Kilo. Zuerst lernt er ein paar Übungen, die er sitzend bewältigen kann (links). Nach der Gymnastik geht es zu Therapieübungen ins Schwimmbad – zum ersten Mal seit 20 Jahren (rechts unten). In seinem neuen Leben gibt es keine Restaurantbesuche mit Frau und Sohn mehr, bei denen er dreimal XXL-Pizza und überbackene Baguettes bestellte und Gemüse mied. Wenn Frau und Sohn etwas übrig ließen, aß er es auf. Als leidenschaftlicher Gospelsänger, Gitarrist und Laienprediger gestaltete Rick gerne die Mittwochabend-Gottesdienste in der Kirche seiner Baptistengemeinde, bis er zu schwer wurde, um eine Predigt lang zu stehen. Um sich die Langeweile zu vertreiben, steht er spät auf, spielt Videospiele, übt Gitarre und sitzt bis in die frühen Morgenstunden vor dem Fernseher. Im Liegestuhl sitzend, mit dem Hund Bear zu Füßen, singt Rick sein selbst geschriebenes Lied »Gib uns Barabas!«

1700

USA

Mackenzie Wolfson
Die Urlauberin auf Diät

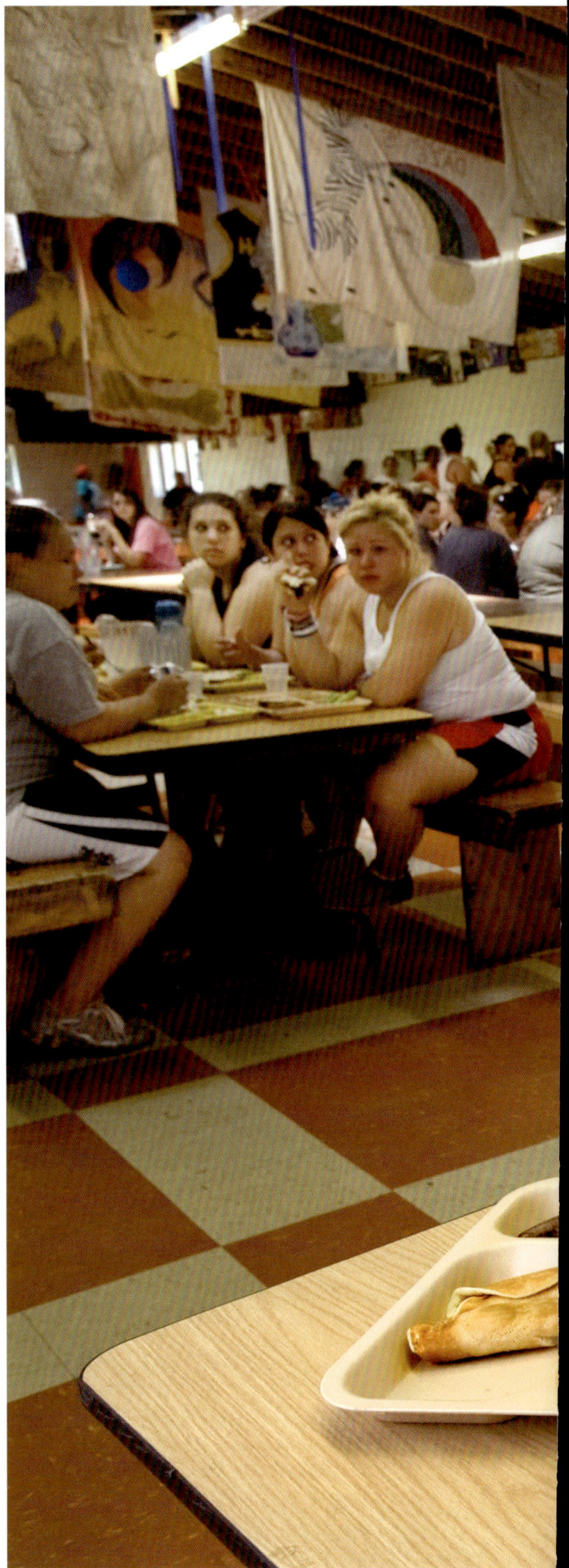

EINE TAGESRATION

IM JULI

FRÜHSTÜCK IN DER CAFETERIA Apfelpfannkuchen (2), jeder mit 2 EL Apfelfüllung, 112 g, mit zuckerfreiem Sirup, 1 EL · Putenbratwürstchen, 28 g · Magermilch, 120 ml · Orangensaft aus Konzentrat, 150 ml

MITTAGESSEN IN DER CAFETERIA Sandwich mit Erdnussbutter und Fruchtgelee, Weizenvollkornbrot, 130 g, zuckerfreie Traubenkonfitüre, 1 TL · Stangensellerie, 25 g · Möhrchen, 36 g · Obstsalat aus Mandarinen, 25 g, Ananasstückchen, 2 EL, geraspelter Kokosnuss, 1,5 TL · Mini-Marshmallows (Schaumzuckerkonfekt), 6 g · Naturjoghurt, 1 TL

ABENDESSEN IN DER CAFETERIA Huhn nach Jägerart: schieres Hühnerfleisch, 70 g, Gemüse, 100 g, zubereitet mit Diätmargarine, 1,5 TL · Salat aus Kopfsalat, Kohl und Möhren, 30 g, mit fettfreier Vinaigrette, 0,5 EL · Vollkornpasta, 56 g · zuckerfreier Obstpunch, 160 ml · italienisches Eis, 120 ml

ZWISCHENDURCH Apfel (nicht im Bild), 140 g · Schokopudding (nicht im Bild), 112 g · Brezel (nicht im Bild), 28 g · Leitungswasser, 2 l

KALORIEN 1700

Alter: 15 · Größe: 175 cm · Gewicht: 136 kg

CATSKILL MOUNTAINS, STAAT NEW YORK · Kalorienarmes Essen, reichlich Sport und dazu Ernährungsberatung mögen für einen spaßliebenden Teenie nicht sehr verlockend sein, doch Mackenzie Wolfson verbringt jedes Jahr freiwillig die Sommerferien im Diätcamp, um an einem Problem zu arbeiten, das sie seit der vierten Klasse hat. »Wir sind nicht über Nacht so geworden«, sagt sie, »und wir werden das Problem nicht über Nacht lösen.« Angefangen habe es mit dem Essens-Abo in der Oberschule: »Es gab ein Buffet, an dem man sich nach Herzenslust bedienen konnte.«

Mit ihren 175 Zentimetern ist die aktive Softballspielerin größer als die meisten ihrer Freundinnen und trägt ihre 136 Kilo mit mehr Anmut als viele andere, denen sie in den vergangenen Jahren im Camp begegnet ist. Sie will nicht ultraschlank werden. »81 Kilo sind mein Wunschgewicht«, sagt sie, »dünner will ich nicht werden. 2004 wog ich 81 Kilo, doch damals war ich kleiner, und ich sah toll aus.«

Manche würden sagen, dass ein Diätcamp, in das man immer wieder zurückkehren muss, erfolglos ist, doch Mackenzie weist das zurück und sagt, es sei beruhigend, an einem Ort zu sein, wo nachts die Speisekammer abgeschlossen ist. »Da kann ich mir nicht einfach etwas holen gehen«, sagt sie. Die Eltern hat sie aufgefordert, es zu Hause genauso zu halten. »Wir haben alles aus den Schränken entfernt, das ich nicht essen soll. Es gibt kein Junkfood mehr. Nichts Schlimmeres als Brezeln. Doch ich habe eine sehr naschhafte Schwester. Sie brachte für mich verbotene Dinge ins Haus. Sie stellten einen Vorratsschrank mit Zahlenschloss in die Garage. Aber eines Tage habe ich leider die Kombination herausgekriegt ...«

Ein neues Essverhalten ist das Ziel im Camp. Doch jeder Teenager täte sich schwer mit gesunder Ernährung, wenn die schlanken Freundinnen essen, was sie wollen. »Nach dem Camp habe ich anfangs die Regeln streng eingehalten. Ich versuchte zu essen, wie ich es im Camp gelernt hatte. Doch als dann die Schule wieder anfing und ich am Wochenende abends ausging und Geld ausgeben konnte, musste ich einfach alles haben, was ich sah – Kuchen, Muffins, Milchshakes.«

Wie sieht sie sich selbst? «Sehe ich mich im Spiegel, bin ich unzufrieden. Wenn ich auf der Straße gehe und an mir herunterschaue, sehe ich Füße und Beine wie bei anderen Leuten. Aber wenn ich mich im Spiegel sehe, weiß ich, da ist was nicht in Ordnung.«

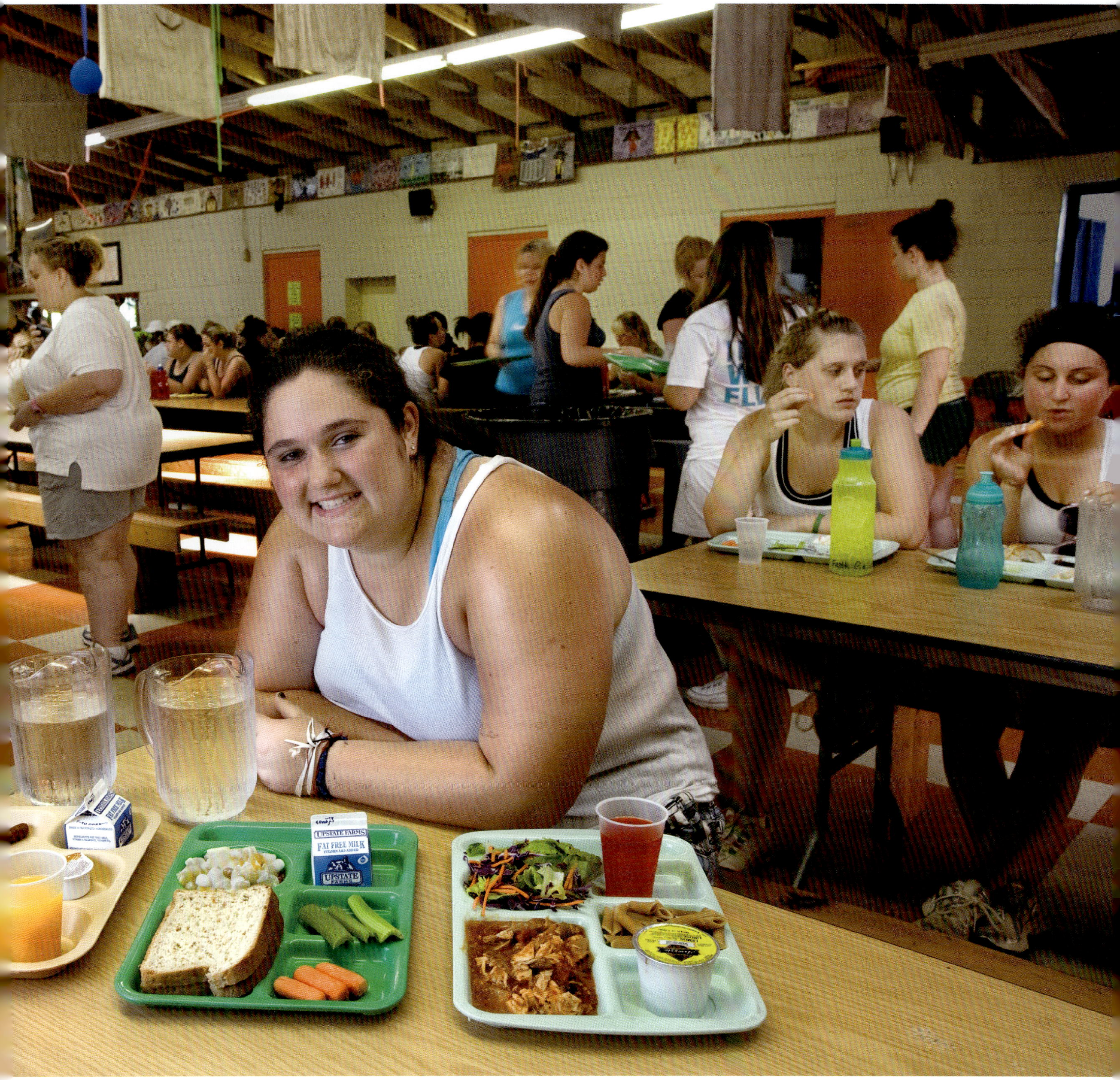

Mackenzie Wolfson in der Cafeteria von Camp Shane mit ihrer verordneten Tagesration. 1968 gegründet, ist Camp Shane das älteste Diät-Feriencamp der USA. Die Eltern, die ihre Kinder hierher schicken, zahlen viel Geld. 500 Jungen und Mädchen sind in kleinen Bungalows mit Blick auf die Sportplätze, einen kleinen See und das wichtigste Gebäude, die Cafeteria, untergebracht. »Das Essen hier ist nicht schlecht, aber im Restaurant würde ich mir so was nicht bestellen«, sagt die 15-jährige Mackenzie. »Es wird fett- und salzarm zubereitet, doch wenn man sich darauf freut, ist es gar nicht so schlecht. Und es tut mir richtig gut … In der Woche, bevor die Kinder hierher kommen, fressen sie sich richtig voll. In einem Sommer habe ich vor dem Camp ungefähr fünf Pfund zugenommen«

1700 Die Urlauberin auf Diät • USA

Mackenzie, eine geborene Sportlerin, spielt klasse Tennis und gehört zur Softballmannschaft ihrer Schule. Doch an einem heißen Sommernachmittag hält sich die Begeisterung der Mädchen für Hockey in Grenzen (unten links). Wenn Trainer Joey »Weg vom Zaun!« brüllt, bewegt sich niemand. Erst wenn Ablösung auf dem Spielfeld angesagt ist, laufen die erschöpften Spielerinnen an die Seitenlinie, um die Schläger der nicht eben begeisterten Reserve in die Hand zu drücken. Nach dem exakt bemessenen Frühstück ohne Nachschlag steht für Mackenzie und 100 weitere Mädchen erst einmal eine Runde schweißtreibende Morgengymnastik auf dem Stundenplan (rechts)

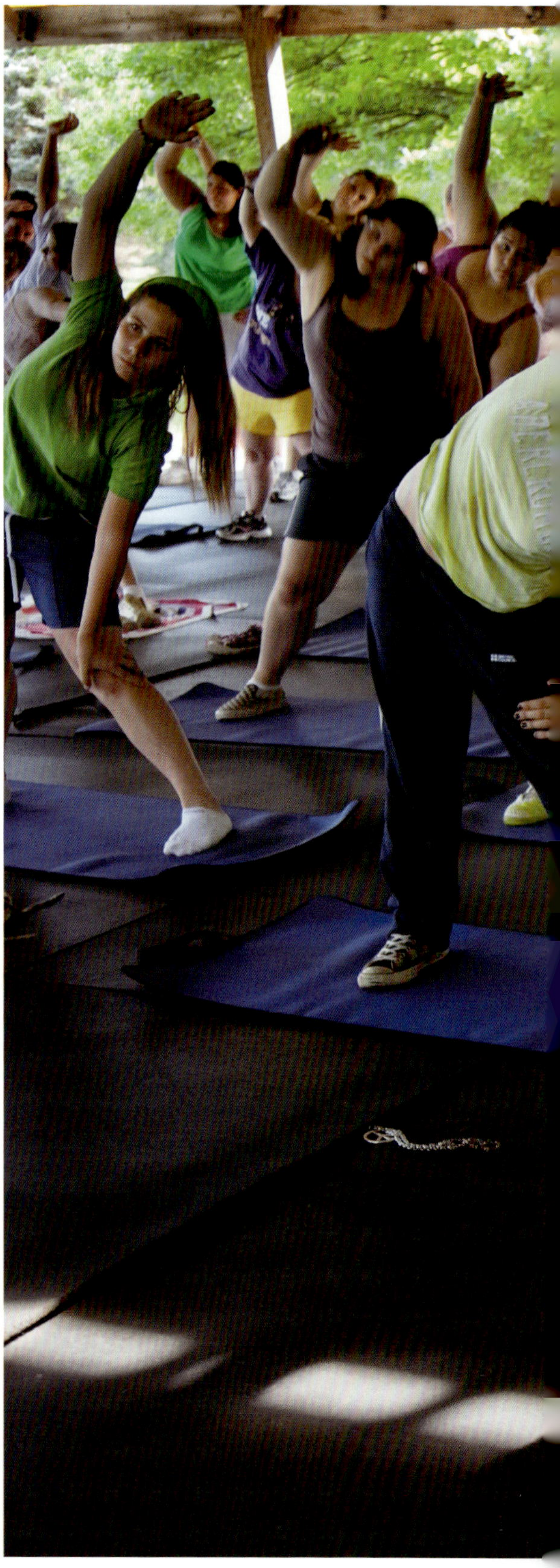

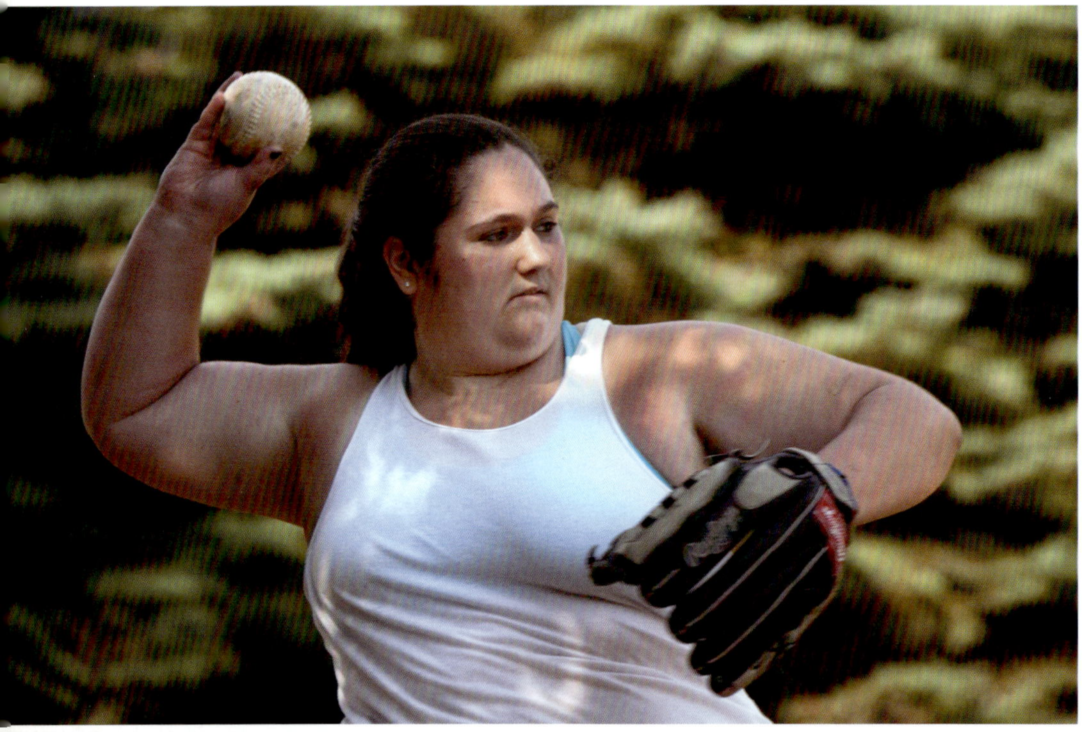

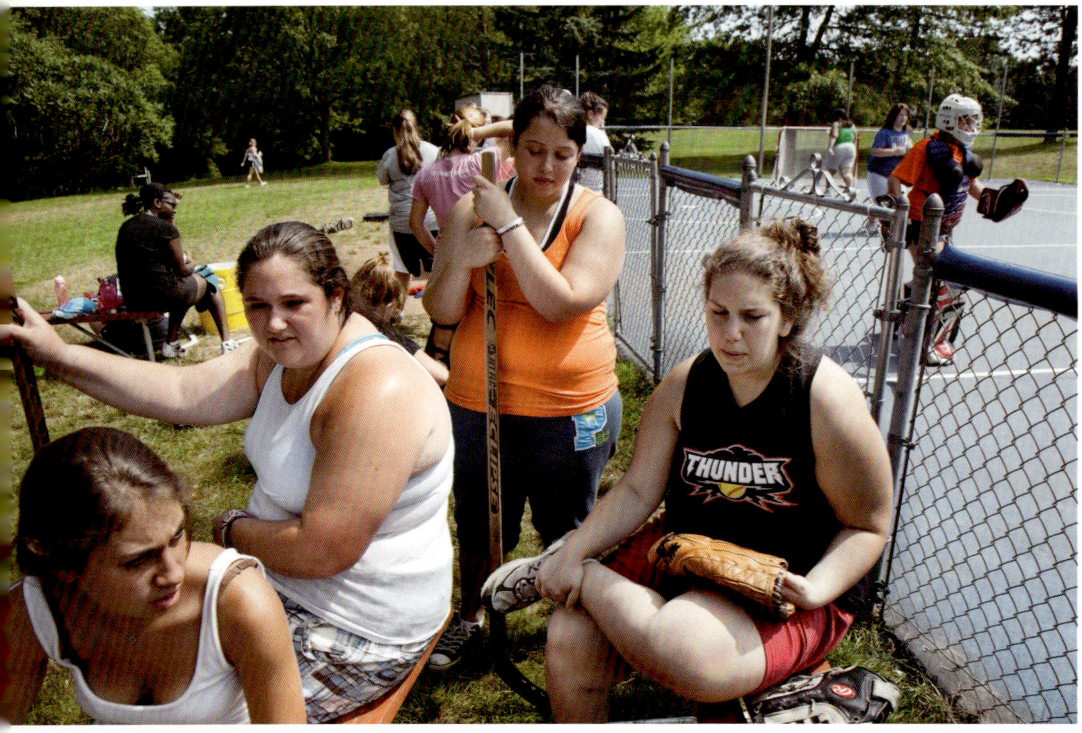

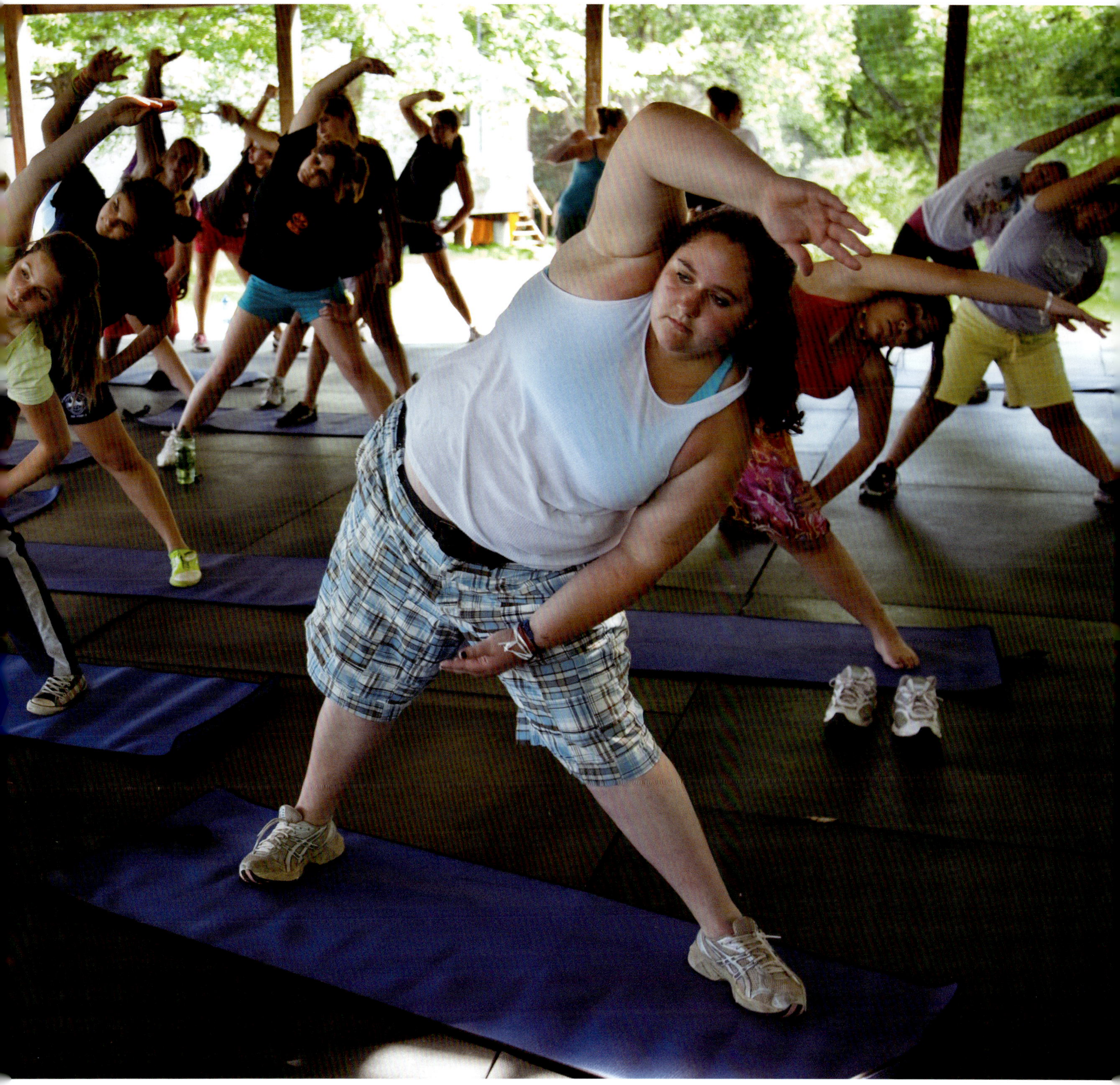

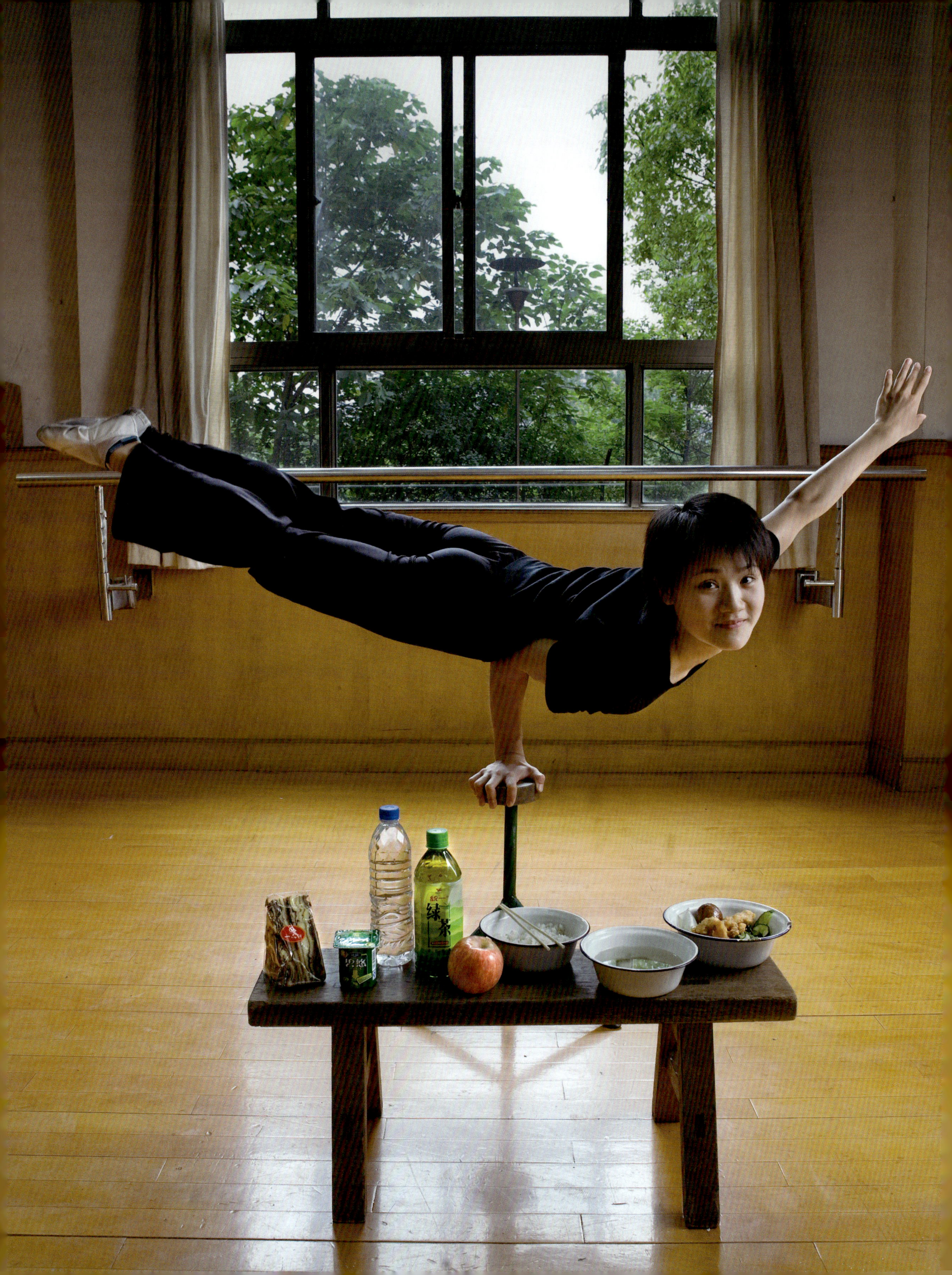
绿茶

1700

CHINA

Cao Xiaoli
Die Zirkusakrobatin

EINE TAGESARTION

IM JUNI

FRÜHSTÜCK Kuchen, 155 g · Kiwi-Joghurt, 100 g · Apfel, 200 g

MITTAGESSEN IN DER SHANGHAIER ZIRKUSWELT-KANTINE Zha paigu (panierte, frittierte Schweinerippchen), 100 g, mit Reismehlnudeln, 100 g, und Gurkengemüse aus dem Wok, 150 g · Tee-Ei (hartgekochtes, in salzigem Tee gedünstetes Ei), 50 g · salzige Gemüsebrühe mit Lauchzwiebeln, 275 g · weißer Reis, 165 g

IM LAUFE DES TAGES Grüner Tee aus der Flasche, ungesüßt, 0,5 l · gekochtes Wasser, 0,5 l

KALORIEN 1700

Alter: 16 · Größe: 157 cm · Gewicht: 45 kg

SHANGHAI · Timing, Balance und Präzision bestimmen den Tagesablauf der Akrobatin Cao Xiaoli im Trainingsraum der Shanghaier Zirkuswelt. Den größten Teil des Tages verbringt sie im einarmigen Handstand auf einem sich drehenden Podest. Sie stellt eine Zeituhr und geht für eine halbe Stunde in den Handstand, wobei sie ständig ihre Haltung in den wandhohen Spiegeln ringsum überprüft. Ihre Lehrerin Li Genlian korrigiert den Winkel der Füße und richtet mit der Fingerspitze den freien Arm des Mädchens aus, bis er vollkommen gerade ist. Dann lässt sich die Jungakrobatin zum Boden hinab, um sich vor der nächsten halben Stunde im Handstand ein wenig zu entspannen

Xiaoli ist konzentriert. Das ist keine Spielstunde, und die hat sie nicht mehr gehabt, seit sie mit sieben Jahren hier anfing. Die Jungartisten leben zu zehnt in einem Schlafsaal auf dem Gelände der Shanghaier Zirkuswelt. Sie trainieren jeden Tag, treten siebenmal in der Woche auf und bekommen an jedem zweiten Tag Schulunterricht.

Die Profi-Artistin und der Teenager überschneiden aneinander nur, wenn sie in der Kantine auf eine Zimmergenossin trifft. Dann ist kurz Zeit zum Plaudern und Kichern in der Gesellschaft von Löwenbändigern, Motorradartisten und Verwaltungsangestellten.

In der Kantine stehen gebackene Schweinerippchen, geschmorte Ente und Gurkengemüse zur Wahl. Xiaoli wird essen, doch nichts hier lockt sie wirklich. Sie spart sich den Appetit für ihren freien Tag auf. Dann besucht sie ihre Eltern, und ihre Mutter, eine ehemalige Artistin, geht mit ihr Pizza essen oder in ein chinesisches Lokal. Oder sie bereitet selbst Xiaolis Lieblingsgericht zu: Tangyuan – Klöße aus Klebreis mit roter Bohnenpaste in einer süßen Suppe.

Zum Frühstück kaufen sich Xiaoli und ihre Freundinnen Kuchen, Joghurt und Obst. Xiaoli isst nicht zu Abend, wenn sie Vorstellung hat – für die Profi-Artistin das Schönste im Leben.

Sie liebt die Reaktion des Publikums auf besonders waghalsige Kunststücke, doch die gelingen nicht immer. Einmal, als sie im Salto an die Spitze einer von Kollegen balancierten Stuhlpyramide sprang, stürzte die Pyramide in sich zusammen, und ihr Sicherheitsgeschirr riss. Sie fiel auf den Kopf, und es brauchte Monate, bis sie wieder auftreten konnte. Noch immer kämpft Xiaoli gegen die Angst.

Jetzt tritt sie mit vier Mädchen auf, mit denen sie sich in ein winziges Porzellanfass quetscht, aus dem sie sich dann entrollen. In ihrer Solonummer balanciert sie, mit Licht und Musik, auf einem Podest, das sechs Meter hochfährt.

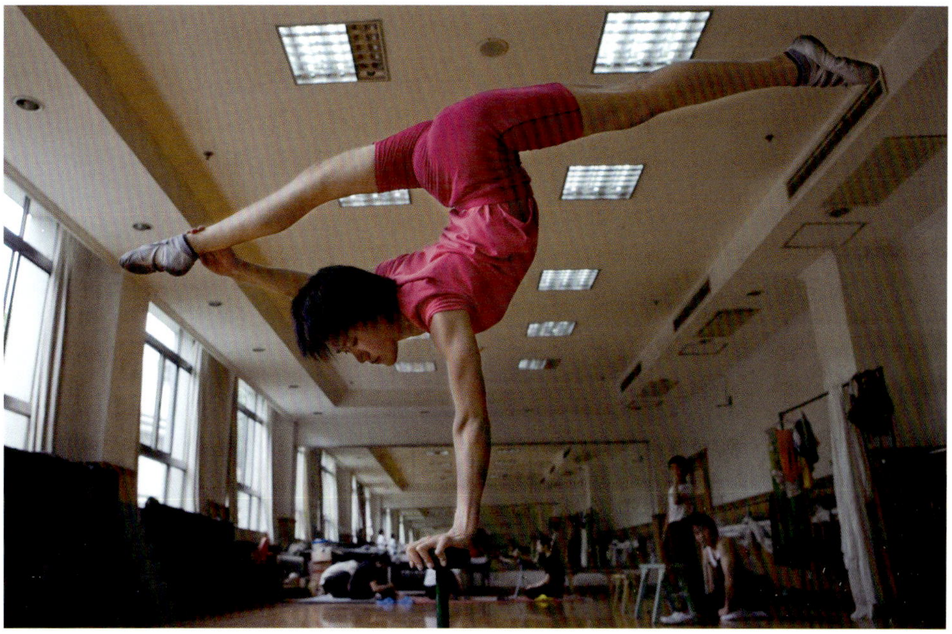

Die Artistin Cao Xiaoli im Übungssaal der Shanghaier Zirkuswelt mit einer typischen Tagesration (links). Schon als Siebenjährige trat sie in ihrer Heimatprovinz Anhui zum ersten Mal auf. Xiaoli muss ständig trainieren

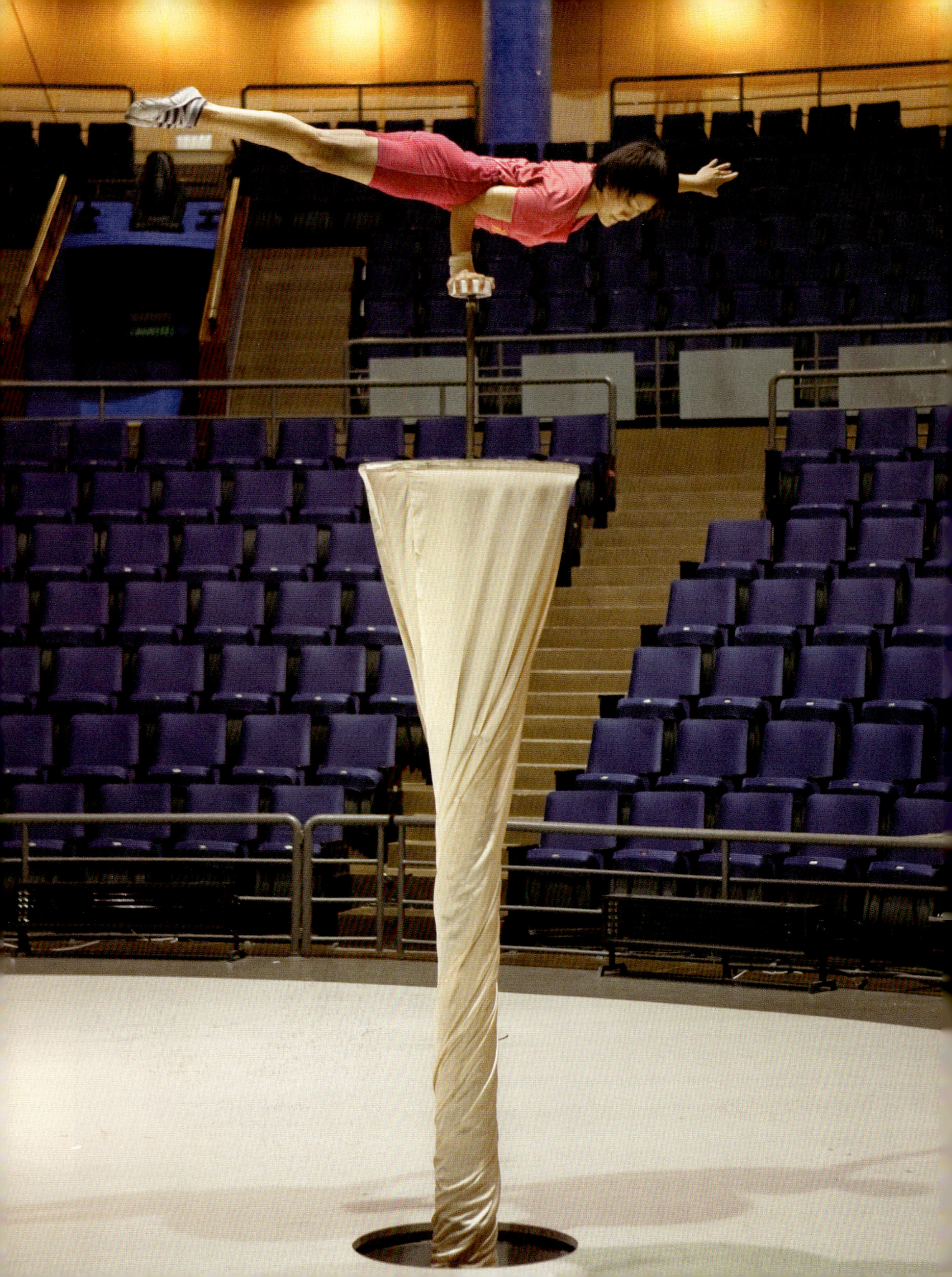

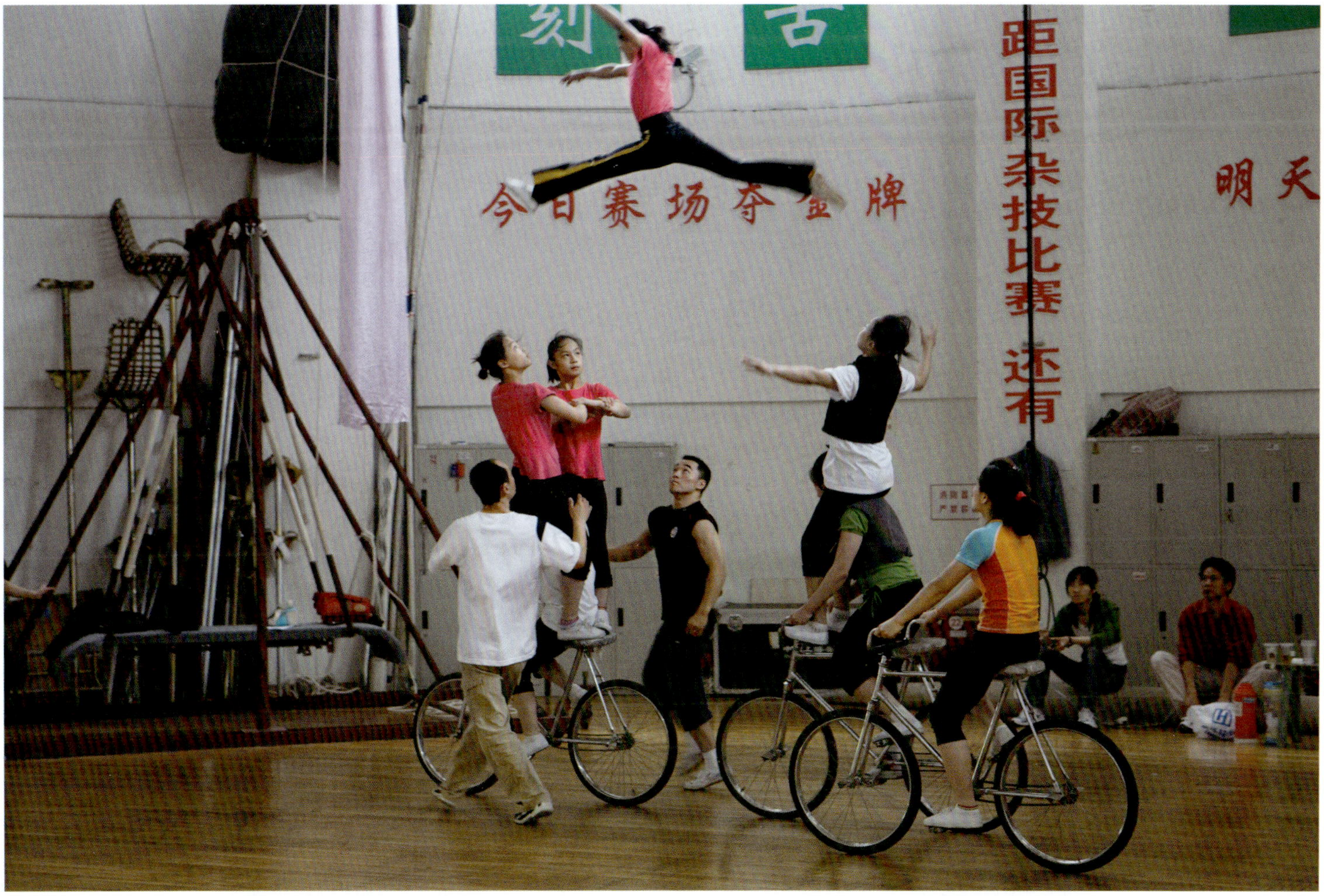

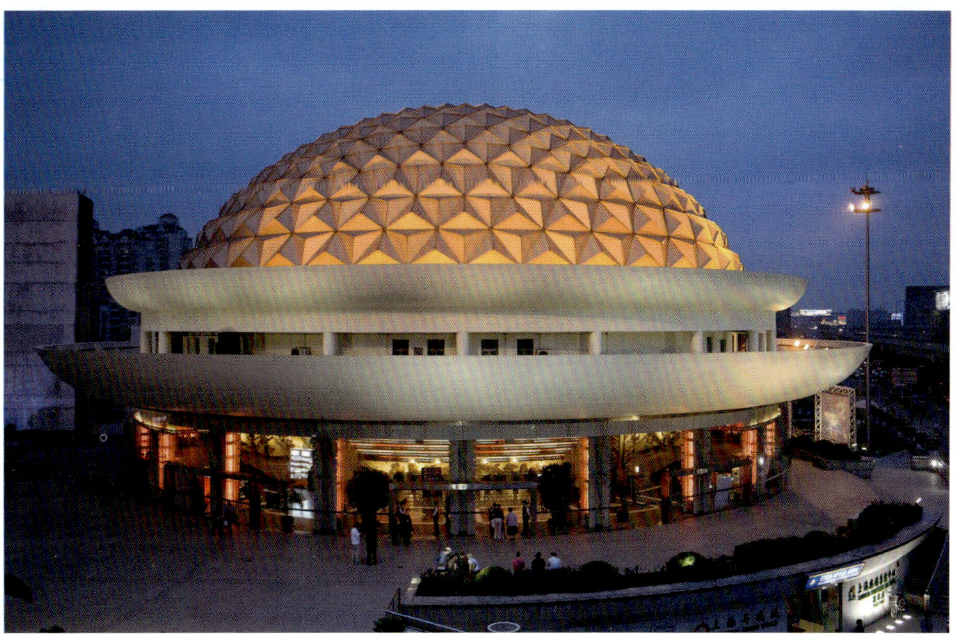

Cao Xiaoli lebt mit neun anderen Mädchen in einem Raum und trainiert fünf Stunden täglich. Die Reaktion des Publikums auf ein scheinbar besonders waghalsiges Kunststück ist ihre größte Befriedigung. Beim Nachmittagstraining in der Manege übt sie den einarmigen Handstand auf dem bis zu sechs Meter hohen Podest (links). Auch eine Truppe aus Dalian trainiert ihre Kunstrad-Nummer (oben rechts). Unter der Kuppel der neuen Arena der Shanghaier Zirkuswelt finden mehr als 1600 Zuschauer Platz

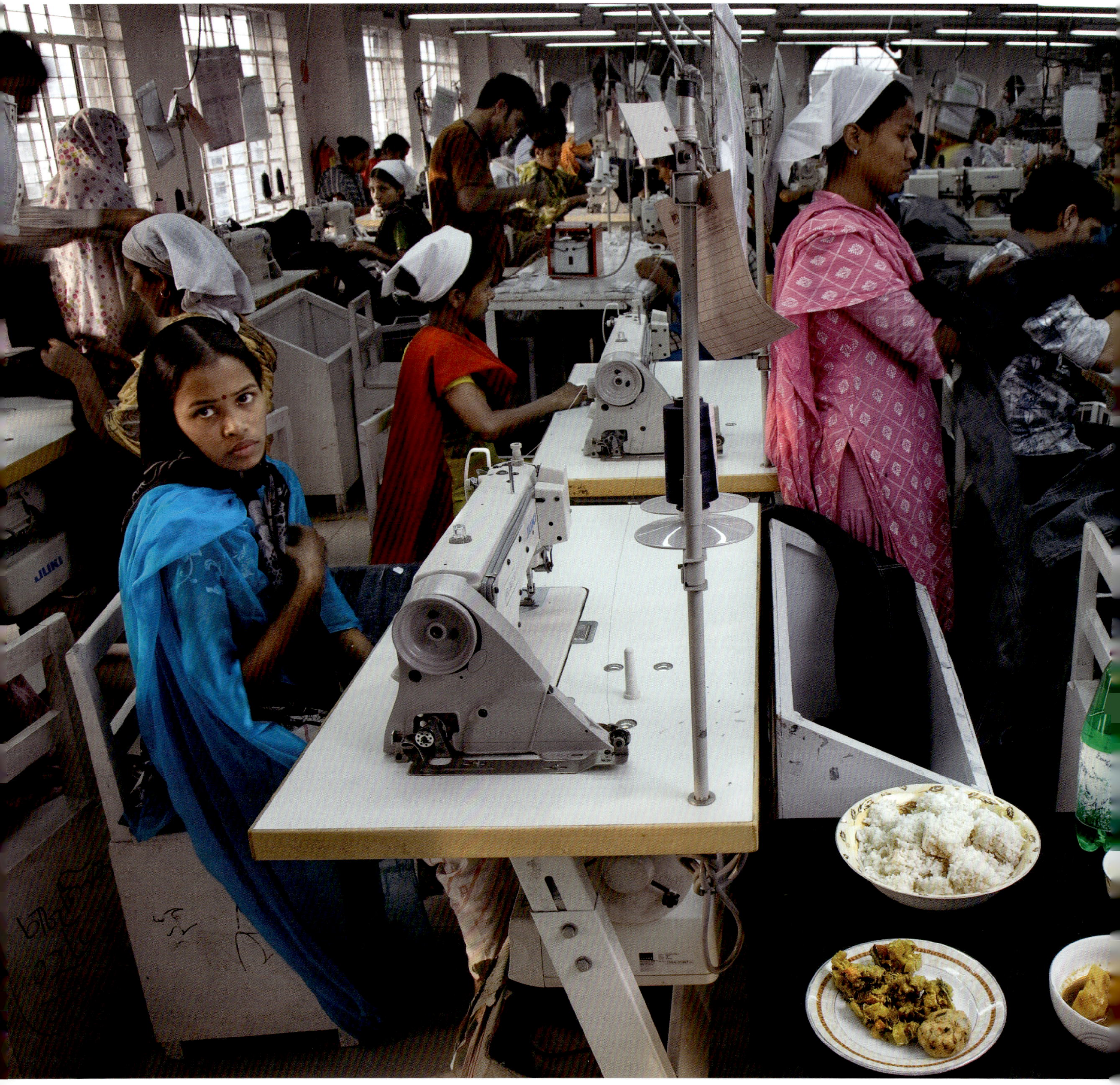

Ruma Akhter, Näherin und eine von mehr als 6000 Angestellten der Firma Ananta Apparels. Auch wenn noch immer fast die Hälfte der Bevölkerung von Bangladesch in der Landwirtschaft arbeitet, ist seit einigen Jahren die Textilindustrie der Konjunkturmotor des Landes. Das Land im Delta von Brahmaputra, Ganges und Meghna am Golf von Bengalen ist heute der viertgrößte Textilexporteur der Welt, vor Indien und den USA. Vom Export abhängig und in ständiger Angst vor Wirtschaftssanktionen, hat die Bekleidungsindustrie unter dem Druck der Abnehmerländer Kinderarbeit verboten und Mindeststandards für die Arbeitsbedingungen in den Fabriken eingeführt

1800

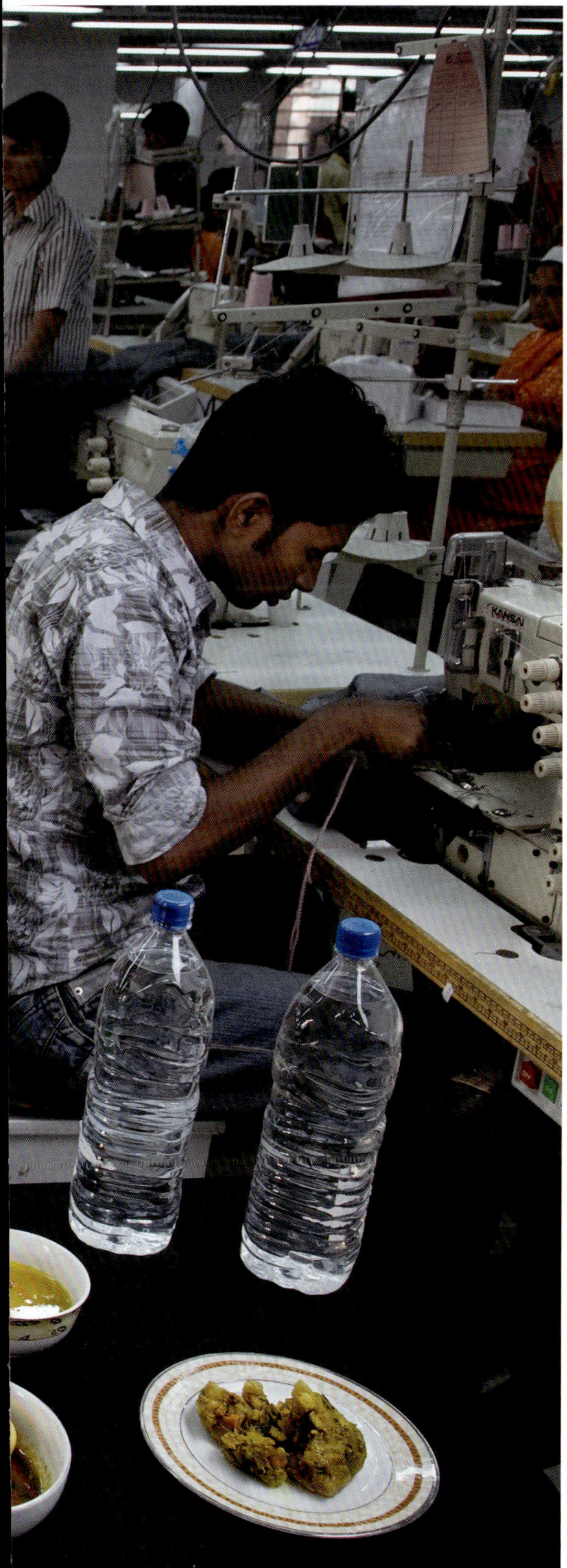

BANGLADESCH

Ruma Akhter
Die Näherin in der Fabrik

EINE TAGESRATION

IM DEZEMBER

FRÜHSTÜCK Kartoffeln, grüne Bohnen und Möhren, gekocht mit Gelbwurz und Öl, 165 g · Alu bhorta (gestampfte Kartoffeln mit Zwiebeln und Chilischoten), 50 g · weißer Reis, 260 g

MITTAGESSEN Brühe aus Zwiebeln, Ingwer, Knoblauch und Chili, 160 Gramm; mit hartgekochtem Ei, 56 Gramm, und gekochter Kartoffel, 125 Gramm · weißer Reis, 260 Gramm

ABENDESSEN Kartoffeln, grüne Bohnen und Möhren, gekocht mit Gelbwurz und Öl, 155 g · Masoor dal (Linsen), gekocht mit Zwiebeln, Knoblauch, Ingwer, Chili und Gelbwurz, 155 g · weißer Reis, 260 g

IM LAUFE DES TAGES Wasser, von Hand aus dem öffentlichen Brunnen gepumpt, 5 l

KALORIEN 1800

Alter: 20 · Größe: 152 cm · Gewicht: 39 kg

Noch arbeiten die meisten Bürger von Bangladesch in der Landwirtschaft, doch die Textilindustrie ist dabei, das Land zu verändern. Manche sagen, der Erfolg der Fabriken basiere auf den Niedriglöhnen, was zutrifft. Doch die Industrie hat Chancen geschaffen, wo es, besonders für Frauen, vorher fast keine gab – ein kleines Wirtschaftswunder für Menschen, die kaum eine andere Wahl haben.

DHAKA · Weil die Zustände in manchen Textilbetrieben in Bangladesch in den vergangenen Jahren immer wieder für Schlagzeilen im Ausland gesorgt haben, ist es nachvollziehbar, dass die Firma Ananta Apparels misstrauisch reagiert, als wir sagen, dass wir in einem Buch über Ernährung und Kultur eine ihrer Näherinnen vorstellen wollen. Doch nachdem wir unser Projekt erläutert und die Manager die Einhaltung der internationalen Mindeststandards bei den Arbeitsbedingungen beteuert haben, dürfen wir in ihrer Fabrik im Zentrum der Hauptstadt Frauen ansprechen.

Wir drängen uns durch mehrere Etagen voller emsiger Zuschneiderinnen, Näherinnen, Wäscherinnen und Designerinnen, bis uns die 20-jährige Ruma Akhter auffällt, die auf ihrer Maschine gerade das Bein einer Jeans zusammennäht, ein kleiner Teil einer Großbestellung einer bekannten US-amerikanischen Bekleidungskette. Sie betrachtet eingehend die Bilder, die wir bereits für unser Buch aufgenommen haben, schmunzelt, als wir ihr das Foto des Sumoringers Miyabiyama (siehe Seite 204) zeigen, und erklärt sich bereit zum Mitmachen.

Tausende von Bengalen vom Land kommen jedes Jahr, ermuntert von den Berichten von Freunden und Bekannten, auf der Suche nach Arbeit und Lohn in die Hauptstadt. Als Ruma, das älteste von vier Kindern, zwölf Jahre alt war, zog die Familie vom Dorf, wo man Linsen, Reis und Jute angebaut hatte, nach Dhaka – wie die meisten ihrer Nachbarn. Als wir Ruma zu Hause in ihrem Quartier Kamrangirchar, nordwestlich vom Zentrum, besuchen, stellt man uns Cousins, zwei Tanten, eine Großmutter und mehrere alte Freunde der Familie aus dem Dorf vor. Alle wohnen sie in der Nachbarschaft.

Die Akhters teilen sich eine drei mal drei Meter große Wellblechhütte, eine von Hunderten gleichen Einraum-Behausungen in endlosen Reihen. Jede Familie zahlt im Monat 900 Taka (etwa 9,80 Euro) Miete. Schmale Wege führen zu Gemeinschaftsküchen, Toiletten und zur Hauptstraße der Siedlung. Die Häuser stehen auf Betonplatten, damit sie bei den häufigen Überschwemmungen trocken bleiben. Trotz der Enge sind die winzigen Heimstätten drinnen und draußen sauber und gepflegt. Auch die Wege aus gestampftem Lehm werden von den Bewohnern regelmäßig gefegt. Unangenehm ist nur, dass sich rings um die Siedlung der Müll zu Bergen türmt und bei Regen immer wieder zwischen die Häuser geschwemmt wird.

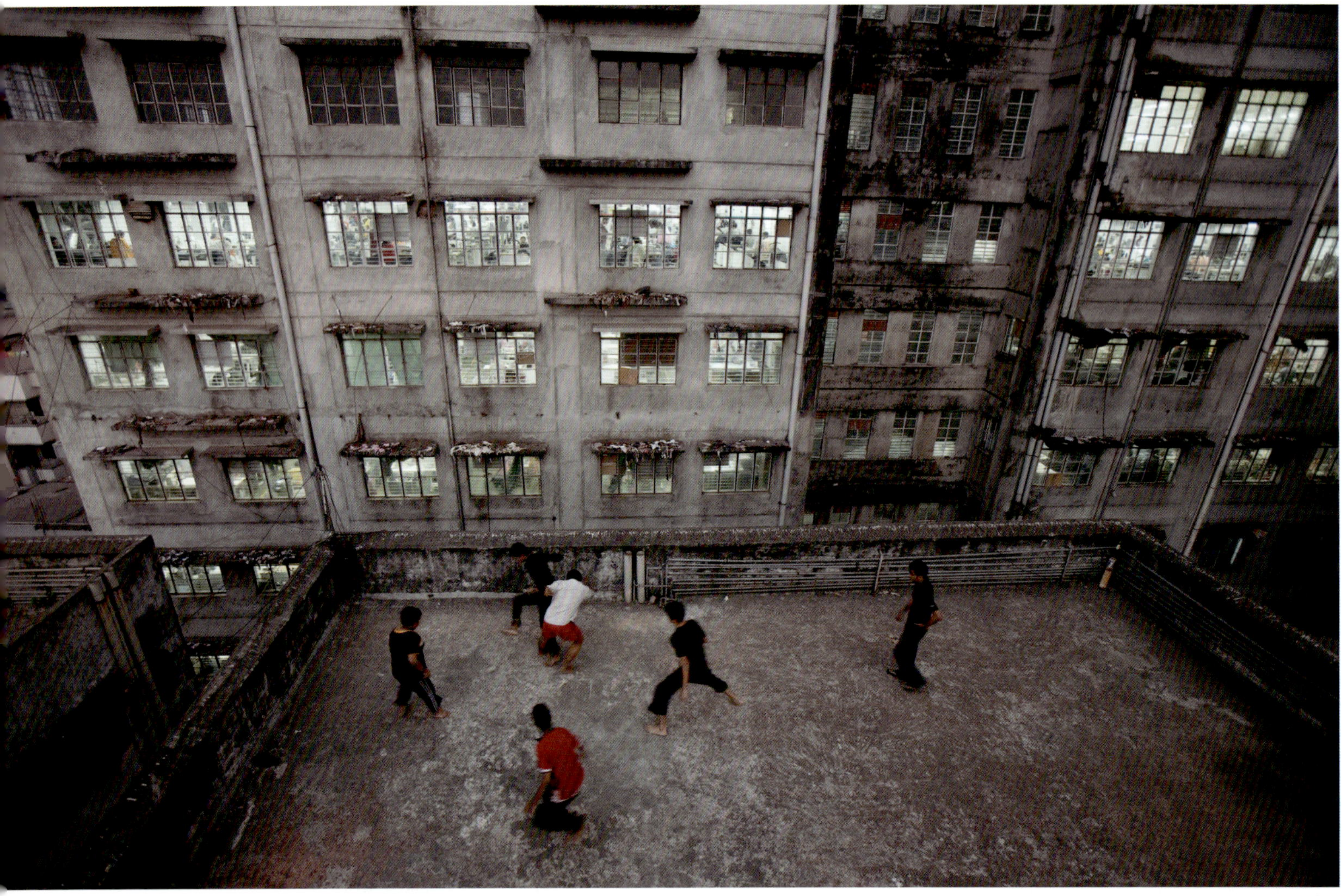

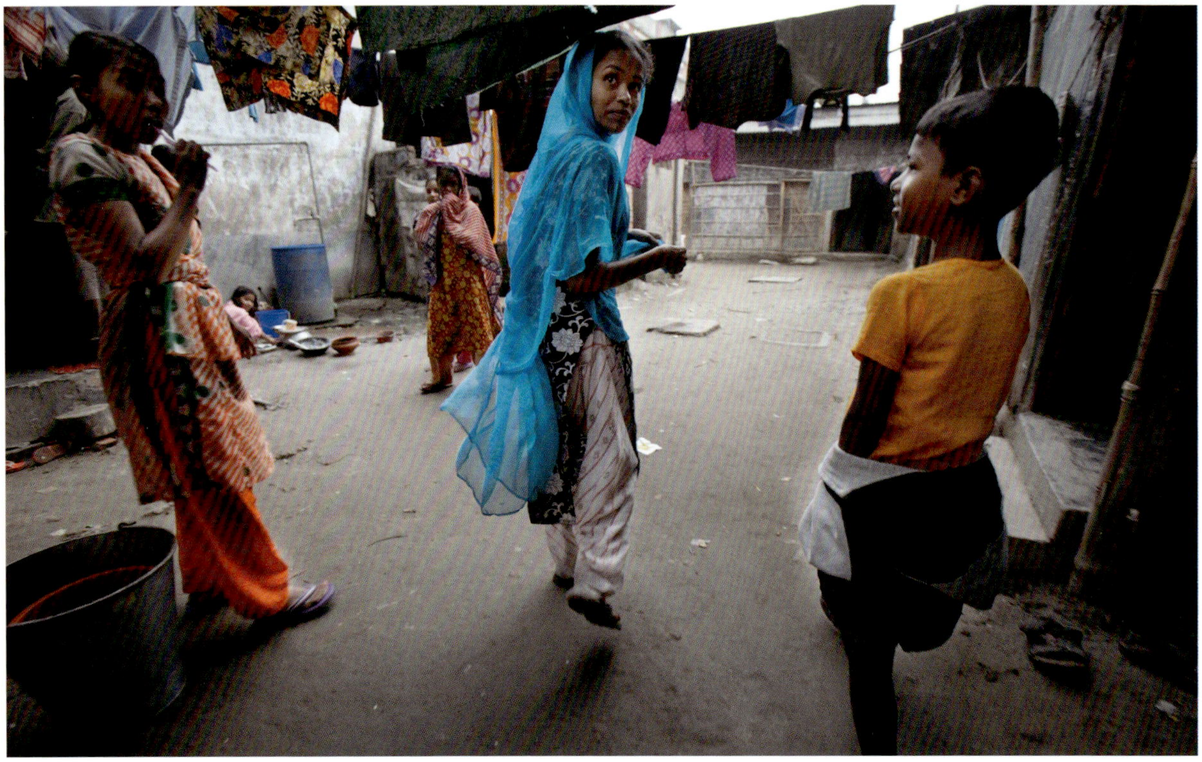

In der Abenddämmerung spielen junge Männer Fußball auf dem Dach eines sechsstöckigen Wohnhauses gegenüber der Textilfabrik, in der Ruma Akhter arbeitet (oben); Ruma und Nachbarn in der Siedlung in Dhaka. Am anderen Ende der Stadt drängeln die Passagiere auf die Fähren am Sadarghat-Kai am Buriganga (oben rechts). Der Fluss ist Verkehrsader und Kloake zugleich – 80 Prozent der Abwässer der Millionenstadt werden ungeklärt eingeleitet

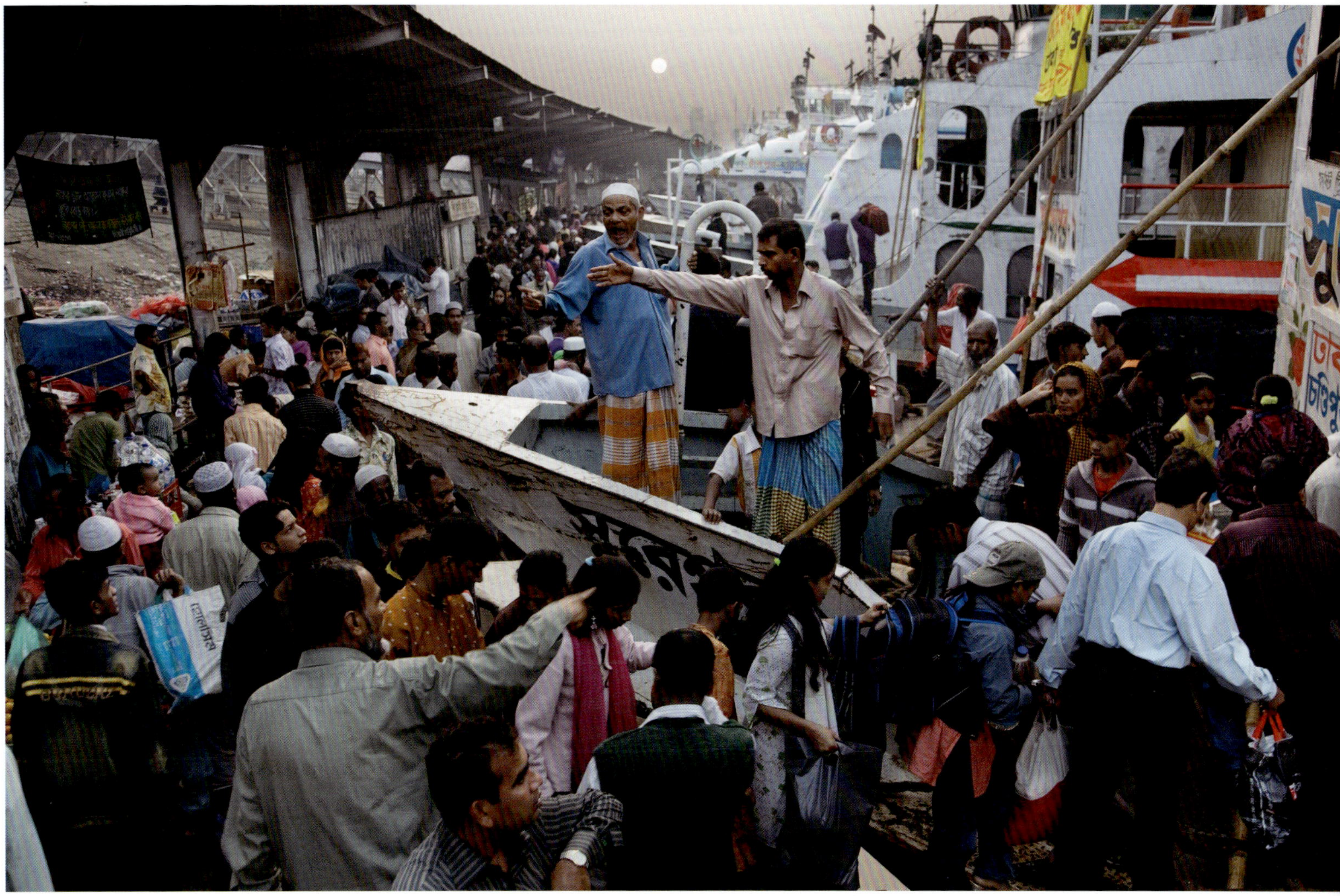

Bei unserer Ankunft ziehen wir an der Tür die Schuhe aus, wie es in ganz Asien üblich ist. Wir setzen uns auf den Boden des Wohnraums, der zugleich Schlaf- und Esszimmer ist. In einer Ecke sind die Schlafmatten gestapelt. Auf einem Metallregal an einer Seite lagert die Kleidung der Familie, an der anderen Wand stehen Wassereimer und Kochtöpfe. Es gibt Strom, aber keinen Kühlschrank, und so muss täglich eingekauft werden.

Rumas fadenscheiniger hellblauer Sari und ein halbblinder Spiegel mit orangefarbenem Rahmen sind die einzigen Farbtupfer im Raum.

Wie ist das Haus im Vergleich zu dem auf dem Dorf? »Etwa gleich groß«, sagt Ruma und fügt dann hinzu: »Hier ist es besser, weil es hier Arbeit gibt.«

Ruma führt uns auf einen Rundgang, vorbei an den Toiletten und an der Wasserpumpe zur Gemeinschaftsküche – einem leeren Raum mit drei im Boden eingelassenen Gasbrennern und einem vergitterten Fenster. Die Frauen bringen Töpfe, Küchengerät und Zutaten, um hier ihre Curries, Linsengerichte und den Reis zuzubereiten, und tragen anschließend alles wieder nach Hause.

Rumas Mutter kocht normalerweise einmal am Tag und stellt die geschlossenen Töpfe mit den Gerichten daheim für die Mahlzeiten bereit. Der Speiseplan bietet kaum Abwechslung: Kartoffeln, gekocht und zerstampft, mal mit, mal ohne Chilischoten, in der Regel mit Gelbwurz; Linsen mit Zwiebeln, Knoblauch und Ingwer. Und Reis zu jeder Mahlzeit, aus dem großen Topf. Alle mögen Fleisch, sagt Ruma, doch sie können es sich nur selten leisten.

Rumas Vater Jalil fährt sieben Tage die Woche Fahrrad-Rikscha, befördert Menschen und Lasten quer durch die Stadt. Das Fahrzeug gehört ihm nicht, fast die Hälfte seiner Einnahmen muss er an den Besitzer abgeben, sodass ihm im Monat etwa 3500 Taka (umgerechnet etwa 38 Euro) bleiben.

Ruma verdient bei Ananta zwischen 4000 und 4500 Taka (etwa 44 bis 49 Euro). Ihre einzigen Kosten sind die Rikscha-Fahrten, 20 Taka (etwa 22 Cent) pro Strecke zur Arbeit und zurück. Ruma fährt immer mit einer Freundin zusammen, und sie teilen sich den Fahrpreis. Zu den Hauptverkehrszeiten drängen sich in den Straßen Rikschas, Taxis, Kleinbusse, Motorroller und Fußgänger, sodass die Rikscha-Fahrt für die gut drei Kilometer zur Fabrik manchmal eine volle Stunde dauert. Da Ruma sonst kaum Freizeit hat, die sie mit der Freundin verbringen könnte, leisten die beiden sich den kleinen täglichen Luxus. Fragt sie je den Vater, ob er sie in seiner Rikscha mitnimmt? Sie lacht und schüttelt den Kopf: Nein, seine Dienstzeiten und Strecken passen nicht. Neben der Miete gibt sie das meiste Geld fürs Essen aus.

Wie sieht Ruma ihre Zukunft? Ehe sie antworten kann, sagt ihr Vater, die Zukunft seiner Tochter liege in einer Heirat. Sie tätschelt ihn und entgegnet: »Frauen, die ihr eigenes Geld verdienen, werden respektiert. Das ist für mich wichtig. Ich habe einen guten Job und möchte in der Firma aufsteigen. Ich bin eine selbstbewusste Frau, die für sich selbst sorgen will und kann.«

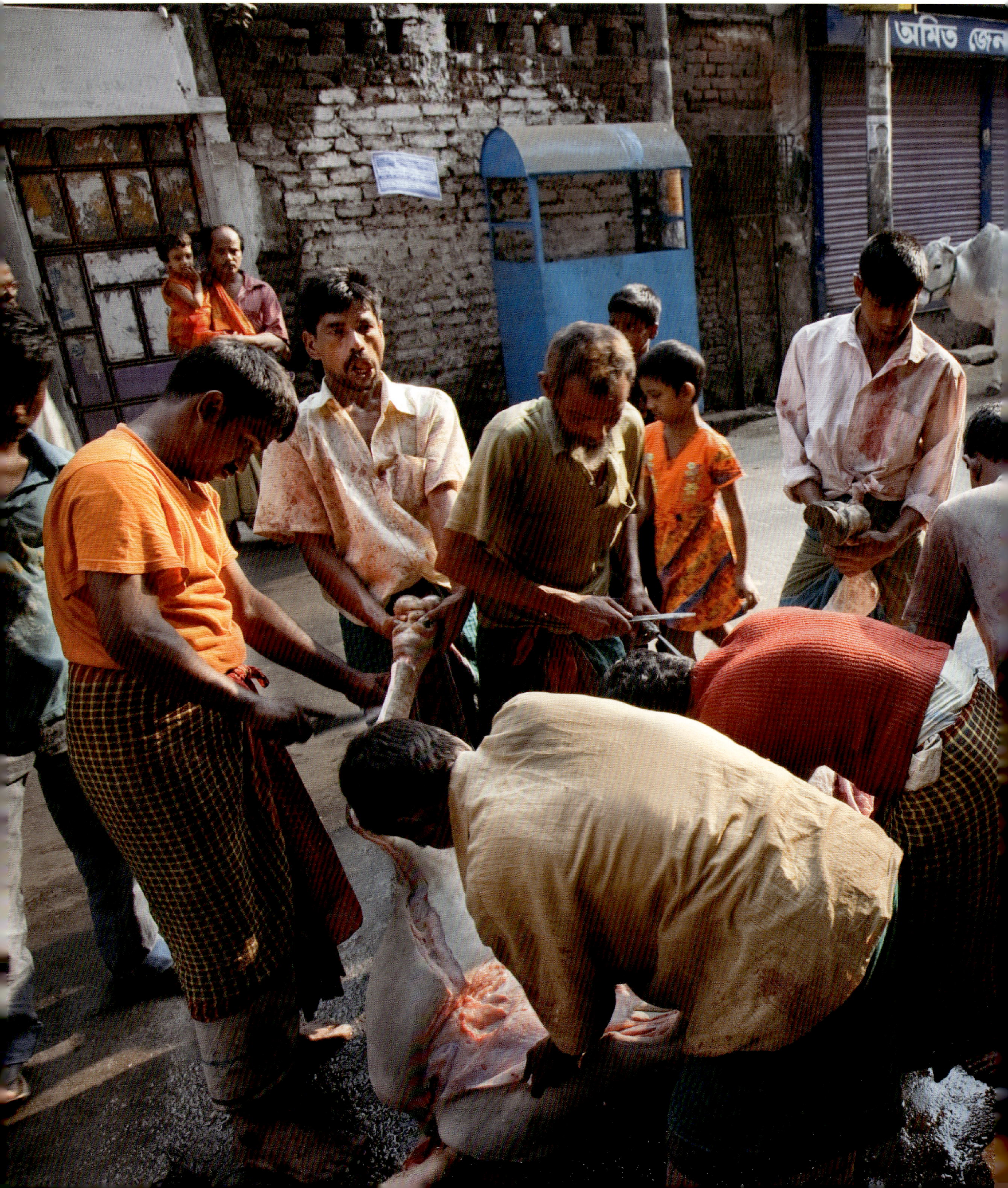
অমিত

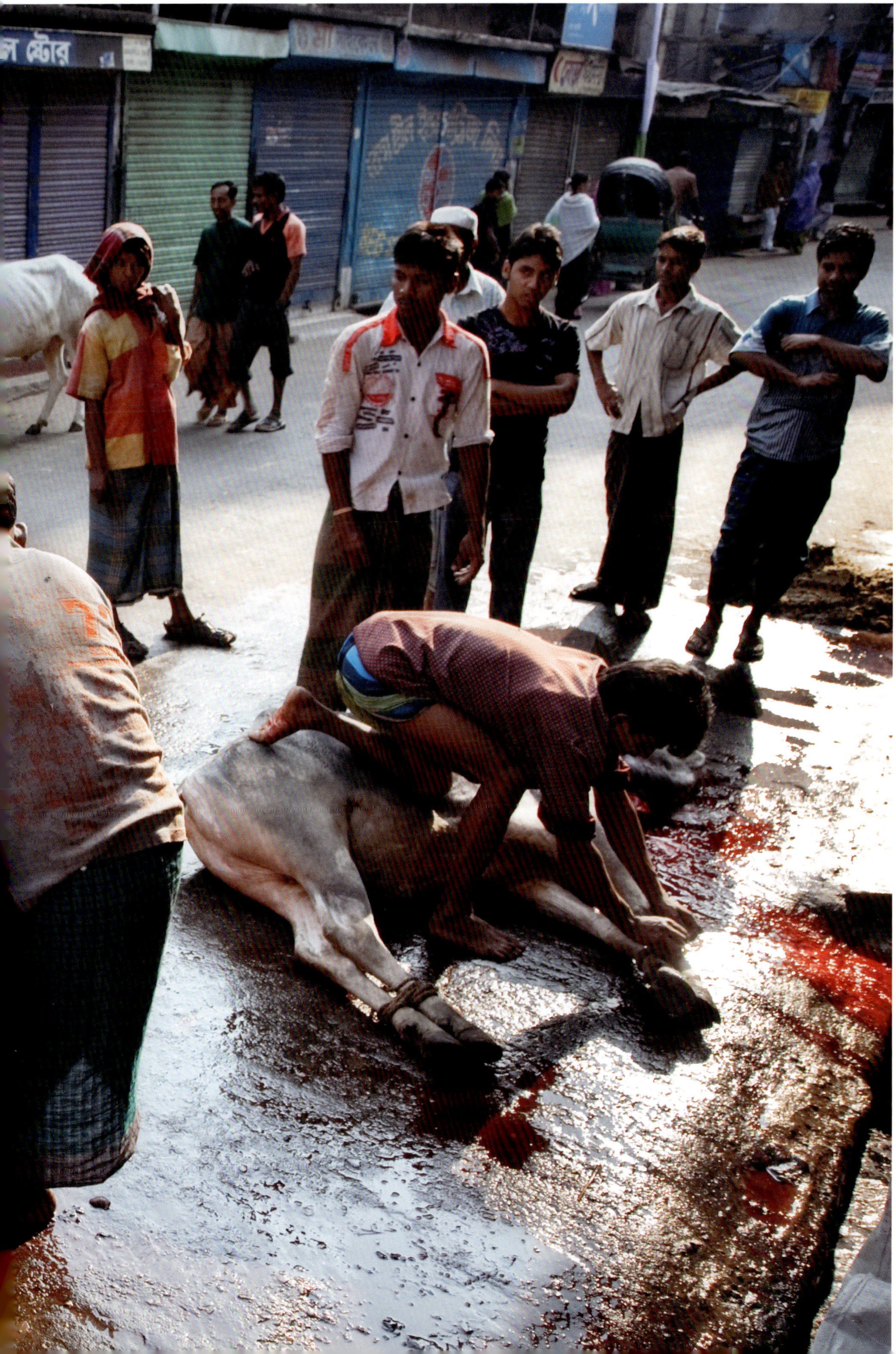

Bangladesch hat die viertgrößte muslimische Bevölkerung der Welt. An den drei Tagen des Opferfestes Eid al-Adha sind die Straßen von Dhaka rot vom Blut Tausender geschlachteter Tiere. Das Fest bildet den Abschluss des Hadsch, des jährlichen Pilgerzuges nach Mekka. Im Koran ebenso wie in der Bibel wird berichtet, wie Gott (Allah) dem Propheten Ibrahim (Abraham) befiehlt, zum Beweis des Gehorsams den eigenen Sohn zu opfern. Im letzten Moment wird der Sohn verschont, und der Vater darf stattdessen einen Widder opfern. In Dhaka ebenso wie in der gesamten muslimischen Welt feiert man im Gedenken daran das Opferfest, bei dem das Fleisch der getöteten Tiere an Verwandte, Freunde und an die Armen verteilt wird. Das Opferfest gehört zu den Höhepunkten des Jahres der Näherin Ruma Akhter, weil es eine der seltenen Gelegenheiten ist, bei der sie und ihre Angehörigen Fleisch zu essen bekommen

1900

KANADA

Coco Simone Finken
Der grüne Teenager

EINE TAGESRATION

IM OKTOBER

FRÜHSTÜCK Baguette, 50 g · Erdbeeren, 75 g · Sojamilch, 225 ml

MITTAGESSEN Vegetarischer Wrap, 70 g, Fetakäse, 50 g, grüne Paprika, 30 g, Kopfsalat, 10 g, Butter, 0,5 TL · Apfel, 160 g · Möhren, 50 g

ABENDESSEN Matar Paneer (Erbsen und Käse nach indischer Art), 170 g · weißer Reis, 185 g

ZWISCHENDURCH Selbst gebackenes Zucchinibrot mit Schokostreuseln, 165 g · Apfel, 145 g · Milch mit 1 % Fett, 300 ml · Gemüsecocktail-Saft, 165 ml · Yogitee, 240 ml · Leitungswasser, 860 ml

KALORIEN 1900

Alter: 16 · Größe: 176 cm · Gewicht: 59 kg

GATINEAU, QUEBEC · »Poutine«, also schmalzgebackene Pommes frites mit Käse und Bratensauce, ist als Fastfood in ganz Kanada beliebt. Erfunden wurde es in den 1950er Jahren in Quebec: Kartoffelstäbchen werden in Schmalz frittiert, mit geriebenem Käse bestreut und mit dicker brauner Bratentunke übergossen. Kirk, der Vater von Coco Simone, liebt es, ebenso ihre frankokanadische Mutter Danielle und ihre Schwester Anna. Doch die Fett- und Kalorienbombe passt nicht ins Ernährungskonzept der 16-jährigen Coco, die sich zurzeit vegetarisch ernährt.

Die Finkens hatten keine Probleme, ihr Ernährungskonzept zu unterstützen. Sie haben nie viel Fleisch gegessen, sich stattdessen lieber auf die Ernte aus dem Garten verlassen. Die Finkens, die dicht am Lac Deschênes wohnen, einem breiten Abschnitt des Ottawa-Flusses, unterstützen die regionale Landwirtschaft und ziehen im eigenen Garten, trotz der kurzen Vegetationsperiode hier im hohen Norden, Gemüse auf Hügelbeeten.

Kirk und Danielle haben sich Mühe gegeben, ihren Töchtern grünes Bewusstsein zu vermitteln – und selbst eine kleine umweltbewusste Spur auf der Erde zu hinterlassen. Sie leben in einem Nullenergie-Solarhaus aus Strohballen und bevorzugen Bio-Produkte, soweit sie sich deren höhere Preise leisten können; doch bei Grundnahrungsmitteln versuchen sie zu sparen. Vater Kirk ist meist fürs Einkaufen zuständig, und mit Vorräten deckt er sich bevorzugt beim Discounter Super C ein. »In den klassischen Supermärkten«, sagt er, »ist alles so verführerisch präsentiert, dass man am Ende mehr ausgibt, als man vorhatte.« Er nennt das Manipulation des Kunden.

Coco nimmt morgens meist einen Smoothie aus Obst und Sojamilch, bevor sie zur Schule radelt. Die Familie hat kein Auto, da ist das Fahrrad das praktischste Verkehrsmittel.

Zwar würde der Rest der Familie abends auch Huhn mit frischen Salat aus dem Garten essen, doch ein Tofu-Gericht, eine selbst gekochte Tomatensuppe oder Matar Paneer – Erbsen und Frischkäse indischer Art in würziger Sauce – tun es genauso. Die Familie hat – bis auf Danielle – eine einzige Abneigung gemeinsam: gegen Bio-Joghurt mit Klümpchen aus dem Naturkostladen.

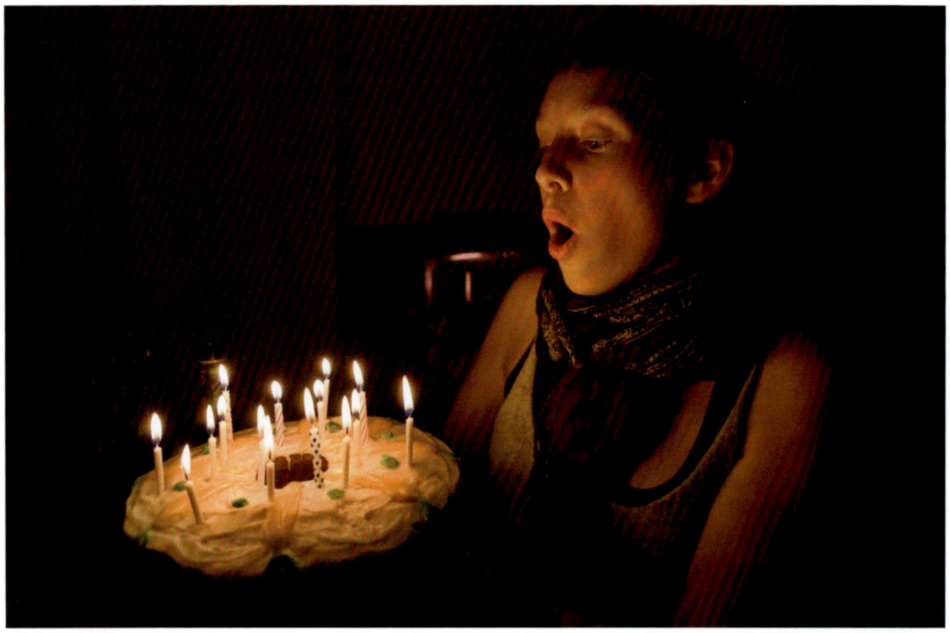

Die Vegetarierin Coco Simone Finken zu Hause mit ihrer typischen Tagesration (rechts). Die Familie hat kein Auto, kauft Bio-Lebensmittel, wenn die nicht zu teuer sind, und baut im Garten Gemüse an. Coco bläst die 16 Kerzen auf der Möhrentorte aus, die Mutter und Schwester ihr zum Geburtstag gebacken haben

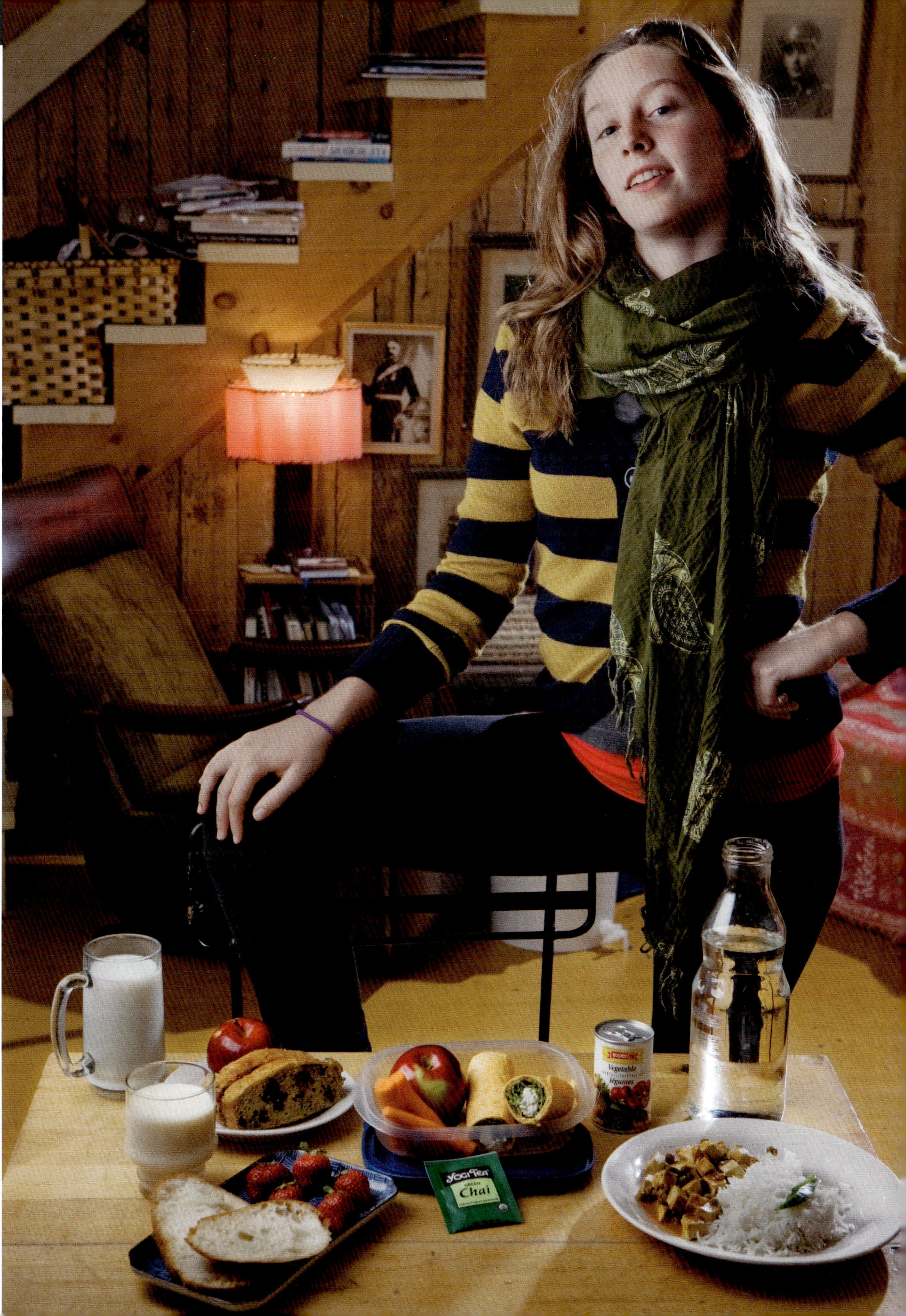
Vegetable
légumes
YOGI TEA
GREEN
Chai

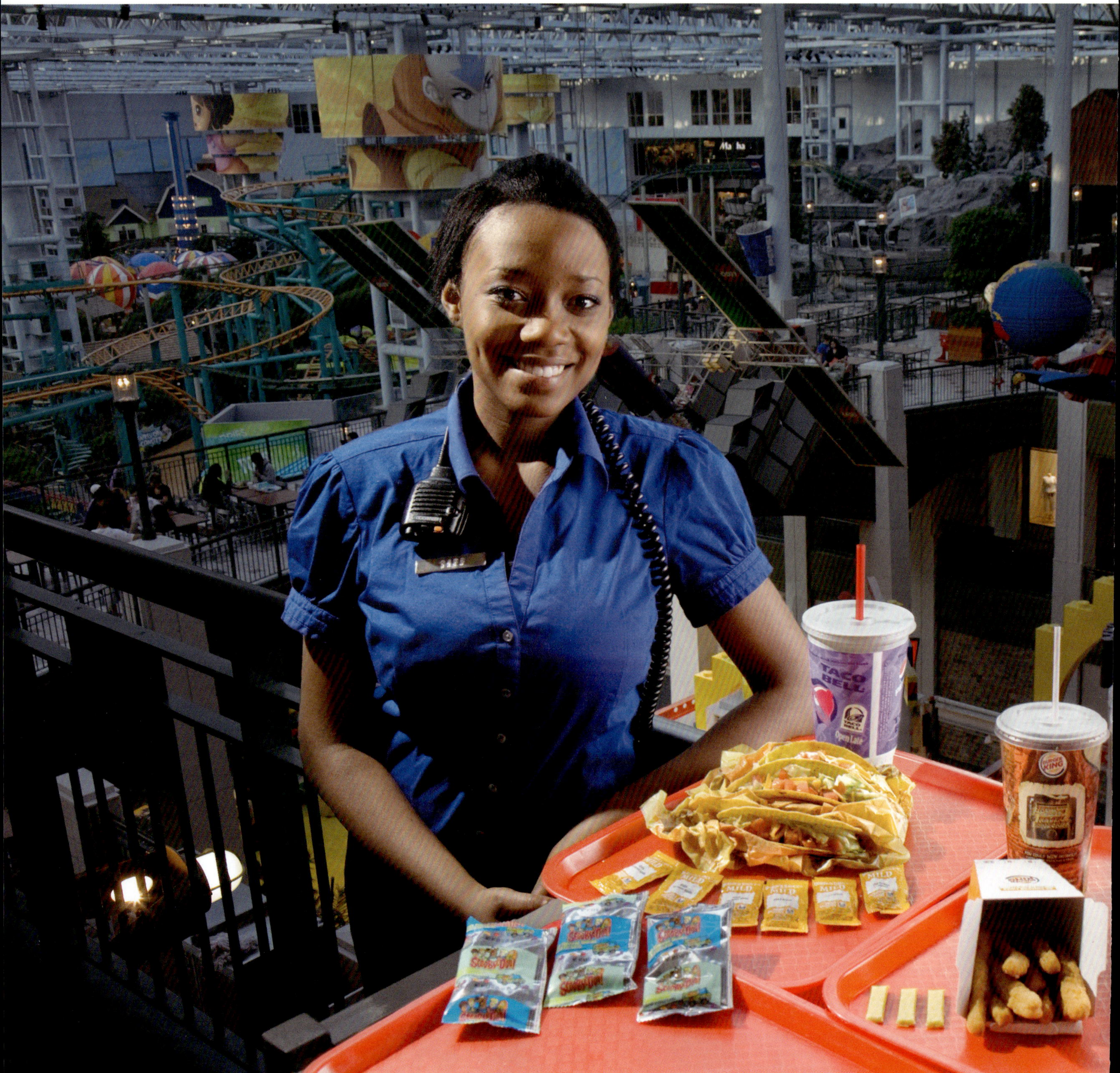

Tiffany Whitehead, künftige Kosmetikerin und Teilzeit-Aufseherin im Vergnügungspark der Mall of America, mit einer typischen Tagesration. Die Mall of America ist das größte von rund 50 000 Einkaufszentren der USA. Es bietet mehr als 500 Läden, 26 Fastfood-Filialen, 37 Lebensmittelläden und 19 Restaurants, in denen am Tisch serviert wird. In der Mall sind 11 000 Mitarbeiter beschäftigt. Jährlich kommen mehr als 40 Millionen Besucher, und seit der Eröffnung 1992 waren es über eine halbe Milliarde Menschen. Bei ihrer Arbeit ist Tiffany viel unterwegs, hauptsächlich im Vergnügungspark, um Fragen von Besuchern zu beantworten, Kindern bei der Suche nach ihren Eltern zu helfen und sich nach Hilferufen per Funk um Pannen beim Fahrgeschäft zu kümmern (rechts)

1900

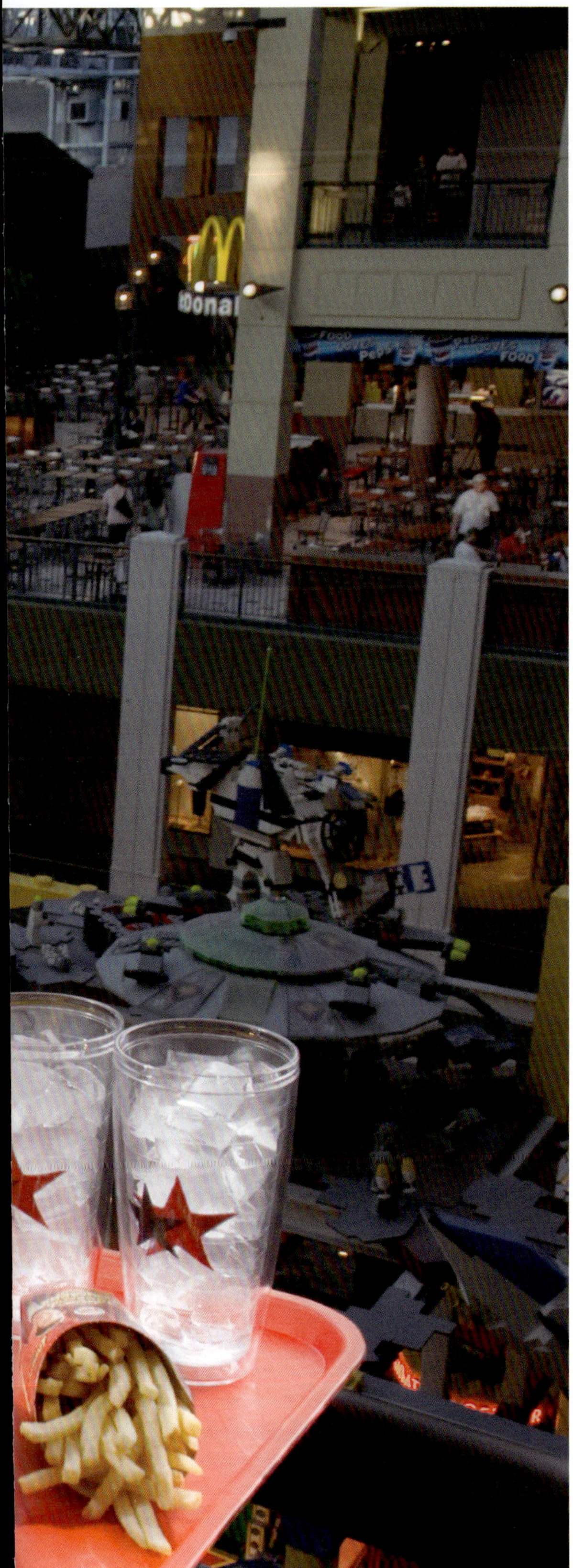

USA

Tiffany Whitehead
Mitarbeiterin der Mall of America

EINE TAGESRATION

IM JUNI

FRÜHMAHLZEIT Panierte, frittierte Streifen von Hühnerfleisch, 125 g · Pommes frites, 125 g · Softdrink, 0,5 l

NÄCHSTE MAHLZEIT Tacos mit Rinderhack (3), 290 g, mit Sauce, 42 g · Softdrink, 750 ml

SNACKS Snacks mit Fruchtgeschmack, 73 g · Fruchtgummis (3) · Eis zum Kauen, 590 g

KALORIEN 1900

Alter: 21 · Größe: 170 cm · Gewicht: 59 kg

BLOOMINGTON, MINNESOTA · Gelegentlich macht sich Tiffany Whitehead zu Hause ein Sandwich, bevor sie zur Schule in der Innenstadt hetzt oder zur Arbeit im Vergnügungspark Mall of America. Doch meistens isst sie bei McDonald's oder Kentucky Fried Chicken.

Die 21-jährige Schülerin einer Kosmetikschule und Aufseherin beim Fahrgeschäft im Vergnügungspark wohnt noch bei den Eltern, doch zu Hause ist sie nur selten. Rund um ihren Arbeitsplatz sind alle Fastfood-Ketten vertreten, da muss sie nicht weit gehen. Sie hat ihre Favoriten, und der Preis spielt auch eine Rolle. »Da gibt es auch Healthy Express«, sagt sie, »und ich bin dort gerne hingegangen, doch leider ist es richtig teuer. Für einen Salatwrap und ein Fruchtsmoothie habe ich jedes Mal acht Dollar gelöhnt!«

Als sie noch Vollzeit arbeitete, brachte sie manchmal Diätmenüs mit zur Arbeit, weil das billiger war, und gelegentlich tut sie das noch: »Meistens nehme ich Fettucine Alfredo. Ich liebe italienisches Essen.«

Sie meint aber, dass sich Essengehen durch die Zeitersparnis gegenüber dem zu Hause Zubereiten und Mitbringen lohne. Außerdem bringt von ihren Freunden niemand sein Essen mit, und gemeinsam essen gehen ist cool.

Fastfood bildet zwar die Grundlage ihrer Ernährung, doch sie und ihre Freunde gehen auch anspruchsvoller essen. »Bei Applebee's nehme ich die kleinen Appetizer und ein Getränk.« Und in der Nähe ihrer Schule im Zentrum von Minneapolis gibt es eine Filiale von Chipotle, »Da nehme ich die Burrito Bowl ... Huhn, Reis, Sauerrrahm, Tomaten, Käse und Kopfsalat.« Anfangs wusste sie nicht, dass sich Chipotle einen Ruf als gesündere Alternative zum Fastfood erworben hatte. »Mir schmeckt es einfach«, sagt sie.

Und erklärt, sie möge jede Art von Gemüse; doch in diesen Tagen isst sie kaum mehr Gemüse als die Streifen von Eisbergsalat und Tomate in den Tacos von Taco Bell. Tiffany liebt auch Obst, und sie muss lachen, als ihr bewusst wird, dass das Einzige, das in ihrer Tagesration an Obst auch nur erinnert, der Fruchtgeschmack in ihren Scooby Snacks ist. »Die habe ich richtig gern«, sagt sie.

Später will sie mehr auf gesunde Ernährung achten, doch jetzt arbeitet sie hart und geht mit ihren Freunden dort essen, wo sie alle es sich leisten können.

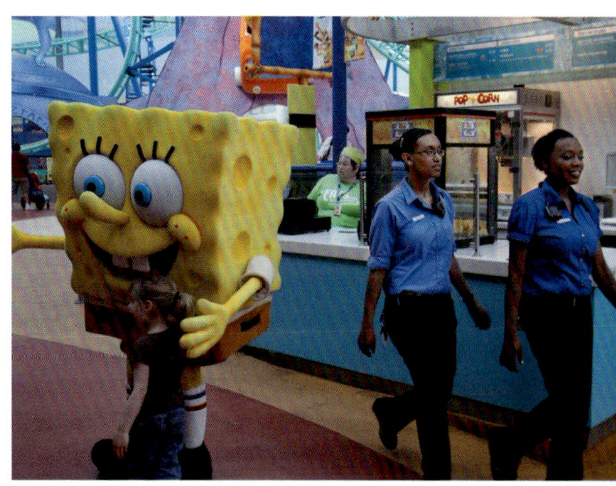

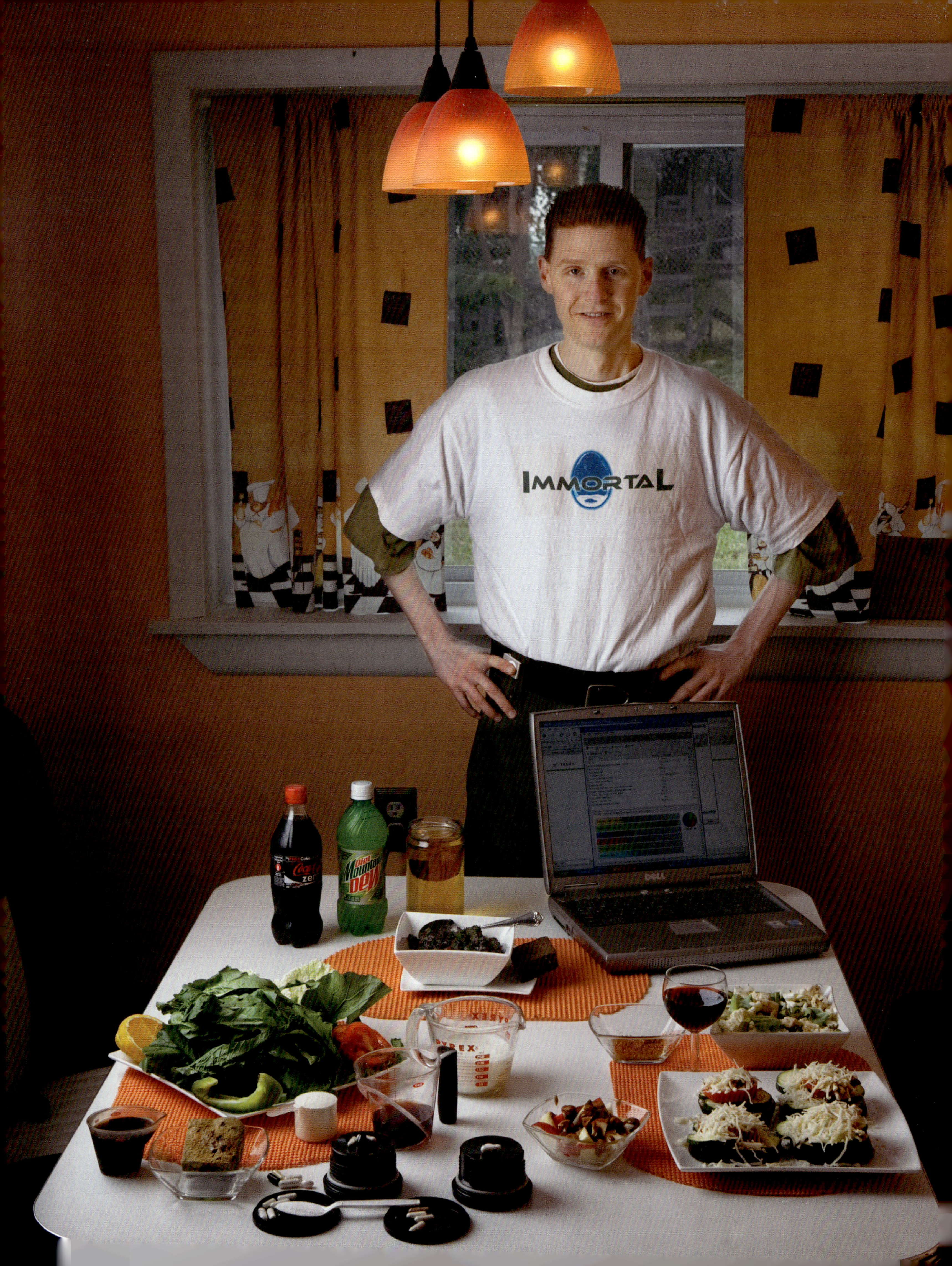
IMMORTAL
PYREX
DELL

1900

USA

Michael Rae
Der Kalorien-Sparer

EINE TAGESRATION

IM JULI

AM FRÜHEN MORGEN Granatapfelsaft, 80 ml

FRÜHSTÜCK Salat aus Rübenblättern, 105 g, Weißkohl, 100 g, Tomaten, 85 g, und grüner Paprika, 35 g, mit Dressing (nicht im Bild) aus Salsa, Balsamessig, Leinsamen- und Olivenöl, zusammen 75 ml · Orange, 90 g · Reiskleie-Muffin (mit über 25 Zutaten), 105 g · Magermilch, 215 ml, mit koffeinfreiem Instantkaffee, 80 ml, und Molkeneiweiß-Pulver, 1,5 EL

MITTAGESSEN Schwarze-Bohnen-Suppe, 360 g · Reiskleie-Brownie (mit mehr als 20 Zutaten), 87 g

ABENDESSEN Salat mit sojafreiem Hühnerfleisch-Ersatz, 85 g, Eiklar, 75 g, Spargel, 100 g, Blumenkohl, 100 g, mit Leinsamen- und Olivenöldressing, 2 TL · Pizza mit Auberginenboden: Aubergine, 110 g, Zucchini, 125 g, Tomaten, 115 g, Champignons, 8 g, Mozzarella, 55 g · Apfel, 70 g, und Haselnüsse, 15 g, mit fettfreiem Ricottakäse, 30 g, und Karamell-Dip, 1 EL · Rotwein (Spätburgunder), 90 ml

IM LAUFE DES TAGES Grüner Tee, 750 ml · grüner und Chai-Tee mit Süßstoff (nicht im Bild), 750 ml · Cola, kalorienfrei, 600 ml · Diät-Softdrink, 600 ml · Nahrungsergänzungsmittel: vegetarische Kraftnahrung aus Inositol, Pyridoxamin, Benfotiamin, Vitamin D, Vtamin B_{12}, Methylcobalamin, Vitamin K_2, Menatetrenon, Pollenextrakt (multimineral), Strontium, Zink, Carnosin; Chlorophyll, Lthium, Arginin (Aminosäure), Glycin (Aminosäure), Lysin (Aminosäure); Extrakt aus grünem Tee

KALORIEN 1900

Alter: 32 · Größe: 182 cm · Gewicht: 52 kg

WHITEMARSH, PENNSYLVANIA · In den 1930er Jahren fanden Forscher heraus, dass Ratten, die kalorienarm ernährt wurden, deutlich länger lebten als ihre Artgenossen mit üppigerer Kost. Seriöse Studien über die Wirkung kalorienbegrenzter Ernährung auf die Lebenserwartung des Menschen gibt es erst wenige. Michael Rae gehört zur kleinen Gruppe derer, die nach dieser Theorie leben und ihre Kalorienaufnahme um 25 bis 30 Prozent reduziert haben. »Dass ich sterben werde, ist eine Tatsache«, sagt er. »Aber ich will meinen Tod so lange wie möglich hinausschieben, und ich will nicht dahinsiechen.« Neben der Hoffnung auf ein deutlich längeres Leben bei besserer Gesundheit ist bewiesen, dass die Kalorienrestriktion (KR) zu einer Senkung überhöhten Blutdrucks und zu einem gestärkten Immunsystem führt.

KR kann von Fleischessern ebenso praktiziert werden wie von Vegetariern und Veganern. Man muss nur weniger Nährwerte zu sich nehmen und sich dennoch ausreichend ernähren. KR ist mehr ein Lebens- als ein Diätplan, und Michael Rae ist davon völlig eingenommen. Seit 1999 wiegt er jedes Bröckchen, das er zu sich nimmt, und die Zahlen gibt er in einen Computer ein, der die Kalorien ausrechnet und so eine optimale Ernährung ermöglicht. Der Vegetarier aus Kanada, dessen Gewicht bei einer Größe von 182 Zentimetern zwischen 52 und 53,5 Kilo pendelt, joggt zwei- bis dreimal die Woche für 15 Minuten und schluckt täglich über 40 Nahrungsergänzungsmittel. Davon versteht er eine Menge, da er selbst früher Rezepturen für solche Mittel entwickelt hat.

Seit er KR praktiziert, hat Rae sein Lieblingsessen Pizza nicht mehr angerührt. Fällt ihm das schwer? »Natürlich«, sagt er, »eigentlich bin ich bei dieser Sache unnötig fanatisch. Das gestehe ich.« »Halt!«, ruft seine Freundin April Smith und lacht. »Schreiben Sie das auf!« Und Rae sagt: »Tatsache ist, dass ich mehr relativ leere Kalorien zu mir nehmen könnte, ohne meine Kalorienstruktur zu gefährden. Aber ich tue es nicht.« Und gesteht, dass seine Ernährung sehr viel schmackhafter ist, seit April in sein Leben kam. »Sie kocht fabelhaft«, sagt er, während sie ihm Fadenpilze mit sucrolosegesüßtem Cranberrykompott auftut. »Schatz, hast du mich schon leingeölt?«, fragt sie. Und er gibt gleich einen Teelöffel Leinöl auf ihren Blattsalat mit Joghurtdressing. »Wir essen nie das Gleiche«, sagt April, »weil unser Kalorien- und Nahrungsbedarf unterschiedlich ist.«

Michael ist rigoros in seinem Anspruch, doch er hat zwei sündige Fantasien: »Immer wieder träume ich, dass ich mir eine Pizza kommen lasse und das ganze verdammte Ding hinunterschlinge.« Und die zweite? »Wenn die Unsterblichkeitspille erfunden ist, fahren wir zu KFC und schlagen uns den Bauch voll. Und ich weiß nicht einmal, ob ich KFC überhaupt noch mag.«.

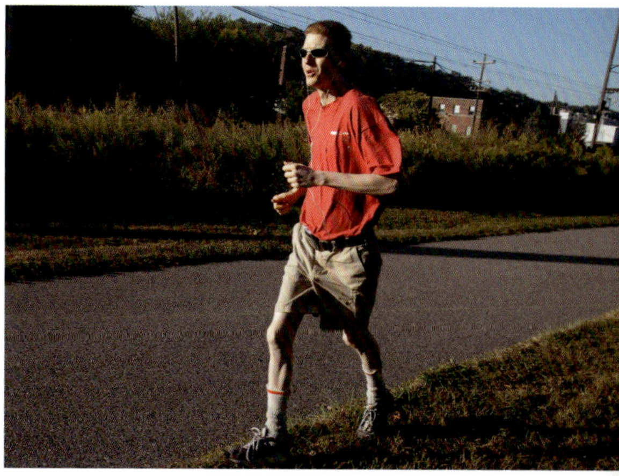

Michael Rae in seinem Haus am Stadtrand von Philadelphia mit einer typischen, exakt abgewogenen Tagesration an Lebensmitteln (links). Zum strengen Diät- und Lebensplan Raes gehört auch das regelmäßige Laufen

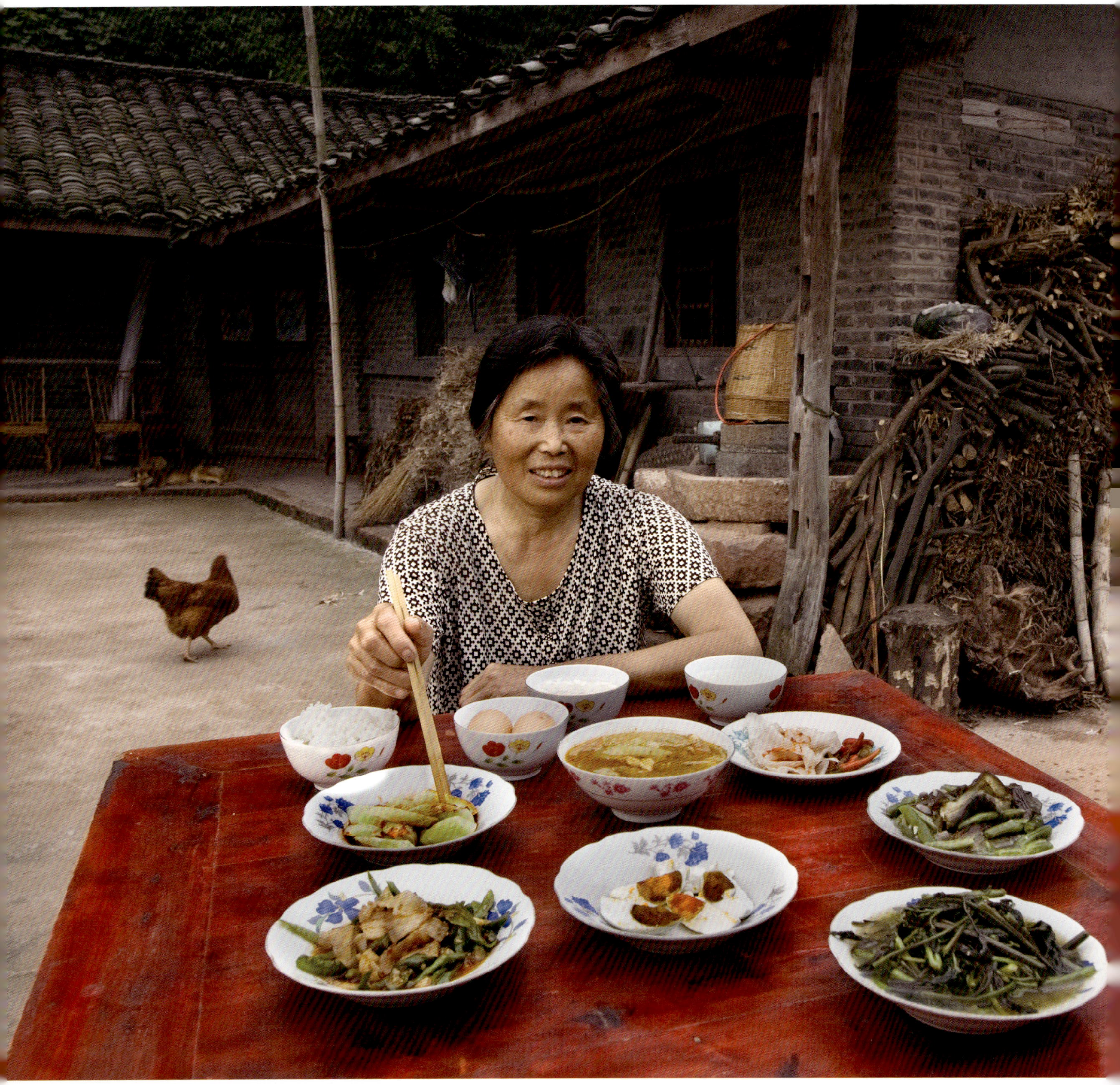

Die verwitwete Bäuerin Lan Guihua vor ihrem Haus mit einer typischen Tagesration. Das Anwesen liegt an einem mit Bambus bestandenen Hang unterhalb des Grabes ihres Mannes; vom Hof blickt man auf ihre Mandarinenhaine und Gemüsefelder. Hühner und Hunde laufen auf dem Lehmboden des Hofes frei herum, unter Dach sind Reisig und Brennholz fürs Küchenfeuer gestapelt. Guihua ernährt sich überwiegend von Reis und selbst gezogenem Gemüse, doch Hühnerfedern und die Schale, die kochendes Wasser als Rupfhilfe enthielt, zeugen vom Fleischgang zu Ehren der Besucher. In dieser Gegend versorgen sich die Bauernfamilien weitgehend selbst; in Jahrtausenden gesammelte, von Generation zu Generation übermittelte Kenntnisse der Landwirtschaft kommen ihnen dabei zugute

1900

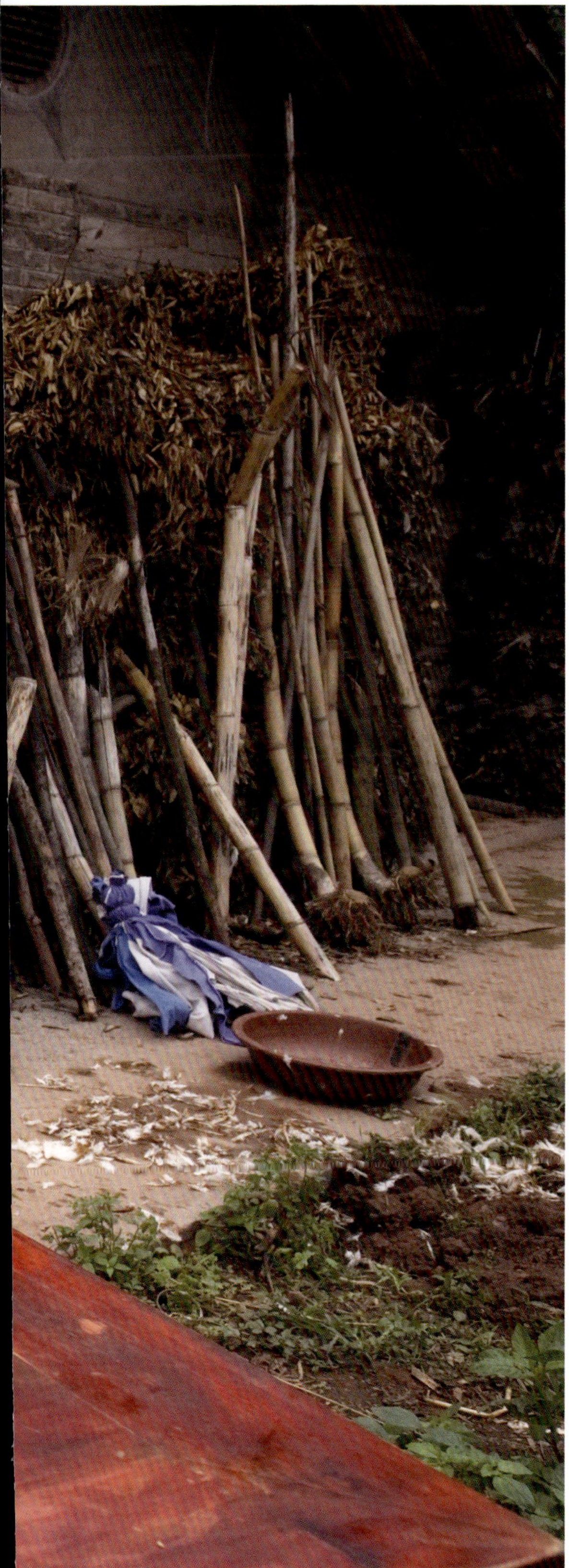

CHINA

Lan Guihua
Die Bäuerin in Szechuan

EINE TAGESRATION

IM JUNI

FRÜHSTÜCK Hartgekochte Eier (2), 140 g · Xifan (Reisbrei), 190 g

MITTAG- UND ABENDESSEN Chinesisches Sauerkraut mit scharfen Chilischoten und Chiliöl, 100 g · Auberginen und grüne Bohnen, gekocht, 270 g · Entenei mit Salz, 90 g · Süßkartoffelblätter aus dem Wok, 375 g · Flaschenkürbissuppe mit Ingwer und Chiliöl, 400 g · Gurke, 120 g, mit Chiliöl, 1,5 EL · Hui Guo Rou (zweimal gebratenes Schweinefleisch mit grünen Chilischoten in rotem Szechuanpfeffer-Öl,) 150 g · weißer Reis, 125 g · Reisbrühe (stärkehaltiges Wasser vom Reiskochen), 200 ml

IM LAUFE DES TAGES Quellwasser, heiß, 1 l

KALORIEN 1900

Alter: 68 · Größe: 160 cm · Gewicht: 55 kg

GANJIAGOU, PROVINZ SZECHUAN · Als wir erklären, dass wir über ihre typische Tagesration an Lebensmitteln berichten wollen, lacht die Bäuerin Lan Guihua aus vollem Hals und schlägt vor, wir sollten über jemand anderen schreiben. »Mein Haus ist ziemlich vergammelt«, sagt die 68-Jährige und will uns wohlhabendere Nachbarn vorstellen. Doch am Ende willigt sie ein.

Guihua und ihre Nachbarn bauen auf ausgedehnten Flächen in diesem grünen Tal mit gemäßigtem Klima im mittleren Süden Chinas Mandarinen und Gemüse an. Die 43 Familien des Dorfes bildeten bis Ende der 1980er Jahre die Produktionsgruppe 7. Dann kamen Privatisierung und Marktwirtschaft. Nun ziehen Guihua und die anderen Dorfbewohner auf eigene Rechnung Gemüse, Erdnüsse und Sojabohnen, und, seit mehr als zehn Jahren, die lukrativen Orangen.

Wir hätten Glück, sie zu Hause anzutreffen, sagt Guihua. Denn wenn sie nicht pflanzt, Unkraut jätet oder Sojabohnen für die Herstellung von Tofu mahlt, spielt sie mit ihren Freunden im nahen Marktflecken Dongpo Karten.

Guihua hält Enten und Hühner wegen der Eier, doch die Schweine hat sie vor zehn Jahren nach dem Tod ihres Mannes abgegeben. Jetzt kauft sie Fleisch oder bekommt es von ihren Nachbarn, wenn die schlachten. Sie isst es nicht frisch, sondern räuchert es. »Ich lege es in Salz ein und hänge es dann in den Rauch, bis ich mir was davon hole, wenn ich welches kochen will.«

Nachbarn kommen und bringen frische Süßkartoffelblätter, Auberginen, Kürbisse und anderes Gemüse für ein spontanes Festmahl. Trotz unserer Proteste köpft Guihua ein Huhn für die Mittagsrunde, die immer größer wird, da sie jeden Passanten mit lauten Rufen einlädt.

Das Huhn wird zerhackt, gesalzen und in einem der beiden großen holzbefeuerten Woks in der rustikalen Küche gedämpft. Fast verdeckt von den Pfannen, sitzt ihre älteste Freundin Hu Runzhi auf dem Lehmboden und füttert das Feuer mit Reisig, während die anderen kochen.

Sie braten die Süßkartoffelblätter in Rapsöl, machen Eierflockensuppe, garen den Kürbis mit Ingwer und braten Auberginen und grüne Bohnen in Schweineschmalz. Und alles wird großzügig mit Glutamat aufgepeppt. Es gibt Hui Guo Rou, zweimal gebratenes Schweinefleisch: Dicke Scheiben fettes Schwein werden gesalzen und mit Ingwer gebraten, dann in dünne Scheiben geschnitten und mit Sojasauce, Chilipaste, Lauchzwiebeln und grünen Pfefferschoten ein weiteres Mal im Wok gebraten. Das üppige, rustikale Mal wird mit weißem Reis, frischen Gurkenscheiben und chinesischem Sauerkraut abgerundet – und mit reichlich scharfem, rotem Chiliöl gewürzt.

Nach dem Essen steigt Guihua durch das Bambusdickicht einen steilen Hang hinauf, um uns ihre Mandarinenbäume zu zeigen – und das Grab ihres Mannes zu besuchen, wie fast jeden Tag. »Hallo, da bin ich wieder«, begrüßt sie ihn.

Lan Guihua besucht ihre Nachbarn, die gerade Sojabohnen zur Herstellung von Sojamilch mahlen. Die über Nacht eingeweichten Bohnen werden in das Loch oben im Mühlstein gefüllt, der Saft aus den zerquetschten Früchten fließt in den unteren Stein und von dort in einen Eimer.
Auf ihrem Hof schlachtet Lan Guihua ein Huhn (unten), das später mit hartgekochten Enteneiern und allerlei frischem Gemüse im großen Raum neben der Küche als Festmahl Besuchern und Nachbarn serviert wird. Ihr Hund Dudu schaut interessiert zu, als Guihua das Blut des getöteten Federviehs in eine Schüssel fließen lässt, um daraus eine würzige Suppe mit Tofu zu machen. Bald darauf ist der Tisch gedeckt, die Eierflockensuppe als erster Gang aufgetragen (rechts). Hinten in der Küche schöpft eine Nachbarin für Spätankömmlinge Suppe in die Schalen

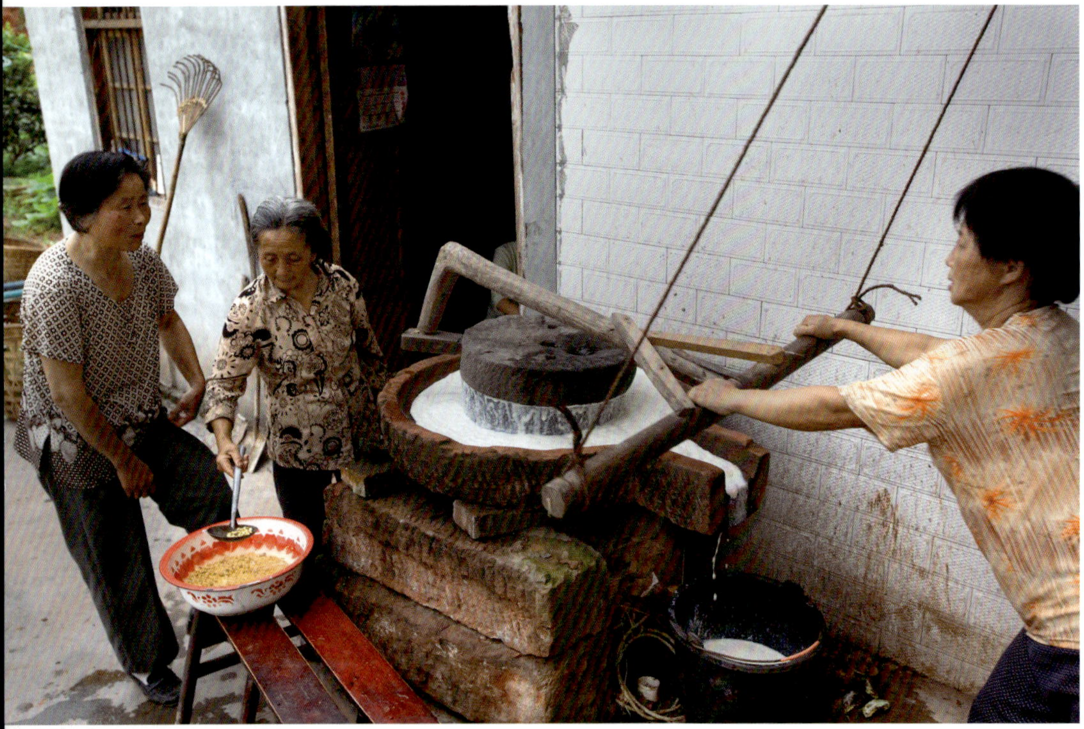

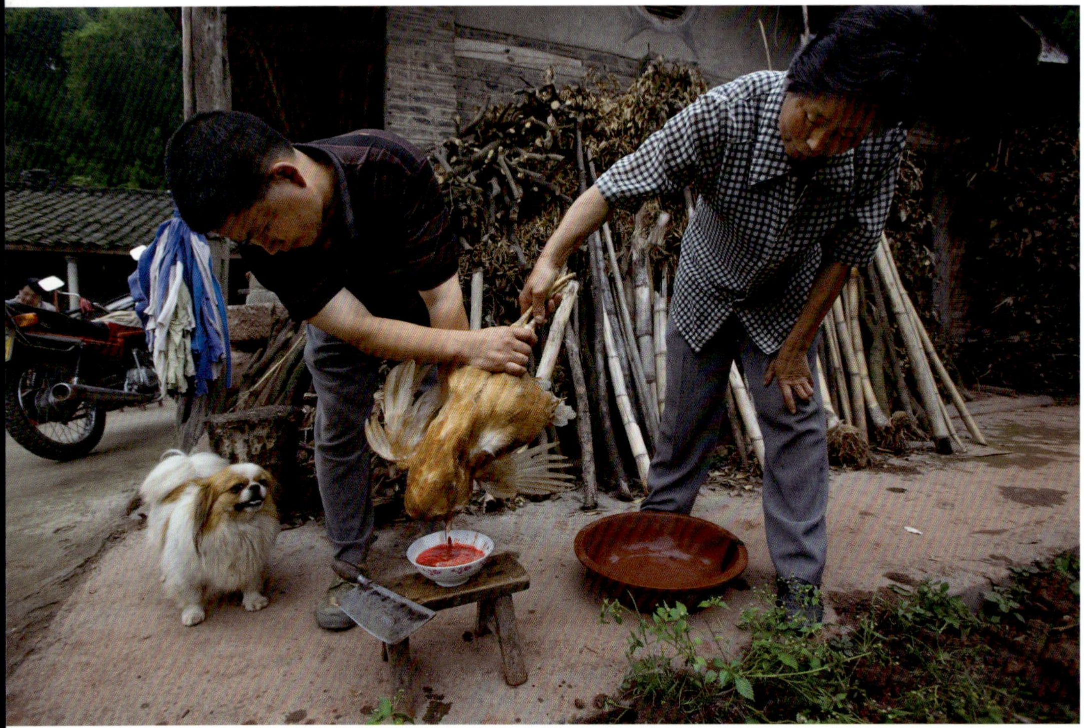

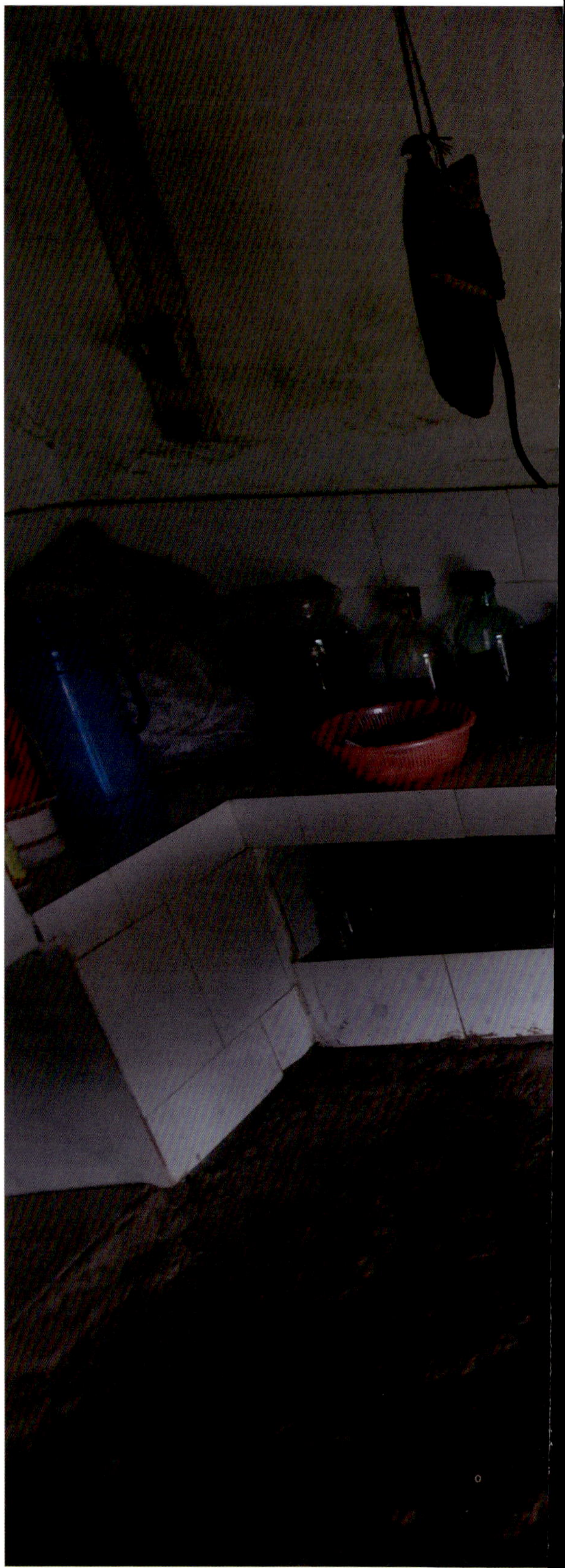

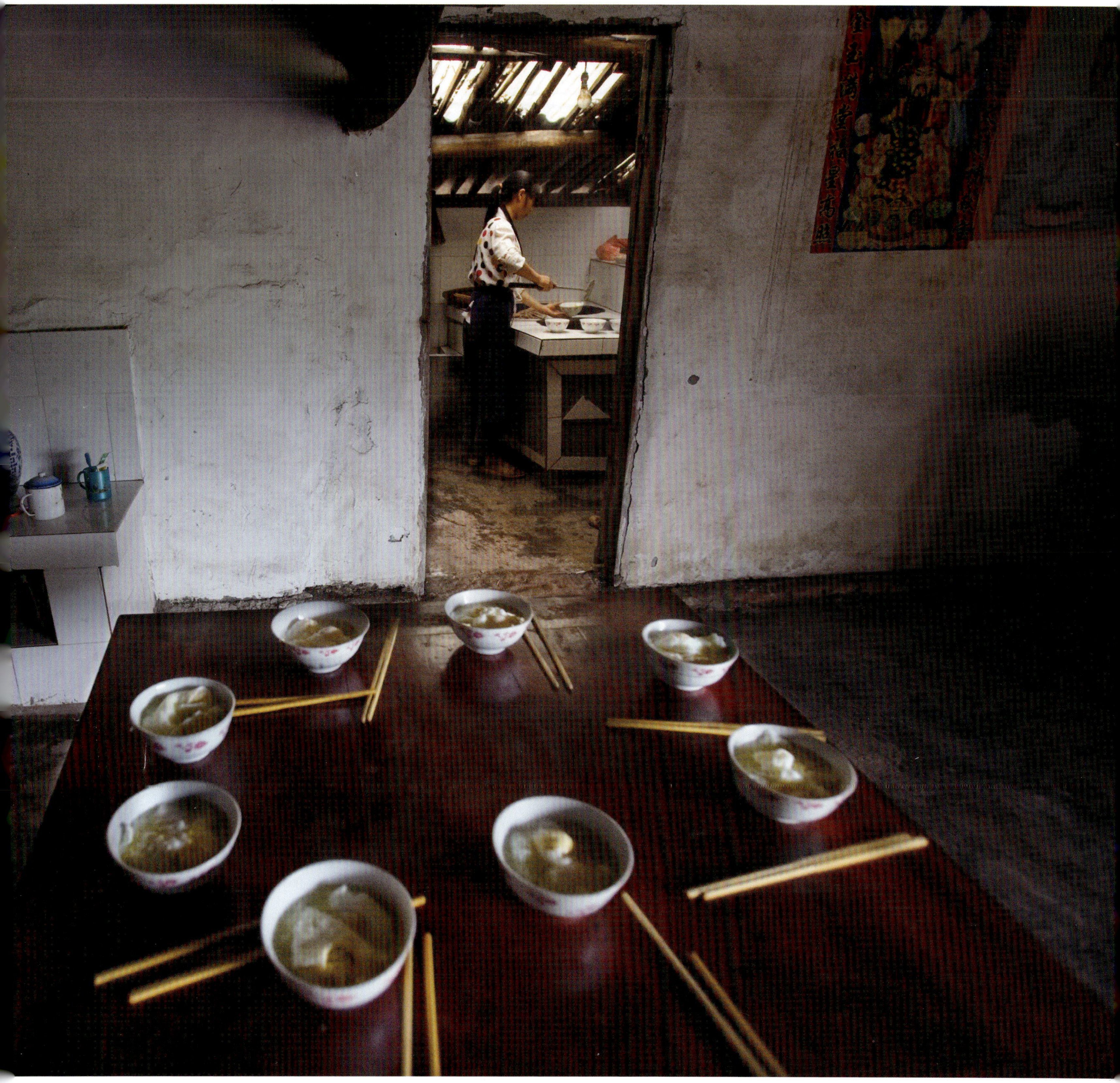

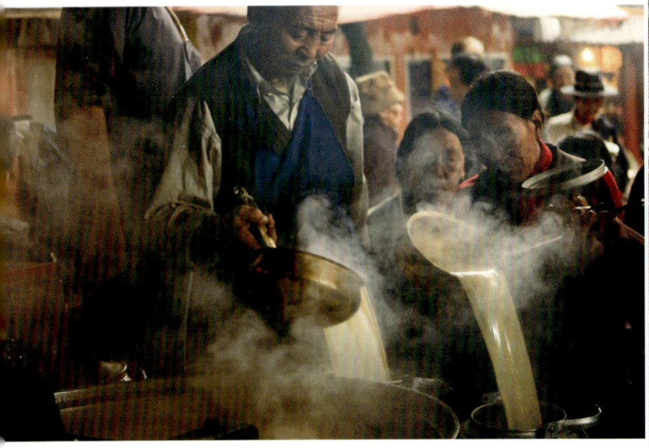

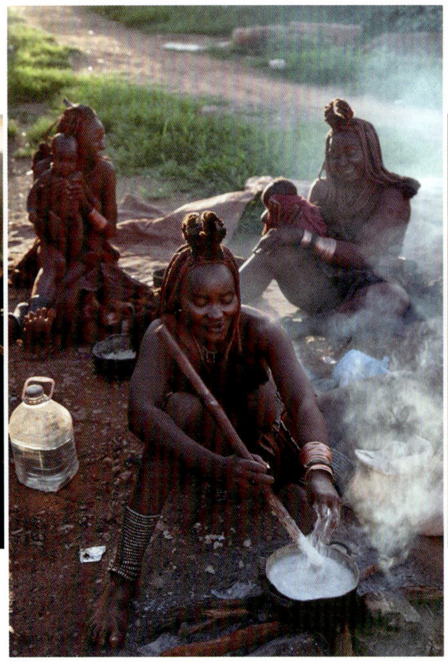

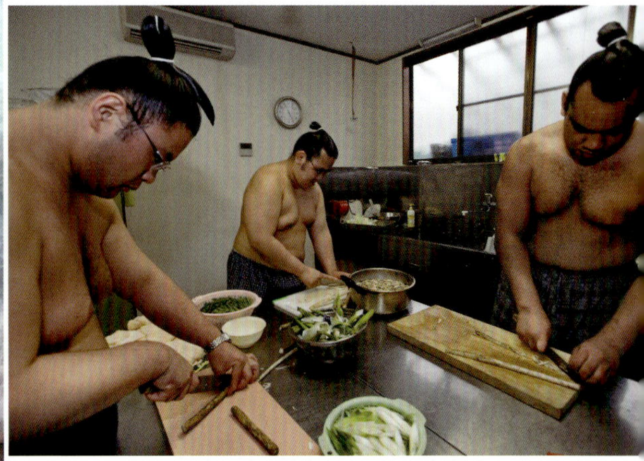

Warum wir kochen

Von Richard Wrangham

Schon Sir Edward Bennet Tylor, einer der ersten Kulturanthropologen, fragte, ob es Kulturen gab, in denen nur Rohes verzehrt wurde. Seine Antwort war eindeutig: »Die Kochkunst«, schrieb er 1870, »ist in der Menschheit so universell wie das Feuer selbst.« Keine Kultur existiere ohne das Garen von Lebensmitteln, auch nicht die der Inuit, denen das oft nachgesagt wurde. Zwar sei das Kochen für die Bewohner der Arktis wegen des Mangels an pflanzlichem Brennstoff schwierig, auch weil die Verbrennung von tierischem Fett nur eine relativ schwache Hitze erzeuge. Doch schon 1605 hatte der britische Forscher James Hall beobachtet, wie die Grönländer »ihr Essen über Tranlampen kochten, in Gefäßen mit Steinboden und Wänden aus Walflossen«.

Tagsüber schafften sie es nicht, schnell eine warme Mahlzeit zu zaubern, aßen bei der Jagd oft Fisch oder Rentierfleisch im rohen Zustand. Doch abends war es Hausfrauenpflicht, der Familie eine warme Mahlzeit zu bereiten. Die Bräuche in der Arktis waren die gleichen wie überall auf der Welt. Die Menschen machten sich die Mühe, warm zu kochen.

Warum wir kochen, ist eine faszinierende Frage. Claude Lévi-Strauss vertrat die These, die Gründe dafür seien rein mental. Der einzige Vorteil des Verzehrs gekochter Speisen bestehe darin, dass wir uns dadurch als Menschen fühlen und uns von allen anderen Arten absetzen. Andere argumentieren handfester, weisen darauf hin, dass Kochen schädliche Keime abtötet, Giftstoffe zerstört, die Nahrung zart macht und leckere Aromen produziert. Das alles ist richtig und wichtig, doch entscheidend ist eine bislang wenig beachtete Tatsache: Kochen gibt uns Energie.

Zum Beispiel dadurch, dass es energiereiche Nahrungsmittel leichter verdaulich macht. So ist das lebenswichtige Kohlehydrat Stärke im Rohzustand kaum verdaulich. Wenn wir aber eine Mehlschwitze bereiten, werden lange Ketten von Glukosemolekülen freigesetzt, geben der Sauce Fülle und Konsistenz, das Mehl wird bekömmlich. Ebenso löst Hitze die dichte Struktur von Proteinen, schließt die Ketten der Aminosäuren für die Enzyme unseres Verdauungstraktes auf.

Das Garen erleichtert unserem Körper die Verarbeitung der Nahrung. Gekochte Speisen sind leichter zu kauen, etwa weil Hitze das Kollagen des Bindegewebes im Fleisch in lösliche Gelatine verwandelt. Der Magen muss also weniger Muskelarbeit und weniger Verdauungssäfte einsetzen, um die Nährstoffe der aufgenommenen Speisen in eine für den Körper verwertbare Form zu verwandeln. Da wundert es nicht, dass in Mrs Beetons berühmtem, 1861 erschienenem englischen Standardwerk der Haushaltsführung (»Mrs Beeton's Book of Household Management«) »Es erleichtert das Kauen« als erster von sechs Gründen fürs Kochen genannt wird. Je weicher das Essen, umso mehr Kalorien können wir daraus gewinnen.

Die meisten Haustiere bevorzugen gekochte Nahrung, wenn man ihnen die Wahl gibt. Und so neigen Katzen und Hunde zu Übergewicht, wenn wir ihnen gekochte, verarbeitete Nahrung vorsetzen. Masttiere werden mit gekochtem Brei gefüttert, um den Nutzungsgrad der Futtermittel zu erhöhen. Und umgekehrt ist die Ernährung mit Rohkost eine der besten Methoden abzunehmen. Die meisten Rohköstler sind hager, obschon sie gezüchtete Früchte und andere

Richard Wrangham ist Professor für biologische Anthropologie an der Harvard University und Autor des Buches: »Feuer fangen: Wie uns das Kochen zum Menschen machte«.

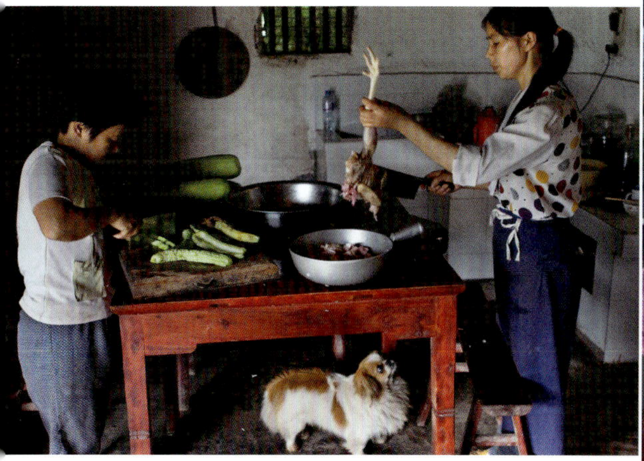
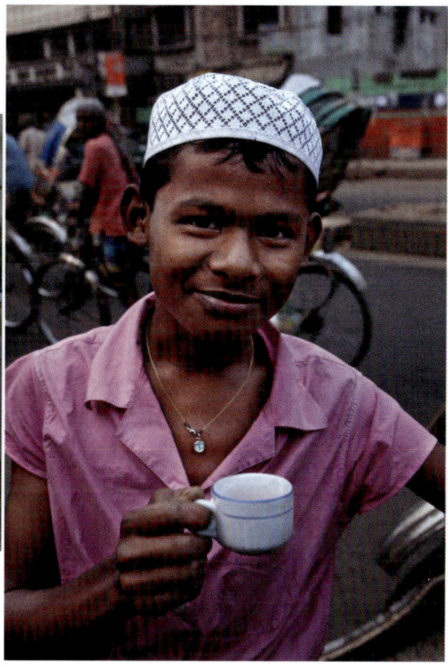
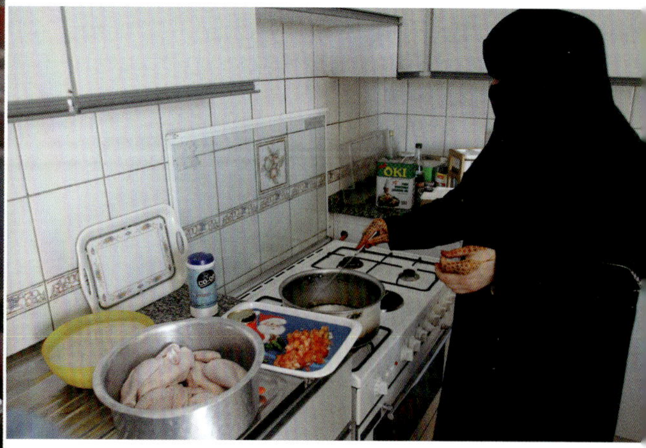

Von links nach rechts: Pilger schenken in einem buddhistischen Kloster in Lhasa, Tibet, Buttertee ein. Eine Himba-Frau rührt Maisbrei in Opuwo, Namibia. Sumoringer hacken Gemüse in Nagoya, Japan. Dorfbewohner bereiten ein Mittagessen in der Provinz Szechuan, China. Ein Rikscha-Fahrer bei der Teepause in Dhaka, Bangladesch. Eine Hausfrau beim Kochen in ihrem Küchenhaus in Dubai in den Vereinigten Arabischen Emiraten

Nahrungsmittel verzehren, die einen wesentlich höheren Nährwert haben als die wilden Urformen der Pflanzen.

Unser Körper ist schlicht und einfach für die Ernährung mit Rohkost nicht geeignet, und wir müssen fragen: Warum sind allein wir Menschen physiologisch darauf angewiesen, Gekochtes in unseren Speiseplan aufzunehmen? Der unmittelbare Grund ist klar: Im Vergleich zu unseren nächsten Verwandten, den Menschenaffen, ist unser Darmtrakt zu kurz – zu kurz, um die zähen Pflanzenfasern zu verdauen, von denen sich Schimpansen und Gorillas vornehmlich ernähren. Versuche haben gezeigt, dass auch Affen gegarte Kost vorziehen, sodass der Schluss nahe liegt, unsere äffischen Vorfahren hätten warm gegessen, sobald sie den Umgang mit Feuer erlernt hatten.

Doch das Datum dieser Errungenschaft lässt sich kaum bestimmen. Die Archäologie vermag keine Zeitenwende zu benennen, an der sich der Gebrauch des Feuers durchgesetzt hat. Fest steht jedoch, dass die Zahl der Fundstätten mit Spuren von Lagerfeuern mit zunehmendem Alter der Fundstätten abnimmt. Ab einem Alter von einer halben Million Jahren nimmt der Anteil der Fundstellen mit Ascheresten deutlich ab, andererseits fand man schon Spuren von Lagerfeuern, deren Alter mit über einer Million Jahren bestimmt wurde. Knochenfunde sind da aufschlussreicher: Schon vor zwei Millionen Jahren, als *Homo erectus*, die erste dem heutigen *Homo sapiens* ähnliche Spezies, die Bühne betrat, wurden Mund, Zähne und Verdauungstrakt der Hominiden kleiner.

Wir dürfen also annehmen, dass *Homo erectus* die erste Art war, die ihre Nahrung am Feuer garte. Es war ohne Zweifel eine rudimentäre Kochkunst. Doch schon das simple Rösten am Feuer verwandelte faserige Wurzeln, bittere Samenkörner und zähes Fleisch in Speisen von bis dato unbekannter Köstlichkeit. Und weil diese Mahlzeiten mehr Nährwerte und Energie lieferten, errangen die Köche einen Vorsprung auf der Bahn der Evolution, weil sie weiter und ausdauernder als je zuvor sammeln und jagen konnten. Gegarte Nahrung stärkte zudem ihr Immunsystem, verbesserte die Überlebenschancen des Nachwuchses und bescherte den Erwachsenen eine längere Lebenserwartung. Vor allem aber verbesserte sie die Fruchtbarkeit und steigerte die Geburtenrate. Und sie förderte das Wachstum des Gehirns.

Was immer auch unsere Vorfahren gekocht haben: Die Wirkung der Innovation war gewaltig und reichte weit über den Verdauungstrakt hinaus. Der Verzehr gegarter Nahrung verringerte die fürs Kauen nötige Zeit um mehrere Stunden täglich. Stunden, die anderweitig weit besser genutzt werden konnten. Unter Sammlern und Jägern wie den Inuit hatte dies zur Folge, dass die Frauen die gewonnene Zeit hauptsächlich für die Zubereitung von Mahlzeiten für die Familie nutzten. Die Männer machten den größeren Gewinn. Mit dem Wissen, dass es zu Hause eine warme Mahlzeit gab, konnten sie mehr Zeit mit Tätigkeiten wie der Jagd verbringen. Und wenn sie Hunger bekamen, gingen sie einfach nach Hause. Und noch mehr änderte sich. Weil gegarte Nahrung zarter ist als rohe, konnten die Kinder früher abgestillt werden. So entstand eine Schar von Kindern, die auf gegarte Speisen angewiesen war, die in der Regel von den Müttern zubereitet wurden. Summa summarum darf man die Erfindung des Kochens als den bedeutendsten Fortschritt in der menschlichen Ernährung bezeichnen, als den entscheidenden Schritt vom Vormenschen zum Menschen.

Als Ende des 19. Jahrhunderts heftig über die Zahl der menschlichen Spezies gestritten wurde, behauptete Tylor, dass alle heute lebenden Menschen derselben Spezies angehörten. Hätte er die Bedeutung seiner anderen wichtigen Beobachtung erkannt, nämlich, dass wir alle auf gegarte Nahrung angewiesen sind, hätte er vielleicht den Schluss gezogen, dass diese Einheit dem uralten Brauch des Kochens viel verdankt – sie ist eine kulturelle Errungenschaft, die unsere Physiologie geformt hat und noch heute unseren Körper und unser gesellschaftliches Leben bestimmt.

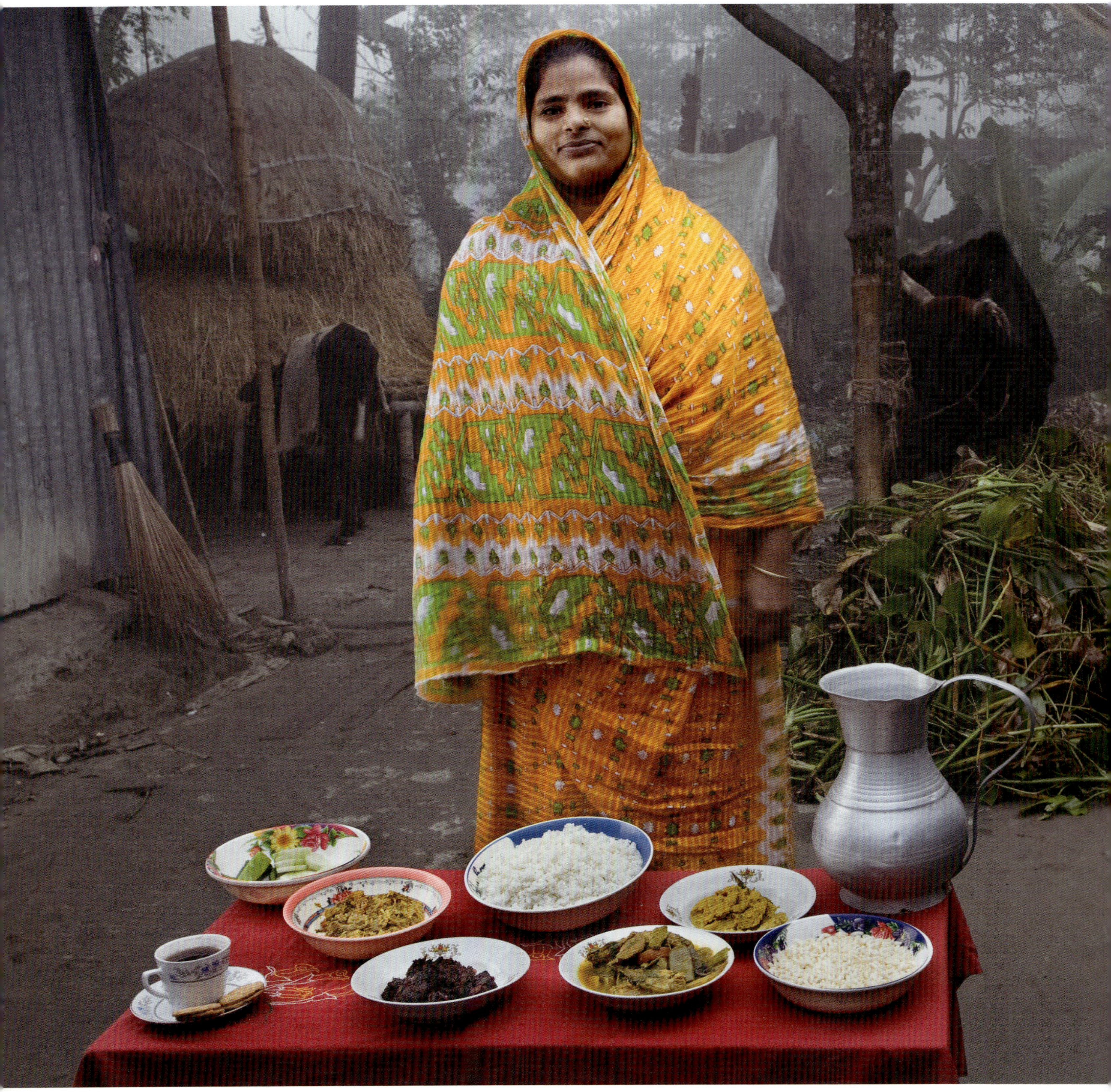

Shahnaz Begum, Mutter von vier Kindern, vor ihrem Haus – mit den durch einen Mikrokredit finanzierten Kühen und ihrer typischen Tagesration an Lebensmitteln (oben). Die Kühe bekommen ein Bündel Wasserhyazinthen, die ihr Sohn in einem Teich hinter dem Heuhaufen geerntet hat. Eine Mikrokredit-Nehmerin näht auf ihrer Maschine Netztaschen für Dhaka (rechts). Sie verkauft die Taschen für 1,2 Taka (etwa 13 Cent) das Stück. Um nach Abzug der Materialkosten einen Euro zu verdienen, muss eine Näherin rund 1400 Einkaufsnetze nähen. Ihr Gründungsdarlehen hat Shahnaz vom Mikrofinanzierer BRAC (Bangladesh Rural Advancement Committee) bekommen, der Zehntausende von Kleindarlehen, vor allem an Frauen, vergeben hat. Das BRAC ist inzwischen auch in anderen Entwicklungsländern tätig

2000

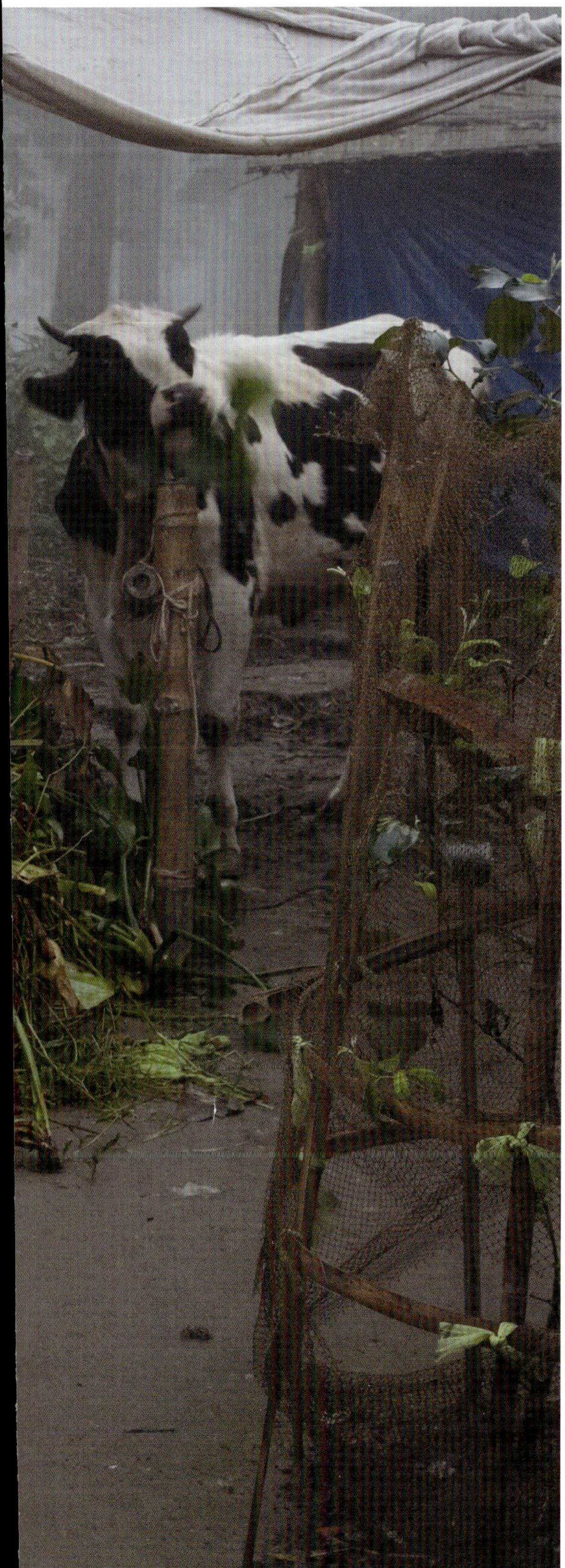

BANGLADESCH

Shahnaz Begum
Die Mikrokredit-Bäuerin

EINE TAGESRATION

IM DEZEMBER

FRÜHSTÜCK Süße Kekse, 16 g · Schwarztee, 105 ml, mit Zucker, 2 TL

MITTAGESSEN Amaranthblätter, im Wok mit kleinen Garnelen, Zwiebeln, Knoblauch, Ingwer und scharfen Chilis gebraten, 170 g · Blumenkohl, mit Zwiebeln, Knoblauch, grünen Chilischoten, zerstoßenem Chili und einer kleinen Menge Rindfleisch als Würze im Wok gebraten, 175 g · Salat aus Tomaten, Gurken und Chilis, 95 g, mit Zitronensaft, 1 EL · weißer Reis, 360 g

ABENDESSEN Khailsha (ein Süßwasserfisch) mit Zuckerschoten, Kartoffeln und Tomaten, serviert mit dem Fischfond, 390 g · Dal Bhorta (Linsenmus mit Korianderkraut und Öl), 165 g · weißer Reis, 360 g

KNABBEREIEN UND SONSTIGES Puffreis, 35 g · Brunnenwasser, 1 l

KALORIEN 2000

Alter: 38 · Größe 157 cm · Gewicht: 59 kg

Bangladesch liegt im größten Flussdelta der Welt, wo Padma (der untere Ganges), Jamuna (der untere Brahamputra) und Meghna ins Meer fließen. Hochwasser, Erdbeben, Dürre und Wirbelstürme suchen das Land regelmäßig heim. Wenn noch politischer Streit und Armut dazukommen, fällt einem schnell das Wort »hoffnungslos« ein. Doch die Programme von Mikrokreditgebern wie dem Bangladesh Rural Advancement Committee (BRAC) und der Grameen Bank sind Lichtblicke. Sie finanzieren Projekte, die vielen armen Menschen, vor allem Frauen, helfen, sich selbstständig zu machen und so den Lebensstandard ihrer Familien zu heben.

BARI MAJLISH · Früh am Morgen läuten das Scheppern von Kochtöpfen und das Muhen der beiden Milchkühe von Shahnaz Begum im kleinen Dorf Bari Majlish im bengalischen Flachland ungefähr 25 Kilometer östlich von Dhaka den Tag ein. Frauen balancieren auf den schmalen erhöhten Pfaden zwischen den Wellblechhütten, um Wasser aus den Dorfbrunnen zu holen, und ein angebundenes Kalb, das ungeduldig auf seine Muttermilch wartet, gibt jedem, der ihm zu nahe kommt, einen Kopfstoß.

Freundschaftliches Gemurmel erfüllt die Freiluftküchen, wenn Ehefrauen und Mütter die erste Mahlzeit des Tages bereiten und über kleinen Gasflammen gezuckerte Kondensmilch gleich in der Dose erhitzen, um süßen Tee zu kochen – ein Nationalgetränk. Gleich nach dem Frühstück machen sich diese Frauen an ihre Erwerbsarbeit an der Nähmaschine, in winzigen Nachbarschaftsläden und anderen Kleingewerben, die zum Teil vom kommunalen Mikrokreditgeber BRAC finanziert wurden.

Shahnaz' eigene Geschäftsidee ruft: Es ist Zeit zum Melken. Sie zieht sich den Saum ihres orangefarbenen Saris über Kopf und Schultern hoch und greift ein Bündel Wasser-

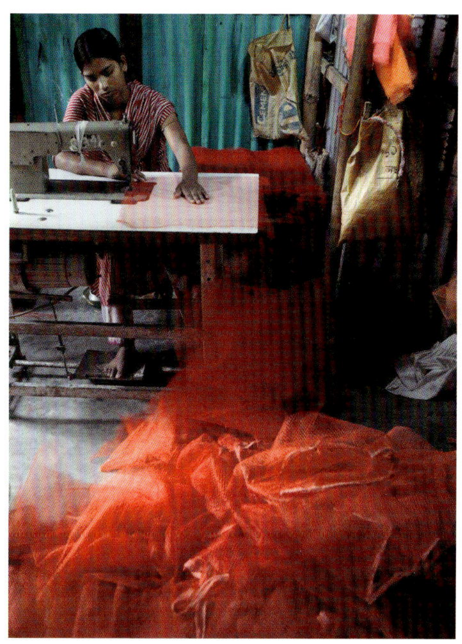

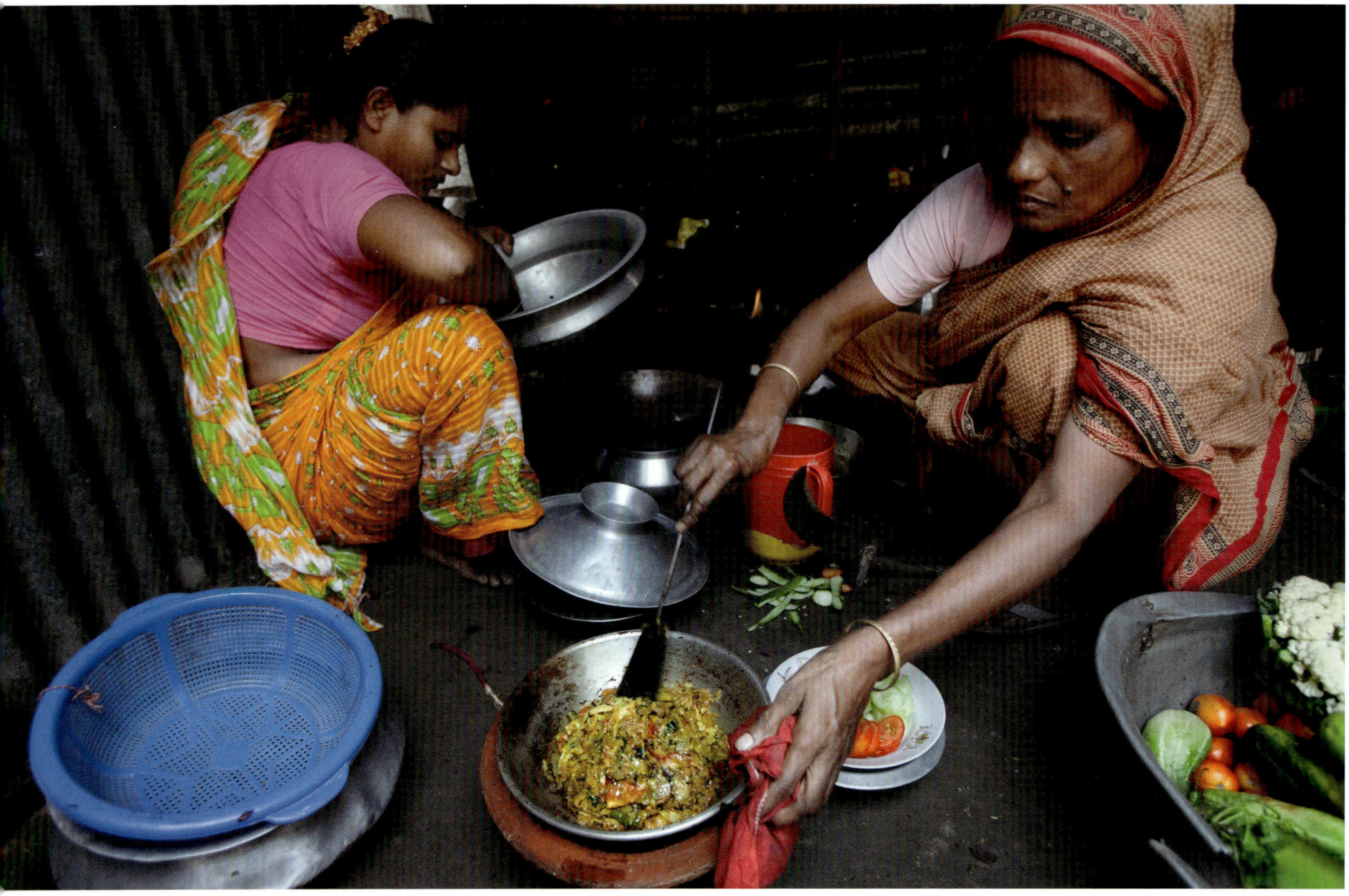

hyazinthen, die ihr Sohn gestern gepflückt hat, um damit die Kühe zu füttern, während sie gemolken werden. Sie und ihre Familie trinken die Milch nicht – ihr Mann Amzad wird sie auf dem Markt von Sonargaon verkaufen, wo er als Obstverkäufer arbeitet.

Im Rahmen des Mikrokredit-Programms von BRAC bilden Frauen in den Dörfern Vereine, um gemeinsam für einzelne Mitglieder zu bürgen. Werber für das Programm besuchen die Familien und veranstalten Workshops und Ausbildungsprogramme, um den Unternehmen der Frauen zum Erfolg zu verhelfen. Die Frauen erhalten jeweils zwischen 17 000 und 20 000 Taka (180 bis 213 €), die innerhalb eines Jahres zurückzuzahlen sind.

Selbst früh am Morgen zieht der Duft von Chilischoten durchs Dorf, die im heißen Öl in den Woks brutzeln. Die meisten Frauen servieren zum Frühstück Reste vom Abendessen: scharfe Gemüsecurrys mit ein wenig Fisch oder Rindfleisch. Auch Shahnaz tut das für die Familie, doch sie selbst zieht morgens gekaufte Kekse und süßen Tee vor.

Am Vormittag kommt dann die Heimindustrie von Bari Majlish in Schwung: In fast jedem Haus surrt eine Nähmaschine, umgeben von Ballen bunten Netzstoffes, aus dem Einkaufstaschen hergestellt werden. Shahnaz hat neben den Kühen ihre eigene Firma und beschäftigt drei Frauen, die noch keinen Kredit erhalten haben. Die Netztaschen gehen zu Tausenden nach Dhaka, wo die Nachfrage boomt, seitdem Plastiktüten immer wieder die Siele verstopfen – eine große Gefahr in der oft vom Hochwasser heimgesuchten Hauptstadt. Umweltschützer wenden dagegen ein, dass die Netztaschen langsamer verrotten, doch die Förderung ihrer Herstellung hat zu einem kleinen Wirtschaftswunder bei den Landfrauen geführt.

Gegen Mittag wechseln die Frauen von der Nähmaschine an den Herd, und da zeigt sich eine weitere Seite von Shahnaz' Unternehmergeist – es herrscht Gedränge in ihrer Küche. Mit ihrem Mann zusammen hat sie sechs Zimmer gebaut, die sie vermietet – inklusive Küchenbenutzung. Und wieder erfüllt der Duft von Chilischoten, Zwiebeln, Ingwer und Knoblauch die Luft, während die Frauen in Schichten vor dem zweiflammigen Gaskocher auf dem Boden hocken und ihre Mahlzeiten zubereiten. Den Reis haben sie im Voraus gekocht, im Raum jeder Familie steht er schon im großen zugedeckten Topf bereit. Sie schneiden Gemüse auf Messerklingen, an deren Rücken Beinchen angeschweißt wurden, damit sie mit der Schneide nach oben auf dem Boden stehen können. Eine Frau benutzt Sand zum Schuppen kleiner Fische, die sie dann auf der Klinge für ein Currygericht zerschneidet.

Shahnaz' Schwägerin röstet dünne Nudeln, um sie dann rasch in wenig Wasser zu kochen. Sie bereitet für ihre Familie auch Linsenpüree und ein Gemüsecurry mit Gelbwurz und Ingwer zu. Das Kochwasser von Nudeln und Reis wird an die Kühe verfüttert. Shahnaz brät im Wok Amaranthblätter, die sie zu Reis und einem Blumenkohlcurry mit Rindfleisch servieren wird. Dazu gibt es Salat aus frischen Tomaten und Gurken. Und nach dem Essen heißt es für alle in der Familie: Zurück an die Arbeit.

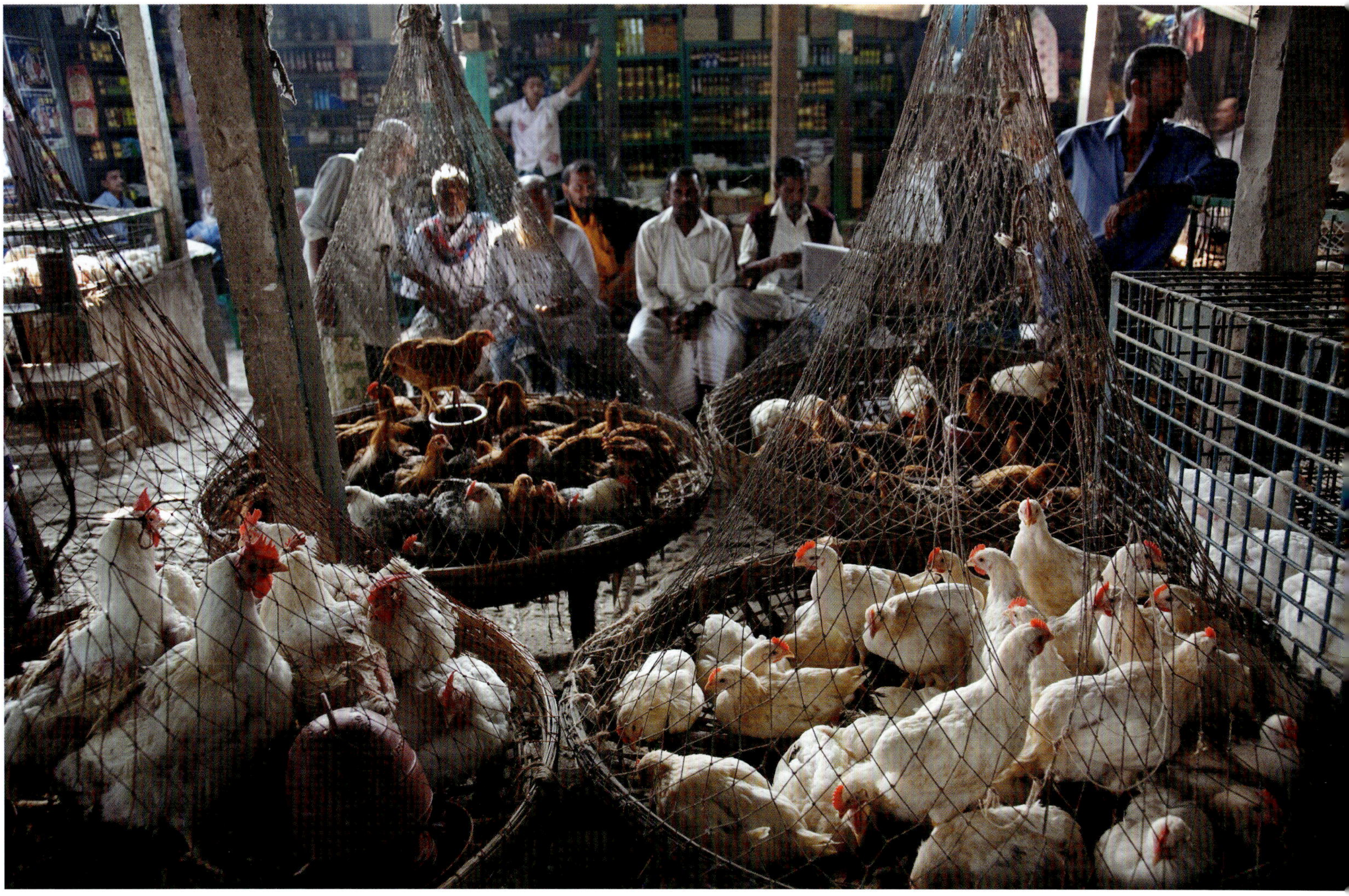

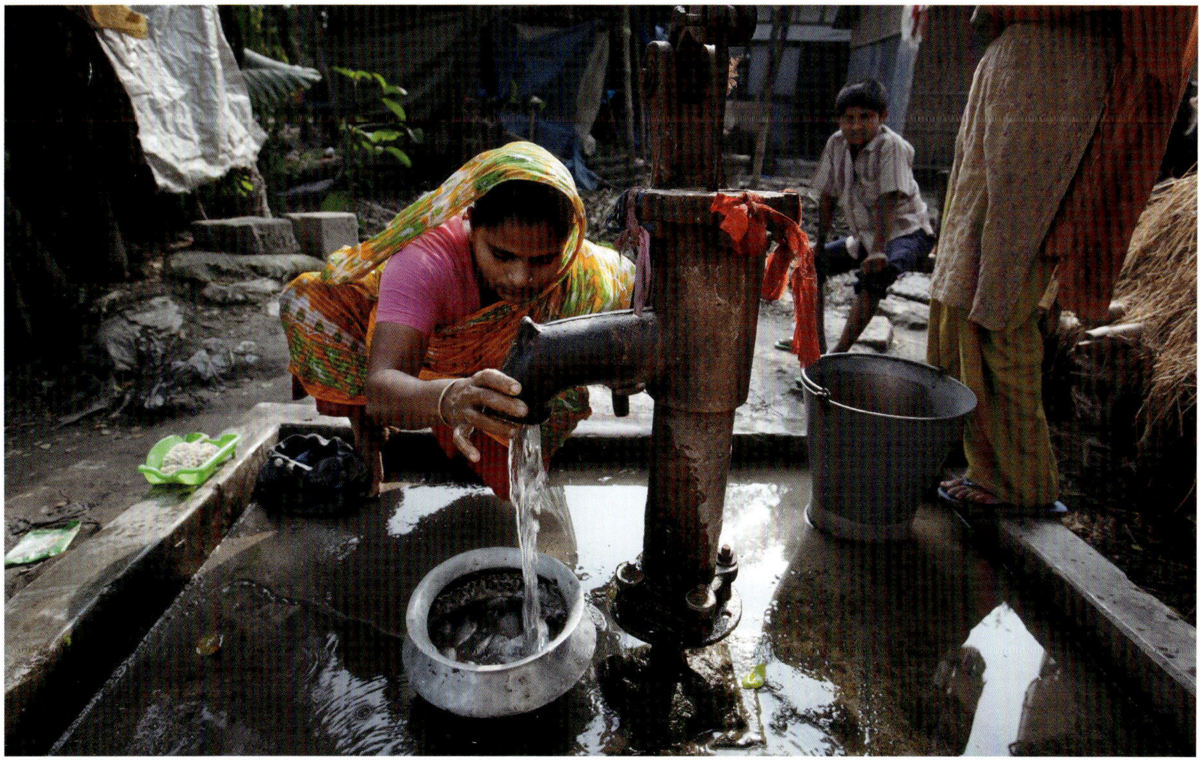

Shahnaz säubert am Dorfbrunnen winzige Fische für das Abendessen (unten rechts); dann kocht sie gemeinsam mit ihren Mieterinnen und den Nachbarinnen in einem kleinen Anbau ihres mit Blech verkleideten Hauses (oben links). Die Familie besitzt einen Fernsehapparat, aber keinen Kühlschrank. Von ihren Einkünften hat Shahnaz sechs Zimmer anbauen können, die für etwa je 6,20 Euro im Monat vermietet werden. Auf dem Markt Im nahen Sonargaon (oben rechts) warten lebende Hühner auf Käufer

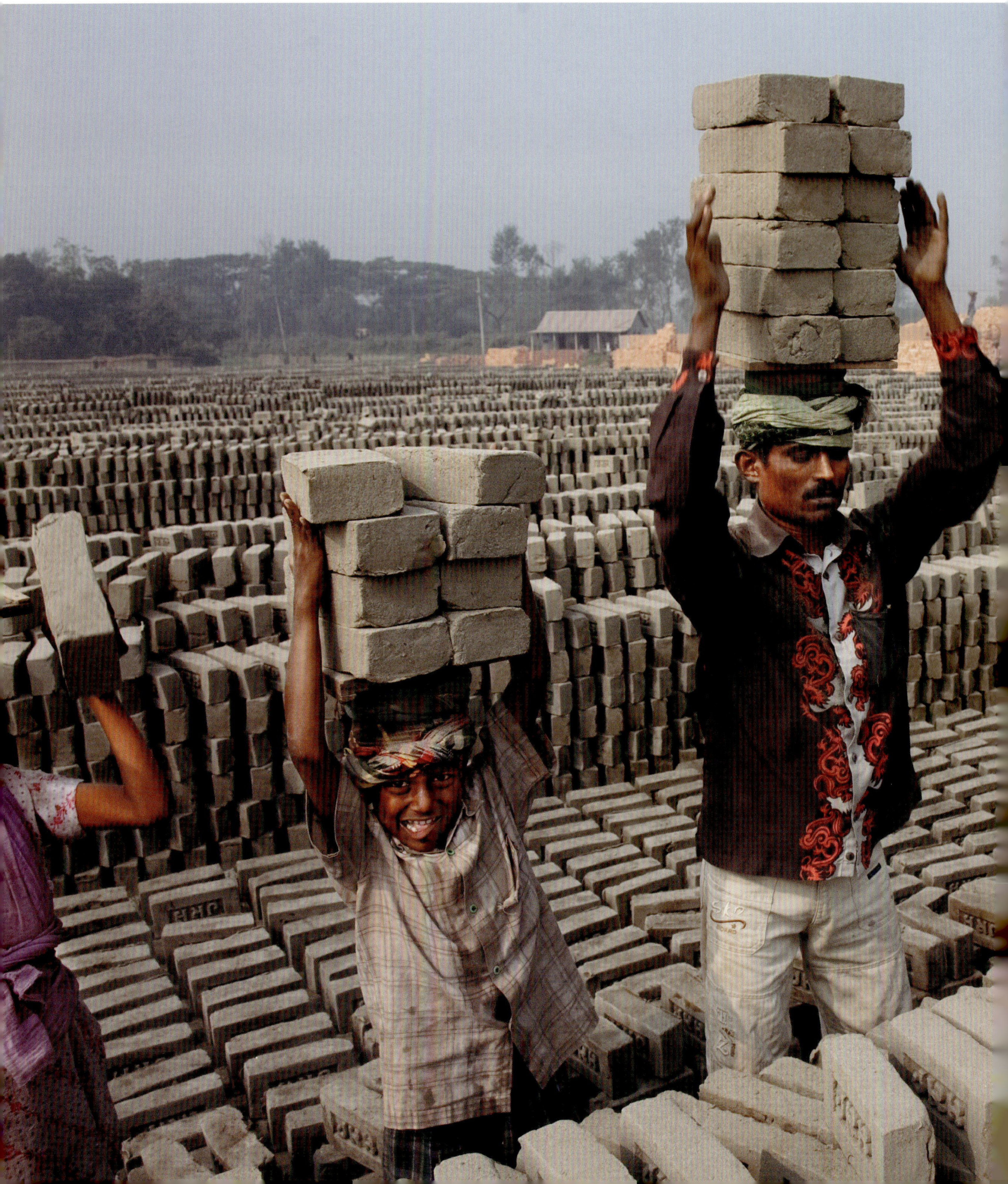

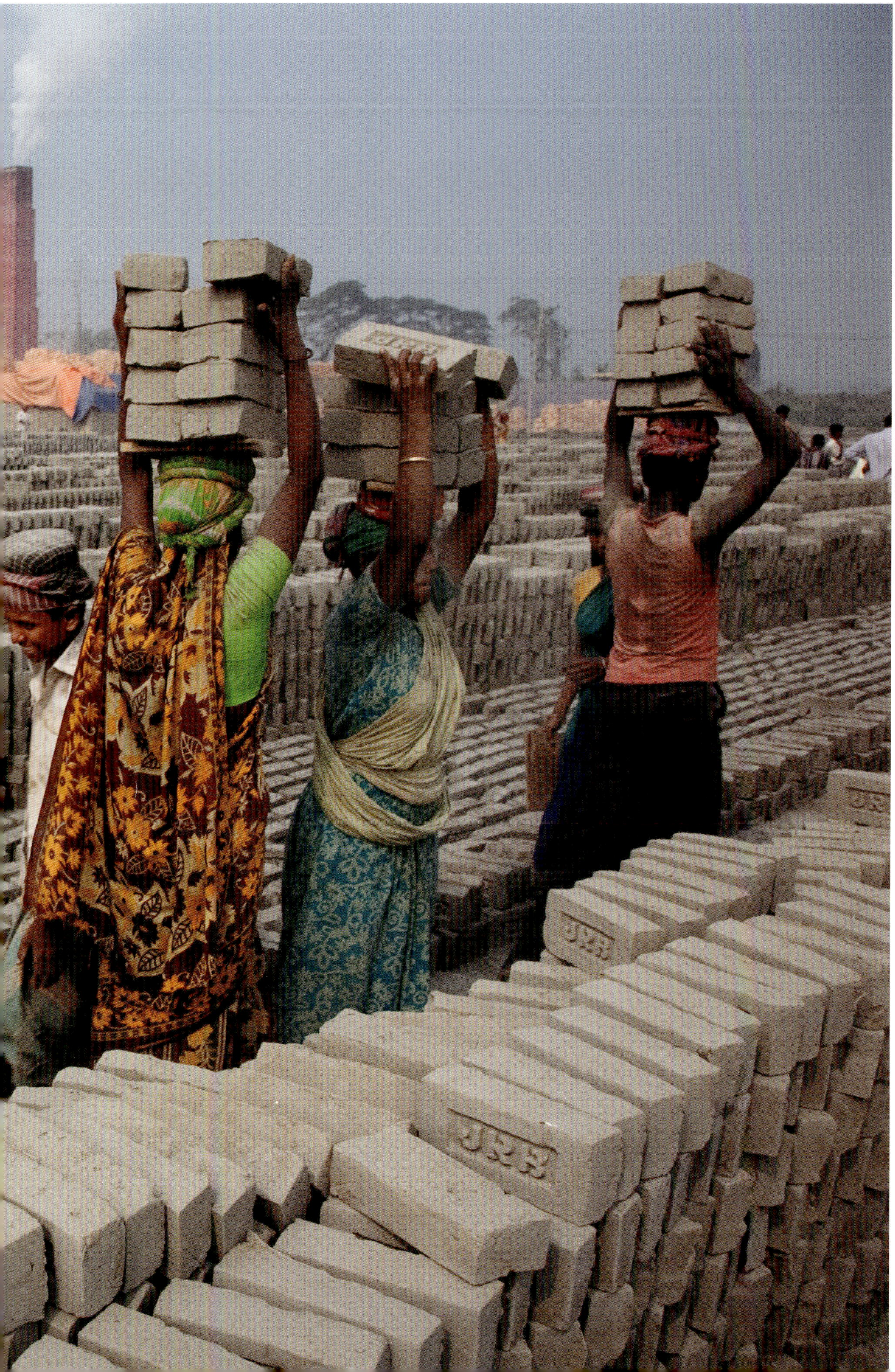

Der schwere Lehm am Flussufer in Sonargaon bei Dhaka eignet sich bestens für die Herstellung von Ziegeln. In der JRB-Ziegelei transportieren Arbeiter jeden Alters die in der Sonne getrockneten Rohlinge zu den mit Kohle befeuerten Öfen. Der Aufseher zählt mit und verteilt entsprechend der Zahl der an ihm vorbeigetragenen Ziegel Plastikmünzen an die Arbeiter – die am Ende ihrer Schicht mit einem Tageslohn vom umgerechnet 1,50 bis 3 Euro nach Hause gehen. Anders als in der Textilindustrie, wo die Vorschriften gegen Kinderarbeit strenger überwacht werden, findet in der Landwirtschaft und bei ländlichen Industriebetrieben praktisch keine Kontrolle statt. Einige Arbeiter verteidigen die Kinderarbeit, weil ihrer Meinung nach die armen Familien auf den Lohn der Kinder angewiesen seien, wenn alle irgendeine Art von Zukunft haben wollen

2000

USA

Din Memon
Der Taxifahrer

EINE TAGESRATION

IM SEPTEMBER

FRÜHSTÜCK Hartgekochtes Eiklar, 95 g · Toastbrot, 36 g · Kaffee, 110 ml, mit Milch mit 2 % Fett, 95 ml, und Süßstoff, 1 Tütchen

MITTAGESSEN Hühnercurry, 200 g · Chapati (Weizen-Fladenbrot), 210 g · Salat aus Kopfsalat, Gurken und Tomaten, 120 g, mit Dressing, 45 g · Moong dal (gespaltene Mungbohnen), zubereitet mit Zwiebeln, Knoblauch, Korianderkraut, Gelbwurz und gemahlenen roten Chilis, 185 g · Cola light, 360 ml

ABENDESSEN Gemüsecurry aus Kartoffeln, grünen Bohnen, Zwiebeln und scharfen Chilischoten, 170 g · Hühnerfleisch-Spieß, 90 g · weißer Reis, 155 g · Salat aus Gurke, Tomaten und Kopfsalat, 120 g, mit Dressing, 45 g · Kheer (Reispudding), 140 g, mit Süßstoff, 1 Tütchen · Leitungswasser, 0,5 l

SONSTIGES Cola light, 360 ml · Leitungswasser, 1,5 l · Glipizid-Tablette

KALORIEN 2000

Alter: 59 · Größe: 170 cm · Gewicht: 109 kg

CHICAGO, ILLINOIS · 1985 wanderte Din Memon aus Pakistan in die USA aus, aus denselben Gründen wie viele andere auch: »Ich wollte Chancen, Freiheit und Frieden«, sagt er, »und die habe ich hier gefunden.«

Dins Stück Chicago ist das quirlige südasiatische Teilstück der Devon Avenue, die das Viertel nördlich vom Rogers Park durchschneidet – seit Langem Siedlungsgebiet von Einwanderern aus aller Herren Länder. Heute ist es vor allem Heimat für Pakistaner, Inder und Bangladeschis. Auch für Din, der seit 20 Jahren in Chicago Taxi fährt und die Gegend kennt wie seine Westentasche.

Hier findet man Sarihäuser mit Stoffen in leuchtenden Edelsteinfarben, gibt es Läden mit muslimisch korrekter Kleidung, winzige Kebab- und Biryanibuden und Restaurants mit großen Sälen für Hochzeitsfeiern und Partys. »In der Innenstadt findet man ein paar indische und pakistanische Restaurants«, sagt Din, »hier sind sie an jeder Ecke, und sie sind sehr gut, kompromisslos bei der Würzung.« Es gibt auch Friseure, Elektronikläden und Metzger, deren Angebot »halal«, also nach den islamischen Vorschriften, geschlachtet ist. Und aus den Lautsprechern säuselt Indipop und Bhangra-Tanzmusik. »Hier gibt es alles, was das Herz begehrt«, sagt Din, als er uns auf einem Rundgang sein Quartier zeigt.

Der ehemalige pakistanische Passkontrolleur kam allein in die USA, heiratete dort eine Frau aus seiner alten Heimat, die bereits mit ihren Brüdern in Chicago lebte. »Ich kannte sie nicht, sie kannte mich nicht«, erklärt Din Memon ihre vermittelte Heirat.

Trotz seiner Kenntnisse der Restaurants im Viertel essen die Memons meistens zu Hause. Kocht Din? »Nein«, wehrt er lachend ab. »Ich bin ein schlechter Koch. Meine Frau kocht, ich fahre.« Nazra kocht südasiatisch, bereitet täglich Mungbohnenpüree mit Gelbwurz, zerstoßenen roten Chilischoten und Korianderkraut zu, kocht Gemüse- und Hühnercurrys und backt selbst die Chapati-Fladenbrote. Wenn Din um die Mittagszeit in der Nähe ihrer Wohnung ist, geht er zum Essen nach Hause. Isst er amerikanisches Fastfood? »Manchmal Kentucky Fried Chicken, Popeye's oder Subway, doch ich bevorzuge die würzige asiatische Küche.«

Als bei Din vor zwei Jahren Diabetes Typ 2 festgestellt wurde, verordneten die Ärzte Medikamente und empfahlen einen Ernährungsplan zur Gewichtsabnahme, den er – meistens – einhält. Nazra stellte auch ihre Heimatküche um. Jetzt gibt es morgens Eiklar und trockenen Toast und mittags wie abends kleinere Portionen, und die Desserts werden mit Süßstoff statt viel Zucker zubereitet.

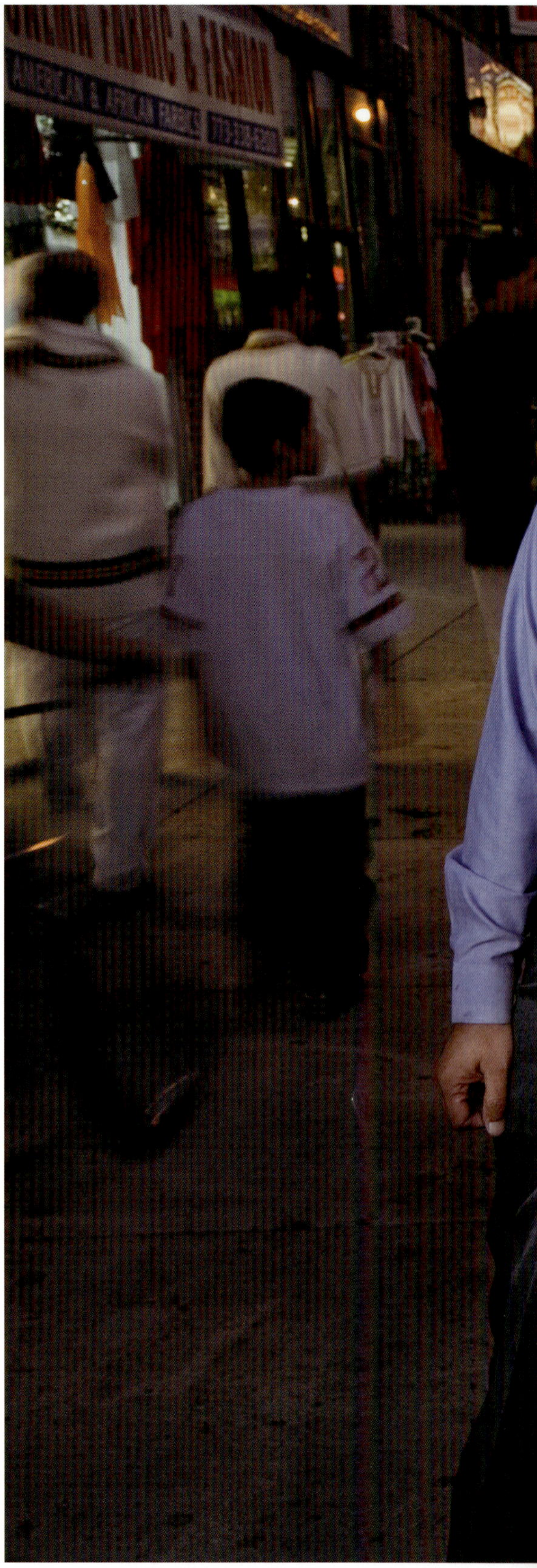

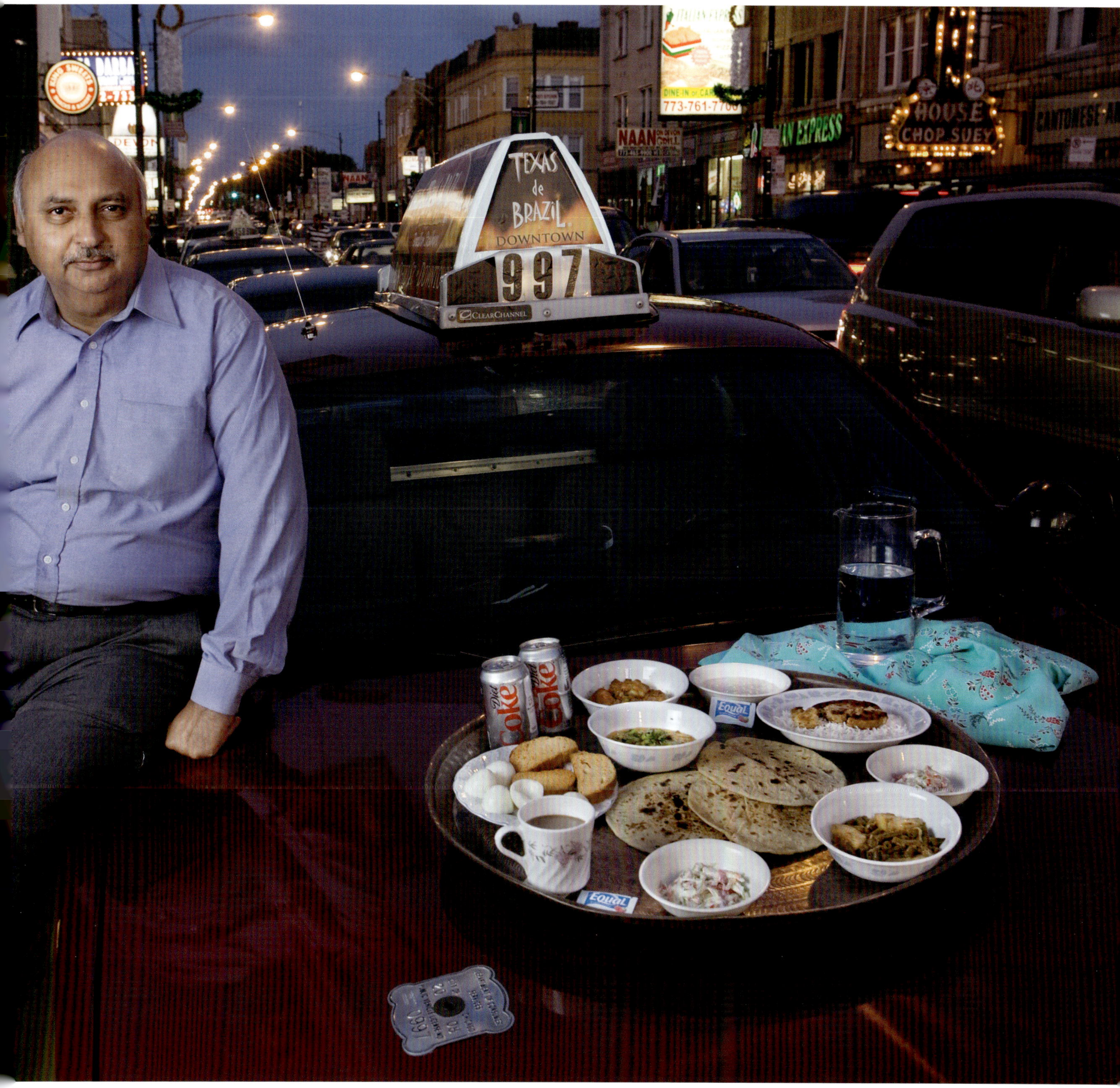

Din Memon, Taxifahrer in Chicago, auf der Devon Avenue mit einer Tagesration an Lebensmitteln auf der Motorhaube seines geleasten Wagens.
Din kam als junger Mann aus Pakistan in die USA und ist noch immer zufrieden mit dem, was er hier gefunden hat. Seit 25 Jahren lebt er in Chicago, und seit 20 Jahren fährt er Taxi, zehn Stunden am Tag, fünf bis sechs Tage die Woche. Er kennt die besten indischen und pakistanischen Restaurants in der ganzen Stadt, doch er isst lieber daheim bei seiner Frau. Seine Leibgerichte? »Kebabs, Huhn Tikka oder Biryani – gut gewürzte Sachen eben.« Für Tikka wird das Fleisch mariniert und trocken im Ofen gebraten, Biryani ist ein Reisgericht mit Fleisch, Fisch oder Gemüse und reichlich Safran oder Gelbwurz

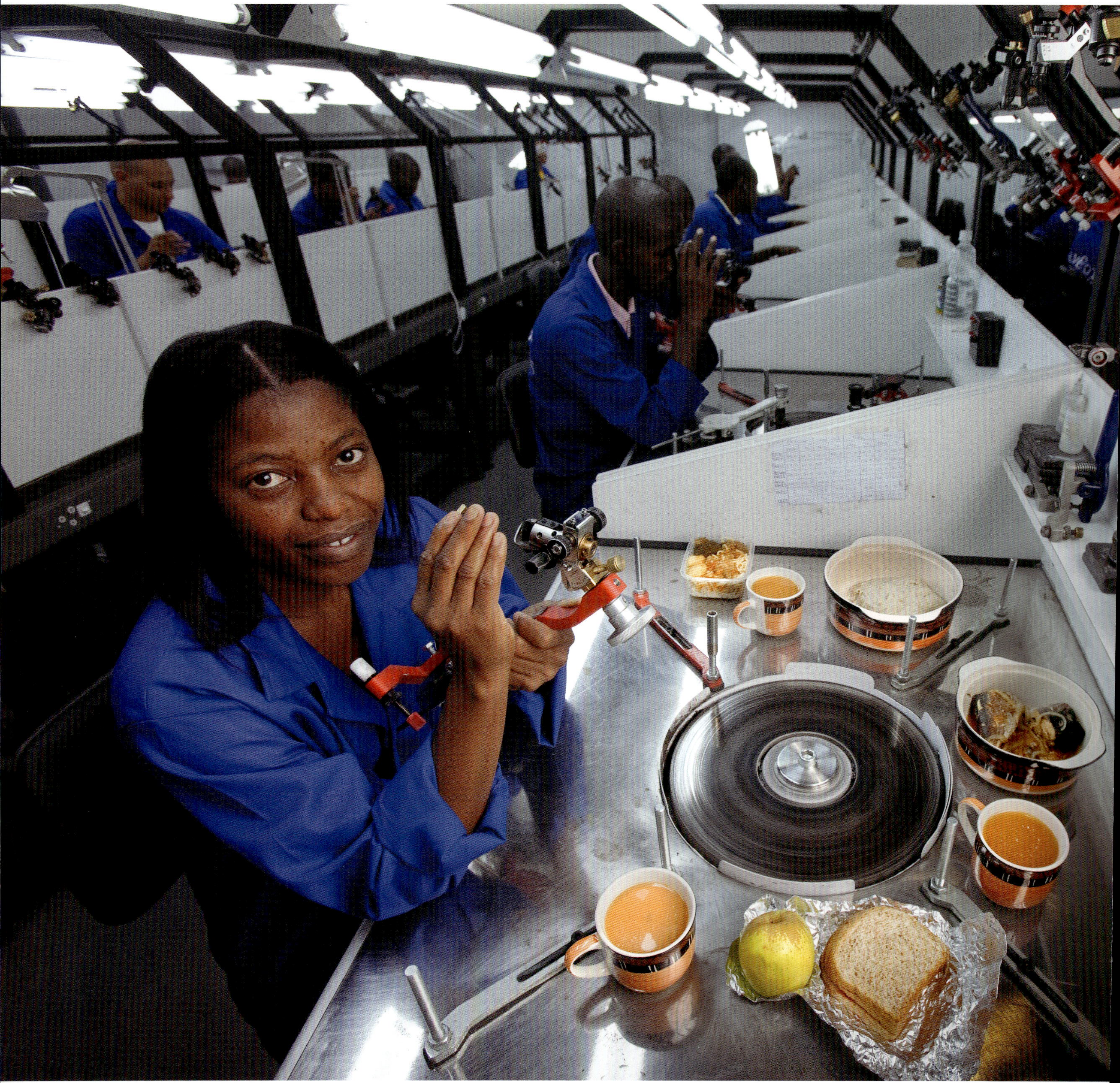

Mestilde Shigwedha, Brillantenschleiferin, mit ihrer typischen Tagesration. Die schlichte Ernährung aus den Zeiten ihrer Kindheit auf dem Dorf ist heute um internationale Kost bereichert, da sie sich dank ihrer qualifizierten Arbeit einen Lebensstil leisten kann, den sie vor ihrem Umzug in die Hauptstadt Windhoek nicht kannte. Die für die Qualität ihrer Juwelen berühmte Diamantenindustrie Namibias hat den Lebensstandard für Tausende Bürger angehoben. Da Diamanten das härteste in der Natur bekannte Material sind, können die Steine nur mithilfe anderer Diamanten geschliffen werden. Dazu wird Diamantenstaub auf die geölte Drehscheibe gestreut. Der Stein wird eingespannt und im exakten Winkel über die Scheibe geführt. Nach der Arbeit zieht sich Mestilde gern in ihr Schlafzimmer zurück (rechts)

2000

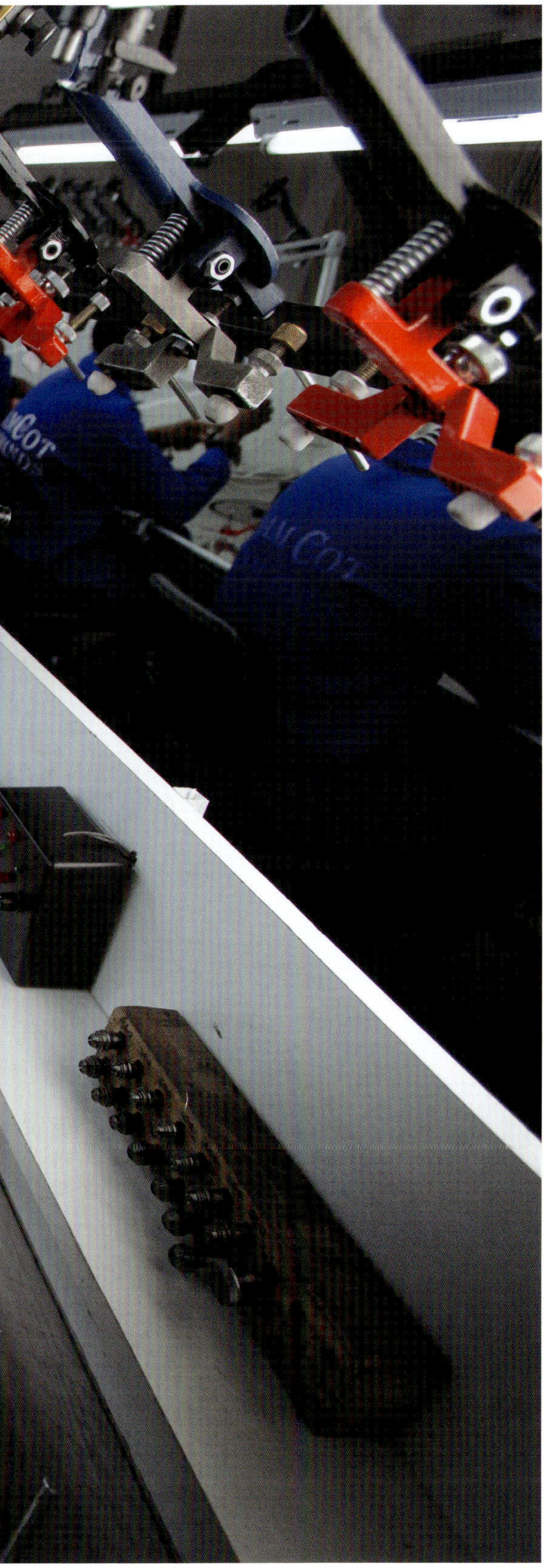

NAMIBIA

Mestilde Shigwedha
Die Diamantenschleiferin

EINE TAGESRATION

IM MÄRZ

FRÜHSTÜCK IN DER ARBEITSPAUSE Weizenbrot, 106 g · Apfel, 240 g · Schwarztee, 300 ml, mit Zucker, 1 EL, und milchfreiem Weißer, 0,5 TL

MITTAGESSEN Spaghetti, 30 g, mit Kutteln, 70 g, und Kartoffeln, 25 g, in einer Sauce aus der Kuttelbrühe mit Zwiebeln, Chilipulver und Gemüsesuppen-Pulver, 105 g · Schwarztee, 300 ml, mit Zucker, 1 EL, und milchfreiem Weißer, 0,5 TL

ABENDESSEN Hirse- und Maisbrei, 385 g · Bonito, 200 g, mit Sauce aus Zwiebeln, Tomaten und Currypulver, 160 g · Schwarztee, 300 ml, mit Zucker, 1 EL, und milchfreiem Weißer, 0,5 TL

KALORIEN 2000

Alter: 28 · Größe: 155 cm · Gewicht: 54,4 kg

WINDHOEK · Nachdem ein Rohdiamant von Juwelenqualität analysiert, geplant, modelliert und geformt wurde, gehen die Brillantenschleifer wie Mestilde »Mesti« Shigwedha bei Namcot Diamonds in Windhoek ans Werk, um die innere Schönheit des Steins sichtbar zu machen. Nachdem Zuarbeiter die ersten Schnitte vollzogen haben, legen die Brillantenschleifer den zweiten Satz Facetten an, der erst das innere Feuer und das Funkeln des Steins sichtbar werden lässt. Dies ist auch für Meister ihres Metiers immer eine knifflige Aufgabe, denn schon der kleinste Fehler kann den Wert des fertigen Brillanten drastisch mindern.

»Unser Chef ist gut«, sagt Mesti, »er sagt, wenn wir nicht wissen, was wir machen sollen, ist es besser, den Stein erst einmal zur Seite zu legen. Wenn man später den Kopf frei hat und ihn sich nochmals vornimmt, hat man vielleicht die brillante Idee.«

Mesti kommt um 7.15 Uhr in die Firma, aber sie frühstückt erst in der Pause um 10 Uhr: »Ich bringe mir Brot und einen Apfel mit«, sagt sie. Den Tee dazu gibt es von der Firma.

In der Kantine liegen Dominosteine und Kartenspiele zum Zeitvertreib in den Pausen bereit, doch Mesti zieht Sport an der frischen Luft vor. Sie spielt Korbball in der Firmenmannschaft, die sie mit aufgebaut hat. Das Spiel ähnelt dem Basketball, doch die Mannschaften bewegen sich auf bestimmten Feldern, und man darf nur einen Schritt machen, ehe man den Ball abgibt. »Ich liebe das Spiel«, sagt Mesti.

In der Regel besteht Mestis Mittagessen aus Resten vom Vorabend. Heute sind es Kutteln mit Chilipulver und Zwiebeln, dazu Spaghetti. »Kennen Sie Spaghetti?«, fragt sie neugierig. Gab es bei den Eltern zu Hause Spaghetti? »Neeiin ...!«, sagt sie und lacht, »woher hätten wir die kriegen sollen?«

Mesti wuchs im Norden Namibias nahe der Grenze zu Angola auf. Die Familie wohnte in einer Hütte aus Zweigen, Lehm und Dung und baute Hirse, Sorghum und Wassermelonen an, angelte Fische in Bächen, die nur in der Regenzeit Wasser führten, und sammelte wilden Spinat. Es gab weder Zwiebeln noch

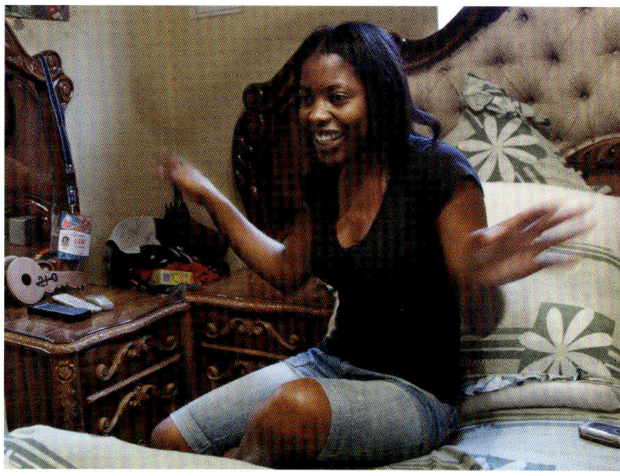

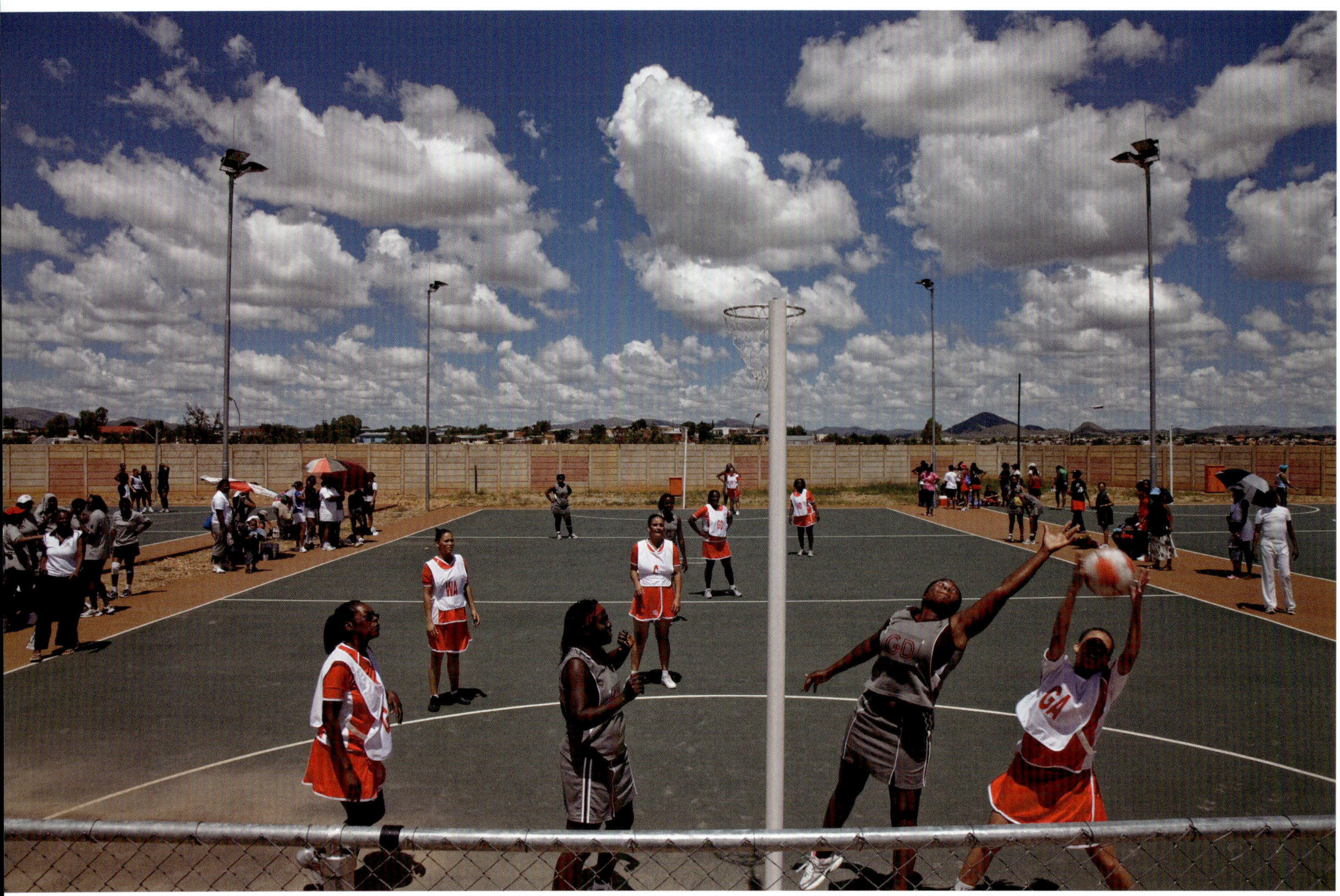

abgepackte Gewürze oder gar Pasta. Sie findet die Vorstellung von solchen Lebensmitteln in ihrem Dorf Ombwana geradezu absurd, und doch hat sie sich daran gewöhnt, dass in Windhoek alles zu haben ist. »Sobald ich zurück in Windhoek bin, sage ich: Wo sind die Zwiebeln? Ich brauche Zwiebeln! Nur weil ich weiß, dass ich dafür bloß zum Laden an der Ecke gehen muss.«

In ihrem Dorf ist der Pap genannte Brei aus Hirse das Hauptnahrungsmittel. In Windhoek kocht sie ihn nur abends, zu Huhn, Fisch oder Rindfleisch, nimmt ihn aber nicht mit anderen Resten mit zur Arbeit. »Tagsüber liegt er zu schwer im Magen«, sagt sie. »Doch wenn ich abends nur Reis oder Makkaroni gegessen habe, frage ich mich am nächsten Morgen: Habe ich gestern zu Abend gegessen? Ich kann mich nicht erinnern.«

Manche Namibier bereiten ihren Pap aus Maismehl zu, wie es in Kenia und Südafrika üblich ist. Sie selbst streckt ihre Hirse mit Mais, doch sie erinnert sich daran, dass sie als Kind bei Mais die Nase rümpfte und sagte: »Nein! Wir wollen Hirse! Wir glaubten, dass Mais uns nicht genügend Kraft gibt.«

Mestis gemietetes Haus in Windhoek ist karg möbliert – außer das Schlafzimmer, das eigentlich ihre Wohnung ist. Sie teilt sich Küche und Bad mit zwei anderen Mietern, die das andere Schlafzimmer bewohnen. Ihres ist vollgestopft mit einem großen Polsterbett, Fernsehapparat, Mikrowelle, Bildern von Mesti und ihren Freunden in Abendkleidern bei Partys in der Firma und Urkunden für besondere Leistungen bei der Arbeit und im Sport.

Aber wenn sie ihren großen Schrank öffnet, blickt man auf Hirse vom Acker der Eltern und getrockneten wilden Spinat. »Meine Kleider sind auf der anderen Seite«, sagt Mesti.

Mit dem Hirsebrei macht sie sich richtig Arbeit. Zuerst zerstampft sie die Körner in einem Steinmörser. »Ich habe die Hirse in den Ferien von zu Hause mitgebracht. Ich kann sie auch mahlen lassen, wenn ich keine Zeit habe. Doch meistens stampfen wir. Das ist gut für die Muskeln«, sagt sie und präsentiert ihre durchtrainierten Arme. »Und es ist gut für Korbball.« Stampfen die Leute zu Hause ihre Hirse immer noch selbst? »Ja«, antwortet sie, doch heute seien die Kinder oft faul und sagen: »Mama, bring die Hirse zum Mahlen. Ich bin müde.« Das ließ Mestis Mutter nicht gelten. »Wenn ihr zu müde zum Stampfen seid, gibt es eben nichts zu essen«, pflegte sie dann zu sagen.

Mesti schätzt noch andere Spezialitäten aus ihrem Dorf, etwa das Fladenbrot: Zerstampfte Hirse wird mit Wasser, Salz und Zucker zu Teig verarbeitet. »Es ist eine Art Pfannkuchen, der auf dem Blech gebacken wird. Wenn das Haus voll ist, macht man drei oder vier, damit jeder ein Stück abbekommt.«

Wasser trinkt sie nicht wirklich gern – nur eine Flasche beim Sport. Ihr Lieblingsgetränk ist Oshikundu: Heißes Wasser wird über zerstampfte Hirse gegossen. Nach dem Erkalten gibt man mehr Wasser dazu, bis es wieder flüssig ist, und lässt es über Nacht stehen. »Wenn ich Hirse habe und Oshikundu mit zur Arbeit bringe, sind alle begeistert.«

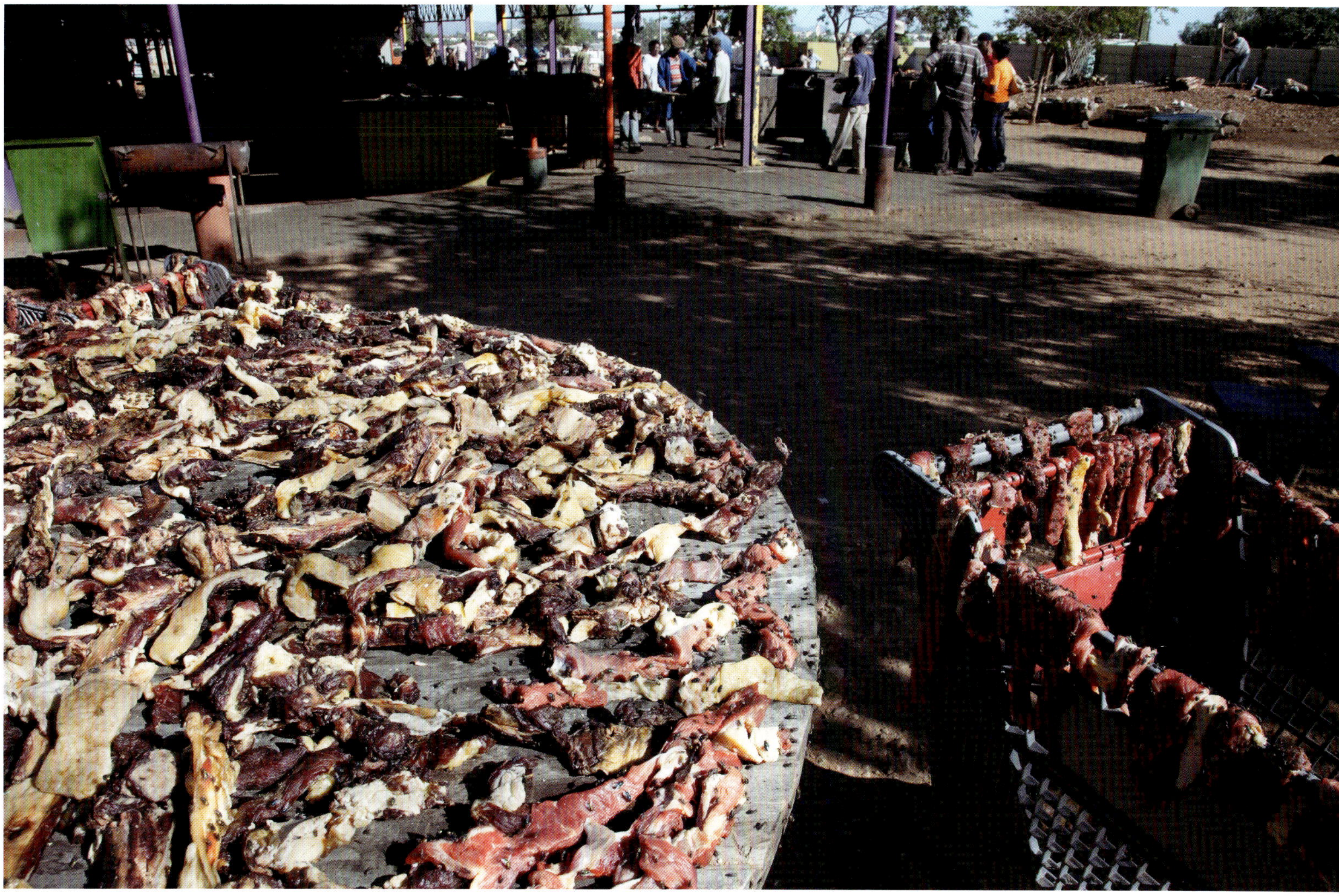

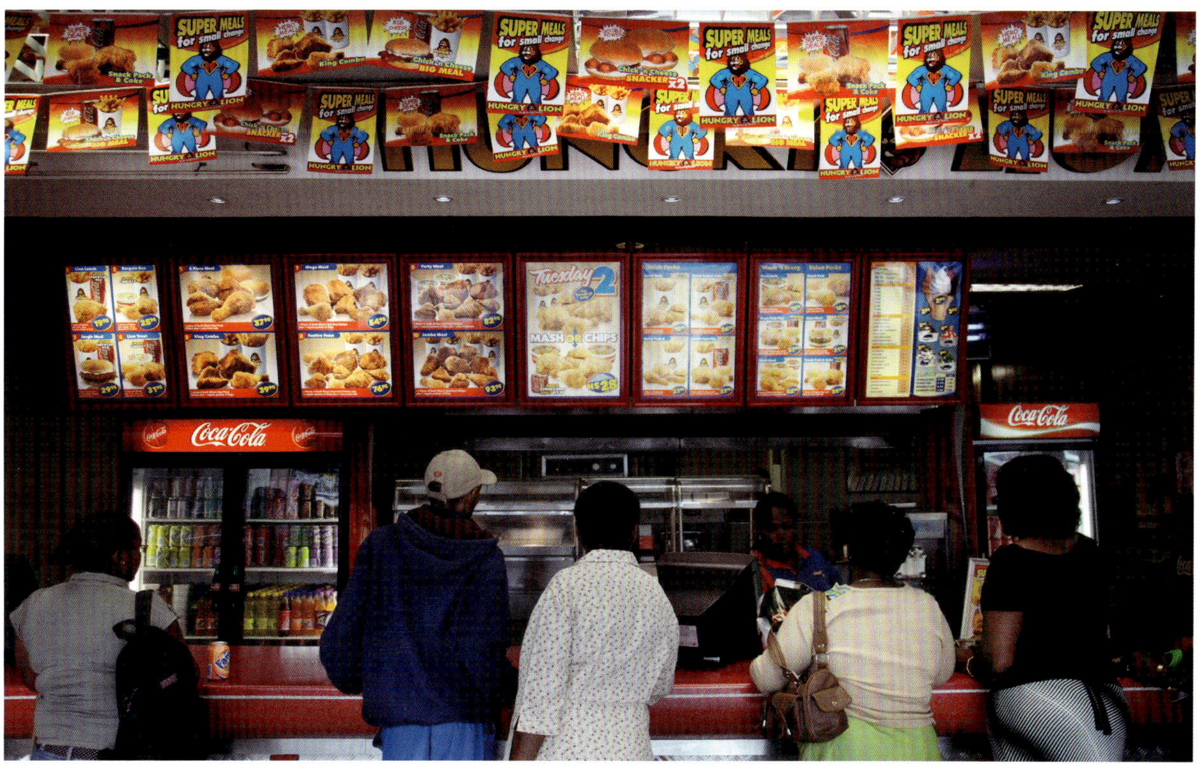

Die Fliegen auf dem Rindfleisch auf dem Markt (oben rechts) nicht weit von Mestildes Wohnung in Katurtura scheinen die Käufer nicht zu stören. Händler grillen kleine Stücke über offenem Feuer und verkaufen die Portion in Zeitungspapier für umgerechnet etwa 35 Cent. Im »Hungry Lion«-Fastfood-Restaurant in Windhoek (unten) finden Burger, Pommes frites und Huhn reißenden Absatz – ohne Fliegen. Mestildes Korbballteam bei einem Punktspiel (oben links)

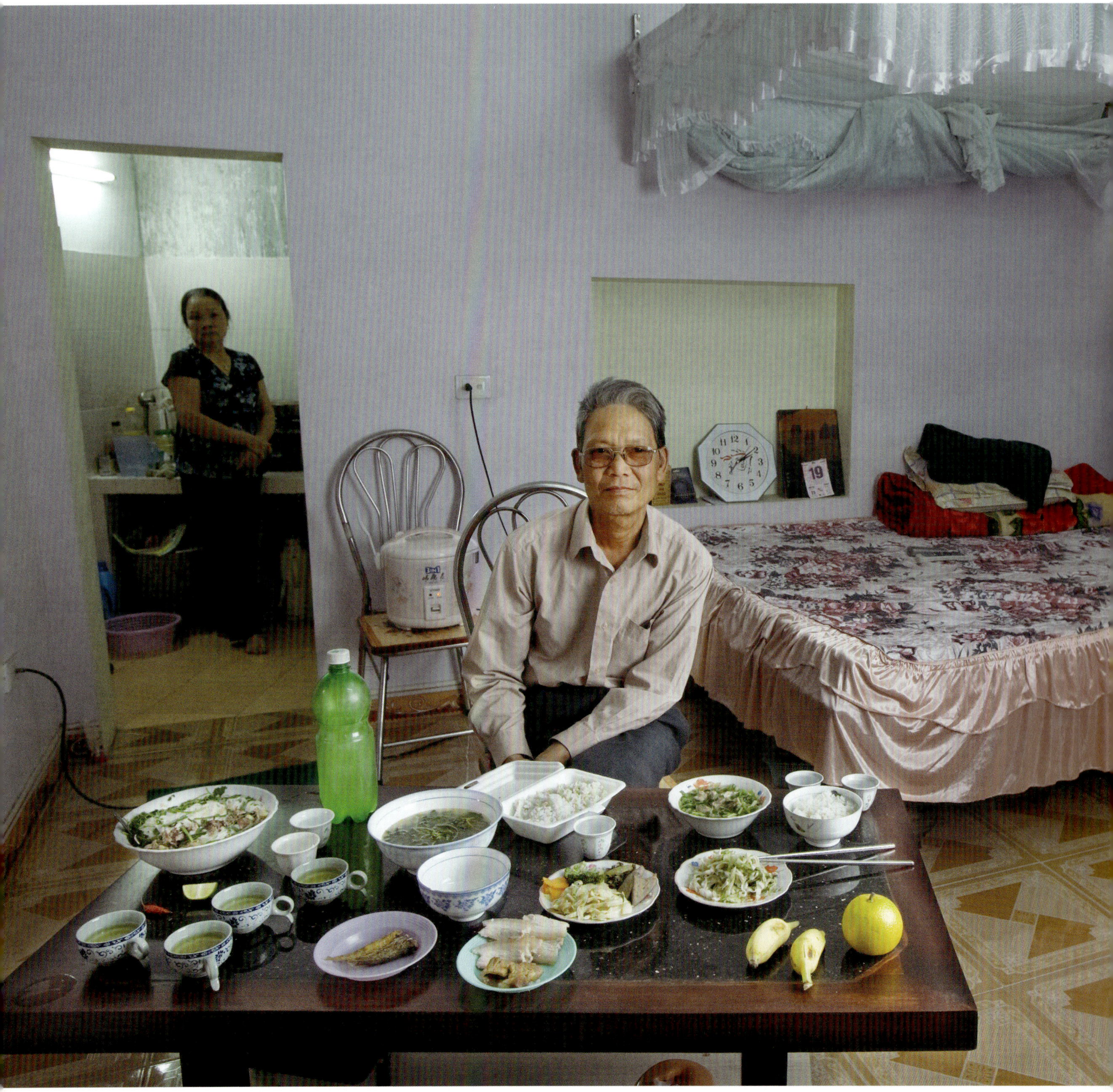

Nguyễn Văn Thuan, Veteran des »Amerikanischen Krieges«, wie er in Vietnam genannt wird, mit seiner Frau, vor ihm seine typische Tagesration. Ihr Apartment liegt im Erdgeschoss des großzügigen dreistöckigen Hauses, das Thuans Schwiegersohn, ein erfolgreicher Maschinenmechaniker, gebaut hat. Thuans Kriegsverletzungen sind zum Glück ausgeheilt, doch sie stellen ein Band mit seinen ehemaligen Kameraden dar: Nur wer im Krieg verwundet wurde, bekommt in der Hauptstadt Hanoi eine Konzession für ein Dreiradtaxi. Wenn die Fahrer auf Kundschaft warten, erzählen sie sich gern Geschichten vom Kampf. Über die Gegner von damals sagt Thuan: »Die Amerikaner wussten nicht, wofür sie in diesem Land kämpften. Darum sind sie gescheitert.« Stolz präsentiert er seine Orden aus dem Krieg (rechts)

2100

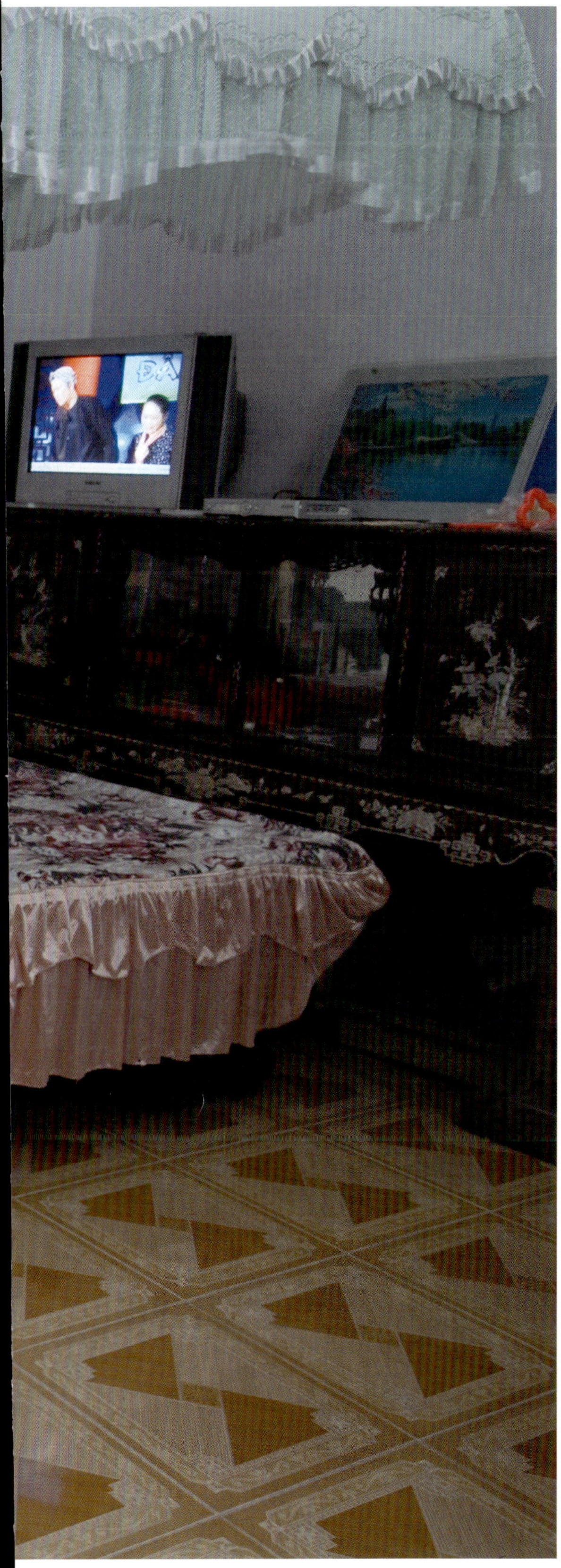

VIETNAM

Nguyễn Văn Thuan
Der Kriegsveteran

EINE TAGESRATION

IM DEZEMBER

FRÜHSTÜCK IM »QUAN PHO« Pho (Reisnudeln, Rindfleisch, Zwiebeln, Ingwer, Fischsauce, Korianderkraut, Limettensaft und Chilipfeffer in Rinderbrühe), 680 g · Reiswein, 36 ml

MITTAGESSEN Trichterwindensuppe mit Zwiebeln, Tomaten und Gewürzen, 350 g · geschmortes Schweinefleisch, 35 g · gekochter Schweinebauch, 48 g · gebratener Hering, 22 g, mit Fischsauce, 2 EL · Schweineleber mit Möhren, Brokkoli und Blumenkohl, 60 g · eingelegte Senfblätter, 15 g · Bambussprossen aus dem Wok, 60 g · weißer Reis, 220 g · Reiswein, 20 ml

ABENDESSEN Wassersellerie und Schweinerippchen mit Gewürzen in wässriger Brühe, 185 g · weißer Reis, 100 g · eingelegter Kohl, 100 g · Reiswein, 36 ml

SNACKS UND SONSTIGES Bananen (2), 100 g · Orange, 165 g · grüner Tee (4), 250 ml · Quellwasser, 0,9 l

KALORIEN 2100

Alter: 60 · Größe: 168 cm · Gewicht: 65 kg

HANOI · Nguyễn Văn Thuan isst jeden Morgen in seinem Lieblingsnudelcafé »Quan Pho« beim Bahnhof Giap Bat in Hanoi eine Schale Pho – würzige Reisnudelsuppe –, trinkt dazu ein winziges Tässchen Reiswein und geht dann an seine Arbeit, Menschen und Lasten kreuz und quer durch die Hauptstadt Vietnams zu befördern. Nur Veteranen des Krieges gegen die Amerikaner wie Thuan genießen das Privileg für eine Konzession, ein Dreirad mit Benzinmotor durch die verstopften Straßen lenken zu dürfen.

Die Veteranen kennen sich alle und winken einander zu, wenn sie sich begegnen, halten auf eine Tasse Tee bei einem Straßenhändler oder ein Mittagessen in einem »Com Bui«. Das heißt wörtlich »schmutziger Reis« und bezeichnet die Garküchen, die sich, meist auf ein paar Quadratmeter Bürgersteig, etabliert haben. Sie bieten für kleines Geld warmes Essen: gegrilltes und geschmortes Schweinefleisch, Huhn und Ente, Rindfleischspießchen, Blattgemüse in Brühe, Gemüse aus dem Wok, Dip-Saucen, Reisnudeln und Reis.

Mit seinen 62 Jahren arbeitet Thuan fast jeden Tag, zieht die Kameradschaft seiner aktiven Kollegen dem Herumsitzen zu Hause in Do Xa vor, das einmal ein Dorf war und heute ein Vorort von Hanoi ist. 1969 zur Volksarmee eingezogen, folgte er gern dem Ruf zur Fahne, um im »Amerikanischen Krieg« zu kämpfen, den die Amerikaner den Vietnamkrieg nennen. 1975 wurde er verwundet. Aus seiner Kompanie haben nur 13 von 130 Mann überlebt.

Auf ihrem Marsch nach Süden über den Ho-Chi-Minh-Pfad trug ein Soldat drei Kilo Reis und drei Kekse als Notration bei sich. »Wir haben gegessen, was wir kriegen konnten«, sagt Thuan: »Gemüse, Bambuswurzeln, Krebse. Wenn wir in ein Lager kamen, fragten wir nach Essen. Manchmal bekamen wir Reis oder Mais von den Dorfbewohnern.«

Das Leben sei hart gewesen: »Auch vor dem Krieg hatten wir nicht genug zu essen. Nur Kartoffeln und Mais. Reis gab es nur für die Kinder. Im Vergleich zu früher ist unser Leben heute ein üppiger Traum.«

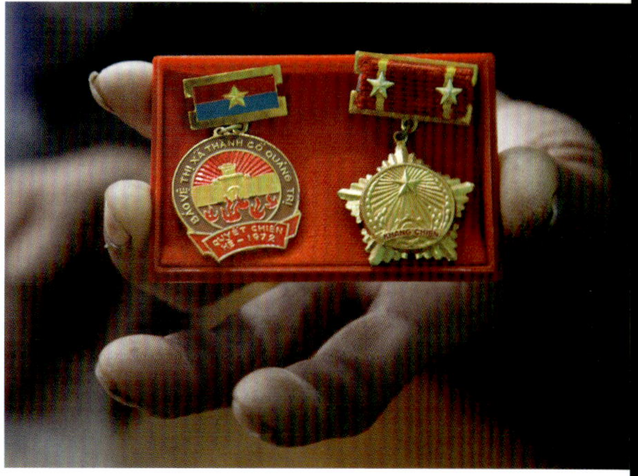

2100

USA

Felipe Adams
Der Invalide aus dem Irakkrieg

EINE TAGESRATION

IM SEPTEMBER

FRÜHSTÜCK Instant-Haferflocken mit Ahorn- und Rohzuckergeschmack, 42 g Trockengewicht · Apfel, 215 g · Kaffee, 60 ml

MITTAGESSEN IM »PETITE SARA«-CAFÉ Sandwich mit Huhn: getoastetes Weizenbrot, 112 g, gegrillte Hühnerbrust, 160 g, gegrillte Zwiebel, 56 g, Kopfsalat, 42 g, Mayonnaise, 2 TL, Senf, 1 TL, Butter, 0,5 TL · Obstteller mit Honigmelone, Weintrauben, Kiwi, Orange, Ananas, Pflaume, Erdbeeren und Wassermelone, 220 g · Orange-Mango-Fruchtsaftgetränk, 0,5 l

ABENDESSEN Hühnerbrust, 125 g, mit scharfer Sauce, 0,5 TL · weißer Reis, 135 g · Salat aus Tomaten (nicht im Bild) und Kopfsalat, 40 g · Salz, über alles gestreut, 0,5 TL

VOR DEM SCHLAFENGEHEN Vanillejoghurt mit Aktivkulturen, 112 g · Pflaumensaft, 180 ml

SNACKS UNS SONSTIGES Tortilla-Chips mit Käse, 28 g · Kaugummi mit Pfefferminzgeschmack, 18 Stück · Wasser aus der Flasche, 2,33 l

KALORIEN 2100

Alter: 30 · Größe: 178 cm · Gewicht: 61,3 kg

INGLEWOOD, KALIFORNIEN · »Immer wieder kommen mir die Erinnerungen ... Wenn ich es zurückdrehen könnte und einen halben Meter vor oder zurück ginge ...« Wenn das möglich wäre, wäre Felipe Adams der Kugel des Scharfschützen ausgewichen, die ihm bei seinem zweiten Irakeinsatz in einer Gasse von Bagdad den Bauch zerfetzte.

Nach Rettung, mehreren Operationen und Jahren der Behandlung gleicht der Alltag im Bungalow in Los Angeles, den seine Familie mit staatlicher Unterstützung behindertengerecht ausgestattet hat, dem Betrieb in einer Reha-Klinik. Vor dem Hinterhalt lief Felipe die Zweimeilenstrecke (3,2 km) in etwas mehr als elf Minuten und befand sich auf dem Höhepunkt seiner Fitness. Jetzt ist er beim Anziehen auf die Hilfe von Vater Larry oder Bruder Ben angewiesen und braucht jeden Morgen eine volle Stunde für Darmspülung und Wasserlassen per Katheter.

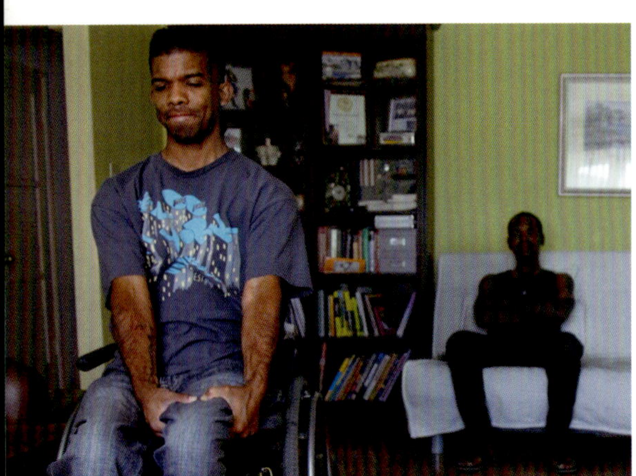

Er ist von der Taille abwärts gelähmt. Und das hat unter anderem zur Folge, dass er nicht merkt, wenn er zur Toilette muss.

Nach dem Attentat habe er vier Wochen nichts gegessen, erklärt sein Mutter Maria. »Er hat 16 Kilo abgenommen. Er sah so klein aus. Überall hingen Schläuche und Beutel an ihm.« Aber nach Abschluss der ersten Operationen konnte er wieder wie gewohnt essen. »Was ich aß, wanderte sowieso direkt in den Beutel am künstlichen Darmausgang«, erklärt Felipe, »da war es egal, was ich gegessen habe.« Doch nachdem sein Verdauungstrakt durch die Operationen wieder funktioniert, muss er streng auf seine Ernährung achten. »Ich liebe Steaks«, sagt er, »doch sie machen mir Probleme.«

Er musste lernen, was er verträgt und was nicht. So isst er meistens Huhn und Salat, und so ziemlich alles, was er zu sich nimmt, muss auf die bestmögliche Versorgung seines veränderten Körpers abgestimmt sein. Er

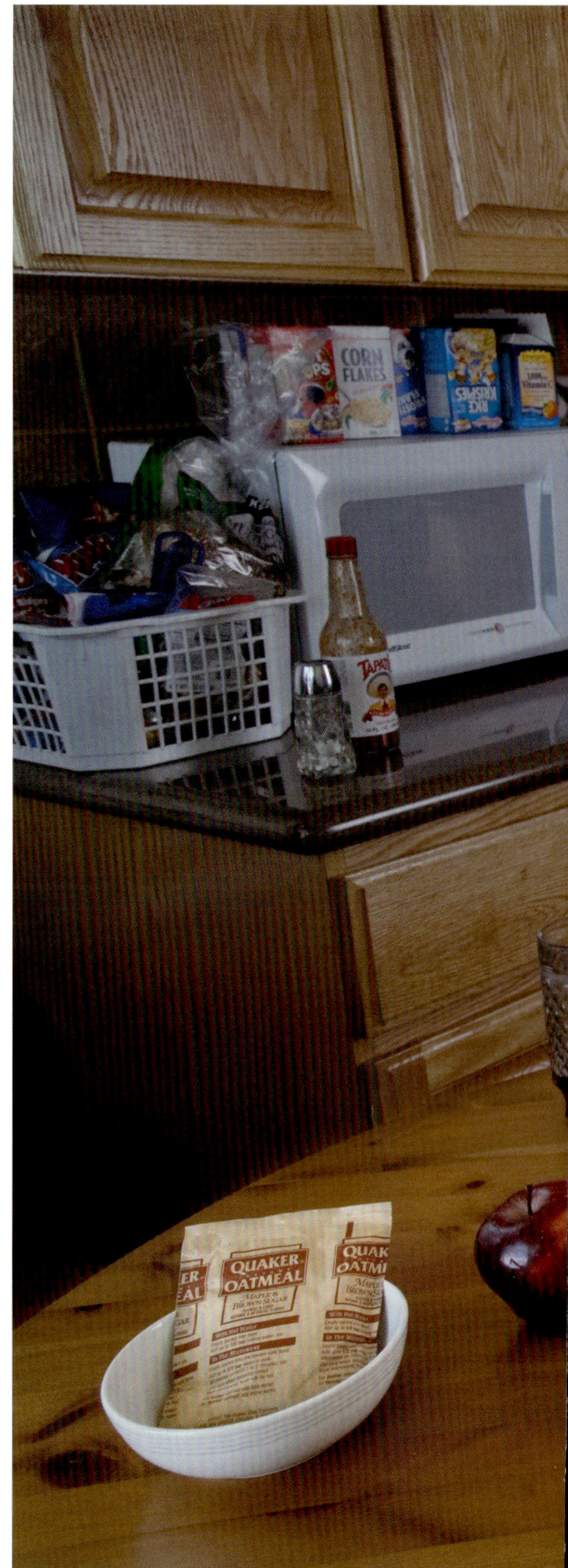

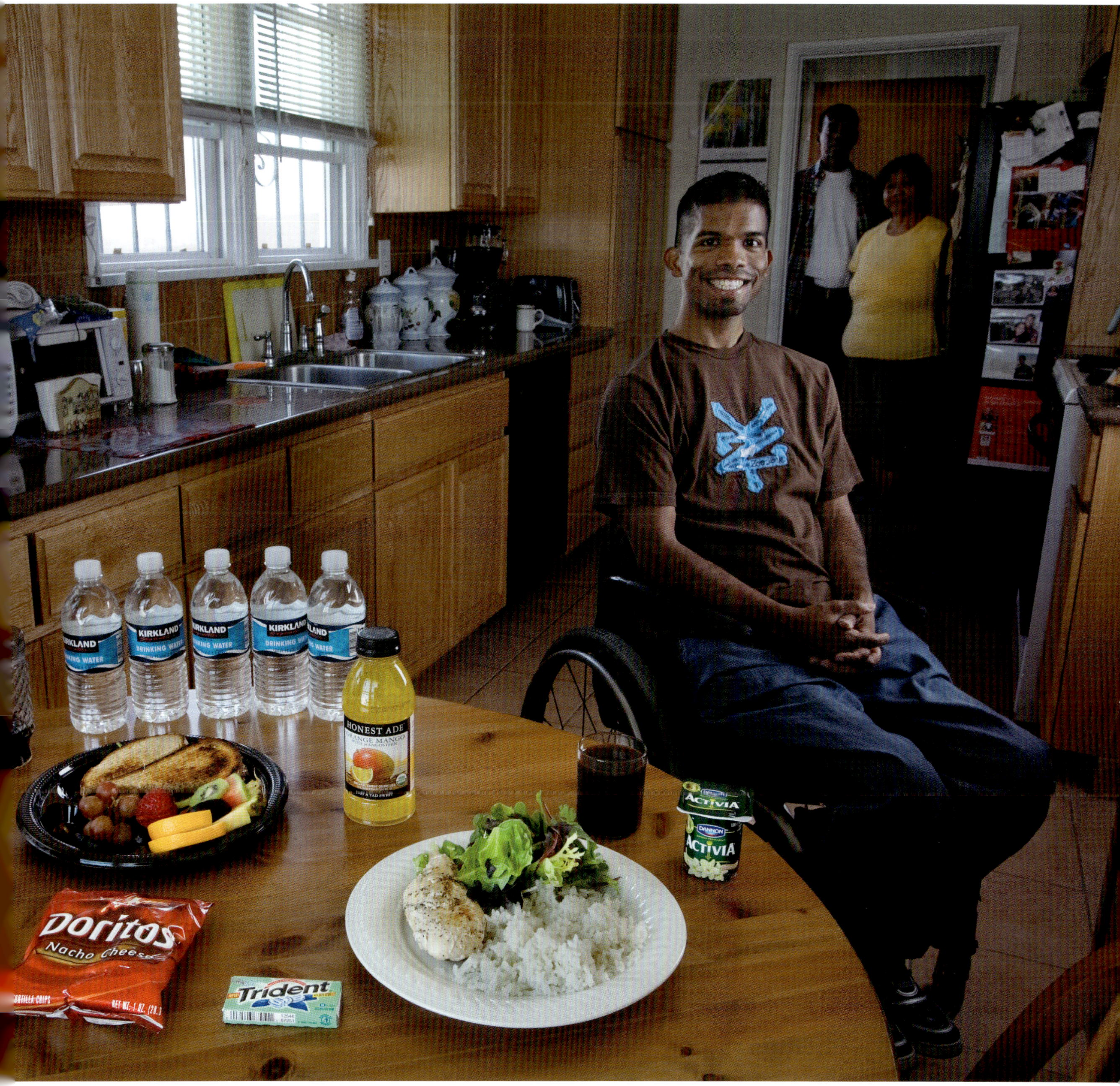

Felipe Adams, ein 30 Jahre alter Veteran des Irakkrieges, zu Hause mit seinen Eltern und einer typischen Tagesration an Lebensmitteln. Im Krieg wurde er in Bagdad von einem Scharfschützen getroffen und ist seitdem querschnittgelähmt. Verletzte Nerven, die sonst einen Körperteil bewegen, können bei fehlenden oder gelähmten Gliedmaßen das wichtigste Warnsignal des Körpers auslösen: Schmerz. Felipe erlebt solche Phantomschmerzen, die ihn an einen stechenden elektrischen Schlag erinnern, Dutzende Male am Tag. Deswegen drückt er einen Augenblick lang fest sein Bein, bis der Schmerz nachlässt (links)

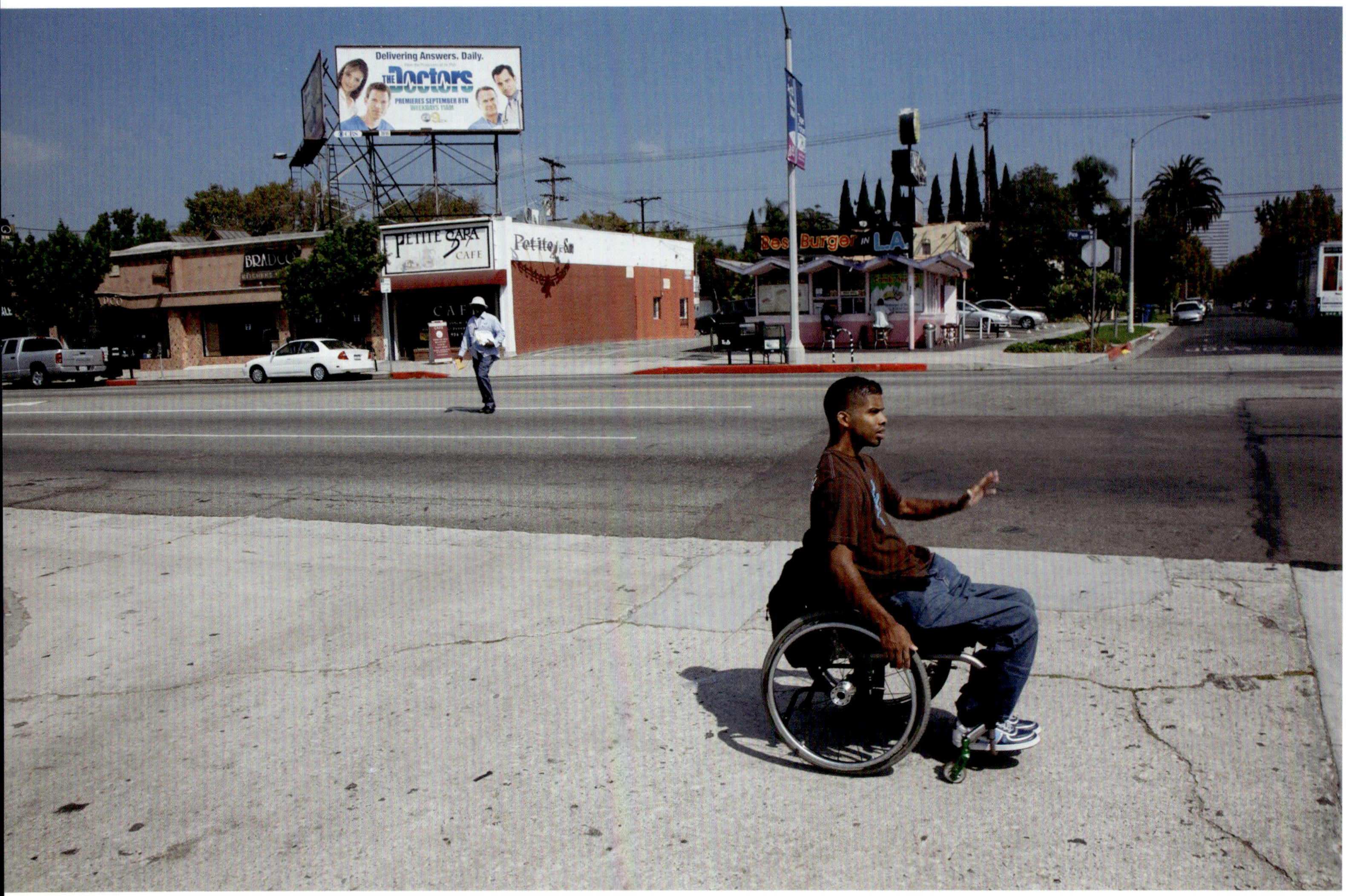

Nachdem er Felipe beim Anziehen geholfen hat, bezieht der Vater ihm das Bett neu, während Felipe sich rasiert und aufs Frühstück vorbereitet (oben rechts). Da hat er schon eine volle Stunde im Bad mit seinen Morgenritualen verbracht. Mittags rollt Felipe zum Essen in sein Lieblingslokal, das »Petite Sara« am belebten West Pico Boulevard (oben links). Am Nachmittag trainiert er seinen Oberkörper im Reha-Zentrum des Veteranen-Hospitals von Long Beach

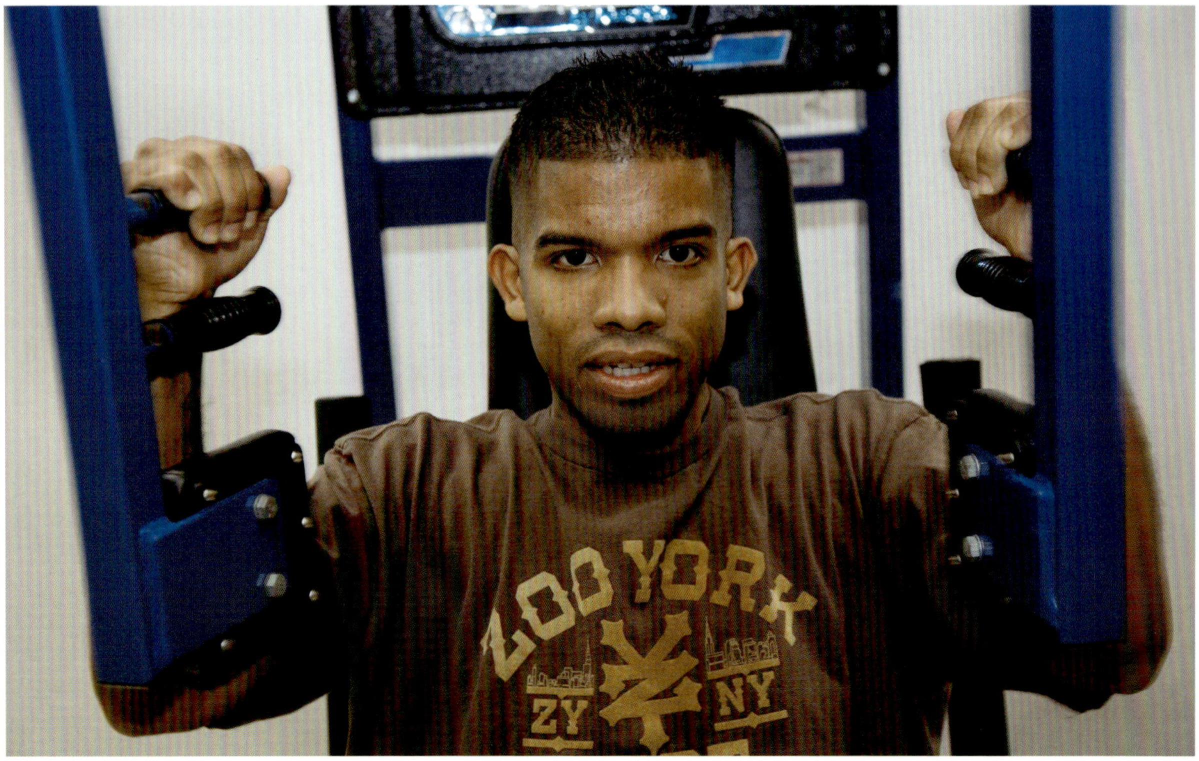

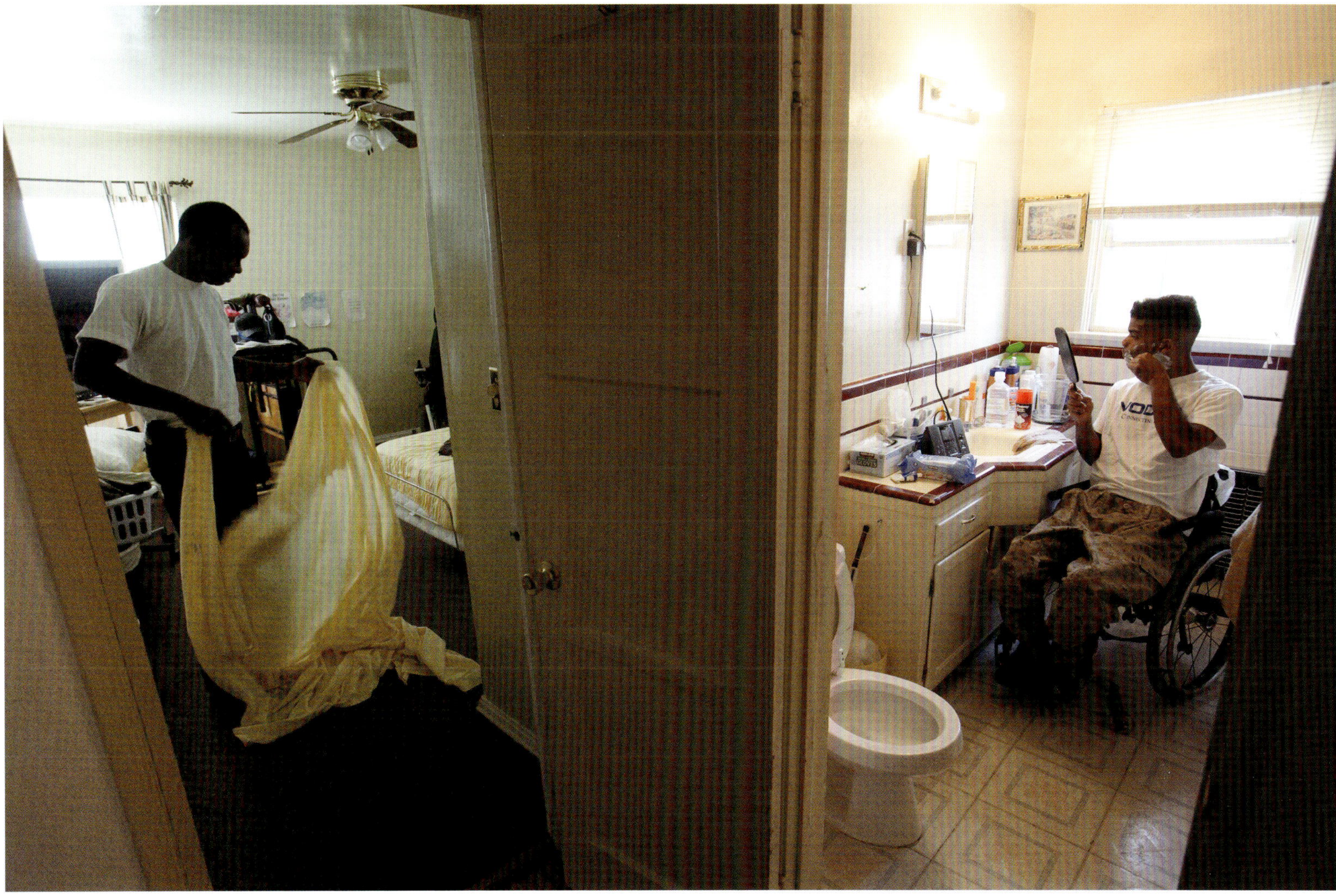

wiegt 14 Kilo weniger als vor dem Attentat. »Ich spüre eigentlich keinen Hunger«, sagt er. »Ich weiß nur, dass ich zu bestimmten Tageszeiten essen muss.« Spürt er, wenn er zu viel gegessen hat? »Ich merke es nur daran, dass mein Bauch aufgebläht ist.«

Schwarzer Kaffee und Pflaumensaft regen die Verdauung an, und er isst jeden Abend vor dem Schlafengehen Joghurt mit Aktivkulturen, um nicht Abführmittel schlucken zu müssen.

Der von Natur aus neugierige Felipe befragt eindringlich seine Ärzte, um den neuen Rhythmus seines Körpers besser zu verstehen, den er ja aufgrund von Informationen steuern muss, anstatt sich auf Muskelreflexe und Signale des Gehirns zu verlassen, wie die meisten von uns.

Mehrfach täglich erlebt er das Phänomen der Phantomschmerzen: Die Beine tun ihm weh, in denen er eigentlich kein Gefühl mehr hat. »Ich nehme an Schmerzmanagement-Kursen teil, aber da die Schmerzen, die ich empfinde, jedes Mal unterschiedlich sind, muss ich bei jedem Schmerz erst herauskriegen, von welcher Art er ist, um die richtige Methode zum Umgang damit zu wählen ... Es ist eine Baustelle, auf der es langsam vorangeht.« Er sagt, der Schmerz gleiche dem eines Stromstoßes. Seine Mutter Maria schlägt scherzhaft vor, ihn zu hauen, wenn er eine Schmerzattacke hat, und da lacht er, trotz des Schmerzes.

Felipes neues Leben besteht aus vielen Baustellen – für ihn und seine Familie. »Allmählich wird uns die Tragweite bewusst«, sagt Maria, von Beruf Sozialarbeiterin. »Anfangs waren wir ständig eingespannt, nonstop«, sagt sie. Felipe hatte sein Wirtschaftsstudium beinahe abgeschlossen, als er das College verließ und zur Armee ging. Jetzt will er vielleicht Physik studieren, und er möchte wieder reisen, ins Ausland. Abenteuerlust war ein Grund, zur Armee zu gehen. Nach der Verwundung ist er mit der Familie in Deutschland gewesen, um Freunde beim Militär zu besuchen; aber er will auch alleine reisen können.

Mehr als drei Jahre nach dem Attentat muss Felipe noch dreimal die Woche ins Armeespital, weitere Operationen sind geplant. »Ich bin immer noch in der Leugnungsphase«, sagt er, »jeden Morgen wache ich auf und denke, ich kann aus dem Bett springen, und meine Beine funktionieren wieder ... doch das passiert nicht. Der erste Arzt hat gesagt, das Rückenmark ist kaputt, ich werde nie wieder laufen. Andere sagen, Wunder passieren, also gebe ich die Hoffnung nicht auf.«

»Der erste Arzt hat gesagt, ich werde nie wieder laufen. Andere sagen, Wunder passieren, also gebe ich die Hoffnung nicht auf«

2100

INDIEN

Millie Mitra
Die Urin-Trinkerin

EINE TAGESRATION

IM DEZEMBER

ALS ERSTES AM MORGEN Eigener Urin, 360 ml

MORGENS Drachenfrucht, 230 g · Passionsfrucht, 110 g · Kokosnuss, 35 g · gepuffte Lotussamen, mit Salz und Öl geröstet, 19 g · Revdi (Konfekt aus Sesamkörnern und Rohzuckersirup), 10 g · Sesamkörner, 8 g · Amla (indische Stachelbeeren, sonnengetrocknet), 8 g · Pinienkerne, 6 g · Tamarindenkonfekt, 3 g

MITTAGESSEN Uttapam (Fladenbrot aus Schwarzlinsen- und Reismehl, gebacken mit Zwiebeln, Tomaten, grünen Chilischoten, Korianderkraut und beträufelt mit Senföl), 135 g · Idli (im Dampf gegartes gesäuertes Brot aus Linsen- und Reismehl), 100 g · Tomatenchutney, 81 g · Mix aus Korianderkraut, Minze, Kreuzkümmel und Zitronensaft, 15 g · Sojajoghurt mit Wasser, Korianderkraut, Ingwer und grünen Chilischoten, 345 g · Wasser aus der Flasche, heiß, 0,5 l

NACHMITTAGSIMBISS Puffreis mit Zwiebeln, grünen Chilischoten und Senföl, 42 g · heißes Wasser mit Honig und frischem Limettensaft, 250 ml

ABENDESSEN Taubenerbsen und Auberginen mit Zwiebeln, Tomaten, Koriander, Kreuzkümmel, Gelbwurz und gemahlenen roten Chilischoten, 110 g · gekochte Kartoffeln mit grünen Chilischoten, Curry, Korianderkraut, Gelbwurz, gemahlenen roten Chilis, Senfkörnern und Limettensaft, 65 g · Vagharelo Bhaat (weicher Klebreis mit Zwiebeln, grünen Chilischoten, Curry, Korianderkraut, Senfkörnern und Limettensaft), 190 g · Fladenbrot aus Vollkornweizen, 80 g · Sojajoghurt mit weichem Reis, grünen Chilischoten, Senfkörnern und Öl, 67 g · eingelegte Limette, 11 g · Gurke, 155 g · weiße Rübe, 50 g · Alu Papad (dünnes Käckebrot aus Kartoffelmehl, Butter und gemahlenen Chilischoten), 11 g · Wasser aus der Flasche, heiß, 0,5 l

KALORIEN 2100

Alter: 45 · Größe: 182 cm · Gewicht: 56 kg

BANGALORE · In der Familie von Millie Mitra gibt es einen täglichen Kampf ums Abendessen. Über Jahre hinweg hat sie die unterschiedlichsten Ernährungstheorien studiert, kombiniert und gepaart und »Lebensmittel als Heilmittel benutzt und sich von der Vorstellung vom Körper als tumber Maschine entfernt, der man Befehle erteilen muss«. Sie ist wählerisch und spontan und liebt Lebensmittel, die ihre Sinne ebenso erfreuen, wie sie den Körper ernähren. Früchte ziehen sie besonders an: »Ich liebe ihre Farben, ihre Konsistenz, ihren Geschmack und ihren Duft. Und vor allem: Sie machen mich glücklich.«

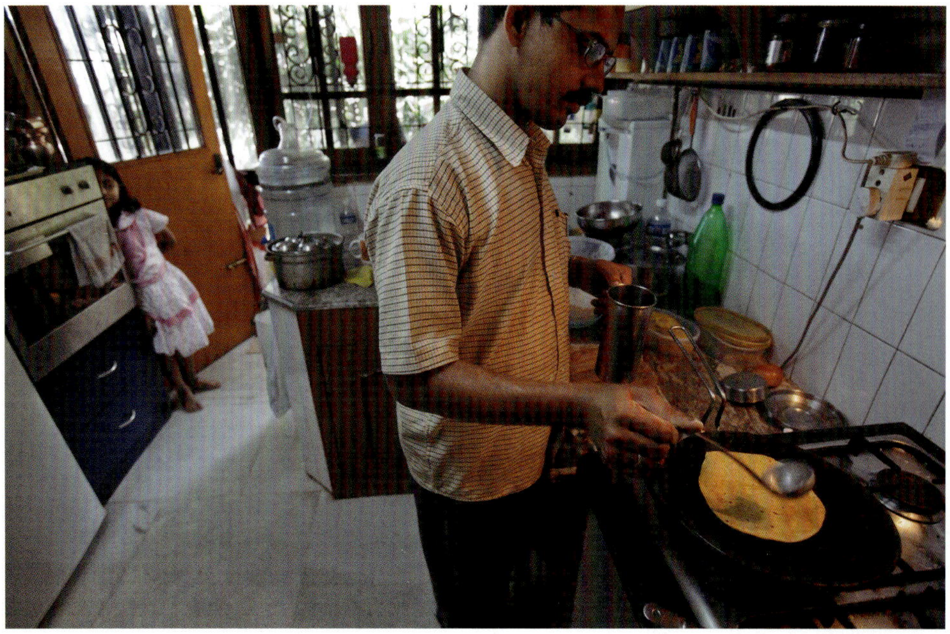

Die beiden Töchter und ihr Mann Abhik folgen ihr, mit Einschränkungen: »Mama ist Veganerin«, sagt die zwölfjährige Tochter Tara, »und wir sind es nicht. Wir lieben unsere Milchprodukte.«

Und sie trinken auch nicht mehr den eigenen Urin, was Millie seit 17 Jahren tut. Der Brauch, »Shivambu« genannt, wird schon in altindischen Texten beschrieben und ist auch in anderen Kulturen bekannt. Die Befürworter glauben, dass Urin reinige, heile und der Seele gut tue. Urin wird von den Nieren aus dem Blut gefiltert, ist jedoch kein Produkt der Abfallentsorgung des Körpers, wie die meisten glauben. Das macht ihn aber nicht leckerer für die, die ihn nicht trinken mögen.

Millies Yogalehrer ist verstört, als er ein großes Glas Urin bei ihrer Tagesration entdeckt. Millie will die Sache gern mit ihm diskutieren, wenn er sich erst einmal schlau gemacht hat.

Millie Mitra, Erziehungsberaterin und Homöopathie-Fan, daheim mit ihrer typischen Tagesration, inklusive einem Glas Urin (rechts). Zu ihrem Ideal vom gesunden Leben gehören Yoga, veganische Ernährung und eben die Therapie mit Eigenurin. Ihr Koch Ulin bereitet Uttapam zu, seine Tochter schaut interessiert

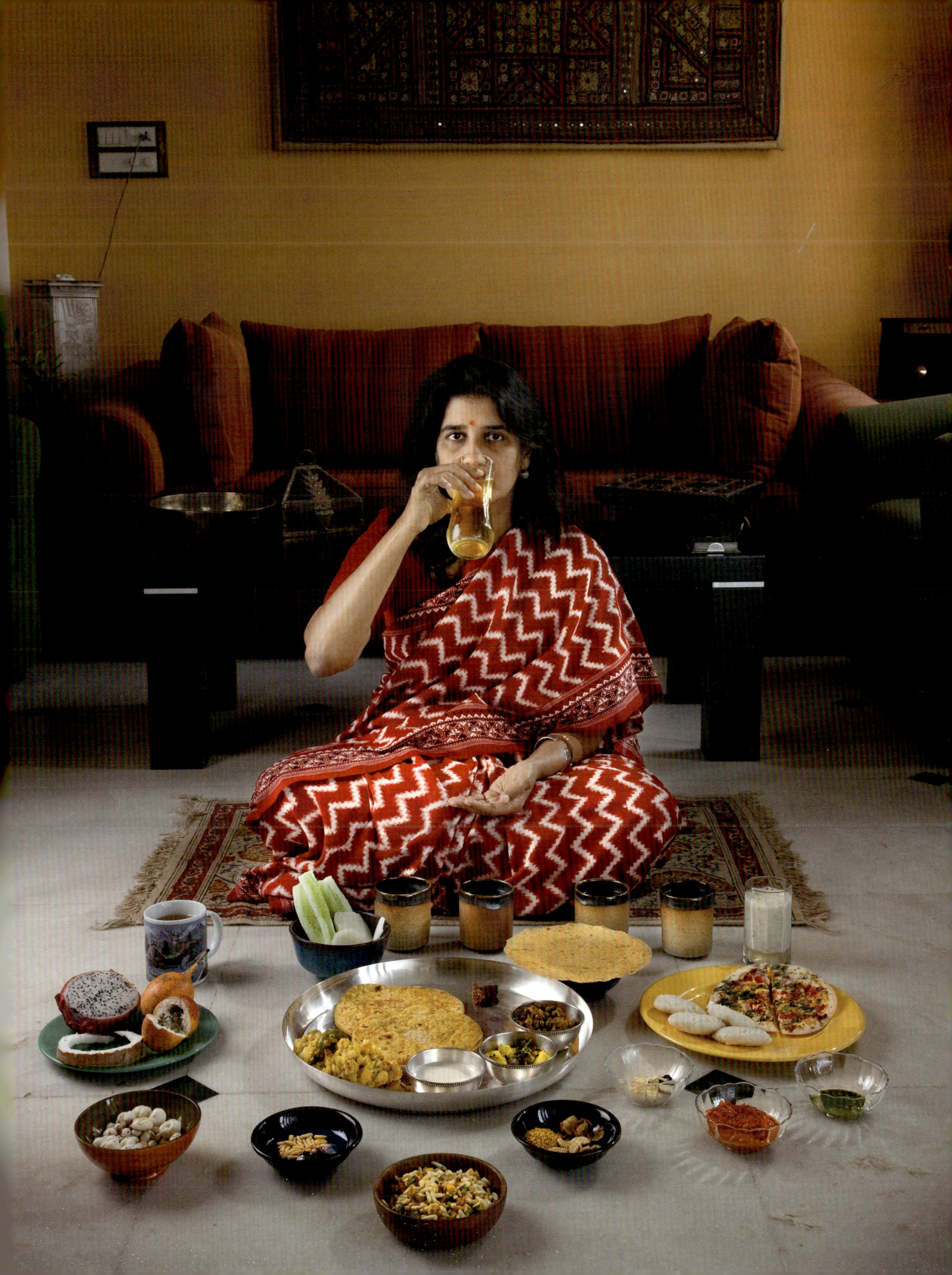

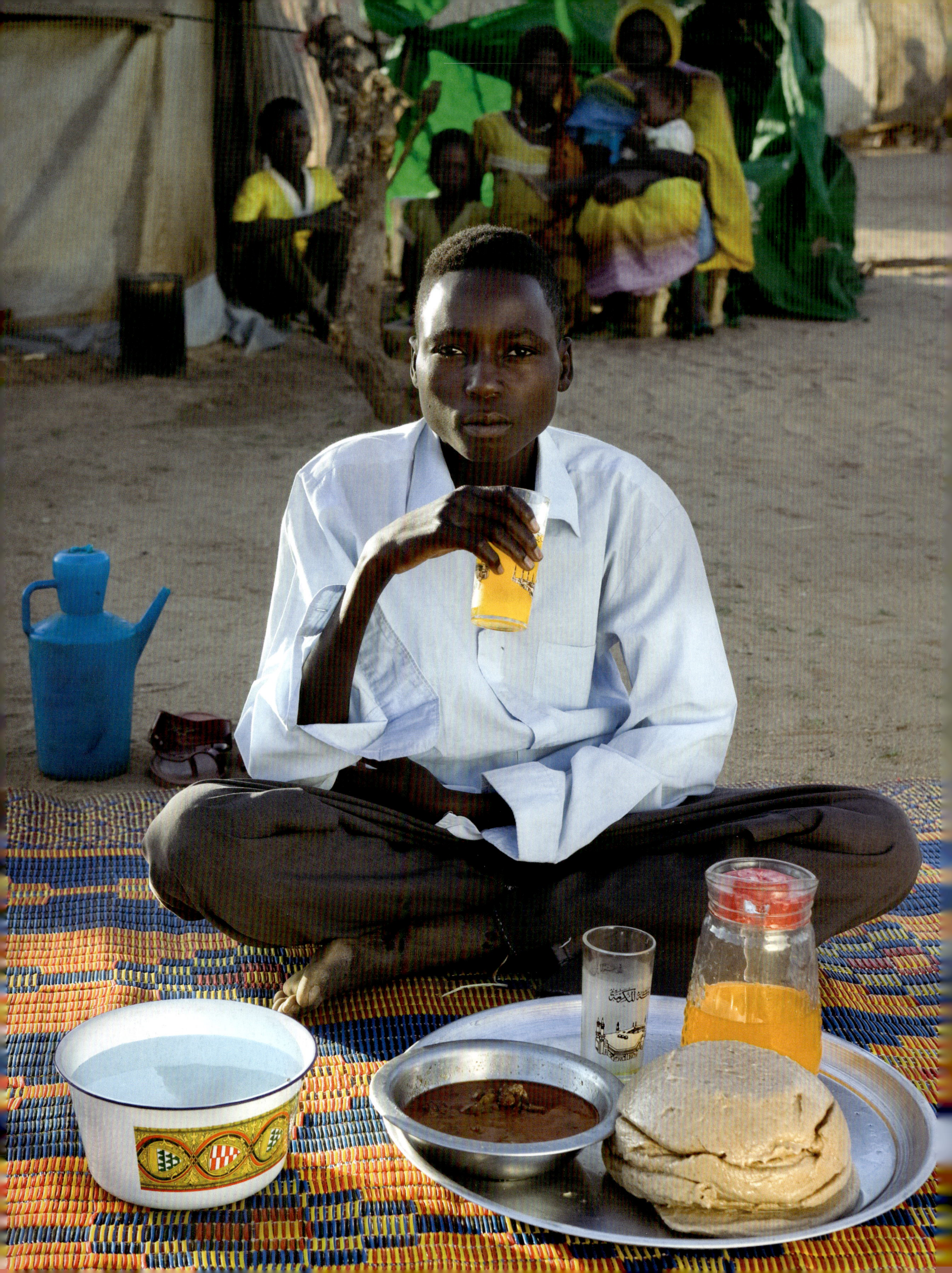

2300

TSCHAD

Abdel Kerim Aboubakar
Der jugendliche Flüchtling

EINE TAGESRATION

IM NOVEMBER

FRÜHSTÜCK VON FOOD AID Aiysh (dicker, fester Sorghumbrei) mit Pflanzenöl, 680 g · dünne Gemüsesuppe, 87 ml

MITTAGESSEN VON FOOD AID Aiysh, 680 g · dünne Gemüsesuppe, 87 ml · Orangengetränk aus Pulver und Wasser, 0,5 l

ABENDESSEN VON FOOD AID Aiysh, 680 g · dünne Gemüsesuppe, 87 ml

WÄHREND DES TAGES Wasser, per Tankwagen aus einem Brunnen herangeschafft, 0,5 l

KALORIEN 2300

Alter: 16 · Größe: 177 cm · Gewicht: 50 kg

FLÜCHTLINGSLAGER BREIDJING · Seit 2003 herrscht Krieg in der Region Darfur im Süden des Sudans. Doch erst vor Kurzem erreichte der Konflikt das Dorf des Stammes der Masalit im äußersten Westen Darfurs, in dem Abdel Kerim Aboubakar lebte: Die arabischen Dschandschawid-Reiter brannten benachbarte Dörfer nieder, töteten Bewohner. Abdel flüchtete mit seiner Familie. Mit wenigen Habseligkeiten zogen die Aboubakars zusammen mit Tausenden Flüchtlingen über die Grenze in den Tschad, wo sie seither in einem Zeltlager leben.

Daheim hatte Abdel, das älteste von fünf Kindern, seiner verwitweten Mutter D'jimia auf dem Bauernhof geholfen und war, wenn er zu Hause nicht gebraucht wurde, zur Schule gegangen. Sie besaßen Mangobäume, einen großen Gemüsegarten, eine Milchkuh und Schafe, sodass es öfter Fleisch gab.

Im Lager kocht D'jimia zum Frühstück, mittags und abends den gleichen Brei, den sie zu Hause zubereitet hatte – aber nicht aus eigener Ernte, sondern aus den Zuteilungen der Hilfsorganisationen: Sorghum oder Hirse, Zucker, Salz und Linsen, Mais, Soja und Pflanzenöl. Geliefert wird zweimal im Monat, und die Familie lässt ihre Ration in einem nahen Dorf mahlen; der Müller behält einen Teil davon als seinen Lohn. Wasser kommt aus dem Tankwagen der Hilfsorganisation Oxfam, Abdels Mutter und Schwestern schleppen es täglich von der Verteilstelle zu ihrem Zelt.

Die zugeteilten Mengen richten sich nach der Größe der Familie. Da die kleineren Kinder weniger essen, bekommt Abdel eine größere Portion. Doch seine Mutter sorgt sich, dass es für den heranwachsenden Jungen dennoch nicht reichen könnte, und arbeitet für umgerechnet 70 Cent am Tag bei einheimischen Bauern, um Dörrfleisch und Gemüse kaufen zu können.

Die Mahlzeiten verlaufen für Abdel nun anders als einst daheim. Mit 16 Jahren ist er gemäß den Stammessitten der Masalit zu alt, um mit der Mutter und den jüngeren Geschwistern zusammen zu essen. Also zieht er mit seiner Portion Aiysh und dem bisschen Gemüsesuppe ins Nachbarzelt, um mit einem Mann und dessen Söhnen zu essen. Die Nachbarn essen das Gleiche. Alle greifen mit der Hand den festen Brei, tunken ihn in die Suppe, und unterhalten sich beim Essen. Bei den Masalit ist man mit Essenseinladungen großzügig. Doch hier im Flüchtlingslager muss der Gast sein Essen leider selbst mitbringen.

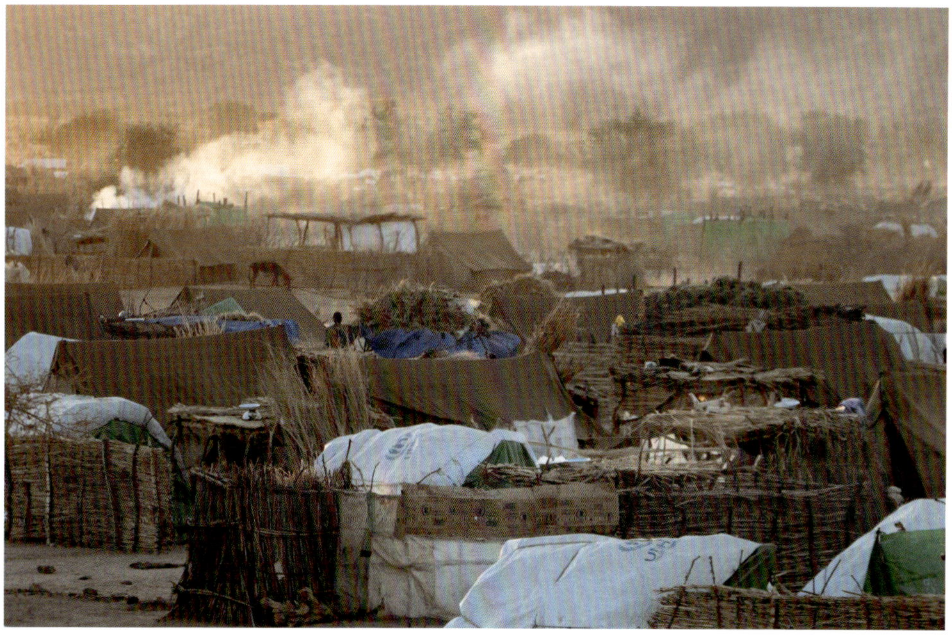

Abdel Kerim Aboubakar, Flüchtling aus Darfur, im Lager Breidjing im Tschad nahe der Grenze zum Sudan, mit seiner Tagesration aus Hilfslieferungen, seiner Familie und ihrem gemeinsamen Zelt (links). Das Lager ist mit 42 000 Menschen um das Doppelte überbelegt

2300

USA

Ted Sikorski
Der Mann auf der Straße

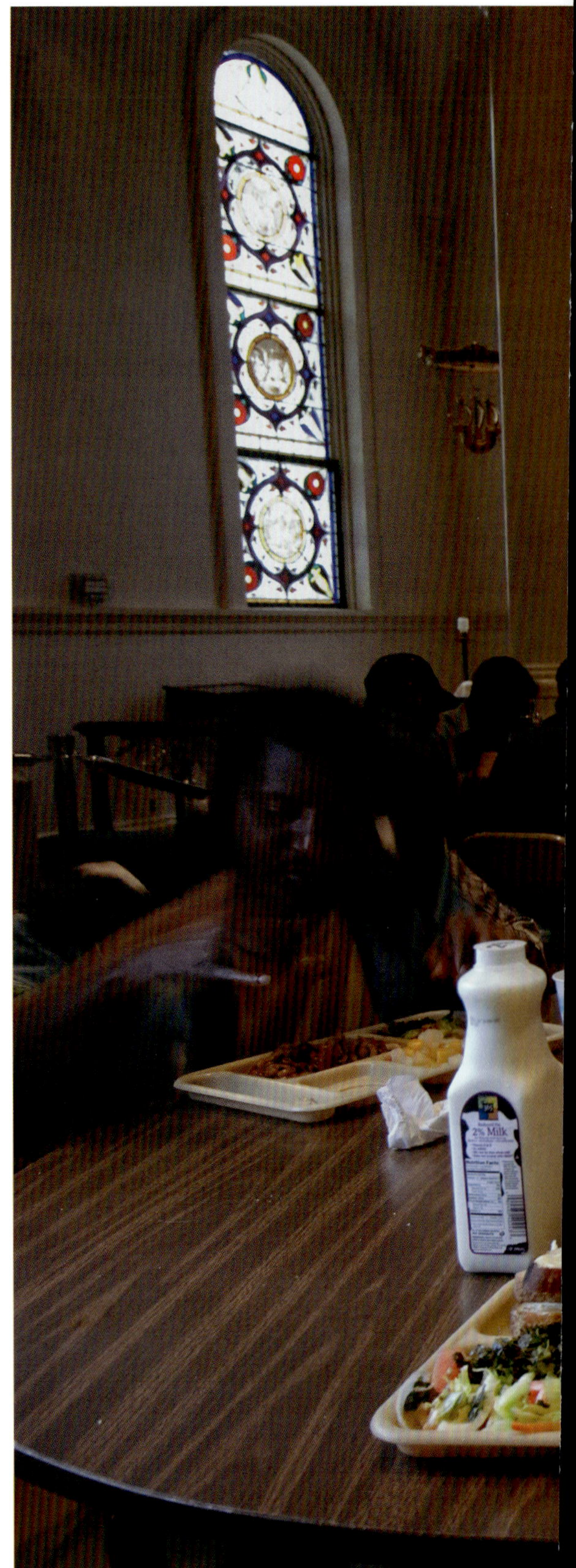

EINE TAGESRATION

IM JULI

MORGENMAHLZEIT, WENN ER GELD HAT Bananen (4), 730 g

WARMES MITTAGESSEN AUS DER HOLY-APOSTLES-SUPPENKÜCHE Pasta, Bohnen und Würstchen in einer Mehl-Butter-Sauce, 300 g · Kohlblätter, 42 g · Salat aus Kopfsalat, Tomaten, Zwiebeln und Möhren, 65 g · Brot mit Butter, 80 g

SNACKS, WENN ER GELD HAT Milch mit 2 % Fett, 0,9 l · Mini-Schokoriegel (3), 20 g

IM LAUFE DES TAGES Leitungswasser, 1,2 l

KALORIEN 2300

Alter: * · Größe: 173 cm · Gewicht: etwa 76 kg

*Sikorski wollte sein Alter nicht angeben.

NEW YORK · Jeder Tag ist anders für Ted Sikorski in Manhattan, und doch ist jeder Tag irgendwie gleich: der Kampf ums tägliche Brot, um die Körperpflege und um Obdach. Er zieht sich sorgfältig an, ganz bewusst, obschon er seit über zehn Jahren auf der Straße lebt. Wie kam es dazu? »Ich habe meinen Job verloren – und dann von meinen Ersparnissen gelebt, bis sie aufgebraucht waren.« Was für ein Job das war, will er nicht sagen, verrät immerhin, dass es an der Wall Street war. »Ich möchte aber nicht in die Geschichte einsteigen«, sagt er. Und sein Alter mag er auch nicht angeben, wegen der verlorenen Jahre.

Er hasst das Wort »obdachlos«, umschreibt den Begriff lieber mit »weniger glücklich«. Er fällt in der Stadt nicht auf, weil sein Haar ordentlich geschnitten ist, seine Kleidung makellos wie die eines Bankers an seinem freien Tag. Wer ihm begegnet, würde nicht vermuten, dass er seit über einer Stunde unterwegs zu einer Waschgelegenheit ist, von der er weiß, dass man ihn dort nicht abweist. Er lagert seine Sachen in mehreren Schließfächern. Wovon er sie bezahlt, will er nicht sagen, nur so viel, dass er nicht bettelt.

Wo schläft er? »Überall und nirgendwo. Im Sommer manchmal auf der Straße oder in einer Bodega, manchmal auch oben beim Central Park.« Wo hat er die vergangene Nacht verbracht? »Das möchte ich nicht sagen«, doch dann schildert er im Detail die Schwierigkeiten beim Umgang mit der Bürokratie der Stadt New York, die sich mehr oder weniger erfolgreich um Dienstleistungen an wohnsitzlosen Mitbürgern bemüht.

Er kennt die meisten Armenspeisungen der Stadt sehr gut und arbeitet bei der mit, die er für die beste hält: die Holy-Apostles-Suppenküche in Chelsea, wo man an jedem Werktag Tausende von Mahlzeiten ausgibt, ohne die Bedürftigkeit der Empfänger zu prüfen.

Die von Chefkoch Chris O'Neill und seiner Crew aus Profis und Freiwilligen servierte Kost ist ausgewogen: Pasta mit Fleisch, frisches Gemüse, Obst aus der Dose, Nachtisch, Brot und Butter. »Das Essen ist sehr gut«, sagt Ted, doch noch mehr schätzt er die Vorurteilslosigkeit und die fürsorgliche Atmosphäre.

»Als ich noch Erspartes hatte, also bevor ich auf der Straße gelandet war, gönnte ich mir einmal die Woche eine ordentliche Mahlzeit, und zweimal am Tag kochte ich mir einen Topf Reis ... Das war, bevor ich die Suppenküchen entdeckt hatte. Ich traute mich erst gar nicht hinein, weil ich Angst hatte, sie würden mich abweisen. Dann bin ich gekommen, und keiner hat was gesagt. Ich bekam einfach zu essen. Hätte ich das gewusst, wäre ich schon ein paar Jahre früher gekommen«, sagt er.

»Ich habe ein richtig großes, ungewöhnliches Problem. Jeder muss im Leben seinen eigenen Kampf ausfechten. Ich hätte nie gedacht, dass es mit mir so weit kommen würde. Die ersten sechs Monate waren die schlimmsten. Ich dachte, es würde nur ein paar Monate dauern.«

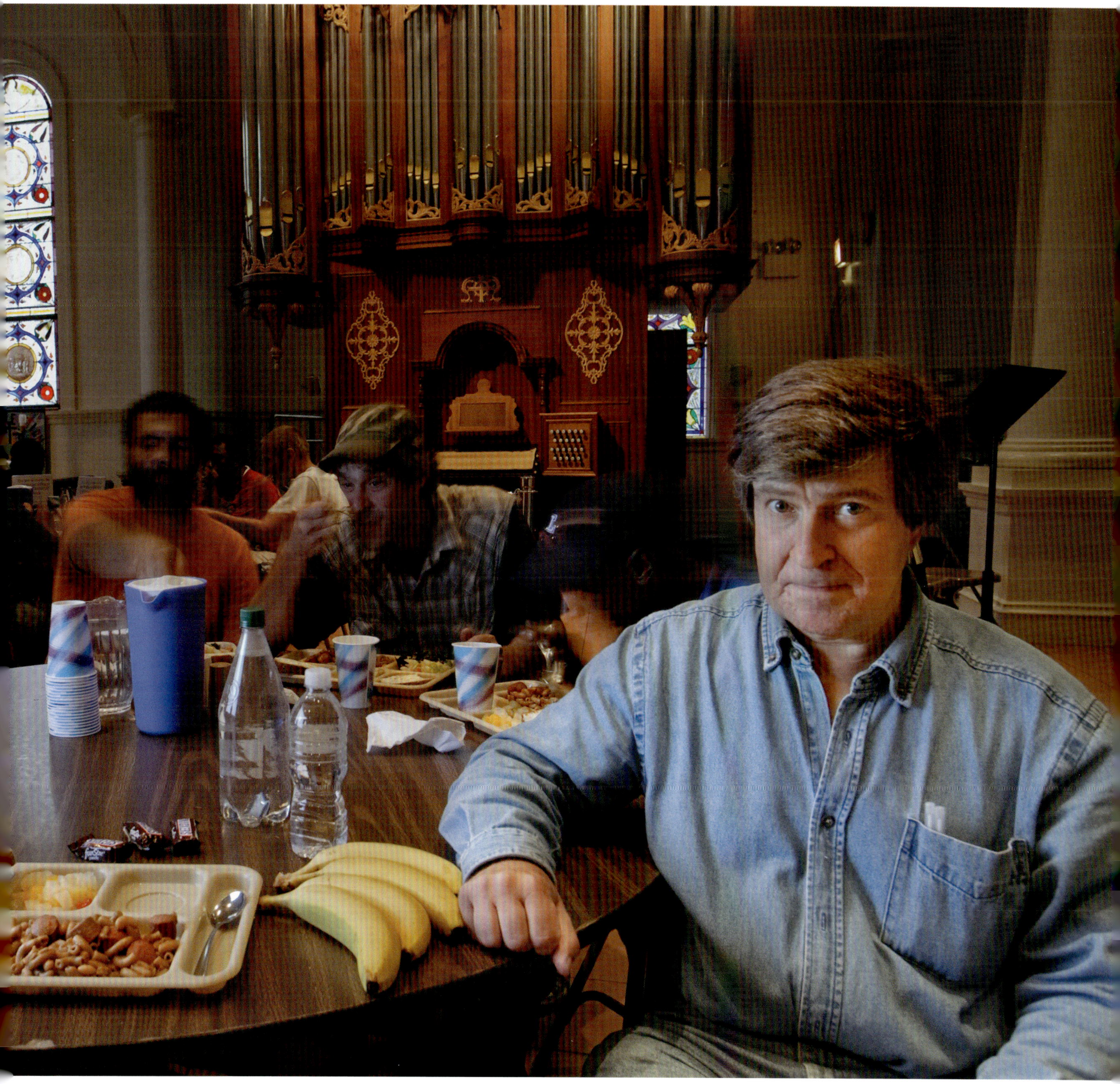

Ted Sikorski, ein Arbeits- und Wohnungsloser in Manhattan, in der Holy-Apostles-Suppenküche mit seiner Tagesration an Lebensmitteln. Obwohl Ted viele Stunden am Tag zu Fuß unterwegs ist, muss er auf sein Gewicht achten – viele seiner obdachlosen Freunde haben das gleiche Problem, sagt er. Über eine Million bedürftige Menschen nutzen rund 1200 gemeinnützige Suppenküchen und Essensausgabestellen in New York. Einige Suppenküchen bieten auch Möglichkeiten zum Duschen, Beratungen und Unterhaltung. Wie in den meisten Großstädten der USA ist es in New York einfacher, an eine kostenlose Mahlzeit zu kommen, als einen Schlafplatz zu finden. 39 000 Menschen übernachten regelmäßig in den städtischen Asylen, viele Tausend andere schlafen auf der Straße

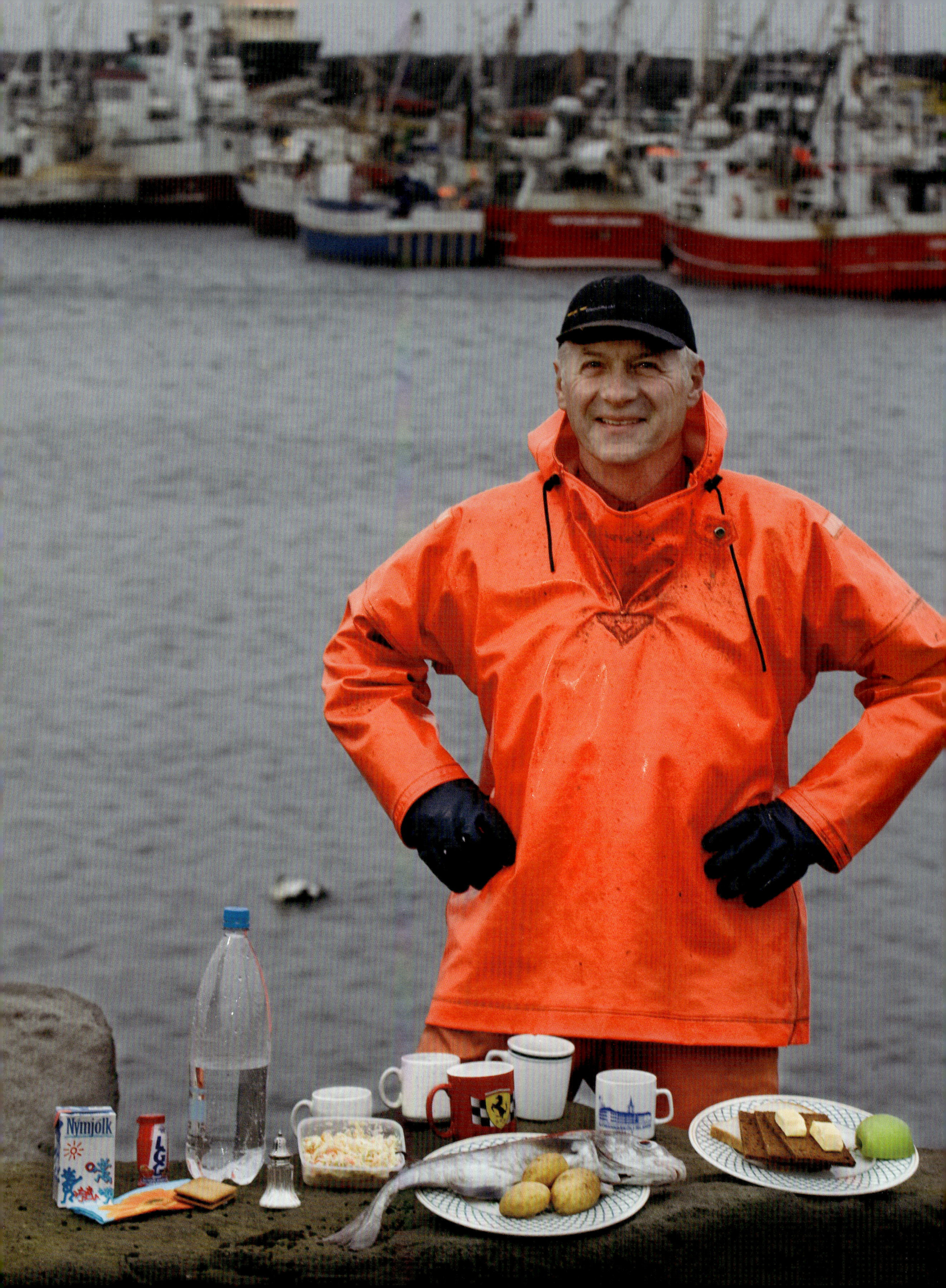
Nymjölk

2300

ISLAND

Karel Karelsson Der Kabeljaufischer

EINE TAGESRATION

IM MAI

MORGENIMBISS Keks, 15 g · Vollmilch, 0,25 l

FRÜHSTÜCK UND MITTAGESSEN AUF DEM SCHIFF Roggenbrot, 90 g, und Weißbrot, 30 g, mit Halbfettbutter, 50 g · Apfel, 150 g · Erdbeer-Energydrink, 93 ml · Kaffee (5), 1 l · Leitungswasser, 380 ml

ABENDESSEN Kabeljau, 2 kg (Rohgewicht mit Kopf), mit Salz, 1 EL · hausgemachter Krautsalat, 175 g · Kartoffeln, 500 g · Leitungswasser, 280 ml

KALORIEN 2300

Alter: 61 · Größe: 185 cm · Gewicht: 92 kg

Island, der Staat auf den feurigen Vulkaninseln im eisigen Nordatlantik, verfügt nur über wenige natürliche Ressourcen, vor allem Wasserkraft und geothermische Energie, die zum Heizen und zur Stromerzeugung genutzt wird. Im rauen Klima des Landes ist Schafzucht fast die einzig mögliche Art der Landwirtschaft. Umso größer ist die wirtschaftliche Bedeutung der Fischerei, vor allem nach Kabeljau.

SANDGERDI · Vor dem Morgengrauen isst Karel Karelsson vor seiner Haustür in Hafnarfjordur bei Reykjavík einen Keks und trinkt einen Becher Milch, ehe er mit dem Auto auf der Straße an der Lavaküste westwärts zum Hafen Sandgerdi fährt.

Ehe er auf der wendigen »Thorkell Arnason« anheuerte, hatte Karel sein eigenes Boot. Jetzt fährt er vor Tagesanbruch mit vier jüngeren Fischern, dem Kapitän und dem Maschinisten hinaus, auf Jagd nach Kabeljau, der gleich an Bord marktfertig verpackt wird. Auf der Fahrt zu den Fanggründen frühstückt die Crew in der Kombüse: Karel nimmt schwarzen Kaffee, Roggenbrot mit Butter, einen Apfel und einen Energiedrink, die anderen essen kleine Kuchen aus der Packung, Gurke, Tomaten und Emmentaler, Brot und Butter.

Das große Schleppnetz wird maschinell ausgebracht, die Fischer brauchen den Vorgang nur zu überwachen. Ein großer Schwarm Möwen folgt in Erwartung reicher Beute kreischend dem Schiff. Vor dem Einholen des Netzes ziehen die Männer orangefarbenes Ölzeug an. Dann pflücken sie die silber und grau glänzenden zappelnden Fische aus dem ankommenden Netz. Neben dem Ächzen der Winden sind nur spärliche Worte der Männer zu hören. Als Karel 1958 als Lehrling anfing, unterschied sich die Arbeit noch ziemlich von den heutigen Abläufen. Doch seine Kollegen an Bord sind alle wesentlich jünger und kennen es nicht anders.

Der Fang wird ausgenommen, sortiert und auf Eis gelegt. Die Innereien fallen durch Öffnungen in den Arbeitstischen in die See. Mehrfach noch wird das Netz ausgeworfen, bis die Tagesquote erreicht ist. Die Fangmengen werden jährlich von der Regierung festgesetzt, um Überfischung zu vermeiden.

Nachdem sie in der Fischfabrik klar Schiff gemacht hat, gönnt sich die Crew Kaffee und dazu Reste vom Frühstück. Als das Schiff am frühen Nachmittag in den Hafen zurückkehrt, bekommt Karel einen Teil seines Lohns in Naturalien: prachtvolle Fische, die es daheim zum Abendessen gibt. Und vorher hat er noch Zeit, in der geliebten See zu schwimmen.

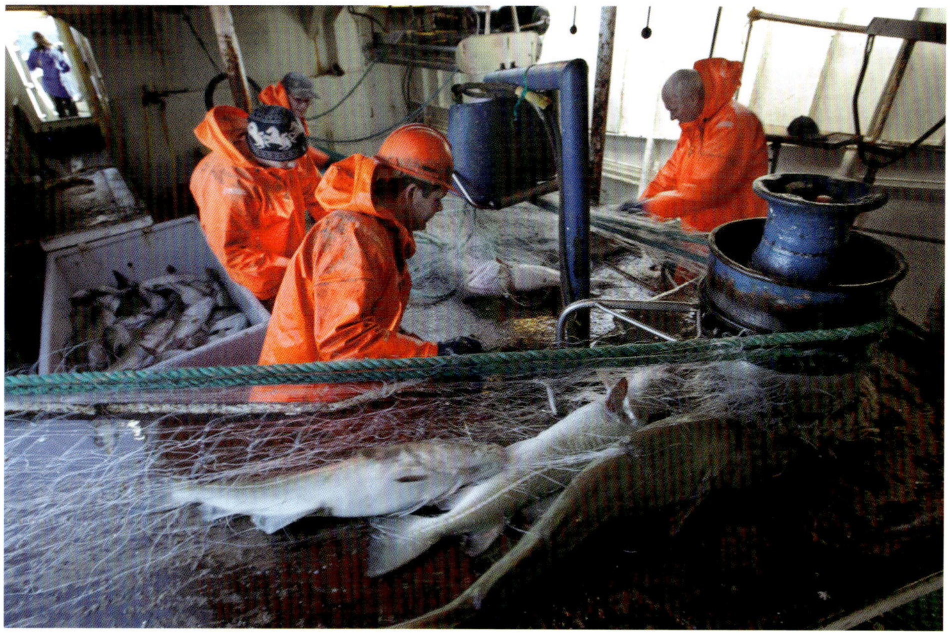

Der Berufsfischer Karel Karelsson in seinem Heimathafen Sandgerdi mit einer typischen Tagesration (links). Fastfood gibt es auch in Island, doch traditionelle Lebensmittel wie Skyr (eine Art Joghurt), gepökelter Schafskopf und Hammelhoden sind nach wie vor beliebt. Unter Deck des Trawlers wird der Fang ausgenommen

2400

IRAN

Atefeh Fotowat
Die Tochter des Miniaturenmalers

EINE TAGESRATION

IM DEZEMBER

FRÜHSTÜCK Lavash (Fladenbrot), 65 g, mit Halvardeh (einer Art türkischer Honig aus Sesamkörnern), 2 EL, und Butter, 1,5 EL · Walnüsse, 17 g · Fetakäse, 30 g · Vollmilch, 160 ml · Schwarztee, 110 ml, mit einem Stück Zucker, 3 g

MITTAGESSEN Tah Chin (Huhn, mariniert mit Ei, Joghurt, Zitronensaft und Safran), 140 g · Zerseshk Polow (Reis mit Berberitzenbeeren), 250 g · Tah-Dig-Reiskruste vom Topfboden, 80 g · hausgemachte Kartoffelchips, 10 g · Joghurt, 93 g · sauer eingelegtes Gemüse, 65 g · grüne Paprikaschote, 15 g · Limettensaft, 1,5 EL · Doogh (salziger Trinkjoghurt mit Minze), 200 ml

ABENDESSEN Fladenbrot, 35 g, mit Butter, 1,5 EL · Datteln, 30 g · Wasser aus der Flasche, 200 ml

ZWISCHENDURCH Granatapfel, 340 g · Orange, 240 g

KALORIEN 2400

Alter: 17 · Größe: 164 cm · Gewicht: 55 kg

ISFAHAN · Im Hause des iranischen Miniaturenmalers Mostafa Fotowat sind Besucher aus dem Ausland zu Gast. Wegen unserer Anwesenheit müssen sich Frau und Tochter des Hausherren gemäß islamischer Sitte – und Anordnung der Regierung – verhüllen, sodass Ohren, Nacken und Haar zu Hause ebenso bedeckt sind wie in der Öffentlichkeit, sofern Männer anwesend sind, die nicht zur unmittelbaren Familie gehören.

Es ist selten, dass die 18-jährige Atefeh und ihre Mutter Mehri in knöchellangen Umhängen und Schals eine Mahlzeit zubereiten müssen, doch die beiden Frauen beharren darauf und servieren ein wunderbares Reisgericht namens Zerseshk Polow, gewürzt mit Berberitzenbeeren und Safran, dazu mit Zwiebeln und Gelbwurz geschmortes Huhn mit Gemüse und Kräutern aus Mehris Garten und Doogh, Trinkjoghurt mit Minze. »Ein besseres Zerseshk Polow kriegen Sie nirgendwo«, erklärt Atefehs Bruder Ali. Die Familie setzt sich zum Essen stets auf den Fußboden, auf einen der kostbaren Seidenteppiche, mit denen alle Räume des Hauses ausgelegt sind.

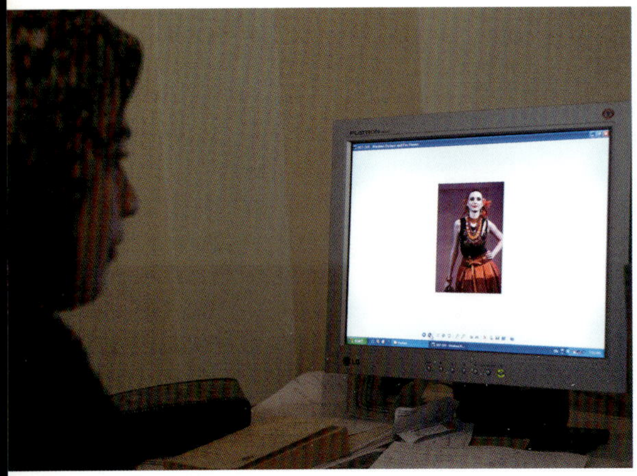

Über die Ernährung wacht Atefehs Mutter – darüber, dass sie streng traditionell ist. »Bei Freunden esse ich manchmal Pizza«, sagt Atefeh, »doch zu Hause wird ausschließlich persisch gekocht.« Für das andere Gericht Tah Chin mariniert ihre Mutter Huhn in einer Mischung aus selbst gemachtem Joghurt, Ei, Safran und Zitronensaft. Dann wird vorgegarter Basmatireis mit der Marinade und geschlagenem Ei vermischt. Huhn und Reismischung werden in einem Schmortopf geschichtet. Zum Servieren wird das Ganze gestürzt. Die oben liegende köstlich knusprige Bodenschicht heißt Tah Dig, das Huhn aus dem Topf Tah Chin. Atefehs Leibgericht ist gegrillte Forelle mit sieben Gewürzen.

Ihr Berufswunsch ist ein interessanter Kontrast zu ihrer aktuellen Verhüllung: Sie möchte in Paris Modedesign studieren. Dazu nutzt Atefeh jede freie Minute, um sich im Internet über die neueste Mode in Frankreich zu informieren.

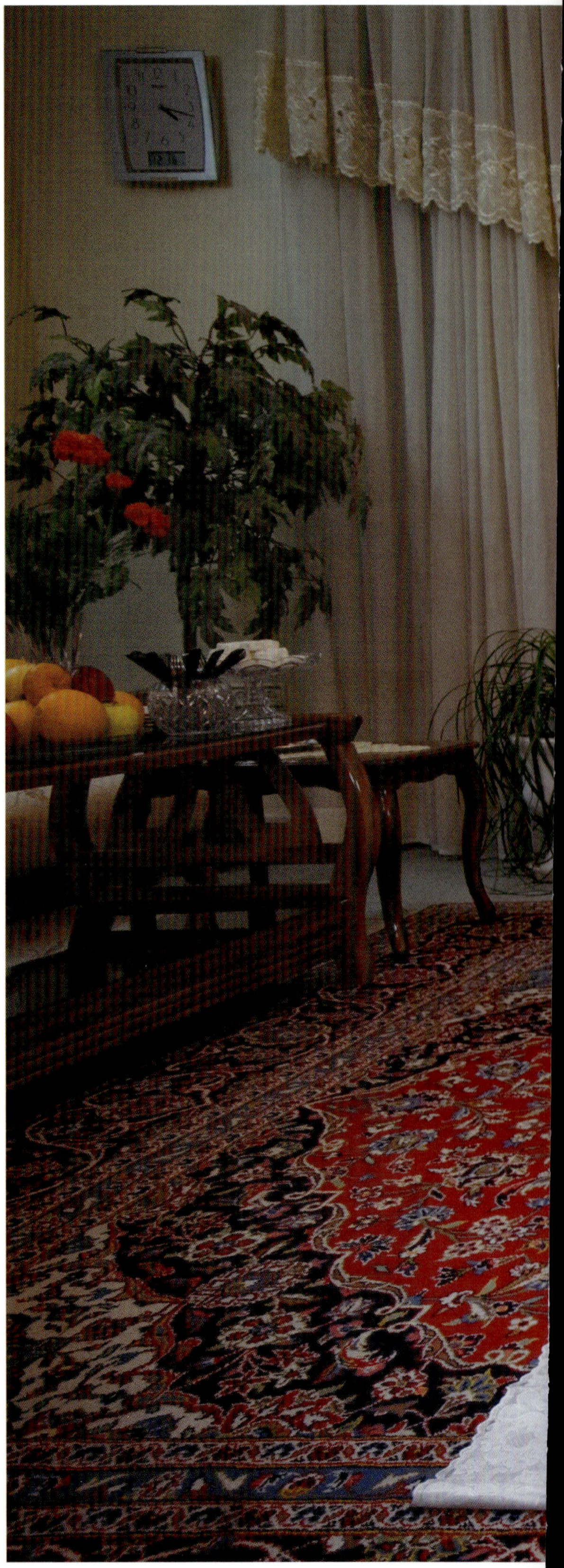

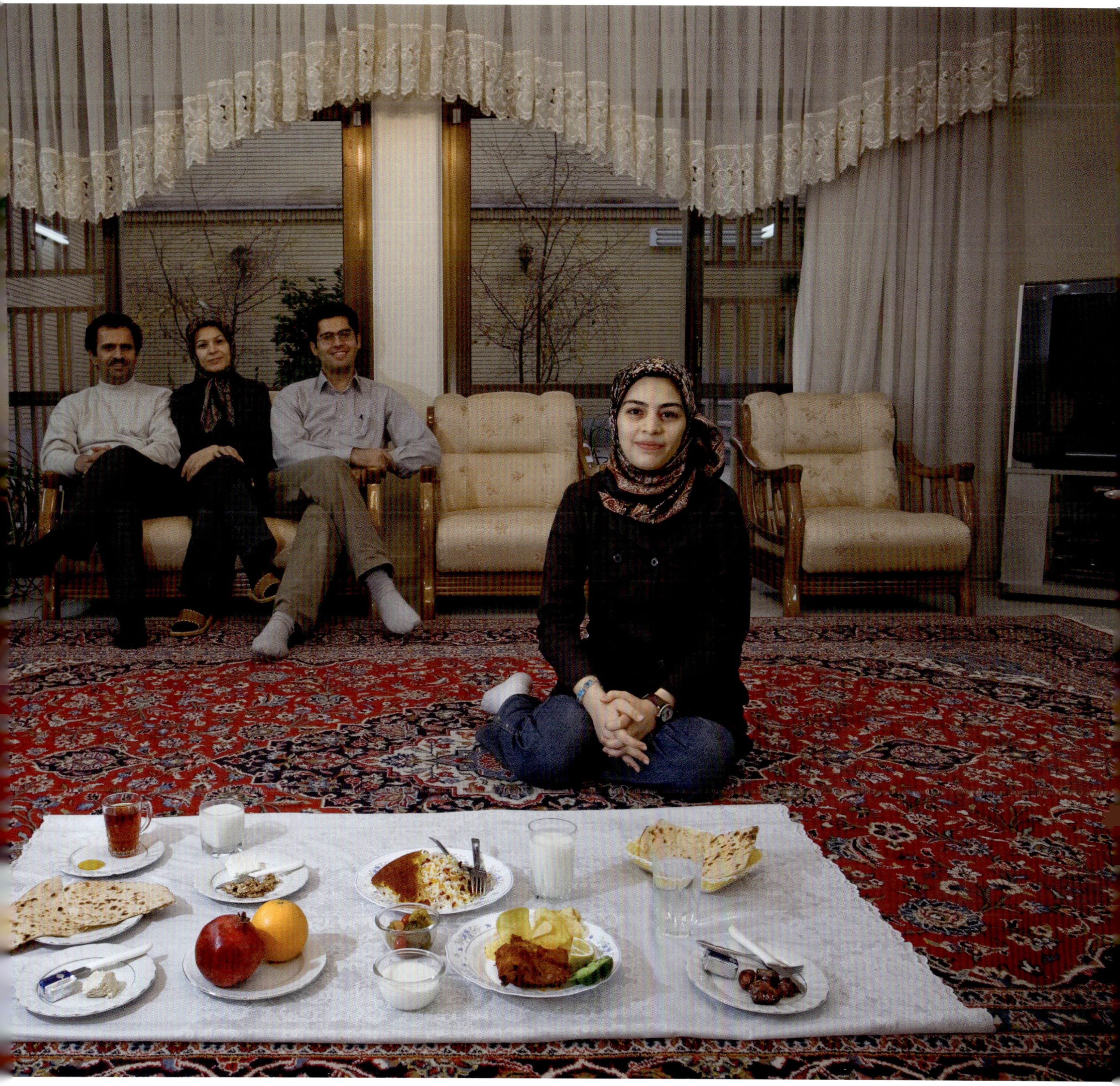

Die Oberschülerin Atefeh Fotowat zu Hause mit ihrer Familie im eleganten dreistöckigen Haus mit ihrer typischen Tagesration. Ihr Vater, ein bekannter Miniaturenmaler (ganz links im Bild), sitzt mit Frau Mehri und dem gemeinsamen Sohn, einem Studenten, auf dem Sofa. Die Fotowats sind typische Vertreter des iranischen Bildungsbürgertums in Isfahan, der drittgrößten Stadt des Landes. Atefehs Kleidung mit Jeans und Kopftuch zeugt von ihrem selbstbewussten Umgang mit Ausländern und zugleich von ihrem Respekt vor der Tradition. Ihr Wunschtraum: in Paris Mode zu studieren und eines Tages als Designerin zu arbeiten. Am eigenen Computer in ihrem Zimmer informiert sich Atefeh laufend über die neuesten Modetrends in Europa und Amerika (links)

Auf dem Dach eines Teehauses über dem großen Basar am Imamplatz in Isfahan sitzen drei 15-jährige Jungen an einem kalten Nachmittag bei heißem Tee und den traditionellen, hier Gheylan genannten Wasserpfeifen. Obwohl der Tabakrauch durch das Wasser im Glasbehälter gekühlt wird und gewisse Schadstoffe ausgefiltert werden, kann diese Methode des Rauchens gefährlicher sein als der Konsum von Zigaretten, weil insgesamt eine wesentlich größere Rauchmenge inhaliert wird. Am Abend desselben Dezembertages fällt Schnee über Isfahan. Der Imamplatz, einer der größten städtischen Plätze der Welt, gehört zum Weltkulturerbe der UNESCO. Jenseits des Platzes ist das historische Ensemble der Scheich-Lotf-Allah-Moschee, der Imam-Moschee und des Ali-Qapu-Palastes zu sehen

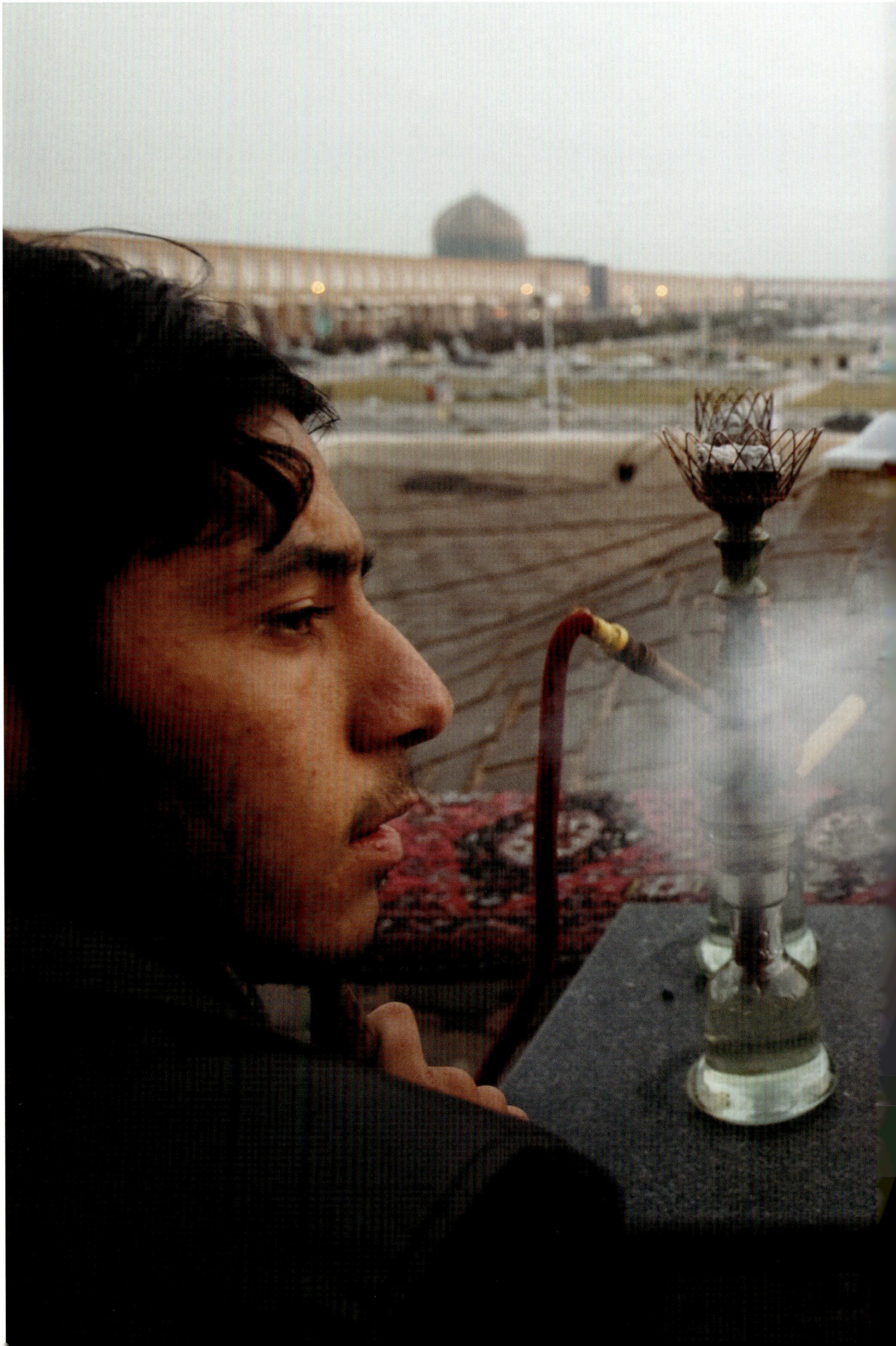

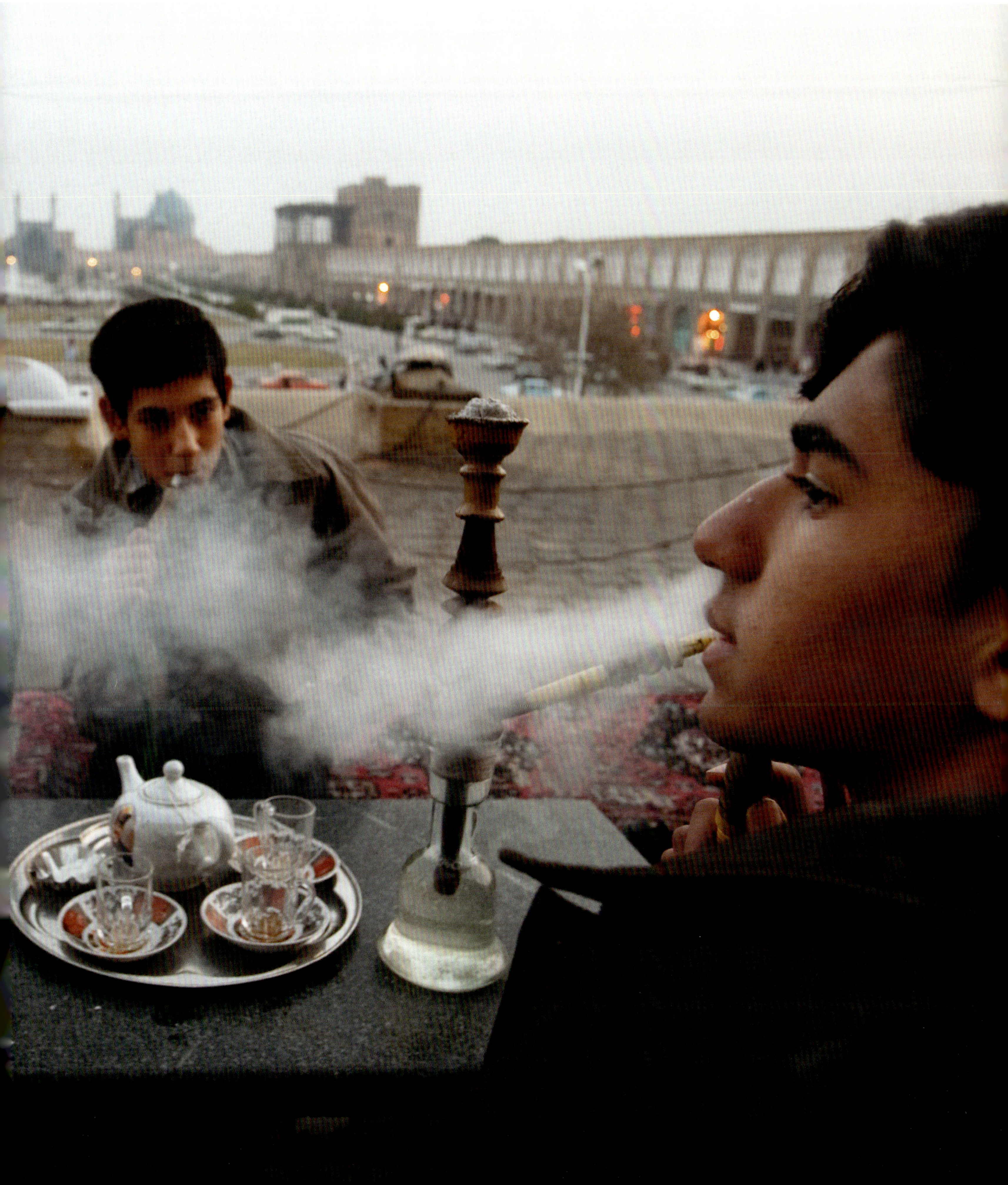

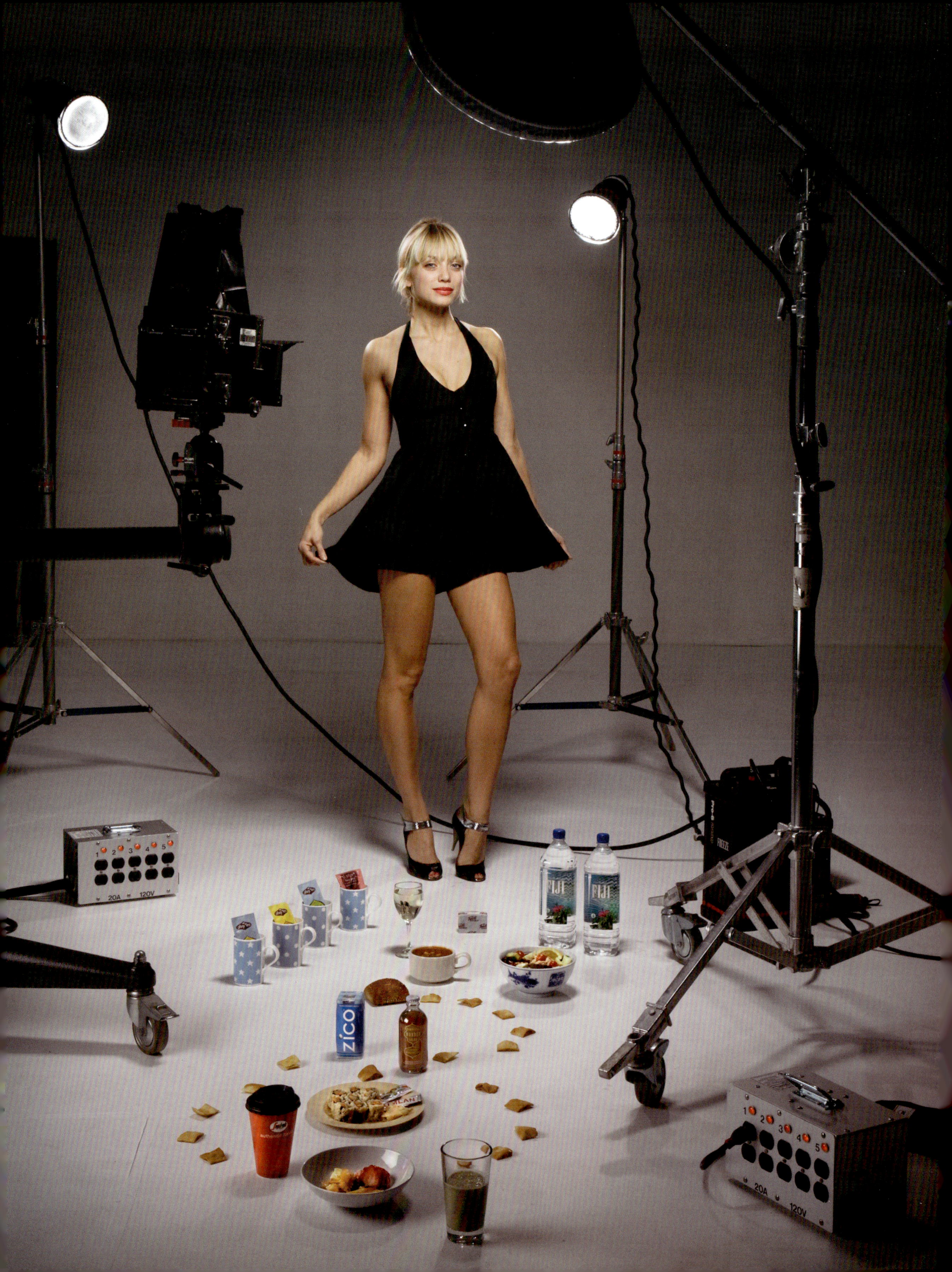
1 2 3 4 5
20A 120V
FIJI
FIJI
zico
1 2 3 4 5
20A 120V

2400

USA

Mariel Booth
Studentin und Model

EINE TAGESRATION

IM OKTOBER

FRÜHSTÜCK Obstsalat aus Edbeeren, Blaubeeren, Pfirsich und Melone, mit Magerjoghurt, 260 g · Mandelmilch, 170 ml, gemixt mit Soja-Eiweiß-Pulver mit Vanillegeschmack, 2 EL · Caffè Latte mit Sojamilch, 0,5 l

MITTAGESSEN Vegetarisches Sushi aus ungeschältem Reis, 200 g, mit Sojasauce, 1 EL, und Wasabi, 0,3 TL · Kombucha-Teegetränk, 250 ml · Kokosnuss-Wasser, 330 ml

ABENDESSEN Thunfischsalat: Dosenthunfisch in Wasser, 125 g, Maiskörner, 125 g, Avocado, 90 g, Blattsalate, 60 g, Kidneybohnen, 55 g, Tomaten, 30 g, mit Zitronen-Olivenöl-Dressing, 1 EL · Minestrone-Gemüsesuppe aus der Dose, 370 g · Mehrkorn-Brötchen, 75 g · Weißwein, 0,2 l

ZWISCHENDURCH Pittabrot-Chips, 50 g · milchfreie Eiscremeschnitte, Vanillegeschmack, 45 g · Yogitee und koffeinfreier Tee (4), 1,2 l, mit Honig (nicht im Bild), 56 g · Wasser aus der Flasche, 2,9 l

KALORIEN 2400

Alter: 23 · Größe: 177 cm · Gewicht: 57 kg

NEW YORK · Sie ist groß und schlank, blond und schön und modelt, seit sie 13 ist. Aber mit 23 Jahren, 177 Zentimetern und 57 Kilogramm ist Mariel Booth mittlerweile zu alt und zu dick für die wirklich tollen Jobs.

Das ist ihre schonungslose Selbsteinschätzung, die wahrscheinlich kaum einer teilen würde, der ihr auf der Straße im New Yorker East Village begegnet. Dort im Viertel wohnt Mariel im vierten Stock ohne Lift mit ihrem Freund, »der alles essen kann und trotzdem schlank bleibt«, wie sie sagt.

Sie ernährt sich gesund, isst aber, so glaubt sie, zu viel. Sie kämpft mit der Tatsache, dass sie das Idealgewicht für ihre Größe und ihren Typ hat, aber nicht in Größe 36 passt. »Das ist einfach doof«, sagt sie, »mein Gewicht ist prima, ich habe Größe 38. Das ist schlecht für das Modeln, weil ich nicht in 36 passe. 57 Kilo zu wiegen ist einfach unverantwortlich. Mit fünf Pfund weniger würde ich wahrscheinlich wesentlich besser verdienen.«

Ein Anfall von Bulimie als Teenager vermittelte Mariel früh das Bewusstsein für den Schlankheitswahn, dem so viele ihrer Kolleginnen anheimfallen. »Die meisten schwerwiegenden Essstörungen haben die Mädchen, die in Größe 36 passen müssen – weil es für sie einfach unnatürlich ist«, sagt sie. Ihr eigenes Streben nach Vollkommenheit macht sie kirre, doch nicht so kirre, dass sie sich zu Tode hungern würde. »Ich bin ein hart arbeitendes Durchschnittsmodel – Mitte 20, werde für Kataloge gebucht, nicht für Haut Couture. Verdiene meinen Lebensunterhalt und manchmal ein bisschen mehr.«

Ihre Ernährung steht ständig auf dem Prüfstand: überwiegend vegetarisch, ab und an ein wenig Fleisch und häufige Gesundheitstrend-Anfälle. Sie liebt Salate, fürchtet aber, dass ihre Vollkost-Eigenkreationen mehr Kalorien haben, als sie sich eingestehen mag.

Mariel Booth, Model und Studentin an der New York University, in einem Fotostudio in Brooklyn mit einer typischen Tagesration (links). Sie wiegt zurzeit fünf Pfund mehr als beim Fulltime-Modeln, fühlt sich dabei aber wohler – und klagt, dass sie weniger verdient. Mariel kauft viele ihrer Lebensmittel im Bioladen um die Ecke

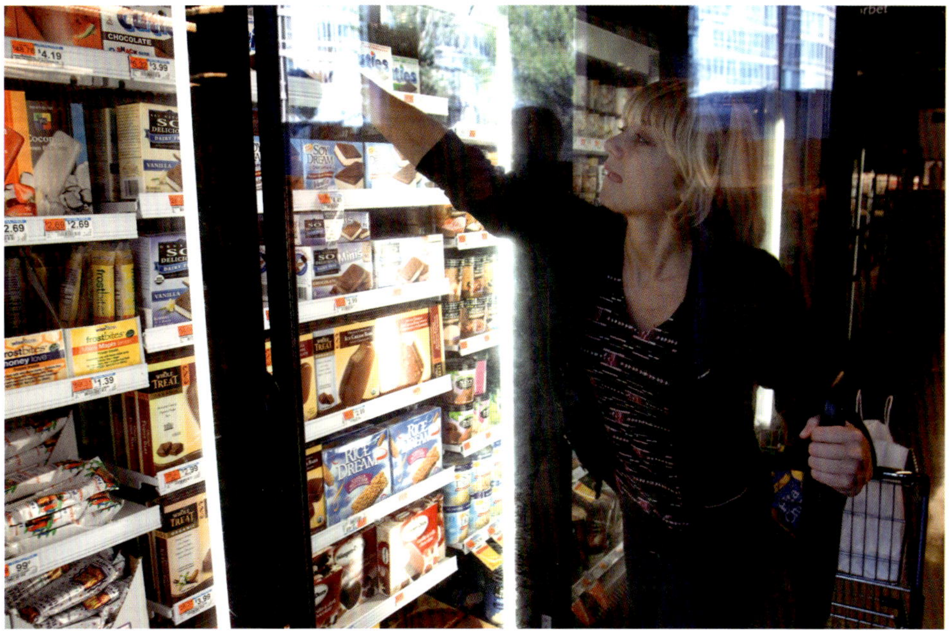

2400

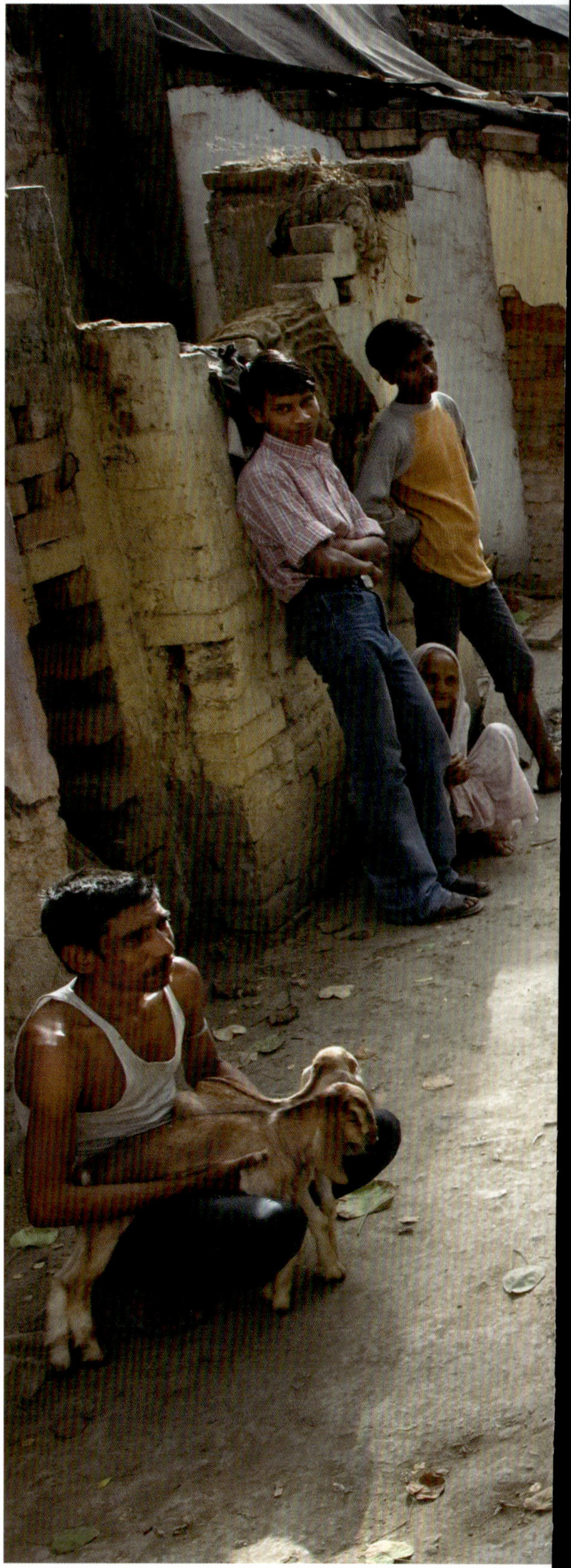

INDIEN

Munna Kailash Der Rikscha-Fahrer

EINE TAGESRATION

IM APRIL

FRÜHSTÜCK Kartoffelcurry mit Tomaten, Zwiebeln, Ingwer, Knoblauch, Koriander, Kreuzkümmel, Gelbwurz, zerstoßenen roten Chilischoten und Senföl, 150 g · Parathas (Weizenfladenbrötchen, 2), 100 g · Schwarztee mit Vollmilch, 333 ml, und Zucker, 2 EL

MITTAGESSEN Kartoffel- und Soja-Eiweiß-Curry mit Zwiebeln, Gelbwurz, Garam Masala (Ingwer, Knoblauch und gemahlene rote Chilis) und Senföl, 150 g · Okraschoten, im Wok gebraten mit Zwiebeln, Chilis, Gelbwurz und Senföl, 100 g · Dal (gelbe Linsen), gekocht mit Chilis, Koriander, Gelbwurz und Senföl, 150 g · Fladenbrötchen (2), 100 g · weißer Reis, 150 g, mit Gurke, 105 g, und Zwiebeln, 140 g

ABENDESSEN Hausgemachter Joghurt, 100 g · Fladenbrötchen (2), 100 g

ZWISCHENDURCH Lavang Lata (Fettgebäck), 40 g · frischer Limettensaft, 70 ml · Schwarztee mit Vollmilch (6), 275 ml, und Zucker, 45 g · Zigaretten (2) · Brunnenwasser, 1 l

KALORIEN 2400

Alter: 45 · Größe: 157 cm · Gewicht: 48 kg

VARANASI · In der Regel steht Munna Kailash um sechs Uhr auf und radelt gleich mit seiner Rikscha hinunter zum Ufer des Ganges, auf der Suche nach zahlungskräftiger Kundschaft. »Touristen stehen früh auf, um sich die Stadt anzuschauen«, sagt er, »und früh am Morgen ist es kühler.«

In Varanasi, dem kulturellen und religiösen Zentrum des nordindschen Bundesstaates Uttar Pradesh, ist es im Sommer drückend heiß. Doch Munna steht nicht nur aus eigenem Antrieb so früh auf. Eigentlich ließe er es gerne langsam angehen. Doch er zeigt auf seine zehn Jahre jüngere Frau Meera: »Was machst du noch hier?, sagt sie zu mir. Raus mit dir! An die Arbeit!«, sagt er und versucht schrill und erfolglos, ihre Stimme nachzuahmen. »Nix mehr schlafen«, sagt er grinsend und deutet mit den Händen ein Kopfkissen an. Und sie lacht.

Meera startet jeden Morgen um die gleiche Zeit, egal ob Munna arbeiten geht oder nicht. Um halb sieben bereitet sie schon für ihre Herrschaften, ein Arztehepaar, das Frühstück. Dann geht sie nach Hause, um für die eigene Familie Frühstück zu machen: süßen Tee und Chapatis, auf dem Blech gebackene Fladenbrote. An sieben Tagen der Woche arbeitet sie sowohl für die Ärzte als auch für die eigene Familie. Zusammen reicht das Einkommen der Eheleute gerade für das Essen.

Sie und ihre 21-jährige Tochter Mamta, die ebenfalls eine Stelle im Haushalt hat, kochen auf einem zweiflammigen Propangasherd auf dem Boden im Hof ihres bescheidenen Anwesens. Bevor sie sich das Gasgerät leistete, kochte Meera auf dem Holzfeuer. Ihre älteste Tochter, die auf dem Land lebt, nutzt nach wie vor getrockneten Kuhdung als Brennstoff. »Sie möchte, dass ich ihr einen Gaskocher kaufe«, sagt Meera. »Vielleicht, wenn ich Geld habe.«

Nach ein paar Stunden Rikschapedale-Treten kommt Munna nach Hause, setzt sich auf einen Stapel staubiger Ziegelsteine und schaut seiner Frau beim Kochen zu. »Linsen gibt es jeden Tag«, sagt er, »ohne sie mag ich gar nicht essen.« Heute gibt es dazu ein Kartoffelcurry mit Soja-Eiweiß, Okraschoten aus dem Wok, weißen Reis und frisches Fladenbrot.

Meera jongliert die Küchenutensilien in atemberaubendem Tempo, plaudert mit ihrem Mann und dirigiert nebenbei die Tochter, die Garam Masala für das Curry und eine heftige Kombination aus zerstoßenem Kreuzkümmel, Chili und einem Löffel scharfem Senföl für die Linsen mixt. »Es ist unser Lieblingsöl, man kann es in kleinen Mengen kaufen«, sagt Meera. Nach dem Essen und einem Verdauungsschlaf fährt Munna noch eine Runde Rikscha. Wenn es ein guter Tag war, bringt er abends seiner Frau Fettgebackenes mit, das sie so gern mag.

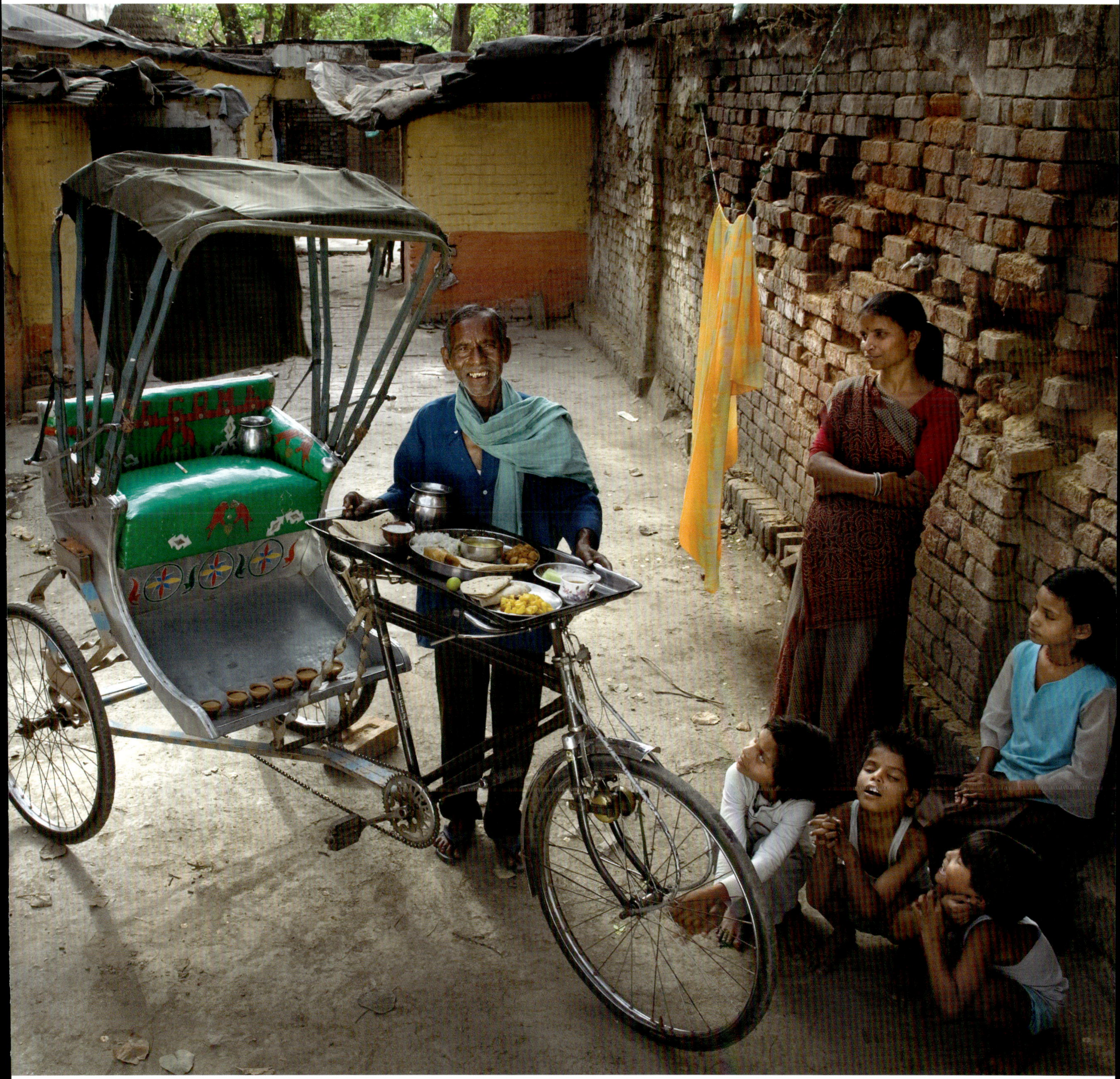

Der Rikscha-Fahrer Munna Kailash in der Gasse vor seinem Haus mit einer typischen Tagesration. Ehefrau Meera (rechts), die bei ihrer Hochzeit 13 Jahre alt war, schaut mit Neffen und Nichten zu, ebenso Munnas Mutter, die links zwischen zweien seiner drei Söhne auf dem Boden hockt; der Nachbar beobachtet mit seinen Zicklein das Geschehen. In Indien gibt es etwa zehn Millionen Fahrradrikschas zum Transport von Personen und Lasten. Munnas Fahrzeug gehört ihm, doch die meisten Fahrer mieten es für umgerechnet 45 Cent pro Tag. Ein Rikscha-Fahrer in der Großstadt verdient drei bis vier Euro am Tag. Die muskelgetriebene Rikscha ist zwar langsamer als die Konkurrenz mit Zweitaktmotor, dafür produziert sie weder Lärm noch klimaschädigende Abgase

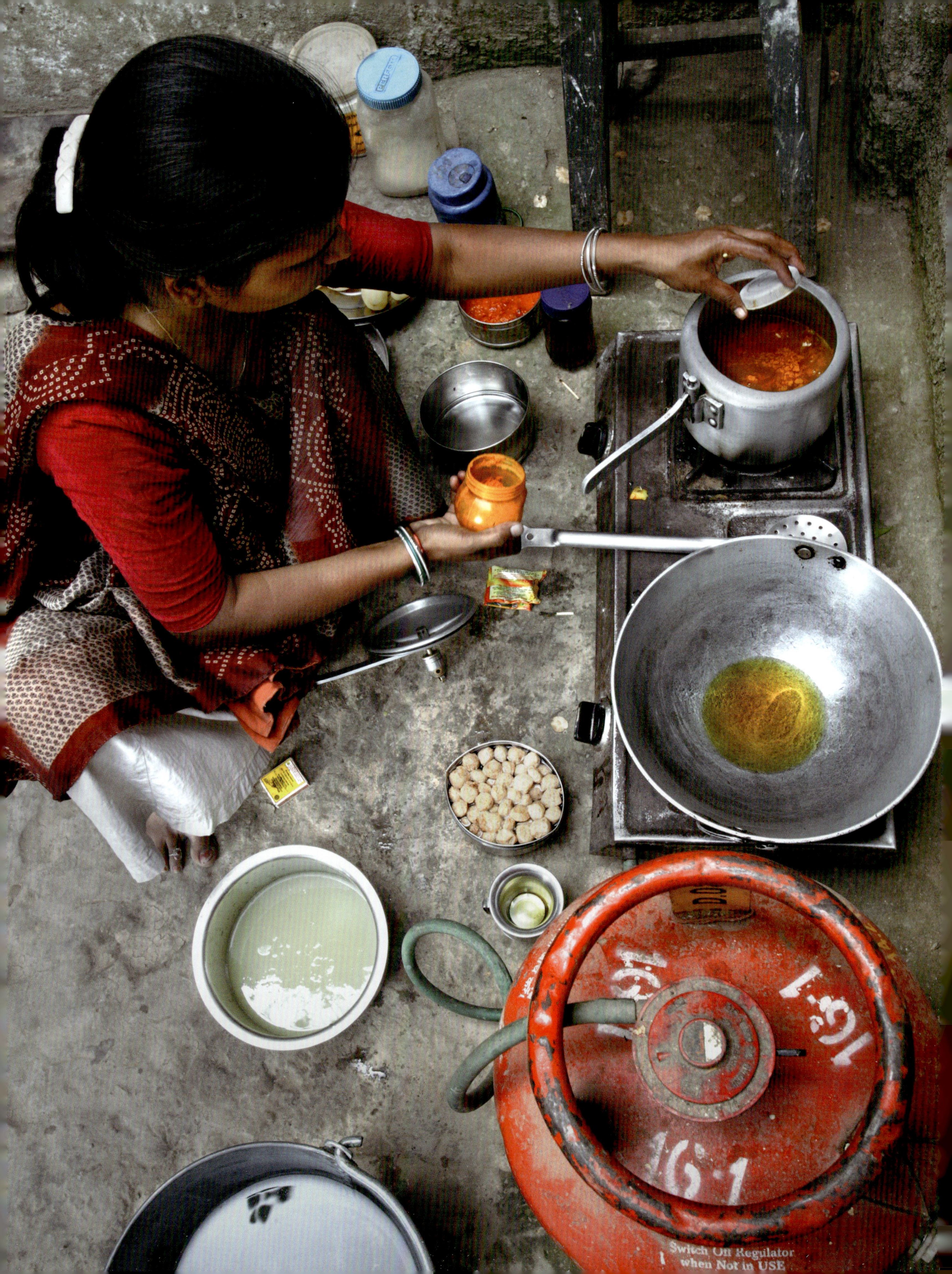
Switch Off Regulator
when Not in USE

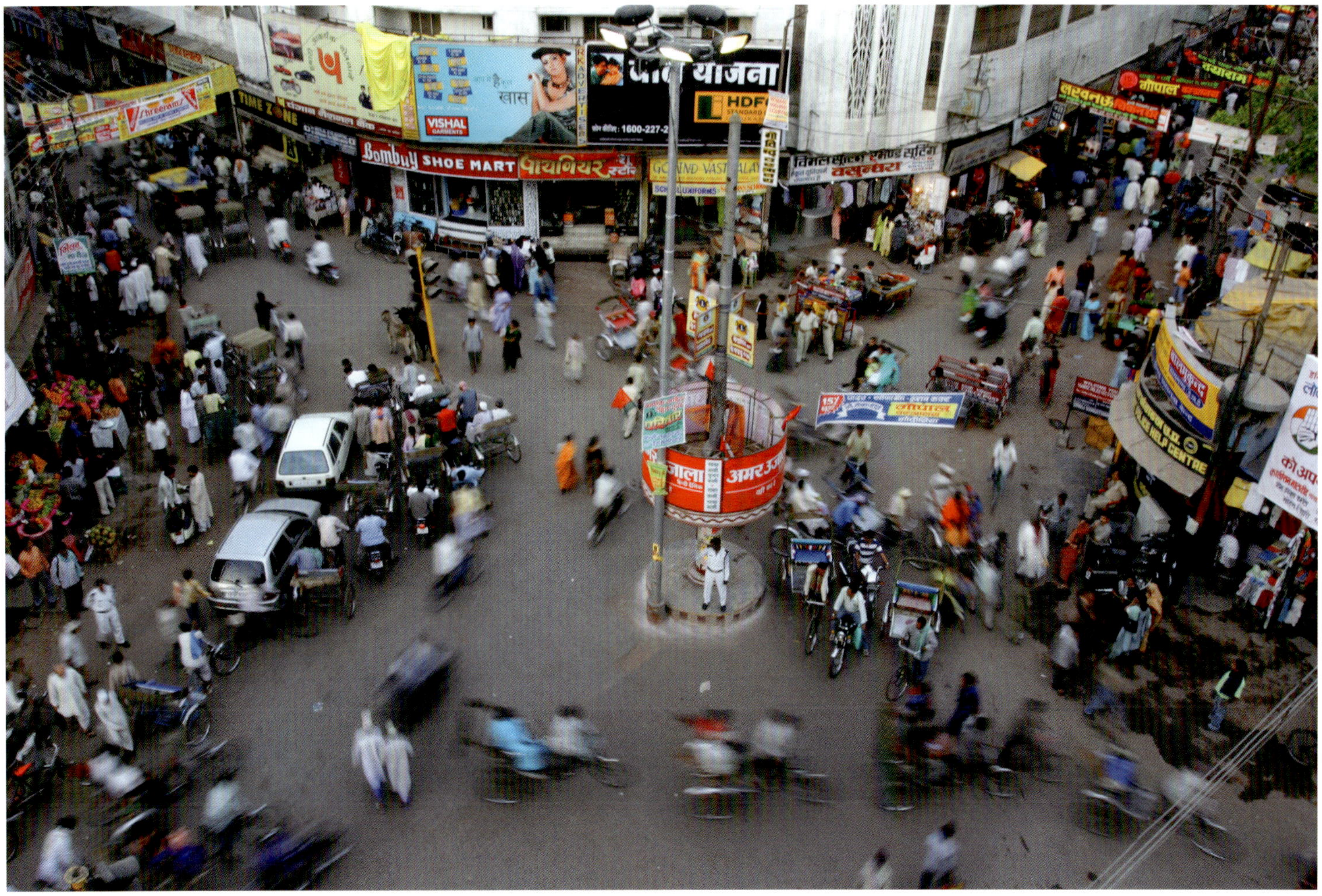

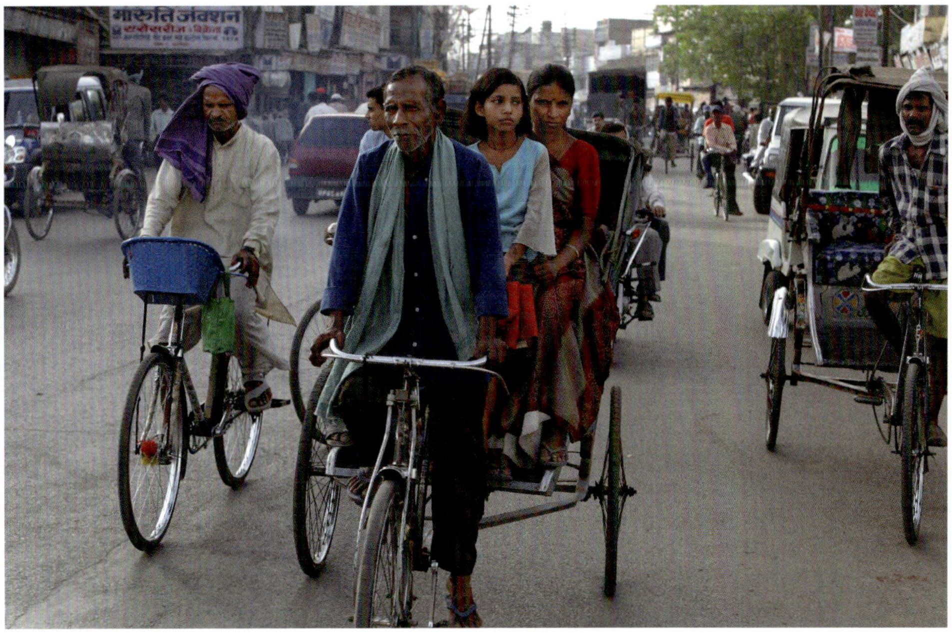

Im Innenhof ihres Hauses auf dem Boden hockend, bereitet Munnas Frau Meera das Mittagessen zu (links) – hier würzt sie die im Schnellkochtopf gegarten Linsen mit Gelbwurz; im Wok daneben wird Öl für das Kartoffel-Soja-Curry erhitzt. Im Zentrum von Varanasi (oben rechts) dirigiert ein Polizist Rikschas, Fahrräder, Autos und Kühe um »seine« Insel. Im dichten Verkehr fährt Munna in seiner Rikscha Frau, Nichte und einen Sohn zum Shoppen

2400

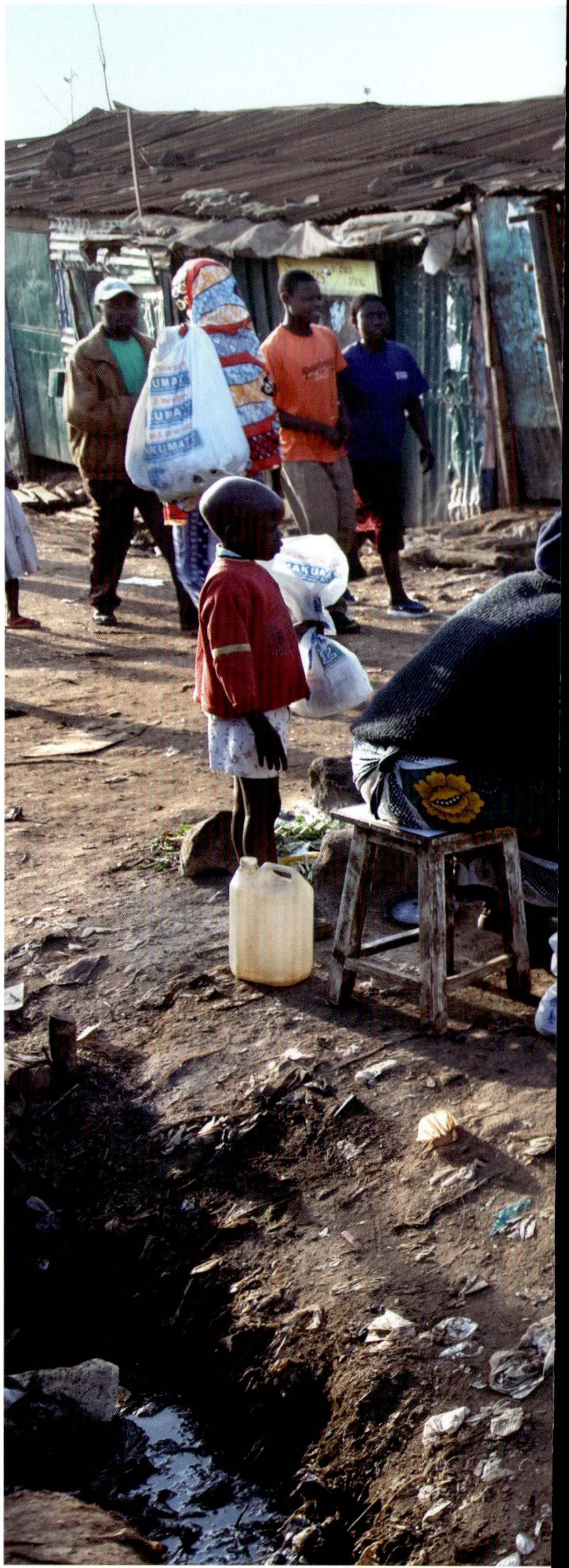

KENIA

Roseline Amondi
Die Fischbraterin

EINE TAGESRATION

IM MÄRZ

FRÜHSTÜCK Ndazi (süßes, gebratenes Brot), 80 g · Schwarztee, 130 ml, mit Vollmilch, 130 ml, und Zucker, 35 g

MITTAGESSEN Wachtelbohnen, gekocht mit Zwiebeln, Tomaten, Gewürzmischung und Öl, 175 g · weißer Reis, 280 g

ABENDESSEN Ugali (dicker Maisbrei), 380 g · Sukuma Wiki (Weißkohl, mit Zwiebeln und Tomaten in Öl gebraten), 100 g · Cola, 300 ml

ZWISCHENDURCH Frittierter Tilapia (Fisch, nicht im Bild), 80 g · Schwarztee (3), 380 ml, mit Vollmilch, 380 ml, und Zucker, 100 g · Leitungswasser, auf der Straße gekauft, 0,8 l

KALORIEN 2400

Alter: 43 · Größe: 178 cm · Gewicht: 105 kg

Der Geruch von Küchendunst, vermischt mit dem Rauch von brennenden Abfallhaufen, ist allgegenwärtig in Kibera, dem Slum von Nairobi, in dem etwa eine Million Menschen leben. Die Bewohner leiden unter extrem hoher Arbeitslosigkeit, Kriminalität, ethnischen Auseinandersetzungen und der Enge in verfallenden Häusern. Ohne die Unterstützung von Hilfsorganisationen und karitativen Einrichtungen wären die Verhältnisse noch weit schlimmer.

KIBERA, NAIROBI · Nicht die Summe, die sie durch ihr Mikrodarlehen bekommen hat, freut Roseline Amondi am meisten, sondern der Frauenclub, der gegründet wurde, um ihr den Kredit zu verschaffen. Er nennt sich »Nyota«, was »Stern« bedeutet. Der Verein bürgt für die Kredite an seine Mitglieder, die sich mit dem Kapital selbstständig gemacht haben: als Fischbraterin, mit einem kleinen Laden oder einem Obststand. Der Verein tritt auch als Korbballmannschaft auf, die bei Turnieren und in einer Liga mitspielt, mit Roseline als Teammanagerin.

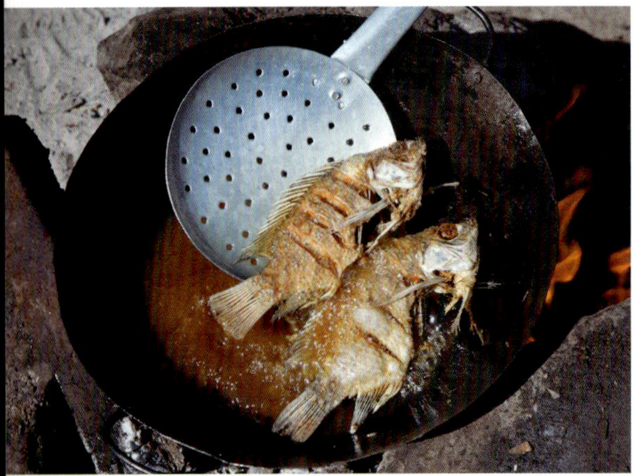

Die Nachbarn nennen sie Mama Sumaki, Mutter Fisch, und so heißt auch das Lokal, in dem Roseline und ihr Mann George seit 20 Jahren leben und ihre vier Kinder großgezogen haben. Ihr Mikrokreditgeber Umande Trust, eine von vielen hier tätigen Nichtregierungsorganisationen, hat im Viertel große Toiletten- und Duschanlagen errichtet. Kibera ist ein Ort, an dem der Staat so gut wie gar nicht tätig wird, einfach deshalb, weil hier eigentlich niemand wohnen soll.

Verkäufer breiten frisches Obst und Gemüse aus, das sie stückweise verkaufen, und Metzger bieten Fleisch an. Nur wenige können sich hier den Luxus der Vorratshaltung leisten, und kaum jemand besitzt einen Kühlschrank. Dafür macht man auf dem Hin- und Rückweg zu den spärlichen Wasserzapfstellen mit Krügen und Kanistern gerne Halt für ein freundschaftliches Gespräch mit Nachbarn.

Die Bewohner von Kibera gehen auf Wegen aus aufgeschichteter Erde und Unrat, die aus den offenen Abwassergräben neben den Hütten herausgeholt wurden. Jahr für Jahr werden die Dämme höher, wird der Sprung über den Graben weiter. Kinder in blitzsauberen, wenn auch schlecht sitzenden und abgewetzten

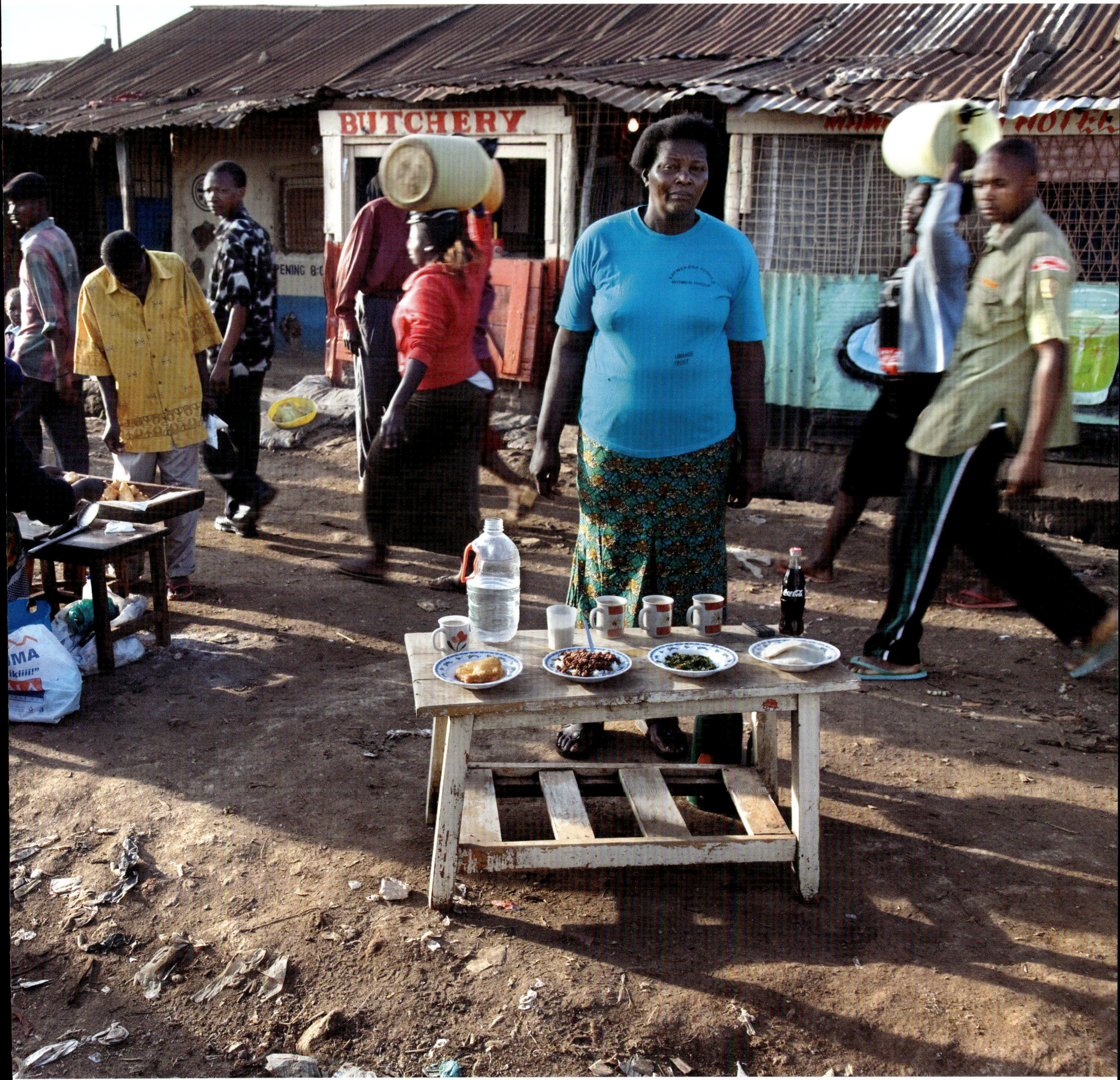

Roseline Amondi, Mutter von vier Kindern und Nutzerin eines Mikrokredits, vor ihrem Restaurant mit einer typischen Tagesration. Eine Nachbarin verkauft Mandazi (das ist die Mehrzahl von Ndazi), süßes gebratenes Brot, während ringsum die Menschen zur Arbeit und in die Schule eilen. Roseline und ihr Mann George leben seit 20 Jahren in Kibera, dem größten Slum Ostafrikas. Eine neue von der Gemeinde errichtete mehrstöckige Toilettenanlage, die Bewohner für wenige Cent am Tag nutzen können, hat die Zahl der »fliegenden Toiletten« reduziert – Fäkalien, die in Plastiktüten auf die Dächer oder in die offenen Abwassergräben geworfen werden. In ihrem Wok frittiert Roseline Tilapias, um sie Passanten zu verkaufen, die von der Arbeit nach Hause kommen (links)

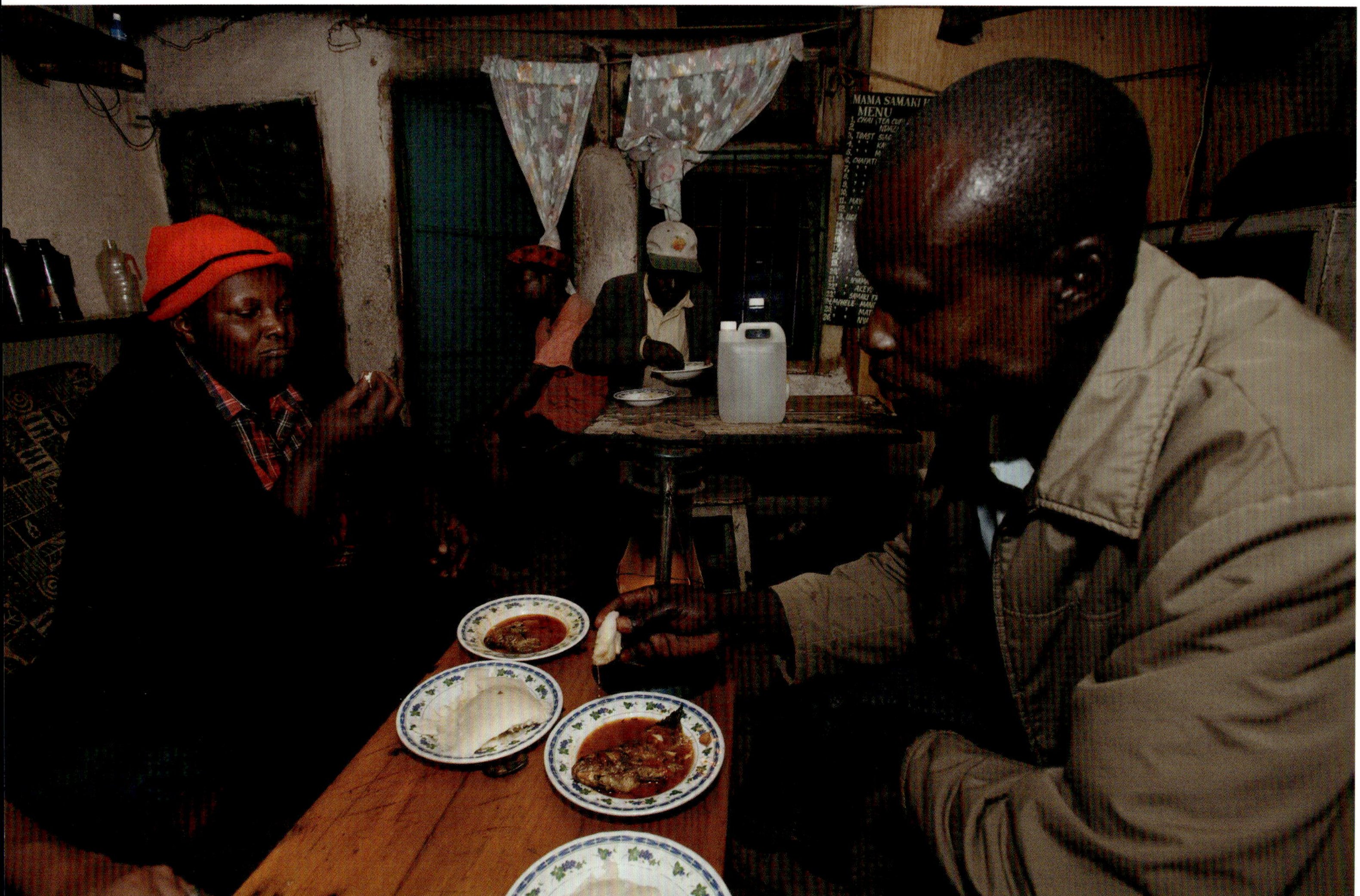

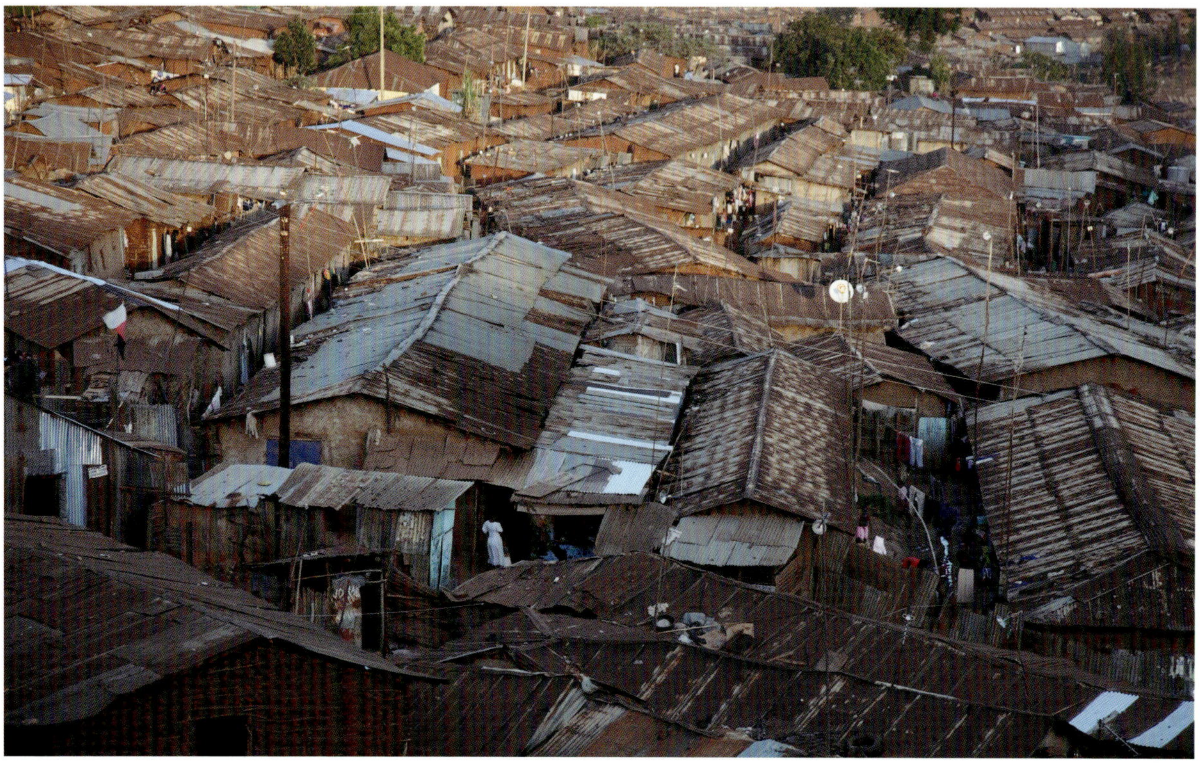

In Kibera leben auf einer Fläche von 350 Hektar, etwa so groß wie der Central Park in New York, eine Million Menschen in Wellblechhütten (rechts). Durchschnittlich fünf Personen müssen sich einen knapp drei mal drei Meter großen Raum teilen. Roseline isst in ihrem Restaurant mit einem Nachbarn (oben). Zum Schutz vor Dieben schläft Roselines Bruder nachts im Lokal. Blank gewienerte gebrauchte Schuhe warten am Bahndamm bei Kibera auf Käufer (oben rechts)

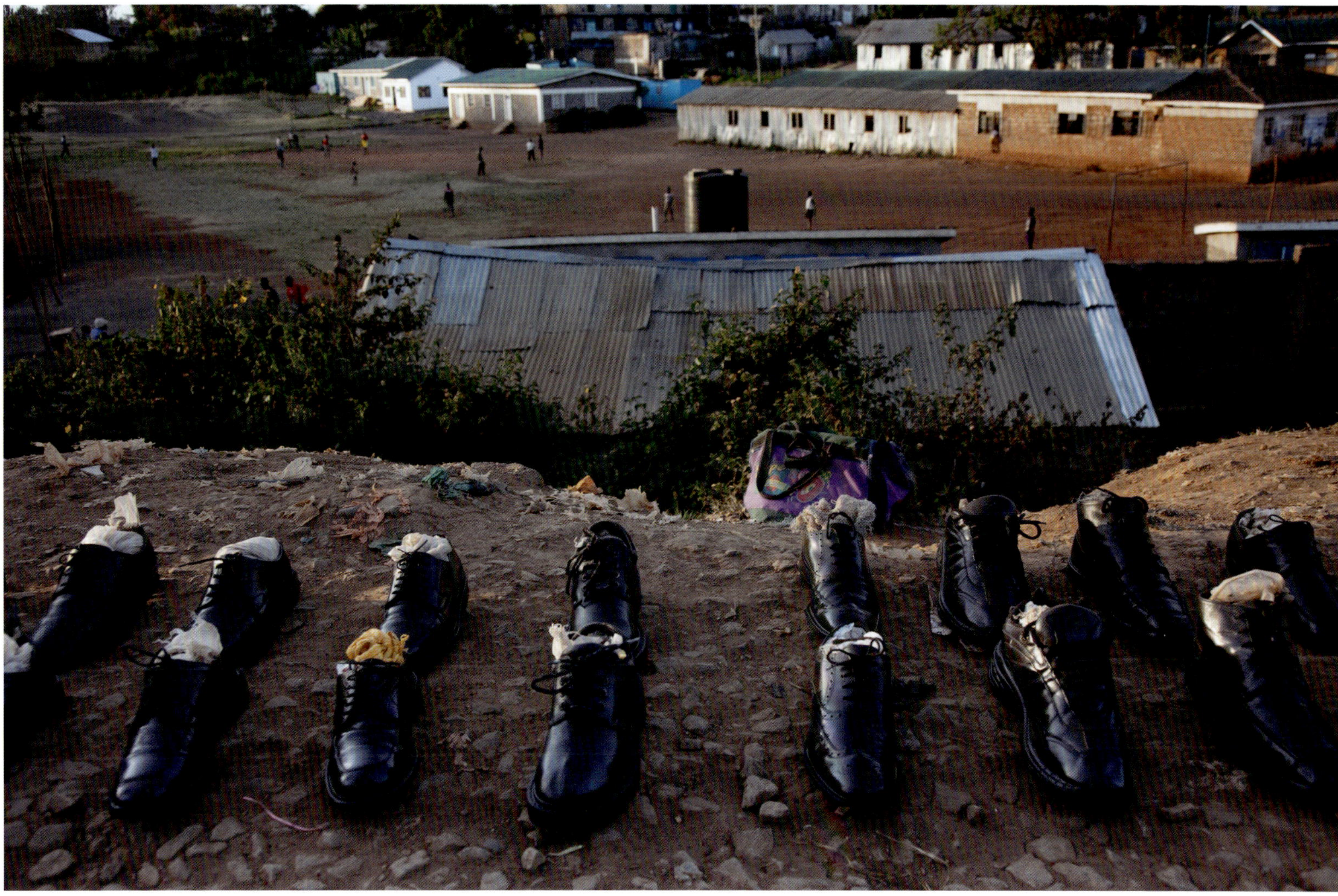

Schuluniformen hüpfen auf dem Weg zum Unterricht zu zweit oder dritt oder an der Hand der Mutter über verrottende Abfallhaufen.

Morgens strömen Männer und Frauen zu ihren Arbeitsplätzen überall in Nairobi. Vor ihrer Rückkehr spät am Nachmittag baut Roseline auf dem Weg vor ihrem Restaurant ihren Fischbratstand auf. Sie schuppt, salzt und brät die Fische in Öl, um sie an Passanten zu verkaufen. Das läuft besser als das kleine Lokal, in dem sie traditionelle kenianische Kost anbietet – da gibt es viel Konkurrenz in der Nähe. Die knusprig gebratenen Fische gehen gut weg an Leute, die von der Arbeit kommen. »Sie nehmen sie warm mit nach Hause und brauchen dann nicht mehr zu kochen«, sagt Roseline Amondi.

Für das Restaurant ist ihr Mann George zuständig. Bei unserer Ankunft rührt er in der Gasse hinter dem wackligen Haus gerade mit einer anderthalb Meter langen Kelle in einem Riesentopf mit Maisbrei, während ein Helfer sich um das Holzfeuer unter dem Kessel kümmert.

Die Polenta, Ugali genannt, wird mit Sukuma Wiki serviert, Blattgemüse, das im Wok mit Zwiebeln und Tomaten gebraten wird. Beides sind Standardgerichte in ganz Kenia und bilden, zumindest in der Theorie, die erschwingliche Basisernährung in dem Land, in dem die Hälfte der Bevölkerung in Armut lebt.

Sukuma Wiki bedeutet auf Suaheli »schieb die Woche«, und Roseline muss sich Tag für Tag anstrengen und die Woche hin und her schieben und ziehen, damit das Geld und das Essen für ihre sechsköpfige Familie und auch noch für das Lokal reichen. Manchmal kommt Fleisch zum Sukuma Wiki, doch für den Familientisch nur einmal in der Woche. Ihre vier Kinder würden gerne jeden Tag Fleisch essen, doch Mais und Gemüse, Reis und Bohnen sind eben billiger.

Die Amondis leisten sich den Luxus, alle Kinder in ein Internat zu schicken, in der Hoffnung, dass sich die bessere Schulbildung für sie einmal bezahlt machen wird. »Bildung ist wichtig«, sagt George, »wenn ich gebildet bin, kann ich Ihnen überall auf Augenhöhe begegnen. Nur wenige in Kibera denken genauso. Der Slum hier ist schlecht für die Kinder. Und unsicher. Darum schicken wir unsere Kinder ins Internat.«

Doch wenn die Eltern mit den Schulgeldzahlungen in Rückstand geraten, werden die Kinder nach Hause geschickt. Dann drückt die Mutter ihnen das für den Einkauf von Lebensmitteln für die Familie und das Restaurant vorgesehene Geld in die Hand und schickt sie wieder los. Ein wiederkehrendes Problem, aber kein Teufelskreis.

»Der Slum hier ist schlecht für die Kinder. Und nicht sicher. Darum haben wir beschlossen, sie ins Internat zu schicken«

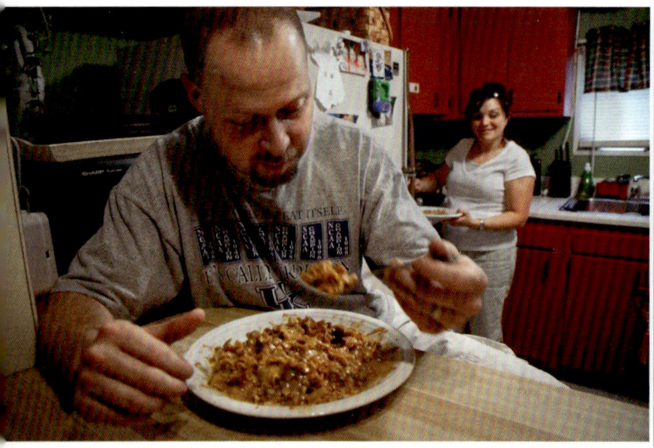

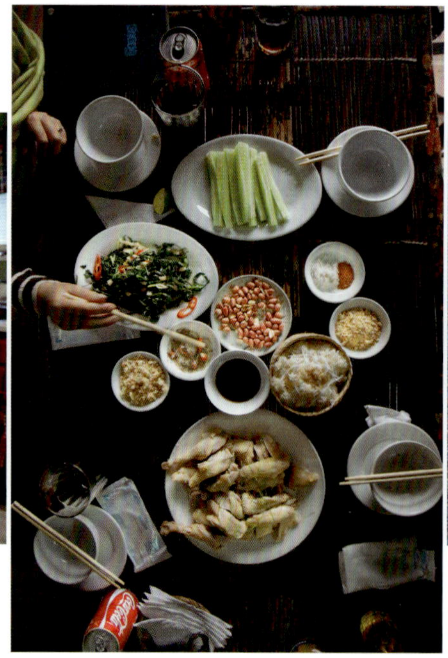

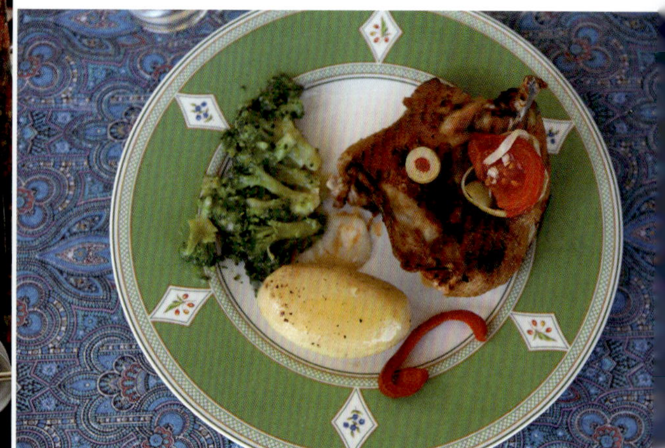

Geißel und Versuchung: die Kalorie

Von Bijal P. Trivedi

Elf Kartoffelchips: 120. Sieben ganze Walnüsse: 185. Ein Esslöffel Honig: 64. Man kann kaum einen Bissen zu sich nehmen, ohne an dessen Kaloriengehalt zu denken. Schuld daran ist ein Mensch, von dem die meisten von uns wahrscheinlich noch nie gehört haben: Wilbur Olin Atwater. Der amerikanische Wissenschaftler war es, der Ende des 19. Jahrhunderts den Energiegehalt von Kohlehydraten, Eiweiß und Fett pro Gramm bestimmte und darauf aufbauend den Gesamtnährwert von über 1000 Lebensmitteln errechnete. Die Frucht seiner Arbeit – die Brennwertangabe – ist heute auf fast jeder Packung im Supermarktregal aufgedruckt. Leider jedoch führen diese Angaben in die Irre.

Atwater hatte ein einfaches Ziel: Er wollte den Armen helfen, mehr Nährwert für ihr Geld zu bekommen. Nachdem er den Eiweiß- und Gesamtnährwertgehalt von zahlreichen Lebensmitteln analysiert hatte, kam er zum Beispiel zu dem Ergebnis, dass ein Stück Käse zum Preis von 25 Cent 240 Gramm Eiweiß enthielt, dreimal mehr, als wenn man das Geld für Filetsteak ausgegeben hätte. Heute dagegen ist die Kalorientabelle zur Basis einer Diätindustrie geworden, die allein in den USA jährlich 40 Milliarden Dollar umsetzt. Ihr Konzept ist simpel: Man darf alles essen, solange dabei unterm Strich nicht mehr als 2000 Kalorien pro Tag zusammenkommen. Das würde prima funktionieren, wenn Kalorie gleich Kalorie wäre. Doch das stimmt nicht.

Seit Atwater seine grundlegenden Berechnungen durchführte, hat die Ernährungswissenschaft große Fortschritte gemacht. Wir wissen mehr über Verdauung, vor allem darüber, wie viel Energie wir verbrauchen, um verschiedene Lebensmittel so aufzubereiten, dass sie für den Organismus verfügbar sind. Wir wissen auch, dass durch die Verarbeitung unserer Lebensmittel wie Mahlen und Garen die darin enthaltenen Kalorien leichter verwertbar werden. Je leichter unser Körper die Kalorien aufnehmen kann, je weniger er für die Erschließung arbeiten muss, umso eher werden sie in Fettpolster umgesetzt. Die Nährwertangaben berücksichtigen diese Unterschiede nicht, sodass der tatsächlich für den Körper verfügbare Energiegehalt um bis zu 25 Prozent nach oben oder unten von den Angaben abweichen kann.

Atwater berechnete den Energiegehalt der Lebensmittel, indem er sie verbrannte und die dadurch freigesetzte Wärmemenge maß. Doch unser Körper verbrennt seine Nahrung nicht im offenen Feuer, sondern verdaut sie ganz ohne Flammen. Um die tatsächlich für den Körper verfügbare chemische Energie zu ermitteln, untersuchte Atwater den Stuhl von Versuchspersonen, deren Nahrungsaufnahme er genau überwachte. Und entdeckte mit diesem Verfahren, dass etwa zehn Prozent der aufgenommenen Nahrung unverdaut bleiben. Dann zog er noch den Energieverlust durch Abfallprodukte im Urin ab. Und kam zu dem Endergebnis, dass jedes Gramm Eiweiß oder Kohlehydrat vier Kalorien liefert, jedes Gramm Fett dagegen volle neun.

Aber in seinen Berechnungen hatte Atwater nicht die für die Arbeit der Verdauung nötige Energie berücksichtigt und vom Bruttobrennwert abgezogen. Ähnlich wie beim Sprichwort »Geld verdienen kostet Geld« wird für

Bijal P. Trivedi ist Wissenschaftsjournalistin und freie Autorin mit den Spezialgebieten Umwelt und Medizin. Ihre Arbeiten erschienen unter anderem in »National Geographic«, »New Scientist«, »Wired« und »The Economist«. Sie hat einen Lehrauftrag im »Science, Health, and Environmental Reporting Program« der New York University.

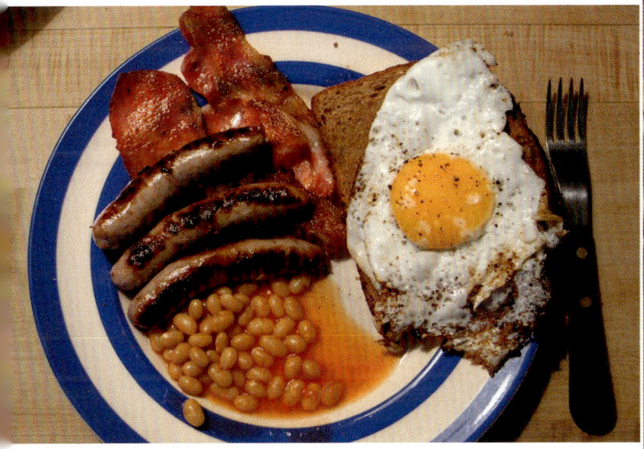

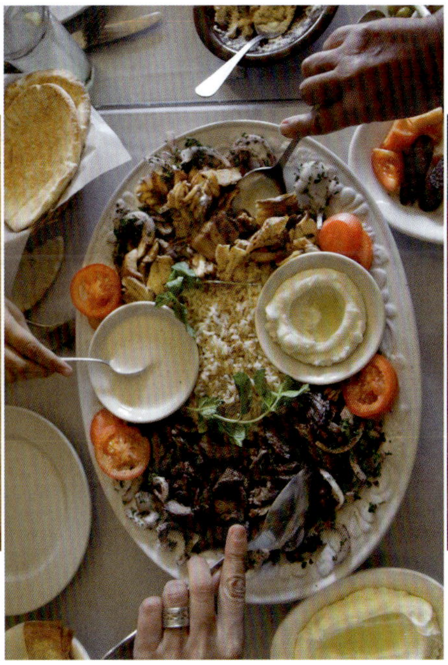

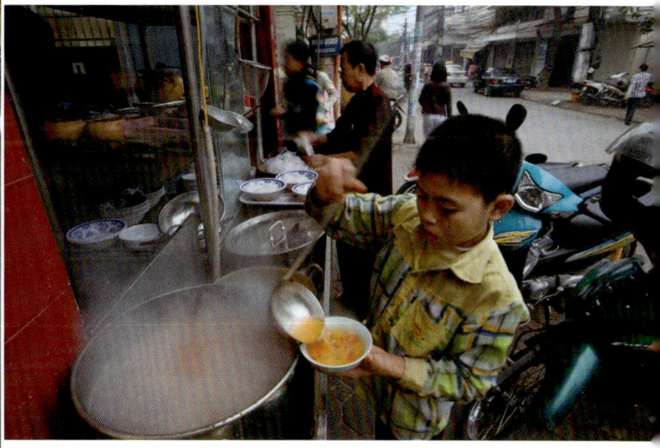

Von links nach rechts: Todd Kincer isst zu Hause in Mayking, Kentucky, einen Teller Nudeln mit Hackfleisch. Mittagessen in einem Lokal an der Straße beim Dorf So in Vietnam. Ein Alltagsgericht im Hause einer bürgerlichen Familie in Luxemburg. Frühstück für einen Hausgast in London. Eine Platte mit gegrilltem Fleisch und Reis in einem Restaurant in Los Angeles. Ein junger Angestellter nimmt sich Frühstück in einem Pho-Nudelrestaurant in Hanoi

die Verdauung Energie benötigt. Der Verdauungsprozess – Kauen, Schlucken, die Herstellung von Enzymen sowie die Muskelarbeit zur Beförderung der Nahrung durch Magen und Darm – verbraucht Kalorien. So werden für die Verdauung von Pflanzenfasern mehr Kalorien verbraucht als für die Erschließung des Brennwertes aus anderen Kohlehydraten. Und diese Fasern ernähren auch unsere Darmbakterien. Sodass unterm Strich aus Pflanzenfasern 25 Prozent weniger Energie zur Verfügung stehen (1,5 statt 2,0 Kalorien pro Gramm). Und beim Eiweiß bleiben 20 Prozent weniger Nettokalorien (3,2 statt 4,0 pro Gramm), weil Eiweiß zunächst in Aminosäuren zerlegt werden muss – dabei wird giftiges Ammoniak produziert, das zur Ausscheidung in Harnstoff verwandelt werden muss. Auch dieser Prozess verbraucht Energie.

Darüber hinaus wird heute unsere Nahrung vor dem Verzehr in der Regel in einem von Atwater nicht vorausgesehenen Ausmaß verarbeitet, mit starken Auswirkungen auf den verfügbaren Energiegehalt. Während beim grob gemahlenen Weizenvollkornmehl 30 Prozent unverdaut bleiben, wird Weißmehl fast vollständig verdaut; wir nehmen daraus also wesentlich mehr Energie auf, als ein Vergleich der Kalorienangaben auf der Packung vermuten lässt. Auch Hacken macht die Kalorien in Fleisch leichter verfügbar. Ein Experiment mit Pythonschlangen (die ein Beutetier bis zu elf Tage lang verdauen) ergab, dass sie zum Verdauen von Hackfleisch zwölf Prozent weniger Energie brauchen.

Von allen Arten der Bearbeitung ist das Garen die effektivste Methode zur Freisetzung von Kalorien, da dabei Eiweiß und Stärke aufgespalten werden. Im Rohzustand verbirgt Eiweiß seine inneren Strukturen. Durch Hitze entfalten sie sich, das Gesamtmolekül wird für die Verdauungsenzyme leichter zugänglich. Schlichtes Kochen verringerte den Energieaufwand der Pythons bei der Verdauung um 13 Prozent, Hacken und Kochen sogar um 23 Prozent.

Was lehrt uns das? Wenn Nahrung knapp ist, kann man mit Kochen und Hacken mehr Kalorien aus jedem Bissen holen. Wer dagegen abnehmen möchte, sollte bedenken, dass weniger verarbeitete und mit weniger Hitze gegarte Lebensmittel dem Körper weniger Kalorien zuführen. Die Unterschiede mögen gering erscheinen, doch sie summieren sich. So erscheinen etwa eiweiß- und ballaststoffreiche Nahrungsmittel mit höheren Kalorienzahlen auf den Nährwerttabellen – also weniger gesund, als sie es in Wirklichkeit sind. Im Jahr 2002 berief die Welternährungsorganisation FAO (Food and Agriculture Organization) eine Expertenkommission zur Erörterung der Frage ein. Die Fachleute stimmten darin überein, dass die Berücksichtigung der Verdauungsarbeit aufschlussreichere Kalorientabellen ergeben würde. Weil dies aber aufwendige Neuberechnungen erfordern würde, beschloss man, alles beim Alten zu belassen.

Auch wenn die Brennwertangaben nicht 100-prozentig zuverlässig sind, ermöglichen sie doch den Vergleich der verfügbaren Nahrungsenergie und liefern damit wichtige Informationen für die mehr als drei Milliarden Menschen auf unserer Erde, die nicht den richtigen Tagesbedarf an Energie erhalten. Nach FAO-Angaben waren 2009 gut eine Milliarde Menschen unterernährt. Zugleich schätzt die UN-Organisation, dass bis 2015 etwa zwei Milliarden Erwachsene übergewichtig und 700 Millionen fettleibig sein werden. Wichtigste Ursache für die »Fettleibigkeits-Epidemie« ist das Überangebot an energiereicher Nahrung mit hohem Fett- und Zuckergehalt und wenig Mineral- und Ballaststoffen – bei gleichzeitigem Rückgang körperlicher Aktivität.

Zum Wohle der Unterernährten dagegen sind selbst die mangelhaften Nährwerttabellen eine wertvolle Richtschnur für Ärzte, Ernährungsfachleute und Hilfsorganisationen, um die Rationen für die Hungernden zu verteilen; den Übergewichtigen können sie aufzeigen, wie viel sie essen und wie sie ihre Nahrungsaufnahme auf ein gesünderes Niveau verringern können. Trotz ihrer Mängel haben Atwaters Kalorientabellen unsere Art zu essen verändert, und sie bleiben ein wertvolles Werkzeug, um eine Welt ins Gleichgewicht zu bringen, in der die einen Hunger leiden, während andere am Überfluss erkranken.

2500

VIETNAM

Nguyễn Văn Theo
Der Reisbauer

EINE TAGESRATION

IM DEZEMBER

FRÜHSTÜCK Reisnudeln, 75 g (Trockengewicht), in Wasser gekocht, dazu Fischsauce, 1,5 EL

MITTAGESSEN Schweinelende, gebraten mit Bohnensprossen und Lauchzwiebeln, 100 g · Schweinelende, gebraten mit eingelegten Senfblättern, 85 g · weißer Reis, 640 g

ABENDESSEN Schweinerücken, gewürzt mit Fischsauce und Karamell, 45 g · gebratenes Ei mit Lauchzwiebeln, 70 g · Spinat mit Spinatbrühe, 145 g · weißer Reis, 640 g · hausgemachter Ruou Thuoc (starker Reiswein mit Kräutern), 57 ml

ZWISCHENDURCH Grüner Tee, 230 ml · Tabak, 15 g · gekochtes Regenwasser, 1,5 l

KALORIEN 2500

Alter: 51 · Größe: 165 cm · Gewicht: 50 kg

THO QUANG BEI HANOI · Nguyễn Văn Theo raucht auf der Terrasse vor seinem Schlafzimmer eine Bambuspfeife und schaukelt dabei seine kleine Enkelin auf dem Knie, während die 21-jährige Schwiegertochter Nguyễn Thi Huong in der Küche im Innenhof das Mittagessen zubereitet. Alle Räume des Hauses öffnen sich zum Innenhof, wo schon Generationen von kleinen Nguyễns auf den Knien zahlloser Großeltern geschaukelt wurden.

Huong, verheiratet mit Theos ältestem Sohn Doi, nimmt selbst geernteten Reis aus einem Sack und gibt ihn zusammen mit Regenwasser in einen elektrischen Kocher. Dann brät sie auf dem Propangasherd kleine Stücke von Schweinelende in Schweineschmalz, gibt eine große Handvoll Bohnensprossen und gehackte Lauchzwiebeln dazu. Anschließend gart sie in einem kleinen Topf noch Schweinerücken mit eingelegten Senfblättern. Bei dieser Mahlzeit dreht sich alles um den Reis, die Fleischgerichte sind würzende Beilagen, zusammen mit Fischsauce und Chrysanthemenblättern in Brühe.

Doi, der im Dorf als Mechaniker arbeitet, kommt mittags zum Essen nach Hause. Zurzeit bringt es die Familie im Innenhof nur auf vier Köpfe – früher waren es wesentlich mehr.

In Kriegs- und Friedenszeiten war das Dorf Tho Quang, ungefähr eine Autostunde südlich von Hanoi, der Lebensmittelpunkt der Familie Nguyễn gewesen. Doch das änderte sich vor sieben Jahren, als Theo und seine Frau Vu Thi Phat beschlossen, dass sie nach Hanoi zu ihren Schwestern ziehen sollte, um dort Gemüse zu verkaufen. Finanzielle Gründe gaben dafür den Ausschlag: Vor allem wollte man den drei Kindern eine gute Zukunft sichern. Die Tochter sollte studieren, und dem jüngeren Sohn wollte man den Einstand ins Taxigewerbe in Hanoi finanzieren. Vor dem Umzug hatten die Nguyễns kein Einkommen – sie lebten als Selbstversorger. Phat schätzt den Trubel in der Großstadt, Theo zieht die ländliche Ruhe vor.

Phat und ihre Schwestern teilen sich eine Einzimmerwohnung in Hanoi und stehen jeden Tag um drei Uhr auf, um auf dem Großmarkt einzukaufen. Von da an sind sie Konkurrentinnen: Jede hat ein Stück Gehweg gepachtet, auf dem sie bei Sonne oder Regen bis acht oder zehn Uhr abends ihre Ware feilbieten. Die Schwestern sind Teil von Hanois Schattenwirtschaft. Die Trottoirpacht ist illegal, und sie sind der Polizei immer nur ein Paar Schritte voraus, die manchmal kommt und sie davonjagt oder ihr Gemüse konfisziert.

Theos Leben auf dem Dorf folgt eher dem Rhythmus der Jahreszeiten als dem Diktat der Uhr. Zweimal im Jahr pflanzt er Reis, einmal jährlich sät er Mais. Manchmal kommt das Hochwasser und vernichtet alles, in anderen Jahren sät er nicht, verpachtet stattdessen seine Äcker an einen Nachbarn, im Tausch für einen Anteil an der Ernte. Anders als die Bauern in der Nähe von Hanoi haben sie noch kein Land dem Wachstum der Hauptstadt opfern müssen. Doch dieses Schicksal ist nur aufgeschoben.

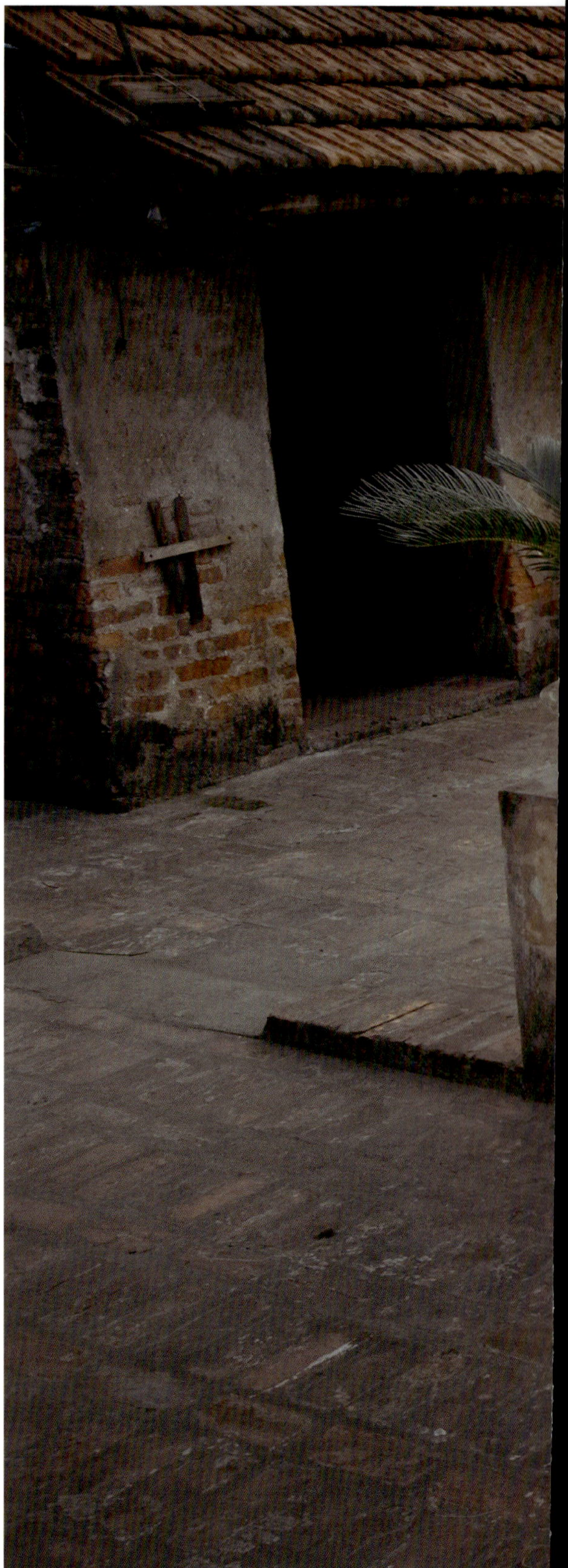

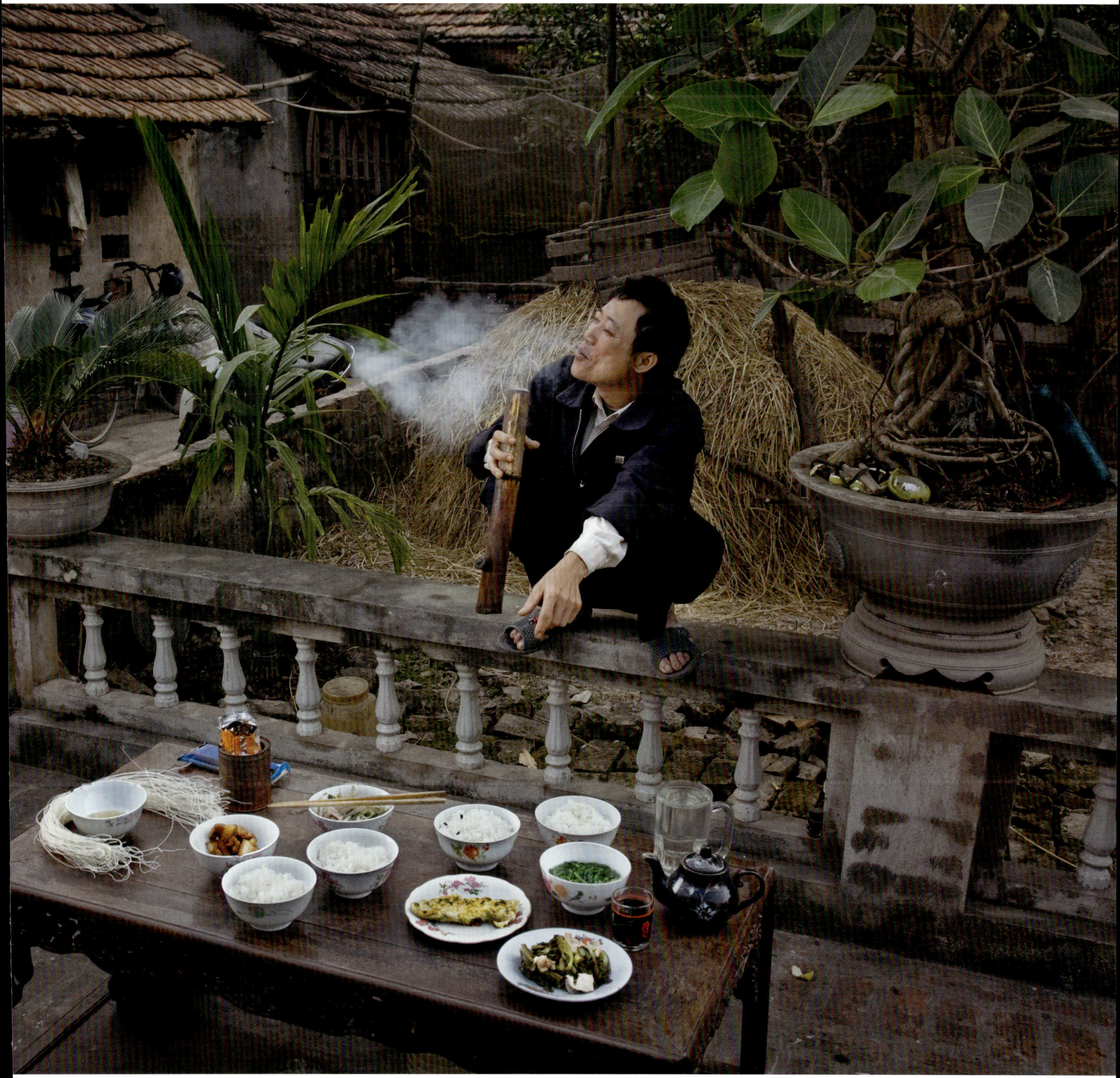

Der Reisbauer Nguyễn Văn Theo im Innenhof seines Hauses mit einer typischen Tagesration an Lebensmitteln. Hinter ihm lagert Reisstroh vom vergangenen Jahr, das als Brennstoff zum Wasserkochen dient. Regenwasser vom Dach des Wohnhauses fließt in eine Zisterne aus Beton und wird zum Trinken und Kochen genutzt. Theo schätzt die relative Ruhe des Lebens auf dem Lande. Seine Frau wohnt mit ihren Schwestern in einem Apartment in Hanoi, wo sie an sieben Tagen der Woche auf der Straße frisches Gemüse verkaufen. Nachdem Hochwasser Theos letzte Ernte vernichtet hat, wird er die meisten Lebensmittel vom Einkommen seiner Frau kaufen müssen, wenn seine Vorräte aufgebraucht sind

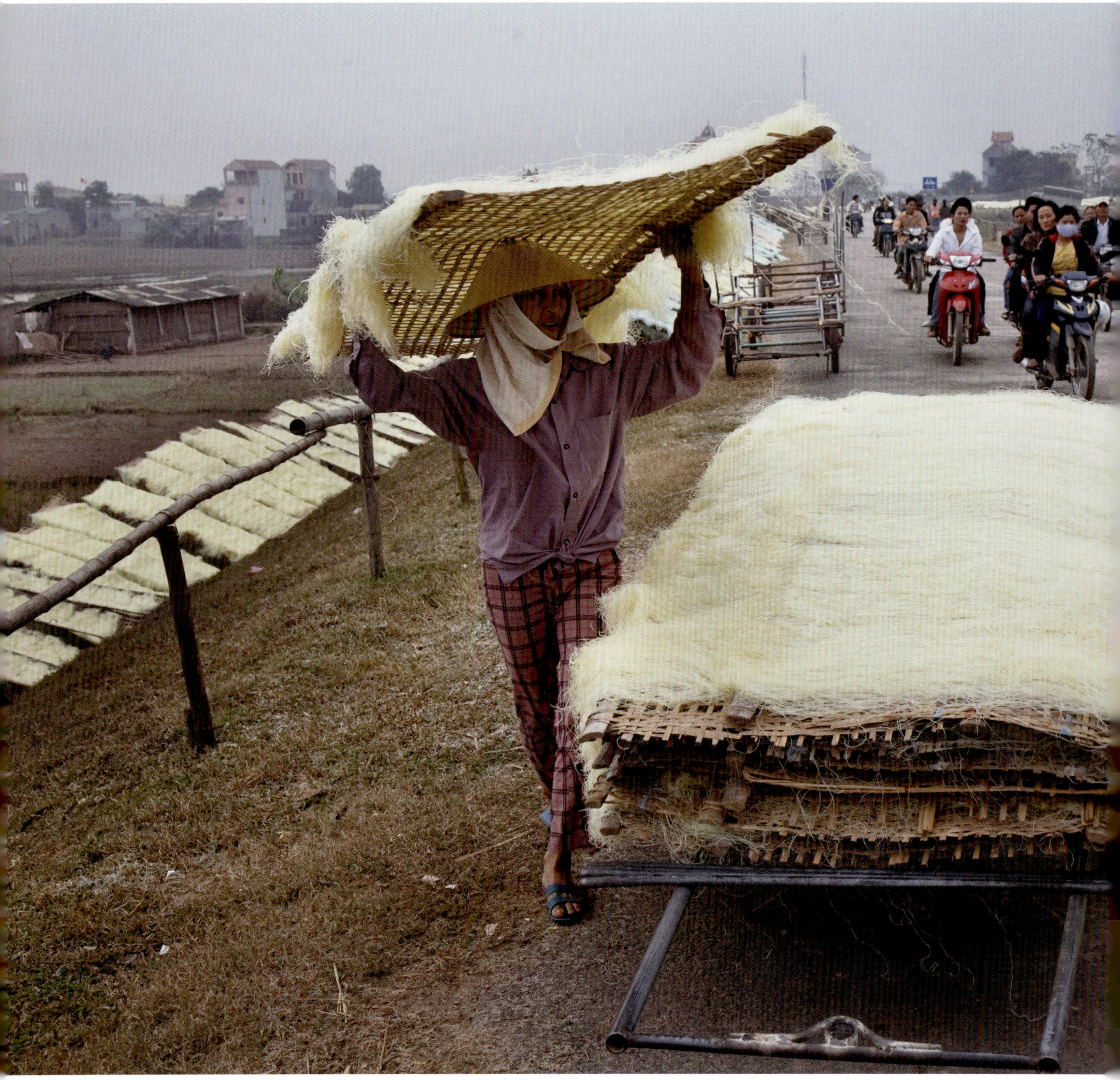

Matten mit frischen Nudeln aus Yamwurzelstärke und Maniokmehl werden zum Trocknen hinaus auf ein Feld an der Hauptstraße zum Nachbardorf So gebracht, 24 Kilometer vor Hanoi (links). Hinter ihrer Auslage an der Doi-Can-Straße in Hanoi isst Theos Frau Vu Thi Phat zum Frühstück eine Schale Reis (oben rechts). Ihr Sohn, der Taxifahrer Nguyễn Văn Doanh, ist zu Besuch gekommen. Ihre Ware hat Phat auf dem Gehweg ausgebreitet: Kohl und Wurzelgemüse, Lauchzwiebeln und lange grüne Bohnen, Gurken und Zitronengras, Ingwer und Knoblauch, Tomaten und diverse Kräuter. Am folgenden Tag isst Sohn Doanh (unten, mit einer Schale Reis in den Händen) zusammen mit Vater, Bruder, Schwägerin und anderen im rustikal eingerichteten Zimmer, das auf den Innenhof des Familienanwesens hinausgeht

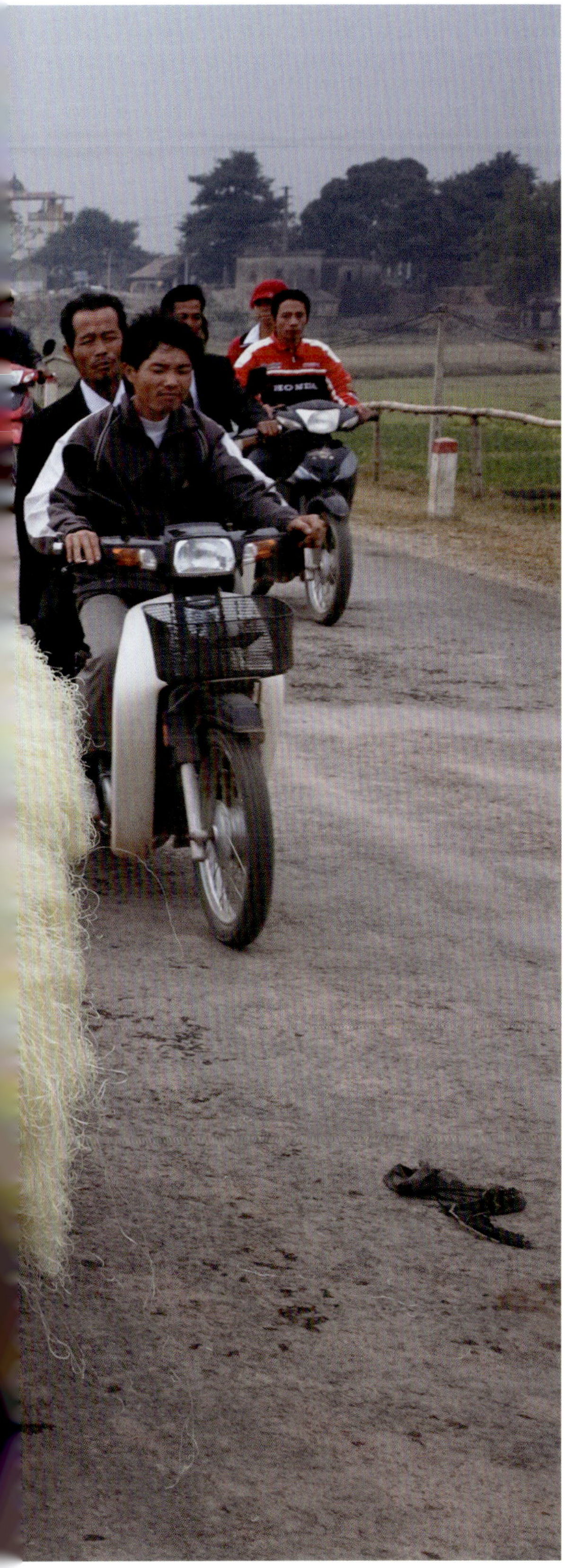

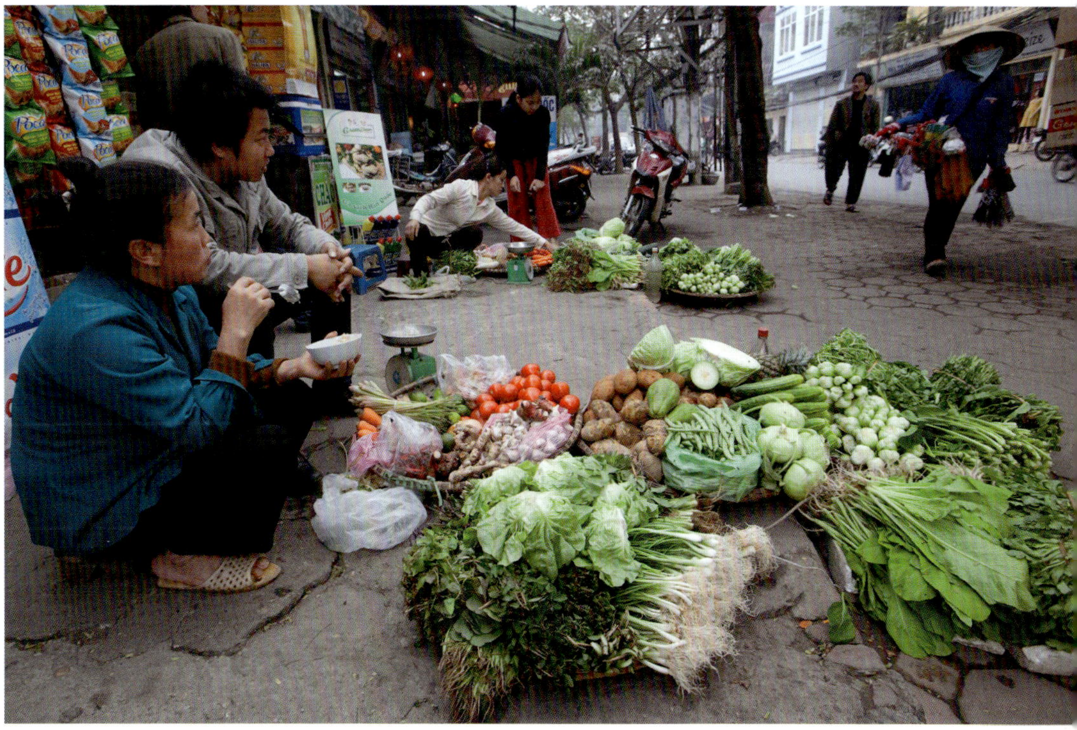

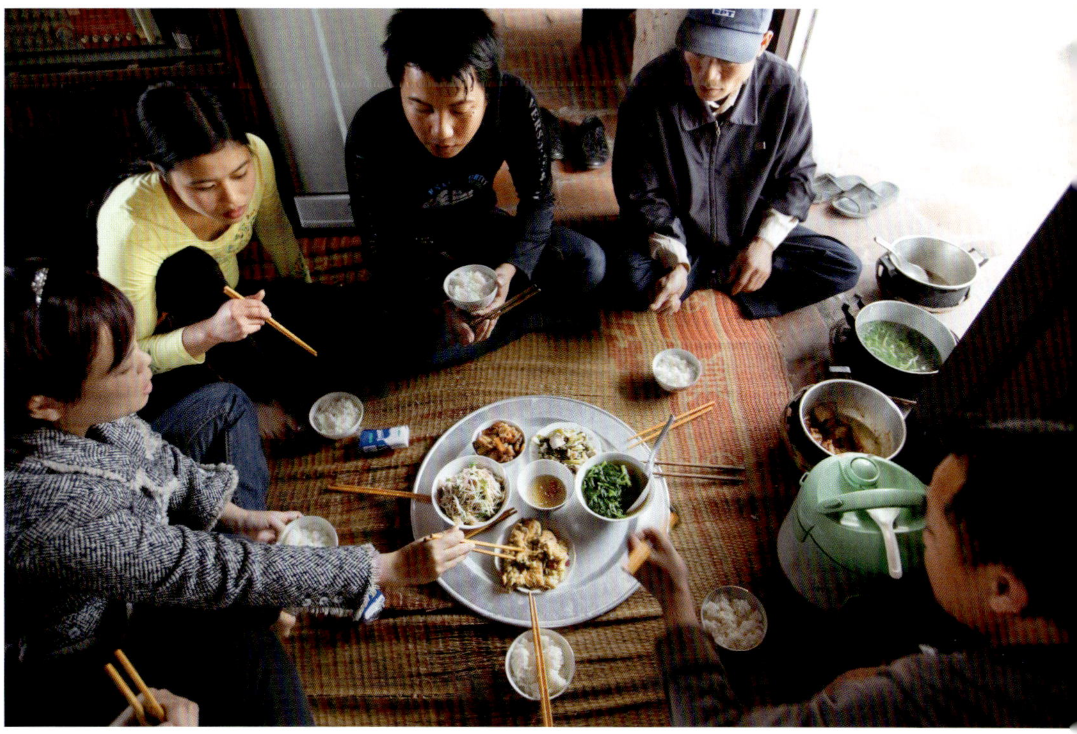

2600

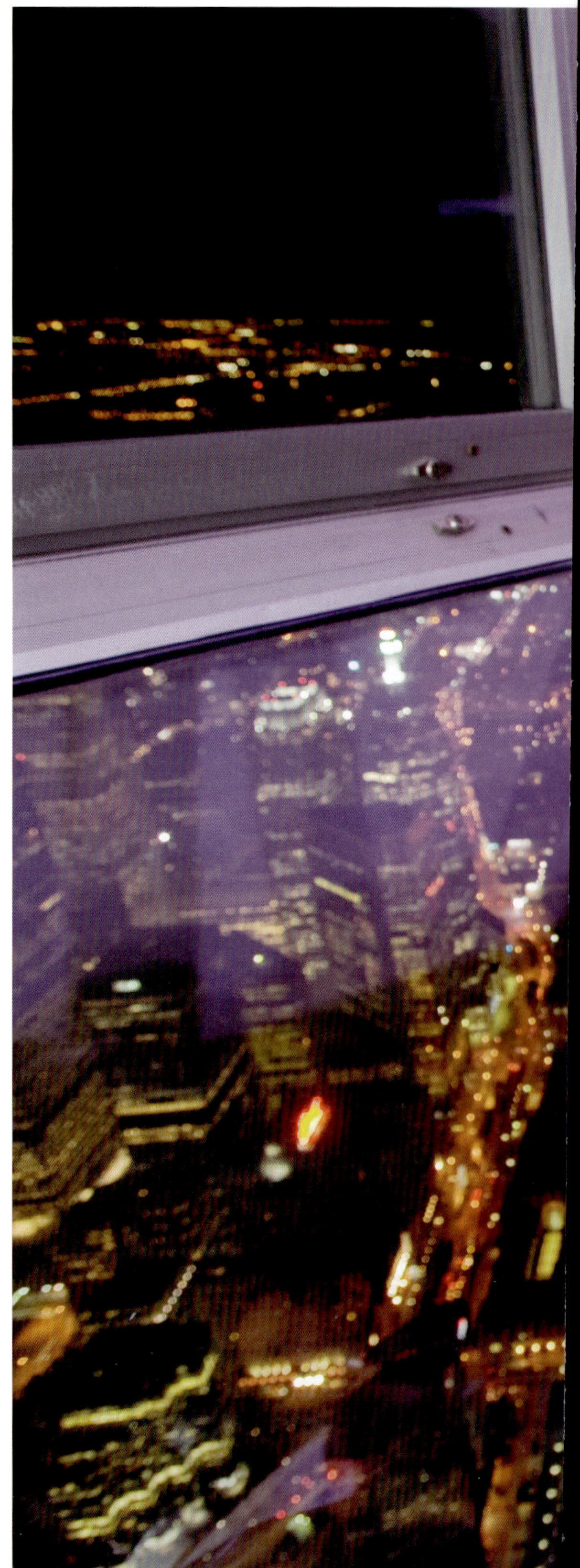

KANADA

Neil Jones
Manager auf höchstem Posten

EINE TAGESRATION

IM JUNI

FRÜHSTÜCK Apfelsaft, 185 ml · Kaffee mit Milch mit 2 % Fett, 0,5 l, und Rohzucker, 0,5 TL

MITTAGESSEN IN DER KÜCHE VOM CN TOWER Lachs, 160 g, gebraten mit Olivenöl, 2 TL · Salade Niçoise: Kirschtomaten, 80 g, Kartoffeln, 80 g, hartgekochtes Ei, 56 g, grüne Bohnen, 50 g, Artischockenherzen, 45 g, grüne Oliven, 30 g, Kalamata-Oliven, 30 g, und Sardellenfilets, 20 g, mit Dressing aus Schalotten, Zitronensaft und Olivenöl, 35 ml · Cola, 240 ml · Leitungswasser, 200 ml

ABENDESSEN Spaghetti, 280 g, mit selbst gemachter Bologneser Sauce, 225 g · Baguette, 55 g · Cabernet Sauvignon (Rotwein), 450 ml · Leitungswasser, 200 ml

SONSTIGES Mineralwasser mit Kohlensäure, 380 ml · Vitamin C · Vitamin D

KALORIEN 2600

Alter: 44 · Größe: 188 cm · Gewicht: 100 kg

TORONTO, ONTARIO · Neil Jones, geboren in England, aufgewachsen in Kanada, arbeitete als Küchenchef in London und auf den Bermudas, ehe er nach Kanada zurückkehrte. »Ich bin eingesprungen, wo in einem Restaurant einer fehlte«, sagt Jones – ein Koch für alle Fälle.

So wurde er freischaffender Pâtissier und arbeitete sich im höchstgelegenen Turmrestaurant der Welt nach oben, ins Drehrestaurant an der Spitze des CN Towers, der eine Zeit lang das höchste Gebäude der Welt war. Heute ist Jones dort Direktor auf oberstem Level; zusammen mit Chefkoch Peter George gestaltet er die Speisekarte und sucht die Weine für den exklusiven Keller des Restaurants aus.

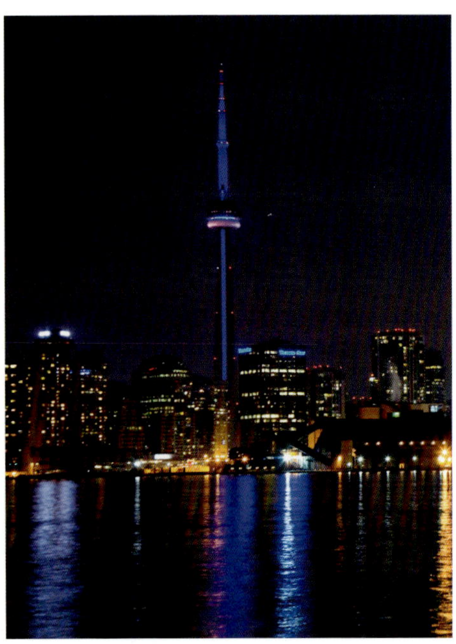

Am späten Vormittag fährt er von seinem Büro im Fundament des Turms mit dem Aufzug 350,75 Meter hinauf, um sich für sein Mittagessen ein Stück frischen Fisch grillen zu lassen – den Salat dazu mixt er sich selbst. Zum Essen setzt er sich an den blitzenden Edelstahltresen der Restaurantküche, die Krawatte zur Sicherheit ins Hemd gesteckt.

Zu Hause ist er der Küchenchef. »Meine Frau konnte überhaupt nicht kochen, ehe sie mich kennenlernte«, sagt Jones, »und ich hatte noch nie ein Spaghettigericht aus der Packung gegessen, bevor ich sie kannte. Ich wusste nicht einmal, dass es so was gab. Ich fragte sie: Warum machst du das?« Und auch nachdem sie es erklärt hatte, begriff er es nicht. »Es war ein ziemlicher Lernprozess für uns beide«, sagt er.

Meistens lassen sich die beiden abends ein Pastagericht oder etwas vom Inder kommen, zumal sich die Abläufe nach ihrem kleinen Baby richten. »Wir haben uns dafür entschieden, in der Stadt wohnen zu bleiben, anstatt hinauszuziehen«, sagt Jones. Sie wohnen im griechischen Viertel, mit zwei Lebensmittelläden um die Ecke. »Wir gehen täglich einkaufen. Da gibt es Feta und Lammfleisch und alles, was das Herz begehrt. Und Wein. Ich liebe das, auch wenn es ein bisschen mehr kostet als im Supermarkt.«

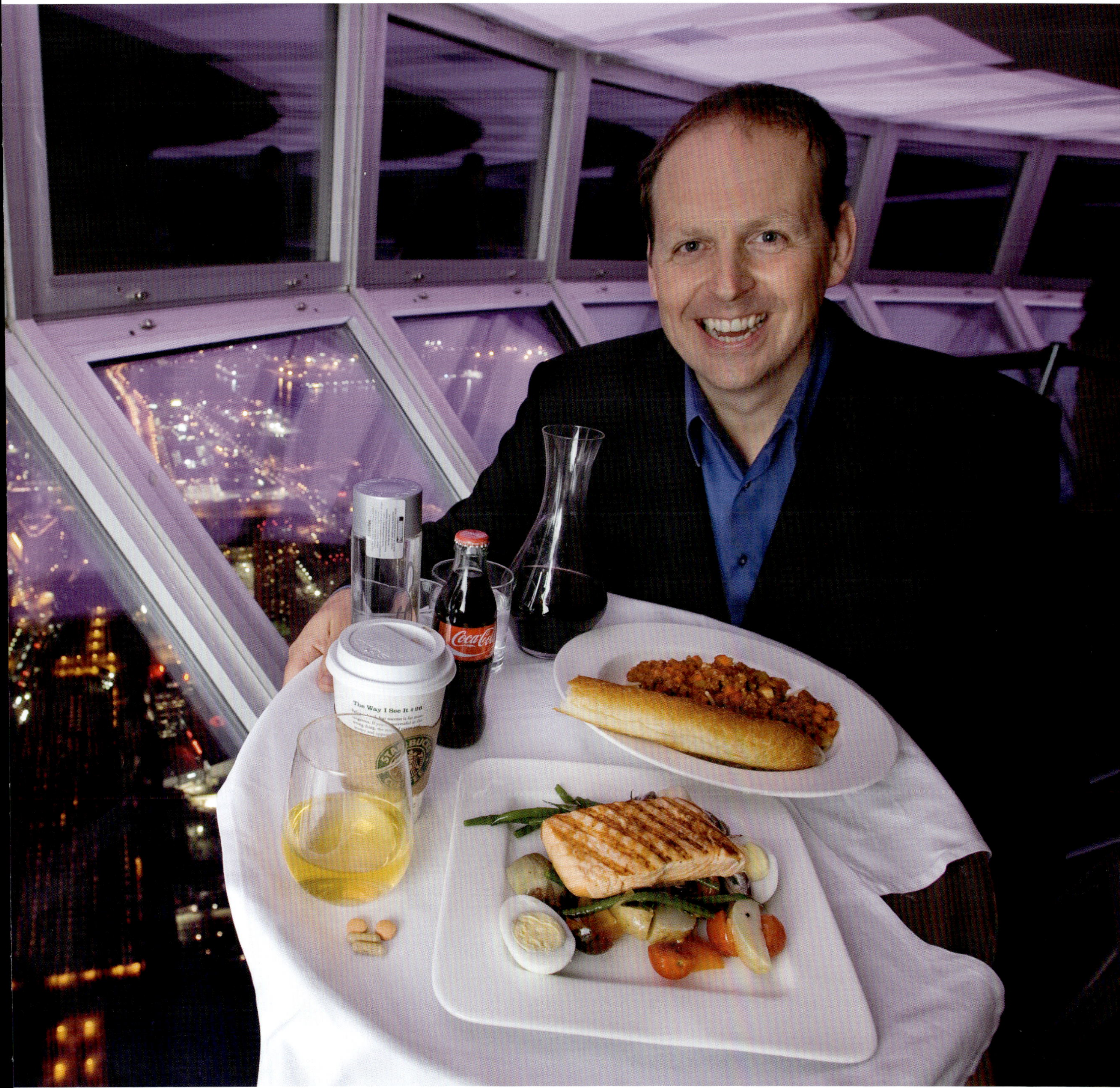

Restaurantchef Neil Jones auf der Aussichtsplattform über dem höchstgelegenen Drehrestaurant der Welt mit seiner typischen Tagesration an Lebensmitteln. Das mehrfach ausgezeichnete Lokal, das sich einmal pro Stunde um die eigene Achse dreht, bietet neben der atemberaubenden Aussicht auf Toronto auch eine beachtliche Küche. Nachts von einer kürzlich mit einem Aufwand von mehreren Millionen Dollar neu installierten Beleuchtung in Szene gesetzt, erstrahlt der 553,6 Meter hohe Turm in Weiß und Rot, den Farben der kanadischen Flagge (links). Ganz oben zu speisen lohnt sich: Der Fahrpreis für den Aufzug wird angerechnet, wenn man im 360-Grad-Restaurant ein Hauptgericht bestellt

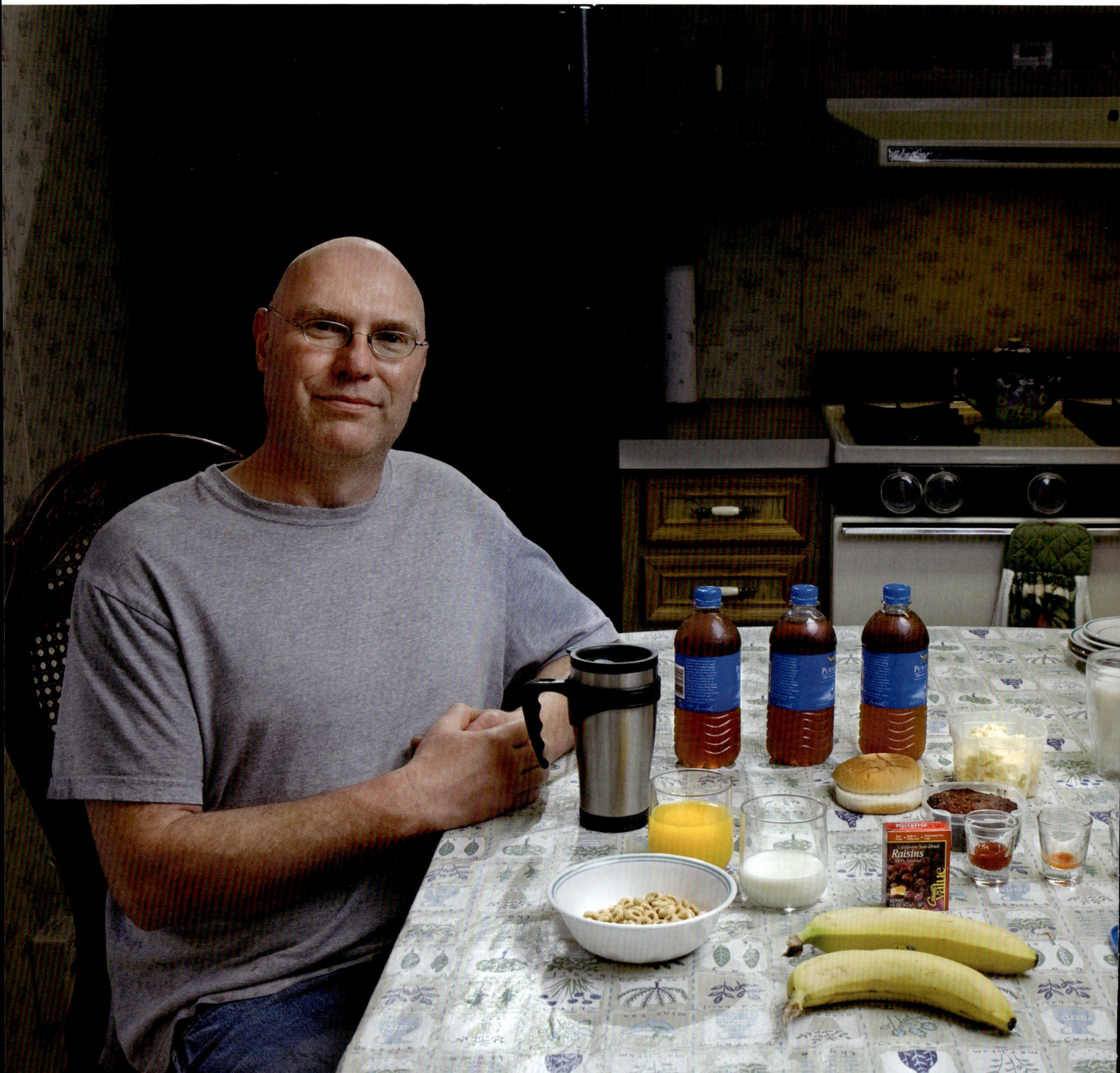

Kelvin Lester, Vorarbeiter in einer Fleischfabrik, zu Hause am Küchentisch mit einer typischen Tagesration an Lebensmitteln. Die Hände rechts im Bild gehören seiner vierjährigen Adoptivtochter Kiara. Mehrmals die Woche gibt es abends Hacksteaks aus der Produktion seiner Firma, die er verbilligt im Laden für Mitarbeiter kauft. Am nächsten Tag finden sich die Reste in seiner Lunchbox wieder, mit dem hausgemachten Kartoffelsalat seiner Frau als Beilage. Er hat mehr als 20 Jahre Erfahrung als Faschiermeister in der Fleischfabrik und sagt, dass er Rinder-Hacksteaks auf dem Grill stets gut durchbrate – egal, woher sie kommen. So vermeide man auf jeden Fall mögliche Probleme einer Bakterien-Kontamination

2600

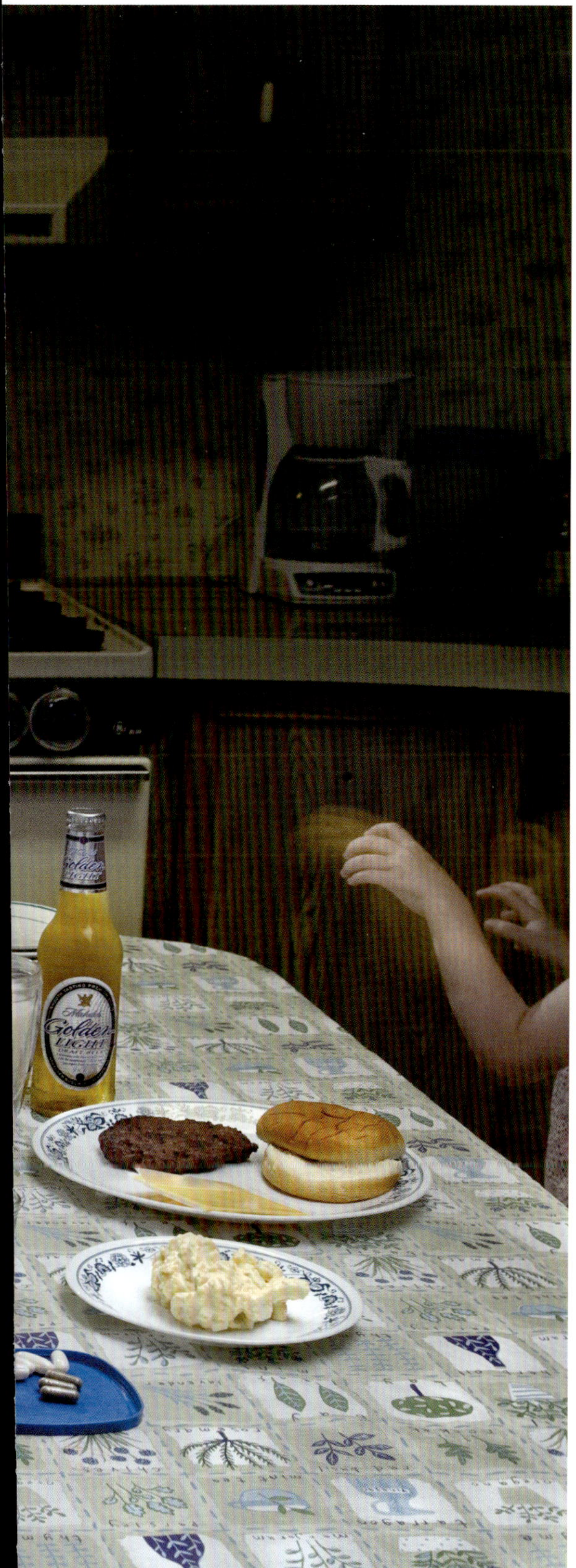

USA

Kelvin Lester
Der Fleischhacker

EINE TAGESRATION

IM JUNI

FRÜHSTÜCK Cerealien, 23 g, mit Milch mit 2% Fett, 100 ml · Bananen (2), 360 g · Rosinen, 42 g · Mehrfruchtsaft-Getränk, 200 ml · Kaffee, 425 ml

MITGEBRACHTES MITTAGESSEN Hamburger: Milchbrötchen, 50 g, Hacksteaks aus 100 % Rindfleisch (2), 185 g, Tomatenketchup, 2 TL, Senf, 1 TL, Cayennepfeffer-Sauce, 1 TL · hausgemachter Kartoffelsalat mit Ei, Essig, Parikapulver, Estragon und Zwiebelpulver, 260 g

ABENDESSEN Cheeseburger: Milchbrötchen, 50 g, Hacksteak aus 100 % Rindfleisch, 93 g, Schmelzkäse-Scheibe, 50 g, Tomatenketchup, 2 TL, Senf, 1 TL, Cayennepfeffer-Sauce, 1 TL · hausgemachter Kartoffelsalat, 125 g · Leichtbier, 360 ml

ZWISCHENDURCH Hausgemachter Eistee, koffeinfrei, 1,7 l · Johanniskrautkapseln, Koksölkapseln

KALORIEN 2600

Alter: 44 · Größe: 180 cm · Gewicht: 88,5 kg

GRAND MEADOW, MINNESOTA · Kelvin und Deb Lester schauen beim Einkaufen sehr aufs Geld, drucken sich Gutscheine aus dem Internet aus und bevorzugen Hausmarken, weil die preisgünstiger sind. Damit folge man, so sieht es Kelvin, nur dem gesunden Menschenverstand – um für sein hartverdientes Geld den größten Gegenwert zu bekommen. Als Angestellter der Rochester Meat Company in Rochester, Minnesota, wo er seit 20 Jahren arbeitet, bekommt er Hacksteaks und andere Fleischwaren aus deren Produktion billiger. Und im August kauft er jedes Mal 200 Maiskolben, zum Einfrieren. »Das sind die besten Maiskolben, die es gibt«, sagt Kelvin, »Maiskolben aus der Dose mag ich nicht.«

Sein Geschmack wurde auf der elterlichen Farm geprägt, wo er aufgewachsen ist, nicht weit von seinem jetzigen Wohnort Grand Meadow. »Bei uns gab es nur frisches Gemüse«, sagt er. »Wir hatten Kühe, Schweine, Hühner und Kaninchen – Hähnchen und Kaninchen zum Essen, und außerdem Legehennen.«

Es gab kein Knabberzeug aus dem Supermarkt. »Meine Mom hat Kuchen und Kekse und so was gebacken.« Heute, 20 Jahre später, ernährt er sich nicht so sehr anders. »Ich esse kaum Chips«, sagt er. Jeden Morgen macht er sich selbst Eistee, von dem er während seiner Schicht von 7 bis 15 Uhr mehrere Flaschen trinkt. Und er meidet die Snack- und Sandwichautomaten, bringt sich lieber was von zu Hause mit. »Meist Reste vom Abendessen, das Deb gekocht hat, oder von dem, was ich gegrillt habe.«

Zwei- oder dreimal die Woche isst er mittags Stichproben aus der Produktion – vom Band genommene Hacksteaks –, um Geschmack, Würzung und »Grillverhalten« zu überprüfen.

Daheim gibt Kelvin öfter den Grillmeister – sofern die Kinder, die Deb als Tagesmutter betreut, pünktlich um halb sechs das Haus verlassen haben. Bis dahin kümmert er sich um den Garten oder steht an seiner Hobelbank in der Garage, wo er Holzspielzeuge baut: Loks und Waggons, Flugzeuge, Laster und Bulldozer, die er über Ebay verkauft. Geschäftspartnerin in seinem Webshop ist die vierjährige Tochter Kiara, die ihre eigene Werkbank samt Werkzeug hat. »Sie ist Daddys Mädchen«, sagt er. »Wenn ich nach Hause komme, basteln wir zusammen in der Garage oder spielen draußen mit dem Hund. So kommt sie an die frische Luft, und meine Frau wird ein wenig entlastet.«

Sonntags darf die Kleine den Speisezettel der Familie bestimmen: »So gab es gestern Hühnerstreifen von Walmart, dazu Strohkartoffeln und als Getränk Milch«, sagt Kelvin.

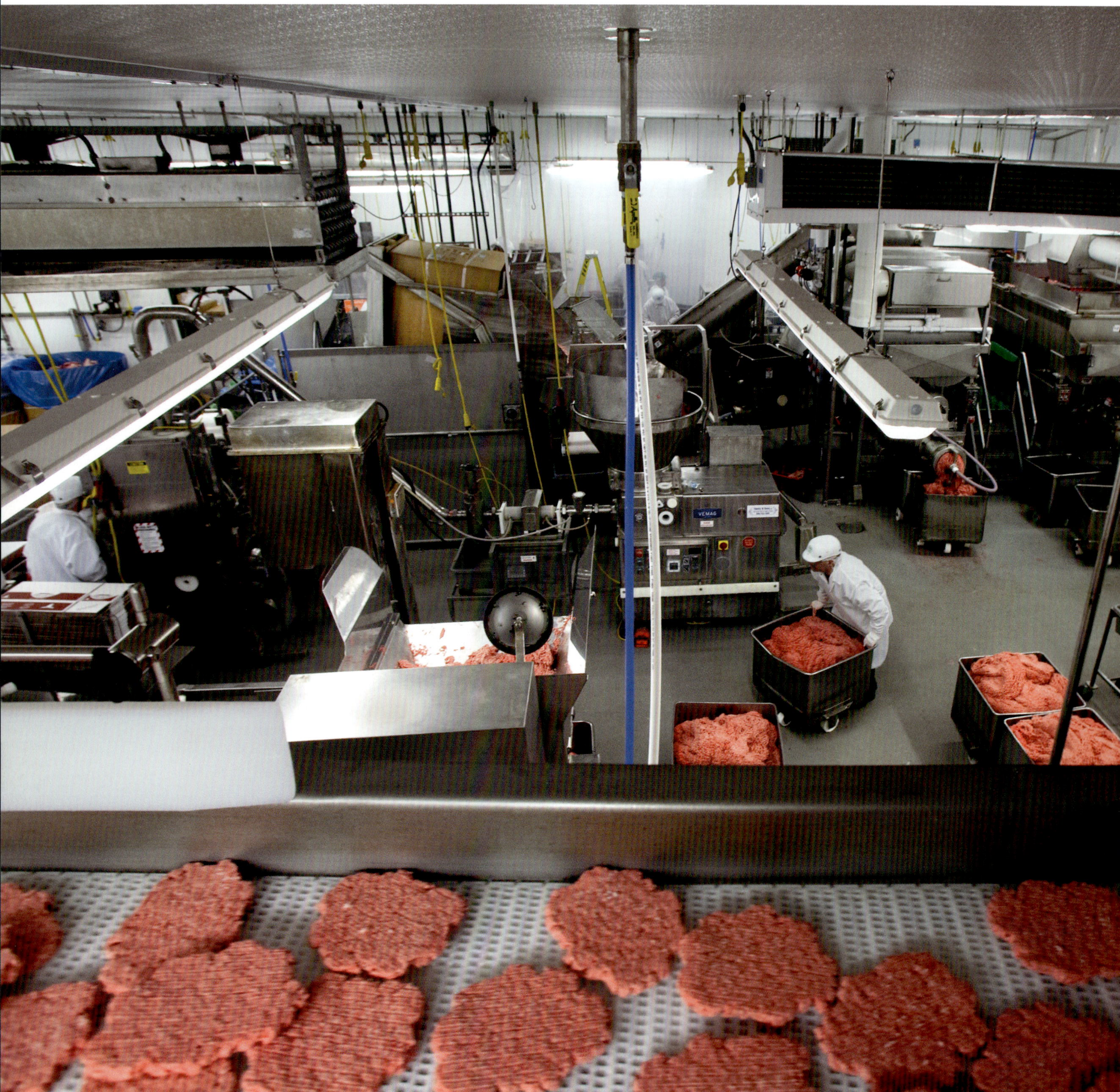

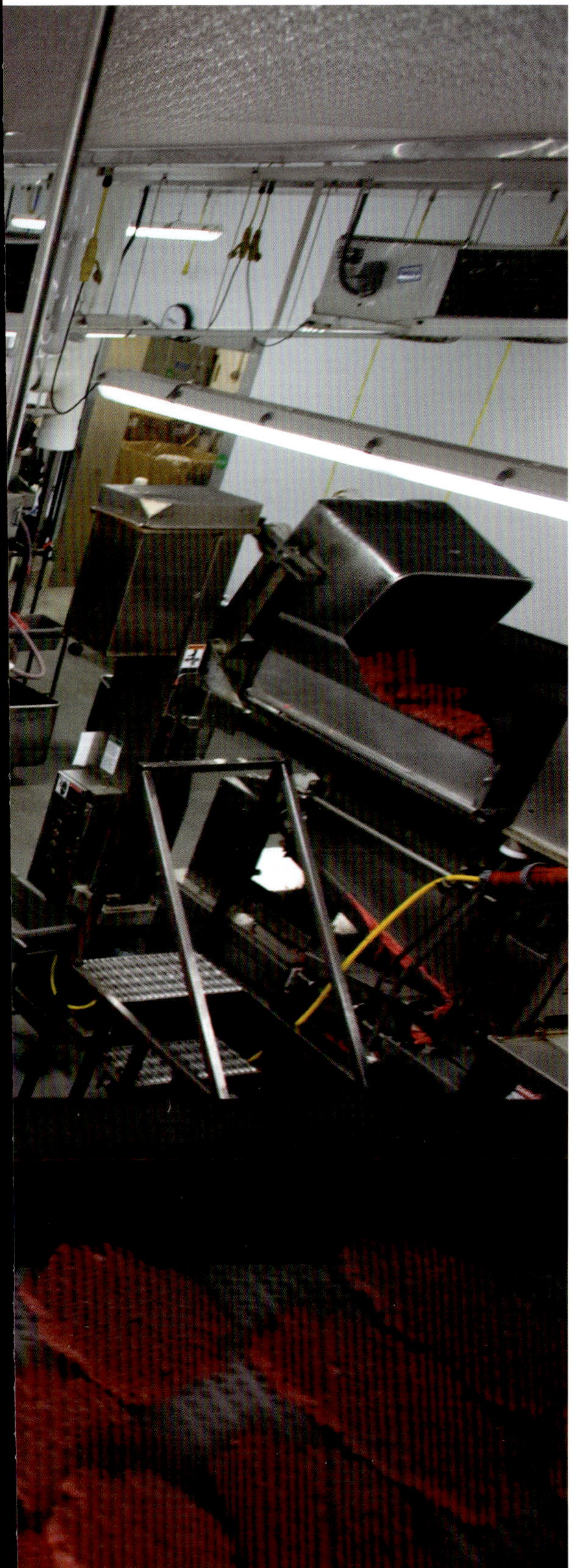

Im Haupt-Faschiersaal der Rochester Meat Company (links) rollen Arbeiter Wannen mit frisch durchgedrehtem Rindfleisch von den Wölfen und Mischern zu den Maschinen, die daraus die Hacksteaks formen. Diese spucken die Fleischfladen auf ein Förderband, das durch den Schnellgefriertunnel führt. Die tiefgekühlten rosafarbenen Scheiben werden dann für die Lieferung an Fastfood-Restaurants in Kartons verpackt. Kelvin manövriert einen Behälter mit einer Tonne »50ern« – Fleischabschnitten mit 50 Prozent Fettanteil – zu den Wölfen und Mischmaschinen (oben rechts). Weniger edle Stücke mit höherem Fettgehalt werden in unterschiedlichen Anteilen magererem Fleisch beigemengt – der Fettanteil des Endprodukts wirkt sich auf den Preis aus. Manchmal wird auch (noch billigeres) »rekonstituiertes Rinderfett« verwendet. Nach der Arbeit grillt Kelvin zu Hause Hacksteaks fürs Abendessen, Tochter Kiara schaut ihrem Vater bei der Zubereitung zu

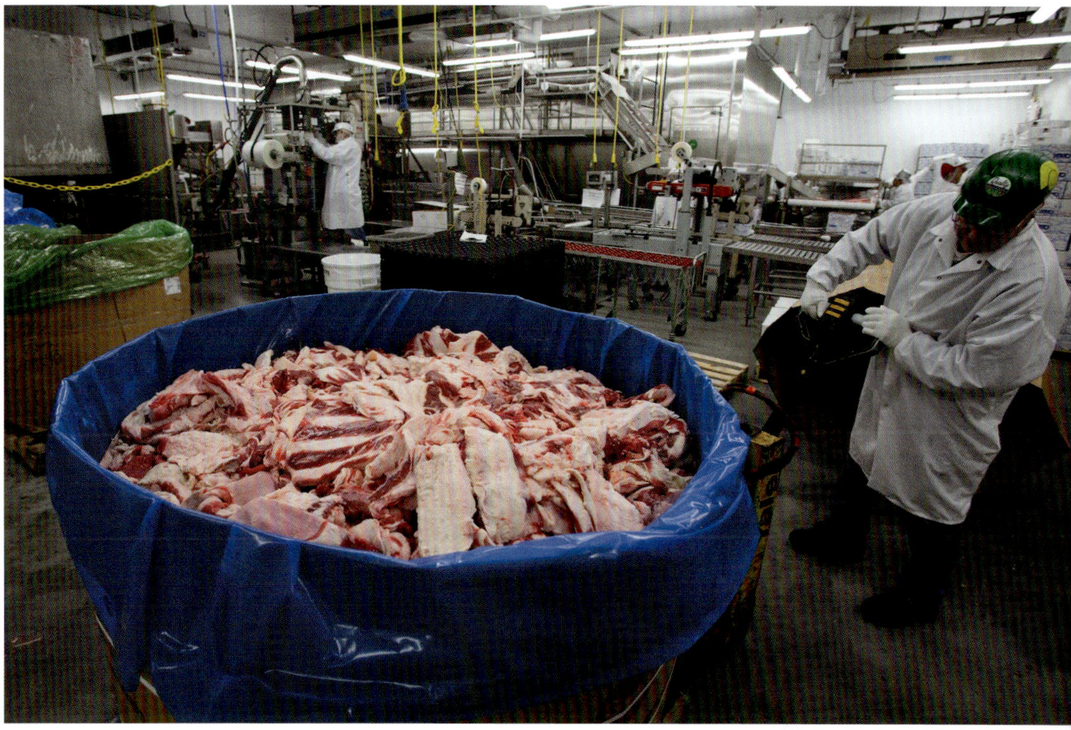

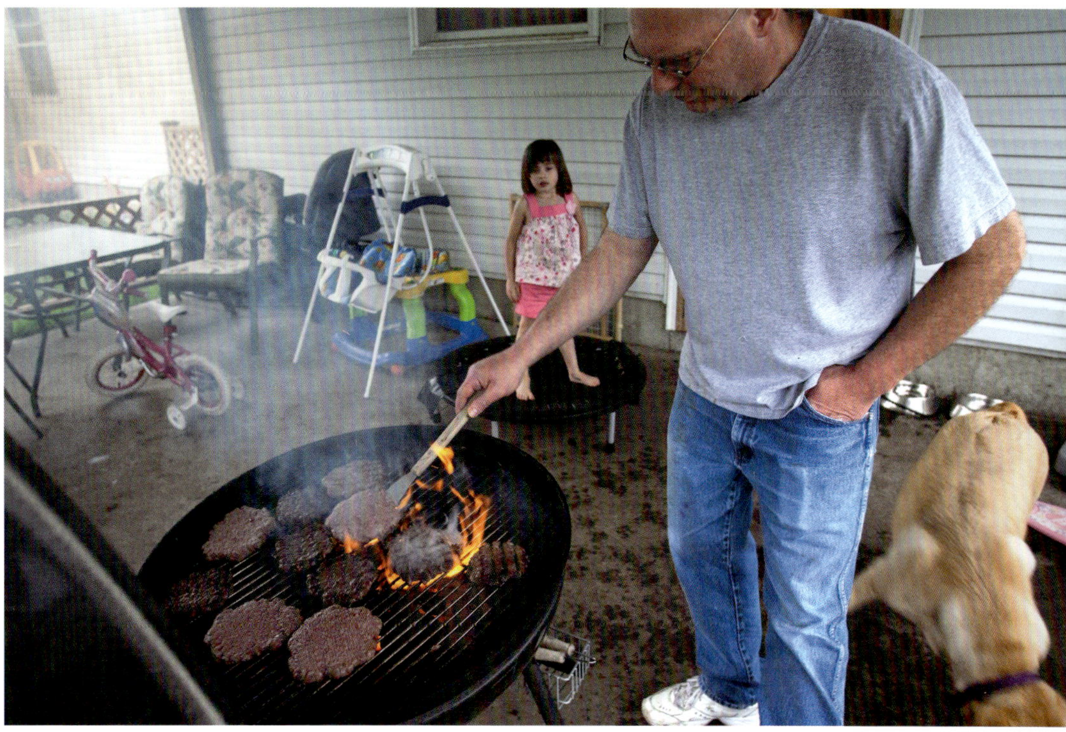

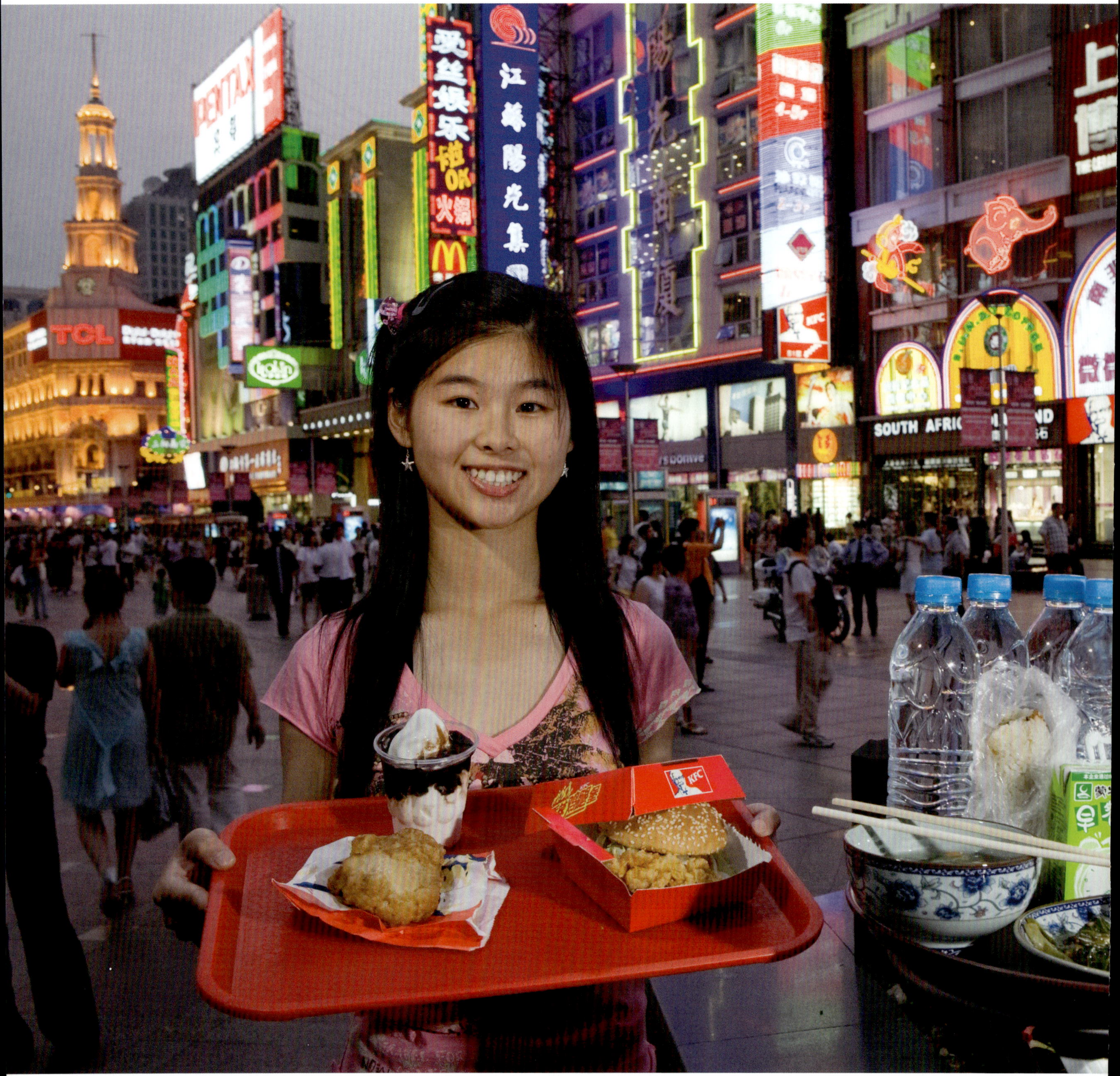

Die Studentin Chen Zhen auf der East Road in Nanjing mit ihrer typischen Tagesration. Obwohl sie Reis und Nudeln nicht sonderlich schätzt, ist ein Reisknödel ihr Lieblingsimbiss: schwarzer Klebreis mit einer Füllung aus frittiertem Brot, eingelegtem Gemüse, Senfblättern und feinsten Streifen von gedörrtem Schweinefleisch. Mit ihren Freundinnen isst Zhen zwei- bis dreimal die Woche bei KFC, was sie sich nur durch Rabattgutscheine leisten können. Derweil verzichten ihr Vater und dessen Eltern in ihrer Sozialwohnung in Shanghai unter der Woche auf Fleisch, um Zhen am Wochenende mit üppigem Essen verwöhnen zu können. Chen Zhen und ihre Familie essen Blattgemüse mit Knoblauch, Kartoffeln mit Paprika, Reis und dicke Bohnen mit Eisbein (rechts)

2600

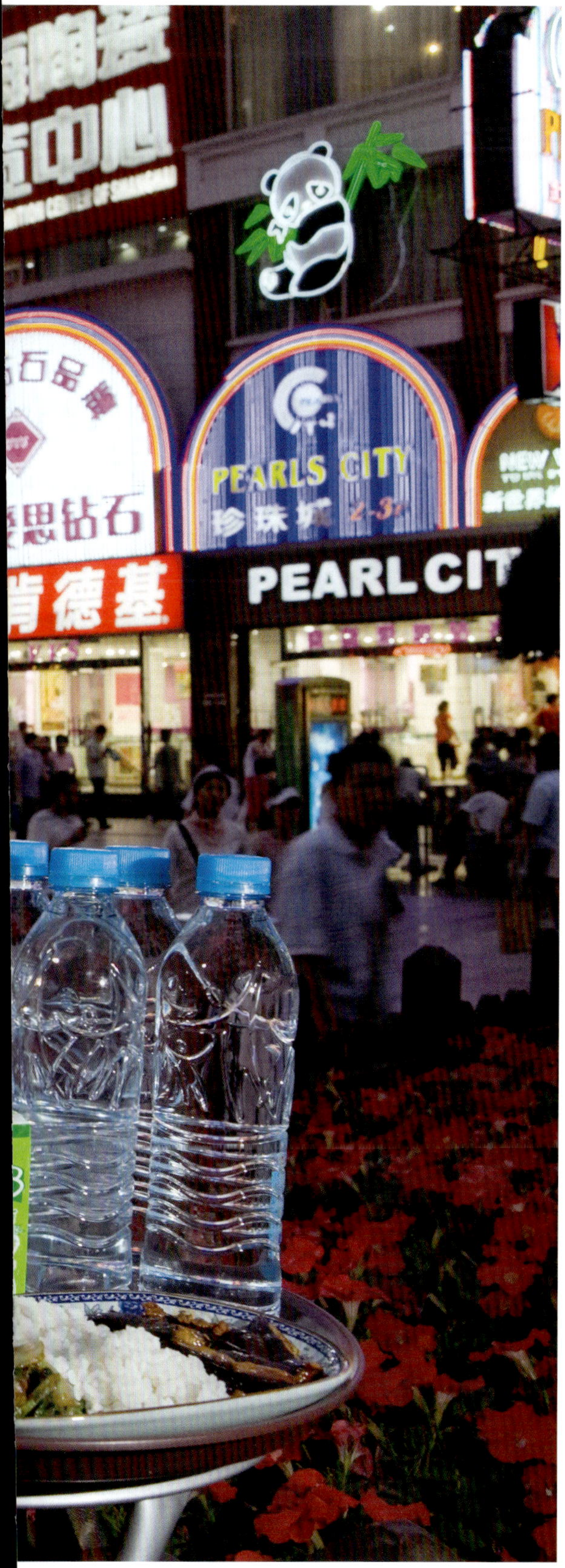

CHINA

Chen Zhen
Die Studentin

EINE TAGESRATION

IM JUNI

FRÜHSTÜCK Fan Tuan (Reisrolle), gefüllt mit Youtiao (frittiertem Teig), getrocknetem Schweinefleisch, eingelegtem Gemüse und scharfen, salzigen Senfblättern, 205 g · Vollmilch, 250 ml

MITTAGESSEN Panierter gebackener Hühnerschenkel, 105 g · Sandwich mit knusprig gebratenem Huhn, 112 g · Pommes frites, kleine Portion, 65 g · Softeis mit warmer Karamellsauce, 150 g

ABENDESSEN Suanchao Youcai (ein dem Pakchoi ähnliches Blattgemüse), mit Knoblauch im Wok gebraten, 55 g · Hongshao Qiezi (Auberginen, mit Knoblauch, Sojasauce und roten Chiliflocken im Wok gebraten), 80 g · Tomatensuppe mit Ei, 225 g · weißer Reis, 100 g

ZWISCHENDURCH Wasser aus Flaschen, 4 l

KALORIEN 2600

Alter: 20 · Größe: 165 cm · Gewicht: 48 kg

SHANGHAI · Meistens isst Chen Zhen morgens, mittags und abends Chinesisch, ob werktags in der Kantine der Shanghaier Lixin-Wirtschaftsuniversität oder am Wochenende daheim bei ihrer Familie im Nordosten Shanghais. Doch ein- oder zweimal die Woche geht sie mittags in ein Fastfood-Restaurant der Kette KFC. »Ich mag die Hühner-Sandwichs und die Pommes frites.« Und, fügt sie hinzu, »die verteilen Gutscheine«.

Der Fastfood-Konzern KFC (den Namen Kentucky Fried Chicken begann die Mutterfirma schon in den 1990er Jahren abzulegen) startete als Erster mit der Erschließung des chinesischen Marktes – die Konkurrenz aus den USA folgte dichtauf. Heute eröffnet KFC jährlich 300 neue Lokale in China, und die großzügig verteilten Gutscheine sind ein wirksames Lockmittel.

Zhen finanziert die Restaurantbesuche mit ihren Freunden von ihrem Gehalt als Teilzeitverkäuferin in einem Shanghaier Kaufhaus. Doch ohne die gesammelten Gutscheine könnte sie sich das nicht leisten.

Zhen war sechs Jahre alt, als ihre Eltern sich scheiden ließen. Seitdem lebt sie mit ihrem Vater bei dessen Eltern in deren Sozialwohnung. Geld für Restaurantbesuche gibt es nicht. Die Großeltern und der Vater essen unter der Woche nur Gemüse und Reis, um am Wochenende, wenn Zhen zu Besuch kommt, Fleisch kaufen zu können. War ihr Vater jemals bei KFC? »Nie«, sagt sie, und allein die Vorstellung bringt sie zum Lachen, »er isst nur Chinesisch.«

Ihr Lieblingsgericht zu Hause ist gebratene Ente, und zu gestehen, wie viel sie davon isst, ist ihr ein wenig peinlich: fast den ganzen Vogel. Mit ihren 165 Zentimetern ist sie einen Kopf größer als die Großmutter, und den Vater überragt sie um etliche Zentimeter, wohl dank besserer Ernährung in der Kindheit. Sie sagt, dass die Familie auf vieles verzichtet hat, damit sie genug zu essen und die Grundlage für eine erfolgreiche Zukunft hat: »Mein Vater hatte es schwer, mich großzuziehen«, sagt sie. »Er musste hart arbeiten, als ich klein war, und jetzt bezahlt er viel Geld, damit ich studieren kann. Sie möchte einen guten Abschluss machen, damit sie bald gut verdient und ihre Familie unterstützen kann. Ist sie eine gute Schülerin? »Ich glaube schon«, sagt sie.

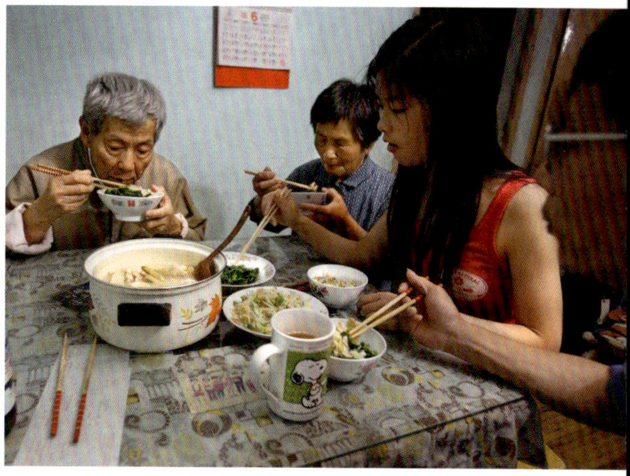

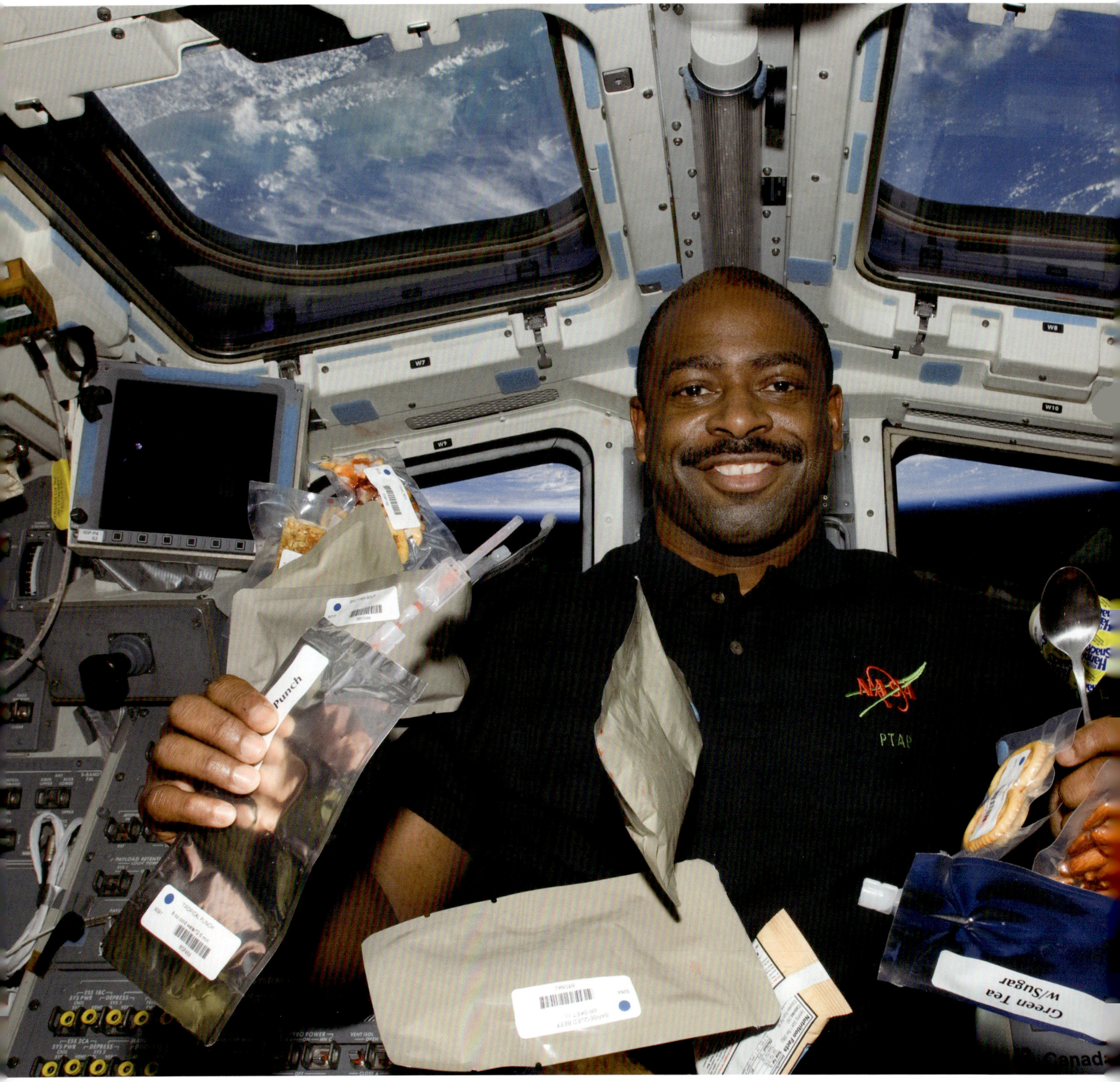

Der NASA-Astronaut Leland Melvin auf dem Flugdeck der Raumfähre »Atlantis« mit einer typischen Tagesration an Lebensmitteln. In der Frühzeit der Raumfahrt standen Trocken- und Tubennahrung auf dem Speisezettel der Astronauten – man wollte vor allem vermeiden, dass Tropfen und Krümel herumschwebten und Schäden an den Geräten verursachten. Nach und nach wurde das Angebot erweitert, und jetzt gibt es in den ersten Tagen einer Mission sogar frisches Obst an Bord. Die Probleme mit der Schwerelosigkeit machten sich auch beim Fotoshooting bemerkbar. Obwohl drei Kollegen beim Bändigen von Lelands schwebenden Lebensmitteln halfen, war am Ende nicht alles von seiner Ration auf dem von Shuttle-Kommandant Charles Hobaugh aufgenommenen Bild zu sehen

2700

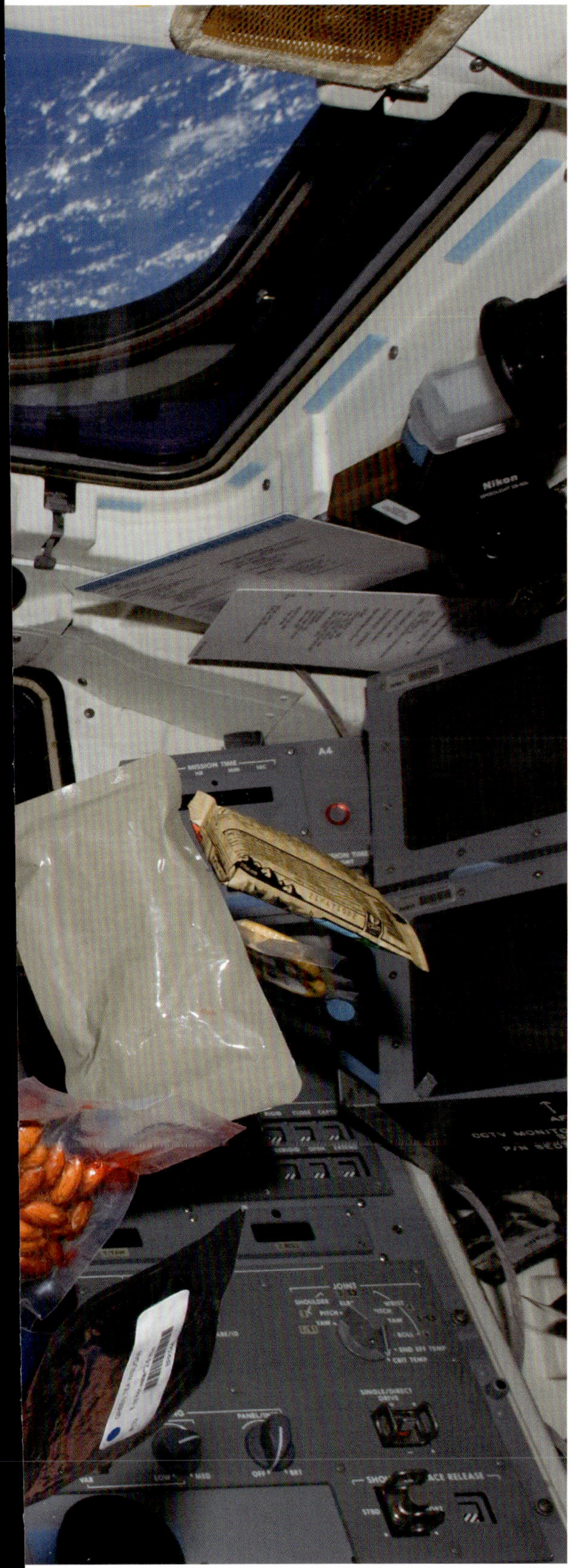

USA

Leland Melvin
Der Astronaut

EINE TAGESRATION

IM FEBRUAR

NASA-WELTRAUMMENÜ A Rührei auf mexikanische Art, 36 g · Müsliriegel mit Joghurt, 34 g · Frühstücksdrink mit Vanillegeschmack, 40 g · Orangensaft, 34 g

NASA-WELTRAUMMENÜ B Erbsensuppe mit Schinken, 200 g · Huhn mit Erdnuss-Sauce, 200 g, in Tortilla gehüllt, 30 g · Gemüsemix, 112 g · Vanillepudding, 112 g

NASA-WELTRAUMMENÜ C Thunfischsalat-Aufstrich, 81 g, mit Kräckern, 36 g · geräucherte Putenbrust, 56 g · Möhrenscheiben mit Butter und Petersilie, 135 g · Mürbeteig-Kekse, 15 g · grüner Tee mit Zucker, 17 g

SONSTIGES Citrusfrucht-Salat, 140 g · Trail-Mix mit gesüßten getrockneten Cranberries, 50 g · Fruchtriegel, Cranberry-Apfel-Kirsche, 67 g · Wasser, 2,7 l

KALORIEN* 2700

Alter: 44 · Größe: 183 cm · Gewicht: 93 kg

* Kalorien und Mengen nach Angaben der NASA; manche Posten wurden in getrocknetem Zustand gewogen. Mandeln und die zusätzlichen Schokoriegel schwebten versehentlich ins Bild.

1986 bekam der College-Footballspieler Leland Melvin einen Vertrag von der NFL-Mannschaft Detroit Lions. Leider war der hoffnungsvolle Start in eine Profikarriere nach einer Serie von Verletzungen bald zu Ende. Doch Lelands Liebe zur Wissenschaft – er hatte Chemie studiert – öffnete ihm die Tür zu einem ganz anderen Karriere-Höhenflug: als Astronaut bei der NASA. Als Jugendlicher hatte er nie davon geträumt, in den Weltraum zu fliegen, doch schon früh wiesen Berater ihm den Weg dorthin. Heute reist er durchs Land, um Schülern und Lehrern die Bedeutung von Naturwissenschaften und Mathematik nahezubringen. Der 44-Jährige war als Wissenschaftler bei zwei Spaceshuttle-Missionen 2008 und 2009 dabei.

IN DER ERDUMLAUFBAHN · An Bord des Spaceshuttle, mit dem sechs oder mehr Astronauten zwei Wochen lang auf engstem Raum im Zustand der Schwerelosigkeit mit 42000 Kilometer pro Stunde die Erde umkreisen, ist Organisation lebenswichtig. Dazu gehört ein Farbencode, mit dem alle Gegenstände an Bord einem Crewmitglied zugeordnet werden, vom Werkzeug über die Verpflegungspakete bis hin zu den Urinaufnahmestutzen auf der Toilette. Die Farbkennung erhält die Ordnung aufrecht.

Jedes Crewmitglied hat einen eigenen Vorratsschrank voller Päckchen mit gefriergetrockneten oder durch Wärme konservierten Lebensmitteln, und dazu eine Auswahl dessen, was bei der NASA »natürliche Lebensmittel« genannt wird: Dinge, die ohne weitere Vorbehandlung an Bord genommen und gegessen werden können, etwa Süßigkeiten, Studentenfutter, Müsliriegel und Dörrfleisch.

Manche Dinge wurden rasch beliebt, etwa Tortillas. »Sie sind wunderbar, weil man sie um Fleisch wickeln kann und so schnell einen weltraumtauglichen Wrap hat«, sagt Leland, »und Erdnussbutter ist klasse da oben. Sie krümelt nicht und schwebt nicht davon. Und man kann sie leicht mit einer Hand essen.«

Lelands farbiger Löffel ist das einzige Besteckteil, das er für alles braucht – vom Rührei über Möhrenscheiben in Butter bis zur Erbsensuppe. »Wenn etwas davonschwebt, schwebt man hinterher und schnappt es sich mit dem Mund«, sagt er. »Wenn mein Löffel kurz frei schwebt und jemand stößt auch nur ganz leicht dagegen, taumelt der Löffel davon, und die verzweifelte Suche nach dem Teil beginnt.« Für alle Fälle hat Leland einen Reservelöffel in seinem Spind.

Für Anfänger hält die Schwerelosigkeit weitere Tücken bereit: »Fleisch, das du aus der Dose gedrückt hast, oder Maiskörner fliegen davon. Nette Kollegen schubsen es zurück. Weniger nette machen einfach den Mund auf und schnappen es sich« – kleine Späße beim

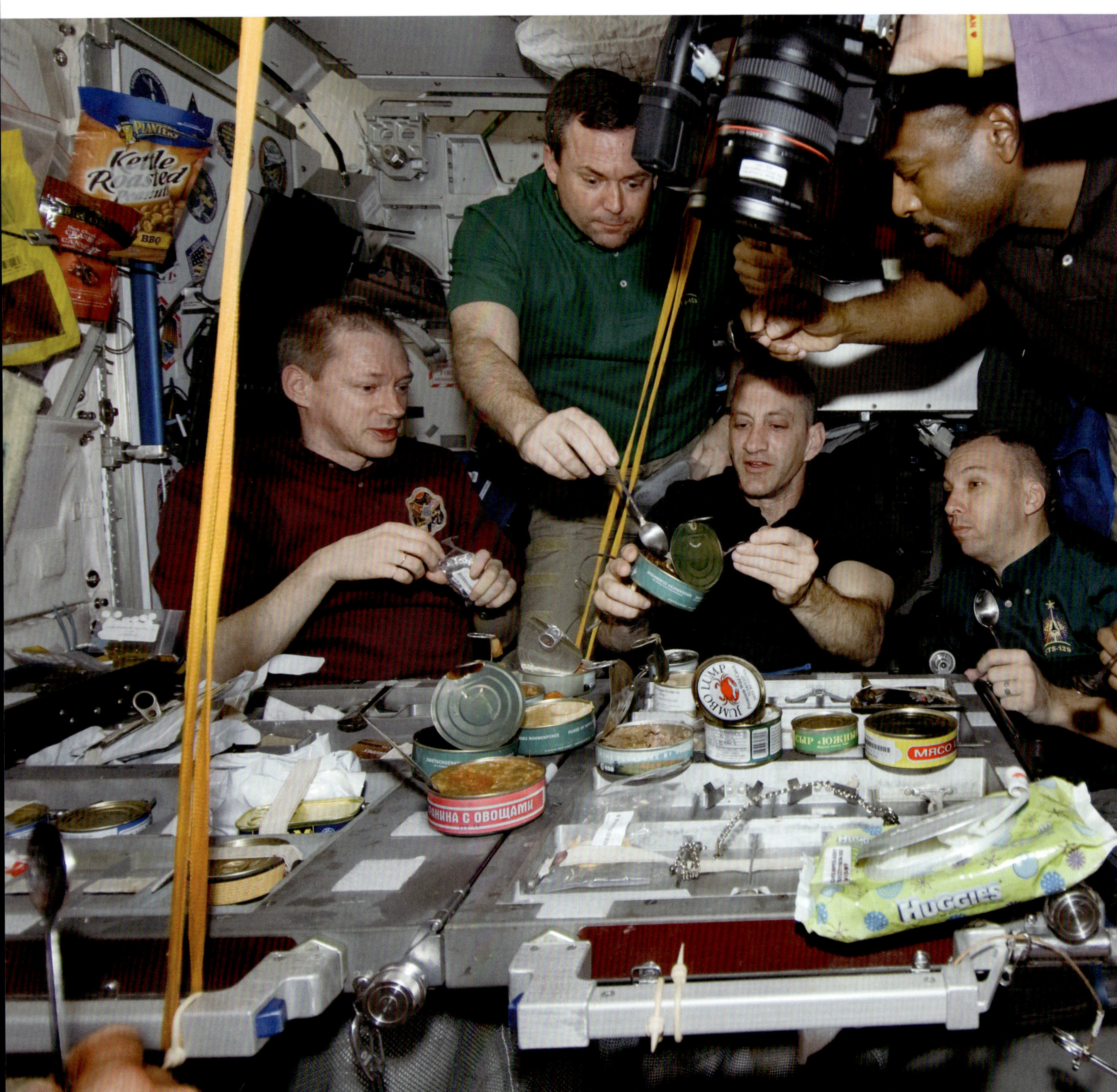
Kettle Roasted
PLANTERS
BBQ
JUMBO LUMP
СЫР «ЮЖНЫЙ»
МЯСО
...АНИНА С ОВОЩАМИ
HUGGIES

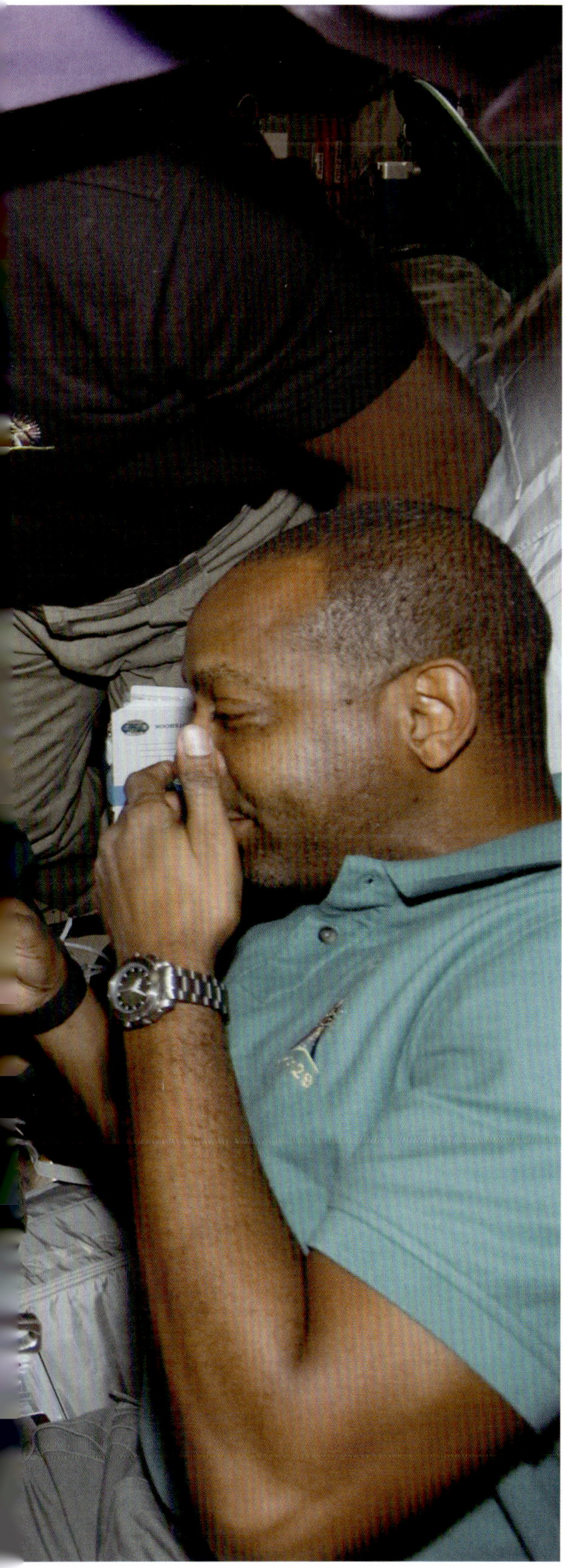

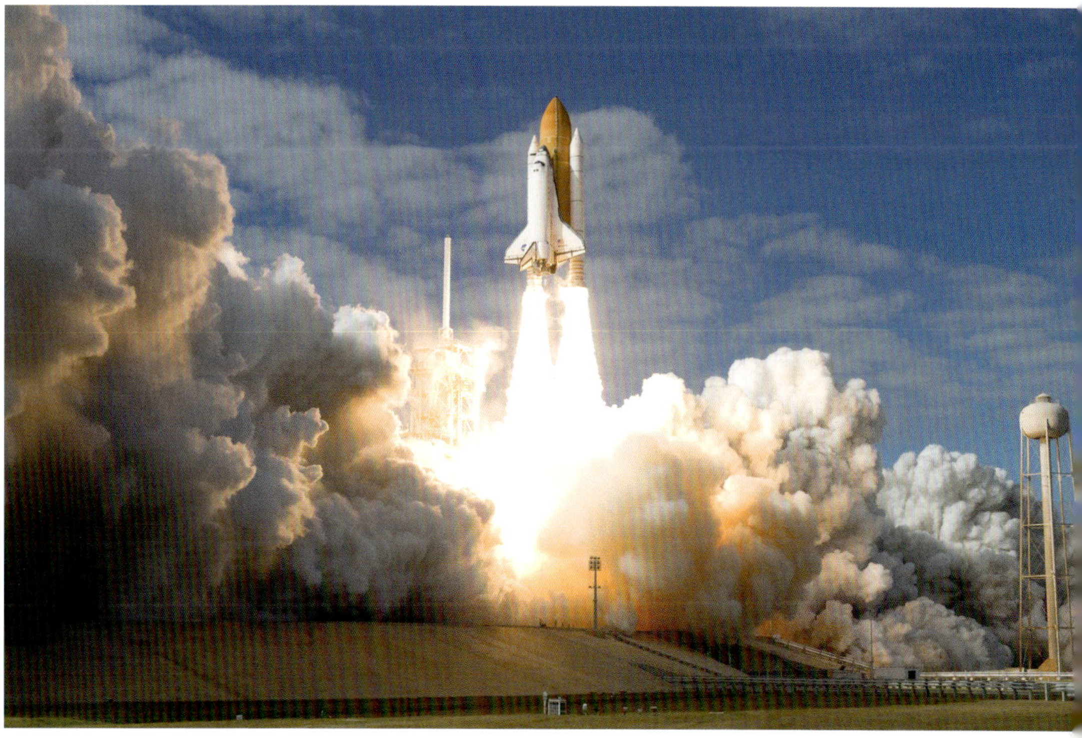

Essen in einem hochfliegenden superexklusiven Club. »Man lernt sehr schnell, effizient zu essen«, sagt Leland Melvin.

Astronauten, die gerade nicht beschäftigt sind, machen manchmal Essen für die Kollegen, die keine Zeit haben, ihre Ration heißzumachen. Wird da oben gemeinsam gegessen? »Das kommt auf den Dienstplan an«, sagt Leland, »wenn ich sechs Stunden lang einen Außeneinsatz betreue, dann sitze ich die meiste Zeit fest an der Robotics Workstation. Da nehme ich mir was mit und befestige es oben an der Schalttafel. Dann kann ich raufschweben und mir einen Schokoriegel oder Dörrfleisch greifen oder sonst was, für das ich keine zwei Hände und keinen Löffel brauche.«

2009 veranstalteten die Astronauten auf der ISS spontan eine Party – jeder brachte ein typisches Gericht seiner Heimat mit. »Die Russen brachten eingemachte Kalbsbäckchen mit Pflaumensauce, von den ESA-Leuten kamen Krabben. Und ich glaube, wir hatten sogar Austern«, sagt Leland. Die Amerikaner brachten Menüpäckchen mit Rinderbrust und Kartoffelbrei mit Grillsauce mit. »Das kam bei den Russen richtig gut an. Sie liebten es.« Aber nicht alles, was an Bord geliefert wurde, bewährte sich. Leland erinnert sich an Dörrfleisch mit Pfefferschoten: »Die Pepperoni schwebten durch die Kabine. Die konnten nicht nur böse ins Auge gehen – ihre feurige Wirkung zeigte sich auch später auf dem Klo. Wir haben uns dann beim Proviantmeister ausführlich darüber beklagt«, sagt Leland Melvin.

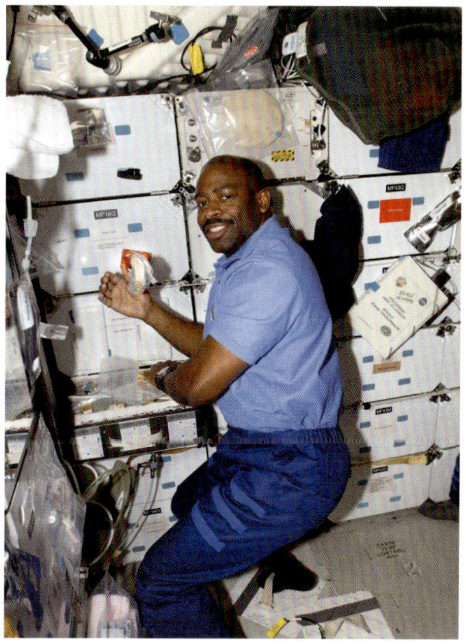

Die »Atlantis« hebt von der Startrampe des Kennedy Space Center ab (oben rechts). Mit diesem Flug werden neue Komponenten zur ISS gebracht, die bei Außeneinsätzen montiert werden. Mit den Füßen in Halteschlaufen holt sich Leland Melvin aus seinem Fach in der Kombüse der Raumfähre etwas zu essen. Eine spontane Party im Verbindungsknoten der Internationalen Raumstation (links): Die Crewmitglieder veranstalten ein Festmahl, das hauptsächlich aus eigens für diesen Anlass aufbewahrten Dosen kommt: Krebsfleisch, Austern und Muscheln, Thunfisch und Pilze, Kalbsbäckchen mit Pflaumensauce

2700

DEUTSCHLAND

Joachim Rösch
Der Bierbrauer

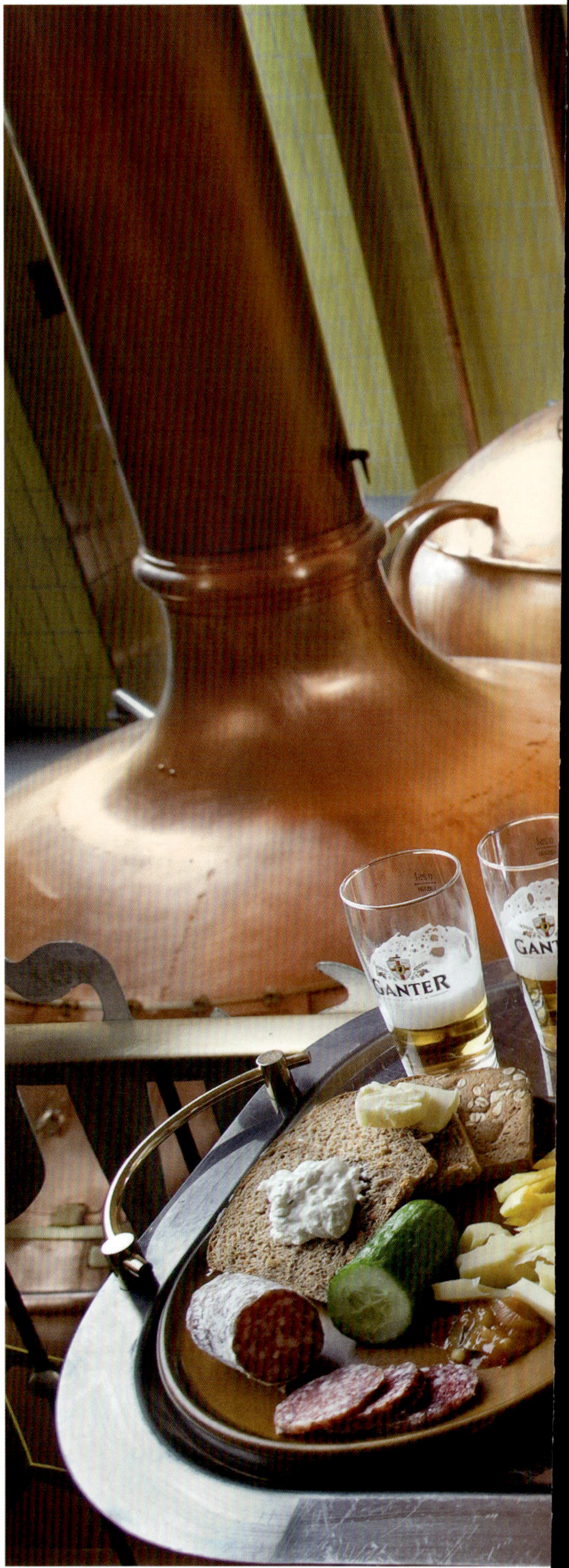

EINE TAGESRATION

IM MÄRZ

FRÜHSTÜCK Weizenvollkornbrot, 45 g, mit Erdbeerkonfitüre, 34 g, Honig, 1,5 EL, und Butter, 2 TL · Kaffee (2), 0,5 l

BEI DER ARBEIT Gummibärchen, 60 g · Bier (bei der Verkostung), 760 ml

ADENDESSEN Hausgemachtes Vollkornweizen- und Möhrenbrot, 130 g, mit Sahnefrischkäse, 1,5 EL, und Butter, 1 EL · italienische Salami, 90 g · Emmentaler Käse, 90 g · Gurke, 73 g · gelbe Paprika, 45 g · hausgemachter Chilirelish mit Zwiebeln, Kürbis und Tomaten, 1 EL · Bier, 0,5 l

SNACKS UND SONSTIGES Preiselbeergetränk (2), 630 ml · Tafelwasser, 0,5 l

KALORIEN 2700

Alter: 44 · Größe: 188 cm · Gewicht: 94 kg

FREIBURG IM BREISGAU · An Wochenenden genießt Joachim Rösch mit seiner Frau Silvia warme Mahlzeiten, oder sie grillen im Garten nach einer Fahrradtour durch den Schwarzwald mit den beiden Kindern. Doch an Werktagen lässt er das Mittagessen aus, stillt seinen Hunger mit Gummibärchen, und abends gibt es Butterbrote. Bei Röschs Arbeit dreht sich alles ums Bier, und dem traditionsreichsten und heute in aller Welt meistgetrunkenen alkoholischen Getränk gilt seine ganze Konzentration. An seinem Arbeitsplatz bei der Freiburger Ganterbrauerei sind bei der Qualitätsüberwachung Auge, Nase und Gaumen des Braumeisters unerlässlich, auch wenn modernste computergesteuerte Technik längst in das traditionsbewusste Handwerk Einzug gehalten hat. Die neun Biersorten, die unter seiner Ägide entstehen, werden von Joachim Rösch persönlich regelmäßig verkostet.

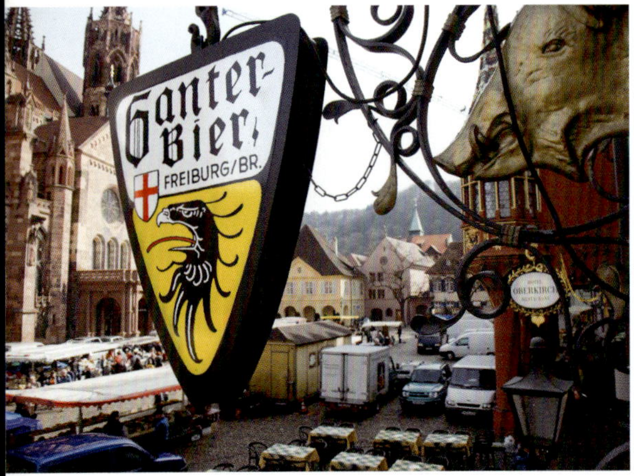

Um in harten Konkurrenzkampf in der Bier- und Getränkeindustrie bestehen zu können, hat sich das 1865 gegründete Familienunternehmen ein umfassendes Modernisierungsprogramm verordnet, bei dem Joachim Rösch als technischer Direktor des Unternehmens eine wichtige Rolle spielt. Auf dem Dach des Gebäudes wandelt eine Photovoltaikanlage Sonnenstrahlung in elektrischen Strom um, das Sudhaus wurde neu ausgestattet, wodurch in diesem Bereich 30 Prozent an Energie gespart werden konnten. Im zweiten Schritt der Modernisierung werden Gär- und Lagertechnik auf den neuesten Stand gebracht – wobei der Ausstoß des Treibhausgases CO_2 der Brauerei um mehrere Tausend Tonnen pro Jahr gesenkt werden soll.

Um sich gegenüber den bundesweit agierenden Braukonzernen als regionales Unternehmen zu profilieren, bezieht Ganter Gerste und Hopfen aus der Region – auf der Website ist Rösch bei der Prüfung des Hopfens im Hopfengarten im nahen Tettnang zu sehen. Und dazu werben die Freiburger mit dem Spruch: »Schön, dass es Heimatliebe in trinkbarer Form gibt.« Neudeutsch heißt das: »Think regional, drink local.«

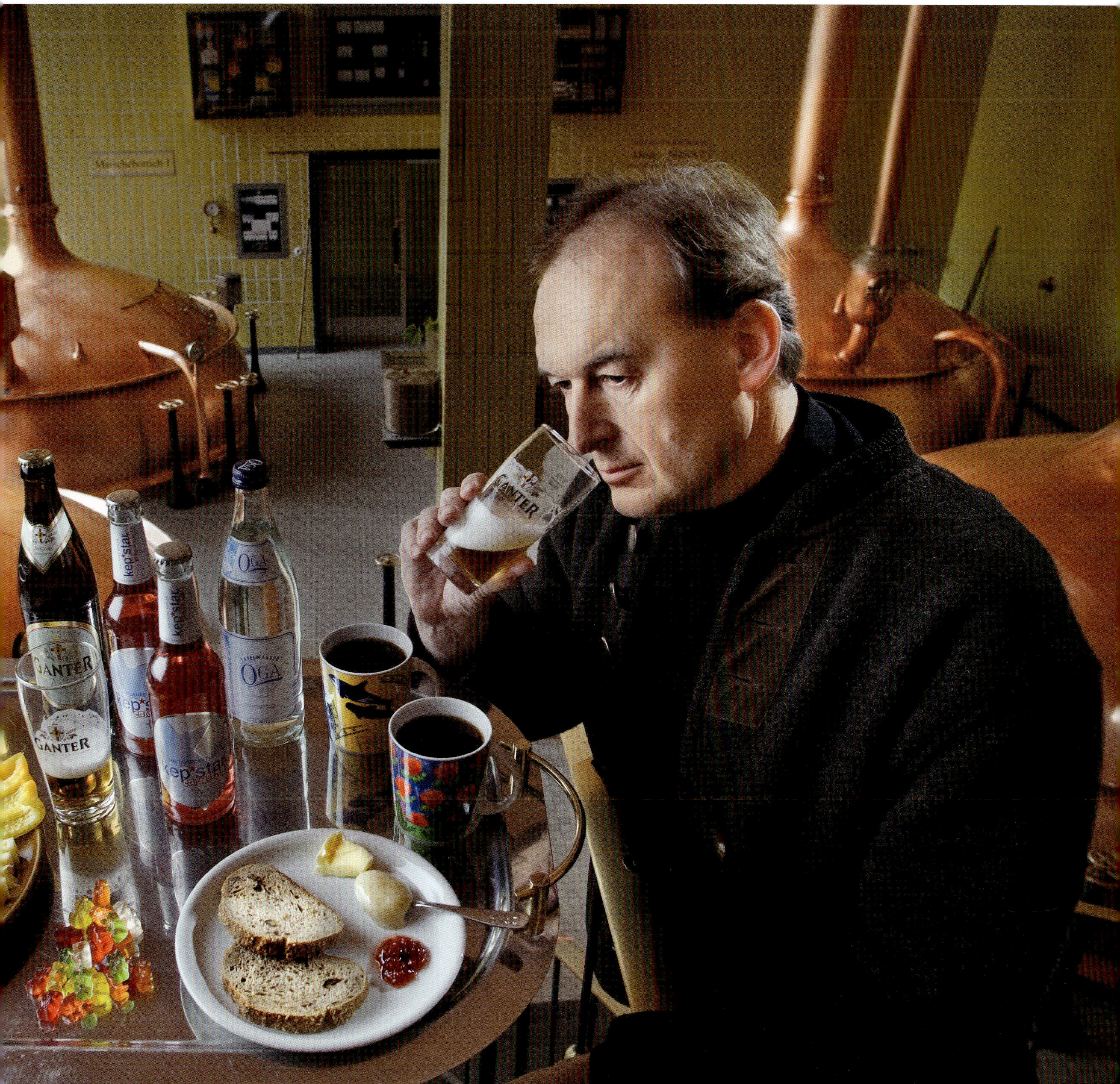

Joachim Rösch, Braumeister bei Ganter in Freiburg, mit einer typischen Tagesration an Lebensmitteln. Die traditionellen kupfernen Sudpfannen sind nach wie vor ein attraktiver Blickfang, doch hinter den Kulissen hat längst die Moderne mit Edelstahlgerät und Computersteuerung Einzug gehalten. Zu Röschs Aufgaben gehört die Verkostung von Proben aus der laufenden Produktion sowie versuchsweise gebrauter neuer Sorten. Anders als bei der Weindegustation werden die Proben nicht ausgespuckt. »Wenn man die Bitterstoffe hinten an der Zunge schmeckt, löst das einen Schluckreflex aus«, sagt Rösch. Die Ganterbrauerei erfreut sich einer starken Position in der Gastronomie der Region, nicht nur beim Brauereiausschank am Münsterplatz im Herzen Freiburgs (links)

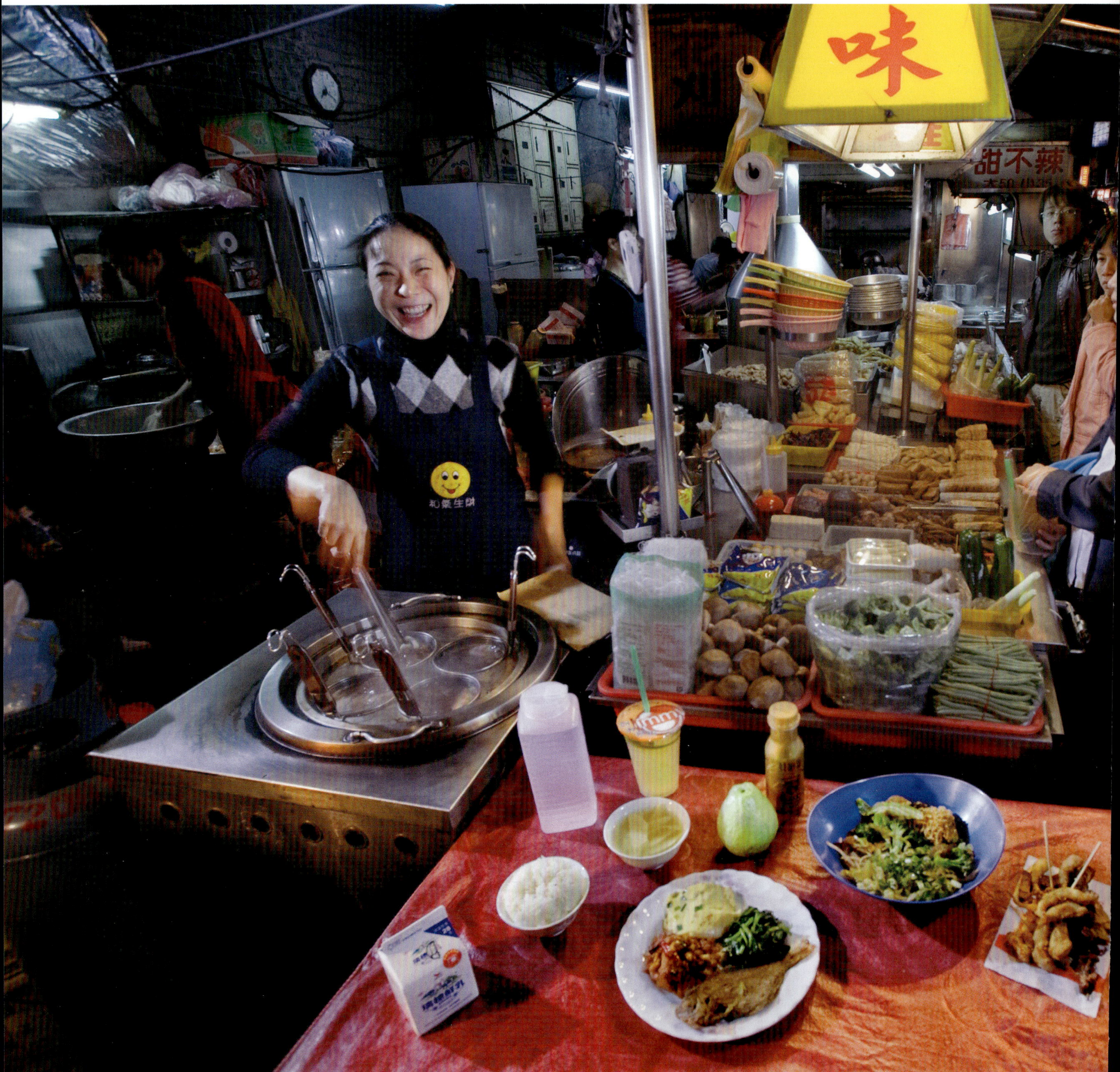

Die Straßenköchin Lin Hui-wen auf einem der vielen Abendmärkte in Taipeh mit einer typischen Tagesration an Lebensmitteln. Ihr Stand ist nur 1,5 Kilometer vom Taipeh 101 entfernt, das eine Zeit lang das höchste Gebäude der Welt war. Heute arbeitet Hui-wen mit ihrem Mann zusammen; vor der Heirat waren ihre Mutter und der jüngere Bruder ihre Partner. »Wir lassen die Brühe für Luwei drei bis vier Stunden zu Hause ziehen, damit sich die Aromen der Kräuter entfalten«, erklärt sie die Herstellung des Fonds. Sie nimmt ihn als Konzentrat mit zu ihrem Stand, wo sie ihn mit Wasser verdünnt, um abends allerlei Zutaten nach Kundenwunsch darin zu garen. »Ich bezahle jemanden, der für mich das Gemüse schneidet«, sagt Hui-wen. Ihr Küchenhelfer stammt aus Vietnam

2700

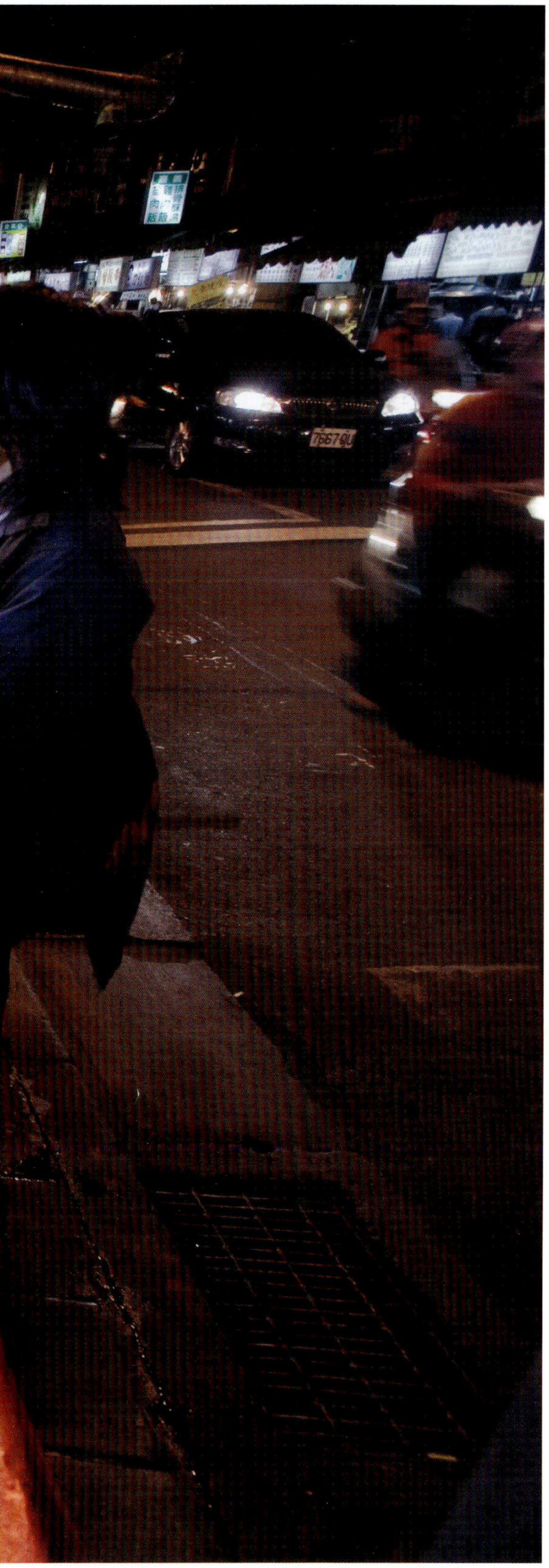

TAIWAN

Lin Hui-wen
Die Straßenköchin

EINE TAGESRATION

IM DEZEMBER

MITTAGESSEN ZU HAUSE Gebratener Fisch, 75 g · Kung-Pao-Huhn (mariniertes Hühnerfleisch), im Wok mit Erdnüssen, roten Chilischoten, Knoblauch und Ingwer gebraten, 90 g · gedämpftes Ei mit Schnittlauch, 85 g · gekochter Spinat, 65 g · weißer Reis, 225 g · Bambussprossen in ihrer Brühe, 190 g · Guave, 325 g

ABENDESSEN BEI DER ARBEIT Luwei (Brühe aus Sojasauce mit Heilkräutern – nicht im Bild), in der Folgendes gegart wird: eingelegter Kohl mit Lauchzwiebeln, 125 g, Instantnudeln, 90 g, Doupi (Tofuhaut), 75 g, Brokkoli, 70 g, Weißkohl, 70 g, Shuijing Jiao (gekochte Reismehlklöße mit Fleisch), 50 g, Mu-Err-Pilze (»Baumohren«), 55 g, Bohnensprossen mit Lauchzwiebeln, 40 g

IMBISS AM SPÄTEN ABEND Gebratener getrockneter Tofu, 30 g · Yansu Ji (gesalzenes gebratenes Huhn), 30 g · frittierte taiwanesische Fischpaste, 30 g · frittierte Tintenfischarme, 30 g · frittiertes Hühnerklein, 30 g

ZWISCHENDURCH Vollmilch, 300 ml · Honigtee mit Limette, 450 ml · Kaffeegetränk, 300 ml · gekochtes Leitungswasser, 1 l

KALORIEN 2700

Alter: 32 · Größe: 157 cm · Gewicht: 55 kg

TAIPEH · Wenn die Sonne untergeht, öffnen in der Hauptstadt Taiwans im Glanz bunter Lichter die großen Abendmärkte, etwa Shilin im Norden – eine Mischung aus Flohmarkt, Fressmeile und Touristenfalle, wo Gimmicks, Elektronik, Haushaltswaren, Kleidung und jede Menge Essen angeboten werden. Die Taiwanesen lieben es, auf der Straße zu essen. Stinkiger Tofu, Austern-Omelettes und Spieße mit gegrillten Innereien sind ein beliebter Imbiss, fettes Schweinefleisch auf Reis und Schweineblutsuppe als Klassiker stets zu haben.

Laufend entstehen neue Buden mit trendiger exotischer Kost, etwa Kartoffel-Käse-Aufläufen im Miniformat. Die Menschenschlangen vor diesen Buden reichen oft durch den ganzen Markt. Jeder muss es haben, and wenn es plötzlich keiner mehr haben will, macht eine neue Bude auf.

Fernab der Trends und ohne Massenauflauf öffnen an der Kreuzung Xinyi und Da'an im Stadtzentrum Lin Hui-wen und eine Handvoll Kollegen jeden Abend ihre Stände für die Kundschaft aus dem Quartier. Die meisten Köche sind seit vielen Jahren dabei, und da die Stadt keine neuen Konzessionen vergibt, werden die bestehenden Lizenzen wie ein Schatz gehütet. Jeder Koch hat seine eigene Spezialität und einen Stamm treuer Kunden.

Seit zehn Jahren steht Lin Hui-wen jeden Abend mit ihrem Mann Wu Chang-en hinter dem Wok mit ihrer würzigen Brühe. »Sie besteht aus Sojasauce, Reiswein, Zucker und Kräutern«, verrät die Köchin, das genaue Rezept bleibt aber Betriebsgeheimnis. Diese Luwei genannte Bouillon bereitet Hui-wen zu Hause als Konzentrat vor, das stundenlang ziehen muss, »damit sich die Aromen verbinden«. Abends wird die Essenz im Wok mit Wasser aufgekocht, um allerlei darin zu garen: Pilze und Tofu, Brokkoli, grüne Bohnen und Paprikaschoten, Blutwurst, Hühnerfüße, -herzen und -flügel, Schweineohren, Baumpilze, Fasaneneier, Mortadella, Maiskölbchen und Reisnudeln.

Sie ist seit Kurzem Mutter; die kleine Tochter hat sich schon dem Rhythmus der Mutter angepasst. Zur Frühstückszeit schlafen beide. Das Mittagessen, das die Schwiegermutter kocht, ist die einzige Mahlzeit, die zu Hause eingenommen wird. Die Schwiegermutter versorgt auch das Baby, während die Eltern arbeiten.

Wenn Hui-wen abends keine Lust auf Luwei hat, kauft sie sich Gebratenes an einem Nachbarstand. Früher, sagt sie, waren die meisten ihrer Kunden Singles. »Heute kommen öfter auch Hausfrauen und nehmen sich etwas mit, um es zu Hause mit Reis zu servieren.«

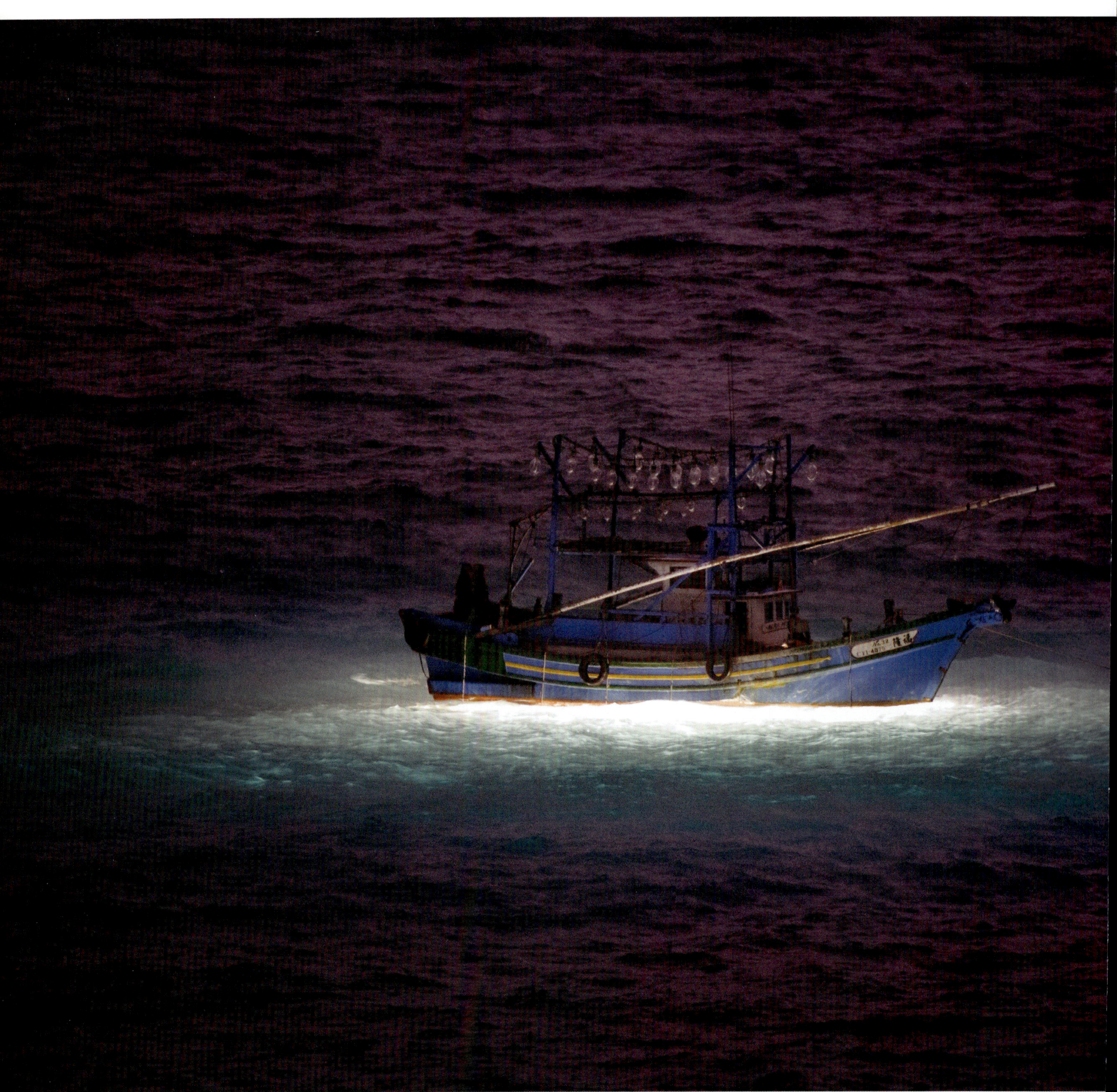

Mit einer hellen Lampe locken die Fischer auf einem Boot vor dem Hafen Longdong an der Nordostküste Taiwans Garnelen ins Netz (links). Auf dem Fischmarkt am Hafen von Daxi südlich von Longdong wird die fangfrische Ware an Gewerbetreibende wie auch direkt an Endverbraucher verkauft. Während eines Platzregens am Nachmittag helfen Verkäufer den Kunden bei der Wahl von Krebsen, Garnelen, Tintenfisch und Makrelen (oben rechts). Die 22 Millionen Taiwanesen verzehren pro Kopf und Jahr zirka 45 Kilo Fisch und Meeresfrüchte – weniger als die Japaner, doch doppelt so viel wie die Festlandchinesen. Beliebt auf dem Fischmarkt von Daxi sind Großaugen-Schnapper

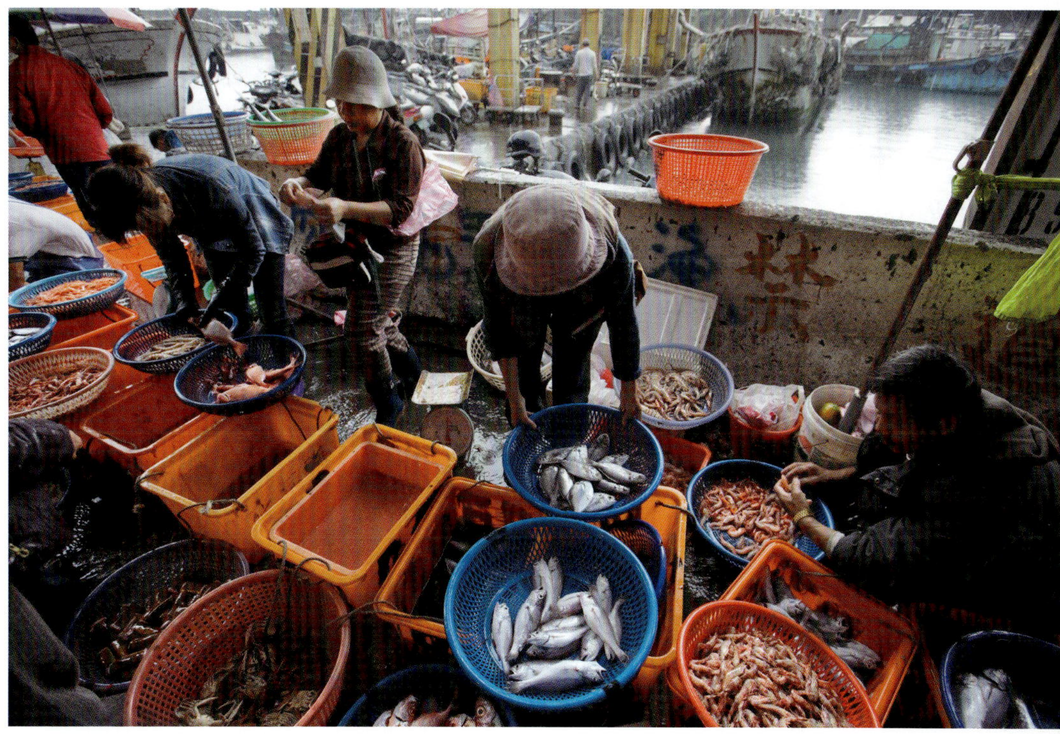

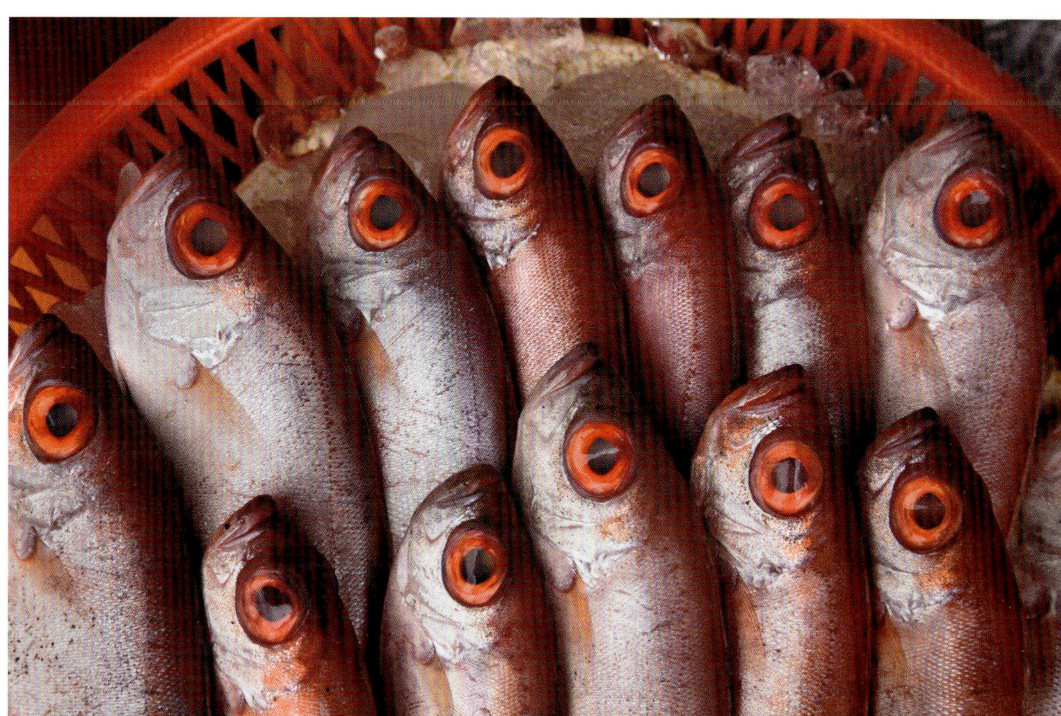

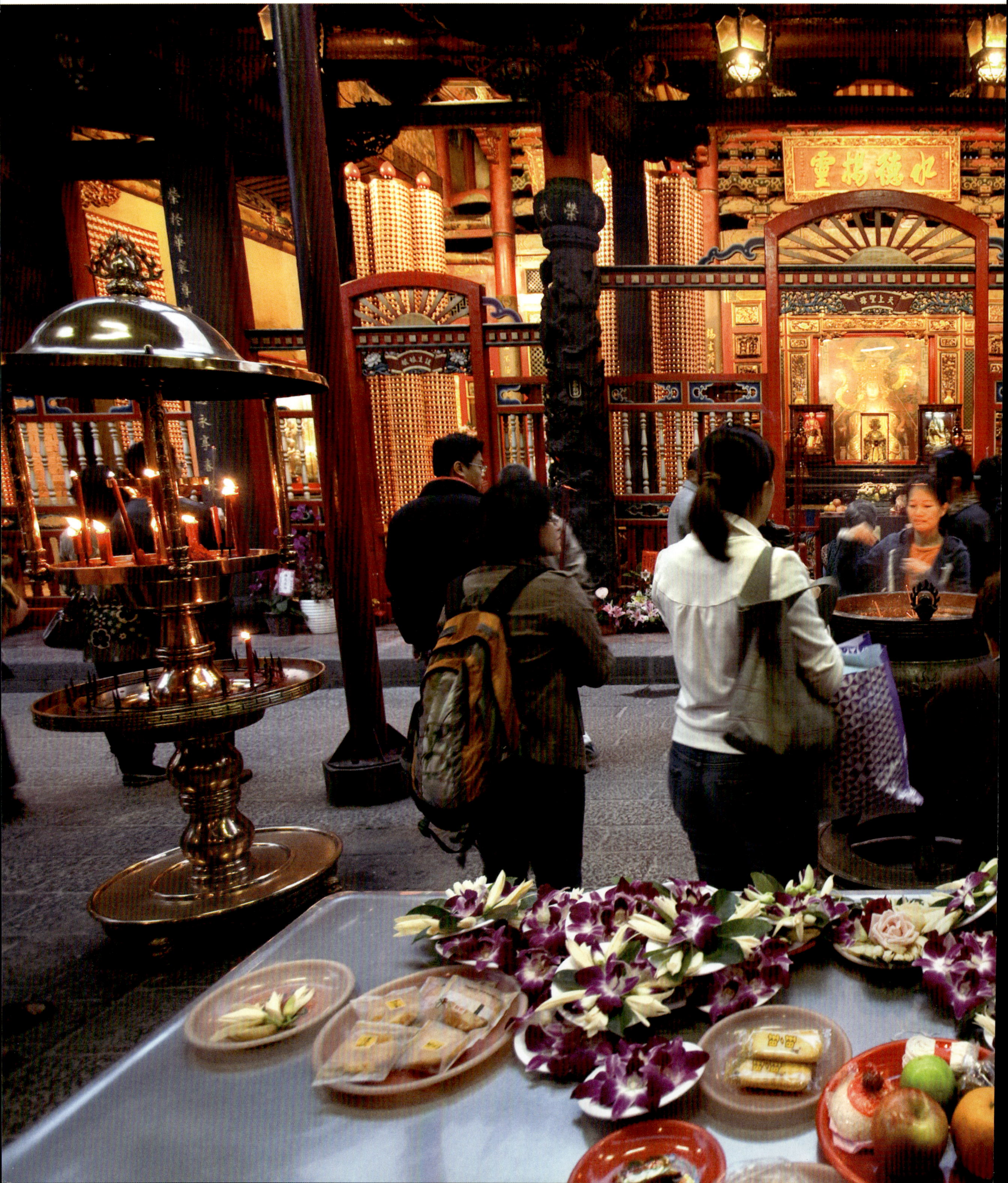

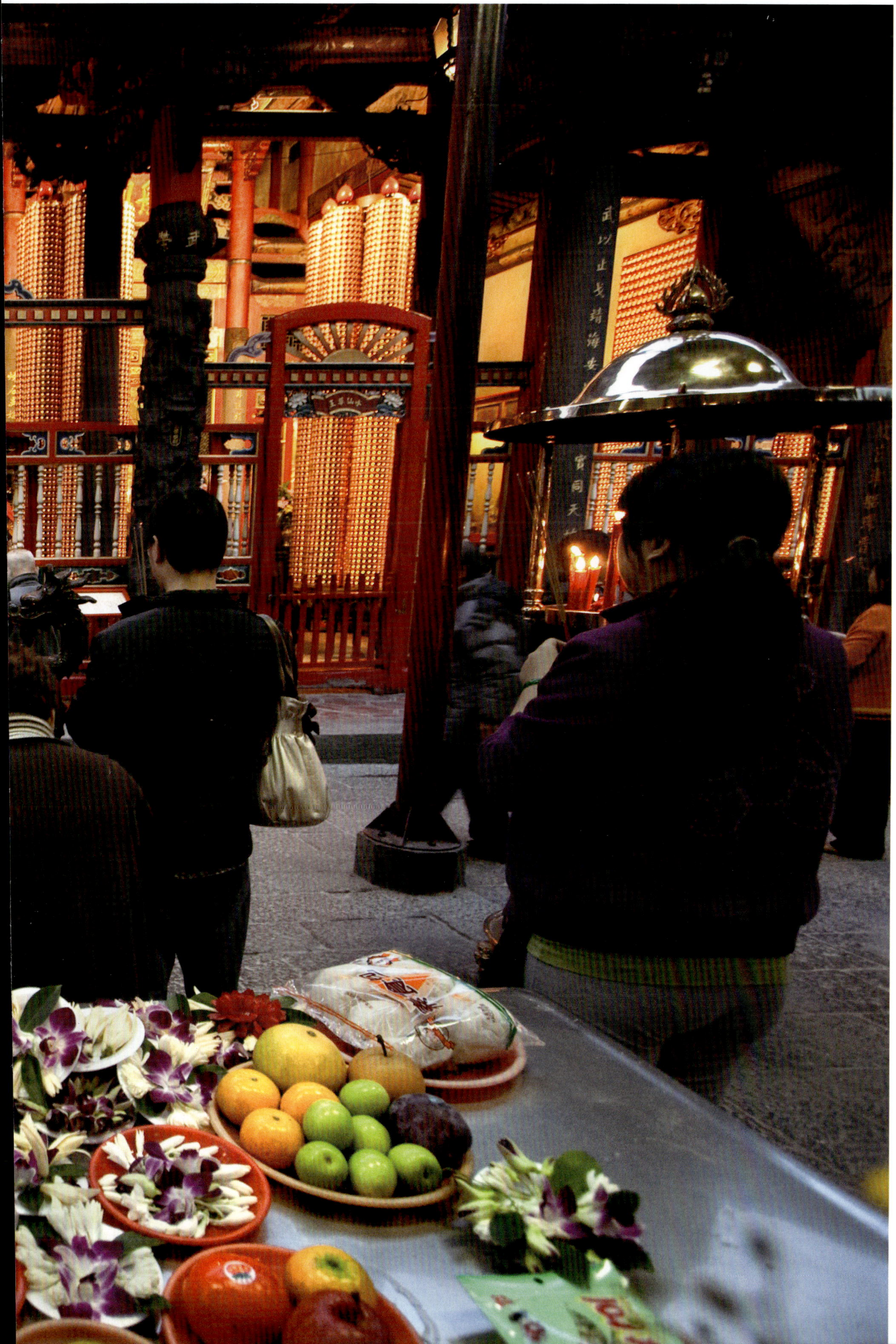

Der Longshan-Tempel in der Altstadt von Taipeh ist offiziell buddhistisch und der Göttin der Gnade geweiht – doch man findet dort auch Zeugnisse vieler anderer Religionen. Der Tempel, der bei einem amerikanischen Luftangriff ausbrannte, wurde nach dem Zweiten Weltkrieg wieder aufgebaut. In diesem lebendigen, von vielen Gläubigen bevölkerten Museum wird nicht nur gebetet: Die Besucher legen auf dem Altar und auf Tischen auch Opfergaben ab – von der Orchidee über Obst und Kekse bis hin zu Brötchen, Fruchtsaft im Tetrapak und Kilopackungen Zucker. Auf dem Weg nach Hause holen die Menschen ihre Gaben wieder ab, um sie – nun mit dem Segen der bedachten Gottheit versehen – daheim zu verzehren. In den umliegenden Straßen findet jeden Abend ein Markt statt. Neben allen Arten von traditionellem chinesischen Essen wie Hühnerbürzeln, Schweinsfüßen und Fischblasen werden Dienstleistungen wie Fuß- und Ganzkörpermassagen durch Blinde angeboten, warten Wahrsager auf Kundschaft

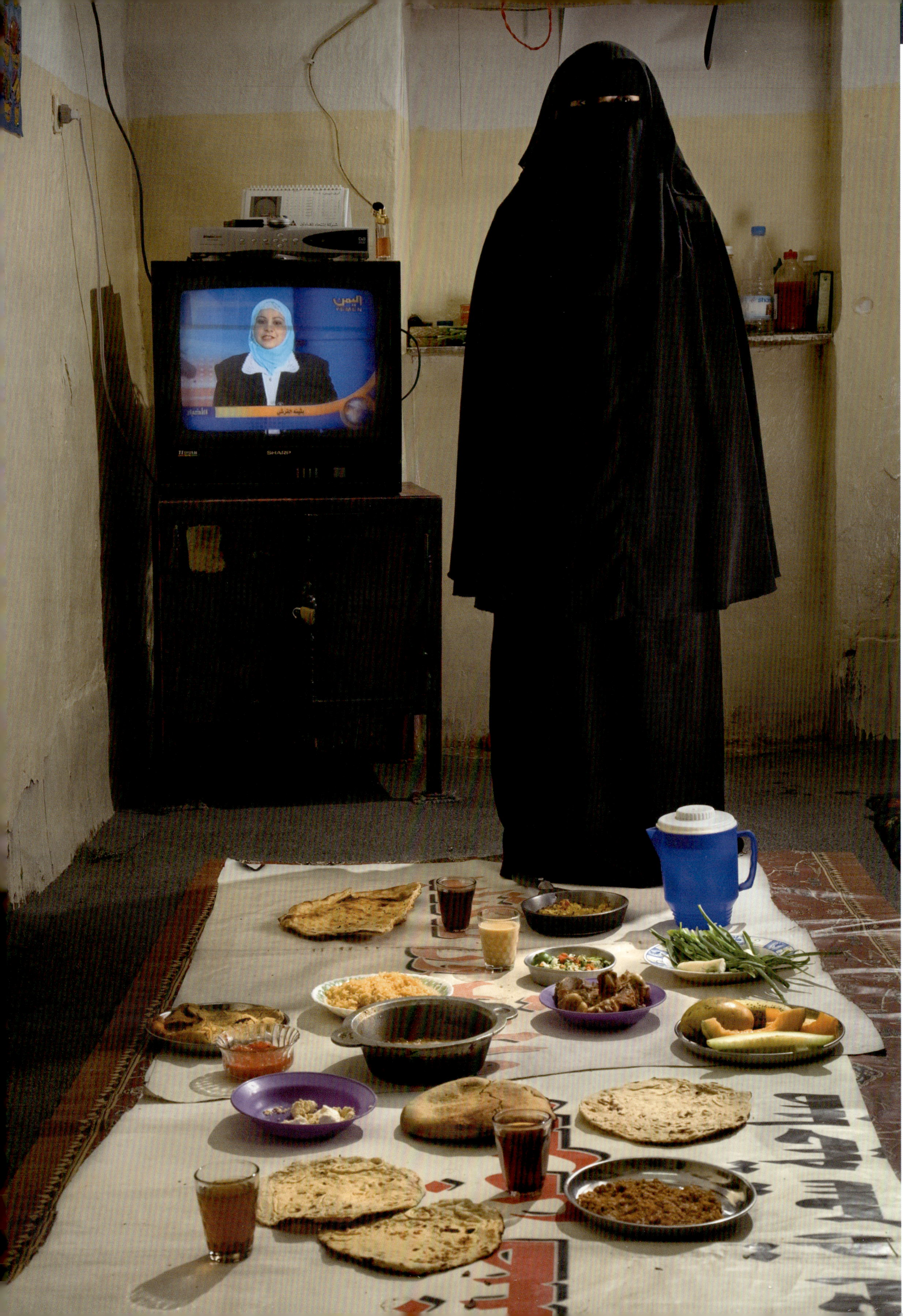

اليمن
YEMEN
SHARP

2700

JEMEN

Saada Haidar
Die Hausfrau

EINE TAGESRATION

IM APRIL

FRÜH AM MORGEN Kishir (süßer, teeähnlicher Kaffee aus Kaffeebohnen-Kleie), 125 ml

FRÜHSTÜCK Ful (dicke Bohnen), vorgekocht und mit Zwiebeln, Tomaten und gemahlenen Chilis zubereitet, 157 g · Weizen-Fladenbrot, 104 g · Schwarztee, 100 ml, mit Zucker, 1 TL

ZWEITES FRÜHSTÜCK Weizen-Fladenbrot, 50 g, mit Tahini (Sesampaste), 25 g, und Fetakäse, 25 g

MITTAGESSEN Saltah (Eintopf mit Auberginen, Tomaten, Zwiebeln und Schaffleisch mit scharfen Chilis, dazu Hulbah, eine schaumige Bockshornklee-Sauce), Reis, gewürzt mit Kreuzkümmel und Kardamom, 300 g · Tomaten-Relish, 125 g · Lahuuh (ein weiches, pfannkuchenartiges Fladenbrot), 110 g · Kafuu'a (Brot aus Weizen- und Linsenmehl), 345 g · Gurkensalat mit Zwiebeln, Möhren, Tomaten, Korianderkraut und Petersilie mit Limettensaft, 160 g · Lauchzwiebeln, 36 g · weißer Rettich, 50 g · Schwarztee mit gezuckerter Kondensmilch, 100 ml

ABENDESSEN Rührei mit Tomate und Zwiebeln, 106 g · Maluuj (Brot aus Hirse- und Weizenmehl), 140 g · Schwarztee, 100 ml, mit Zucker, 1 TL

SNACKS UND SONSTIGES Mango, 245 g · Banane, 115 g · Cantaloupemelone, 84 g · Honigmelone, 90 g · Papaya, 115 g · Kalbfleisch mit Knochen, 250 g* · Wasser aus der Flasche, 1,5 l

KALORIEN 2700

Alter: 27 · Größe: 150 cm · Gewicht: 44,5 kg

* Nicht in der Kalorienrechnung enthalten, da sie es nur einmal in der Woche isst.

SANAA · Nach langem Suchen finden wir in der 2200 Meter hoch gelegenen Hauptstadt des Jemen endlich einen Mann, der seiner Frau erlaubt, sich interviewen und mit einer typischen Tagesration an Lebensmitteln fotografieren zu lassen. Nur wenige Frauen in diesem patriarchalischen und zutiefst traditionellen islamischen Land haben außerhalb ihrer Familie Umgang mit Männern. Gemäß den Bräuchen hüllen sie sich in der Öffentlichkeit von Kopf bis Fuß in Schwarz. Selbst bei Hochzeiten feiern Braut und Bräutigam getrennt.

Doch Fadhil Haidar, 37, Chauffeur eines Bankmanagers, stammt aus einem entlegenen Dorf, wo die Frauen weniger abgeschottet sind, und gestattet uns, seine Frau Saada vorzustellen.

Mit 17 Jahren heiratete sie ihren Cousin, auf Beschluss der Familie. In den arabischen Ländern, wo großer Wert auf die Familienbande gelegt wird, sind solche »arrangierten« Hochzeiten noch immer verbreitet. In ihrem Heimatdorf in den Bergen, zwölf Autostunden von Sanaa entfernt, baut ihre Familie auf Terrassen am Berghang Getreide und Gemüse an, hält Schafe und Kühe. Wie alle Mädchen im Dorf hat Saada nie lesen und schreiben gelernt. Trotz Bemühungen der Regierung zur Verbesserung der allgemeinen Bildung sind noch immer 70 Prozent der Frauen im Jemen Analphabeten.

Die Haidars leben mit ihren drei Söhnen in der fast zwei Millionen Einwohner zählenden Neustadt von Saana zur Miete. Sie sind

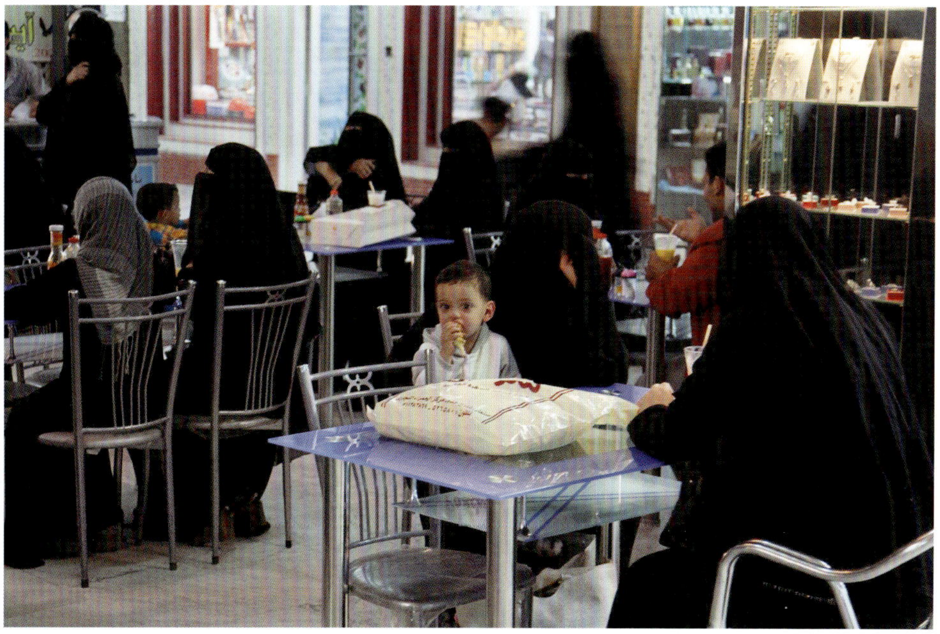

Saada Haidar zu Hause mit einer typischen Tagesration an Lebensmitteln. In der Öffentlichkeit geht sie stets ganz verschleiert, wie die meisten Frauen im Jemen. Frauen bei der Einkehr an einer Saftbar in der Neustadt von Saana (rechts)

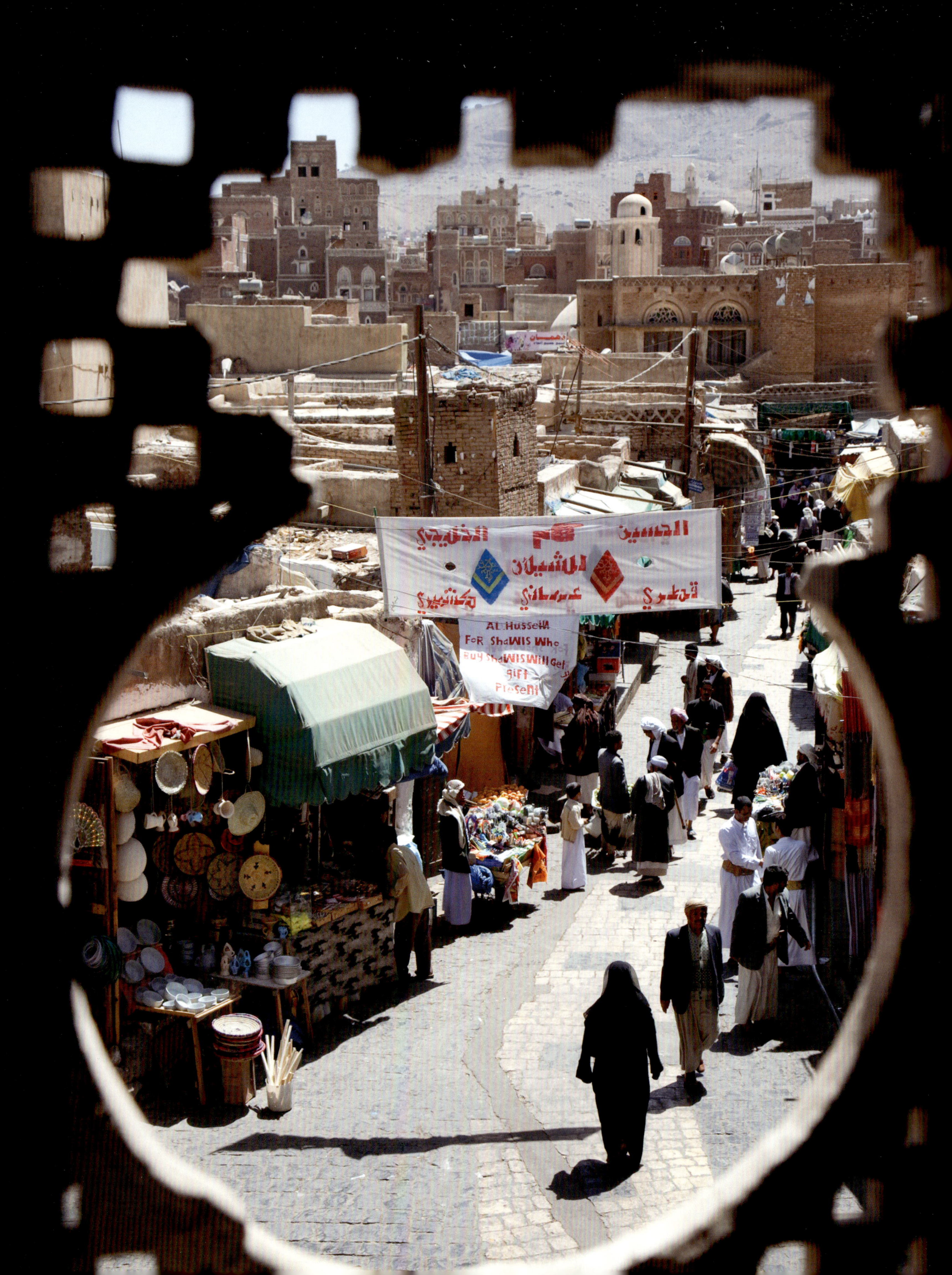
الحسين
الخليجي
الشيلان
قطري
كشميري
AL Hussein
FoR ShaWIS Who
Buy ShaWIS Will Get
gift
Present

erst vor Kurzem dort eingezogen. Wie im Jemen üblich, gibt die Familie 75 bis 80 Prozent ihres Einkommens für Lebensmittel aus, und so veranlasste sie schon eine maßvolle Mieterhöhung zur Aufgabe ihrer früheren Wohnung. Trotz des knappen Haushaltsgeldes kauft Fadhil jede Woche eine große Tüte Katblätter, die er am Wochenende zusammen mit seinen Freunden kaut; Saada kaut kein Kat. Die frischen Blätter enthalten einen stimulierenden, amphetaminähnlichen Wirkstoff, der beim Kauen freigesetzt wird.

Wenn der Ruf des Muezzins von den Minaretten erschallt, beginnen Saada und Fadhil den Tag mit einer Tasse Kishir, einer Art Tee, für den die Spelzen von Kaffeebohnen aufgebrüht werden. Man trinkt ihn mit Zucker und Kardamom, Zimt oder Ingwer. Zum Frühstück und anderen Mahlzeiten gibt es Schwarztee, der ebenfalls mit viel Zucker getrunken wird, und dicke Bohnen, die nach dem Einweichen mit Zwiebeln, Tomaten und Chilis gekocht werden. Dazu backt Saada Fladenbrot. Im Jemen gibt es überall eine große Auswahl an ungesäuertem Brot, dünn oder aufgebläht, mit oder ohne Gewürz und Körner. Saada backt mehrere Sorten.

Zwischendurch wird frisches Obst gegessen, als Imbiss gibt es Fetakäse mit Sesampaste und Brot. Abends kommt leichte Kost auf den Tisch, etwa Rührei und Brot. Saada setzt früh den Teig für Lahuuh an, ein lockeres, pfannkuchenähnliches Hefebrot. Es wird solo gegessen oder mit cremigem Joghurt bestrichen und mit frischem, intensiv duftendem Korianderkraut bestreut.

Und sie bereitet Saltah vor, den feurigen Eintopf aus viel frischem Gemüse, Fleisch und Chilischoten. Er muss lange sanft köcheln, damit sich die Aromen entfalten und verbinden, bis Fadhil zum Mittagessen nach Hause kommt, wie jeden Tag. Zum Eintopf gibt es Reis, mit Kreuzkümmel und Kardamom gewürzt, selbst gemachtes Tomatenrelish und Salat, der mit Limettensaft angemacht wird. Worin unterscheidet sich ihre Ernährung hier in der Hauptstadt von der daheim auf dem Dorf? Dort gab es vor allem Getreidebrei als Grundnahrungsmittel und frisches Gemüse nur in seiner Saison.

Saada, die seit zehn Jahren in Saana lebt, zog gern in die Stadt, wo das Leben leichter ist. Auch ihre Schwester lebt hier, ebenfalls mit einem Cousin verheiratet. Abgesehen von gegenseitigen Besuchen gibt es wenig gesellschaftlichen Umgang. Im konservativen Jemen ergehen Einladungen hauptsächlich an Verwandte, und den größten Teil ihrer Familie haben die Haidars auf dem Dorf zurückgelassen.

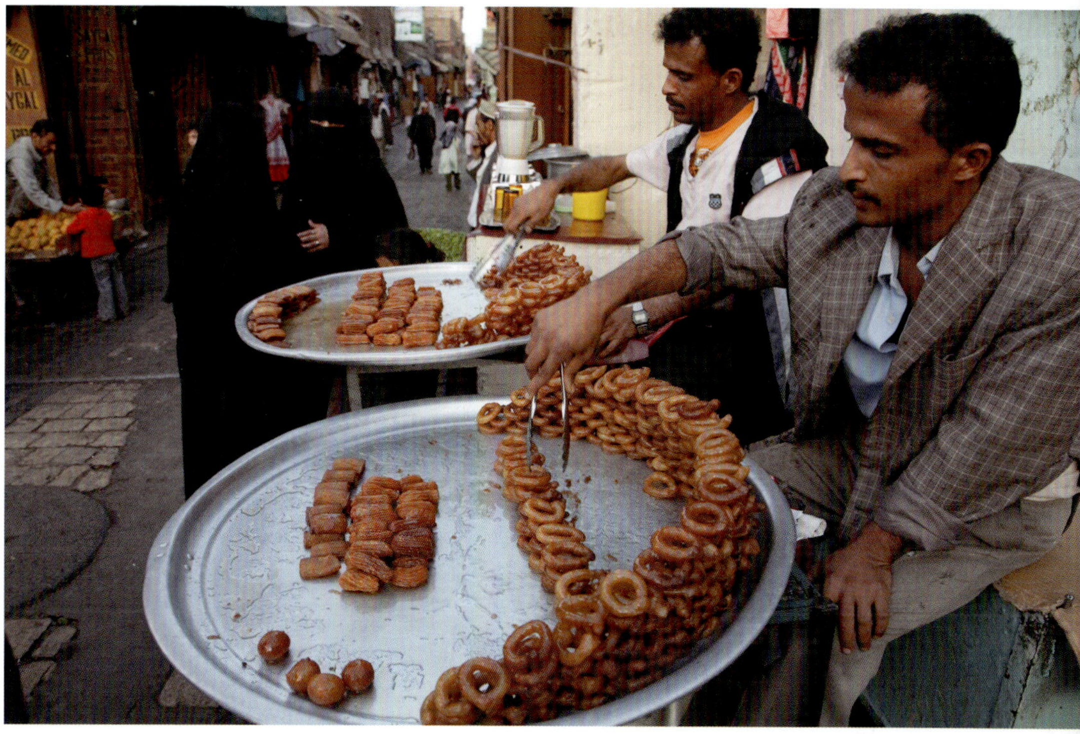

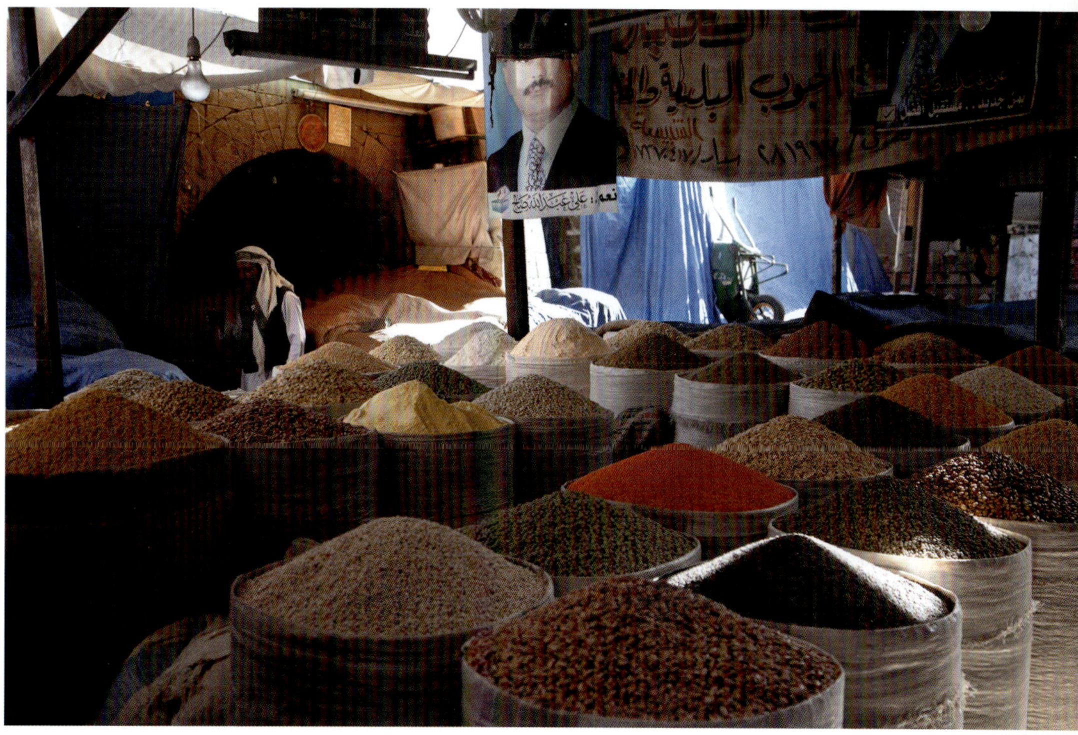

Abgesehen von den elektrischen Leitungen mit baumelnden nackten Glühbirnen und ein paar Waren aus China geht es im Basar der Altstadt von Saana (links) noch weitgehend so zu wie einst zu Zeiten des Propheten. Reich verzierte Bauten aus Stein und Ziegeln umringen das Gewirr der Läden und Stände, wo Schuhe und Kleidung, aufwendig geschmückte Dolche, Gold und Katblätter, Lebensmittel und Gewürze verkauft werden. Vorbei an Bergen von Bohnen und Erbsen, Mehl und Erdnüssen, bunten Linsen und Reis, Mais und Hirse kehrt ein Händler mit einem Tablett mit einem dampfenden Glas süßem Tee zu seinem Laden zurück (unten rechts). Jemenitische Frauen stecken frittierte Süßigkeiten in ihre Taschen, ein kleiner Junge kauft süße Kaktusfeigen (oben). Früher konnte sich der Jemen weitgehend selbst versorgen, doch in den vergangenen 50 Jahren wuchs die Abhängigkeit von Lebensmittelimporten, die heute 85 Prozent des Bedarfs decken

Drei Frauen in schwarzen Ganzkörperschleiern und breitkrempigen Strohhüten zum Schutz vor der sengenden Wüstensonne tragen sogar beim Ziegenhüten Handschuhe. Das Bild wurde bei Shibam im Rub al-Khali, dem »leeren Viertel« der arabischen Halbinsel, aufgenommen. In dieser Wüste liegt die größte geschlossene Sandfläche der Erde. Die züchtige Kleidung der Frauen hindert sie nicht daran, ihre Tiere mit Steinwürfen herbeizuholen – oder mit Steinen nach aufdringlichen, mit Kameras »bewaffneten« Fremden zu werfen

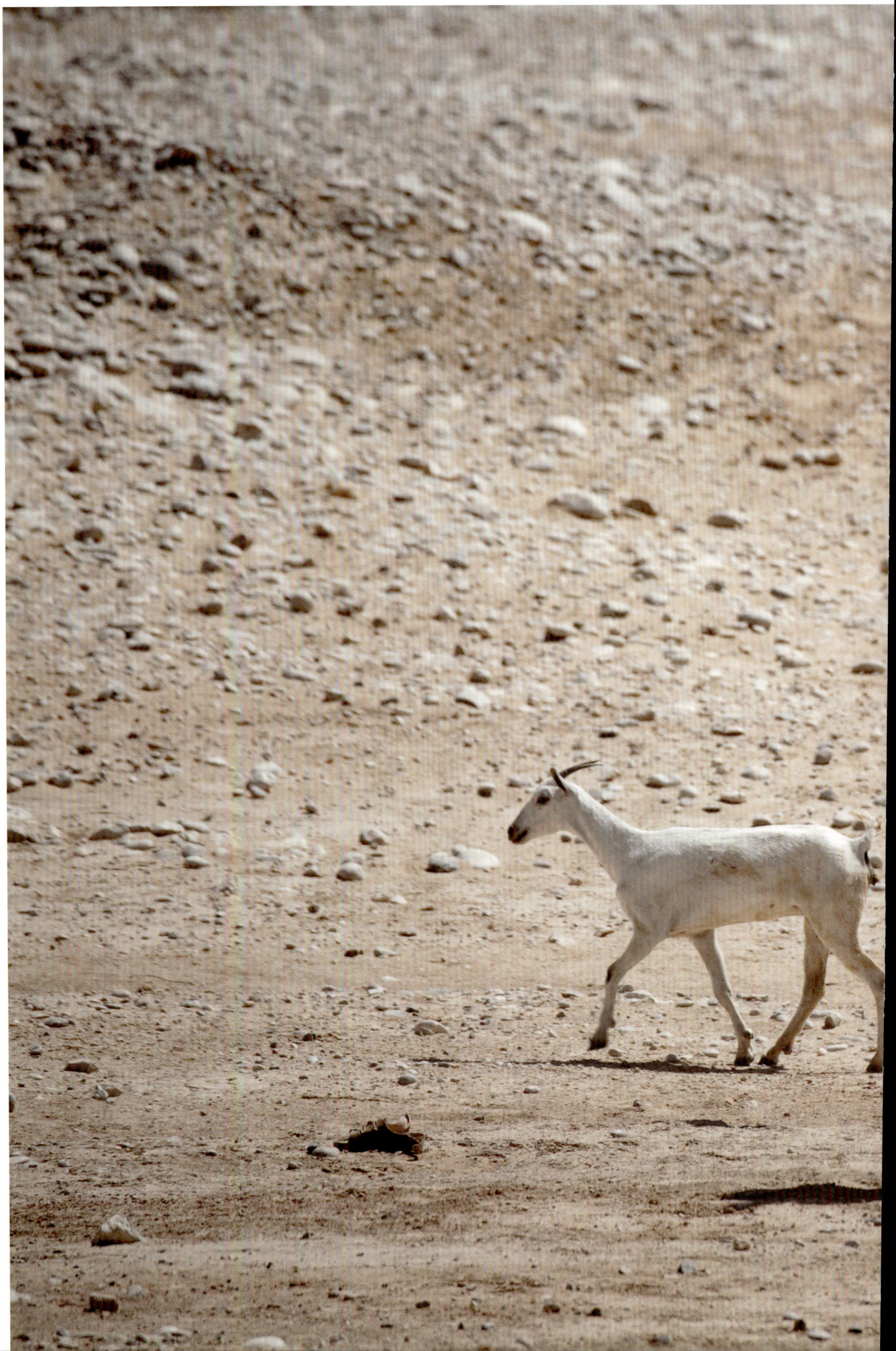

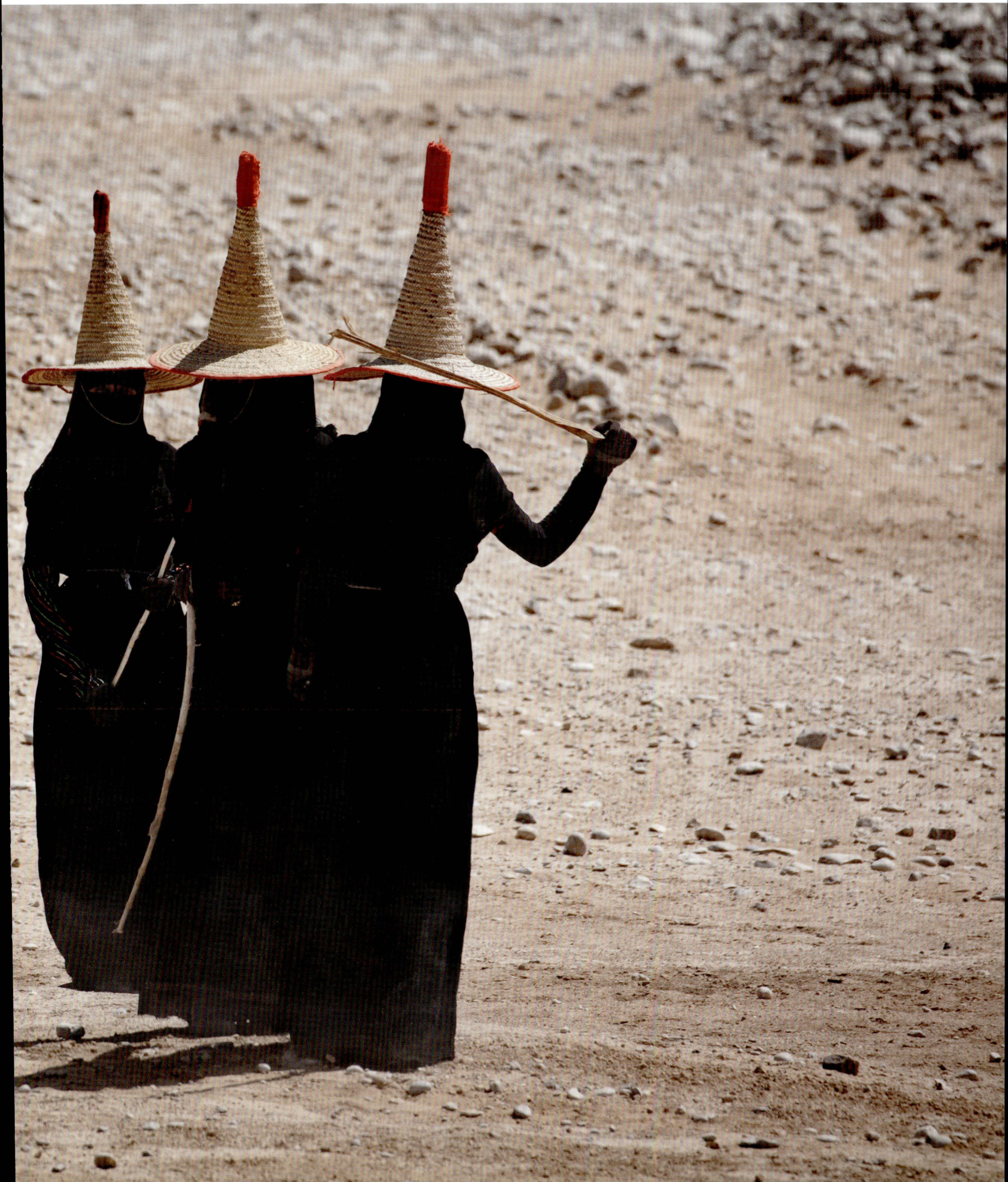

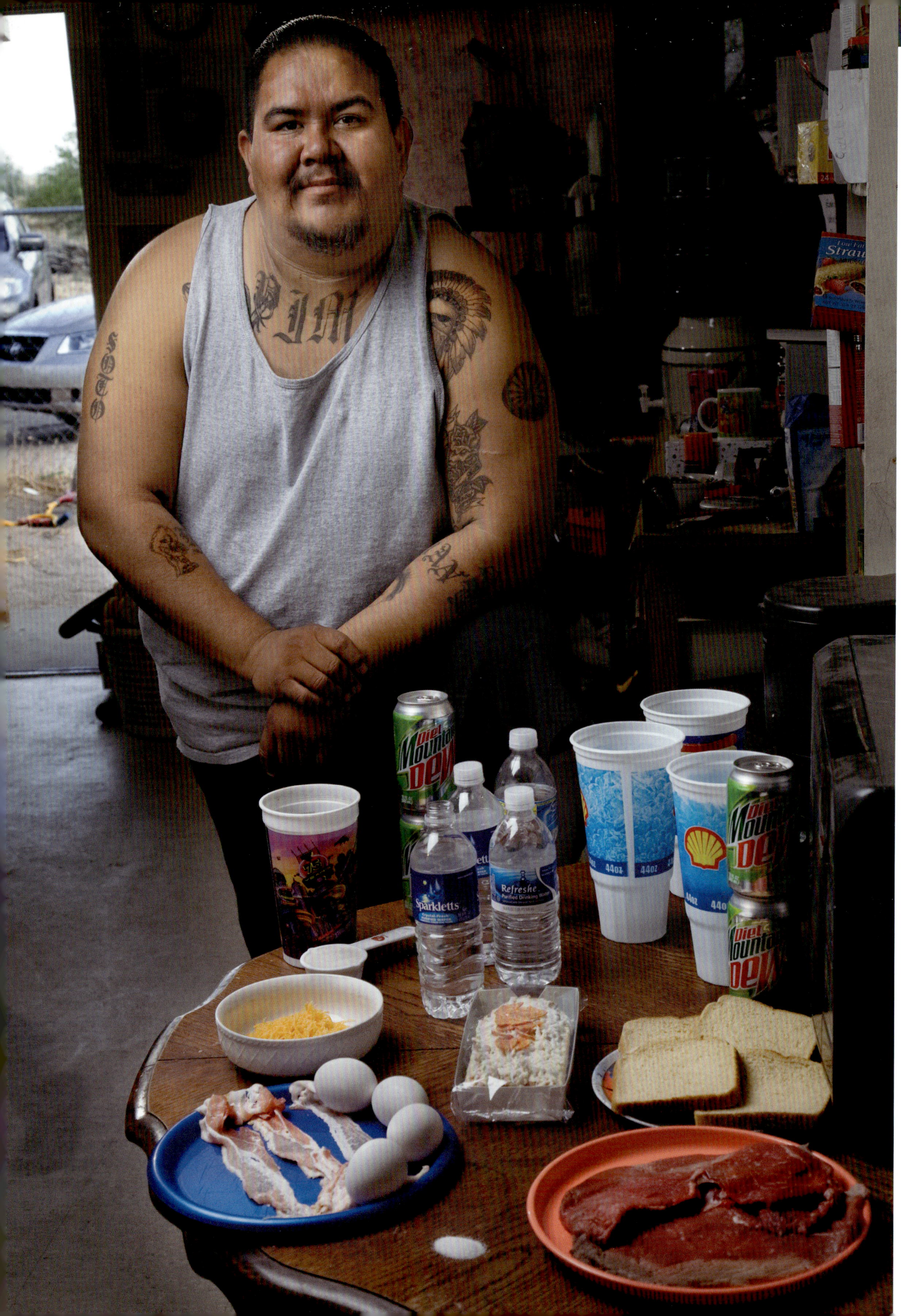
Sparkletts
Refreshe
Purified Drinking Water
44oz

2700

USA

Louie Soto
Der Schreinergehilfe

EINE TAGESRATION

IM MAI

FRÜHSTÜCK Eier (4), 213 g, gebraten mit Butter, 1 EL · Cheddarkäse, 37 g · Frühstücksspeck, 40 g (Rohgewicht) · Kaffee mit Pulverweißer, 1 l

MITTAGESSEN Single-Pizza mit dreierlei Fleisch, 155 g

ABENDESSEN Steak, 590 g Rohgewicht, gebraten mit Pflanzenöl, 1 EL · Weizenbrot, 105 g

ZWISCHENDURCH Salz, zu jedem Essen, 1,5 TL · gesalzene Trockenpflaumen (nicht im Bild), 28 g · zuckerfreie Softdrinks (4), 580 ml · Wasser aus Flaschen, 5,7 l

KALORIEN 2700

Alter: 30 · Größe: 175 cm · Gewicht: 145 kg

Jahrhundertelang waren die amerikanischen Ureinwohner vom Stamm der Pima selbstversorgende Bauern, die sich auf die Bewässerung der Wüste verstanden. Doch die Felder der Vorfahren von Louie Soto vertrockneten, als weiße Siedler ihnen das Wasser abgegraben hatten. Auf die Dürre folgten Hungersnöte, und, im Laufe der Zeit, der Verlust der kulturellen Identität. Heute ernähren sich ihre Nachkommen statt von den Früchten ihrer Felder von industriellen Lebensmitteln mit zu viel Weißmehl, Zucker und Fett.

Unter den Pima leiden heute im Vergleich zur Gesamtbevölkerung der USA erschreckend viele an Fettleibigkeit, Diabetes und Alkoholismus. Mittlerweile versucht die Gila River Indian Community mit den Mitteln der modernen Welt, die Situation der Einwohner nachhaltig zu verbessern: mit Sozialprogrammen, finanziert durch staatliche Gelder, und den Erträgen von Casinos und Ferienanlagen. Und auch die Landwirtschaft soll wieder wachsen, nachdem vor Gericht Wasserrechte erstritten wurden.

SACATON, ARIZONA · Die Geschichte des Louie Soto liest sich wie ein Fallbeispiel für die Probleme der Ureinwohner Amerikas seit der Ankunft weißer Siedler aus Europa. Doch bei genauerem Hinsehen erkennt man hier einen Mann, der entschlossen das eigene Schicksal in die Hand genommen hat.

»Ich fing mit 14 an zu trinken«, sagt der heute 30-jährige Louie Soto. »Meine Eltern waren getrennt, und wenn ich meinen Vater besuchte, gab er mir eine ›Forty‹«, das ist eine 1,2-Liter-Flasche mit 40 Unzen Starkbier.

Anfang 20 nahm er die Forties schon im Zwölferpack zu sich: einen Kasten 1,2-Liter-Flaschen Starkbier im Lauf einer ganztägigen Party. Später ließ sein Konsum nach. »Immer wenn ich getrunken hatte, fuhr ich meine Autos kaputt«, sagt er. Seine Ernährung war genauso außer Kontrolle geraten wie der Alkoholkonsum. Louies Gewicht kletterte auf 168 Kilo.

Eines Tages im Jahr 2007 »beschloss ich, mit dem Trinken aufzuhören«, sagt Louie. Nicht nur für seine Frau Jourene und die beiden Kinder, »ich tat es für mich«. Er wollte nicht in die Abwärtsspirale des Alkoholismus geraten wie sein Vater – ein langer Absturz, in dem sich der Vater noch immer befindet.

Zwei Wochen nachdem er zu trinken aufgehört hatte, wurde bei Louie Diabetes Typ 2 festgestellt (beide Eltern sind Diabetiker). Er verlor die Hoffnung und fing wieder an zu trinken. Doch dann besann er sich auf seine Verantwortung als Vater: »Die Diagnose war ein Schock für mich. Aber ich wollte erleben, wie meine Kinder aufwachsen, und für sie da sein – und nicht im Krankenhaus liegen oder an der Dialyse hängen«, sagt Louie.

Vor der Diagnose aß er zum Frühstück sechs Sandwichs mit Spiegelei, Würstchen und Käse, und seine übrigen Mahlzeiten waren ebenso üppig. Zwischendurch aß er drei Schokoriegel und zwei Tüten Chips und trank reichlich Softdrinks. Und als Appetithappen vor dem Abendessen knabberte er reichlich Kartoffelchips.

Die Ärzte sagten ihm, dass er abnehmen müsse. Er machte einen Kurs für bewusste Ernährung mit abgemessenen Portionen, stemmte Gewichte und ging spazieren, wechselte zu zuckerfreien Getränken und Süßigkeiten. Innerhalb eines Jahres nahm er 30 Kilo ab. Früher aß die Familie kaum Gemüse. Tut sie es jetzt? »Wir haben es versucht«, sagt Louie, »doch es war halt teurer … Und jetzt essen wir wieder ›normale Sachen‹.« Tiefkühl-Pizzen und schnell zubereitete Sachen spielen erneut die Hauptrolle, aber Louies Portionen sind jetzt deutlich kleiner.

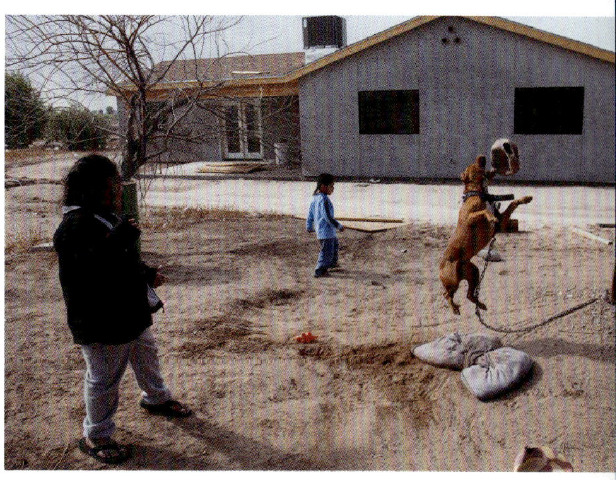

Louie Soto, Schreiner und Tätowierer, zählt Pima, Tohono O'odham, Mohikaner, Ottawa-Indianer und Mexikaner zu seinen Vorfahren. Auch er präsentiert in seinem Haus eine typische Tagesration an Lebensmitteln (links). Louies Kinder mit ihrem Pitbull vor dem neuen, von der Gemeinde durch Casinoerträge finanzierten Haus

2900

MEXIKO

José Angel Galaviz Carrillo
Der Bergbauer

EINE TAGESRATION

IM AUGUST

FRÜHSTÜCK Eier von eigenen Hühnern (2), 100 g, gebraten mit Pflanzenfett, 1 TL · hausgemachte Maistortillas, 230 g · Wachtelbohnen, gekocht und gebraten, 145 g · Vollmilch, frisch von den eigenen Kühen, 300 ml · Instant-Kaffee, 200 ml, mit Vollmilch, 1 TL, und Zucker, 1 EL

MITTAGESSEN Maistortillas, 315 g · Frischkäse, 120 g · Kartoffeln, 325 g, gebraten mit Pflanzenfett, 2 TL · frische Vollmilch, 260 ml

ABENDESSEN Maistortillas, 220 g · Wachtelbohnen, gekocht und gebraten, 140 g · frische Vollmilch, 260 ml

ZWISCHENDURCH Brunnenwasser, 1,2 l

KALORIEN 2900

Alter: 33 · Größe: 173 cm · Gewicht: 67 kg

LA DURA, BUNDESSTAAT SONORA · José Angel Galaviz Carrillo und sein Sohn Oswaldo stehen im Morgengrauen auf, um auf der Weide die acht Kühe zu melken, die José und seinen Brüdern im Bergdorf in der Sierra Madre in Nordmexiko gehören. Oswaldo fängt die Tiere ein, und José bindet ihnen die Hinterbeine zusammen, damit sie ihm beim Melken nicht davonlaufen. Die Galavizes essen kein Fleisch – aber sie verkaufen Kälber, um sich das kaufen zu können, was sie nicht selbst erzeugen: Kaffee, Zucker und Öl – und um eine finanzielle Rücklage für Notfälle zu bilden.

Das Krähen der Hähne schallt durchs Tal, der Wind fächelt durch die Wälder rings um die Wiesen. Eine Schwägerin nähert sich auf dem Pfad, der an den Lehmhäusern der Familie vorbeiführt. Die Frau möchte sich einen Anteil an der Milch holen, aus der sie Frischkäse bereiten will.

Die idyllische Szene ist nur der Anfang eines langen, anstrengenden Tages. Die Galavizes sind weitgehend Selbstversorger, die vom Ertrag ihrer Landwirtschaft leben. Ihre Häuser haben Böden aus gestampftem Lehm, Stahlfässer dienen als Küchenherd. Wenn die Männer sich nicht um ihre Wiesen, Äcker und Tiere kümmern, stellen sie im Wald Holzkohle her, die sie für rund 110 Euro die Tonne verkaufen. Köhlern ist Schwerstarbeit und schädigt die Umwelt.

Heute wird José Zäune flicken, zwischen Mais und Bohnen Unkraut jäten und Holz fürs Küchenfeuer spalten. Doch vorher frühstückt er in Ruhe mit seiner Frau Esthela: Kaffee, gebratene Wachtelbohnen, Maistortillas und Eier von den eigenen Hühnern.

José und seine Familie sind Pima, Angehörige eines Volkes, das im Norden des heutigen Mexiko und in der Wüste des Südwestens der heutigen USA als Bauern lebte, lange bevor die Weißen das Land nahmen. Während die Pima in den USA mit der Entwicklung des Landes ihre Ernährung umstellten, haben ihre Stammesgenossen im entlegenen Norden Mexikos ihre Lebensweise bewahren können und ernähren sich hauptsächlich von Kohlehydraten und wenig Fett. Das und körperliche Arbeit hat sie bisher vor Zivilisationskrankheiten weitgehend bewahrt.

Doch der Fortschritt beeinflusst das Leben im Dorf auf eine Art und Weise, die sich Esthela und José in ihrer Jugend nicht hatten vorstellen können: Als ihr Dorf an das Stromnetz angeschlossen wurde, verkauften sie ein Kalb, um sich einen Kühlschrank leisten zu können. Aber nun haben sie kein Geld für den nötigen Strom.

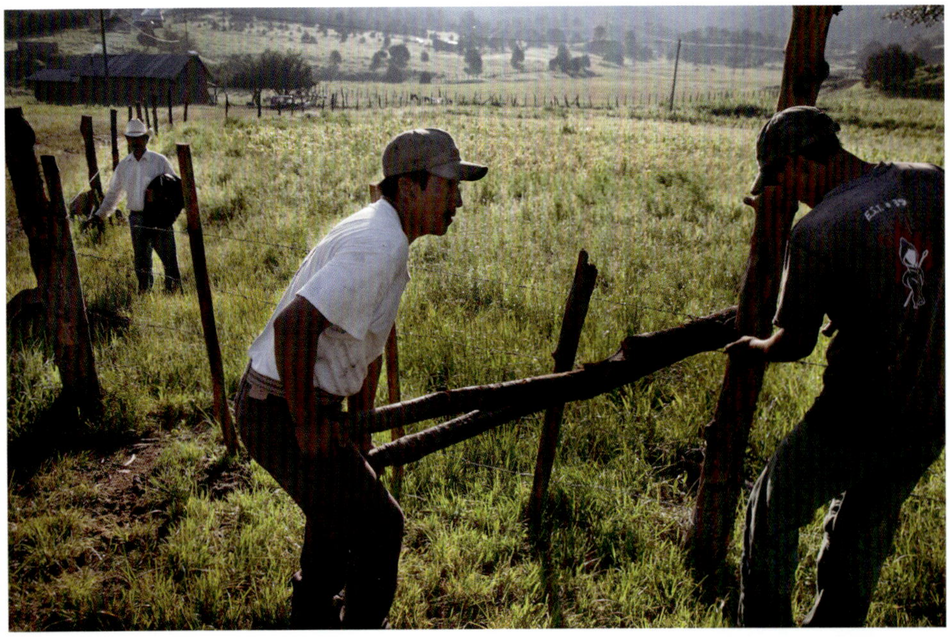

Der Bauer José Angel Galaviz Carrillo in seinem Lehmhaus mit einer typischen Tagesration an Lebensmitteln (rechts). José und sein Neffe reparieren einen Zaun; Josés Vater Manuel Peyez kommt dazu, um mit Rat zu helfen

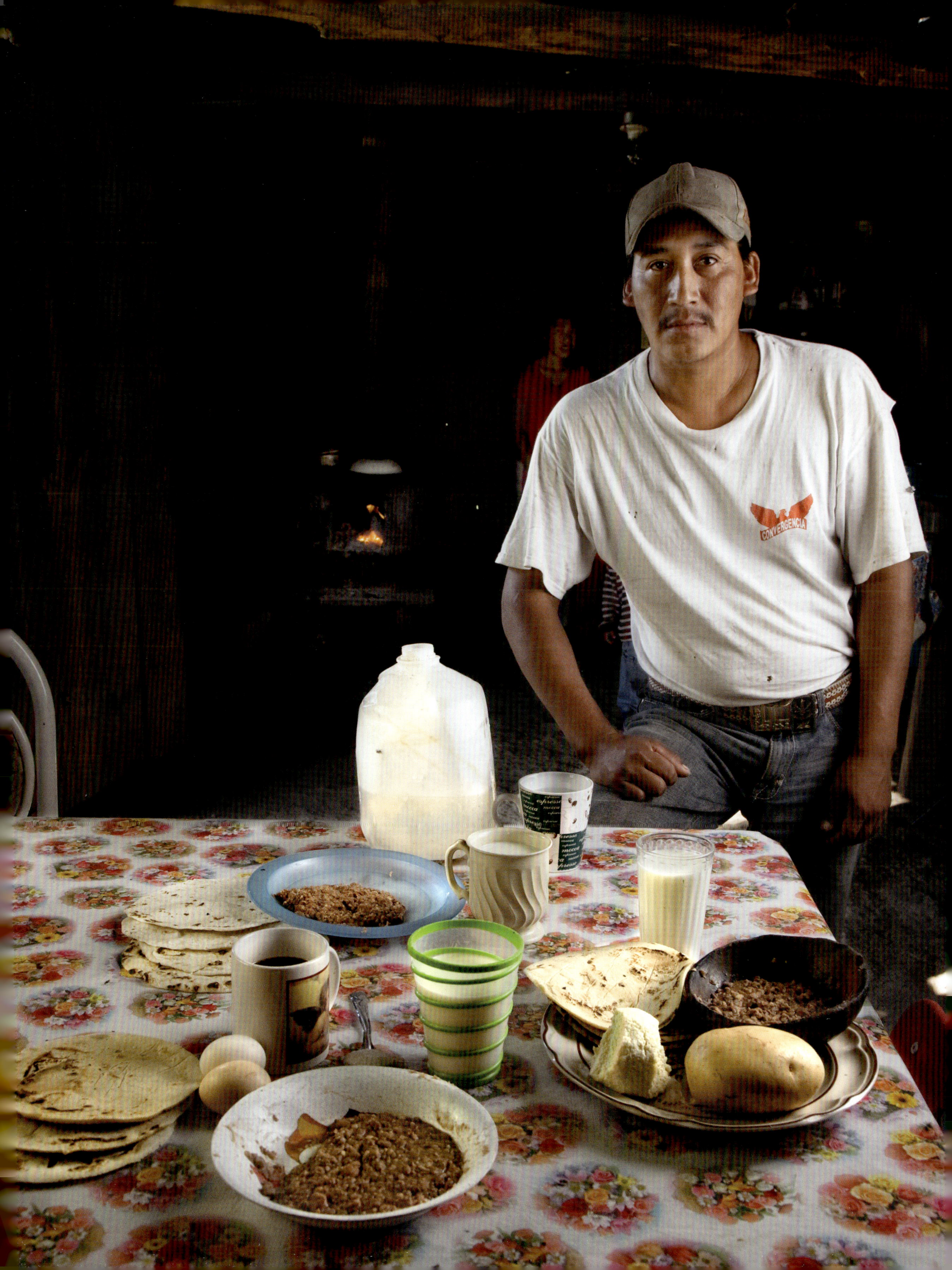
CONVERGENCIA

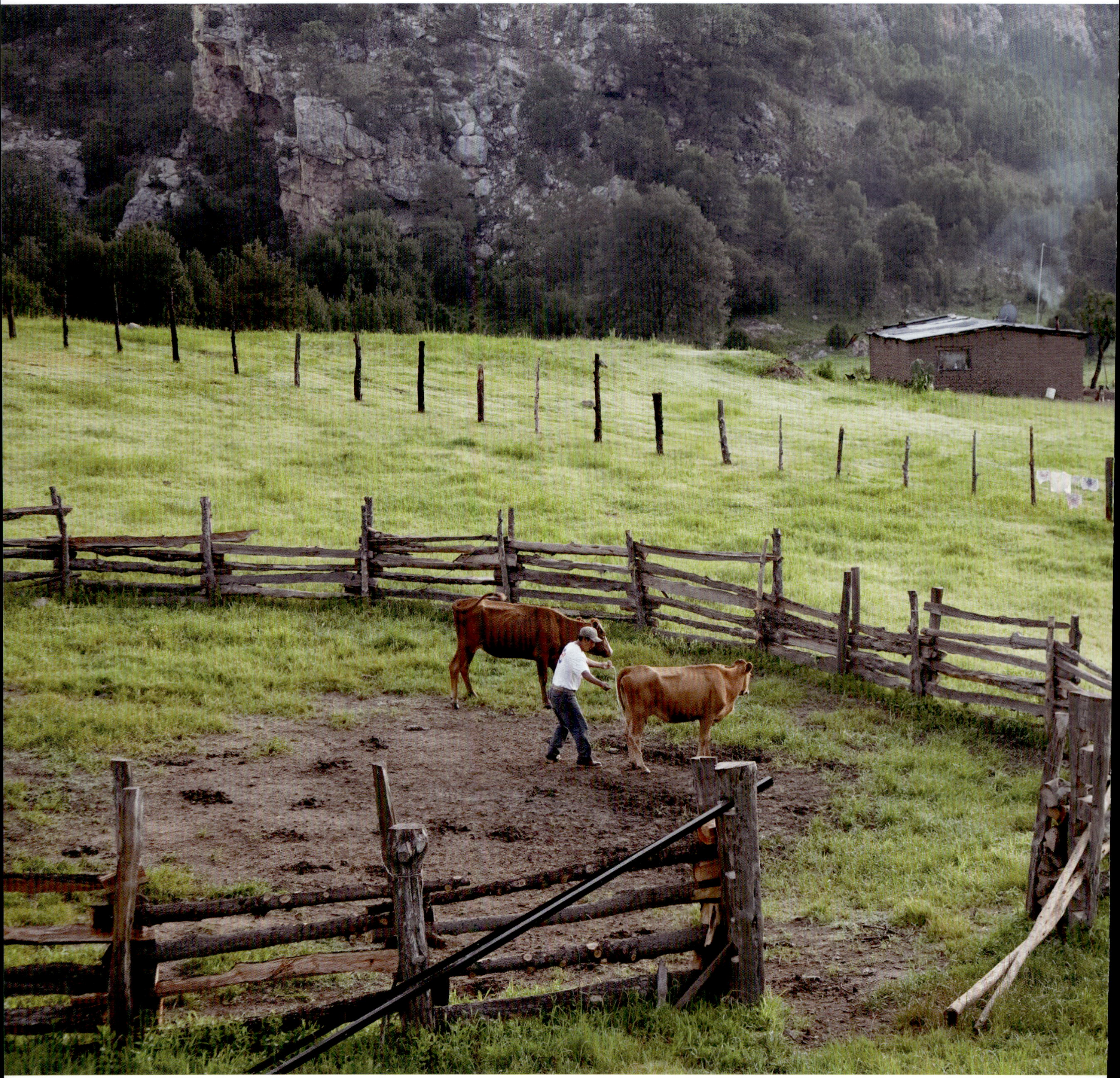

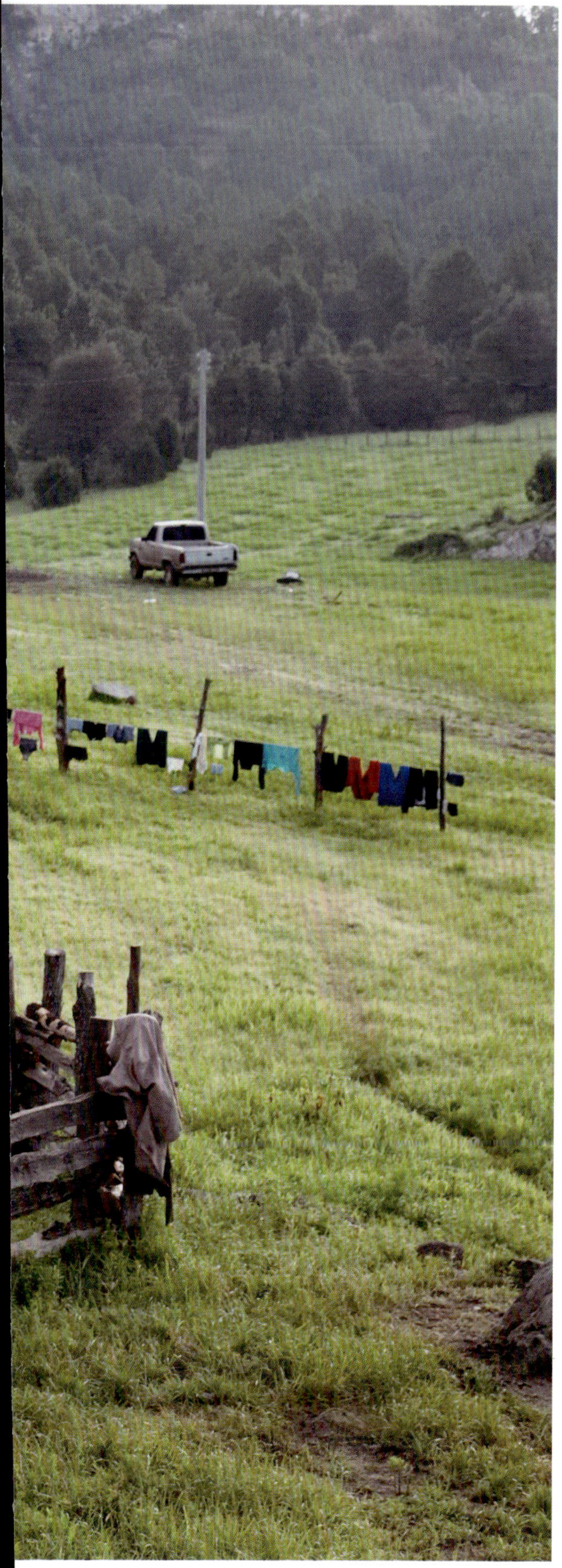

Als Erstes geht José morgens auf die Koppel neben seinem Haus, um die Kühe zu melken (links) – eine Arbeit, die im Turnus abwechselnd von den Mitgliedern der Großfamilie erledigt wird. Esthela, Josés Frau, formt aus Maismehl Tortillas, die sie auf der Herdplatte backt (oben rechts). Das Feuer im Ofen dient auch als Heizung in den Wintermonaten in den Bergen der Sierra Madre. Die beiden jüngsten Söhne des Paares warten aufs Frühstück, während der Älteste dem Vater beim Melken hilft. Die Großfamilie versorgt sich weitestgehend selbst, doch einige Grundnahrungsmittel und Milchpulver werden im zehn Kilometer entfernten Städtchen Maycoba in der »Disconsa« gekauft, der Filiale einer staatlich subventionierten Ladenkette zur Versorgung der Landbevölkerung. Die Galavizes mahlen den Mais aus eigenem Anbau selbst, doch Esthela hält einen Vorrat an Maismehl in ihrer Küche bereit. Daraus backt sie Tortillas, in die José und sein jüngster Sohn Favien beim Frühstück gebratene Wachtelbohnen packen

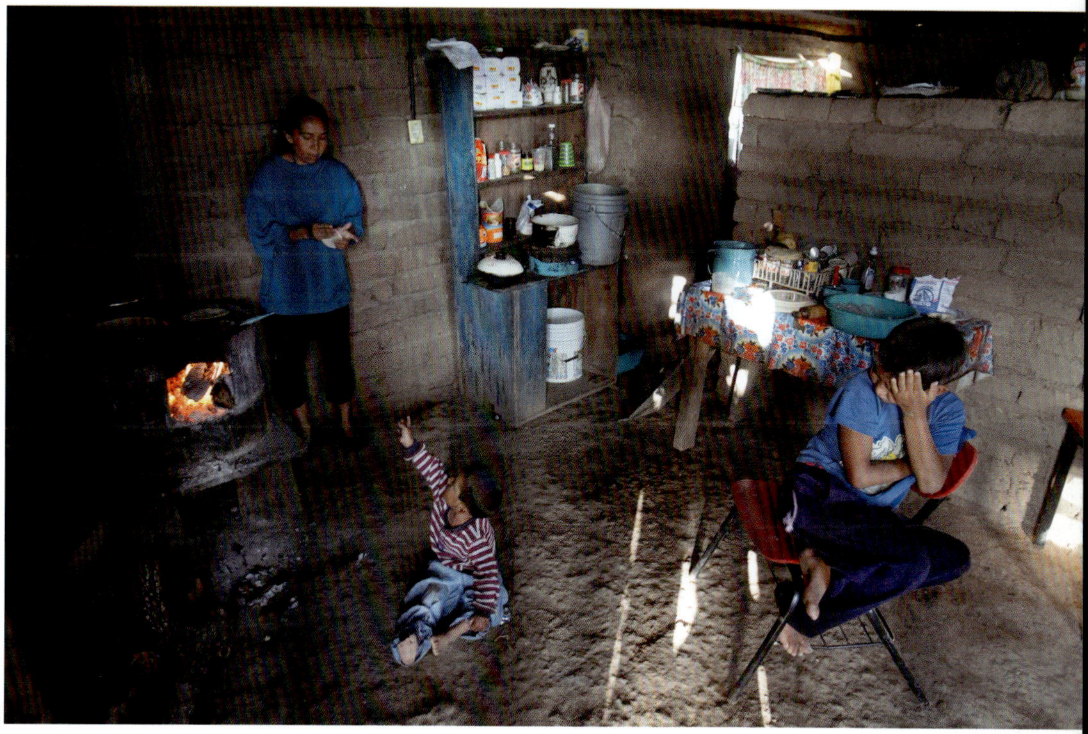

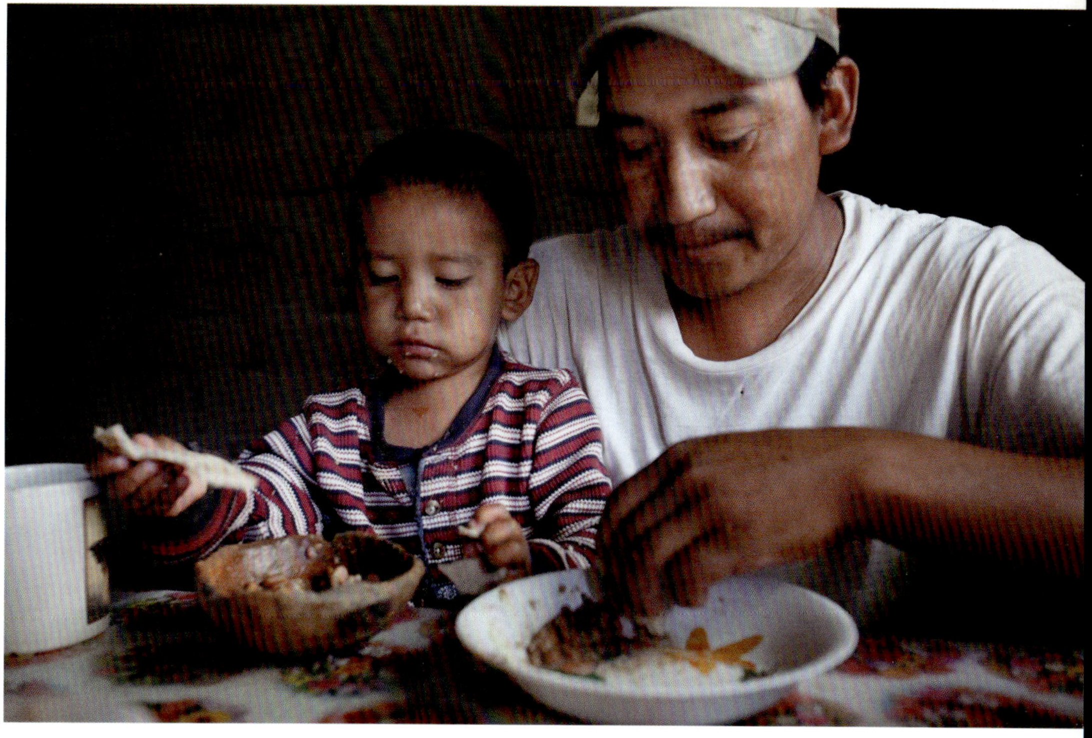

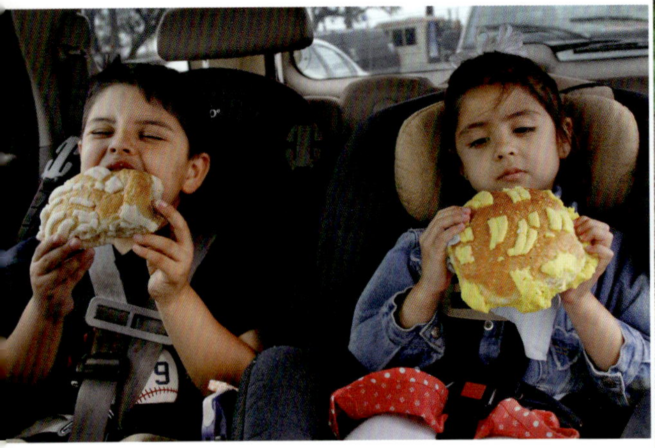

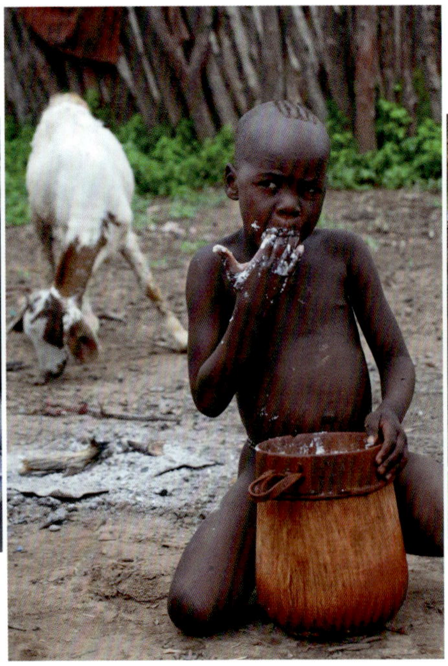

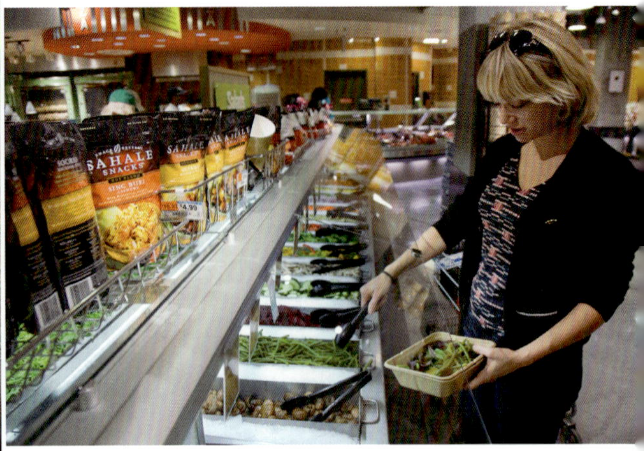

Auf die Portion kommt es an

Von Lisa R. Young

Als der US-Baseballstar Yogi Berra in den 1950er Jahren gefragt wurde, ob er seine Pizza in vier oder in acht Stücke geschnitten haben wolle, antwortete er: »Vier. Ich glaube nicht, dass ich acht Stücke schaffe.« Vor 50 Jahren waren die Portionen kleiner. Und die Menschen schlanker. Unser üppiger Wohlstand hat seine Schattenseiten. Dank kreativem Marketing sind die Portionen um das Doppelte bis Fünffache gewachsen: Die Größe von Bagels und Muffins hat sich verdoppelt. Die Popcorntüte im Kino fasste einst 1,1 Liter, heute gibt es den Puffmais in Viereinhalbliter-Eimern.

Wenn Sie zur aussterbenden Spezies derer gehören, die zu Hause essen, sollten Sie sich in Ihrer Küche umsehen. Wenn Ihr Geschirr und Ihre Gläser nicht Jahrzehnte alt sind, sind Tassen, Teller und Gläser wahrscheinlich deutlich größer als die Ihrer Eltern und Großeltern. Unser Geschirr musste mitwachsen, um die heutigen Riesenportionen zu fassen.

Wir Verbraucher haben uns so sehr an größere Portionen gewöhnt, dass wir sie überall erwarten. Die Begriffe »klein«, »mittel« und »groß« haben keine echte Bedeutung mehr, seit die Anbieter die entsprechenden Mengen nach und nach erhöht haben. Als sich in den 1950er Jahren die Fastfood-Ketten etablierten, galt der Halbliterbecher Cola als »groß«. Heute heißt die gleiche Menge »klein«. Und wir werden dem Trend folgend zum Kauf des XL-Bechers gedrängt, weil die größere Portion, relativ betrachtet, preiswerter zu sein scheint. So kostet bei 7-Eleven der 0,6-Liter-»Gulp« (»gewaltiger Schluck«) zwei Dollar pro Liter, der (tatsächlich mehr als dreimal so große) »Double Gulp« mit fast zwei Liter Inhalt nur 0,83 Dollar pro Liter. So profitiert der Hersteller, wenn das Produkt – bezogen auf die anderen Kostenfaktoren wie Verpackung und Marketing – wenig kostet, was bei Massenware von schlechter Qualität häufig der Fall ist. Die Portion zu vergrößern kostet den Anbieter wenig, und er profitiert vom höheren Umsatz.

Was verleitet uns, mehr zu kaufen, ohne Rücksicht auf unsere wirklichen Bedürfnisse? Niemand zwingt uns dazu, doch viele von uns schauen gebannt auf das Preis-Leistungs-Verhältnis und sind derart erpicht, ein Schnäppchen zu machen, dass wir Waren oder ein Lokal oft nur anhand dieser Kriterien aussuchen. In den populären amerikanischen »Zagat«-Restaurantführern geht es in vielen Beiträgen vor allem um die Menge auf dem Teller und den Preis, nicht um den Geschmack der Gerichte. Wir glauben, mehr sei besser, und darum begehren wir vollgepackte Teller und Burger im Godzillaformat.

Mit den Portionen ist auch der Bauchumfang der US-Bürger gewachsen. Zwar begünstigen physiologische, genetische und psychologische Faktoren den Hang zur Fettleibigkeit, doch sie reichen zur Erklärung unserer zunehmenden Leibesfülle nicht aus. Unsere Gene haben sich kaum verändert, auch nicht die Vorliebe (oder Abneigung) gegen Ausgleichssport. Was sich geändert hat, sind die Mengen – und damit die Zahl der Kalorien –, die wir täglich vertilgen.

Die US-Ernährungswirtschaft stellt jedem US-Bürger pro Tag 4000 Kalorien zur Verfügung – das Doppelte des durchschnittlichen Bedarfs.

Dr. Lisa R. Young ist Professorin für Ernährung an der New York University und führt eine Praxis als Ernährungswissenschaftlerin. Sie schrieb das Buch: »Portion nach Maß: Abnehmen auf einen Blick ohne Kalorienzählen«.

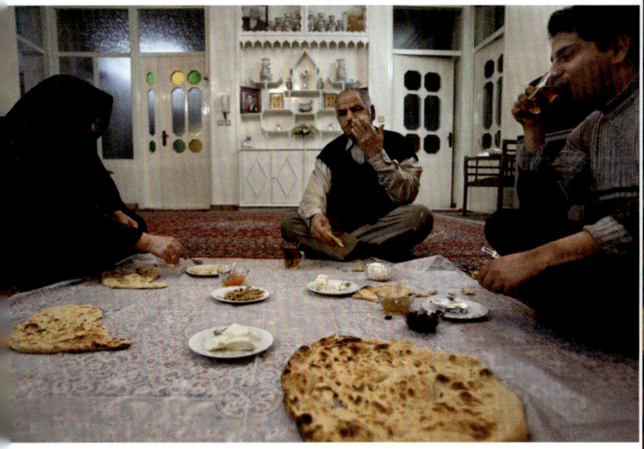

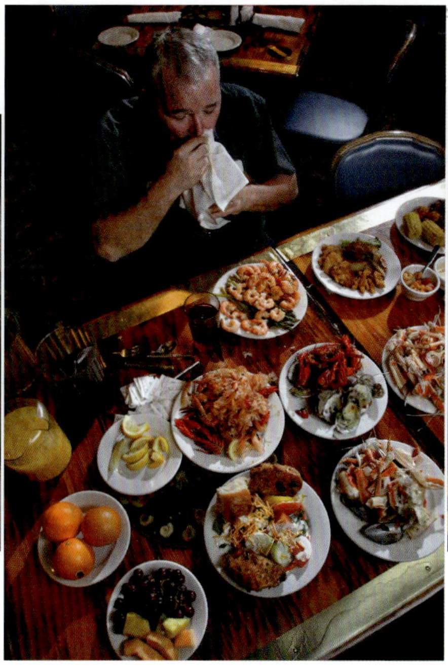

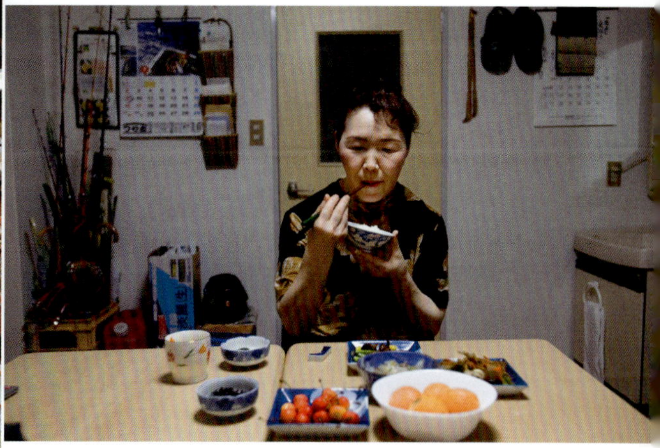

Von links nach rechts: Geschwister essen süße Monsterbrötchen in San Antonio, Texas. Ein Himba-Junge leert im Dorf Okapembambu in Namibia seinen Krug mit Maisbrei. Mariel Booth, Studentin und Model, kauft Grünzeug auf einem Markt in New York. Eine Familie frühstückt zu Hause in Yazd, Iran. Der Wettesser Carson »Collard Green« Hughes bei einem All-you-can-eat-Buffet in Newport News, Virginia. Ein Food-Künstler aus Tokio isst zu Hause zu Mittag

Auch wenn ein Teil davon in der Mülltonne landet, ist es immer noch viel zu viel. Doch das hält die Foodindustrie nicht vom Ertüfteln neuer Methoden ab, uns zum Verzehr von immer größeren Mengen ihrer Produkte zu verleiten. Nehmen wir als Beispiel den Whopper, das Flaggschiffprodukt von Burger King. Aus dem Brötchen mit einem Viertelpfund Rinderhack und 670 Kalorien der Anfangszeit entstand eine ganze Burger-Familie – jüngster Spross ist der Triple Whopper mit Käse und 1250 Kalorien. Wie kann man einen Imbiss, der mehr als die Hälfte des Tagesbedarfs eines Durchschnittsmenschen enthält, als Einzelportion verkaufen? Leider denkt kaum einer von uns darüber nach. Wir essen mehr, weil uns eine größere Portion vorgesetzt wird, und denken nicht über die Menge auf dem Teller oder die vertilgten Kalorien nach.

Irgendwann im Teufelskreis aus Übersättigung und Gewichtszunahme macht man in der Regel eine Diät. Als Ernährungswissenschaftlerin mit Spezialgebiet Fettleibigkeit habe ich sie alle satt: Atkins-, Beverly-Hills- oder Zonendiät, South-Beach-, Kohlsuppen-, Grapefruit- und Eiscremediät, Jenny Craig, Nutrisystem und auch die Subway-Diät. Den Formeln zum Abnehmen ist gemeinsam, dass sie in der Regel nicht nachhaltig funktionieren. Die Erfahrungen meiner Klienten haben den Jojo-Effekt als Leitmotiv: Wer auf die Kalorien achtet, nimmt ab, doch wenn man nicht lernt, sich gesund zu ernähren, war die ganze Mühe für die Katz.

Nachhaltige Gewichtsabnahme erreicht man nur durch vernünftige Ernährung und ein Bewusstsein für angemessene, gesunde Portionen, die den Appetit stillen und dem Körper die nötigen Nährstoffe zuführen. Ernährungsrichtlinien und Kalorienangaben auf den Packungen können wertvolle Hinweise liefern. Doch die gängigen Portionen sind oft größer. So enthält das Pastagericht beim Italiener nicht selten mehr als den gesamten Getreidebedarf eines Tages. Schlimmer noch ist die Steakhaus-Portion, die den Fleischbedarf für mehrere Tage auf den Teller bringt. Und dann gibt es die abgepackten Singleportionen, die in Wirklichkeit für zwei bis drei Personen reichen. Doch wer 0,6 Liter Cola bestellt, die für zweieinhalb Personen genügt, wird sie kaum mit anderthalb anderen Menschen teilen.

Bewusst zu essen ist das A und O einer erfolgreichen Diät, doch die wenigsten von uns sind gut im Schätzen der Kalorien, die wir verzehren. Die Erfahrung zeigt, dass die meisten Menschen ihre Kalorienzufuhr stark unterschätzen. Ein Ernährungstagebuch zu führen ist der beste Weg, um sich der Mengen, die man isst, und des persönlichen Ernährungsstils bewusst zu werden. Das Ernährungstagebuch erzieht zum bewussten Essen, stärkt die Entschlossenheit zur Wahl gesünderer Lebensmittel und dazu, insgesamt weniger zu essen. Die Eintragungen müssen ehrlich, vollständig und genau sein. So erlangt man das Bewusstsein für Essgewohnheiten, die einem nicht gut tun, man kann sich besser informieren und gesündere Lebensmittel wählen. Dies ist der einzige Weg zu nachhaltiger Gewichtsabnahme.

Führen Sie ehrlich und genau Buch über das, was Sie essen, entwickeln Sie Ihr Bewusstsein für angemessene Portionen und versuchen Sie, weniger verarbeitete Lebensmittel zu essen. Es ist bekannt, dass Obst, Gemüse und Vollkornprodukte die bessere Wahl sind. Sie enthalten mehr Mineral- und Ballaststoffe und sättigen auf natürliche Weise. Ein großer Becher Cola mit 800 Kalorien ist viel schneller getrunken, als man Obst und Gemüse mit 800 Kalorien isst. Nehmen Sie sich die Zeit, Ihr Essen zu genießen. Essen Sie bewusster und versammeln Sie Ihre Lieben und Ihre Freunde um den Tisch. Finden Sie durch Versuche die für Sie beste Methode heraus. Auf welchem Weg auch immer Sie Ihr gesundes Gewicht erlangen, Sie müssen wissen, dass diese Schritte für Ihre Gesundheit und Ihr Wohlbefinden entscheidend sind. Und multiplizieren Sie dann diesen Gewinn mit ein paar Millionen. Die epidemische Ausbreitung des Übergewichts ist alarmierend. Und extrem kostspielig. Und nur jeder Einzelne kann anfangen, sie zu stoppen. Mit jedem Bissen.

3000

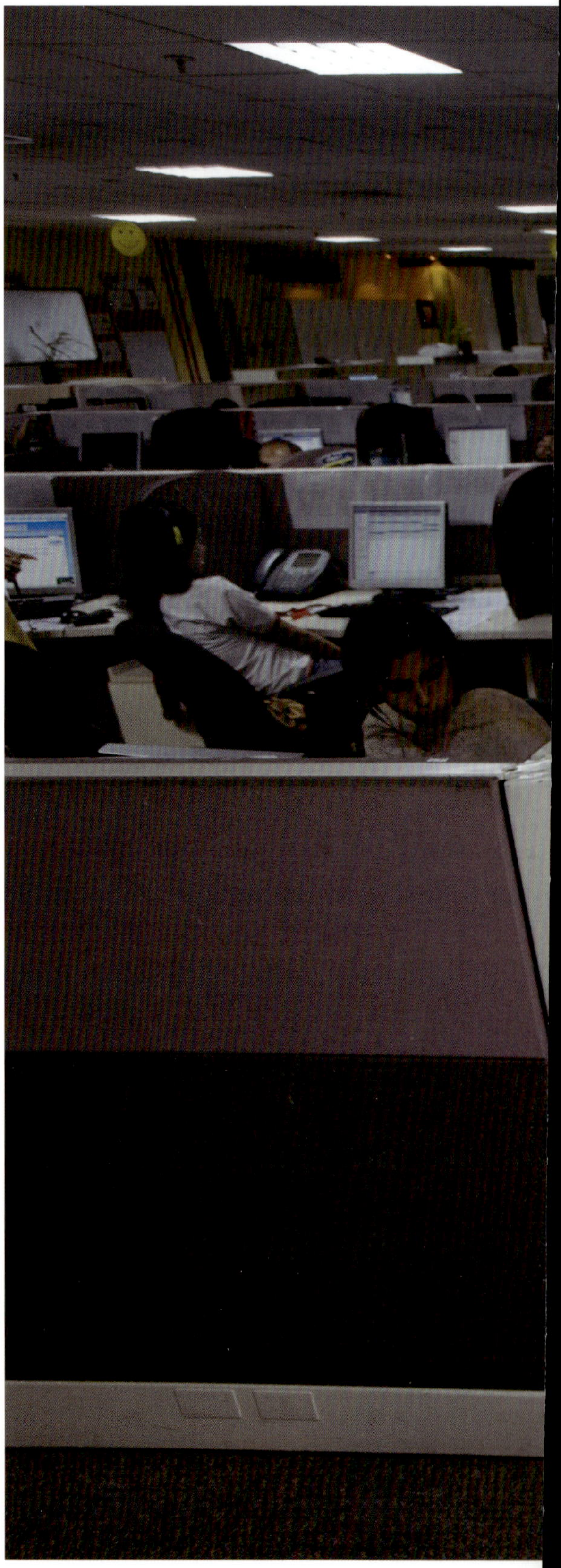

INDIEN

Shashi Chandra Kanth
Der Callcenter-Angestellte

EINE TAGESRATION

IM DEZEMBER

FRÜHSTÜCK Rühreier (2), 100 g, mit Zwiebeln, Tomaten, grünen Chilischoten und Korianderkraut, 70 g · Chapati (Fladenbrot aus Vollkornweizen), 84 g · Vollmilch, 165 ml · B-Protin-Pulver, 1,5 EL, gemixt mit Vollmilch, 165 ml

MITTAGESSEN Sambar (Linsencurry mit Möhren, Zwiebeln, Kartoffeln und gemahlenen gerösteten Gewürzen, darunter getrocknete rote Chilis, Koriander und schwarzer Pfeffer), 162 g · Hühnerfleisch-Spieß, 85 g · weißer Reis, 165 g

ABENDESSEN BEI DER ARBEIT Chinesisches Fastfood-Nudelgericht, 200 g

SNACKS UND GETRÄNKE BEI DER ARBEIT Schoko-Riegel (3), 93 g · Orangensaftgetränk, 350 ml · Apfelsaftgetränk, 350 ml · Tomatenchips, 50 Gramm · Schoko-Karamell-Bonbons (3), 33 g · Kaffee (4), 360 ml, mit milchfreiem Kaffeeweißer, 1 TL · zuckerfreier Kaugummi mit Pfefferminzgeschmack, 6 Stück

SNACKS UND SONSTIGES Orange, 162 Gramm · Zigaretten (6) · gefiltertes Leitungswasser, 1,5 l

KALORIEN 3000

Alter: 23 · Größe: 170 cm · Gewicht: 56 kg

BANGALORE, KARNATAKA · »Normal gibt es nicht. Jeder Tag ist anders, steht auf dem Kopf. Nacht ist Morgen, Morgen ist Nacht«, sagt Shashi Chandra Kanth. Wenn in den USA Tag ist, sind auch er und seine Kollegen im Callcenter im Hightech-Bürokomplex auf der anderen Seite der Welt in Bangalore wach und kümmern sich an der AOL-Servicehotline um die Probleme der Kunden. Er setzt sein Headset auf und schaltet es ein, um den ersten Anrufer aus der Warteschleife zu bedienen. Jetzt ist er der urbane, beflissene Kundendienstmitarbeiter namens Mark. »Ich kann 99 Prozent der ankommenden Probleme lösen«, sagt er, »nur selten sind Kunden richtig sauer, wenn sie lange in der Warteschleife waren. Das kann ich ja verstehen. Schließlich ist die Zeit kostbar.«

Er arbeitet für die große Kundendienstfirma Aegis, und er spricht gern mit Amerikanern. In den USA war er noch nie. »Ich weiß nicht, wie die Menschen dort eigentlich sind«, sagt er. »Manche, die anrufen, sind wirklich rührend. Sie wollen immer weiterreden, eine ganze Stunde oder zwei Stunden lang. Sie schütten ihr Herz aus, erzählen dir alles – über ihre Kinder, ihre Arbeit, das, was sie gerade tun – alles! Und das Beste ist, sie lassen auch dich reden und hören dir zu.

Shashi klimpert beim Gehen – an seinem Gürtel hängen Anstecker als Belohnung für gute Arbeit, und Buttons mit aufmunternden Slogans. »Andere haben solche Dinger auch, doch nur mein Freund Kuldeep und ich tragen sie«, sagt Shashi. Er ist das »cool kid« im Saal und mit seinen zwei Jahren bei Aegis einer der dienstältesten Mitarbeiter. »Eigentlich wollte ich nur drei Monate zur Überbrückung hier jobben«, sagt er, »fürs Taschengeld.«

Der Lebensplan des Maschinenbaustudenten wurde bei einem Arbeitsunfall während eines Praktikums umgestoßen: Er geriet mit dem Hemd in eine Maschine, die am Ende sein Gesicht zerfetzte. »Ich musste weinen, wenn ich in den Spiegel schaute«, sagt er. Viele wiederherstellende Operationen folgten, und man bot ihm eine Stelle an. Doch er lehnte sie ab. »Ich hatte Angst vor Maschinen«, sagt er.

Shashi arbeitet neun Stunden pro Nacht im Callcenter und isst in einem der Fastfood-Läden im Parterre des Büroturms zu Abend. »Meine Mutter möchte, dass ich was Ordentliches, Indisches von daheim mitnehme«, sagt er, doch er isst lieber mit seinen Freunden zusammen Fastfood. Als er zum Studium nach Bangalore kam, zog seine Mutter mit um. »Daheim haben wir einen völlig anderen Lebensstil«, sagt er.

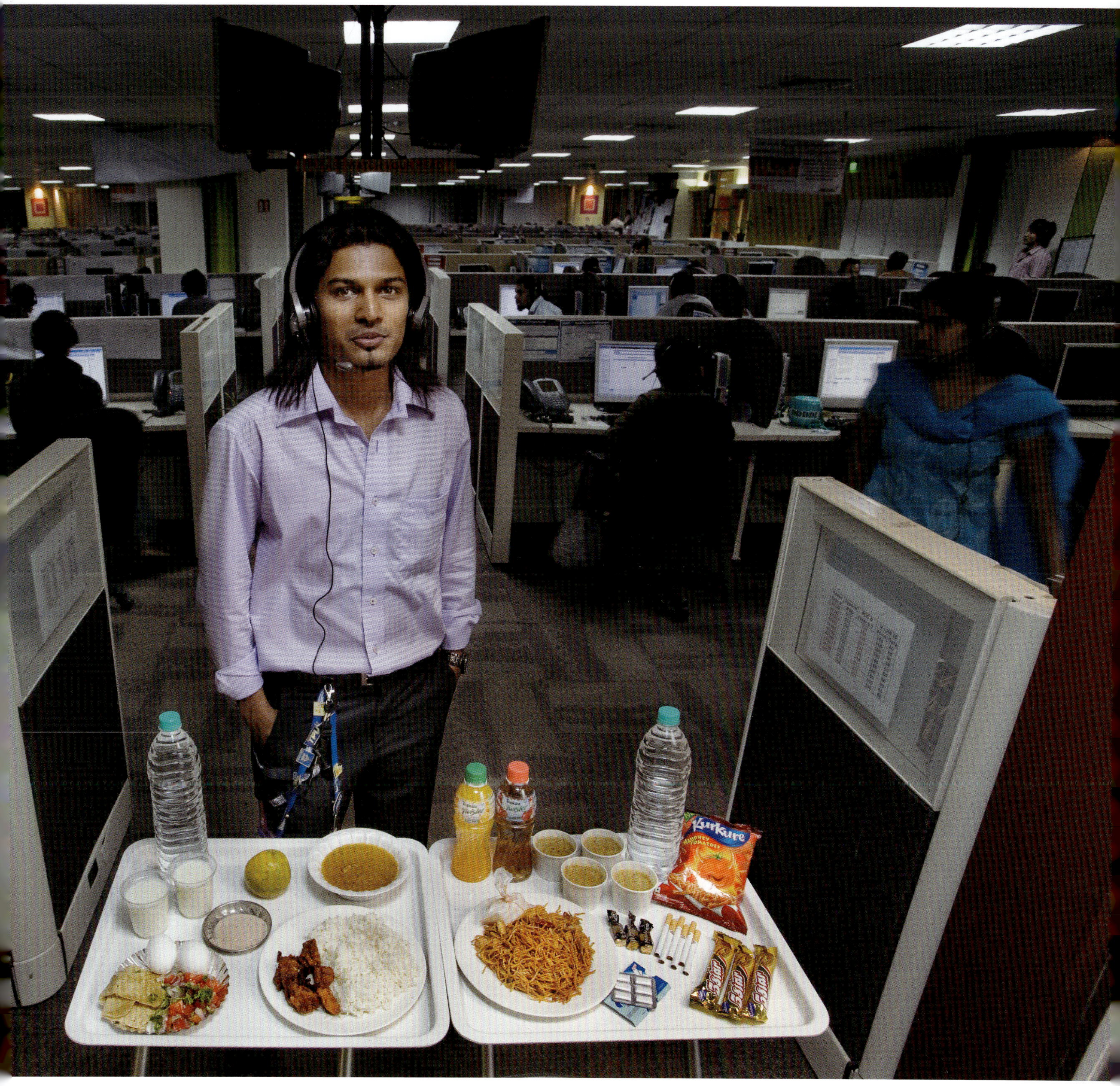

Shashi Chandra Kanth, Kundendienstberater im Callcenter von AOL, mit einer typischen Tagesration an Lebensmitteln. Wie Tausende von Callcenter-Angestellten in Indien setzt er auf Fastfood-Mahlzeiten, Schoko-Riegel und Kaffee, um die langen Nächte durchzustehen, in denen er sich mit Kunden in den USA über deren Probleme mit der Technik oder ihren Rechnungen unterhält. Eigentlich wollte er nur ein paar Monate im Callcenter jobben, um Schulgeld und Arztrechnungen bezahlen zu können, doch mittlerweile gehört er nach zwei Jahren zu den dienstältesten Mitarbeitern – und weiß nicht, ob und wie er den Absprung schaffen kann

3000 Der Callcenter-Angestellte • Indien

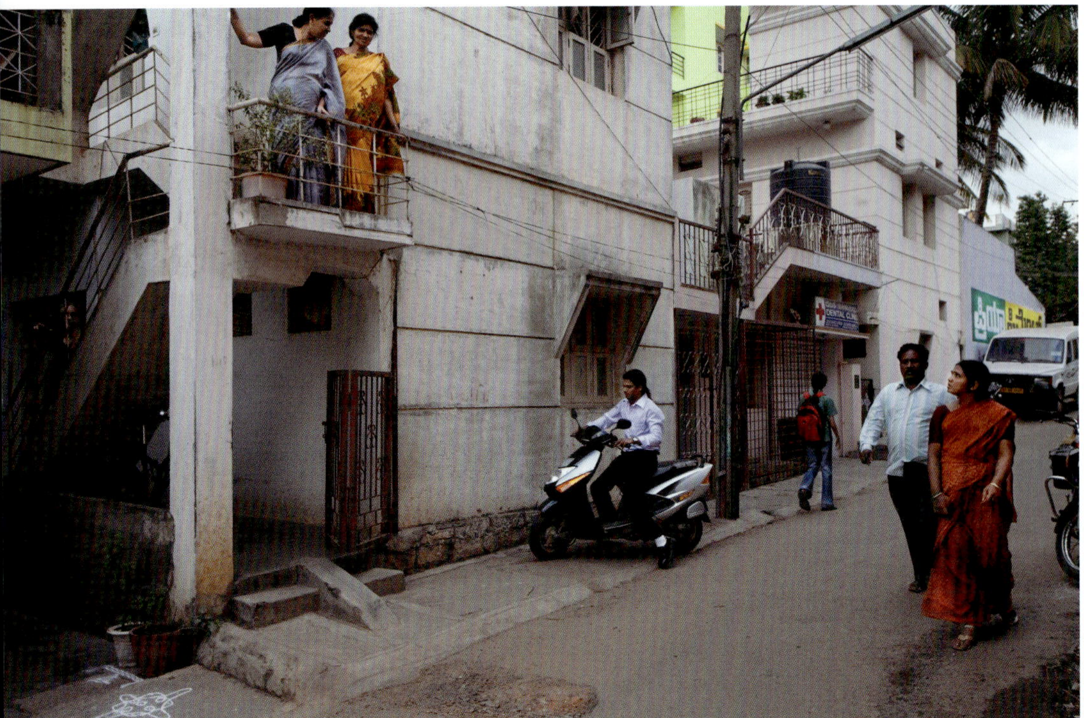

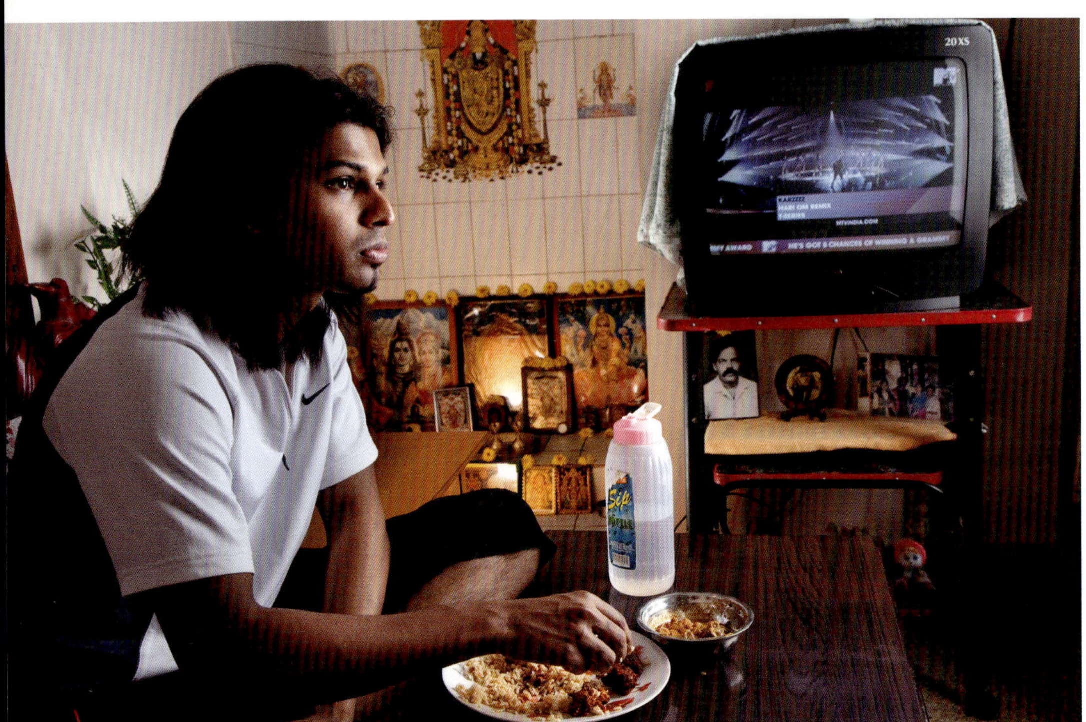

Bevor er zur Nachtschicht im Callcenter abgeholt wird, genießt Shashi das von seiner Mutter zubereitete späte Mittagsmahl und schaut dabei MTV (unten). Er liebt die klassische indische Küche zu Hause, doch bei der Arbeit ernährt er sich in den Lokalen im Erdgeschoss des Büroturms am Stadtrand von Bangalore von amerikanischem und chinesischem Fastfood. Um zur Arbeit zu pendeln, nutzt er den Firmen-Shuttledienst, in seiner Freizeit fährt er den Motorroller, den er hier vor dem Haus parkt. Dort wohnt er mit seiner Mutter (oben). Ein Hindupriester gießt ein Butterschmalzopfer ins Feuer im Shivatempel an der Old Airport Road (rechts). Eine 20 Meter hohe Gipsstatue des Gottes Shiva im Lotussitz vor einer Himalaja-Landschaft aus Maschendraht und Beton ist eine Attraktion des Kids-Kemp-Einkaufszentrums – an Festtagen pilgern bis zu 50000 Gläubige hierher

In den frühen Morgenstunden isst er Schokolade, um wach zu bleiben, und nach der Arbeit fährt er eine Stunde nach Hause – zum Glück mit dem firmeneigenen Fahrdienst. Der Weg in die Firma während der abendlichen Rushhour dauert doppelt so lange.

Zu Hause pflegt Shashis Mutter Sumithra Chandra die Küche ihrer Heimatstadt Mangalore an der Westküste Südinidiens – scharf und süßsauer, oft mit Kokosnuss. Meistens gibt es Sambar, einen scharfen Eintopf aus gelben Linsen und Gemüse, der viel Arbeit macht: Zweimal werden dafür scharfe Chilischoten und Gewürze im Öl angeschwitzt. Dazu gibt es Reis und Chapatis. »Ich weiß nicht, wie sie das alles genau zubereitet«, sagt er. »Ich weiß es echt nicht. Ich esse es einfach.«

Mutter und Sohn sind Hindus, aber keine Vegetarier. An zwei Tagen der Woche verzichten sie jedoch zu Ehren einer Gottheit auf Fleisch. »Montags für Shiva, Freitags für Durga«, sagt der Sohn.

Wenn er morgens um acht von der Arbeit kommt, steht das Frühstück bereit: Idli – mit Hefe gebackene Küchlein aus Linsenmehl – mit Chutney und Gemüsecurry; oder eine würzige Eierspeise und Chapatis. Nach dem Frühstück geht Shashi schlafen, Mittagessen gibt es um 16 Uhr, um 17.30 Uhr wird er vom Firmenshuttle abgeholt. Neben arbeiten, essen und schlafen und ein oder zwei freien Tagen die Woche bleibt kaum Zeit für anderes. Wann trifft er sich mit seinen Freunden? »An amerikanischen Feiertagen habe ich frei«, sagt Shashi, »meine Mutter weiß nichts davon.« An diesen Tagen übernachtet er bei Kuldeep.

Heute gibt es zum Mittagessen Sambar mit Hühnerspießen und Reis. Shashi zappt sich beim Essen durch englischsprachige TV-Kanäle und MTV. »Ohne Fernsehen kann er nicht essen«, sagt die Mutter. Er lacht und entgegnet: »Das sagt sie jeden Tag.«

Zum Nachtisch gibt es Halva, türkischen Honig. Sumithras Rezept basiert auf geschabten Möhren, die mit Butterschmalz und Zucker karamellisiert werden. Sie erhitzt das Fett, gibt die Möhren dazu und kocht sie zu einer Paste ein. Dann kommen heiße Milch und grober Zucker dazu, und das Ganze wird gekocht, bis es braun wird; schließlich hebt Sumithra zerstoßenen Kardamom und Cashewkerne, Pistazien, Rosinen und Weizenschrot unter. »Ich verstehe davon nichts«, sagt Shashi. »Wenn ich die Küche betrete, gibt's Chaos, da bleibe ich lieber draußen.« Was gibt es, wenn die Mutter demnächst ihre Schwester in Kuwait besucht? »Fastfood und auswärts essen. Aber sagen Sie das bloß nicht meiner Mutter.«

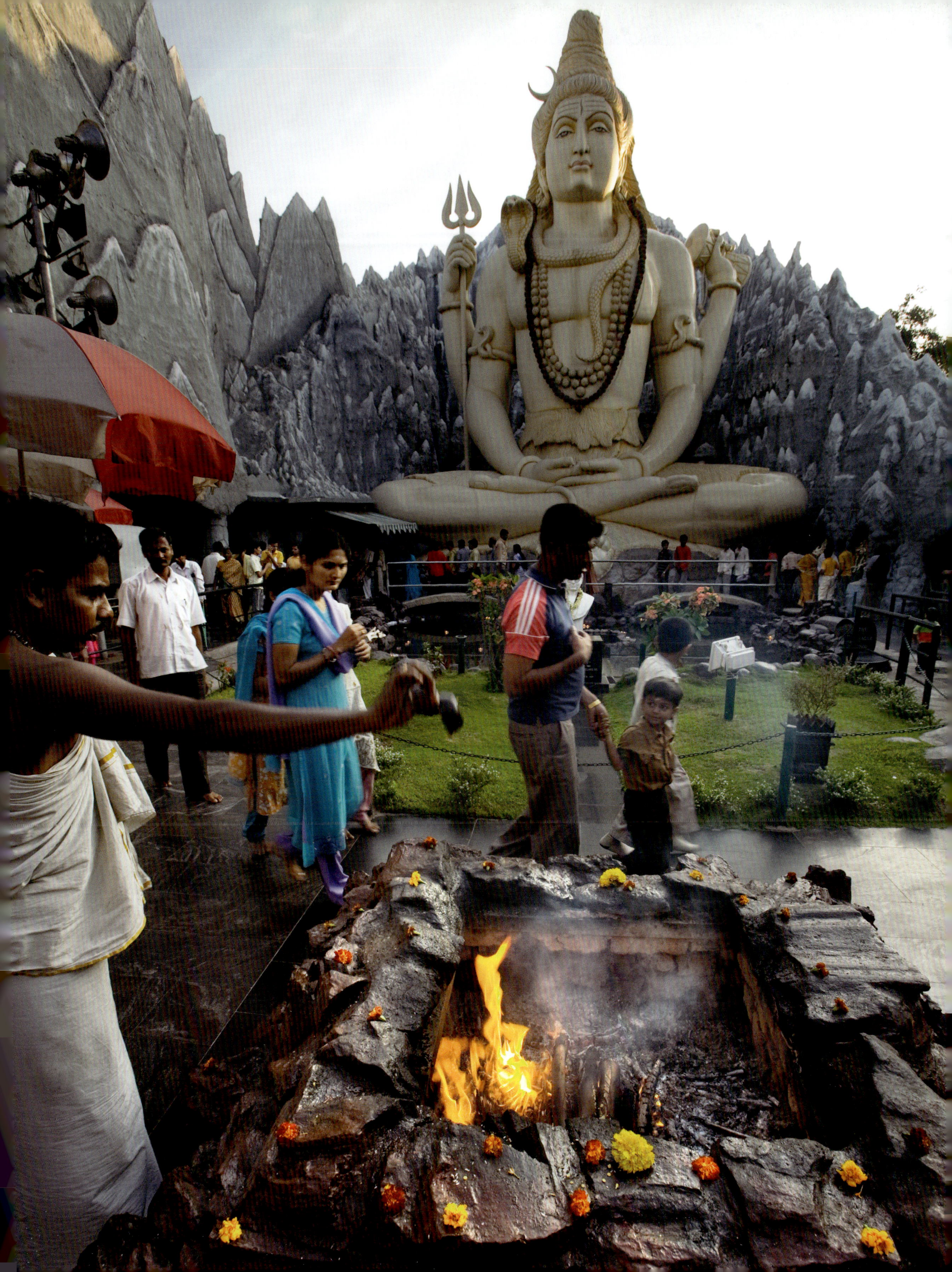

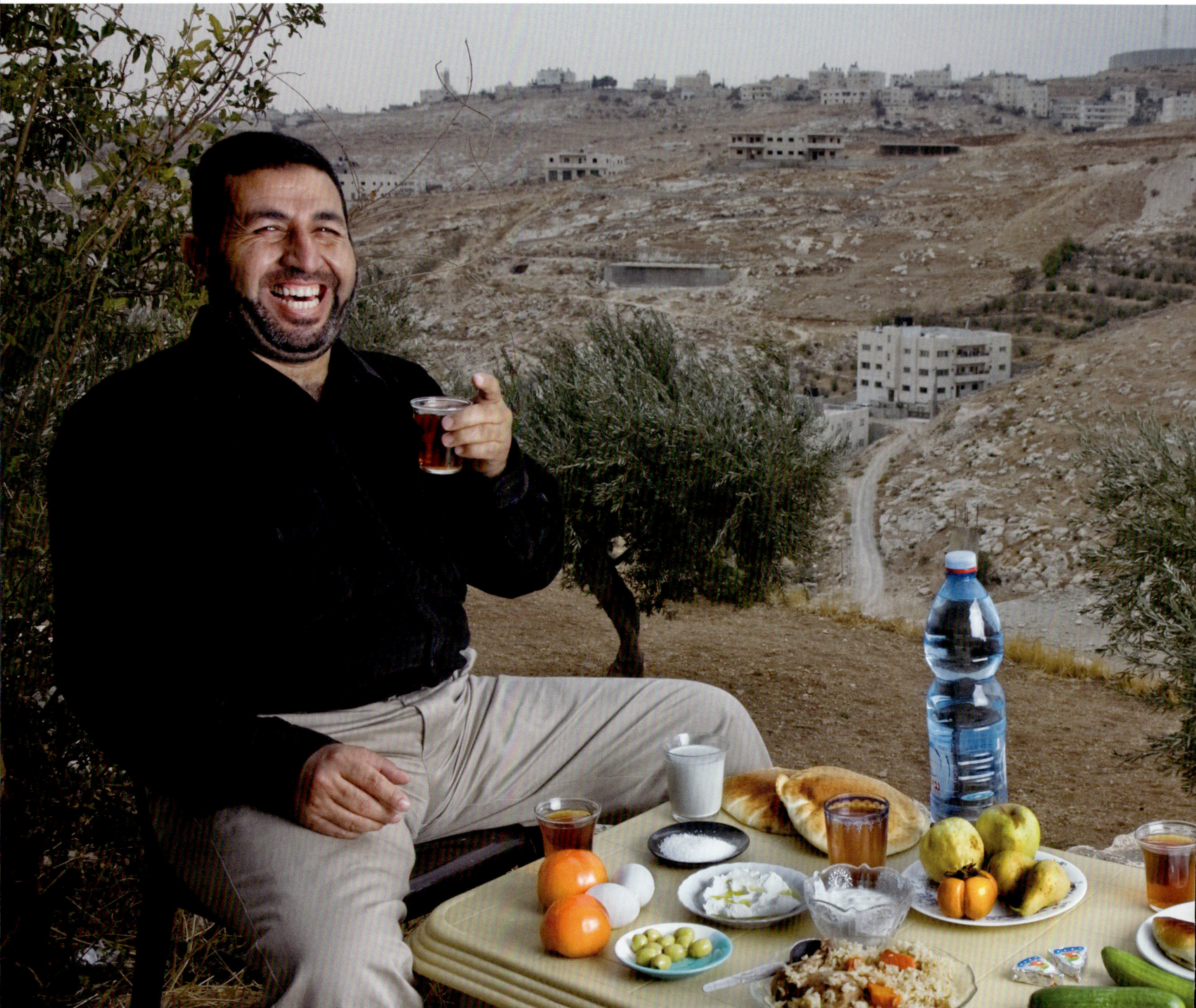

Der palästinensische Fahrer und Fremdenführer Abdul-Baset Razem im Ölberg eines Verwandten mit einer typischen Tagesration. Auf dem Hügel im Hintergrund ist die acht Meter hohe israelische Grenzmauer zu sehen, die den Ort Abu Dis im Westjordanland von Ostjerusalem trennt. Der einst kurze Weg in die Stadt ist nun zur Reise über einen langen Umweg geworden, auf der ein israelischer Checkpoint passiert werden muss. Der umstrittene, fast 700 Kilometer lange Schutzwall wurde von Israel zur Abwehr von Angriffen und Selbstmordattentaten errichtet. Als das Foto gemacht wurde, war er zu 60 Prozent fertiggestellt. Um von Ostjerusalem ins Westjordanland oder umgekehrt zu gelangen, benötigen die meisten Palästinenser einen israelischen Passierschein, der schwer oder gar nicht zu bekommen ist

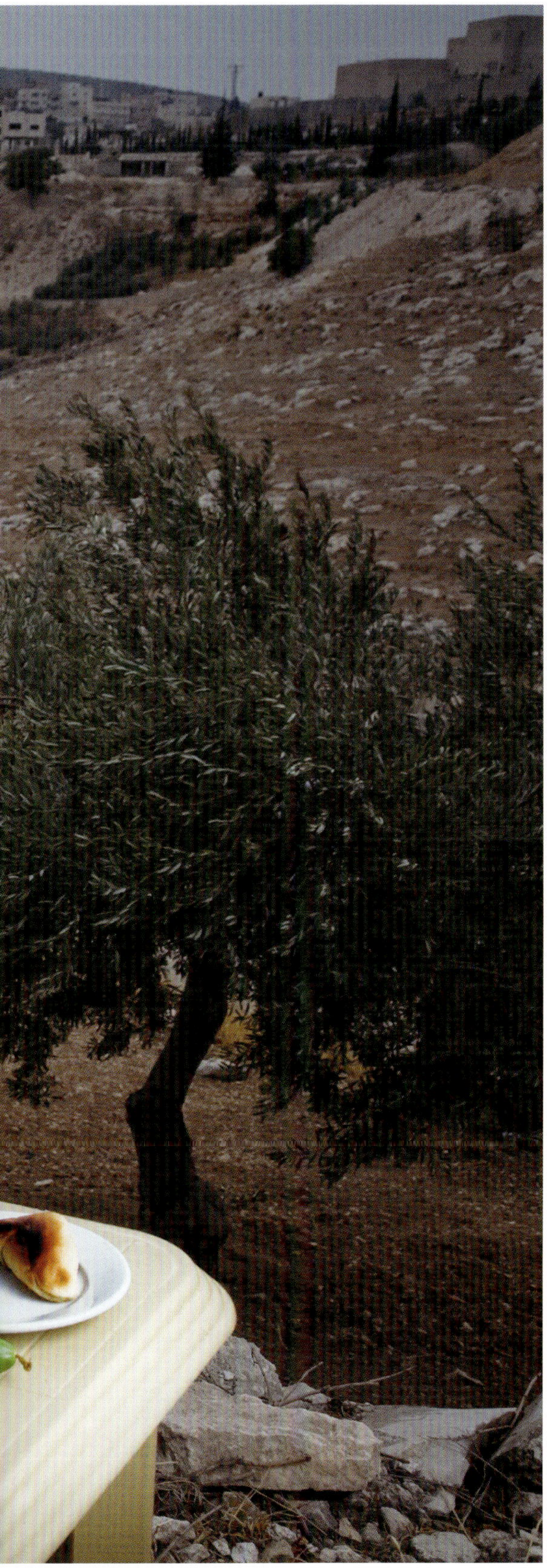

WESTJORDANLAND

Abdul-Baset Razem Der palästinensische Fahrer

EINE TAGESRATION

IM OKTOBER

FRÜHSTÜCK Rühreier (2), 135 g, mit Tomaten, 130 g · Pittabrot, 240 g · Labneh (Weichkäse aus Joghurt), 75 g, mit Olivenöl, 1 TL · Tomate, 130 g · Oliven, 30 g · Vollmilch, 160 ml · Schwarztee, 100 ml, mit Zucker, 2 TL

MITTAGESSEN Makloubeh (gestürzte Reispfanne) aus Reis, Huhn, und Möhren, 400 g, gewürzt mit Zimt, schwarzem Pfeffer und Gewürzmischung, 0,5 TL, und zubereitet mit Olivenöl, 2 EL · Pittabrot, 110 g · Blumenkohl (nicht im Bild), 45 g · Gurke, 170 g · Joghurt, 120 g · Schwarztee, 100 ml, mit Zucker, 2 TL

ABENDESSEN Rindfleischpastetchen (2), 115 g · Schwarztee, 100 ml, mit Zucker, 2 TL

SNACK UND SONSTIGES Apfel, 150 g · Birnen (2), 140 g · Guave, 185 g · Khakifrucht, 100 g · Schmelzkäse-Ecke, 30 g · Sous (Lakritzgetränk, nicht im Bild), 100 ml · Schwarztee, 100 ml, mit Zucker, 2 TL · Wasser aus der Flasche, 1,5 l

KALORIEN 3000

Alter: 40 · Größe: 168 cm · Gewicht: 96 kg

WESTJORDANLAND UND OSTJERUSALEM · Abdul-Baset Razem, seine Frau Munira und ihre fünf Kinder besuchen Verwandte in Abu Dis auf der Westbank, einst eine kurze Fahrt von ihrer Wohnung in Ostjerusalem. Jetzt aber müssen sie den israelischen Sicherheitswall und einen Checkpoint passieren – dem Palästinenser wohlbekannt, der ausländische Journalisten und TV-Teams durch die Gegend fährt.

Der Ölberg seiner Familie, in dem sie vorige Woche Oliven gepflückt haben, liegt an der Mauer, die sie »die Schlange« nennen. Immer wieder ist das Gespräch auf die Politik gekommen in der Zeit, die wir miteinander verbracht haben, ganz einfach, weil sie allgegenwärtig ist. Doch heute konzentrieren wir uns auf Abduls Tagesration.

Als Muslime befolgen die Razems die Speisegesetze ihrer Religion – auf den Tisch kommt nur, was »halal« (erlaubt) ist: Fleisch muss von geschächteten Tieren stammen. Schweinefleisch ist »haram« (verboten), ebenso Alkohol. Muniras Makloubeh, eine mit Zimt gewürzte Reispfanne mit Huhn, ist eindeutig »halal« und Abduls Leibgericht. »An neun von zehn Tagen gibt es mittags Reis«, sagt Abdul. Wenn er unterwegs ist oder Munira Vorlesung an der Universität hat, gibt es belegte Brote oder Pizza von auswärts.

Abduls Nichte und Tochter tragen Teller mit Guaven und Khakifrüchten herein und kredenzen heißen Tee, als wir seine Essensliste besprechen. »Gestern haben mein Bruder und ich hier Schach gespielt«, sagt Abdul und zeigt auf einen langen, niedrigen Tisch, »und sie haben uns eine Schale mit Obst hingestellt, und wir saßen da und spielten, und ich habe so viel Obst gegessen – vielleicht sieben Stücke!«, sagt er nachdenklich. »Einfach so!«

»Wenn ich dir süßen Tee gebe, heißt das, dass du willkommen bist. Und wenn ich dir vor dem Abschied noch einen gebe, heißt das, dass ich dich bald wiedersehe!«

P. S.: Unsere Porträts sind Momentaufnahmen, aber in der Entstehungszeit des Buches überprüfen wir die Fakten. Als Abdul nicht mehr antwortete, haben wir erst Monate später erfahren, dass er im Gefängnis von Shata saß – wegen Mitgliedschaft in einer von Israel verbotenen Organisation. Er habe Geld bekommen und sei in ihre Aktivitäten verwickelt. Ein Kollege von Abdul berichtete, er habe Fotos von Familien gemacht, deren Wohnungen in Ostjerusalem von den Israelis zerstört worden waren. Bei Redaktionsschluss saß er seit fünf Monaten im Gefängnis – ohne vor Gericht gehört worden zu sein.

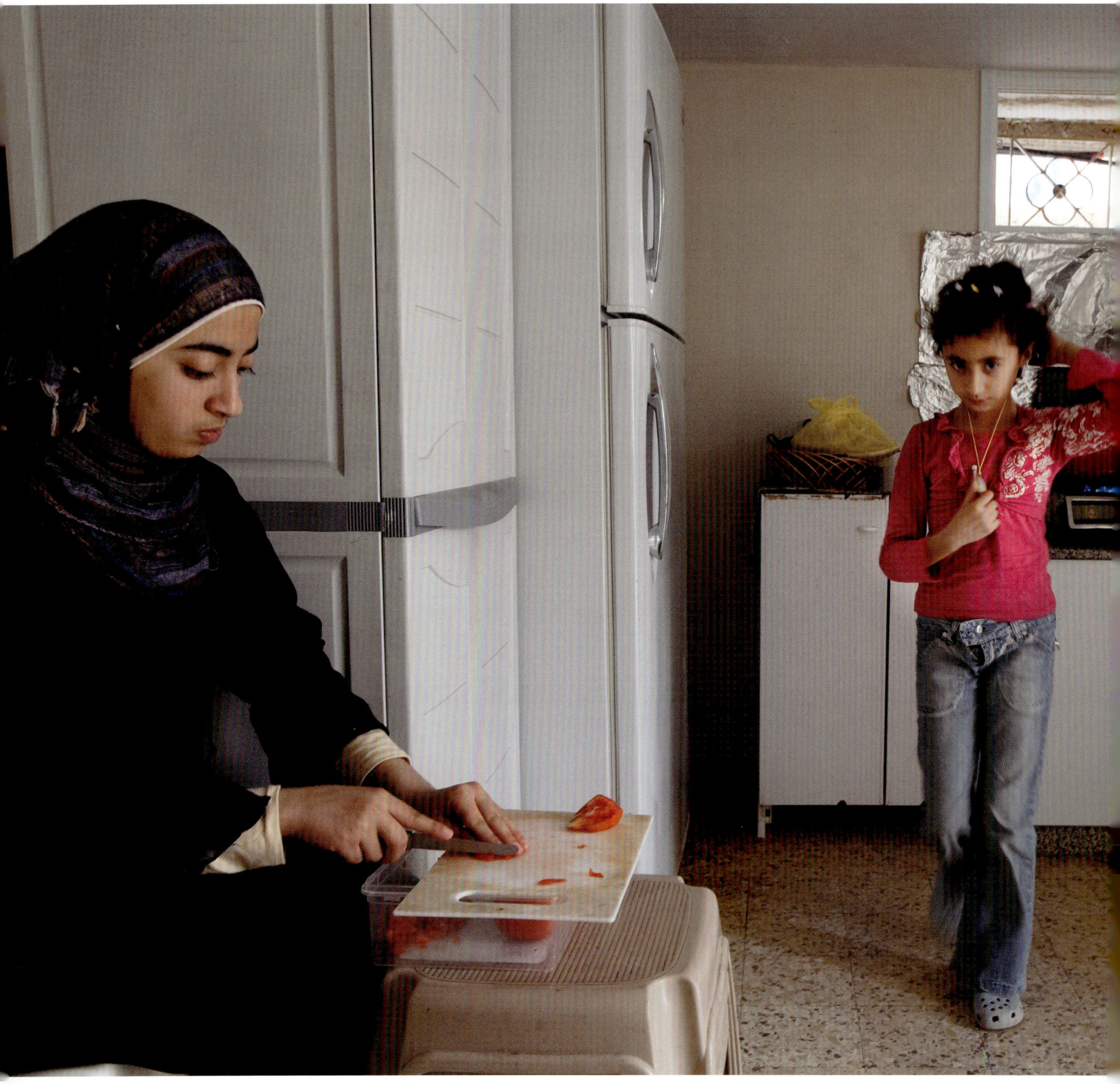

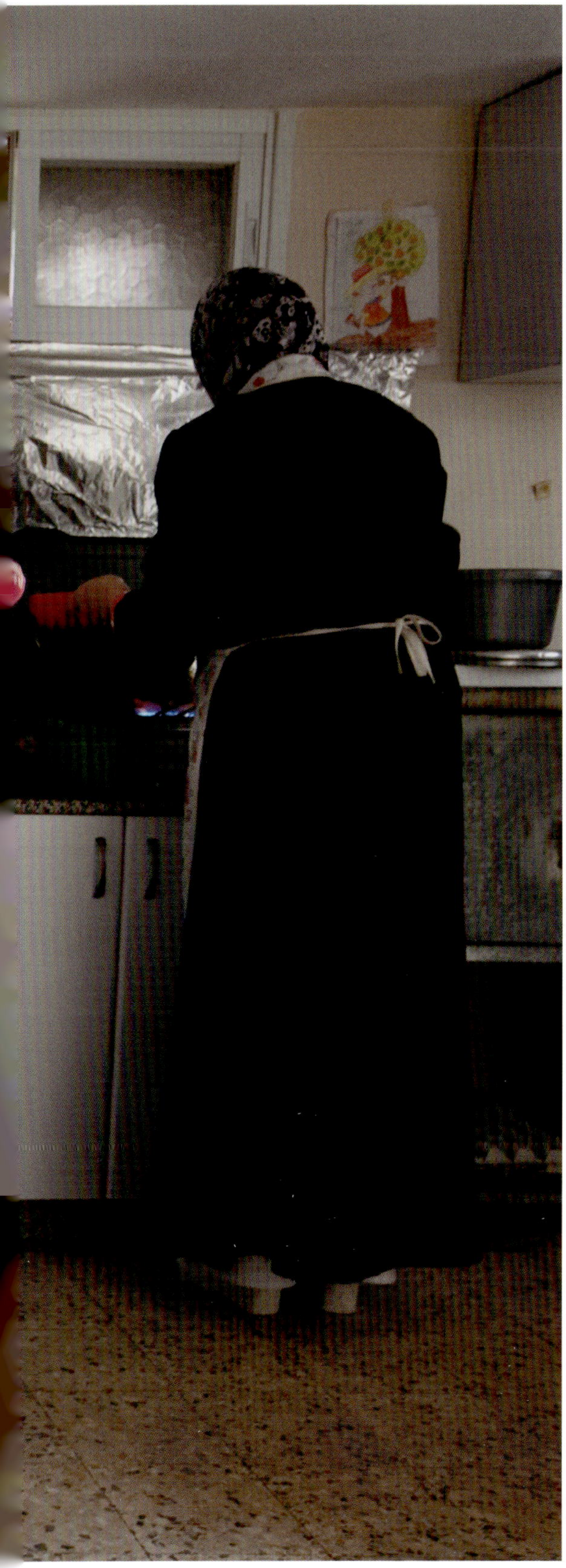

Im Morgengrauen eines nebligen Tages blicken zwei Besucher über den Friedhof am biblischen Ölberg hinüber zur goldenen Kuppel des Felsendoms, dem größten Heiligtum des Islam in der Altstadt von Jerusalem (oben rechts). Abdul-Baset Razems Frau Munira schaut nach der Makloubeh-Pfanne auf dem Herd, während seine 14-jährige Tochter Mariam Tomaten schneidet. Die achtjährige Tochter Maram schlendert vorbei und drückt sich vor dem Küchendienst beim großen Wochenend-Mittagsmahl (links). Zur bunten Auswahl typischer Gerichte in einem palästinensischen Restaurant in Abu Dis gleich hinter der Sperrmauer nach Ostjerusalem gehören Hummus, Oliven, Paprika, Krautsalat und Baba Ganousch (unten rechts)

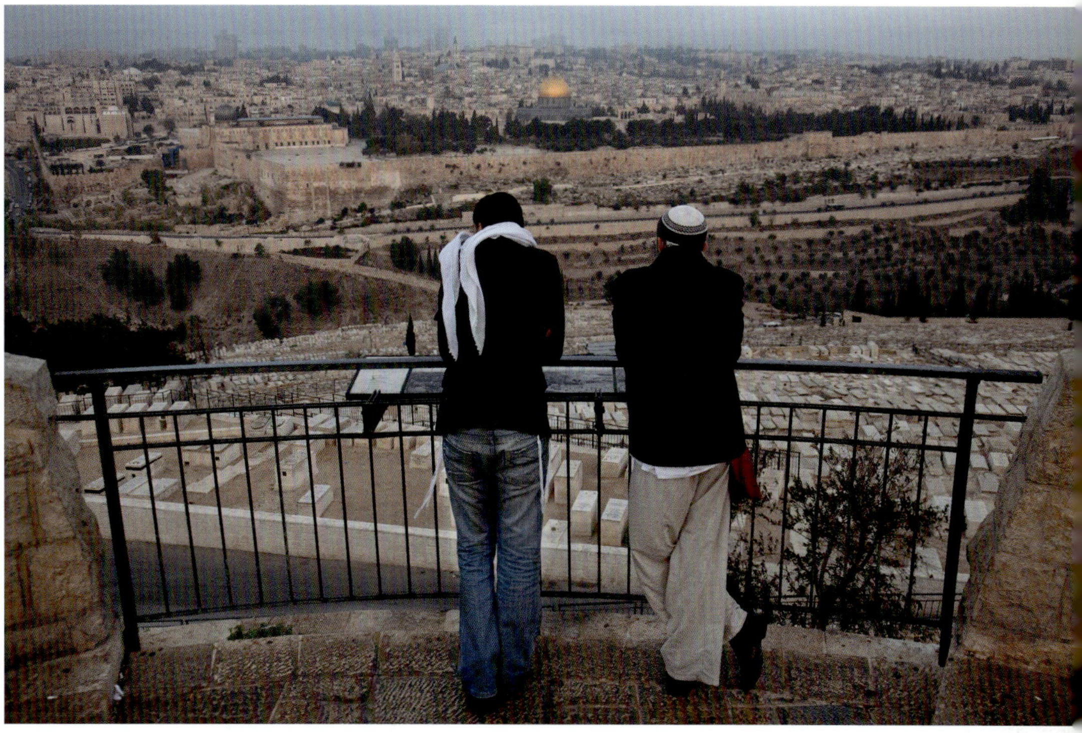

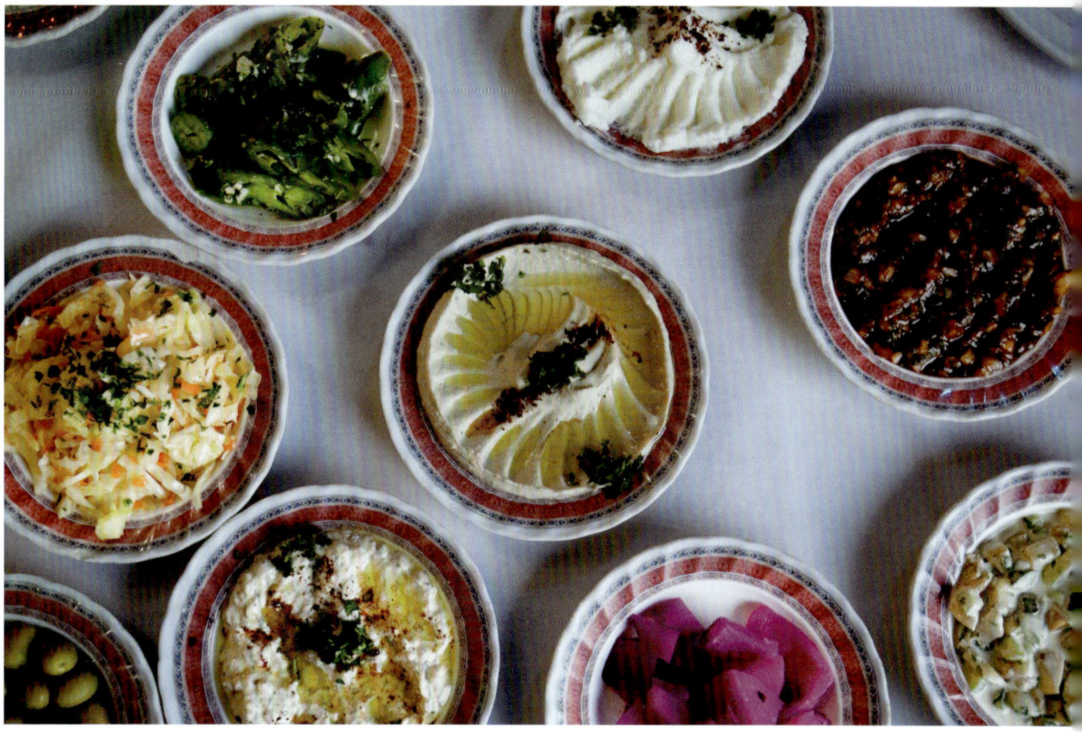

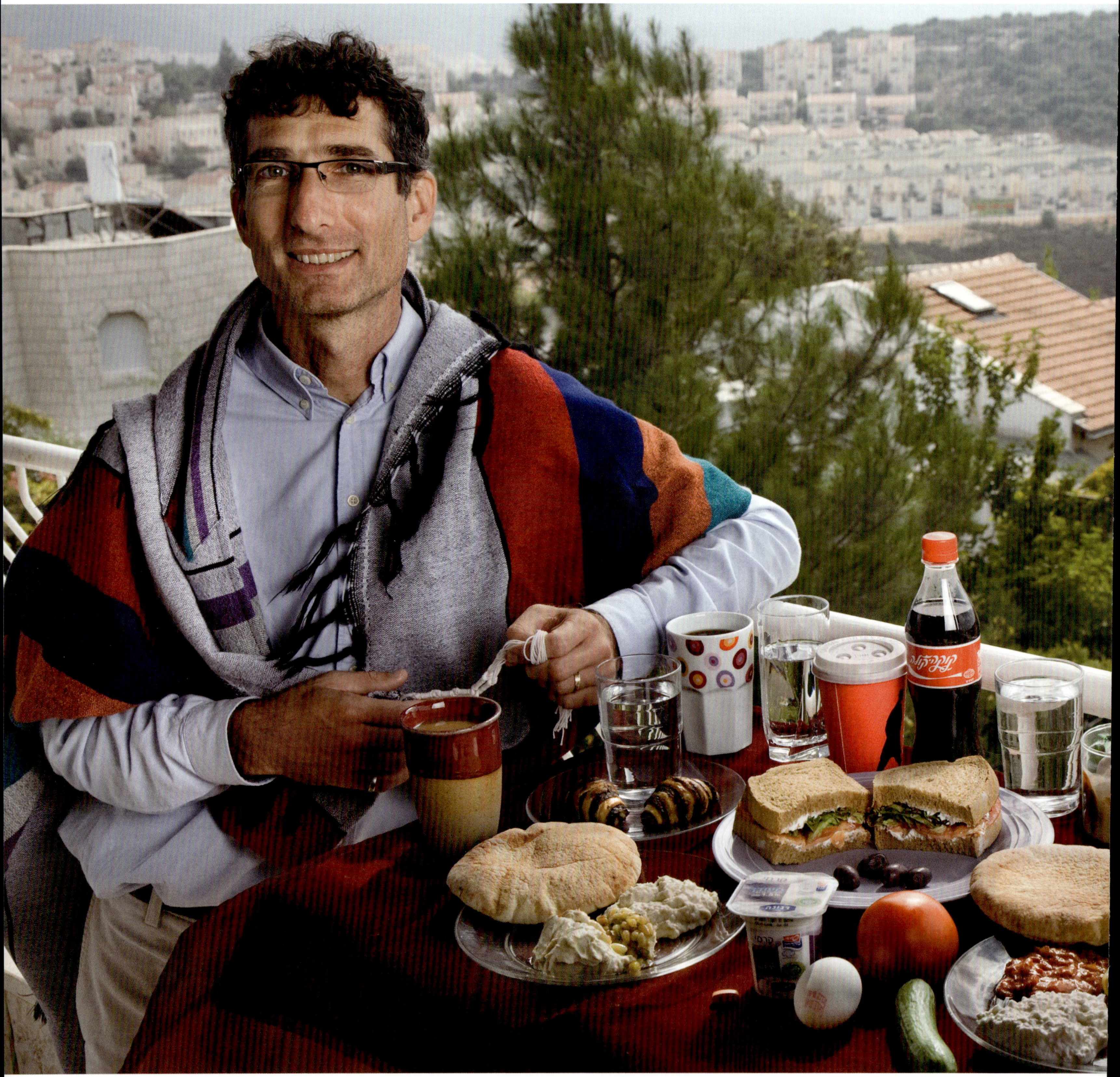

Der Reformrabbiner Ofer Sabath Beib-Halachmi auf dem Balkon seiner Wohnung in Tzur Hadassah mit einer typischen Tagesration an Lebensmitteln. Das Städtchen in den Hügeln von Judäa etwa 15 Autominuten südwestlich von Jerusalem ist eine Gemeinschaftssiedlung, deren Bewohner Grundstücke und Häuser auf 99 Jahre vom Staat pachten. Am Freitagabend hält Ofer den Gottesdienst in einem Container ab, der an Werktagen als Kindergarten, am Sabbat als Synagoge dient. Mitglieder der Gemeinde versammeln sich an Rachel und Ofers Tafel zum Abendessen (rechts), es beginnt mit dem Kiddusch, dem Sabbatsegen, der über einem Weinglas gesprochen wird. Unter dem Tuch in der Mitte der Tafel liegt das geflochtene, mit Eiern gebackene Sabbatbrot, Challa genannt

3100

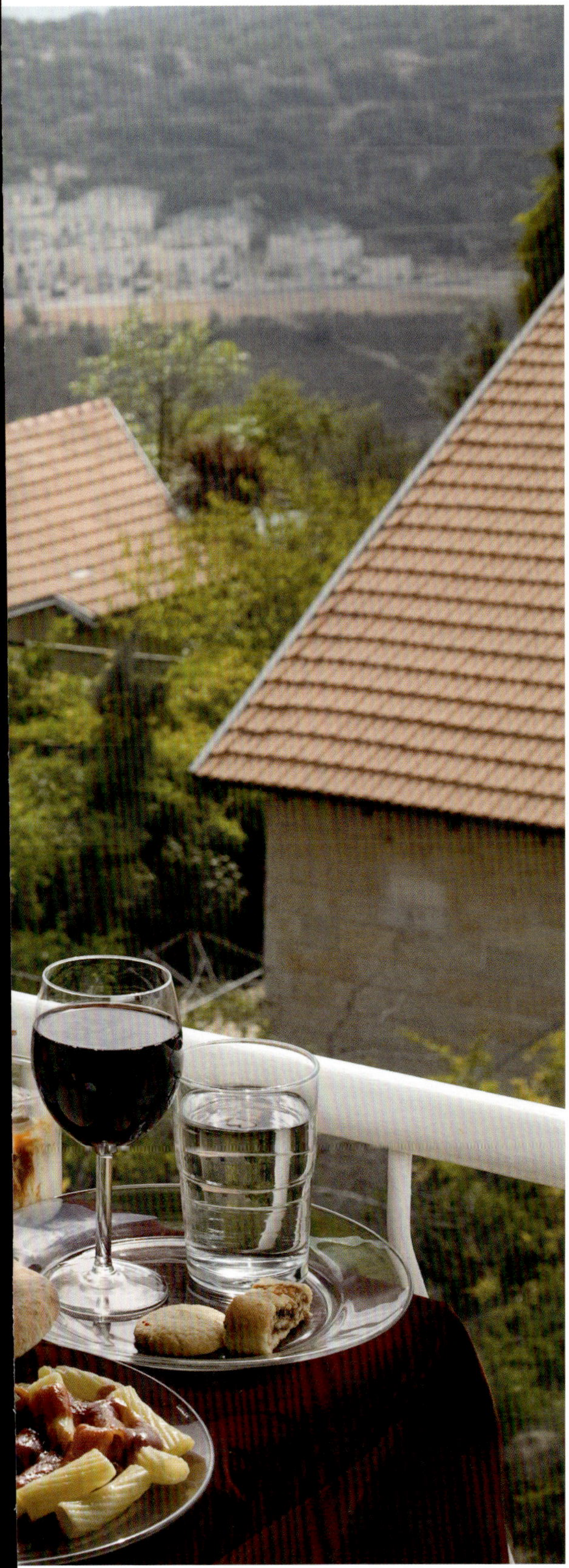

ISRAEL

Ofer Sabath Beib-Halachmi
Der Rabbi

EINE TAGESRATION

IM OKTOBER

FRÜHSTÜCK Rugelach (Schokoladengebäck, 2), 92 g · Instant-Kaffee, 360 ml, mit Vollmilch, 1 EL · filtriertes Wasser, 270 ml · Kaffee (bei der Arbeit, nicht im Bild), 240 ml

MITTAGESSEN Lachssandwich: kalorienreduziertes Weizen-Vollkornbrot, 150 g, Räucherlachs, 50 g, Tomate, 50 g, Kopfsalat, 6 g, fettarmer Frischkäse, 1 EL · Kalamata-Oliven, 20 g · Kaffee, 320 ml

IMBISSE AM NACHMITTAG Pittabrot, 56 g · Hummus mit Pinienkernen, 120 g · Aubergine mit Mayonnaise, 84 g · Cola, 0,5 l · Kaffee, 360 ml

ABENDESSEN Rigatoni-Nudeln, 70 g, mit Bio-Ketchup, 36 g · Pittabrot, 56 g · türkischer Tomatenaufstrich, 45 g · Naturjoghurt, 200 g · hartgekochtes Ei, 67 g · Hüttenkäse, 110 g · Gurke, 67 g · Tomate, 195 g · filtriertes Wasser, 540 ml

SNACKS UND SONSTIGES Eiscreme, Vanille-Karamell, 110 g · hausgemachte Kekse, 34 g · Rotwein, 220 ml · Multivitamin-Tablette · filtriertes Wasser, 540 ml

KALORIEN 3100

Alter: 43 · Größe: 185 cm · Gewicht: 75 kg

TZUR HADASSAH · »Es gibt Optionen«, sagt der Reformrabbiner Ofer Sabath Beib-Halachmi, als wir über seine Tagesration an Lebensmitteln sprechen. Die Optionen betreffen seinen Speisezettel, der davon abhängt, ob er zu Hause arbeitet, seine vierjährige Tochter dabei hat, mit seiner Frau Rachel, einer Rabbinerin, unterwegs oder zu Gesprächen in Jerusalem ist. Neben den Optionen gibt es die festen Regeln der mosaischen Speisegesetze, die klar sagen, was erlaubt und was verboten ist, was zusammengehört und was nicht und wie es zubereitet und gegessen werden muss.

Als »koscher« (rein) gilt das Fleisch von Säugetieren mit gespaltenen Hufen, die wiederkäuen, etwa Rinder. Schweine, die nicht wiederkäuen, gelten als »trefe« (unrein). Wichtig ist auch die Regel, dass Milch und Fleisch nicht zusammen in einer Mahlzeit vorkommen dürfen.

Rachel ist Vegetarierin, Ofer nicht. Unterwegs isst er Huhn und Fisch, doch zu Hause führt das Paar ganz bewusst eine vegetarische Küche – das macht es möglich, auch strenggläubige Juden zu bewirten. »Bei uns kann auch ein orthodoxer Jude bedenkenlos essen«, sagt Ofer. Freitagsabends ist bei Beib-Halachmis das Haus regelmäßig voll mit Sabbatgästen, die mit der Familie essen.

Das Leben der Familie steht auch im Zeichen von Öko-Kaschruth, einem in den 1970er Jahren entstandenen Konzept, das die mosaischen Regeln mit modernen Grundsätzen ökologischer Landwirtschaft verbindet. »Ich lerne darüber sehr viel von meiner Frau«, sagt Ofer, »sie ist sehr weise.« Öko-Kaschruth betrachtet die Speisegesetze unter dem Aspekt der Nachhaltigkeit und will das Wohl der Erde mit dem seelischen Wohlbefinden verbinden. Ofer lernt zurzeit auch viel von seiner Tochter Tehillah. Immer öfter bestimmt sie die erwähnten Optionen beim Essen. Und das heißt meist: Nudeln – mit Bio-Ketchup.

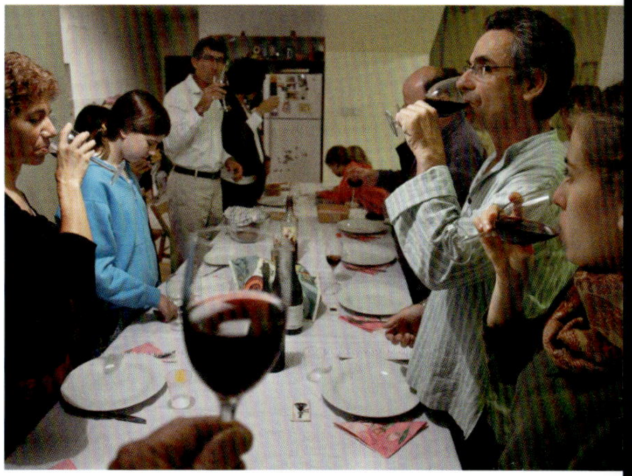

3100

KENIA

Kibet Serem
Der junge Teebauer

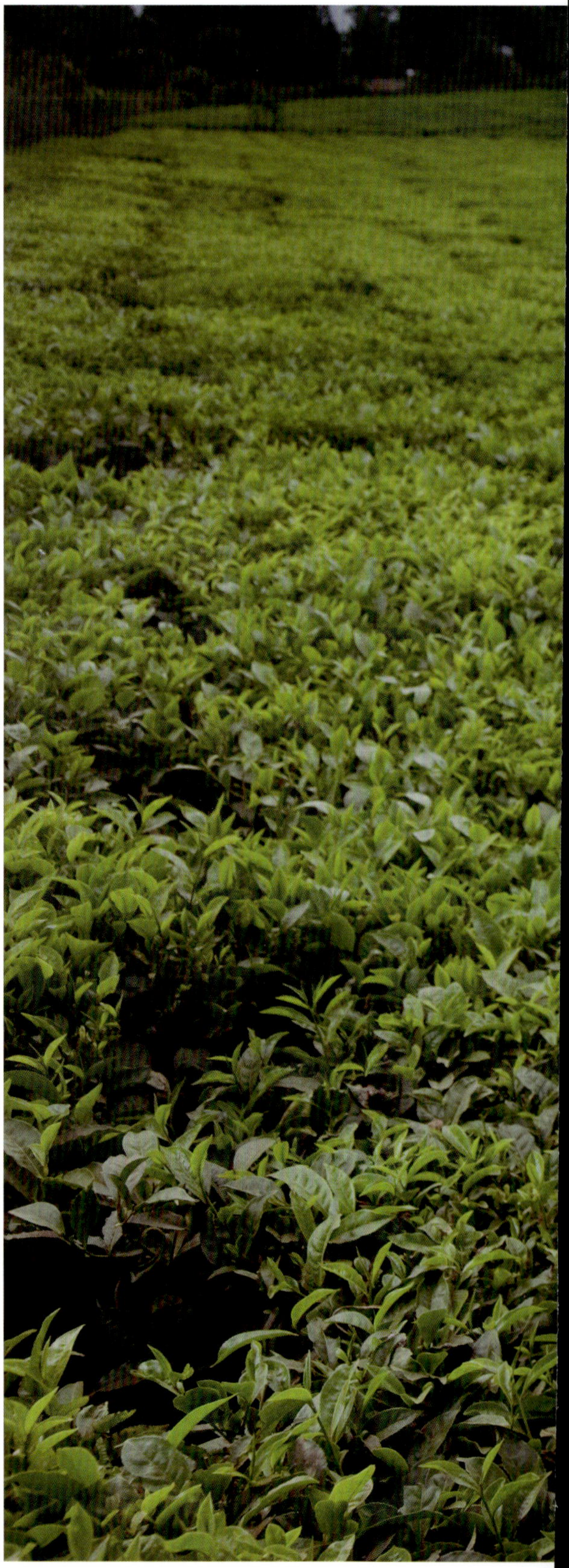

EINE TAGESRATION

IM FEBRUAR

FRÜHSTÜCK Weißbrot, 80 g · Schwarztee mit frischer Milch von den eigenen Kühen, 265 ml, und Zucker, 2 TL

ZWEITES FRÜHSTÜCK Uji (dünner vergorener Mais- und Hirsetrunk) mit Zucker, 380 g

MITTAGESSEN Weißer Reis, 235 g · Wachtelbohnen, mit Tomaten gekocht, 235 g · Joghurt, von der Mutter selbstgemacht aus eigener Milch, 300 g

ABENDESSEN Ugali (dicker Maisbrei), 1,14 kg · frische Vollmilch, 280 ml · Bonbons (2), 8 g

IM LAUFE DES TAGES Schwarztee mit Vollmilch (2), 530 ml, und Zucker, 1 EL · Leitungswasser, 750 ml

KALORIEN 3100

Alter: 25 · Größe: 180 cm · Gewicht: 65 kg

KIONGO, KERICHO · Wie ein Teppich bedeckt das satte Grün der Teesträucher das kenianische Hochland westlich des Ostafrikanischen Grabens. Arbeiter mit großen Säcken durchkämmen pflückend die Hügellandschaft, wobei sie im Auftrag der großen Teefirmen wie James Finlay und Unilever Tea Kenya stets nur die zartesten Blattspitzen abzupfen. In zwei oder drei Wochen werden die Pflücker wieder durch dieselbe Parzelle ziehen, um die nachgewachsenen Blättchen zu ernten.

Von den kleineren Teegärten des Landes, viele davon nicht einmal einen halben Hektar groß,stammen 60 Prozent des in Kenia erzeugten Tees. Die Bauern pflücken selbst oder engagieren einen oder zwei Helfer, um die Ernte einzubringen, ehe die Blätter zu groß für die Vermarktung geworden sind, und viele verkaufen ihre Produktion über die halbstaatliche Kenya Tea Development Agency.

Im Bezirk Kericho bewirtschaftet der 25-jährige Kibet Serem den gut einen Hektar großen Teegarten auf dem Hof seiner Eltern; beim Pflücken geht er selbst mit seinen angeheuerten Helfern durch die Teebüsche. Alle zwei bis drei Wochen wird geerntet. Kibets Jahresproduktion kommt auf 6000 bis 7000 Kilogramm. Neben dem Tee kümmert er sich um ein Maisfeld und um die Kühe der Familie. Im seit Jahren von Dürre geplagten Kenia ist Wasser zur lebenswichtigen Frage geworden, selbst hier im eigentlich feuchten Hochland. Das wirkt sich auf die Teebüsche ebenso aus wie auf die Kühe und den Mais – und auf Kibets Bilanz.

Kibet ist ein Kipsigi von Volk der Kalenjin. Die Kalenjin lebten hauptsächlich von der Viehzucht, bis sie durch Politik und die wirtschaftliche Entwicklung von ihren Weiden vertrieben wurden. Kibets Vater John arbeitete in seiner Jugend als Rinderhirte, später auf einer großen Teeplantage. Den eigenen Teegarten pflanzte er, als Kibet klein war, und schon als Kinder mussten Kibet und seine Geschwister Unkraut jäten und Tee pflücken. Seit seinem Oberschulabschluss arbeitet Kibet ganztägig auf dem Hof. Er hätte gern studiert, doch dafür war kein Geld da.

Der junge Mann mit einem Gespür fürs Geschäft fing an, die Teeernte der Nachbarn aufzukaufen, um große Mengen anbieten zu können. Das funktionierte eine Weile recht gut, bis der Abnehmer den Vertrag kündigte, um direkt mit den Kleinbauern zu verhandeln. Kibet machte Unilever Tea Kenya ein ähnliches Angebot, bekam jedoch nicht einmal eine Antwort.

Wir setzen uns mit Kibet und seinem Vater zum Frühstück. Es gibt süßen Tee mit Milch frisch von der Kuh, Weißbrot aus dem Supermarkt und Mursik, ein traditionelles, würziges Sauermilchgetränk, von Kibets Mutter Nancy hergestellt. Sie ist noch im Küchenhaus, um die Morgenmilch zu Joghurt zu verarbeiten.

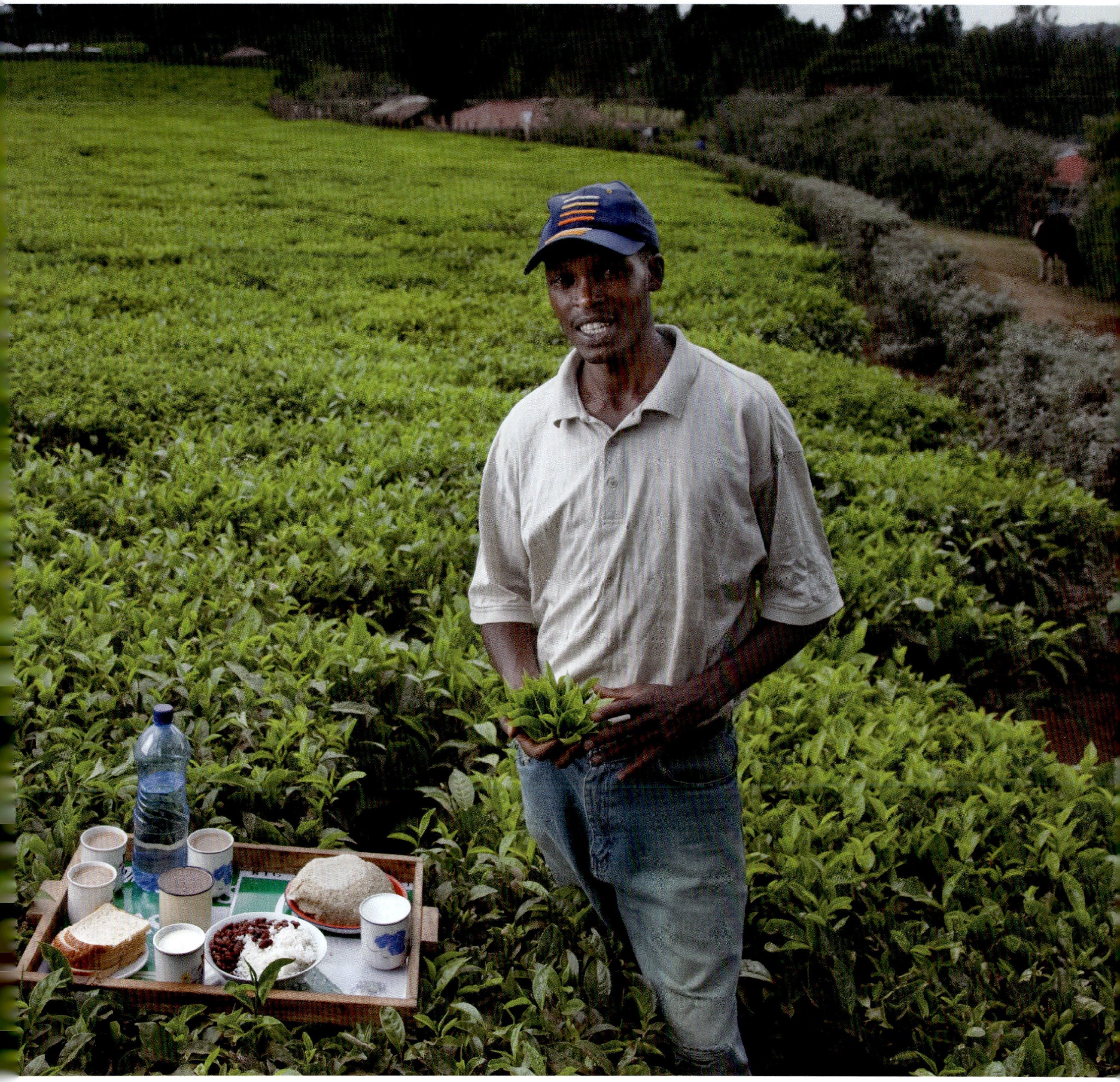

Der Jungbauer Kibet Serem im kleinen Teegarten der Familie mit einer typischen Tagesration an Lebensmitteln. In den Bergen Westkenias sammelt sich das Wasser, das aus dem Viktoriasee verdunstet, sodass die Niederschläge für die Versorgung der immergrünen Teebüsche ausreichen. Die Teeplantagen sind der wichtigste Wirtschaftsfaktor des Bezirks Kericho, und Tee spielt auch im Export Kenias eine wichtige Rolle. Der gut einen Hektar große Teegarten von Kibets Familie bringt pro Jahr 6000 bis 7000 Kilogramm Tee hervor. Gepflückt wird alle zwei bis drei Wochen – das ganze Jahr hindurch. Auf ihrem übrigen Land bauen die Serems Mais und Gemüse an und halten fünf Kühe. Sie dienen der Selbstversorgung, ein Teil der Milchprodukte wird verkauft, vor allem an Nachbarn

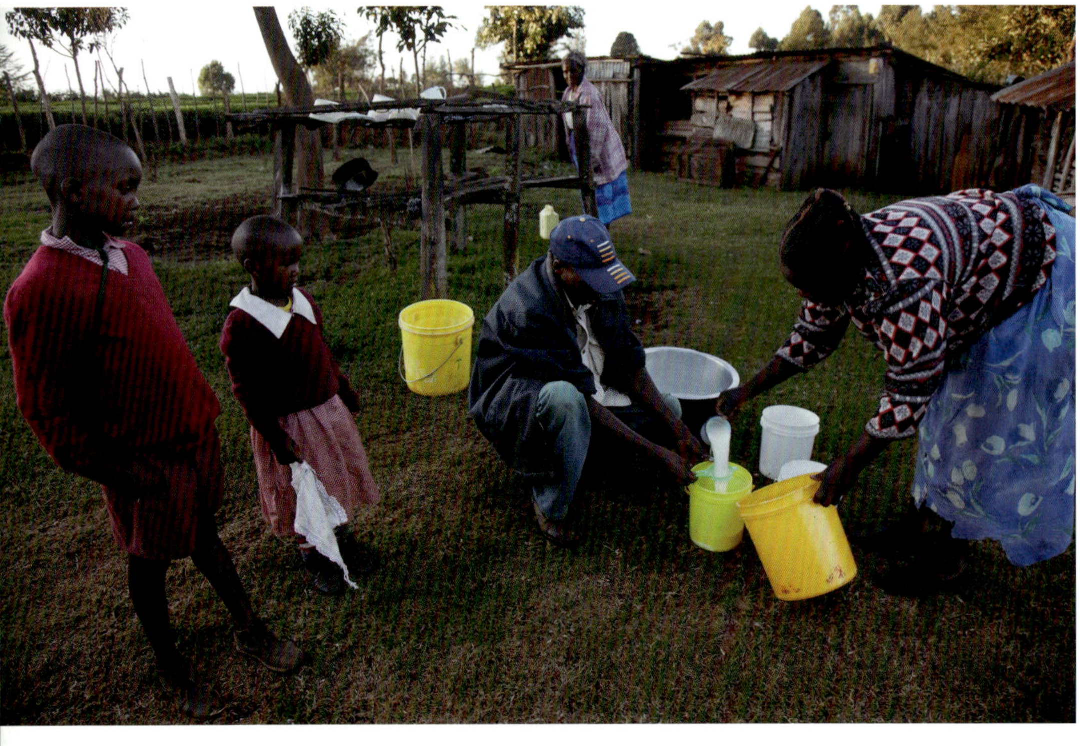

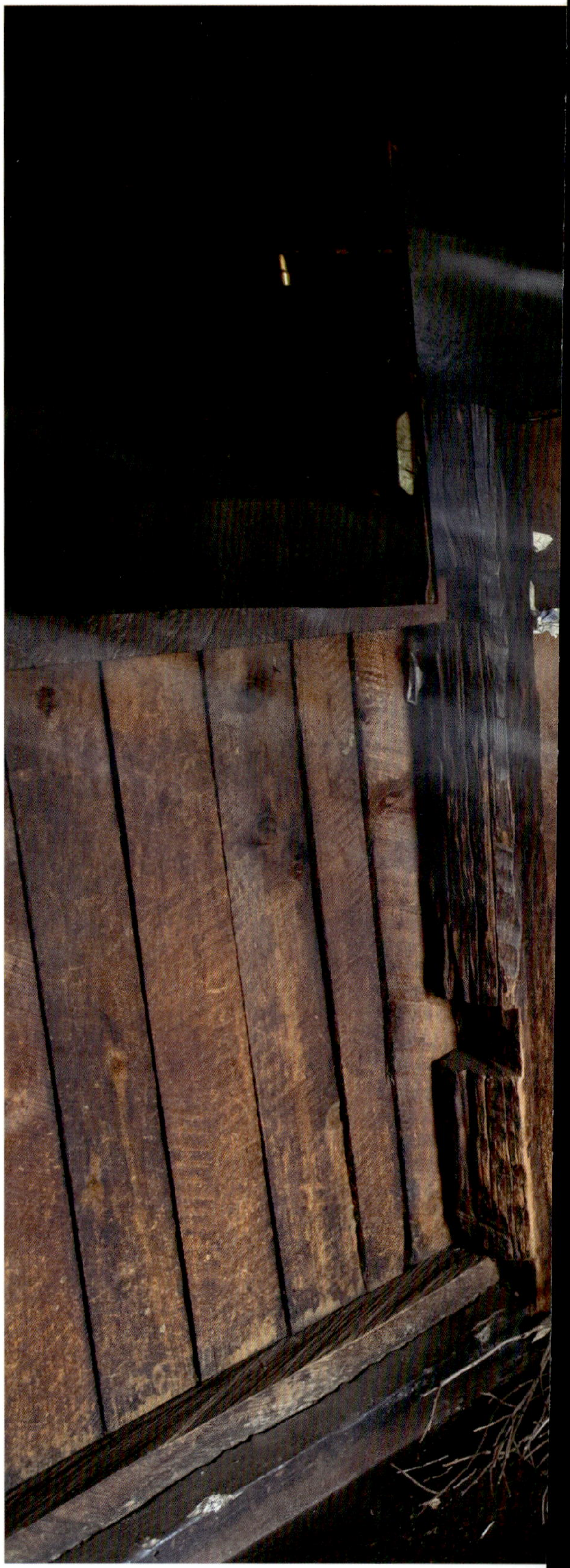

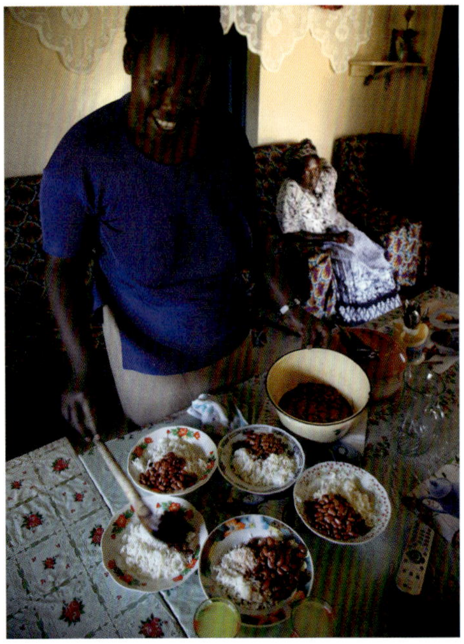

Kibet und seine Schwägerin Emily füllen die Morgenmilch der fünf Kühe der Familie ab (oben). Später plaudert Emily mit Kibets Mutter Nancy im abgetrennten Küchenhaus (rechts), wo die Milch für die Joghurtbereitung über dem offenen Feuer erhitzt wird. Beim Mittagsmahl im Haupthaus teilt Emily Wachtelbohnen und Reis aus (unten links), während Nancy ein Kipsigi-Musikvideo verfolgt. Als Emily nach der Hochzeit mit Kibets Bruder hier heraus aufs Dorf zog, hatte sie noch nie auf offenem Feuer gekocht. Nancy kaufte für sie einen besonderen Topf, damit ihr der Maisbrei nicht über den Flammen anbrennt

An den meisten Tagen verkauft Kibet die Milch an eine nahegelegene Schule, an anderen Tagen an seine Mutter, die daraus Joghurt macht, den sie an Nachbarn verkauft.

Kibet lebt mit den Eltern, einem Bruder, einer Schwester und einem Knecht im kleinen Haus, in dem er geboren wurde. Wenn er in ein paar Jahren heiratet, will er nebenan sein eigenes Haus bauen.

Während wir uns fürs Aufmacherfoto durch Kibets Ernährungsliste arbeiten, in der Getreide die Hauptrolle spielt, schaut sein Vater, der im Ruhestand lebt, hinauf zu den Häusern seiner übrigen Kinder. Und grantelt, weil dort am Tag das Licht brennt. »Ich sollte ihnen den Strom abstellen«, sagt er, und Kibet lacht.

Nur die sechs Bewohner des Haupthauses leben vom Ertrag des Hofs – von der Milch allerdings bekommt Schwägerin Emily etwas ab, die beim Melken hilft. Für den Mais ist Kibet zuständig, er wird im Dorf gemahlen, für Ugali, den dicken Brei, Kenias Hauptnahrungsmittel. Wenn die eigene Ernte verbraucht ist, wird zugekauft. Auch Reis wird gekauft und Wachtelbohnen als Ergänzung des Speisezettels. Fleisch, in der Regel Ziege oder Huhn, gibt es nur ein- oder zweimal die Woche, meist als Eintopf mit Gemüse aus dem eigenen Garten.

Kibets zweites Frühstück ist interkulturell – er tut reichlich weißen Zucker in seinen Uji, den traditionellen Getreidetrunk.

Trinken sie auch den eigenen Tee? »Der geht an die Fabrik, zur Verarbeitung. Wir kaufen ihn dann im Laden«, sagt Kibet, und alle lachen.

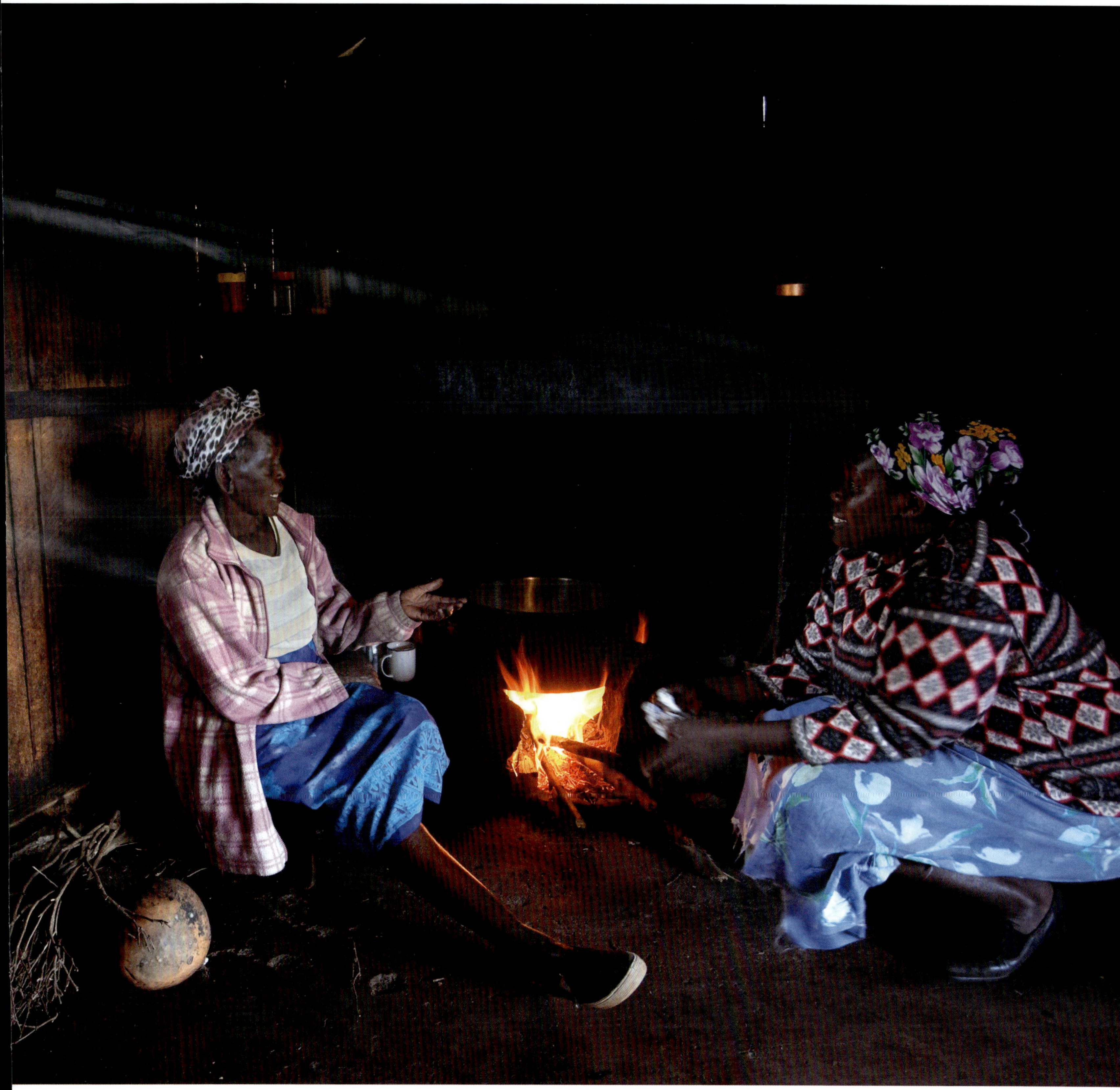

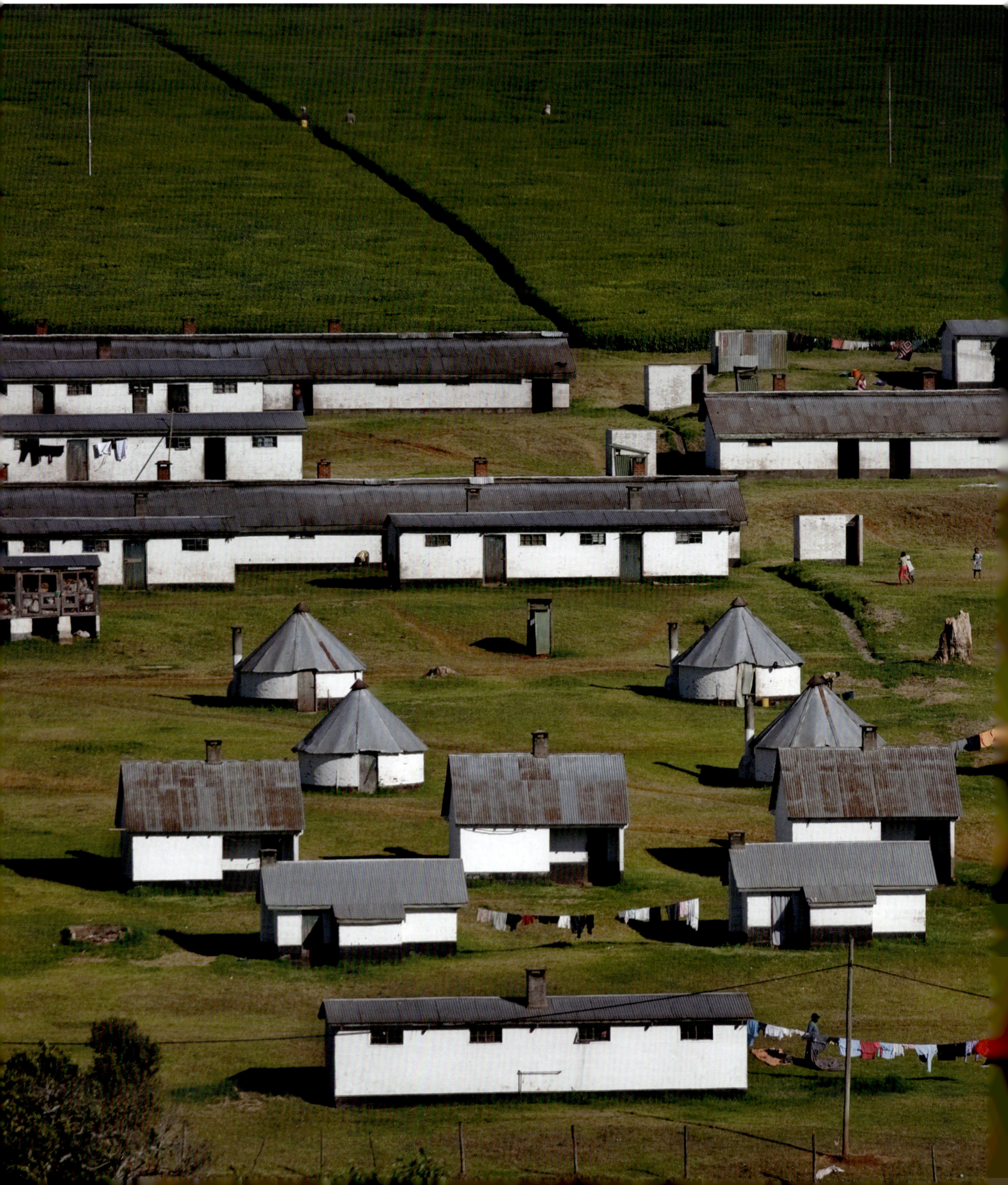

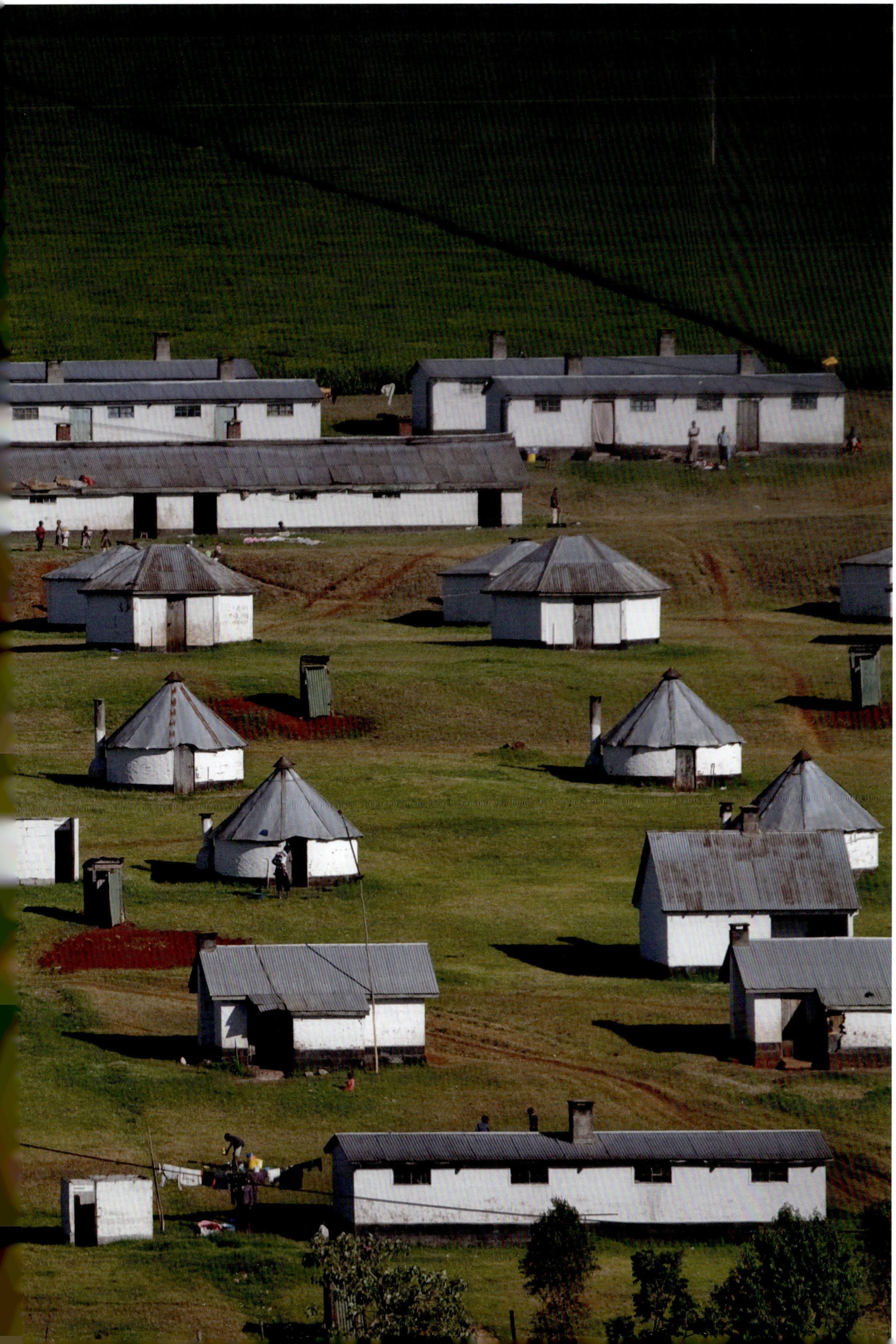

Der Bezirk Kericho ist mit fruchtbarem Vulkanboden, kühler Luft und tropischfeuchtem Klima ideal für den Teeanbau geeignet. Der Unilever-Konzern mit seiner Marke Lipton's hat wesentlich dazu beigetragen, Kenia zum Exportland Nummer eins für Schwarztee zu machen. Auf den ausgedehnten Plantagen der Firma wohnen die Arbeiter in Werkswohnungen inmitten der üppig grünen Teegärten. Da die jungen Blatttriebe der immergrünen Büsche ganzjährig alle 14 bis 17 Tage geerntet werden, werden die Pflücker das ganze Jahr gebraucht. Sie werden pro Kilo geernteter und beim Tallyman, dem Kontrolleur, abgelieferter Blattspitzen bezahlt. So bringen es die Arbeiter auf einen Tageslohn von zwei bis sechs Euro. Die als Konkurrenz zu den Großkonzernen Unilever und James Finlay gegründete staatliche Kenya Tea Development Agency vermarktet die Ernte von über einer halben Million kleiner Teebauern im Land

3100

LETTLAND

Aivars Radzinš
Der Imker

EINE TAGESRATION

IM OKTOBER

FRÜHSTÜCK Roggen-Sauerteigbrot, 80 g, Honig, 1 EL · Butter, 2 TL · hartgekochtes Ei, 65 g · hausgemachte Schweinefleischklößchen, 70 g · Schinken, 22 g · Kaffee, 340 ml

MITTAGESSEN Suppe mit Fleischklößchen, Reis, Sauerrahm und Dill, 250 g · paniertes Schweinekotelett, 195 g · Pellkartoffel mit Sauerrahm-Sauce, 190 g · Salat aus Kopfsalat, Tomaten und Zwiebeln mit Essig, 50 g · Salat von Kraut und Möhren mit Essig, 50 g · Kwass (Getränk aus vergorenem Brot), 0,5 l

TEEPAUSE Kuchen mit Rosinen und Haselnüssen, 50 g · Schwarztee, 270 ml, mit Honig, 1 EL

ABENDESSEN Hausgemachte gebratene Fleischklößchen, 90 g · Salzkartoffeln mit Zwiebelsauce, 215 g · gedämpfte Möhre mit Sauerrahmsauce, 80 g · Gurken-Tomatensalat mit Sauerrahmdressing, 190 g · Roggen-Sauerteigbrot, 100 g · Kwass, 0,5 l

KALORIEN 3100

Alter: 45 · Größe: 174 cm · Gewicht: 75 kg

VECPIEBALGA · Etliche Jahre nach dem Tod von Aivars Radzinš' Vater rief dessen Witwe beim Sohn an und fragte, ob er ein paar Bienenvölker ihres verstorbenen Mannes haben wolle – es waren zehn. »Ich hatte keine Ahnung von Bienenstöcken und Honig«, sagt Aivars. Doch dann belegte er in der Hauptstadt Riga (»Bei uns geht alles nur in Riga!«) einen Imkerkurs und machte die Bienen zur Familienangelegenheit. Jetzt besitzt er 50 Bienenvölker, die hinter seinem Haus und rund ums Dorf Vecpiebalga im tiefsten Lettland stehen.

In Lettland ist Honig eine Sache von Imkerfamilien und zugleich ein lukratives Geschäft. »Wir könnten 200 Bienenvölker halten und die Imkerei zum Hauptberuf machen«, sagt Aivars Radzinš, »aber bei uns bleibt es ein Nebenerwerb.«

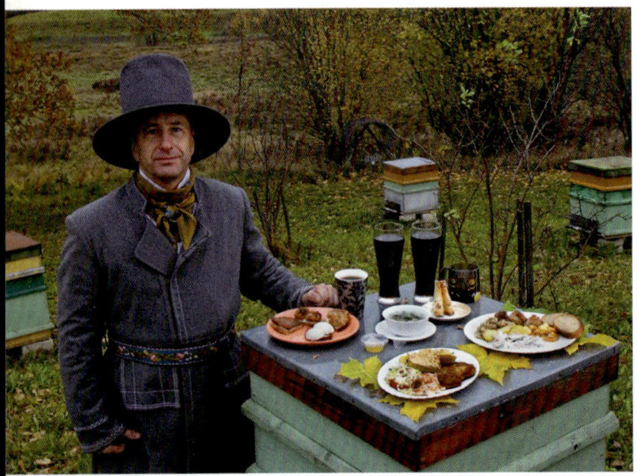

Auf den industriell abgefüllten Honig aus dem Supermarkt angesprochen, räumt er ein, dass »manche gut sind«. Doch die seien kein Vergleich zu den von den Imkern selbst abgefüllten Produkten: »Wir wissen, wo unsere Bienen fliegen, und wo sie die Tracht für ihren Honig sammeln«, sagt Aivars.

Aivars, gelernter Maschinenbau-Ingenieur, ist auch Vollzeitförster und, als Assistent seiner Frau, Teilzeit-Krankenpfleger – Ilona Radzinš ist Landärztin, die einzige in einem Umkreis von 25 Kilometern. Bis jetzt musste sie noch nicht auf ihrem Küchentisch operieren, »doch wir haben schon etliche Babys auf die Welt geholt«.

Auf dem platten lettischen Land muss man im Notfall bis zu einer Stunde auf Hilfe warten. Und kleine Unfälle gibt es reichlich. »Einmal kam ein Fischer zu uns, der sich eine Harpune durch die Hand geschossen hatte«, sagt Aivars, »und ein Fisch hing auch noch dran.«

Während er spricht, versucht er, einen großen Laib frisches Sauerteigbrot anzuschneiden, den er am Morgen bei einem Freund gegen Honig getauscht hat. Damit es im holzbefeuerten Ofen saftig bleibt, wurde das dunkle Vollkornbrot auf einer Schicht Ahornblätter ge-

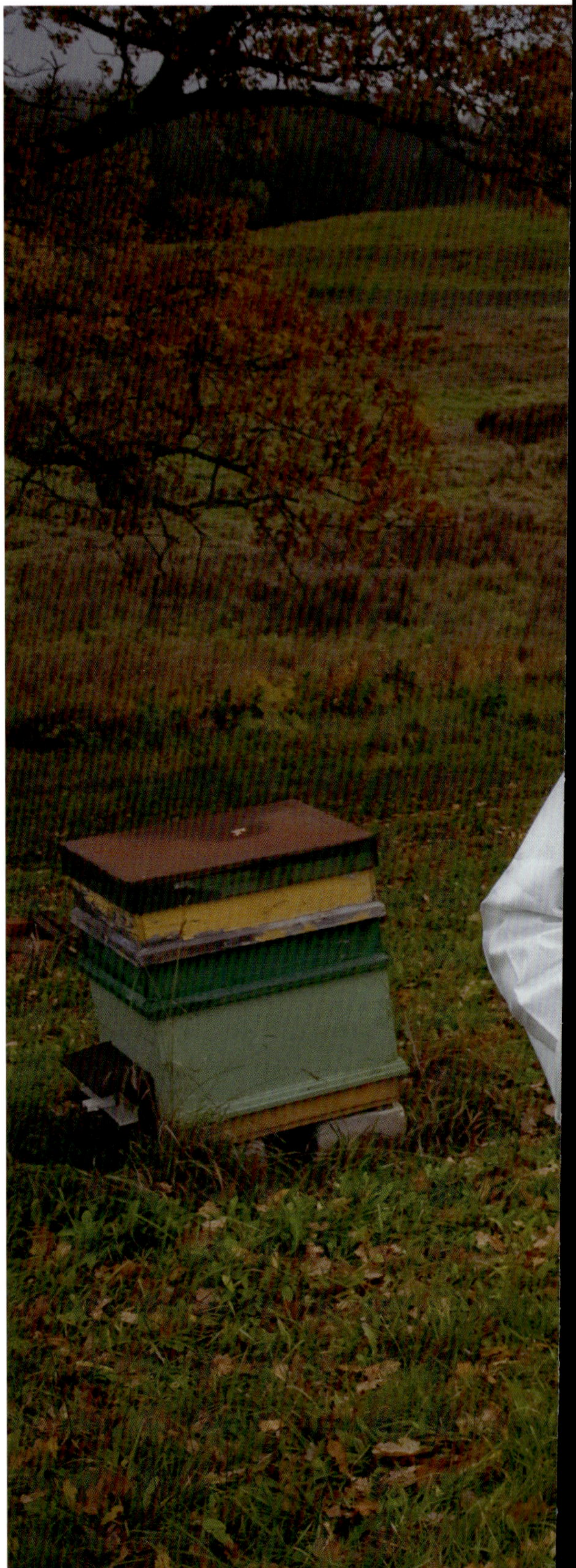

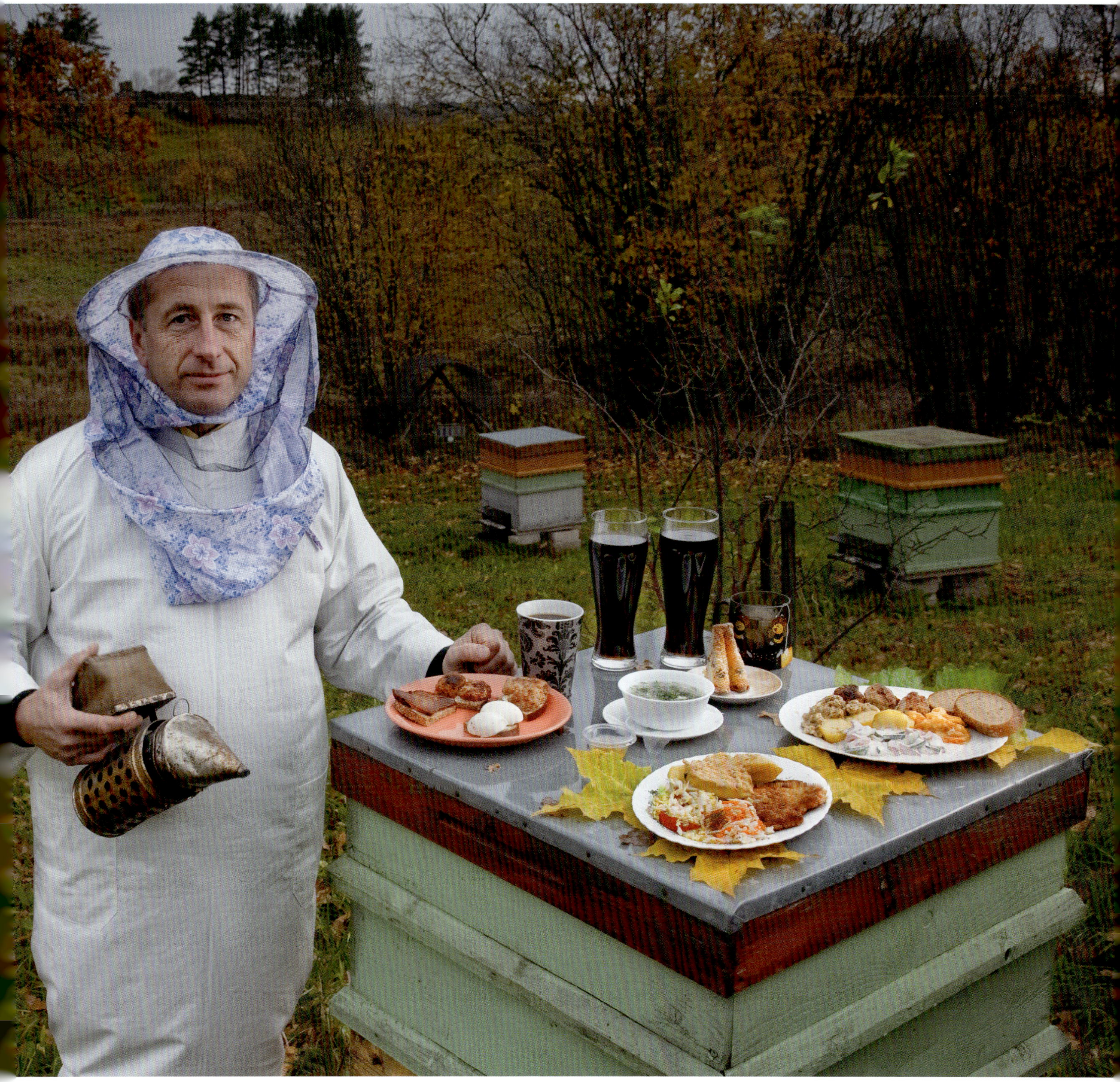

Der Imker und Förster Aivars Radzinš in seinem Garten mit einer typischen Tagesration an Lebensmitteln. Seine Frau ist Ärztin, da beider Gehalt sehr klein ist, haben sie mit geerbten Bienenvölkern eine Imkerei aufgebaut, um ihr Einkommen aufzubessern. Aivars posiert mit Imkerhut und -pfeife. Doch er besitzt auch eine traditionelle Tracht aus dem 19. Jahrhundert (links), die er anzieht, wenn er auf Märkten seinen Honig verkauft. 2008 gewann er damit den ersten Preis beim Trachtenwettbewerb anlässlich des lettischen Volkstanz- und -gesangsfestes. Das an kulturellen Schätzen reiche Lettland gehört zu den ärmsten und am dünnsten besiedelten Ländern der EU; seit der Unabhängigkeit von der Sowjetunion 1991 ist die Einwohnerzahl gesunken

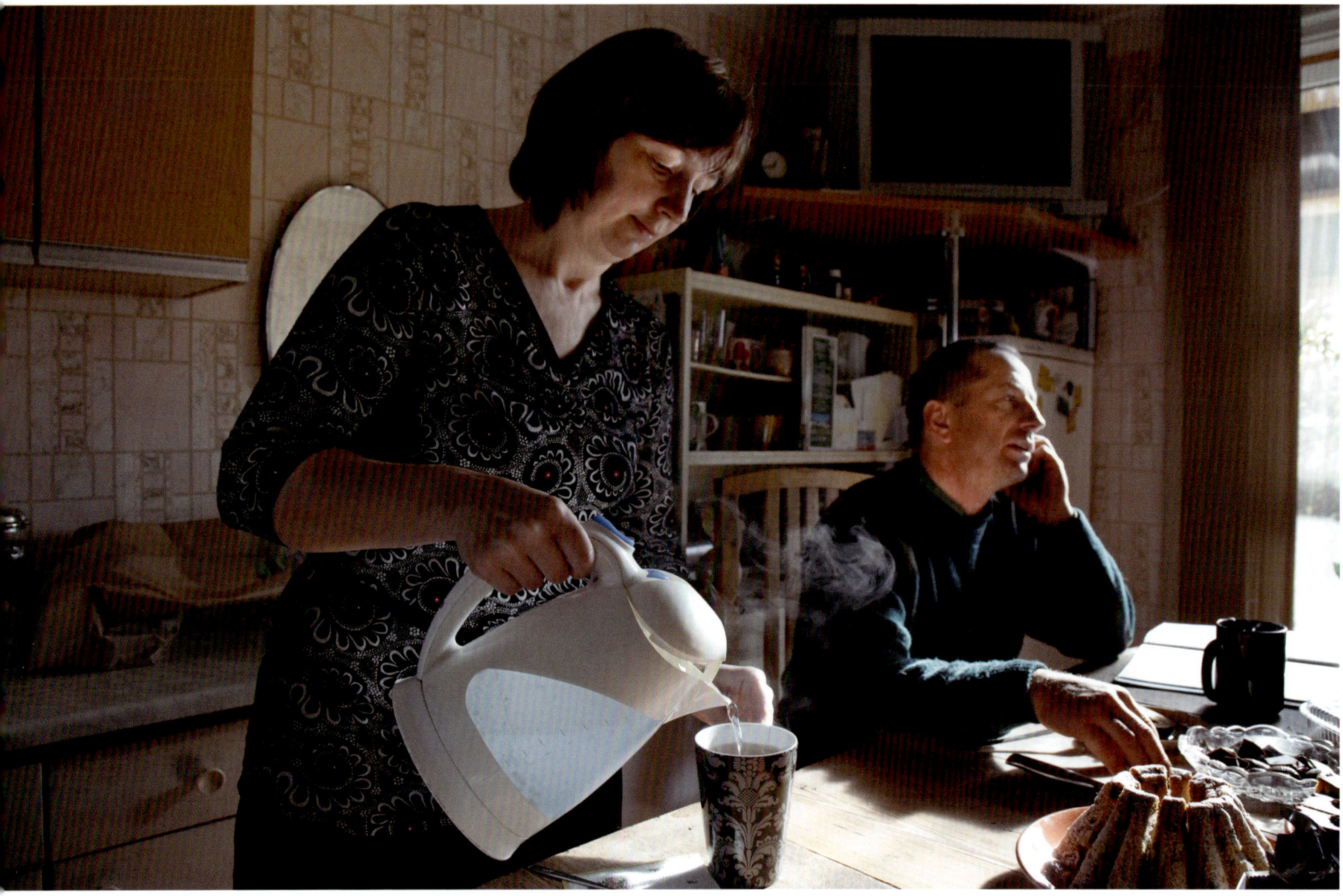

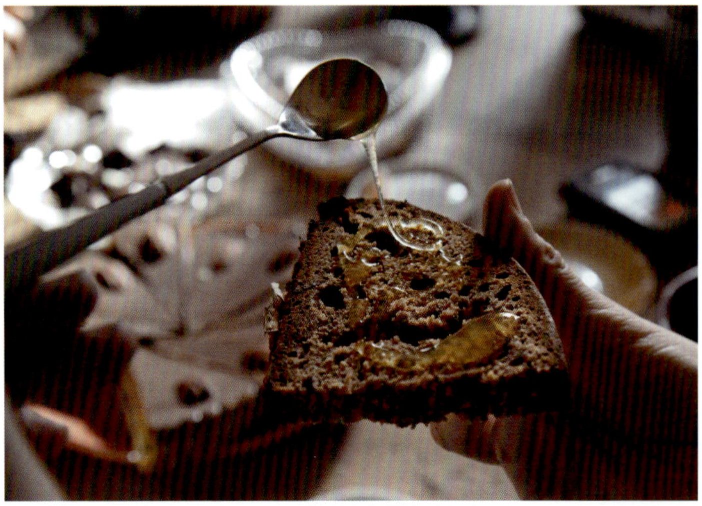

In ihrer gemütlichen Küche mit Blick auf Obstbäume und Saunahütte bereitet Ilona Tee für die Besucher zu und gibt ihnen vom Honig der eigenen Bienen zu kosten, den sie auf eine Scheibe Sauerteigschwarzbrot träufelt (unten). Das auf einer Unterlage aus frischen Ahornblättern gebackene Brot hat Aivars gegen Honig getauscht. Am Sonntag geht die Familie im nahegelegenen Restaurant essen (oben rechts). Man trinkt Kwass, das traditionelle leichte Brotbier, gesüßt mit Zucker oder Obst

backen, die sich mit der Kruste verbunden haben. »Eigentlich sollte es noch ein paar Tage reifen«, sagt Aivars, und setzt dennoch das Messer an, damit wir das Brot probieren können. Leicht beunruhigt schaut Ilona der Säbelarbeit zu, sagt aber nichts. »Ich brauche ein anderes Messer«, sagt er schließlich – und ist mit dem neuen Instrument erfolgreich. Die Ahornblätter sind knusprig und dunkel, das Brot ist würzig mit einem köstlichen, an den Wald erinnernden Geschmack. Und es passt hervorragend zum Radzinš'schen Bienenhonig.

Aivars und Ilona haben bewusst das Beste aus ihrem Landleben gemacht: Sie tauschen Waren und Dienstleistungen, sammeln mit ihren drei Töchtern die Früchte von Feld und Wald und kommen so mit ihren bescheidenen Gehältern über die Runden. Eine lettische Landärztin verdient kaum mehr als die Leute, die sie behandelt. »Wir leben hier, weil wir hier leben wollen«, sagt Ilona. »Uns war von Anfang an klar, dass man hier draußen auf dem Land nicht viel verdienen kann.«

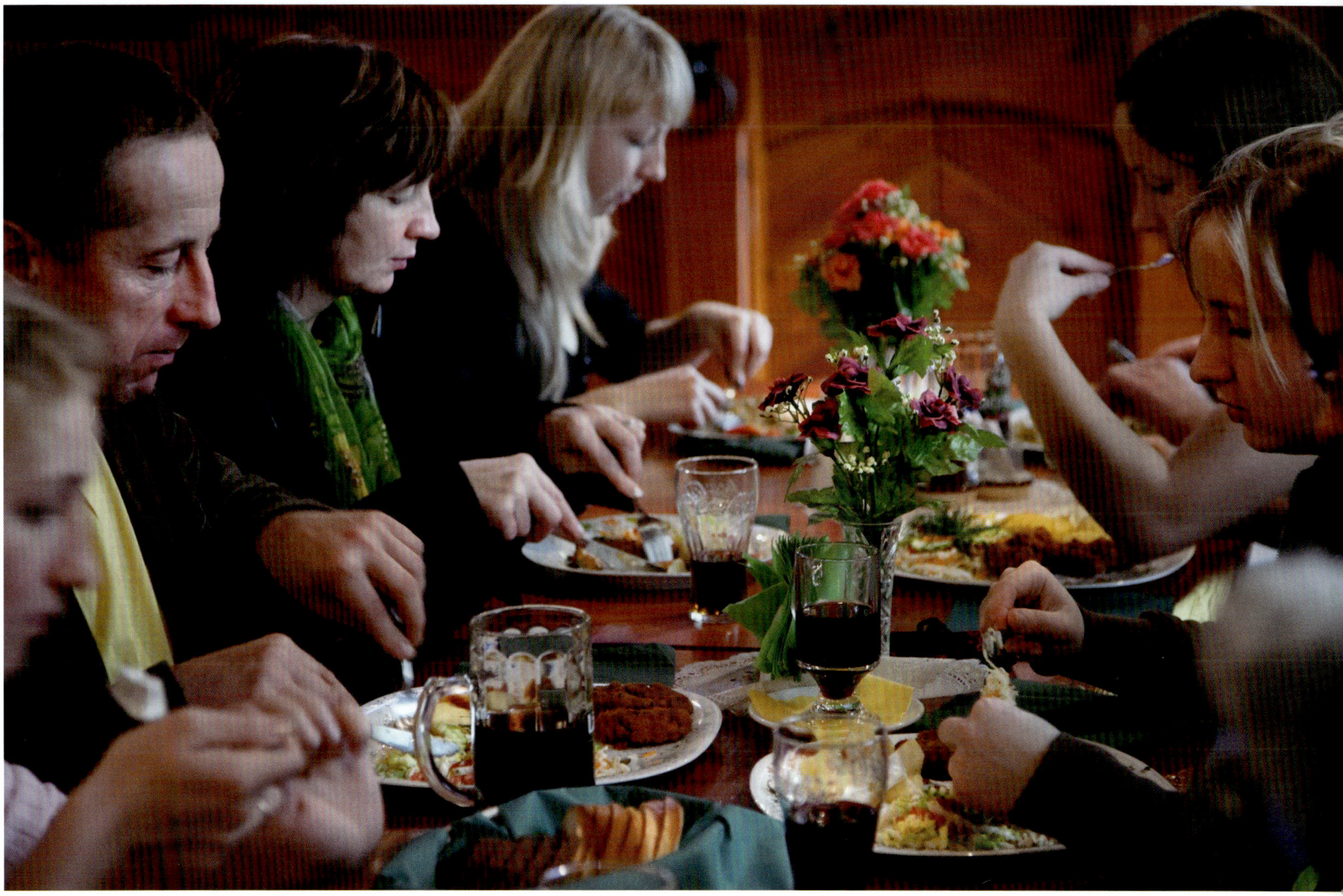

Ihre Imkerei haben sie Jahr für Jahr ausgebaut, mit eigener Arbeit und gebrauchten Gerätschaften und Materialien. »Hätten wir den Spültisch neu gekauft«, sagt Aivars und zeigt auf ein Teil in der Imkerhütte, »dann müssten wir unseren Honig teurer verkaufen.«

Kartoffeln und Möhren bekommen sie von Aivars' Mutter, die Milch aus der Dorfmolkerei. Kisten voller Äpfel und Barren von gelbem Bienenwachs sind im Hausflur gestapelt. »Hier draußen«, sagt Ilona, »gibt es viele Naturprodukte: bei uns Honig und Brot; ein paar Kilometer weiter verkaufen die Leute Fleisch: Rind und Lamm, frisch oder geräuchert.«

Die Radzinš' schätzen die Aromen, die das kühle Klima an der Ostsee hervorbringt: Sauerteigbrot aus vollem Roggenkorn, Sauerrahm-Saucen, eingelegtes Gemüse, selbstgemachte Wurst, Kohl und Wurzelgemüse. Und Dill. Ihr Lieblingsgetränk ist Kwass, das aus Roggenbrot gebraut wird. Wegen der kurzen Vegetationszeit spielen Gepökeltes, Eingelegtes, Geräuchertes und Gedörrtes eine große Rolle in der Ernährung.

Das Klima beschert auch den Bienen einen langen Winterschlaf. Deswegen produzieren sie in der kurzen warmen Jahreszeit entsprechend weniger Honig. Aber dafür von bester Qualität, von der die vielen Preise zeugen, die Aivars für seine Erzeugnisse bekommen hat. »Anderswo müssen die Bienen das ganze Jahr herumfliegen und Honig machen. Bei uns arbeiten sie nur vier Monate, die übrigen acht machen sie es sich zu Hause gemütlich«, sagt Aivars und lacht. Mischt er den Honig aus verschiedenen Standorten? »Wir füllen ihn getrennt ab, so können wir zu jeder Sorte eine Geschichte erzählen.«

Ärztin und Imker experimentieren mit Naturheilmitteln, die sie aus Honig, Wildkräutern und Wurzeln herstellen. Ein starker Honig aus Steckrübenblüten sei eher Medizin als Lebensmittel, sagt Ilona, »für die Manneskraft«, und lacht. Sie verkaufen auch andere Imkerprodukte wie Pollen, Propolis und Gelée Royale – und benutzen sie auch selbst.

Die Sauna haben Aivars und Ilona natürlich auch selbst gebaut. Wie bei der Imkerei hat sich Aivars erst einmal gründlich in die Theorie der Saunakonstruktion vertieft, ehe es ans Planen und schließlich ans Bauen ging.

Das Ergebnis spricht für sich: ein schmuckes Häuschen mit Terrasse, beheizt durch einen gemauerten Ofen. Und davor ein Teich zum Abkühlen. »Nach einem Arbeitstag mit den Bienen oder im Wald gibt es keine schönere Art der Entspannung und Regeneration als einen Saunagang«, sagen beide unisono.

»Bei uns arbeiten die Bienen nur vier Monate. Die übrigen acht machen sie es sich zu Hause gemütlich«

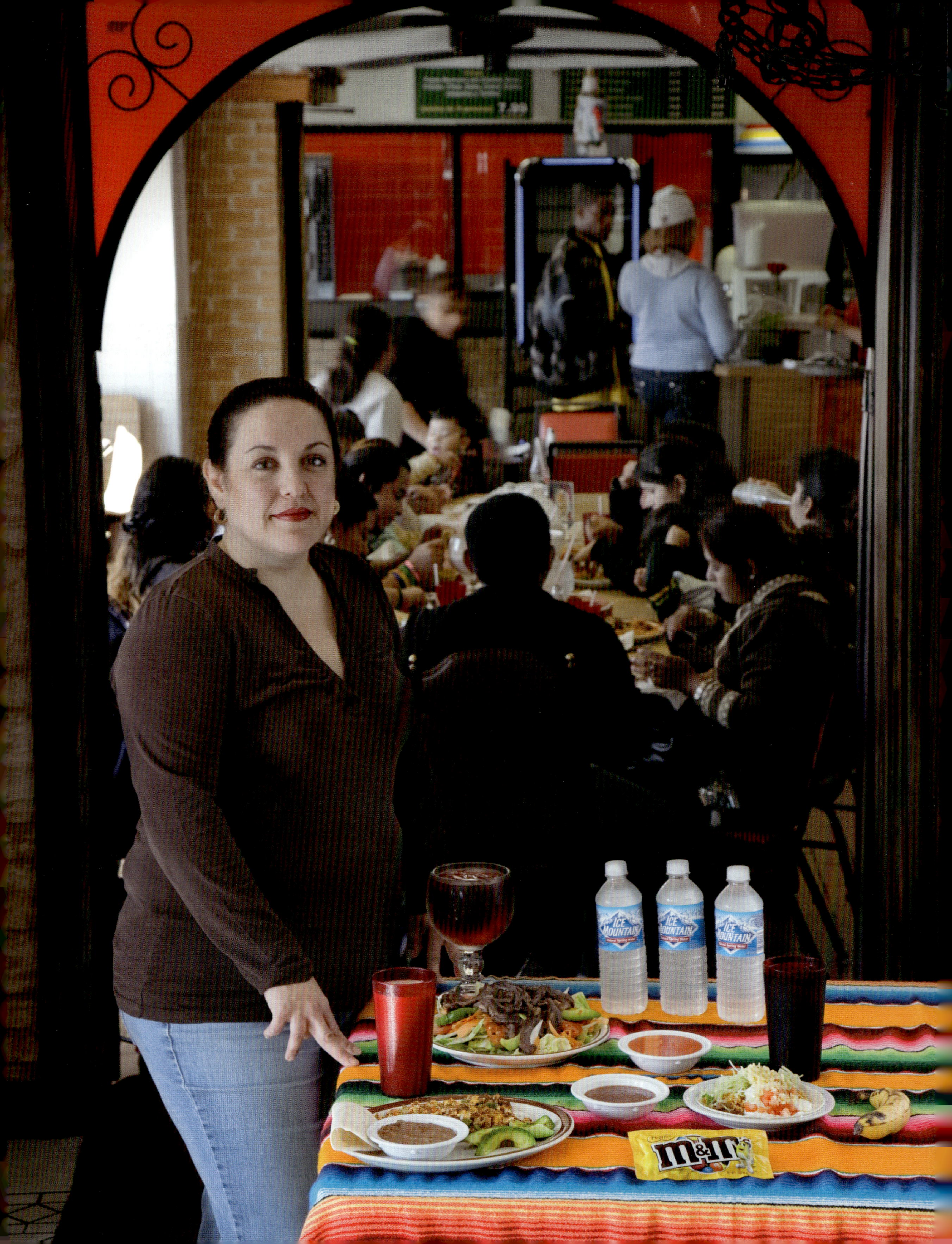
7.99
ICE MOUNTAIN
ICE MOUNTAIN
ICE MOUNTAIN
m&m's

3200

USA

Lourdes Alvarez
Die Gastwirtin

EINE TAGESRATION

IM SEPTEMBER

FRÜHSTÜCK Rühreier mit Chorizo, Tomaten und Jalapeño-Pfefferschoten, 145 g · Weizentortilla, 34 g · hausgemachte gebratene Wachtelbohnen, 137 g · Avocado, 118 g · Salsa, 73 g · Kaffee mit Milch mit 2 % Fett, 475 ml, und Zucker, 1 EL

MITTAGESSEN Salat mit Steak: Eisbergsalat, 230 g, Rindersteak, 143 g, Avocado, 42 g, Tomaten, 42 g, Möhre, 31 g, grüne Paprikaschote, 25 g, und Zwiebeln, 11 g, mit French Dressing, 134 g · Hibiskusgetränk, aus Pulver und Wasser gemixt, 0,5 l

ABENDESSEN Vegetarischer, weicher Taco: Weizentortilla, 42 g, Avocado, 118 g, hausgemachte gebratene Wachtelbohnen, 56 g, mexikanischer Reis, 45 g, Sauerrahm, 39 g, Eisbergsalat, 31 g, Tomate, 17 g, Käse, 14 g

SNACKS UND SONSTIGES Erdnussriegel, 48 g · Banane, 130 g · zuckerfreie Cola, 0,5 l · Wasser aus der Flasche, 0,75 l · Nahrungsergänzung und Medikamente (nicht im Bild): B_6, Chrom, Metformin

KALORIEN 3200

Alter: 39 · Größe: 159 cm · Gewicht: 86 kg

CHICAGO, ILLINOIS · »Ich mache meine Tres Leches, Schoko-Tres-Leches und Flan«, sagt Lourdes Alvarez aus Chicago und meint ihre berühmten Milchkuchen und die Crème Caramel. »Manche Gäste kommen nur deretwegen.« Lourdes betreibt mit ihrem Mann Oscar das mexikanische Restaurant »El Coyote« im Städtchen Alsip, südlich von Chicago. Zur Mittagszeit sind die Tische in ihrem Lokal, das sie von der Kette Taco Bell übernommen haben, schnell besetzt von Latinos und anderen Leuten aus dem Quartier. Die Leute kommen wegen der Mehlspeisen, doch auch wegen der frischen Salsa-Bar, preiswerten Tacos und Maiskolben, überzogen mit Mayonnaise, Limettensaft, Käse und Chilipulver. Auch das Chipotle-Huhn und die Chipotle-Tacos sind Renner.

Die Nachspeisen aber sind ihre größte Spezialität. Und seit sie einen Kurs in Tortendekoration belegt hat, steht auf der Rückseite ihrer Visitenkarte: »Die Kuchen-Lady«. Sie baut vielstöckige weiße und bunte Hochzeitstorten und stellt spezielles Konfekt für »Quinceaneras« her, das Fest zum 15. Geburtstag von Mädchen aus Lateinamerika.

Lourdes, deren Eltern ein Gasthaus betreiben, wuchs ins Geschäft hinein. Heute verteilt sie ihre Arbeitszeit auf »El Coyote« und das Lokal »Los Dos Laredos«, das ihrem Vater gehört. Gegründet hatte er es 1966 im Little Village von Chicago. Seit den Anfängen als Imbissbude wuchs es im Lauf der Jahre mit der mexikanischen Gemeinde im Viertel mit. Schon als Teenager kochte und bediente Lourdes.

Die Gastwirtin isst meistens bei der Arbeit. »Zu Hause habe ich nur einen Notvorrat, Säfte, ein paar Eier und etwas Obst für einen Milchshake am Morgen.« Den bekommt ihre zehnjährige Tochter Alejandra zum Frühstück. Nach der Schule kommt sie ins »El Coyote«. Abends nimmt Oscar sie meistens mit zu seiner Mutter, denn Lourdes kann selten vor acht oder neun Uhr abends Schluss machen.

Seit der Geburt ihrer Tochter leidet Lourdes am polyzystischen Ovarialsyndrom. Ihr Arzt behandelt das chronische Leiden mit Diabetes-Medikamenten – Lourdes ist keine Diabetikerin, aber insulinresistent. Gewichtszunahme gehört zu den Symptomen. »Vor der Diagnose sagten die Ärzte, ich äße einfach zu viel. Also aß ich weniger, machte Sport, und nahm trotzdem nicht ab.« Seit sie das Medikament nimmt, hat sie etwas abgenommen, doch der Arzt drängt sie zu einer strengeren Diät.

Süßigkeiten sind eine stete Gefahr für ihre Diät. »Bonbons? Klar mag ich Bonbons. Schokolade? Da werde ich schwach. Mein Mann sagt, was macht denn die ganze Schokolade hier? Ich bewahre sie im Schrank auf. Ich nehme davon nur drei oder vier Stückchen. Und dann noch mal drei oder vier, nur um die kleine Gier zu befriedigen. Und dann die Donuts. Meine Tochter sagt: Mama, wir haben lange keine Donuts gehabt. Und ich sage: Das lassen wir, sie gehen uns direkt auf die Hüften! Schlimm ist, dass man sie nicht einzeln kaufen kann. Oder Papa sagt: Mija, nimm vom mexikanischen Brot. Es ist riesig. Also nehme ich lieber ein kleines Donut. Ich sage mir, es ist kleiner, doch im Grunde ahne ich, dass es wahrscheinlich genauso viele Kalorien hat.«

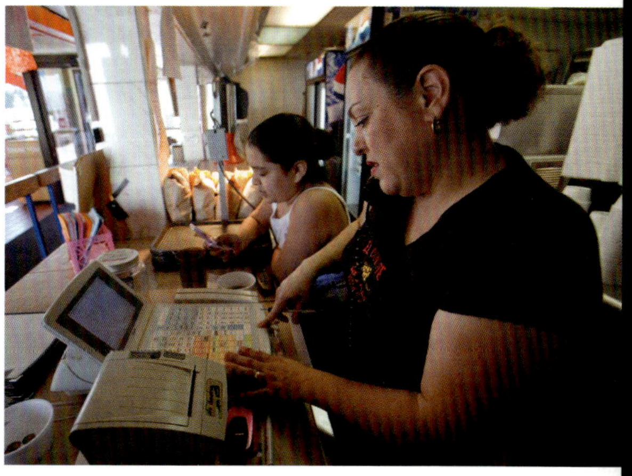

Die Gastwirtin und Köchin Lourdes Alvarez im mexikanischen Restaurant »Los Dos Laredos«, das Ihren Eltern gehört, mit einer typischen Tagesration an Lebensmitteln (links). Sie wuchs in der Wohnung über dem Lokal auf und arbeitet dort noch an zwei Tagen in der Woche. Die übrige Zeit ist sie in ihrem eigenen Lokal »El Coyote« in Alsip bei Chicago. Am Telefon nimmt Lourdes eine Bestellung auf (rechts)

3200

ÄGYPTEN

Saleh Abdul Fadlallah
Der Kamelhändler

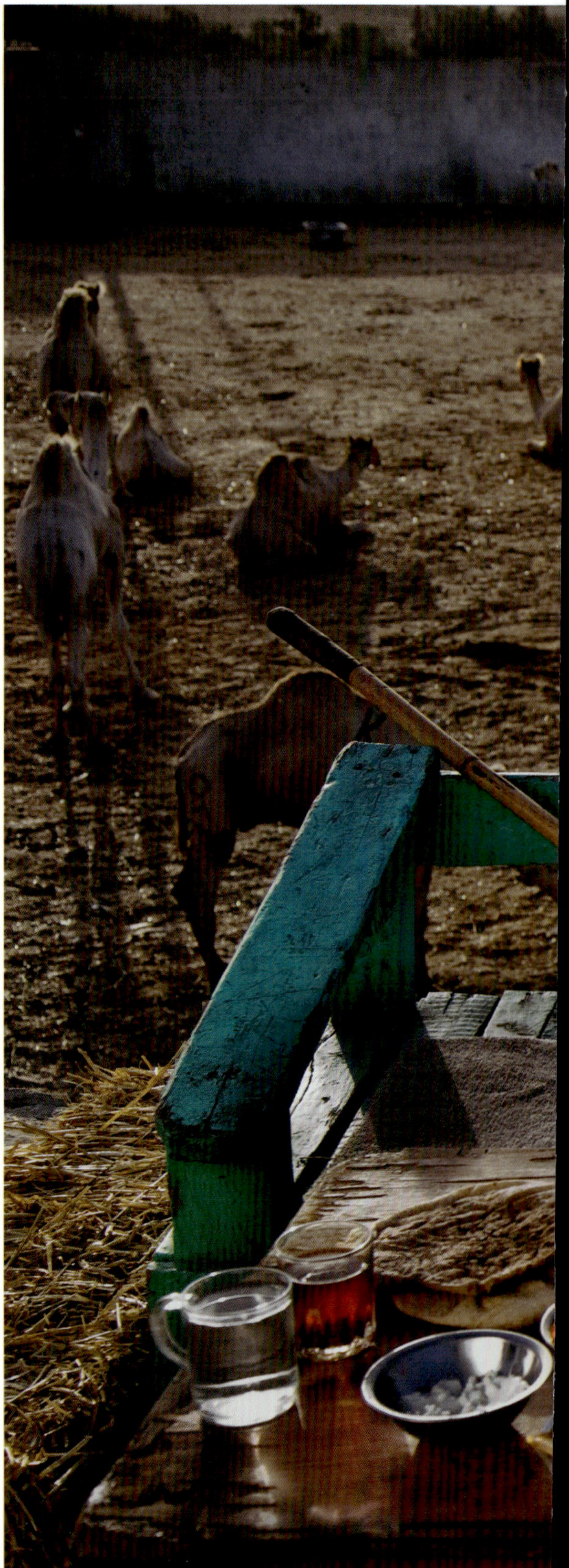

EINE TAGESRATION

IM APRIL

FRÜHSTÜCK Eier (2), 106 g, gebraten mit Butter, 1 EL, serviert mit dicken Bohnen in Knoblauch, Zitronensaft, Kreuzkümmel und Öl (nicht im Bild), 145 g, und Fladenbrot, 240 g · Bratkartoffeln, 36 g · Tomaten, 170 g, mit Salz, 0,5 TL · Fetakäse, 104 g · Schwarztee, 115 ml, mit Zucker, 1 EL · gekochtes Wasser, 200 ml

MITTAGESSEN Ziegenfleischbrühe mit Knochen, 190 g · Kartoffel-Tomateneintopf mit Zwiebeln, Knoblauch, Kreuzkümmel, Baharat (ägyptische Gewürzmischung) und Öl, 190 g · Judenmalvensuppe mit Hühnerbrühe, Butter, Knoblauch und Koriander, 125 g · weißer Reis, 210 g · Schwarztee, 115 ml, mit Zucker, 1 EL

ABENDESSEN Fladenbrot, 240 g · Fetakäse, 65 g · weißer Reis, 175 g · Bratkartoffeln, 40 g · Schwarztee, 120 ml, mit Zucker, 1 EL · gekochtes Wasser, 200 ml

IM LAUFE DES TAGES Schwarztee (6), 0,6 l, mit Zucker, 70 g · Zigaretten, eine Packung (20 Stück)

KALORIEN* 3200

Alter: 40 · Größe: 173 cm · Gewicht: 75 kg

* Die Schale unten rechts (weiteres Ziegenfleisch mit Brühe) steht stellvertretend für die fehlenden Bohnen und ist nicht in der Kalorienrechnung enthalten.

BIRKASH BEI KAIRO · Ägyptens größter Kamelmarkt wurde bis 1995 in Imbaba am Stadtrand von Kairo abgehalten, dann wurde er weit ins westliche Umland verlegt, um Platz für die wachsende Stadt zu schaffen. Nun fahren Saleh Abdul Fadlallah und die übrigen Kamelmakler aus Kairo und Giseh mit Sammeltaxis ins 35 Kilometer entfernte Birkash – eine chaotische, laute Fahrt. Verkehrsregeln scheinen unbekannt zu sein, die Sammeltaxis halten auf Verlangen überall und ohne Vorwarnung, und ständig wütend gehupt wird.

Für die Kamele ist die Reise zum Markt noch weit anstrengender: Manche werden über Tausende Kilometer hierhergetrieben oder zusammengepfercht auf Schiffen aus Somalia, dem Sudan, Äthiopien und aus ganz Ägypten herangeschafft. Viele wurden unterwegs auf anderen Märkten angeboten und nicht verkauft. In Birkash kommen sie auf offenen Lastwagen zusammengepackt wie Ölsardinen an, um als Lasttiere oder Schlachtvieh verkauft zu werden.

Ein Vorderbein hochgebunden, um sie am Laufen zu hindern, trampeln zehn unbeaufsichtigte Kamele Staub und Sand in der Mitte der Hauptstraße auf, die durch den Markt von Birkash führt. Ihr Wächter kommt aus seiner Schlafkoje hervor und prügelt sie schreiend zurück in den Pferch seines Chefs. Brüllend und spuckend humpeln die Kamele durch das Gatter zu den übrigen 50 Tieren, die bereits den Spießrutenlauf hinter sich haben.

Manche der Männer, die auf dem Markt arbeiten, wohnen hier, andere pendeln. Saleh fährt in der Regel nach Hause, doch er nimmt die meisten Mahlzeiten hier ein, und das heißt fast immer an sieben Tagen der Woche. Die Großmakler haben Büros und eigene Pferche und beauftragen andere mit der Abwicklung der An- und Verkäufe von Tausenden von Tieren, die täglich den Markt durchlaufen.

Noch vor Tagesanbruch gibt es im hauptsächlich von Händlern und Tiertreibern besuchten Marktrestaurant Frühstück: Ful Medames, Püree von dicken Bohnen mit Öl und Knoblauch, Eier, frisches Fladenbrot und Tee. Ein knallrotes Schild wirbt für Coca-Cola. Die Werbung kommt offenbar an, denn zur Förderung des Geschäfts geben die Makler gern einen Drink aus. Die Spezialitäten des Hauses – Fleisch aller Art – werden erst später serviert, der Wirt, gelernter Metzger, ist noch in der Küche mit der Zubereitung beschäftigt. Er wird nur wütend, wenn die Kamele zu dicht an sein Lokal kommen und anfangen, die Tische abzulecken.

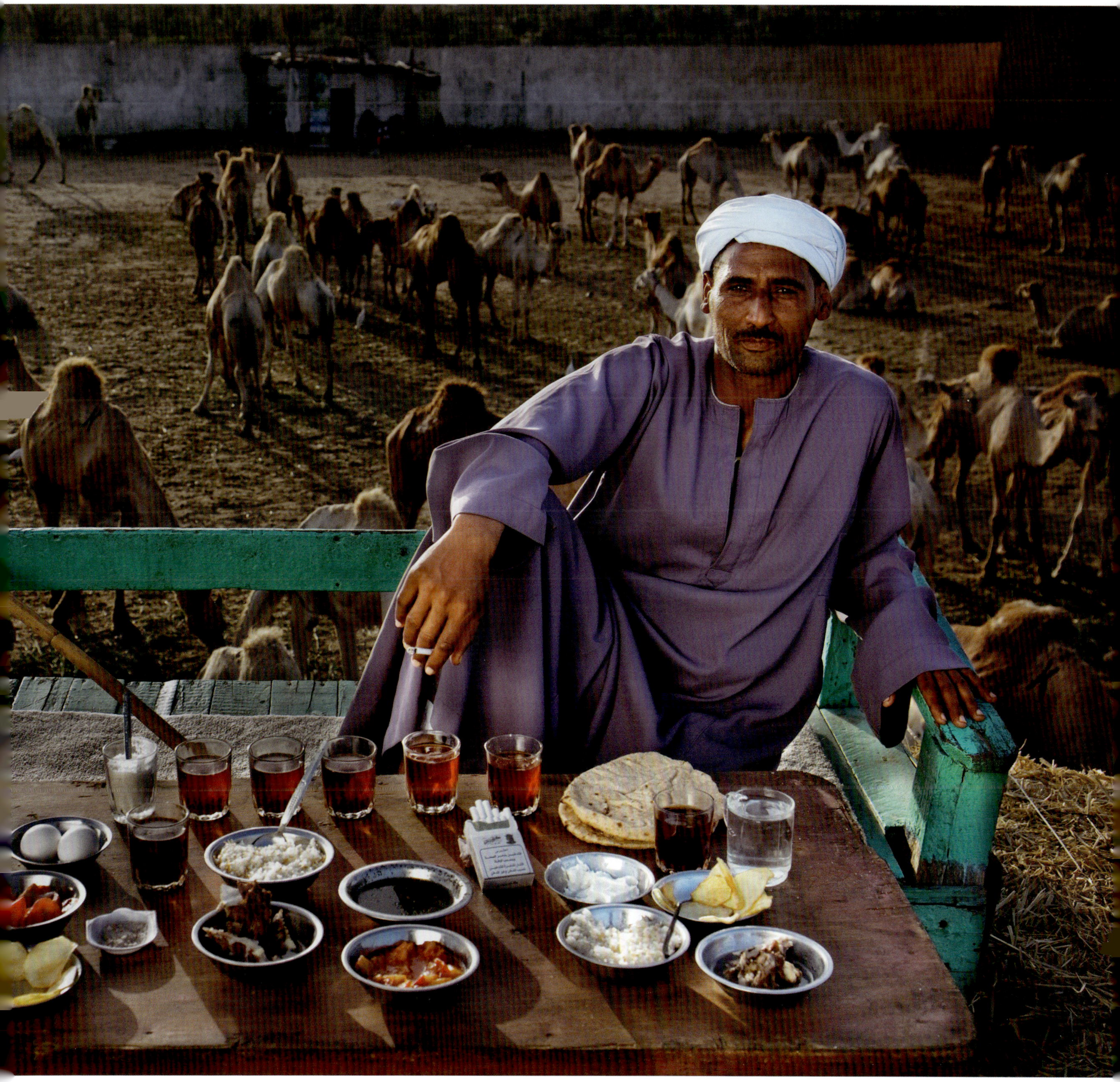

Saleh Abdul Fadlallah vor einem Pferch am Kairoer Kamelmarkt Birkash mit seiner typischen Tagesration an Lebensmitteln. Die Höcker der Tiere sind keine Wasserspeicher, sondern bestehen aus Fettgewebe, das als Energiereserve dient – die afrikanischen Dromedare haben einen, die asiatischen Trampeltiere zwei Höcker. Kamele sind optimal an das Leben in der Wüste angepasst: Mit ihren langen Beinen und den großflächigen Schwielensohlen können sie sich spielend im Sand fortbewegen; dank verschließbarer Nüstern, dicker Augenlider und des dichten Fells sind sie gut vor Hitze und Sandstürmen geschützt. Dies und die Tatsache, dass sie Stachelpflanzen verdauen und so deren Wasser nutzen können, ermöglichen ihnen das Überleben unter Extrembedingungen

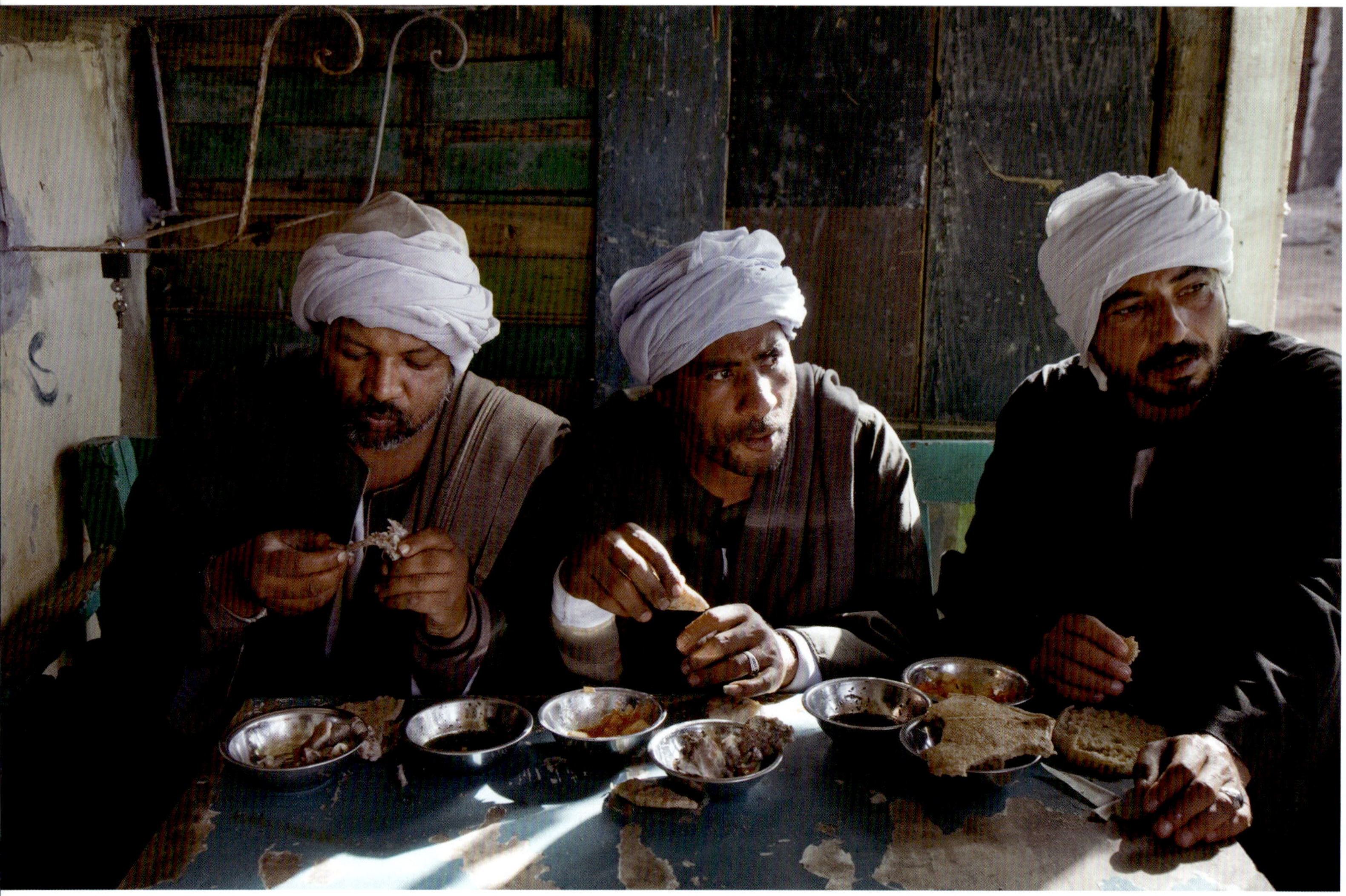

Männer mit Turbanen und Djellabas kratzen sich an Bart und Bauch und decken ihre Tassen voll süßem Tee ab, damit kein Sand hineingerät, während sie auf den Beginn des Handels warten. Sie kommen aus noch mehr Ländern als die Kamele, auch Saudis und Jordanier sind hier, die meisten von ihnen Mittelsmänner.

Zwei Laster mit Kamelen aus Somalia rollen heran. Den Tieren sieht man die Strapazen der langen Schiffsreise durchs Rote Meer an. Immer mehr Makler und Helfer kommen an, manche von ihnen gehen erst einmal zum Morgengebet in die Moschee am Markt.

Saleh, der das Kamelmakeln von seinem Vater gelernt hat, erzählt, dass der viel gewiefter war. Freilich ist das eine Erinnerung aus seiner Kindheit, denn er war zwölf Jahre alt, als sein Vater mit 42 starb. Als ältester Sohn stieg Saleh zum Versorger auf und arbeitete auf dem Kamelmarkt – erst als Gehilfe, später als Schlachter und Makler. Er hat nie eine Schule besucht und ist doch ein mit allen Wassern gewaschener Makler geworden, der sich durchsetzen kann. Heute arbeitet sein Sohn mit ihm, doch er geht auch zur Schule, »um Wirtschaft zu studieren«, wie Saleh stolz sagt.

Sechs Männer bemühen sich ums Abladen der Tiere aus Somalia, doch es stellt sich heraus, dass eines der Tiere am Ausgang des Lasters tot ist und das zweite sich trotz einer Tracht Prügel nicht rühren mag. Schließlich kommt es, am Schwanz hochgezerrt, auf die wackeligen Beine und wankt mühsam von der Ladefläche. Auf den Weg in den Pferch lugen die Kamele über die Mauer ins Nachbargefängnis.

Inzwischen ist die Straße voller Kamele; die mit Glocken behängten Leittiere führen ihre glücklosen Artgenossen an, als der Handel beginnt. Drei Kamele aus dem Sudan gehen für 12 000 Ägyptische Pfund (1610 Euro) weg, der nächste Zuschlag folgt: zwei Tiere für 9000 Pfund (1210 Euro). Ein drittes Geschäft scheitert, weil der Verkäufer nicht bei 5000 Pfund für ein einziges Tier abschließen mag. Ein vierschrötiger Käufer bekommt von einem Makler einen abschlussfördernden Tee spendiert.

Saleh bringt dem Einkäufer eines Schlachthofs eine Orangenlimo. Ein Preis wird genannt, dem Käufer ist er zu hoch. Der Verkäufer wird laut. Saleh legt beiden eine Hand auf die Brust und preist mit sanfter leiser Stimme die ausgemergelten Tiere an.

Man wird laut, das gehört zum Ritual.»Ich schließe mit deinem Sohn ab, aber nicht mit dir!«, schreit ein Käufer, der an seinem Preislimit angelangt ist. Der Preis ist zu hoch, das Geschäft platzt. »Es ist Glückssache«, sagt Saleh, »einmal verlierst du, einmal gewinnst du.«

Der Interessent jammert: «Auch wenn ich es für 30 Pfund pro Kilo verkaufe, zahle ich drauf!« Und der hartnäckige Sohn des Verkäufers sagt: »Das sind unsere besten Tiere! 15 000 für eines.«

Die Diskussion wird hitzig, egal ob Käufer und Verkäufer 50 oder 1000 Pfund auseinander liegen. Dann schafft Saleh den Abschluss – eines von Tausenden Geschäften, die gleichzeitig hier verhandelt werden.

Ein Käufer wirft die Arme in die Luft: zu teuer! Der Verkäufer packt ihn an der Schulter, lockt mit einem günstigeren Preis. Sie fassen einander am Arm, das Geschäft ist perfekt.

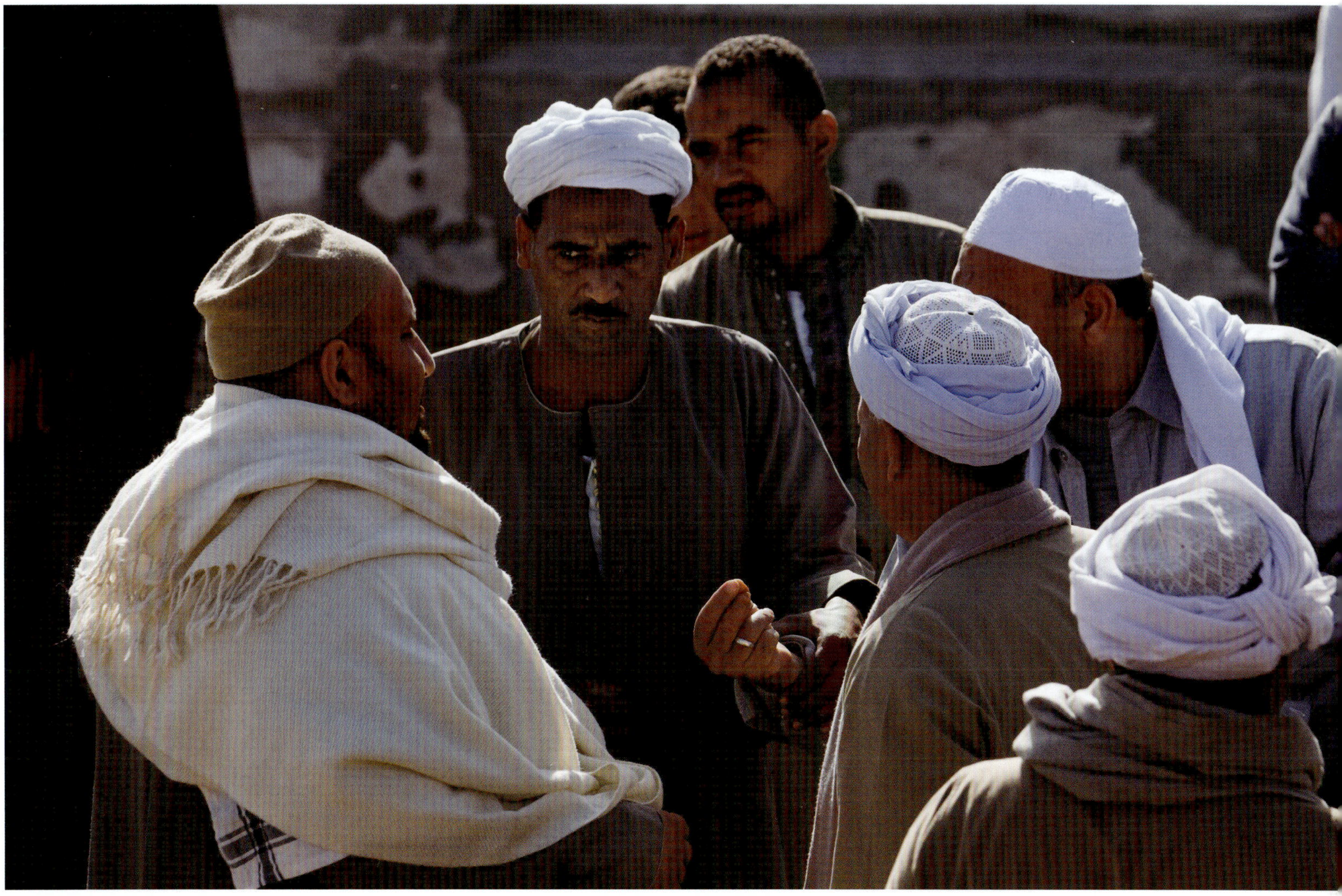

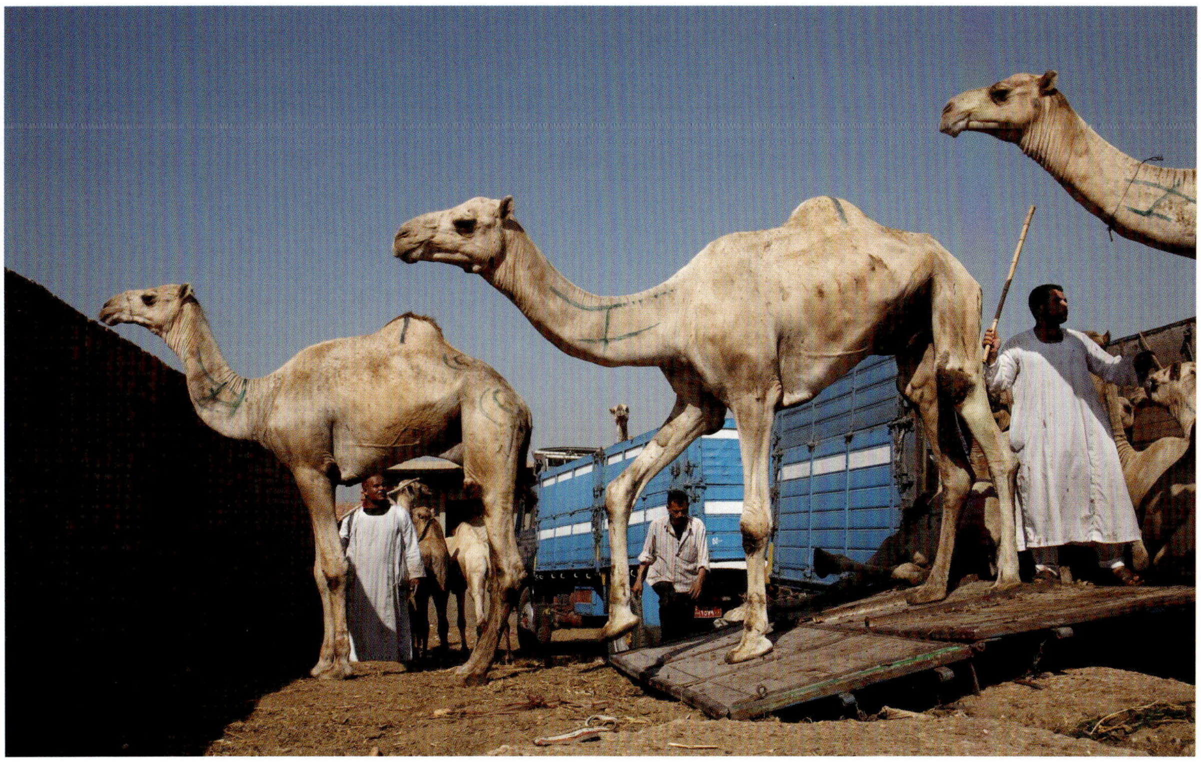

LKW-Fahrer genießen in einem Gasthaus am Kamelmarkt ein frühes Mittagsmahl aus Hammelfleisch mit Kartoffeln, Zwiebeln, Tomaten und Fladenbrot (oben links). Saleh packt einen Kamelanbieter am Handgelenk und setzt sein ganzes Geschick als Makler ein, um das Geschäft endlich zum Abschluss zu bringen (oben rechts). Kamele aus Somalia gehen unsicher von der Rampe des LKWs, der sie von einem Hafen am Roten Meer hierhergebracht hat

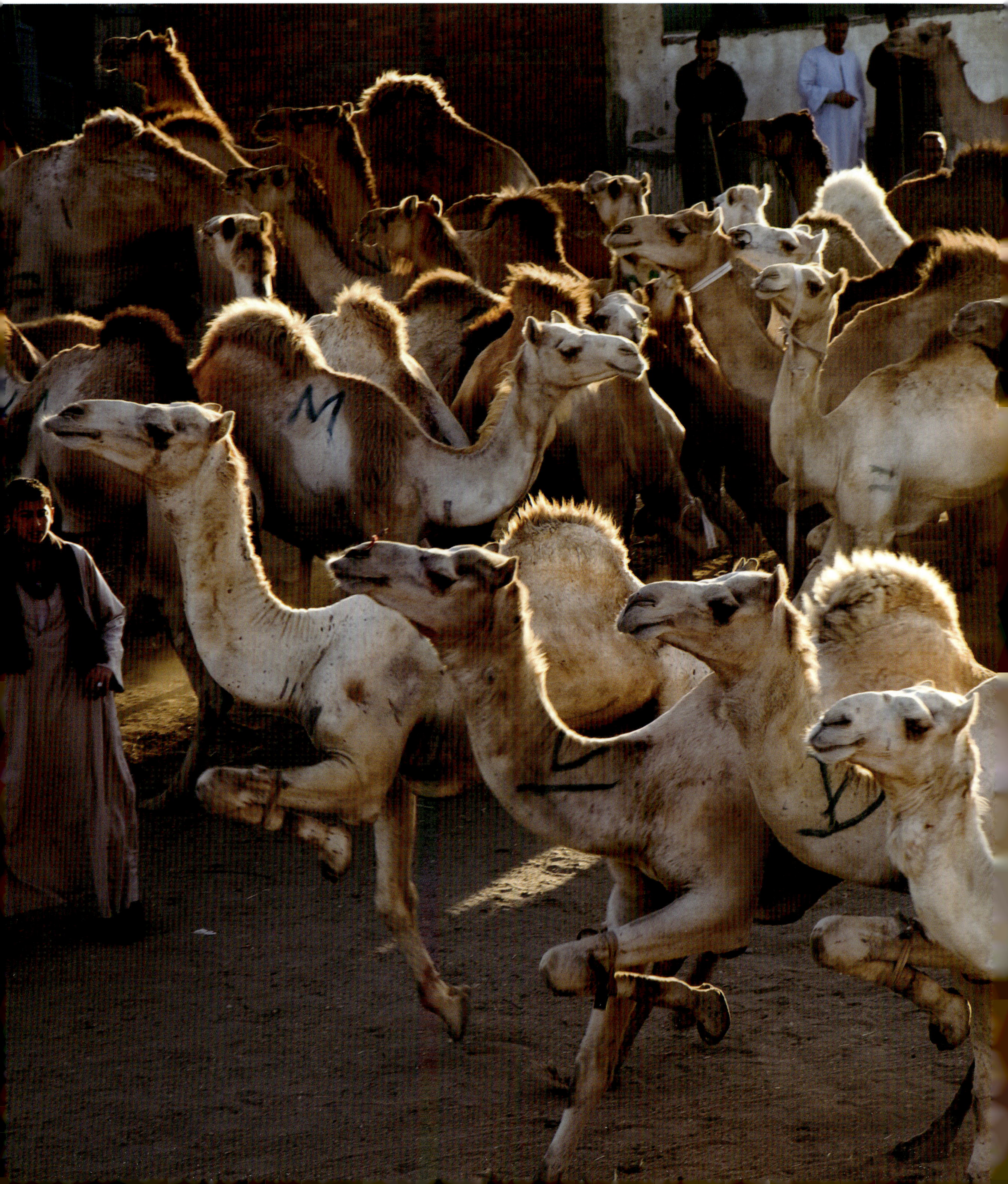

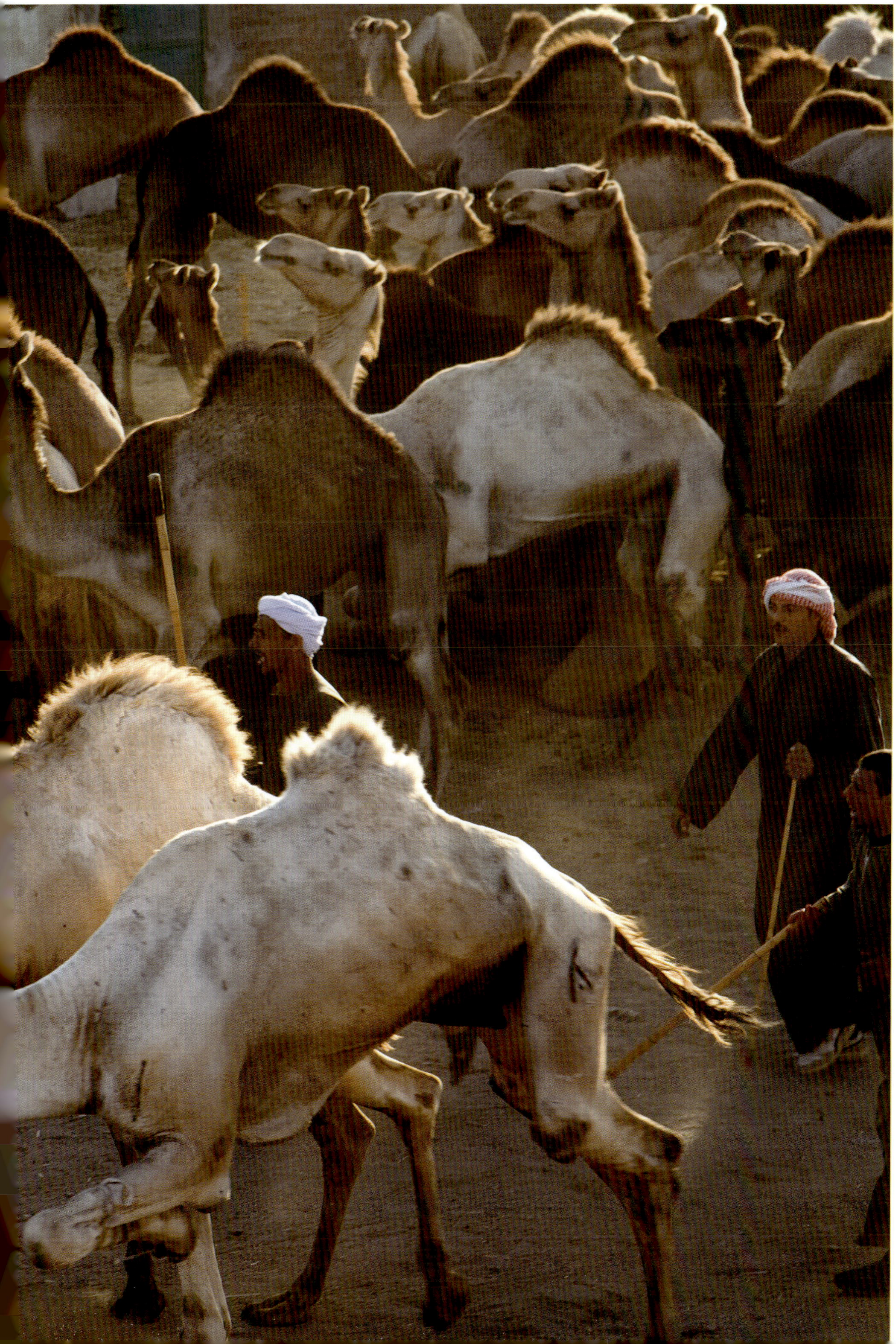

Die bereits vor mehr als 4000 Jahren im alten Ägypten domestizierten Kamele werden heute weniger als Lasttiere denn als Fleischlieferanten genutzt. Weil sie bis zu 60 Kilometer pro Stunde schnell spurten können, wird den Tieren auf dem Kamelmarkt in Birkash ein Vorderlauf hochgebunden, sodass sie nur noch auf drei Beinen humpeln können. Bei der Ankunft werden sie zur leichteren Identifizierung mit farbigen Zeichen markiert. Kamele wie Kameltreiber gelten als leicht reizbar, und die Treiber greifen oft und gern zum langen Stock, um den Tieren zu zeigen, wer das Sagen hat

3200

USA

Todd Kincer
Der Bergmann

EINE TAGESRATION

IM APRIL

FRÜHSTÜCK Frühstückskuchen mit Kirschen und Glasur (2), 125 g · Kaffee (auf dem Weg zur Arbeit), 360 ml · Kaffee (bei der Arbeit), 300 ml

MITTAGESSEN Sandwich mit Mortadella und Käse: Weißbrot, 60 g, Mortadella, 84 g, Schmelzkäse, 22 g · Cola light mit Kirschgeschmack, 360 ml · abgepackter Schokoladenkuchen, 40 g · Wasser aus der Flasche, 360 ml

ABENDESSEN Makkaroni mit Käse und Hackfleisch (mit Fix-Mischung aus der Tüte), 730 g, mit Barbecue-Sauce, 1 EL · Erbsen aus der Dose, 90 g · Brownies mit Walnüssen (2), 120 g

IM LAUFE DES TAGES Kaffee (auf dem Heimweg), 360 ml · Wasser mit Beerengeschmack, 0,6 l · Cola light mit Kirschgeschmack, 360 ml · Kautabak mit Wildbeerenaroma, 34 g

KALORIEN 3200

Alter: 34 · Größe: 180 cm · Gewicht: 84 kg

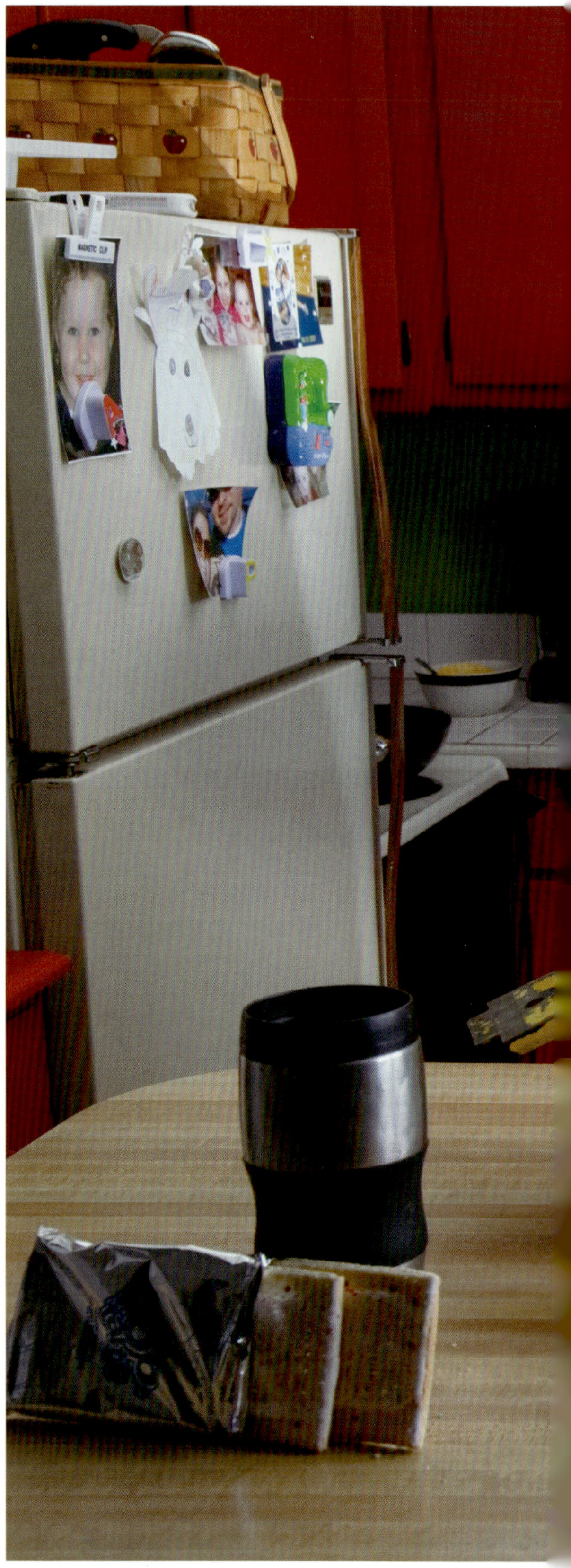

MAYKING, KENTUCKY · »Ich kaue bei der Arbeit Tabak«, sagt Todd Kincer, »damit mir der Mund nicht so austrocknet bei dem Kohlenstaub.« Der 34-Jährige gehört zu einem Zehn-Mann-Team in einem Bergwerk im Westen von Kentucky.

Den Abbau in der Grube der Sapphire Coal Company erledigt eine große Fräse an der Stirnseite eines waagerecht in den Berg getriebenen Stollens; die Kohle wird mit Elektrokarren zum Anfang des Förderbands transportiert, über das sie zur Weiterverarbeitung ins Freie läuft.

Bei diesem »room and pillar mining« werden im Kohleflöz Räume ausgefräst, wobei Pfeiler stehenbleiben, die mit bis zu zwei Meter langen Stahlbolzen stabilisiert werden.

Todds Zehnstundenschicht beginnt um sechs Uhr früh. Er frühstückt auf dem Weg zur Arbeit: »Schwarzer Kaffee und gefüllte Kuchen – am liebsten Kirsch –, sonst mit Zimt oder Blaubeeren«, sagt Todd, der nur zögernd über seine Essgewohnheiten spricht. Seine Frau Christy ist da ganz offen: »Ich plane seinen Speisezettel für die ganze Woche im Voraus«, erklärt sie. Eine Tatsache, die Todd bis jetzt anscheinend nicht bewusst war. »Tatsächlich?« fragt er. »Dann ist es wohl so.«

Nach einer schnellen Tasse Kaffee im Bergwerk besteigt Todd mit seinem Team den Wagen für die viertelstündige Fahrt zum Abbauort tief im Inneren des Berges der »Advantage One Mine« außerhalb von Whitesburg.

Betriebsbedingt muss Todds Mittagsmahl an Werktagen nebenbei zu essen sein. »Ich bringe mir ein Sandwich mit«, sagt er. »Wenn die Kohle gefräst wird, bist du immer in Bewegung, da kann ich nicht mit Löffel und Gabel essen. Ein Sandwich, eine Cola light – und zum Nachtisch einen Kuchen.«

Todd und Christy haben drei Kinder und sind beide voll berufstätig. Abends gibt es meist etwas aus Christys schneller Küche, heute Hackfleisch-Fix mit der doppelten Menge Nudeln, denn Pasta isst die ganze Familie am liebsten, dazu eine Dose Gemüse. Doch ein- oder zweimal die Woche reicht die Zeit für etwas Aufwendigeres wie Hackbraten mit Stampfkartoffeln und grünen Bohnen.

Zweimal die Woche essen sie in Familienrestaurants, und Sonntags mit den Mitgliedern der Kirchengemeinde im nahen Städtchen Seco, bei der Todds Vater Harold predigt.

Todds liebstes Abendessen? »Ein großes amerikanisches Frühstück«, antwortet er ohne zu überlegen. »Ab und zu lädt uns Dad dazu ein. Wenn meine Eltern abends frühstücken, rufen sie an, und wir fahren rüber. Und dann gibt es ein riesiges Bauernfrühstück mit Spiegeleiern, Würstchen, Schinken, gebratener Mortadella, Brötchen, Bratensauce – einfach alles!«

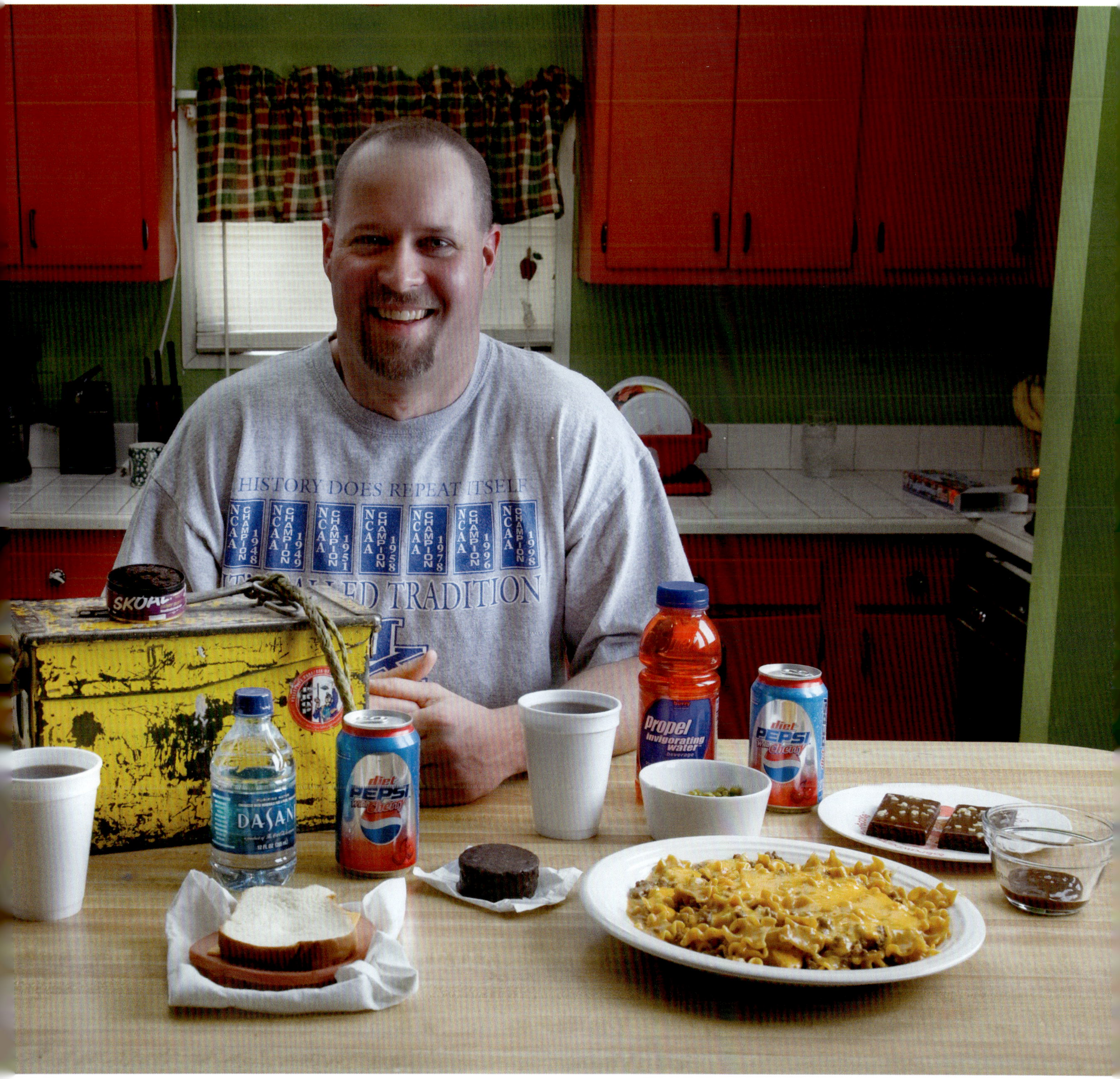

Der Bergmann Todd Kincer in seiner Küche mit einer typischen Tagesration an Lebensmitteln und der Lunchbox, die er mit zur Arbeit nimmt. Nachdem er geduscht und sich den Staub des Tages vom Körper geschrubbt hat, freut er sich auf eines seiner Lieblingsgerichte: mit Hackfleisch-Fix zubereitete Nudeln, und die als doppelte Portion. Todd hat studiert, doch wegen des recht guten Verdienstes fährt er in die Grube. Seine Schicht unter Tage dauert zehn Stunden, in denen er mit seinem Elektrokarren die Kohle vom infernalisch lauten und staubigen Abbauort zum Anfang eines Förderbandes transportiert. Das Bergwerk liegt in den Appalachen nicht weit vom Städtchen Whitesburg in Kentucky. In den Wintermonaten bekommt der Kumpel das Tageslicht nur an seinen freien Tagen zu sehen

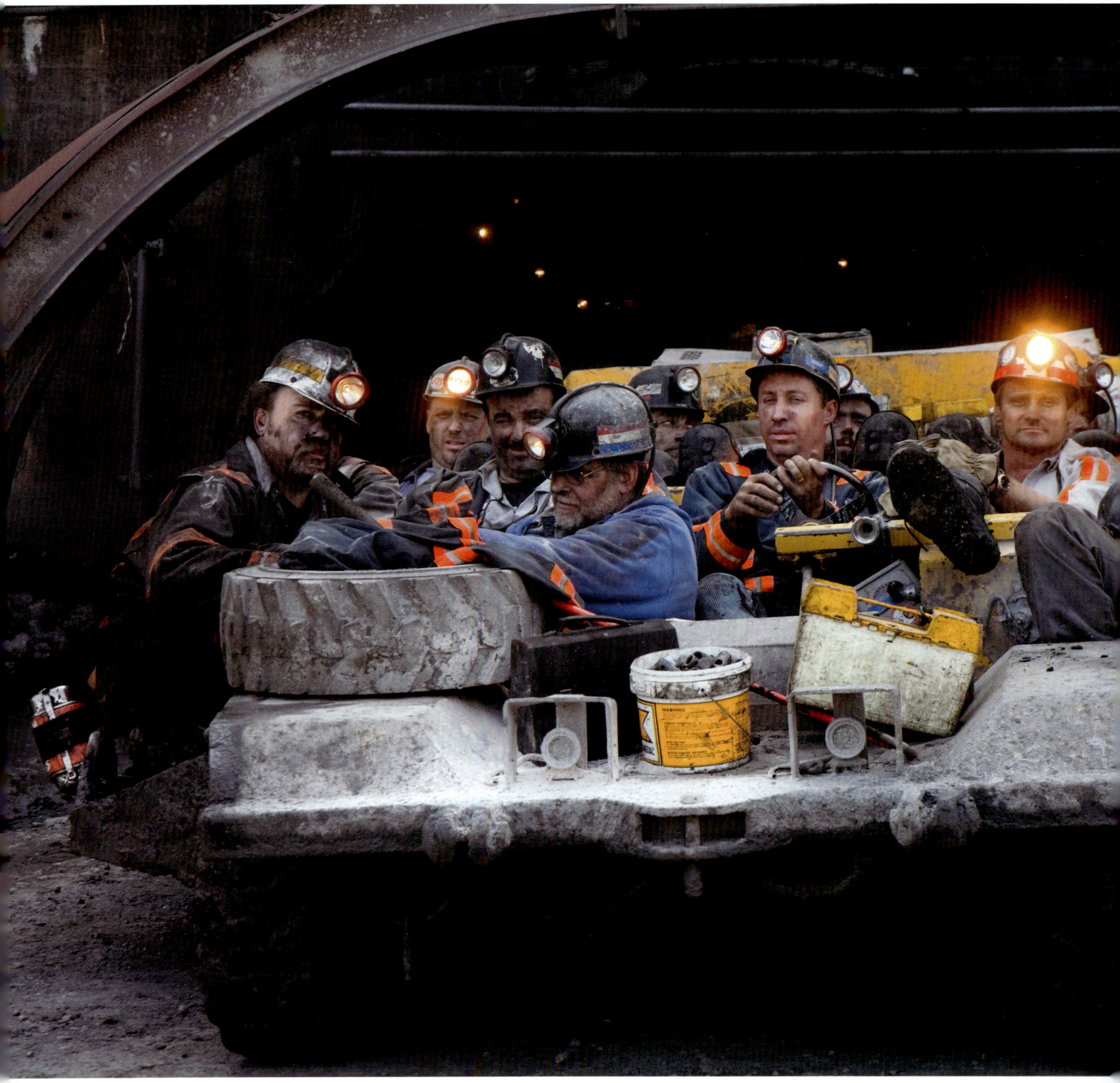

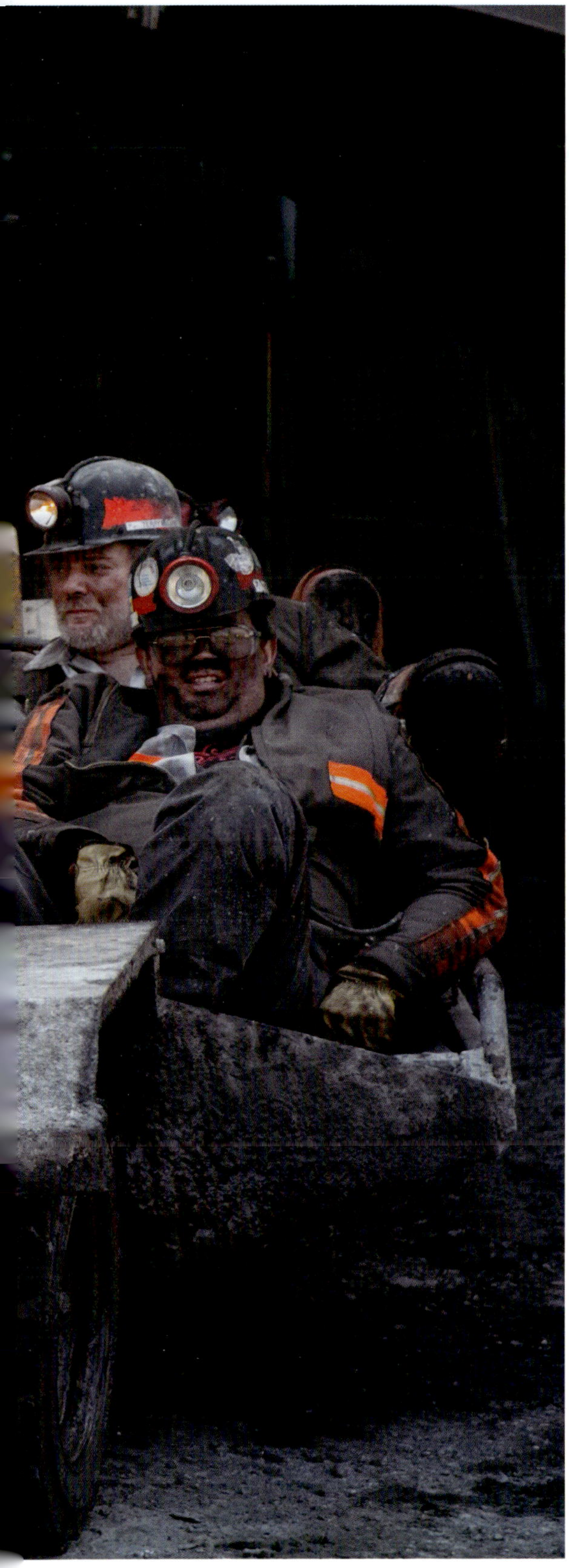

Beim Ausfahren aus der Grube nach dem Zehnstunden-Arbeitstag entspannen sich Todd und ein Dutzend Kollegen auf dem Mannschaftswagen (links), der sie zum Schichtbeginn mehrere Kilometer tief in den Berg hinein zum Abbauort und am Ende wieder zurück an den Ausgang befördert. Am Sonntag besucht Todd mit seiner Familie die Millstone Methodist United Church (rechts oben), wo Reverend Harold Kincer, Todds Vater und selbst ehemaliger Bergmann, auf den Knien um den Segen Gottes bittet und dabei seiner Frau Judy, die für die Kirchenmusik sorgt, die Hand auflegt. Zum Gottesdienst gehören pflichtgemäß die Androhung von Fegefeuer und Verdammnis, aber auch schöner, erlösender Gesang, der von Gemeindemitgliedern dargeboten wird. Sie haben der Kantorin eine CD mit der Begleitmusik übergeben, ehe sie ans Mikrofon treten. Nach dem Gottesdienst kehrt Todd mit der erweiterten Familie in einem Restaurant in Whitesburg ein, wo man sich zum Festpreis nach Herzenslust am Buffet bedienen kann

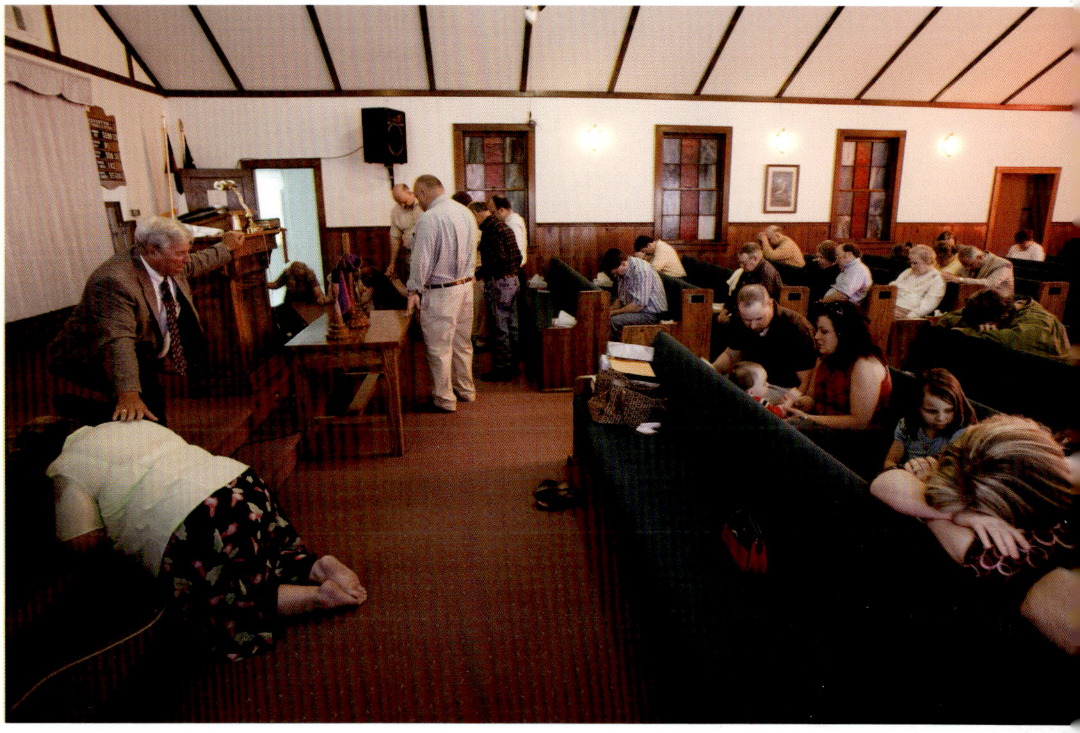

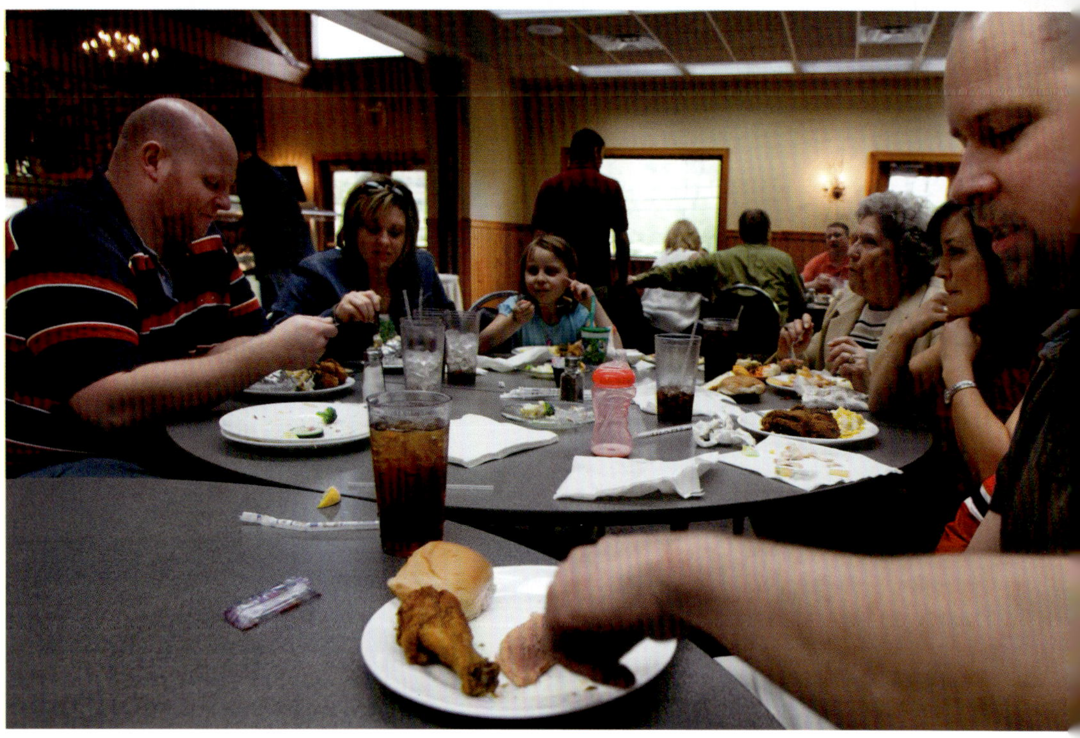

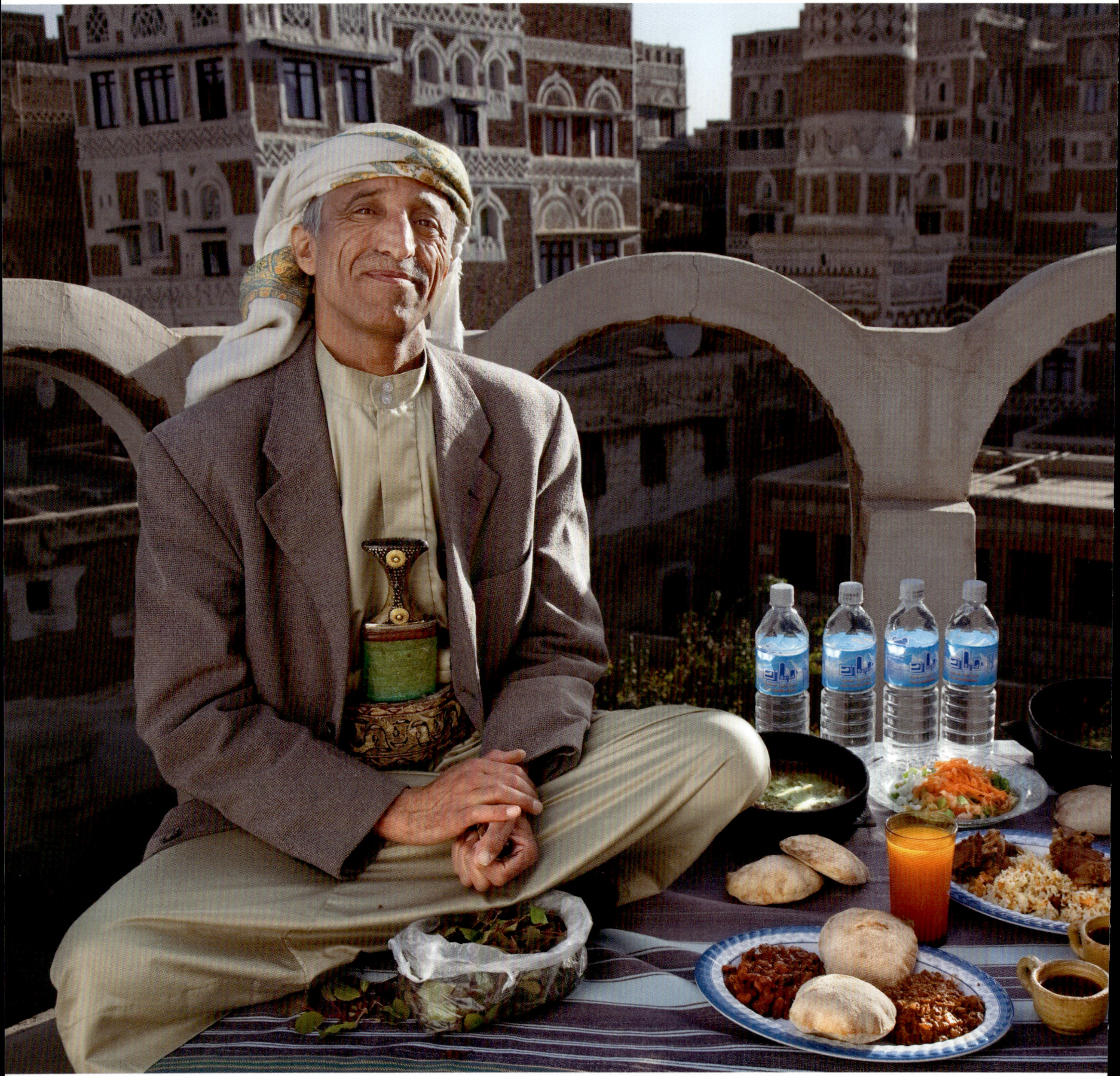

Der Kathändler Ahmed Ahmed Swaid auf einem Hausdach in der Altstadt von Sanaa mit einer typischen Tagesration an Lebensmitteln. Ahmed, der wie viele Jemeniten einen verzierten Dolch trägt, verkauft seit acht Jahren Kat in seinem kleinen Laden im Basar der Altstadt. Katkauen ist zwar weniger gesundheitsschädlich als Tabakrauchen, doch es hat schwere Folgen für Gesellschaft, Wirtschaft und Umwelt. Beim Kauen geben die Blätter ein mildes, den Amphetaminen verwandtes Stimulans ab. 90 Prozent der Männer und 25 Prozent der Frauen im Jemen kauen mehrmals die Woche Kat. Weil der Katanbau 10- bis 20-mal einträglicher ist als der von Lebensmitteln, wird dafür immer mehr Grundwasser gebraucht, zu Lasten des Lebensmittelanbaus

3300

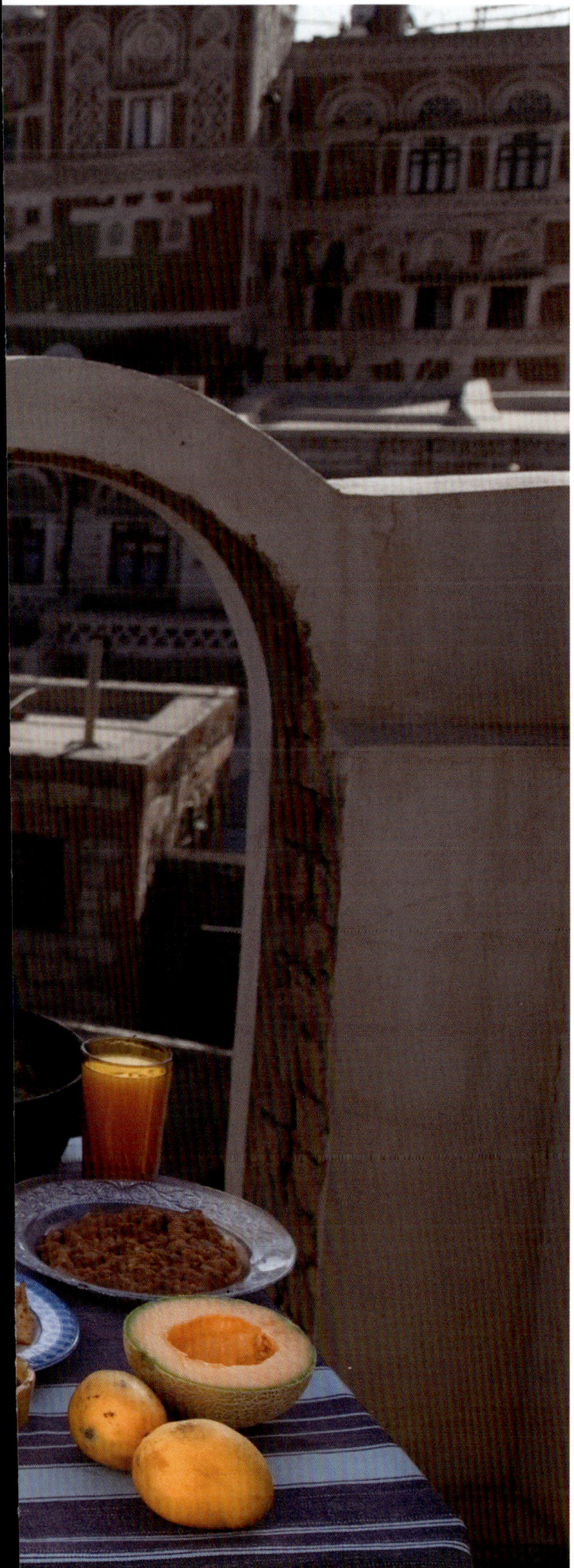

JEMEN

Ahmed Ahmed Swaid
Der Kat-Verkäufer

EINE TAGESRATION

IM APRIL

FRÜHSTÜCK Dicke Bohnen, mit Zwiebeln, Tomaten und gemahlenen Chilischoten gekocht, 157 g · Hackfleisch, 157 g · Qudam (schweres Brot mit viel Hefe), 112 g · Mokka, 45 ml, mit gezuckerter Kondensmilch (nicht im Bild), 2 EL

MITTAGESSEN Lamm, 250 g · Reis mit Möhren und Zwiebeln, gewürzt mit Ingwer, Zimt und Kardamom, 255 g · Saltah (Eintopf aus Auberginen, Tomaten und Zwiebeln mit Rindfleisch, scharfen Chilis, Koriander und Hulbah, einer schaumigen Sauce aus Bockshornklee), 412 g · Qudam, 106 g · Salat aus Möhren, Gurke, grüner Paprika und Zwiebel, 200 g, mit Essig-Limettensaft-Dressing, 1,5 EL · Mango, 340 g · Honigmelone, 340 g · Mangosaft, 0,25 l · Kishir (süßer, teeähnlicher Kaffee aus den Spelzen von Kaffeebohnen), 50 ml

ABENDESSEN Saltah, 250 g · Qudam, 56 g · weiße Bohnen mit Zwiebeln und Tomaten, 275 g

NACH DEM ABENDESSEN Guavensaft, 330 ml · Kat (die Blätter werden zur Anregung gekaut), 150 g

IM LAUFE DES TAGES Mineralwasser aus der Flasche, 3 l

KALORIEN 3300

Alter: 50 · Größe: 170 cm · Gewicht: 67 kg

Die Hauptstadt des Jemen ist ein Juwel hoch aufragender stuckverzierter Stein- und Ziegel-Wohnhäuser und Moscheen mit Fenstern aus Alabaster. In den 1980er Jahren wurde die verfallende Stadt, deren Ursprünge 2500 Jahre zurückreichen, von der UNESCO und vom Staat gerettet und wiederaufgebaut. Lange schon ist sie über die alten Mauern hinausgewuchert, sodass das historische Zentrum heute von einem Konglomerat gesichtsloser Verwaltungs-, Wohn- und Geschäftsbauten umgeben ist. Die Einwohnerzahl von zwei Millionen soll sich in den nächsten zehn Jahren verdoppeln, trotz der Wasserknappheit, die jetzt schon die Region und das ganze Land bedroht.

SANAA · Ahmed Ahmed Swaid hat sein ganzes Leben in Sanaa verbracht, und er wohnt noch immer im Elternhaus, in dem er geboren wurde, nur fünf Minuten zu Fuß vom Basar in der Altstadt, wo er sein Geschäft hat.

Die Mahlzeiten, die seine Frau für die fünfköpfige Familie bereitet, sind echt jemenitisch: Ful, Püree von dicken Bohnen mit Zwiebeln, Tomaten und Chilischoten; Saltah, ein währschafter Gemüseeintopf mit Fleisch, ungesäuertes Fladenbrot und frisches Obst der Jahreszeit. Gegen die Hitze trinkt er den ganzen Tag lang Wasser und frische Säfte, aber auch Kaffee und Kishir, ein süßes Heißgetränk aus den Spelzen von Kaffeebohnen, manchmal versetzt mit Gewürzen. Aus Tee macht er sich nichts, im Gegensatz zu vielen Kollegen im Basar, die den ganzen Tag lang Tee trinken.

Tag für Tag lümmelt sich der gesellige Händler in seinem winzigen Lädchen auf einem Kissen und verkauft, wie etliche Tausend andere im Land, Katblätter an die Jemeniten, die ganz wild danach sind.

Die Katstunde ist der beliebteste gesellschaftliche Zeitvertreib für 90 Prozent der Männer und 25 Prozent der Frauen im Land. Das Kauen der Blätter hat eine stimulierende

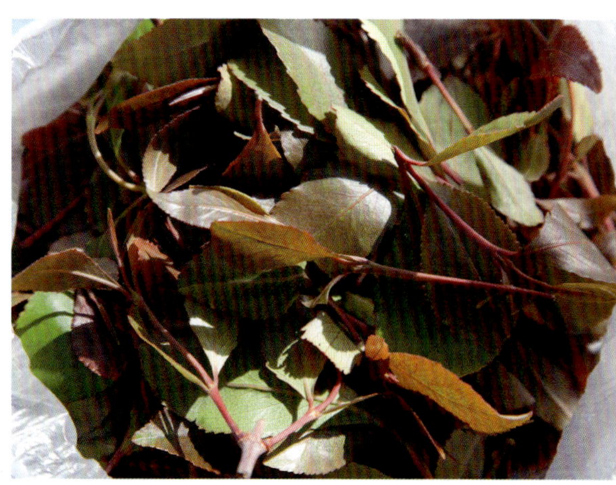

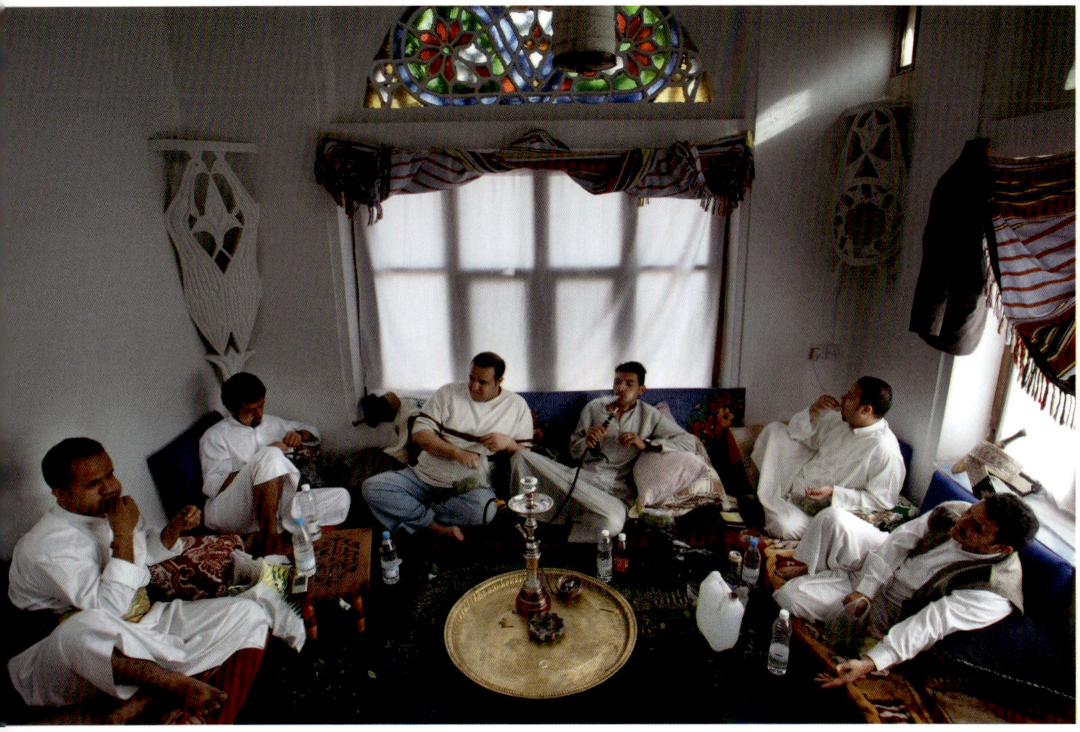

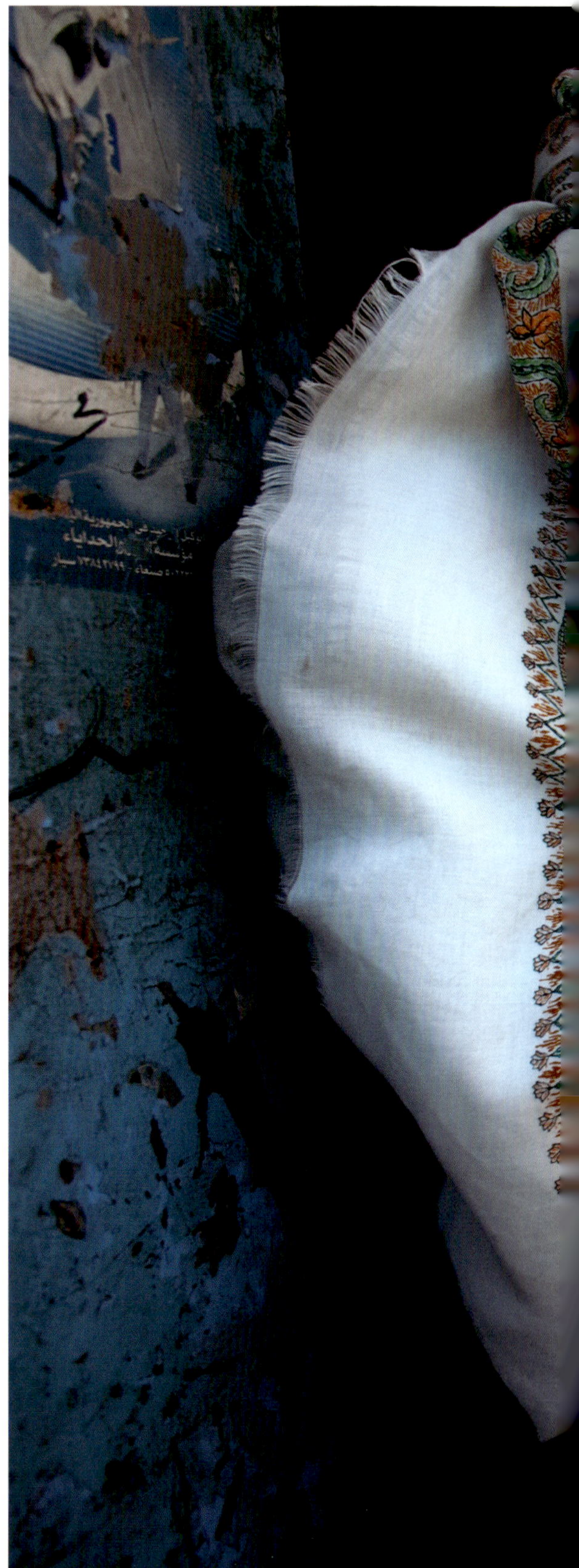

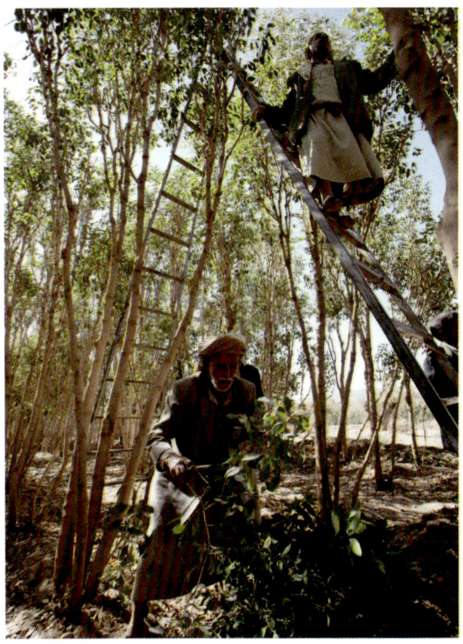

Eine Donnerstagssitzung mit Katkauen und Wasserpfeiferauchen unter Freunden in Sanaa dauert ihre fünf bis sechs Stunden – die Männer picken sich die Blätter aus der Tüte und schieben sie sich nach und nach in den Mund, bis die gekaute Masse die Größe eines Golfballs erreicht hat (oben). Kat wird das ganze Jahr geerntet. Weil die Blätter binnen eines Tages an Wirkung verlieren, müssen sie schnell gewaschen, sortiert, verpackt und geliefert werden. Kat-Verkäufer Ahmed in seinem Laden (rechts). Eine Tüte Kat mittlerer Qualität mit 170 bis 225 Gramm Inhalt kostet rund sechs Euro und reicht für eine Person

Wirkung bis hin zur Euphorie, die mehrere Stunden lang anhält. Ahmed kaut selbst Kat – eine Tüte pro Tag mit seinen Freunden. Seine Frau kaut nicht, weil sie den Geschmack nicht mag.

15 Autominuten Nordwestlich der Hauptstadt liegt Wadi Al-Hajar mit dem berühmten Felsenpalast. Doch die größte Attraktion der Gegend ist Kat. Scharen von Männern in Sakko und Turban schlürfen Tee und verkaufen das grüne Gold. Hier und da stehen noch Mangobäume, doch die meisten Obstgärten sind längst Katplantagen gewichen.

Der 80-jährige Ali hat sich mit seinen Bäumen am Stadtrand ein Vermögen erwirtschaftet. Gerade beaufsichtigt er seine Pflücker, die 125 Pfund Kat ernten, das Pfund zu rund 12 Euro, bestellt für eine Hochzeit in Sanaa – genug für 250 Gäste.

Manche bezeichnen Katkauen als Krankheit der Gesellschaft, doch in einem Land mit 35 Prozent Arbeitslosen zählen auch die Arbeitsplätze. Die Katindustrie ist der zweitgrößte Arbeitgeber im Land, und Kat ist das einträglichste landwirtschaftliche Produkt, zum Nachteil des Anbaus von Lebensmitteln.

Doch die gesamte Landwirtschaft des Jemen ist von einer Krise bedroht: Ein Drittel allen geförderten Grundwassers wird zum Bewässern der Katgärten gebraucht. Die Reserven schwinden rapide, sodass immer tiefer gebohrt wird, um uralte Wasserschichten anzuzapfen, die nun rasch ausgebeutet werden. Prognosen zufolge wird dem Jemen binnen zehn Jahren das Wasser ausgehen, Sanaa noch eher.

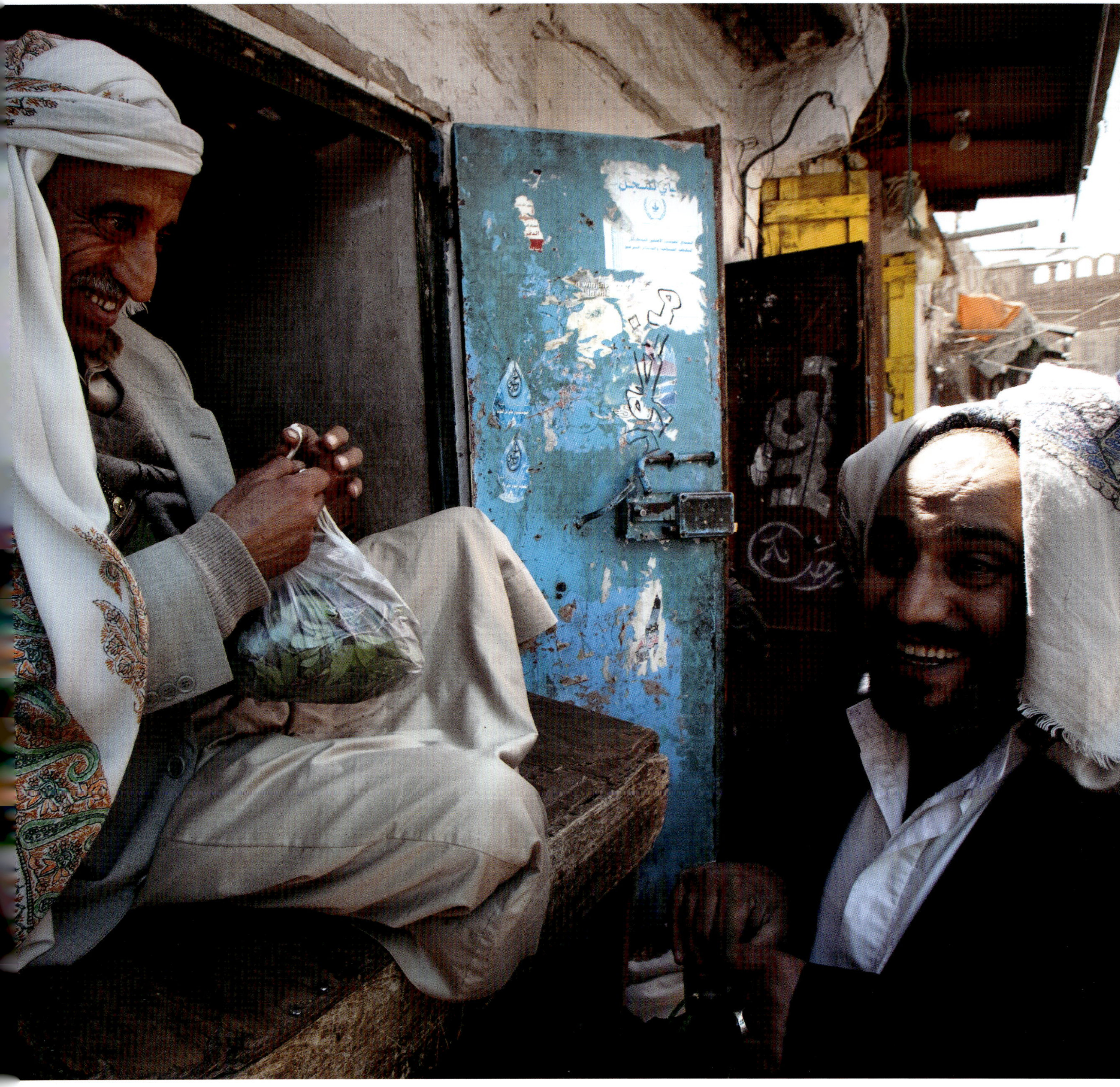

Traumhafte uralte Stadt: Sanaas vielstöckige erdfarbene Häuser sind mit weißen Stuckbändern verziert. Die Altstadt ist die am längsten ununterbrochen bewohnte Siedlung der Welt und gehört zum Weltkulturerbe. Sanaa besitzt 100 Moscheen und mehr als 6000 über 1000 Jahre alte Häuser. Viele der üppig verzierten Ziegelbauten haben Dachterrassen, etliche sind über sieben Stockwerke hoch. Bis zum Ende des Bürgerkrieges im Nordjemen im Jahr 1969 war die Stadt 200 Jahre lang für Ausländer verboten. Danach setzte Verfall ein, weil wohlhabende Bürger in komfortablere Neusiedlungen außerhalb der historischen Stadtmauern zogen. In den vergangenen 100 Jahren wuchs die Bevölkerung von 20 000 auf fast zwei Millionen Menschen. In den 1980er Jahren gelang schließlich dem Staat im Verein mit der UNESCO die Rettung der Altstadt – als grandioses, belebtes Kultur- und Architekturdenkmal

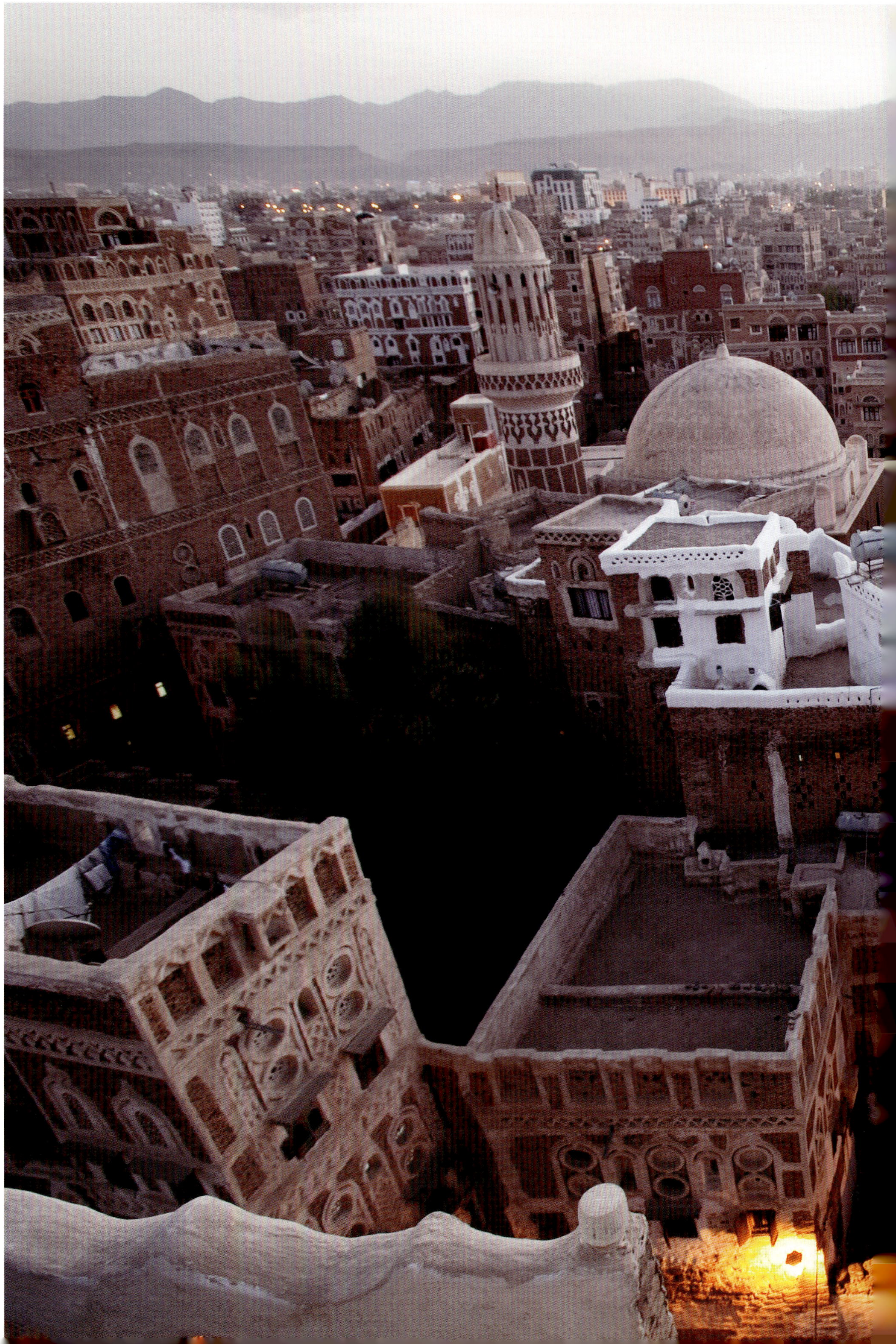

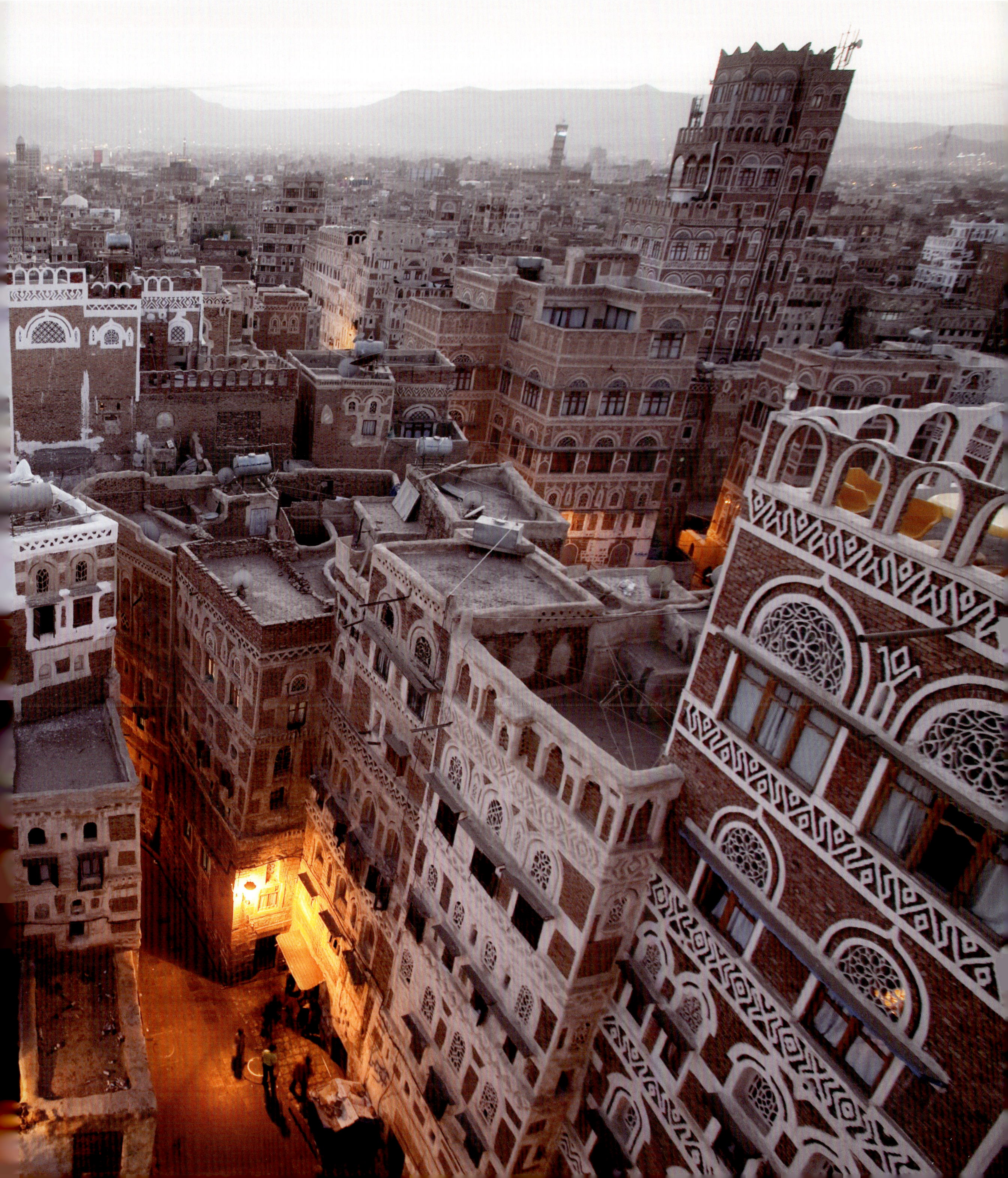

3400

BRASILIEN

Solange Da Silva Correia
Die Bäuerin im Regenwald

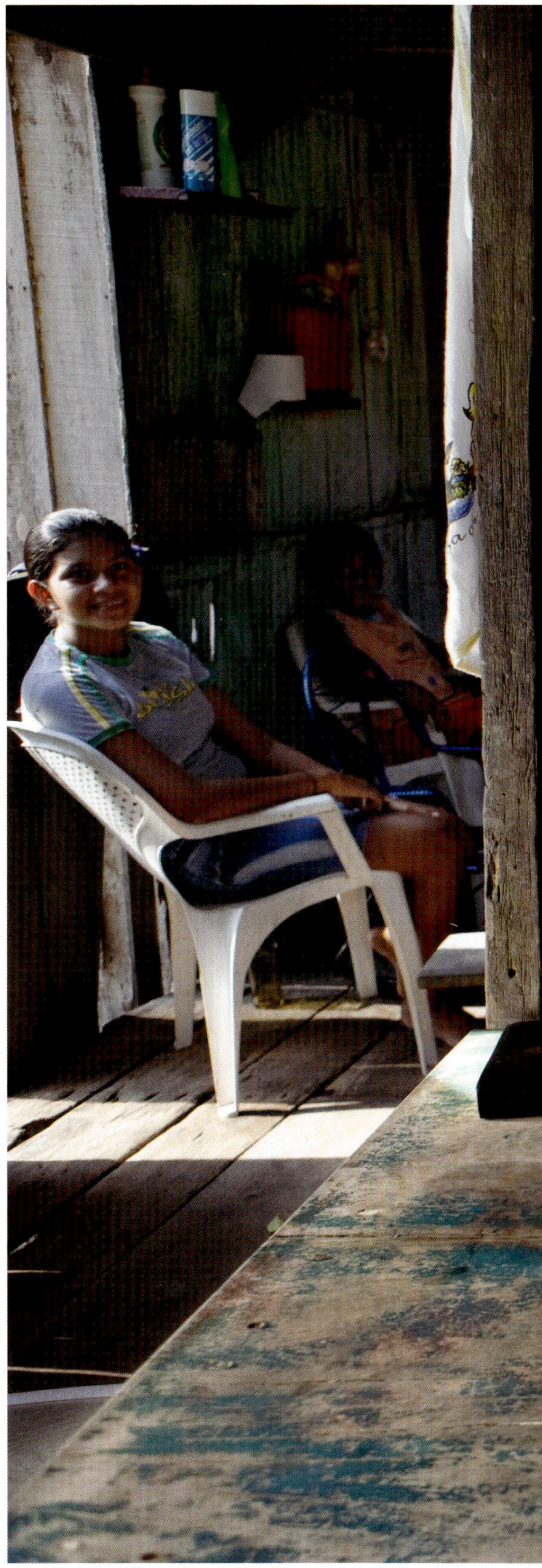

EINE TAGESRATION

IM NOVEMBER

FRÜHSTÜCK Tucuma-Palmfrüchte aus dem Regenwald beim Haus (5), 250 g · Kaffee (2), 250 ml, mit milchfreiem Kaffeeweißer (nicht im Bild), 2 TL, und Zucker, 45 g

MITTAGESSEN UND ABENDESSEN, GLEICHZEITIG ZUBEREITET Pfauenbarschköpfe, gefüllt mit grünen Mangos und pochiert mit Zwiebeln, Knoblauch und Zitronensaft, 500 g (Rohgewicht der Fischköpfe) · Brühe vom Fischkochen (nicht im Bild), 300 ml, mit Salz, 1 EL · weißer Reis, 260 g · Wachtelbohnen, 150 g (Trockengewicht), die eingeweicht und mit Wasser, Zwiebel, 90 g, Knoblauch, 3 g, und Pflanzenöl, 1 EL, gekocht werden · Maniokmehl zum Bestreuen aller Speisen, 275 g

SNACKS UND SONSTIGES Gedämpfter salziger Maismehlkuchen, 135 g, mit Margarine (nicht im Bild), 1 TL · Mangos (6), 730 g · Roscas (ringförmige harte Kekse) 36 g · gefüllte Kräcker, 23 g · Guarana-Fruchtsaftgetränk mit Koffein, 1 l · Brunnenwasser, 2 l

KALORIEN 3400

Alter: 49 · Größe: 159 cm · Gewicht: 76 kg

BEI CAVIANA, AMAZONAS · Ein Schwarm bunter Aras fliegt über die Baumwipfel beim entlegenen Haus von Solange Da Silva Correia tief im Regenwald Amazoniens. »Sie kommen jeden Tag vorbei«, sagt sie und schält und isst eine kleine gelbgrüne Frucht der Tucumapalme, die sie nicht weit vom Haus im Wald aufgesammelt hat. Ihr Mann Francisco schaut von seinem Kanu den Papageien nach, während er auf dem Weg zur Weide seiner 28 Rinder im Fluss seine Fischernetze stellt. »Sie kommen morgens und nachmittags vorbei«, sagt er.

Solange and Francisco leben ein paar Kilometer außerhalb des Dorfes Caviana in einem wackeligen Holzhaus an einem kleinen Nebenarm des Solimoes – des oberen Amazonaslaufs im brasilianischen Bundesstaat Amazonas. Von ihrem Außenposten fährt man mit dem Boot sechs bis acht Stunden westwärts in die Stadt Tefe oder nach Osten in die Amazonaskapitale Manaus. Entlang dem gesamten Flusssystem des Amazonas ist der Wasserweg die einzige Verbindung zwischen den entlegenen Siedlungen.

Das Dorf Caviana verfügt über Brunnenwasser, gelegentlich elektrischen Strom, ein einziges Telefon, einen PKW und zwei Lastwagen – mit denen man praktisch nirgendwo hin fahren kann. Im Haus von Solange, 20 Bootsminuten vom Dorf entfernt, gibt es weder Trinkwasser noch elektrisches Licht. Sie holen ihr Wasser aus Caviana, halten es in Tonkrügen kühl und gefrieren es im Haus ihres Sohnes, um damit verderbliche Lebensmittel in Kühlboxen zu schützen.

An solch ein Leben war Solange nicht gewohnt, als sie in Tefe aufwuchs, einer Stadt, die schon damals über zivilisatorische Errungenschaften verfügte. »Das Leben hier draußen ist viel mühsamer«, sagt sie. Als sie mit 16 Jahren Francisco kennenlernte und heiratete, baute er in der Nähe der Stadt Jute an. Das Paar lebte drei Jahre in Tefe, bis Franciscos Vater den Sohn bat, doch zu ihm hinaus auf das Anwesen der Familie bei Caviana zu ziehen. Ihre drei Kinder sind hier geboren, doch das jüngste, eine Tochter, starb im Alter von zwei Jahren auf dem Boot, auf dem Weg zum Arzt nach einer tragischen Vergiftung.

Die Familie lebt von der Rinderzucht und vom Fischfang. Wie die meisten Fischer an den Zuflüssen des Amazonas setzt Francisco lange Stellnetze im Flusslauf. Obwohl es angenehmer wäre, in der Kühle der Nacht zu fischen, hat Francisco das aufgegeben – weil er schon zu viele unheimliche Begegnungen mit Alligatoren hatte.

Auch die Rinder sind durch Raubtiere – besonders Jaguare – gefährdet. Jedes Jahr verliert Francisco drei bis vier Tiere durch die

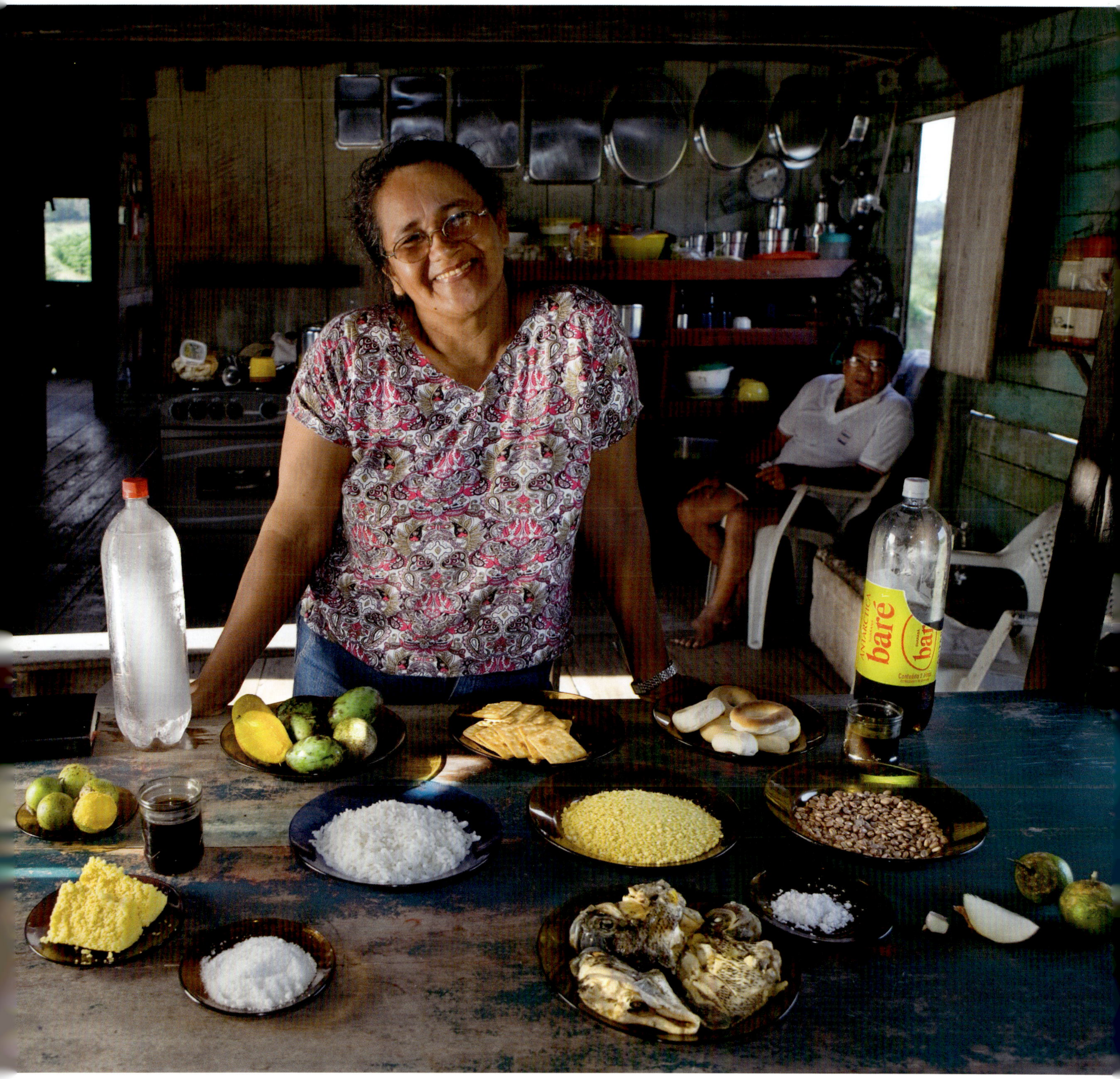

Die Bäuerin Solange Da Silva Correia mit Mitgliedern ihrer Familie in ihrem Haus am Solimoes, einem Zufluss des Amazonas, mit einer typischen Tagesration an Lebensmitteln. Sie lebt mit ihrem Mann Francisco (rechts hinter ihr, im Stuhl) in einem von seinem Großvater gebauten Einödhof abseits des Dorfes Caviana. Sie züchten Rinder, um sie zu verkaufen, und halten das eine oder andere Schaf, um es selbst zu essen. Doch im Allgemeinen sind frisch gefangener Fisch und Eier von den eigenen Hühnern ihre Eiweißlieferanten. Sie ernten Früchte und Paranüsse auf dem eigenen Grundstück und im Regenwald; Reis, Nudeln und Maisgries kaufen sie im Dorf. Gekauft wird auch Solanges Lieblings-Softdrink aus der heimischen, stark koffeinhaltigen Beerenfrucht Guarana

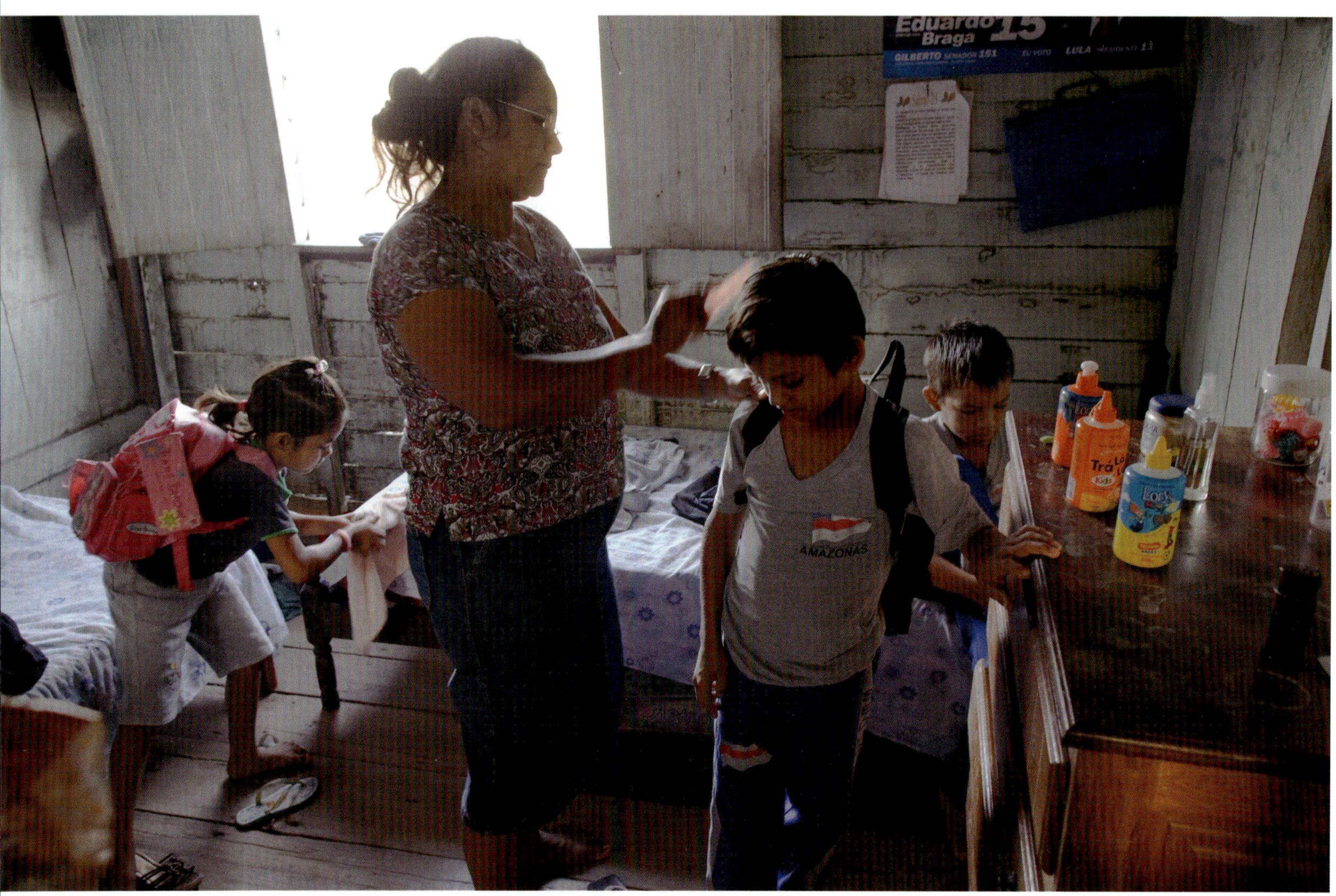

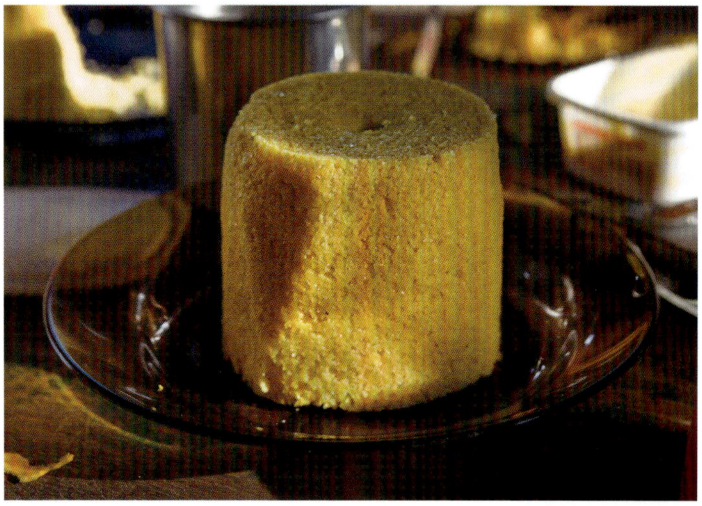

Im gemeinsamen Zimmer der Enkel hilft Solange den Kindern, sich für die Schule fertig zu machen (oben). Zum Frühstück gehört regelmäßig auch der hohe, gedämpfte Maiskuchen. Gut gestärkt schultern die Kinder ihre Ranzen und machen sich in einem Kanu mit Außenbordmotor auf den Weg zur Schule im Dorf, das 20 Bootsminuten stromabwärts liegt (rechts)

Raubkatzen. Vor zwei Jahren entdeckte er neben einer gerissenen Kuh die Spur des Jaguars. Also spannte er seine Hängematte zwischen zwei Bäume und legte sich mit der Bocksflinte auf die Lauer. Um zehn Uhr abends gab er auf, stellte die Flinte beiseite und packte die Hängematte ein. Als er sich umdrehte, sah er sich Auge in Auge mit dem Jaguar gegenüber, der ihn regungslos anstarrte. Francisco packte die Flinte und schoss. Tödlich getroffen, sackte die Katze zusammen. »Wir haben fünf Tage davon gegessen«, sagt er, nicht ohne zu erwähnen, dass Freunde, Nachbarn und Verwandte reichlich vom Fleisch abbekamen. Das Fell des Tieres erstreckt sich an der Wand des Wohnzimmers vom Boden bis zur Decke und gibt immer wieder Anlass, die Geschichte zu erzählen.

Ihre Rinder essen sie nie, jedoch werden jedes Jahr fünf bis zehn Stück verkauft, je nachdem, wie viele sich der Jaguar geholt hat. Meistens essen sie Fisch, gelegentlich ein Huhn. Solanges Lieblingsstück von ihrem Lieblingsfisch, dem Pfauenbarsch, ist der Kopf. In der trockenen Jahreszeit wird im Freien über dem

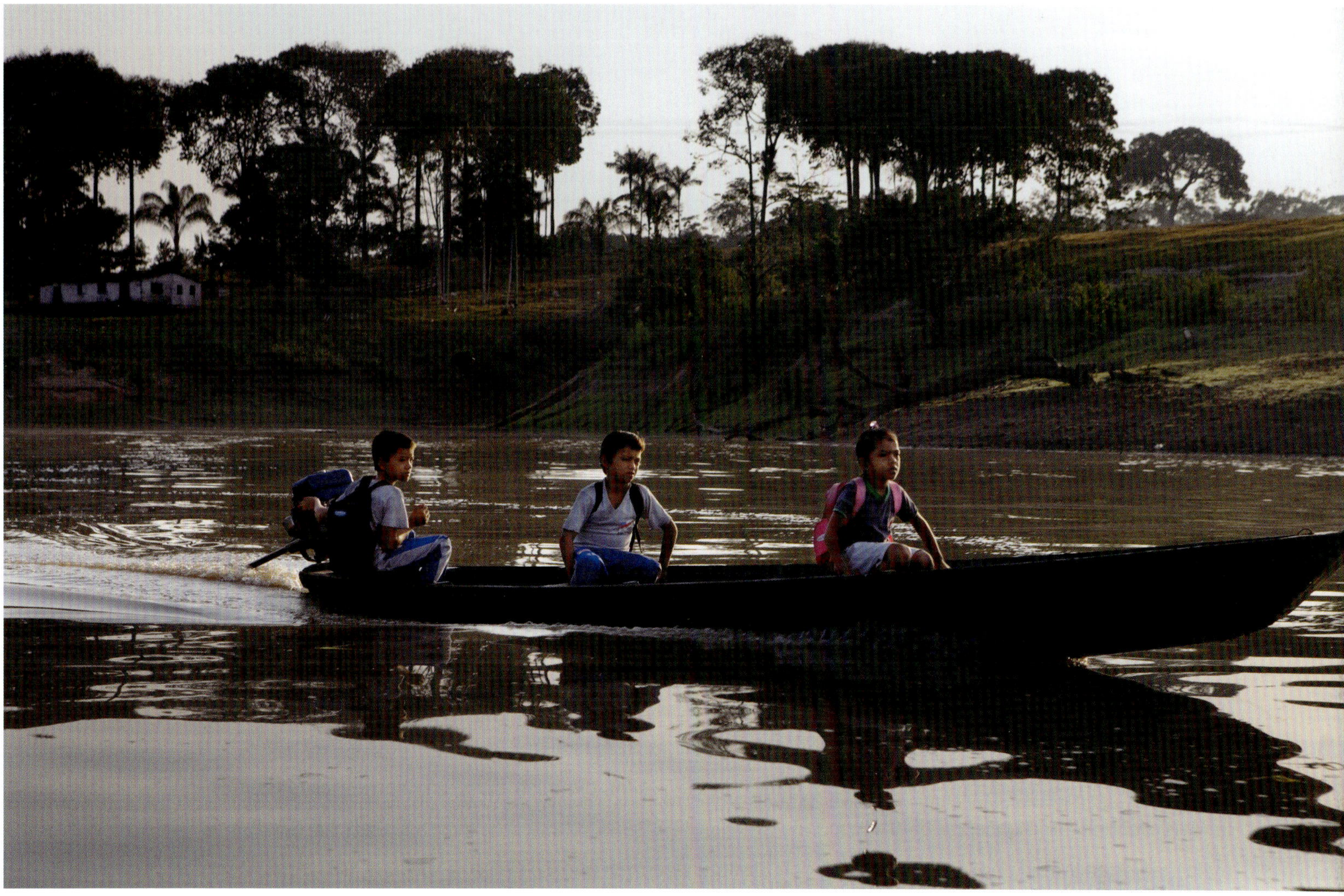

offenen Feuer gekocht. Gelegentlich grillt sie dort die Fische, aber meistens werden sie mit Zwiebeln und Knoblauch pochiert. In der Mangosaison füllt sie die Fischköpfe mit einer grünen Frucht. Bohnen gibt es täglich, Solange reicht dazu abwechselnd Reis und Nudeln. Alle Gerichte werden großzügig mit grobem Maniokmehl bestreut, wie fast überall in Brasilien. In der Regenzeit kocht Solange drinnen auf einem Propangasherd – dem ersten Herd ihres Lebens, vor fünf Jahren gekauft.

An Schultagen zündet die 49-jährige Großmutter vor Tagesanbruch eine Petroleumlampe an und bügelt mit einem schweren, auf dem Herd erhitzten Eisen für ihre drei Enkelkinder frisch gewaschene Schulkleidung; dann macht sie Frühstück für das verschlafene Trio: gekaufte Kekse mit Butter und Kaffee mit Milchpulver. Während die Kleinen essen, liest sie ihnen aus der Bibel vor. Manchmal macht sie morgens einen Maiskuchen, in einer von Francisco aus einer Konservendose gebastelten Form gedämpft. Und dann gibt es immer die Früchte der Saison aus eigenem Anbau: Mangos und Orangen, Guaven, Mandarinen, Paranüsse und Cashews, und die Palmfrüchte Tucuma, Acai und Cupuacu.

Der zehnjährige Iran junior, der achtjährige Italoo und die siebenjährige Iris sind die Kinder ihres Sohnes Iran, der in Caviana lebt, wo er als Agent arbeitet und in größeren Städten Preise für auf dem Land der Familie geschlagenes Tropenholz aushandelt. Und er verkauft Paranüsse, die sein Vater und seine Kinder gesammelt haben. Und da ist noch der neueste Zuwachs der Familie: die 17-jährige Irlene, die als Kindermädchen ins Haus kam und jetzt mit Irans viertem Kind schwanger ist – ein heikles Thema, das Solange tunlichst meidet.

Während Iris ihren Milchkaffee schlürft, ruhen ihre Füße auf dem Panzer einer am Tischbein angeleinten Flussschildkröte. Die Großmutter will das Tier im kommenden Monat als Festschmaus braten, zum Geburtstag eines weiteren Enkels, des dreijährigen Sohnes ihrer Tochter. Leere Schildkrötenpanzer liegen in der Küche herum, Erinnerungen an vergangene Geburtstagsfeste.

Nach dem Frühstück schultern die Kinder ihre Rucksäcke und gehen die steile Böschung zum Fluss hinunter, vorbei an zwei Hunden mit Verletzungen durch Schlangenbisse, um ein Kanu mit Außenbordmotor zu besteigen. Hoch an Büschen und Bäumen hängen vertrocknete Grasbüschel – Spuren des höchsten Wasserstandes des Flusses. Jetzt ist Trockenzeit am Amazonas. Während der Regenzeit, etwa von Januar bis Mai, steigt das Wasser um 12 bis 15 Meter, und die Boote können direkt vor der Haustür festgemacht werden.

Nach dem Frühstück der Erwachsenen und einer weiteren Bibellesung bricht Francisco zum Fischen auf. Was hat Irlene vor, während ihre Schützlinge in der Schule sind? »Schlafen«, sagt Francisco, und alle lachen. Außer Irlene.

Solange hat, sagt sie, zwei große Freuden im Leben: die Enkel und die Frauengruppe in ihrer Kirche, der »Ersten Versammlung Gottes«. Sie und die Kinder fahren jeden Samstag ins Dorf zum Gottesdienst mit anschließender Bibelstunde. Das ist für sie auch die einzige Gelegenheit in der Woche, Freunde zu treffen.

3500

JAPAN

Miyabiyama Der Sumoringer

EINE TAGESRATION

IM JUNI

FRÜHSPORT Wasser (wird rituell zwischen den Kämpfen getrunken)

MITTAGESSEN AN DER SUMO-TAFEL Brathuhn, 175 g · Chanko Nabe (traditioneller Ringereintopf) mit Schweinefleisch (2 Portionen), 770 g · frittiertes Gemüse, 75 g · Kohl, Ei und geschmortes Huhn, 125 g · weißer Reis, 400 g

ABENDESSEN AN DER SUMO-TAFEL Gegrillte Atka-Makrele, 100 g · Rührei mit Schnittlauch, 64 g · Thunfisch, Somen-Nudeln, Gurke und Zwiebeln in Brühe, 450 g · weißer Rettich und Huhn in Brühe, 213 g · Misosuppe mit Schnittlauch, 305 g · weißer Reis, 423 g · weißer Rettich, 50 g · eingelegte Gurke, 40 g

IM LAUFE DES TAGES Kaffee aus der Flasche (4), 1,2 l · gerösteter Gerstentee, 2 l · Wasser aus der Flasche, 6 l

KALORIEN 3500

Alter: 29 · Größe: 188 cm · Gewicht: 182 kg

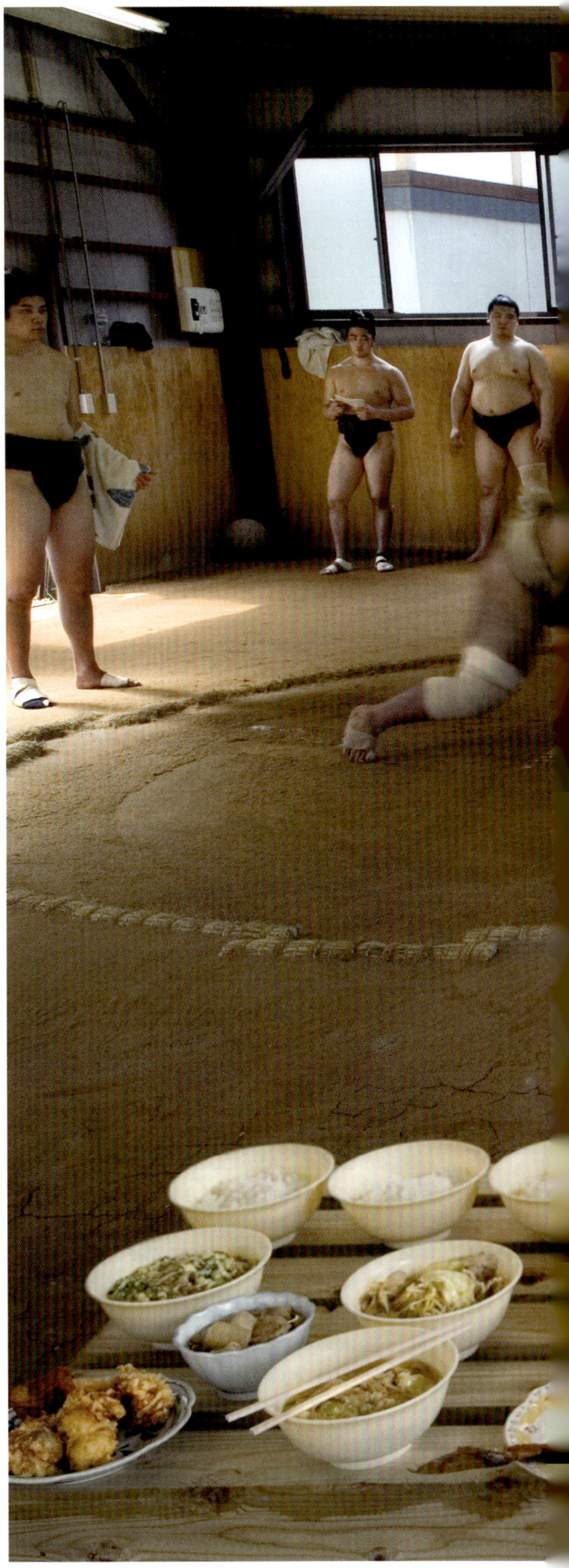

NAGOYA · Für den Nichteingeweihten geht es beim Sumoringen bloß darum, dass ein paar fette Männer einander im Ring herumschubsen. Für die Fans des uralten japanischen Kampfsportes ist es »der Weg der Götter«, geprägt von Ritualen und der Lehre des Shintoismus. List und Erfahrung zählen im Ring, doch ohne schiere Kraft und gewaltigen Körperumfang kann man im Sumo nichts werden. Wie ist der erste Körperkontakt bei einem Kampf? »Als ob man gegen eine Wand schlägt«, sagt Miyabiyama vom Tokioter Sumoverein Musashigawa Beya.

Er begann seine Karriere mit 15 Jahren als Amateur. Seither hat er sich planmäßig Kilos angefuttert, um sein Kampfmasse beim Aufstieg durch die verschiedenen Klassen bis zum Star im Ring zu steigern. Jetzt braucht er sein Gewicht nur noch zu halten, was keine großen Anstrengungen erfordert – und auch nicht übermäßig viel an Essen. Ist er gesund? »Mein Cholesterin ist vielleicht etwas hoch«, sagt er, »doch ansonsten bin ich es.« Wobei er jedoch die Verletzungen unerwähnt lässt, die seiner Karriere im Ring immer wieder Rückschläge bereitet haben.

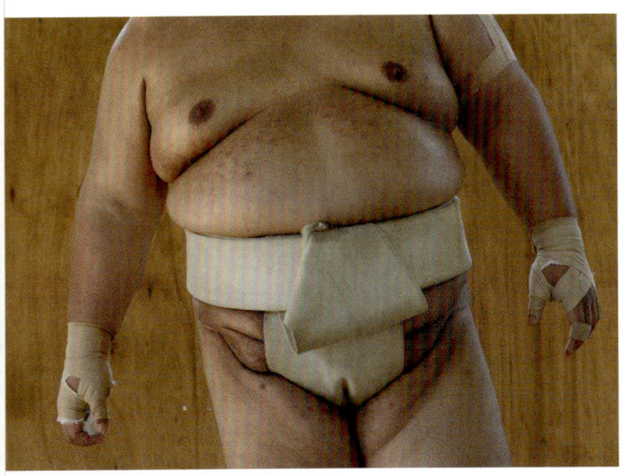

Miyabiyama hat den Rang des Ozeki erreicht, den zweithöchsten im Sumo, und etliche Preise gewonnen. Doch auf seinem Rang kann sich ein Ringer nicht ausruhen. Nach jedem großen Turnier – Basho genannt – werden die Plätze auf der Rangliste der Leistung entsprechend neu verteilt. Nur 42 Rikishi – so der japanische Name der Athleten – ringen in der obersten Liga. Die Tatsache, dass es für das Erreichen der einzelnen Rangstufen keine genau definierten Maßstäbe gibt, macht die Sache für die Kämpfer auch ein wenig zum Glücksspiel.

Das Leben der Ringer ist durch strenge Rituale geregelt. Die Novizen im Verein sind fürs Kochen und Putzen zuständig und müssen die Ranghöheren bedienen. Miyabiyama musste sich damit kaum aufhalten, da er rasch aufstieg. »Ich hatte nur wenig Gelegenheit zum Kochen und bin nicht übers Gemüseputzen hinausgekommen«, sagt er.

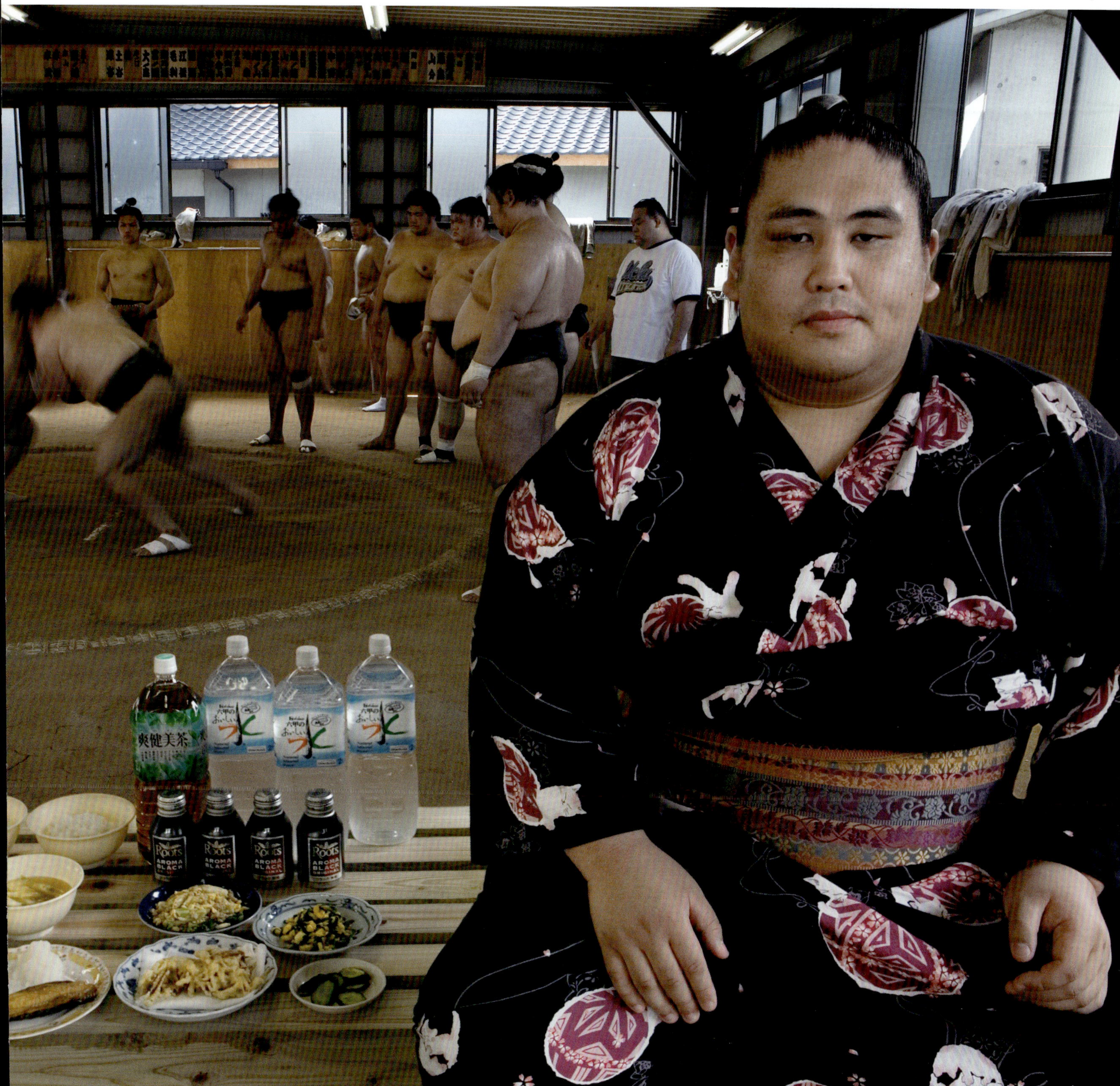

Der Sumoringer Takeuchi Masato, Kampfname Miyabiyama (»anmutiger Berg«), in der Übungshalle seines Teams mit einer typischen Tagesration. Bei der Vorbereitung für ein Turnier in Nagoya beginnt der Tag der Athleten mit einer harten Trainingseinheit: drei Stunden schweigender, schweißtreibender Kampf. Miyabiyama trägt den weißen Lendenschurz (links) als Zeichen seines Sekitori-Ranges. Seine Tagesration mag bescheiden erscheinen für einen Koloss von mehr als 180 Kilo, doch sie reicht, um sein Gewicht zu halten und liefert genug Energie für Training und Kampf. Wenn er nicht intensiv für ein Turnier trainiert, wird er fast jeden Abend von Sponsoren zum Essen eingeladen. Das Foto ist eine Montage aus zwei Bildern – der Sumoverband verbot, Miyabiyama beim Training zu fotografieren

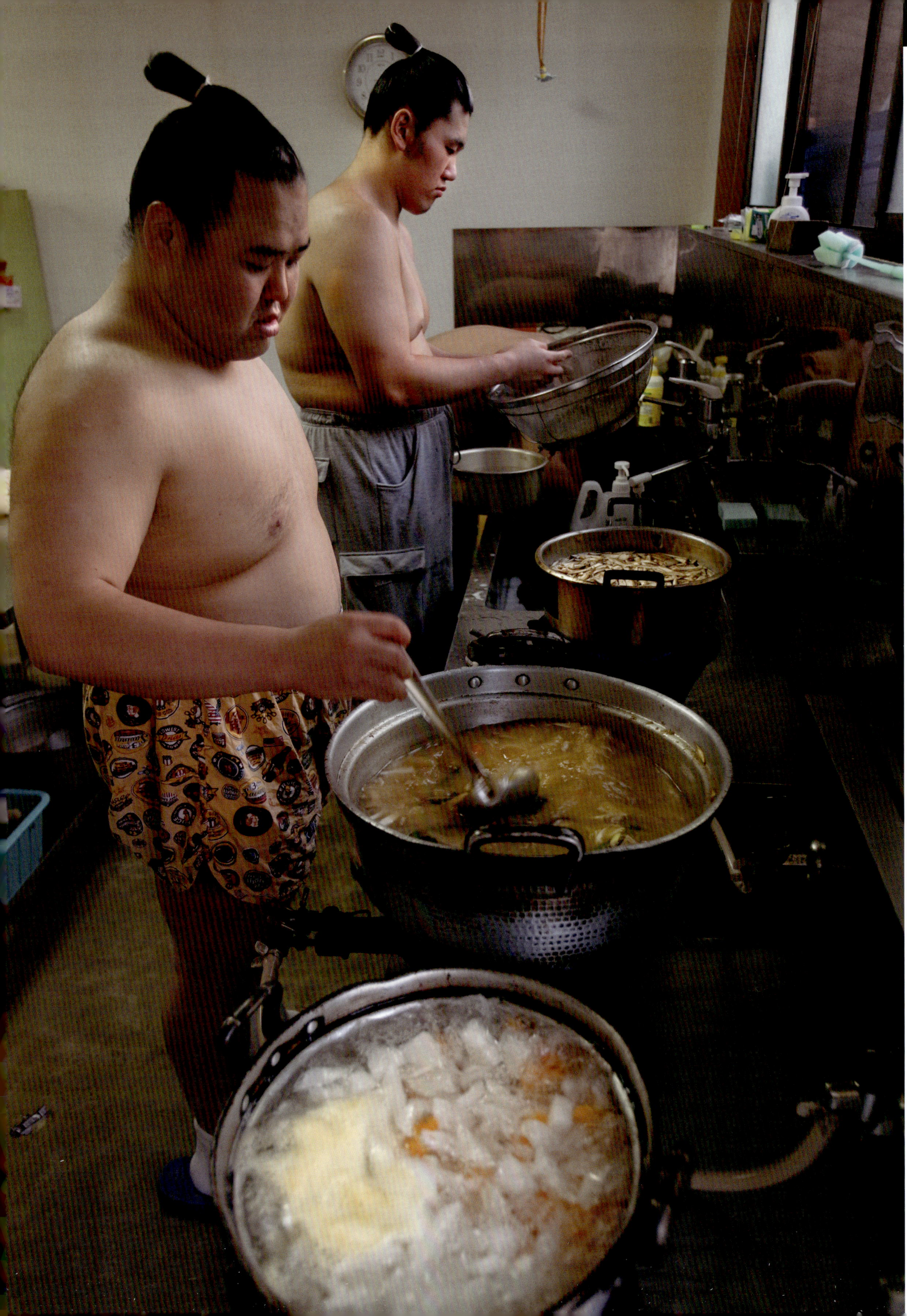

Die jungen Rikishi schlafen in einer Halle, die zugleich als Wohn- und Esszimmer dient. Die ranghöheren Kämpfer, Sekitori genannt, haben eigene Zimmer und speisen zuerst, doch Frühstück gibt es auch für sie nicht. Die jungen Kämpfer im schwarzen Lendenschurz beginnen um fünf Uhr mit dem Training; die Sekitori im weißen Schurz dürfen länger schlafen. Bis zum Abschluss der Einheit darf nur Wasser getrunken werden, in festgelegten ritualisierten Schlucken. Zu essen gibt es erst mittags.

Die Hauptmahlzeiten bestehen aus Bergen von Nudeln und Reis, und dazu gibt es Chanko Nabe, den traditionellen Ringereintopf. Nach den Regeln der Kunst wird er mit Markknochen langsam gekocht, um Geschmack zu entwickeln. Immer öfter aber greifen heute stressgeplagte Ringer in der Küche zu Instantbrühe, und das Ergebnis wird dennoch mit Gusto verputzt.

Es gibt einen richtigen Weg, den Körper aufzubauen, sagt Miyabiyama: »Ich nehme es mit der Ernährung sehr genau. Wenn ich sehe, dass der Nachwuchs ungesunde Dinge futtert, nur um Fett anzusetzen, spreche ich das an. Mit Kuchen, Keksen, Süßigkeiten und Chips kann man den Körper nicht gesund aufbauen.« Er sagt, dass die Rikishi wenig über Ernährung reden. Doch die schwergewichtigen Ringer sind anfällig für Diabetes. »Darüber reden wir.«

Bei unserem Besuch herrscht eine entspannte und kollegiale Atmosphäre in der Küche, wo die Jungringer die Mahlzeiten für die Truppe zubereiten. Die Küche befindet sich in ihrem Trainingslager in Nagoya, wo die Stars des Vereins in der folgenden Woche beim Turnier antreten. Dazu haben die Rikishi Messer, Töpfe und Proviant aus dem Vereinsquartier in Tokio herangeschleppt. An langen Edelstahltischen hobeln sie fröhlich weiße Riesenrettiche zu Schneebergen und öffnen Makrelendosen, deren Inhalt auf Teller verteilt und mit gemahlenen roten Chilischoten bestreut wird.

Akira Nagai, Ringer und Küchenchef, probiert das Chanko Nabe und gibt noch etwas Sake dazu. »Ich muss jemandem das Abschmecken beibringen«, sagt er gedankenverloren, »damit, wenn ich tot bin ...« Dann nimmt er mit den Stäbchen ein Stück Klettenwurzel zum Probieren, die mit Sojasauce, Sesamöl und -kernen und Chilischoten geschmort wurde.

Er verteilt das Gericht auf Schüsseln, während andere Töpfe mit Reis und Nudeln in den Speiseraum bringen. Die geräumige Küche wirkt durch die Anwesenheit der vielen starken Männer klein. »Du bist einfach zu fett«, sagt ein junger Rikishi zu einem Kollegen, als er sich mit einem großen Tablett voller gebratener Hühnerbrüste an ihm vorbeiquetschen muss.

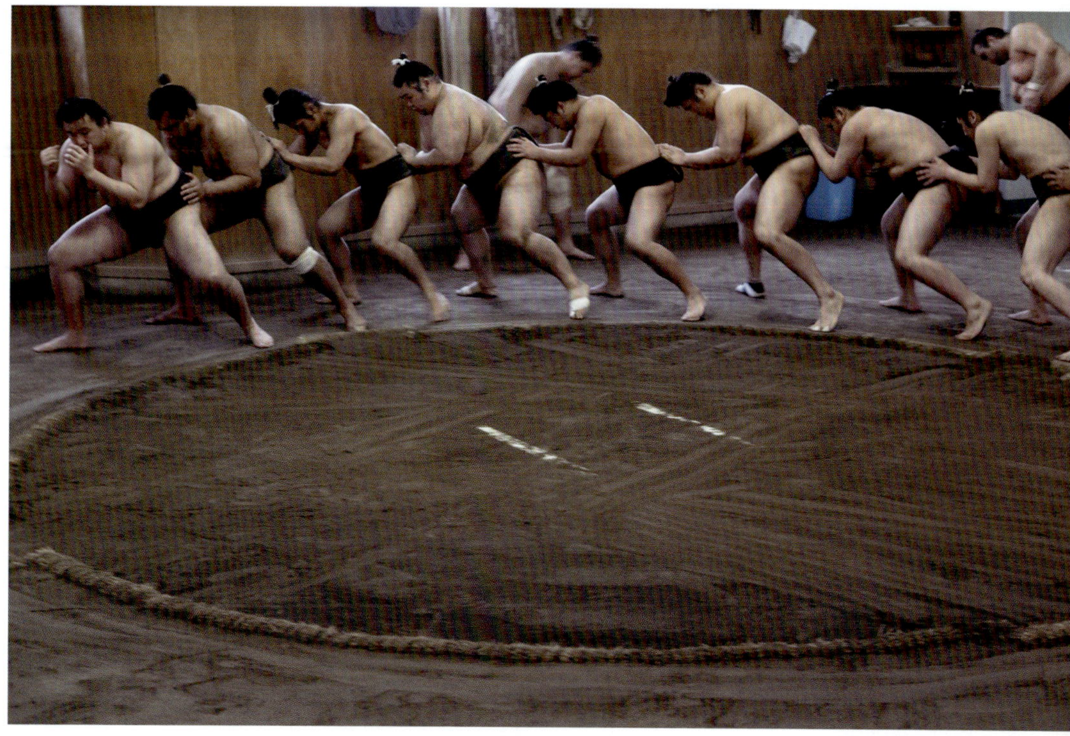

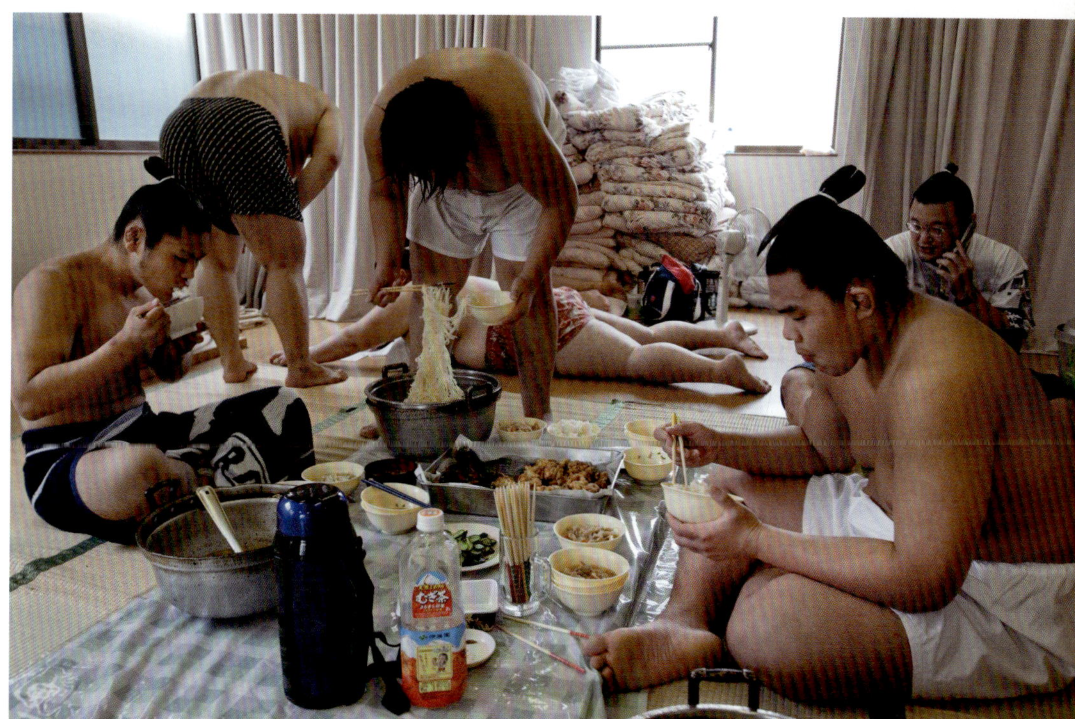

Die jüngeren, schlankeren und weniger erfahrenen Ringer im Team tragen den schwarzen, Mawashi genannten Lendenschurz. Nach dem Morgentraining in ihrer Halle in Tokio machen sie eine gemeinsame Übung zur Demonstration ihrer Einigkeit (oben rechts). Beim Kochen (links) wechseln sich die Ringer ab – wobei dem Nachwuchs die meiste Arbeit zufällt. Der Speisesaal ist für die Jungen zugleich der Schlafsaal (unten rechts). Zum Essen setzen sich alle auf Tatami-Matten; das Bettzeug ist hinten an der Wand gestapelt. Weil die jungen Ringer Körpermasse aufbauen sollen, werden sie gedrängt, immer noch mehr zu essen. Die Lebensmittelrechnung wird überwiegend von Sponsoren übernommen. Gegessen wird aber nicht nur Japanisch. »Wenn ich Fastfood serviere, ist es schneller weg als japanisches Essen«, sagt der Küchenchef

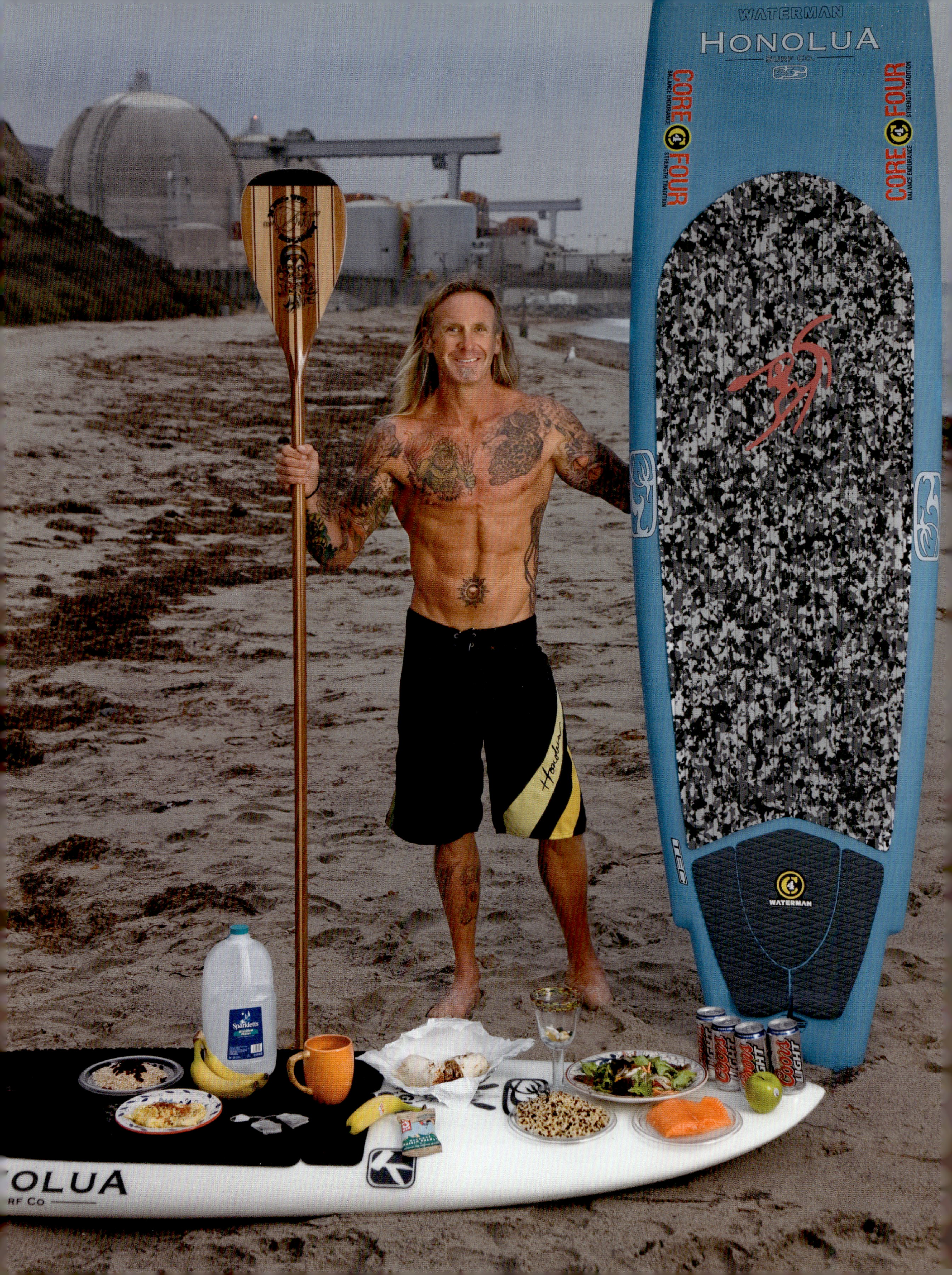
WATERMAN
HONOLUA
SURF Co.
CORE FOUR
CORE FOUR
WATERMAN
Honolua
Sparkletts
Coors LIGHT
OLUA
RF Co

3500

USA

Ernie Johnson
Der Paddelsurfer

EINE TAGESRATION

IM SEPTEMBER

FRÜHSTÜCK Frisches Eiklar mit Chilisauce und schwarzem Pfeffer, 235 g, gebraten mit Olivenöl, 1 TL · Haferflocken, 104 g, mit gezuckerten getrockneten Cranberries, 11 g · Bananen (2), 340 g · grüner Tee, 360 ml

MITTAGESSEN Mit weißem Hühnerfleisch gefüllte Tortilla mit Wachtelbohnen und Salsa, 450 g · Banane, 170 g

ABENDESSEN Lachsfilet, 265 g (Rohgewicht) · Langkorn-Naturreis mit schwarzer Gerste und Daikon-Rettichsamen, 140 g · Salat: Kopfsalat, Parikaschote, Tomaten, Möhren und Champignons, 140 g, mit Italian Dressing, 56 g · Leichtbier (4), 1,4 l

SNACKS UND SONSTIGES Hafer-Rosinen-Walnuss-Müsliriegel, 67 g · Apfel, 154 g · destilliertes Wasser, 3,8 l · Ergänzungsmittel: Multimineral, Arginin (Aminosäure), Vitamin-B-Komplex, Beta-Carotin, Kalzium, Fischöl, Glucosamin, Chondroitin, Mariendistel, Tryptophan (Aminosäure)

KALORIEN 3500

Alter: 45 · Größe: 178 cm · Gewicht: 75 kg

SAN ONOFRE, KALIFORNIEN · Ernie (EJ) Johnson und seine Frau Andie leben an Bord ihres zwölf Meter langen Segelbootes im Hafen von Dana Point, südlich von Los Angeles. Er ist Tischler von Beruf und seit Langem begeisterter Surfer, der 2006 seine Nische gefunden hat: das Stehendsurfen mit dem Paddel.

An mehreren Tagen im Monat trifft man Ernie auf seinem Brett stehend auf dem Pazifik und nach guten Wellen Ausschau haltend. Mit dem Brett und dem langen Paddel ist er wendig, kann rasch beschleunigen, wenn eine vielversprechende Dünung anrollt, und auf der Stelle drehen.

EJs blonde Mähne ist selbst am Horizont leicht auszumachen. »Seit ich denken kann, habe ich lange Haare«, sagt er, »einen Bürstenschnitt kann jeder tragen. Für lange Haare braucht es eine Berufung.« Ebenso feste Ansichten hat Ernie zum Thema Ernährung. Seit seinem 18. Lebensjahr trainiert er mit Gewichten und tüftelt an seinen Essgewohnheiten. »Junk Food? Niemals!«, erklärt Ernie mit Inbrunst. Er mixt sich Eiweißshakes mit Magermilch und Banane, isst von Eiern nur das Weiße und bevorzugt Bio-Lebensmittel: »Große Salate mit frischen Spinatblättern, Paprikaschoten und Tomaten, dazu wilden Fisch aus dem Meer oder Bio-Hühnerbrust – das ist für mich ein typischer Speisezettel.« Abends trinkt er regelmäßig Bier – zwei bis sechs – oder Wein. »Erzählen Sie das aber nicht meinem Arzt«, sagt er und lacht.

Normalerweise kaufen Andie und Ernie ihren Fisch im Laden. Doch manchmal setzen sie die Segel, fahren mit ihrem Boot hinaus und gehen im Pazifik auf Unterwasserjagd: »30 Kilometer draußen stehen die großen Fische in den Kelpwäldern. Wir schnappen unsere Harpunen und tauchen direkt unterm Boot.«

Sein bevorzugtes Paddelrevier liegt direkt am Atomkraftwerk San Onofre. Es ist nicht überlaufen, und die Surfer stört das AKW nicht. »Die Fischer erzählen, dass sie hier manchmal seltsame Fische fangen«, sagt Ernie. »Ich sage dann immer: Vielleicht kriegen wir heute dreiäugige Fische zum Abendessen.« Zweimal im Jahr heulen am AKW die Sirenen zum Probealarm. »Dann denke ich: Hoffentlich wird es nie ernst.«

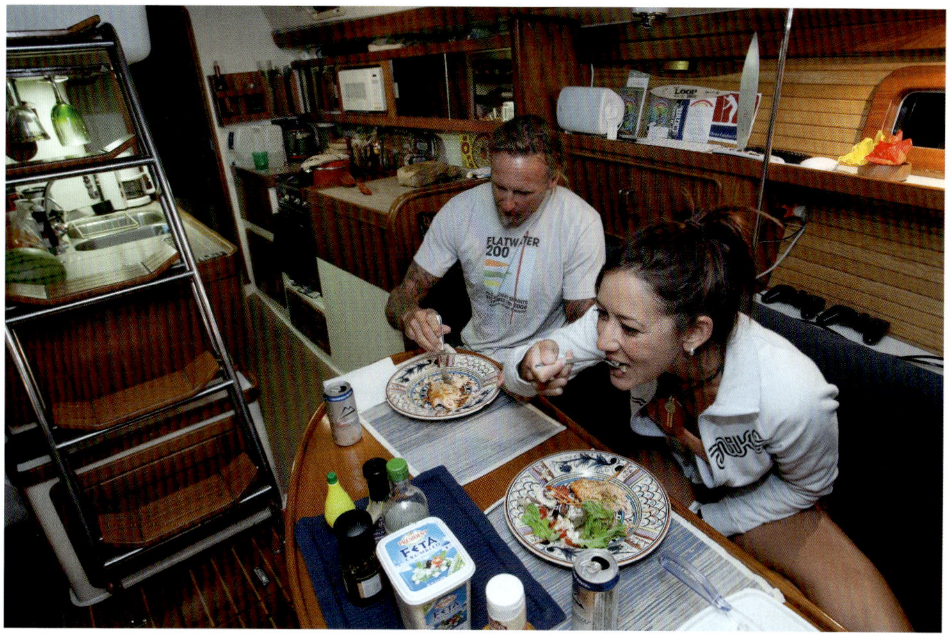

Der Tischler und Paddelsurfer Ernie Johnson vor dem AKW San Onofre mit seiner Tagesration (links) und beim Abendessen mit seiner Frau Andie an Bord ihres Segelbootes, auf dem sie wohnen

3600

USA

Bob Sorensen
Der Platzwart

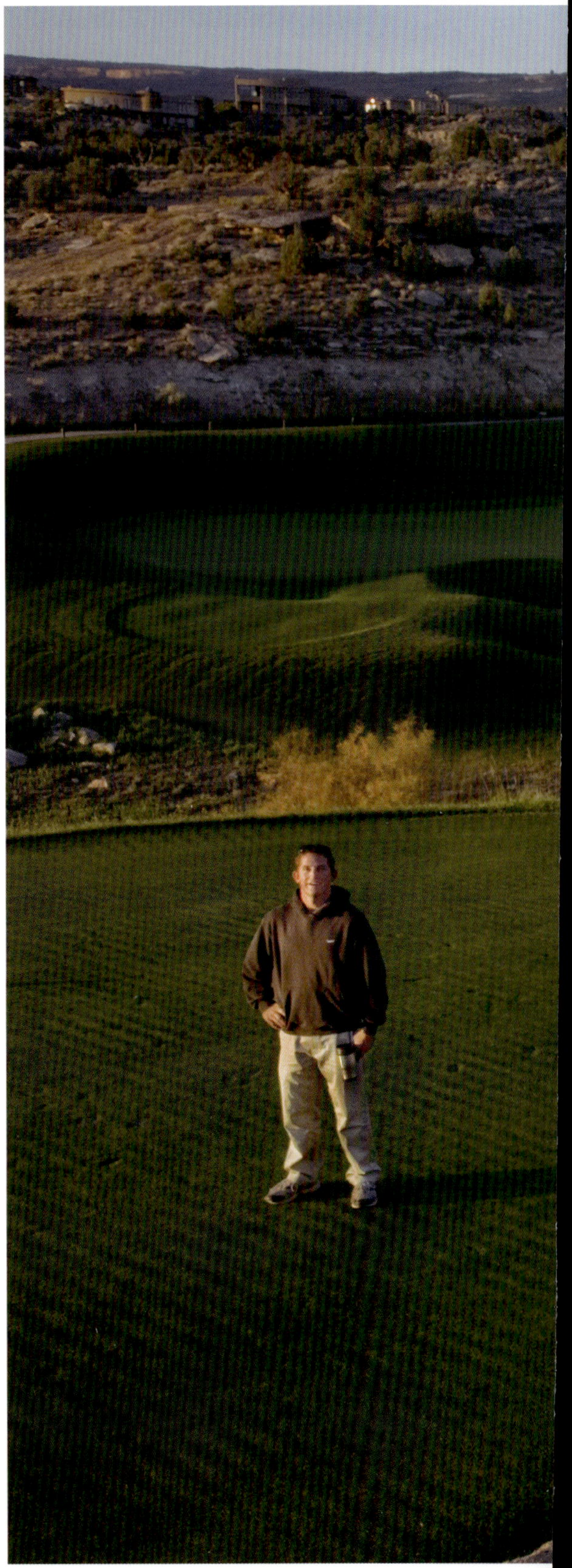

EINE TAGESRATION

IM SEPTEMBER

FRÜHSTÜCK Müsli mit Rosinen, 80 Gramm: mit Magermilch, 245 ml · Kaffee, 250 ml

MITTAGESSEN Sandwich mit Erdnussbutter und Konfitüre: Weizen-Haferbrot, 87 g, Erdnussbutter mit Stückchen, 62 g, Aprikosenkonfitüre, 34 g · Tortilla-Chips, 115 g, mit frischer Salsa, 150 g · Erdnuss-Müsliriegel, 42 g · Apfel, 165 g

ABENDESSEN Spirelli-Nudeln, 95 g (Trockengewicht), mit einer Sauce aus Wurst, Tomaten, Zucchini, Flaschenkürbis und Paprikaschoten, geschmort mit Olivenöl, 1 EL (nicht im Bild) · Brötchen (3), 73 g · Bier, 360 ml · fettfreies Joghurteis, Vanille, 210 g

IM LAUFE DES TAGES Leitungswasser, 4 l

KALORIEN 3600

Alter: 25 · Größe: 180 cm · Gewicht: 79 kg

GRAND JUNCTION, COLORADO · Vor Sonnenaufgang schwärmt ein kleines Heer von Rasenpflegern hinaus auf das üppige Grün des Platzes des Redlands Mesa Golfclubs in den Hügeln am Rande der Wüste im Westen Colorados. Und der stellvertretende Platzwart Bob Sorensen ist zur Stelle, um die Pflege des Rasens und die Reparatur der von den Spielern am Vortag geschlagenen Löcher in den 18 Bahnen zu leiten.

Der in Grand Junction geborene Sorensen jobbte in seiner Jugend auf einem anderen Golfplatz am Ort, studierte dann Jura und war drauf und dran, eine Stelle als Strafverteidiger anzunehmen, als er sich entschloss, doch seiner alten Liebe zum Grünen treu zu bleiben.

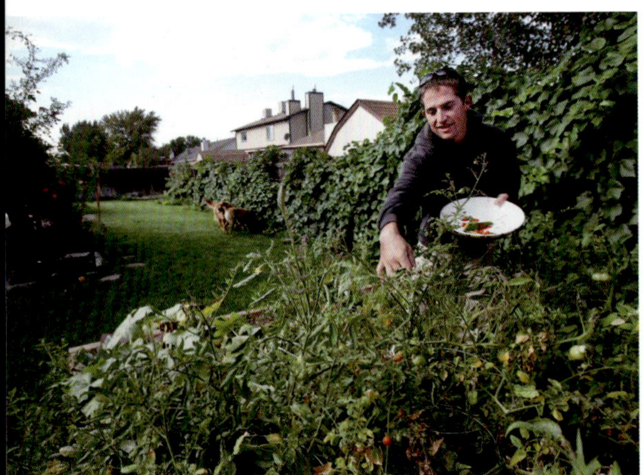

»Ich sehe mich einfach nicht ständig am Schreibtisch sitzen«, sagt Bob. Also absolvierte er einen Internet-Kursus in Rasenmanagement und bekam, mit dem Diplom in der Tasche, seine jetzige Stelle in Redlands Mesa.

Der Platz liegt in einem verschlungenen Tal zwischen hohen, rot und golden leuchtenden Tafelbergen mit millionenteuren Landsitzen. Kommen Spieler manchmal mit ihren elektrischen Karren von den schmalen Wegen ab, weil die atemberaubende Aussicht sie ablenkt? »Sie sind in der Regel sehr auf ihr Spiel konzentriert«, sagt Bob. »Aber die steileren Abschnitte erfordern schon besondere Aufmerksamkeit.«

Ein zusätzlicher Reiz des Jobs ist die Möglichkeit, selbst auf dem Platz zu spielen, doch zumindest in der Football-Saison kommt Bob kaum dazu, weil er die Mannschaft der Highschool trainiert, an der seine Frau unterrichtet.

Die Zeit für seinen Garten aber muss sein. Bei Gemüse sind die Sorensens weitgehend Selbstversorger: Sie ernten Zucchini, Flaschenkürbisse, Tomaten, Paprika für die Pastasaucen – und Gurken für den Salat. Wenn sein Team ein Match hat, isst er abends nach dem Spiel mit der Mannschaft Pizza. Zum Frühstück nimmt er stets Müsli und schwarzen Kaffee, für mittags nimmt er sich was mit zur Arbeit: Suppe vom Vorabend, ein Sandwich, Chips und Salsa, einen Müsliriegel und einen Apfel – »ziemlich das Gleiche jeden Tag«, sagt er.

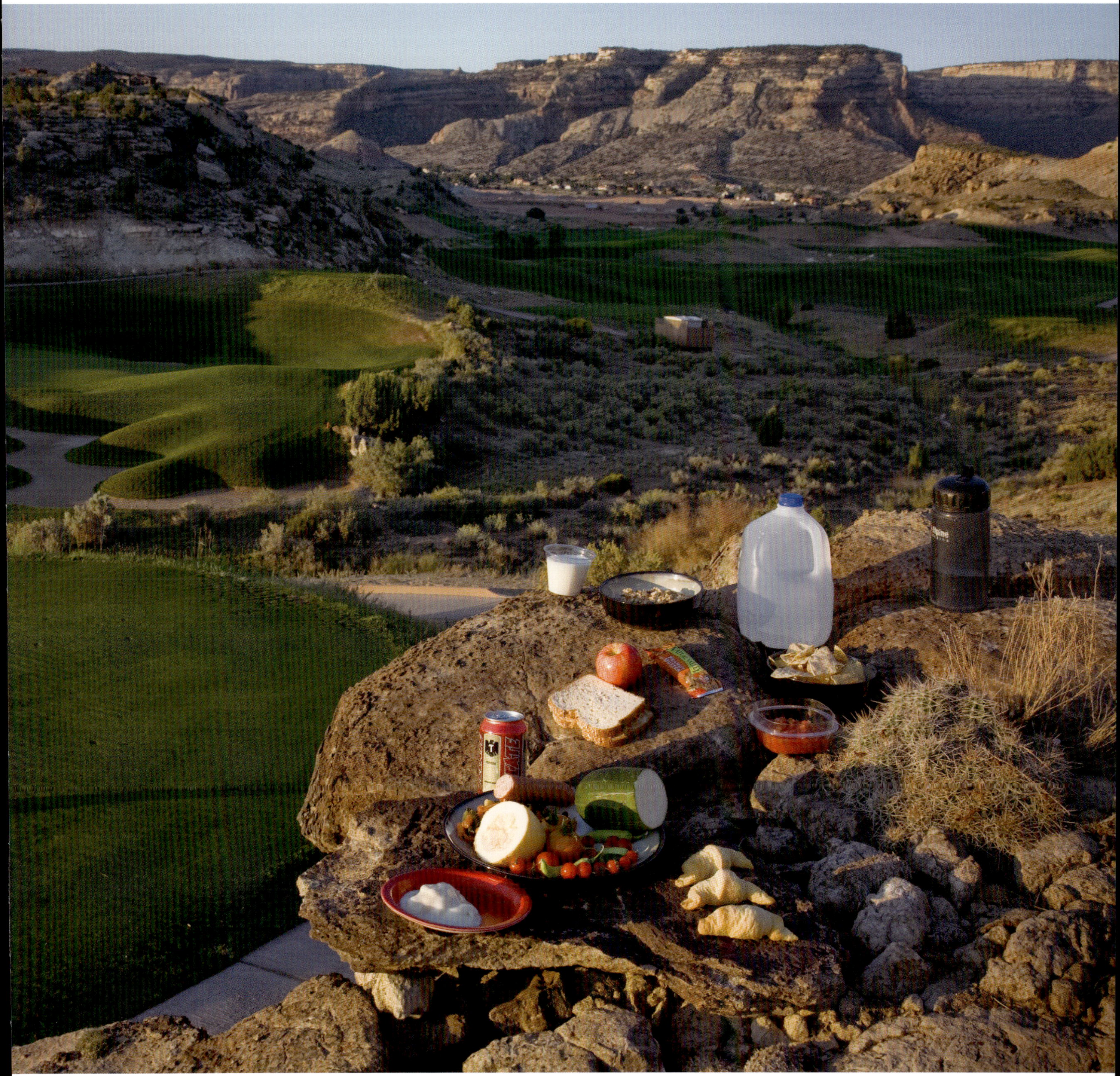

Der stellvertretende Golfplatzwart Bob Sorensen auf dem Fairway des zwölften Lochs des Redlands Mesa Golfclubs mit einer typischen Tagesration. Er studierte Jura und schlug eine Stellung als Anwalt aus, um nicht an den Schreibtisch gefesselt zu sein, sondern die meiste Zeit des Tages draußen in dieser Wildwest-Landschaft wie aus dem Bilderbuch verbringen zu können. Er arbeitet körperlich, doch die moderne Technik macht manches bei der Bewässerung leichter. Von seinem felsigen Ausguck aus kann er per Funkfernsteuerung die Rasensprenger dirigieren, die das üppige Grün von Spielbahnen und Greens inmitten der roten Wüste erst möglich machen. Im Garten hinter seinem Haus (links) erntet Bob Gemüse, während sein Hund mit einem Freund spielt

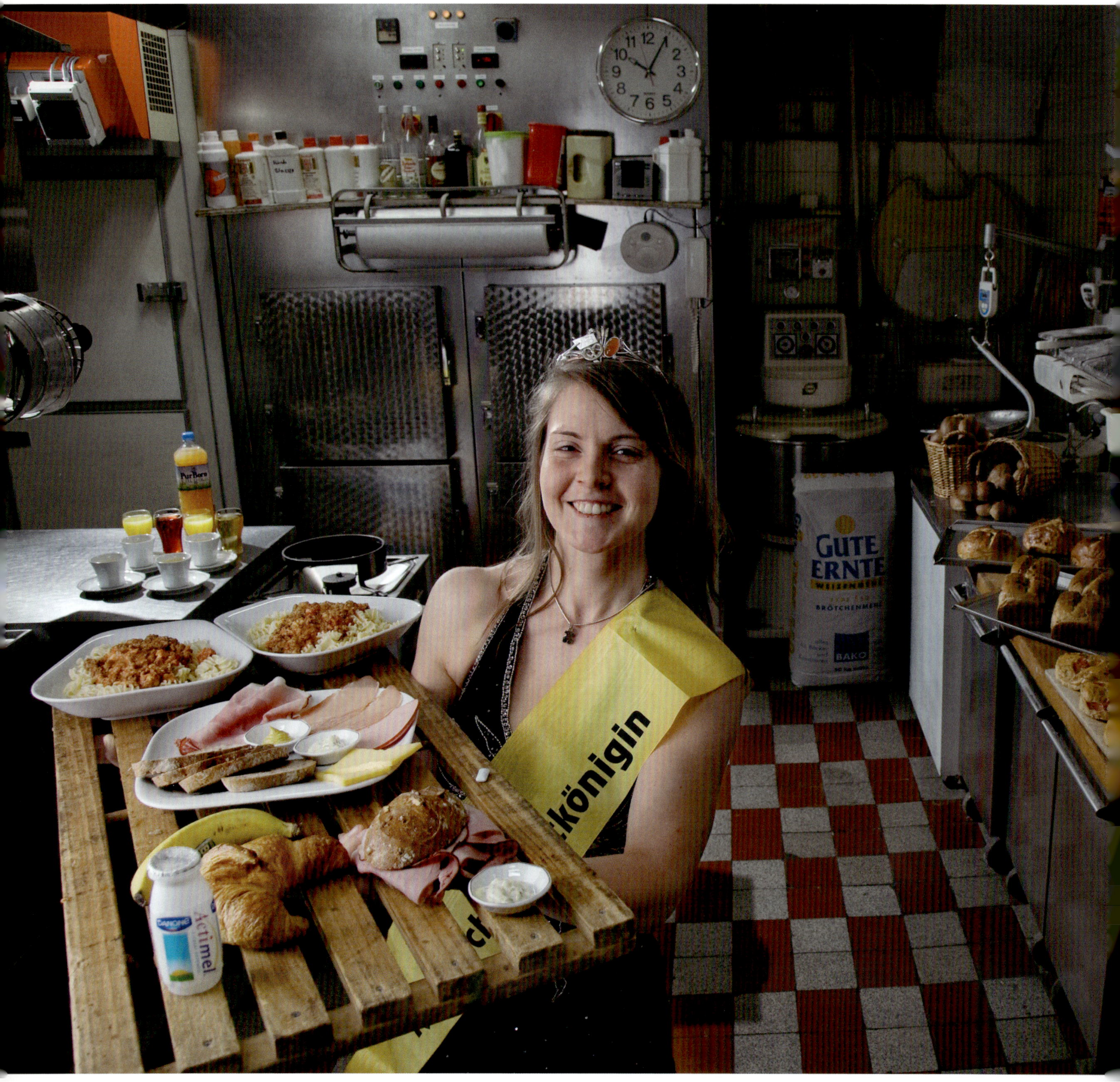

Die Bäcker- und Konditormeisterin Robina Weiser-Linnartz in der Backstube des elterlichen Betriebs mit einer typischen Tagesration an Lebensmitteln. Sie trägt Krone und Schärpe der ersten Rheinischen Brotkönigin, gekürt im Juni 2007. Die Regalien legt sie bei öffentlichen Auftritten an, bei denen sie für die lebendige Tradition des Bäckerhandwerks wirbt. Die Luft der Backstube atmete sie zum ersten Mal im Alter von drei Jahren, als sie die Treppe in den Keller meisterte und ihren Eltern beim Sortieren von Nüssen half. Wenn sie einmal den Betrieb übernimmt, will sie ihn so umbauen, dass die Kunden die Arbeit in der Backstube beobachten können

3700

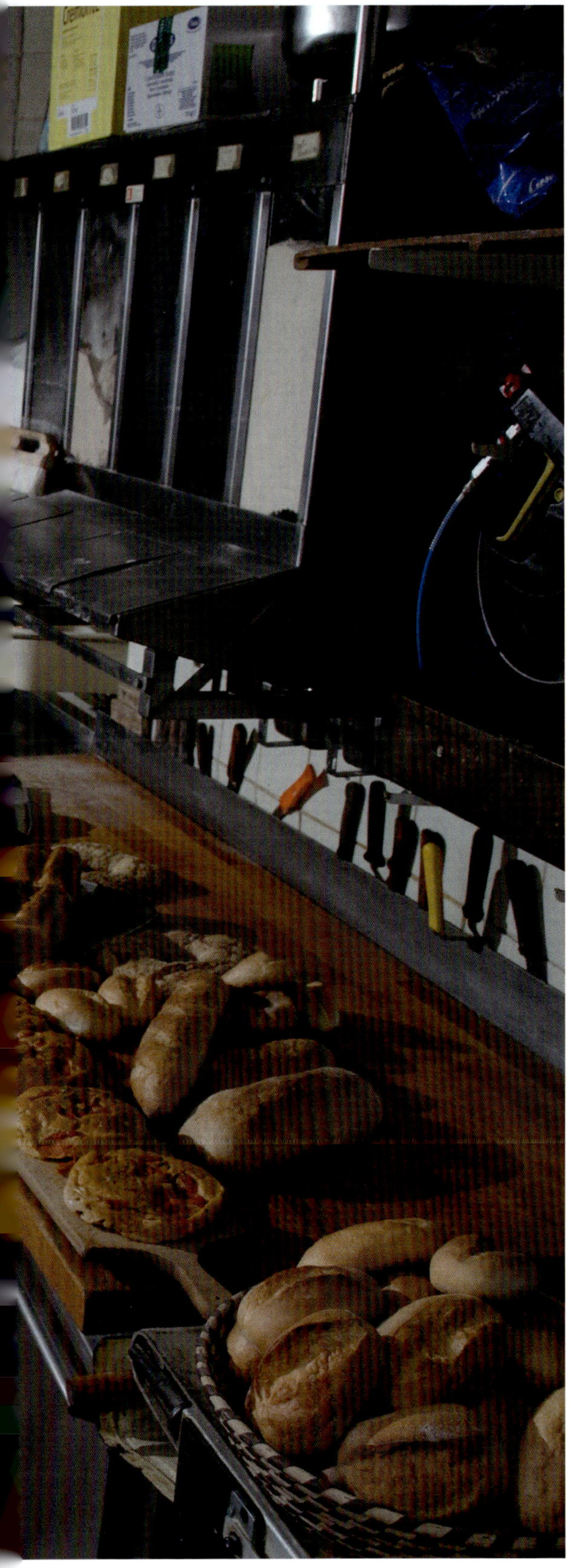

DEUTSCHLAND

Robina Weiser-Linnartz
Die Bäckermeisterin

EINE TAGESRATION

IM MÄRZ

FRÜHSTÜCK Nussbrötchen, 106 g, mit Schinken, 17 g, und Remoulade, 1 EL · Croissant, 70 g · Banane, 134 g · probiotischer Joghurtdrink, 100 ml

MITTAGESSEN Vollkornbrot, 87 g · Schinken, 34 g · Mortadella, 22 g · Lachsschinken, 17 g · Goudakäse, 45 g · Senf, 2 TL · Remoulade, 1 EL

ABENDESSEN Radiatori-Nudeln, 500 g, mit hausgemachter Bologneser Sauce, 640 g

IM LAUFE DES TAGES Apfel- und Traubenschorle, 1,5 l · Orangensaftschorle (2), 270 ml · Traubenschorle, 240 ml · Apfelschorle, 220 ml · Bio-Fencheltee (4), 400 ml · Kaugummi, 1 Streifen

KALORIEN 3700

Alter: 28 · Größe: 168 cm · Gewicht: 65 kg

KÖLN · Robina Weiser-Linnartz, Bäcker- und Konditormeisterin in der vierten Generation, ist Deutschlands erste Brotkönigin, fürs Rheinland gewählt im Juni 2007 vom Verband des Rheinischen Bäckerhandwerks. »Unsere Innungen können nunmehr vor Ort noch erfolgreicher Öffentlichkeitsarbeit betreiben«, erklärte Verbandsgeschäftsführer Walter Dohr zufrieden nach Robinas Wahl in Euskirchen. Dieser Aufgabe hat sich die Kölnerin seither pflichtgemäß gewidmet. Nachdem eine Neuwahl 2009 mangels Kandidatinnen ausfiel, wurde Weiser-Linnartz' Regnum verlängert. Eine Nachfolgerin soll im Mai 2010 gekürt werden, Kandidatinnen wurden jedenfalls bereits gewonnen.

Die Liebe zum Handwerk ist bei Robina früh entstanden und ganz sanft und allmählich gewachsen. »Als ich drei Jahre alt war, und zum ersten Mal über die Treppe hinunter in die Backstube gehen konnte, habe ich für meine Eltern Nüsse verlesen. Sie haben nie gesagt: ›Mach das!‹, sondern: ›Schau mal, das ist interessant. Willst du uns helfen? Es schmeckt lecker, und du machst Menschen glücklich, wenn du einen Kuchen oder ein Brot backst.‹« So ging sie dann beim Vater in die Lehre, in der vor 1900 gegründeten Bäckerei, die der Urgroßvater 1922 übernahm. Robina arbeitete in der Backstube, wo heute noch ein fast 90 Jahre alter, mit Kohle beheizter Ofen im täglichen Einsatz ist.

Die Aufgaben als Brotkönigin erfüllte Robina gerne, denn sie liebt ihr Metier und kommt glaubwürdig rüber, wenn sie für die Werte des Handwerks wirbt, bei dem noch viel von Hand gemacht wird, jedenfalls, wenn es so betrieben wird wie in ihrer Familie. Irgendwann, die Eltern sind noch jung und voller Schaffenskraft, wird sie wohl zusammen mit ihrem Bruder den Betrieb an der Straße An der Linde übernehmen: Bäckerei und Konditorei, und ein Café mit 30 Plätzen ist auch dabei, nicht weit von Rhein und Dom.

Aktuell ist Robina Meisterin bei Bastian's, einem trendigen Betrieb mit Bäckerei, Konditorei und einem großen Kaffeesalon in klassischem Wiener Stil. Wenn die junge Meisterin morgens ihren Dienst antritt, arbeitet ihr Vater schon seit ein paar Stunden in seiner Backstube. Sein Laden öffnet um sechs, und dann stehen schon die Kunden Schlange und begehren warme Semmeln fürs Frühstück. Bastian's dagegen, in der Fußgängerzone der Innenstadt, macht erst um acht auf. »Um sechs ist hier noch tote Hose«, sagt Robina.

Bei Bastian's findet die traditionelle handwerkliche Bäckerarbeit nicht im Keller statt, sondern hinter einer großen Glasscheibe. Unter den Augen der Kundschaft kneten und formen Robina und ihr Team die Laibe aus klassisch gesäuertem Teig aus vollem Schrot und Korn. Nummer eins unter den Spezialitäten ist das Walnussbrot. Längst heimisch sind hier

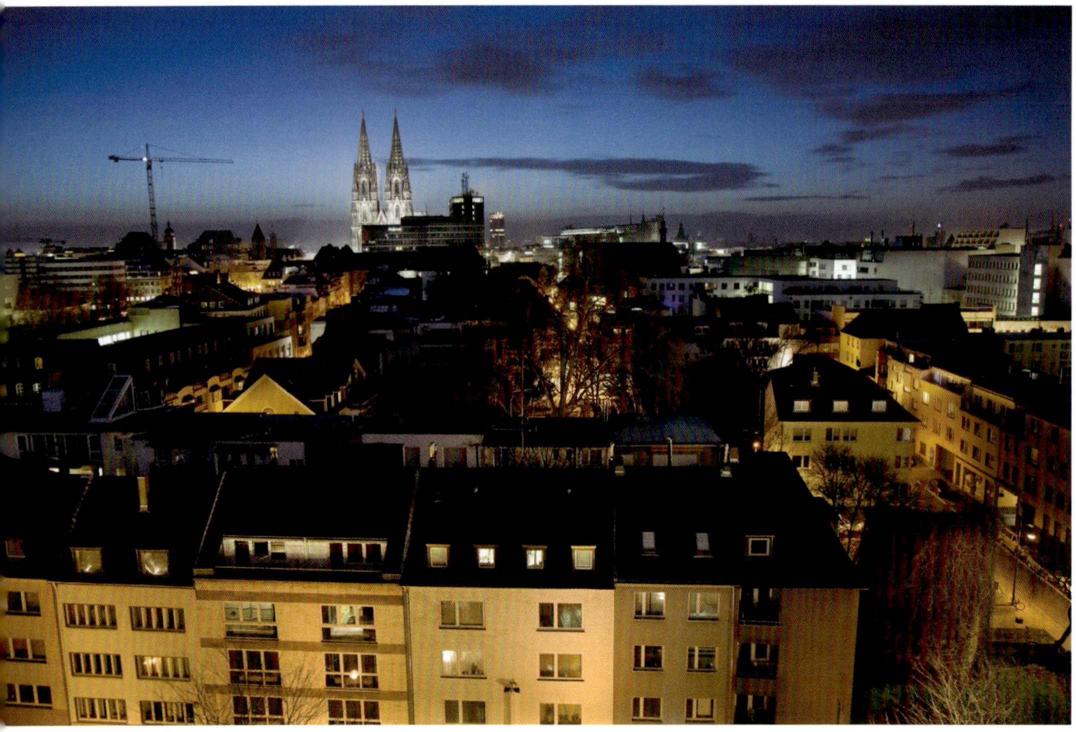

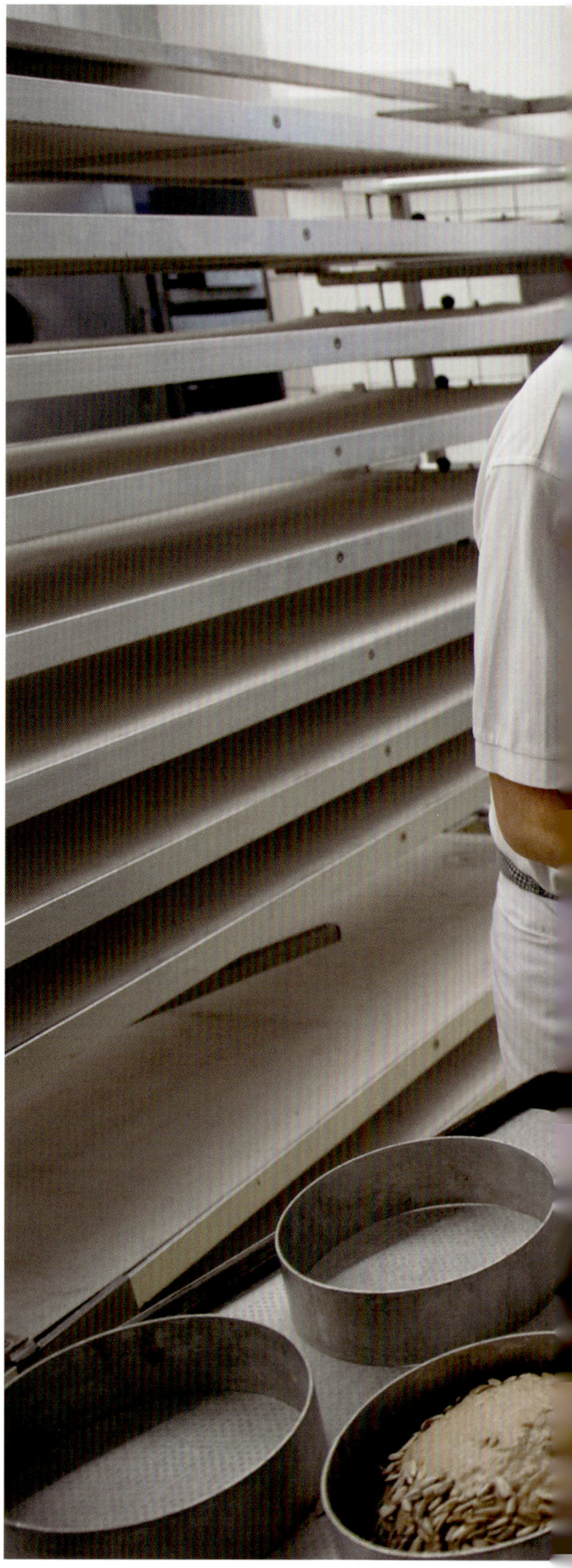

Der Kölner Dom ist noch angestrahlt, wenn Robina Weiser-Linnartz unweit der Kathedrale im Morgengrauen mit der Arbeit in der Backstube anfängt. Zuerst sind die Vollkornbrote dran. Die Meisterin wiegt den Teig ab und formt die Laibe, die der Geselle dann in Sonnenblumenkernen wendet. Später am Morgen arbeitet sie in der Konditorei, belegt Kuchen mit tiefgekühlten Beeren

auch ausländische Sorten wie das Steiermarker Mischbrot mit Kürbiskernen oder die Ciabatta, die »Latsche« aus Italien, deren klebriger Teig besonderes Geschick – und viel trockenes Mehl – erfordert, um sie aufs Backblech zu bringen. Mit einem Gesellen zusammen wuchtet Robina ein großes Blech mit Laiben aufs Regal zum Gären. An ihrem Bizeps sieht man, dass eine Bäckerin Kraft braucht. Und sie zeigt die Muckis selbstbewusst in der schulterfreien Brotköniginnen-Tracht. Da können die Magermodels einpacken.

Um halb acht steht sie in der Konditorei und bereitet strenge Sandkuchen und sündige Schokotorten, honigduftenden Bienenstich und üppig belegte Beerentörtchen, Material für die nachmittägliche Kuchenschlacht im Kaffeesalon. »Zwischen Bäckern und Konditoren gibt es einen ewigen Zwist«, sagt Robina. »Die Konditoren sagen: Wir sind die Größten. Und die Bäcker antworten: Ihr arbeitet nicht richtig. Ihr haltet euch für Künstler.« Was macht ihr Vater anders? »Er macht die gleichen Dinge«, sagt Robina, »nur die Mengen sind anders verteilt. Etwas mehr Konditorei, vor allem sonntags – Sahne- und Buttercremetorten, Obstkuchen und Blätterteigteilchen.«

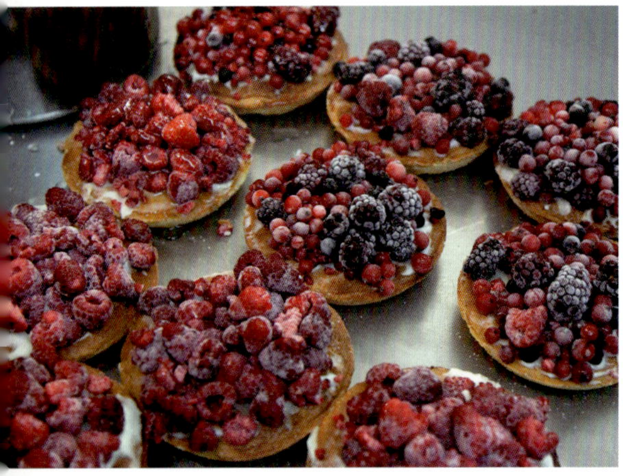

Robina arbeitet hart, aber es gibt ein Leben außerhalb der Backstube. Um halb vier hat sie Feierabend. Dazu gehören ihr Pferd Zorro, das in dem Stall steht, wo sie als Achtjährige Reiten gelernt hat, ein- oder zweimal die Woche abends Chorproben, und natürlich ihr Mann Sven, mit dem sie, wegen unterschiedlicher Arbeitszeiten, weniger Zeit verbringt, als sie möchte.

Wenn sie einmal den Betrieb der Eltern übernimmt, möchte sie zwei Jahre an Vaters Seite arbeiten, der sich anschließend beruhigt um seine Tomaten im Garten hinterm Haus kümmern kann, während seine Tochter ihre Frau in der Backstube steht.

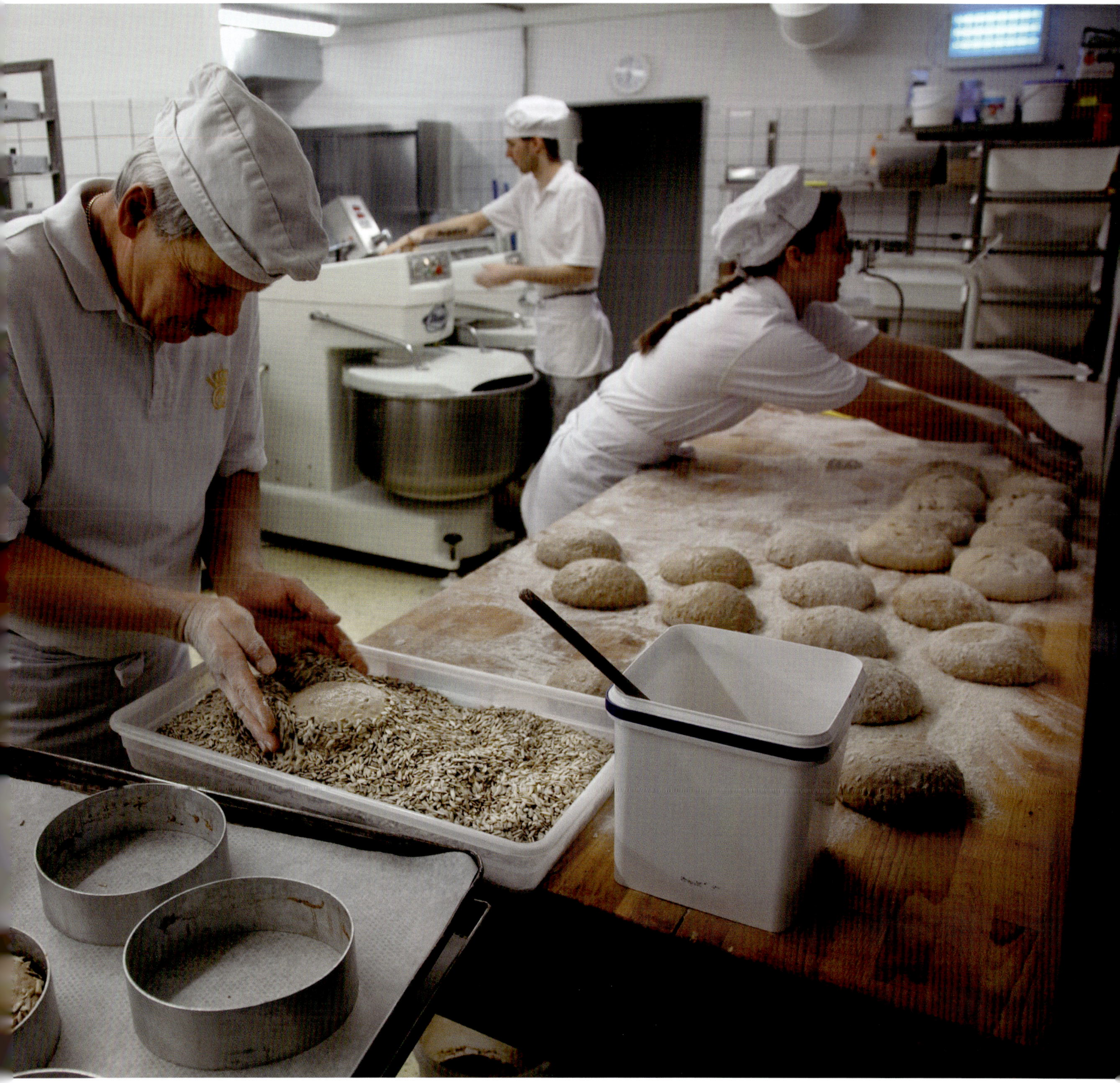

3700

USA

John Opris
Der Windpark-Ingenieur

EINE TAGESRATION

IM JULI

FRÜHSTÜCK Haferflocken, 316 g, mit braunem Zucker, 42 g, und Rosinen, 42 g · Kaffee von zu Hause, 0,5 l, mit Sahne (nicht im Bild), 30 ml · Kaffee mit Sahne, auf dem Weg zur Arbeit gekauft, 0,5 l

MITTAGESSEN Putensandwich: Mehrkornbrot, 56 g, Putenbrust, 112 g, Tomate, 56 g, Kopfsalat, 25 g, Cheddarkäse, 14 g, Mayonnaise, 1 EL, Senf, 1 TL · Apfel, 200 g · Cola light, 360 ml

ABENDESSEN Ravioli mit Artischocken-Käse-Füllung, 280 g, mit Basilikum, 6 g, Olivenöl, 2 EL, und zerlassener Butter, 1 EL · Baguette, 110 g · Asiago-Käse, 42 g · frischer Blattsalat-Mix, 165 g, mit Buttermilch-Dressing, 73 g · Zinfandel Rotwein (2), 360 ml

SNACKS UND SONSTIGES Schoko-Erdnuss-Müsliriegel, 60 g · Mozzarella, 28 g · Schwarztee (2), 0,5 l · Flaschenwasser, 0,72 l

KALORIEN 3700

Alter: 50 · 178 cm · 82 kg

BIRDS LANDING, KALIFORNIEN · Obwohl John Opris mit typisch amerikanischer Kost aufwuchs, gehören Erinnerungen an seine rumänischen Wurzeln zu seinen liebsten Kindheitserlebnissen. Etwa an die Mamaliga, die die Mutter machte – einen Brei aus Maisgrieß unterschiedlicher Konsistenz. »Die meiner Mutter war weich, sehr üppig und herzhaft. Sie bestand aus mehreren Schichten mit Sauerrahm und Frischkäse dazwischen«, sagt er.

Seinen kulinarischen Horizont erweiterte der Windkraftexperte auf Auslandsreisen – am eindrucksvollsten in den 1990er Jahren, als er in Spanien arbeitete und dort zum ersten Mal in Olivenöl gebratene Spiegeleier aß. »Ich kann mich nicht erinnern, dass bei meinen Eltern reichlich Olivenöl verwendet wurde – vielleicht auch gar nicht, wahrscheinlich, weil es etwas teurer war.« Er brachte diese Erfahrung mit nach Hause zu Frau und Kindern.

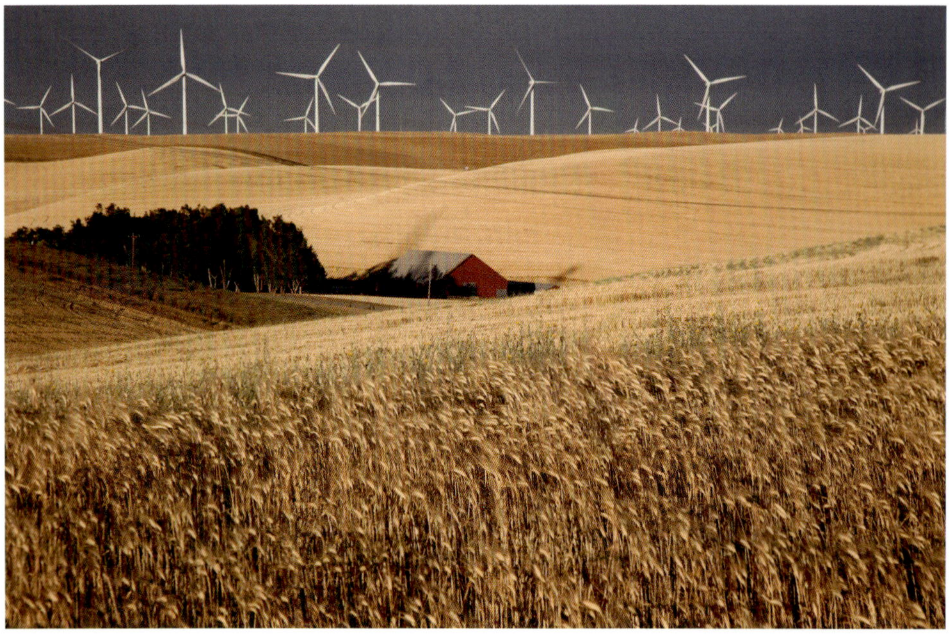

Als die drei Kinder klein waren, kochte meistens Johns Frau Cathy: Hühnerfleischklöße, Schmorbraten mit Kartoffeln, Hackbällchen »Hawaii« mit Ananas und Ingwer. Doch als die Kinder größer wurden, engagierte sich der Vater stärker in der Küche, machte selbst Ravioli oder Tacos – um sie mit reichlich Sojasauce zu übergießen. Das war Teil eines durch eine Kochsendung im Fernsehen angeregten Experiments zum »fünften Geschmack« (neben süß und sauer, salzig und bitter), den die Japaner »Umami» nennen, Wohlgeschmack, und der vor allem dem Geschmacksverstärker Natriumglutamat zugeordnet wird.

John ist ein bekennender Fan von TV-Kochsendungen. Schon als Junge in den 1960er und 1970er Jahren verfolgte er die Show »Galloping Gourmet«, später brachte ihm seine Frau Videos von solchen alten Kochsendungen aus der Leihbibliothek mit.

Schaut er sich heute Kochshows an? »Ich ziehe die älteren Serien vor«, sagt er. Doch den Food-Kanal findet er gut: »Ich habe vieles nachgekocht«, sagt er, »und dabei einiges über die Grundlagen des Kochens gelernt.«

John Opris, Windpark-Betriebsleiter, vor 80-Meter-Windmühlen mit einer typischen Tagesration an Lebensmitteln (rechts). Jede Turbine erzeugt pro Jahr genügend Strom, um 350 kalifornische Durchschnittshaushalte zu versorgen

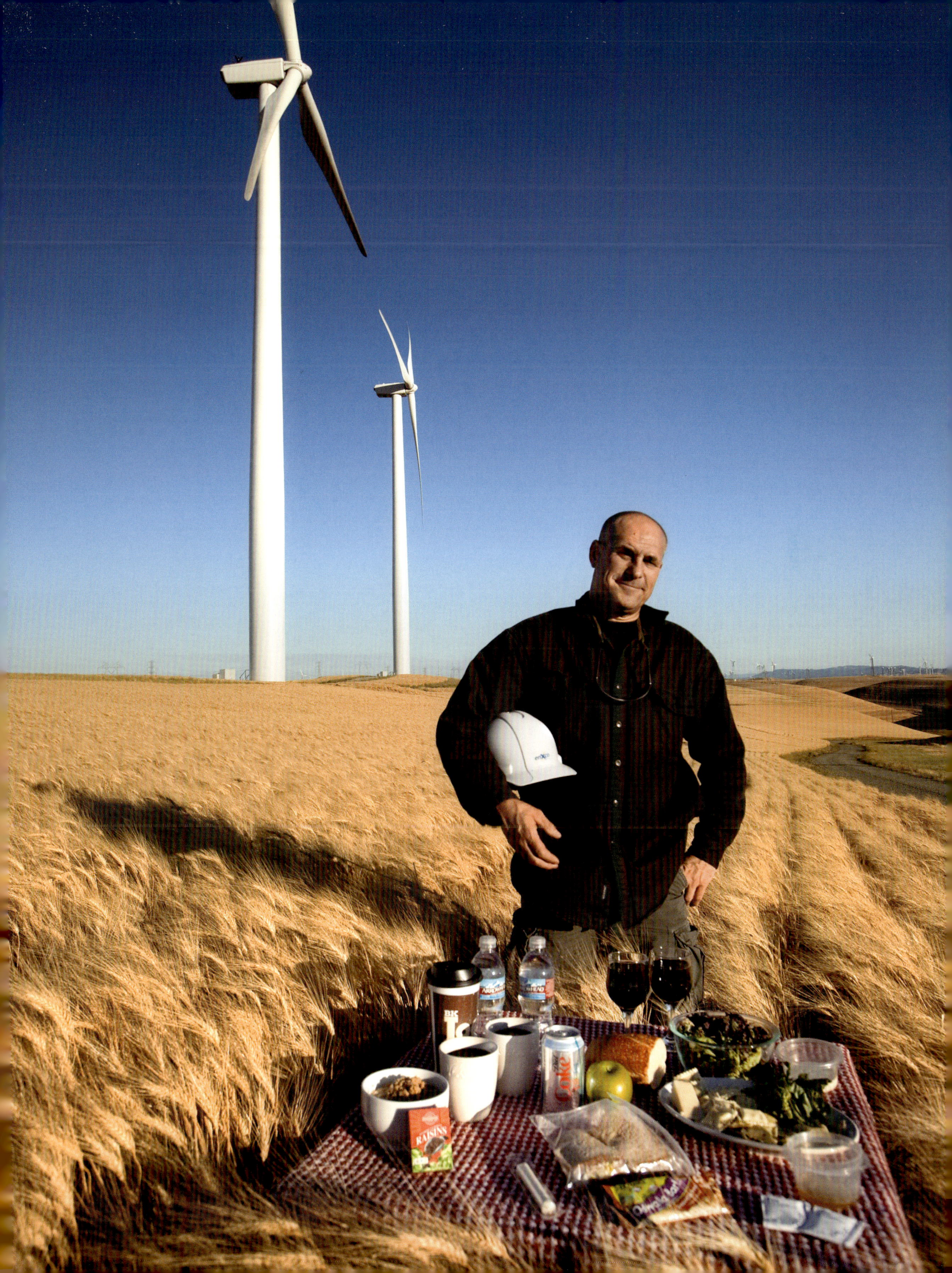
RAISINS
Coke

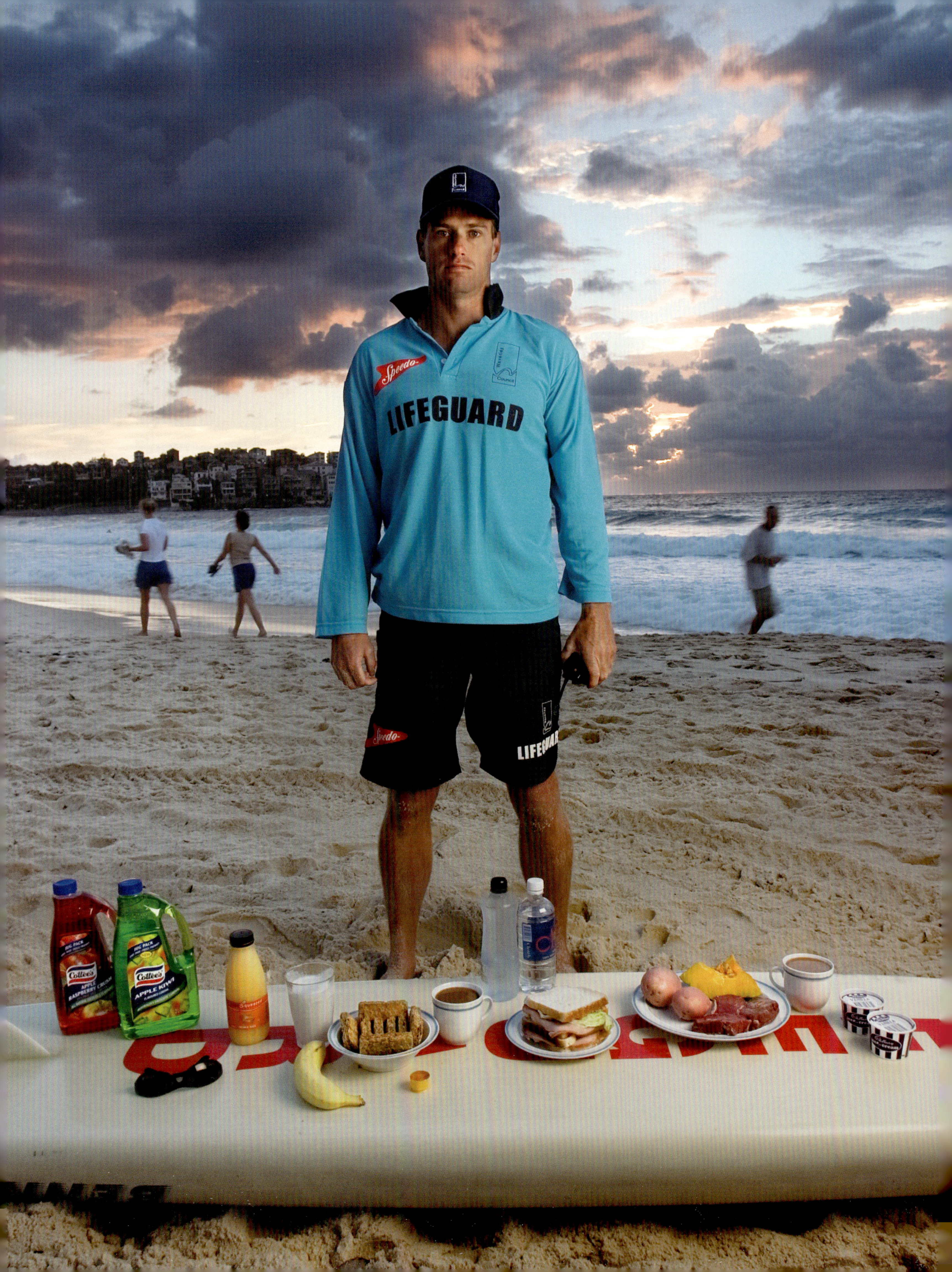
Speedo
LIFEGUARD
Speedo
LIFEGUARD
Cottee's
APPLE RASPBERRY CRUSH
Cottee's
APPLE KIWI

3700

AUSTRALIEN

Bruce Hopkins
Der Rettungsschwimmer

EINE TAGESRATION

IM FEBRUAR

FRÜHSTÜCK Cerealien, 130 g, mit Magermilch, 300 ml, und Honig, 1 EL · Banane, 118 g · Orangensaft, 0,5 l · Kaffee, 270 ml, mit Magermilch, 30 ml

MITTAGESSEN AUS DER TÜTE Schinkenbrote (2): Weißbrot, 150 g, Schinken, 70 g, Kopfsalat, 30 g, Senf, 2 EL

ABENDESSEN Rinderfilet, 283 g (Rohgewicht) · rote Kartoffeln, 175 g, und Kürbis, 200 g, geschmort mit Pflanzenöl, 1 EL · Vanilleeis, (2), 225 g · Kaffee, 270 ml, mit Magermilch, 30 ml

IM LAUFE DES TAGES Apfel-Himbeer-Fruchtsaftgetränk, 2 l · Apfel-Kiwi-Fruchtsaftgetränk, 2 l · Wasser aus Leitung und Flasche, 1 l

KALORIEN 3700

Alter: 35 · Größe: 183 cm · Gewicht: 82 kg

BONDI BEACH, NEW SOUTH WALES · Ein Tag am Strand ist kein Picknick-Ausflug für die Rettungsschwimmer an der berühmten Bondi Beach in Sydney. An Wochenenden müssen acht bis zehn hauptamtliche Retter mit Verstärkung durch ein paar Freiwillige die Übersicht über bis zu 40000 Menschen behalten. »Manchmal siehst du nur noch ein Meer von Köpfen«, sagt Bruce »Hoppee« Hopkins, seit 20 Jahren dabei und Chef der Bondi-Lebensretter, »es sind so viele, dass man vor lauter Menschen den Sand nicht mehr sieht.«

Die Rettungsschwimmer sind eine geachtete Zunft auf dem fünften Kontinent, dessen Bevölkerung überwiegend an der Küste lebt, und wo fast jeder schon als kleines Kind im Meer das Schwimmen lernt.

Um fit zu bleiben, trainiert Bruce, verheiratet und Vater von zwei Kindern, zweimal täglich an sechs Tagen in der Woche. Er isst nicht viel zwischen den Mahlzeiten und trinkt Alkohol nur, wenn er mit Freunden ausgeht. Er ernährt sich extrem fettarm, abgesehen von Eiscreme, die er sich zweimal in der Woche gönnt. Als er Triathlon als Leistungssport machte, nahm er anfangs Proteinpulver, doch er gab es rasch wieder auf: »Die Muckis bremsen beim Schwimmen.«

Hat sich was geändert, seit er als Rettungsschwimmer angefangen hat? »Die Leute am Strand sind dicker geworden – und Übergewichtige sind schwerer zu retten. Du paddelst mit dem Brett hinaus, sollst den Menschen aufs Brett ziehen und mit ihm auf der nächsten Welle zurück zum Strand reiten. Dicke sind schwer aufs Board zu ziehen. Und weil sie nicht fit sind, geraten sie öfter in Seenot.«

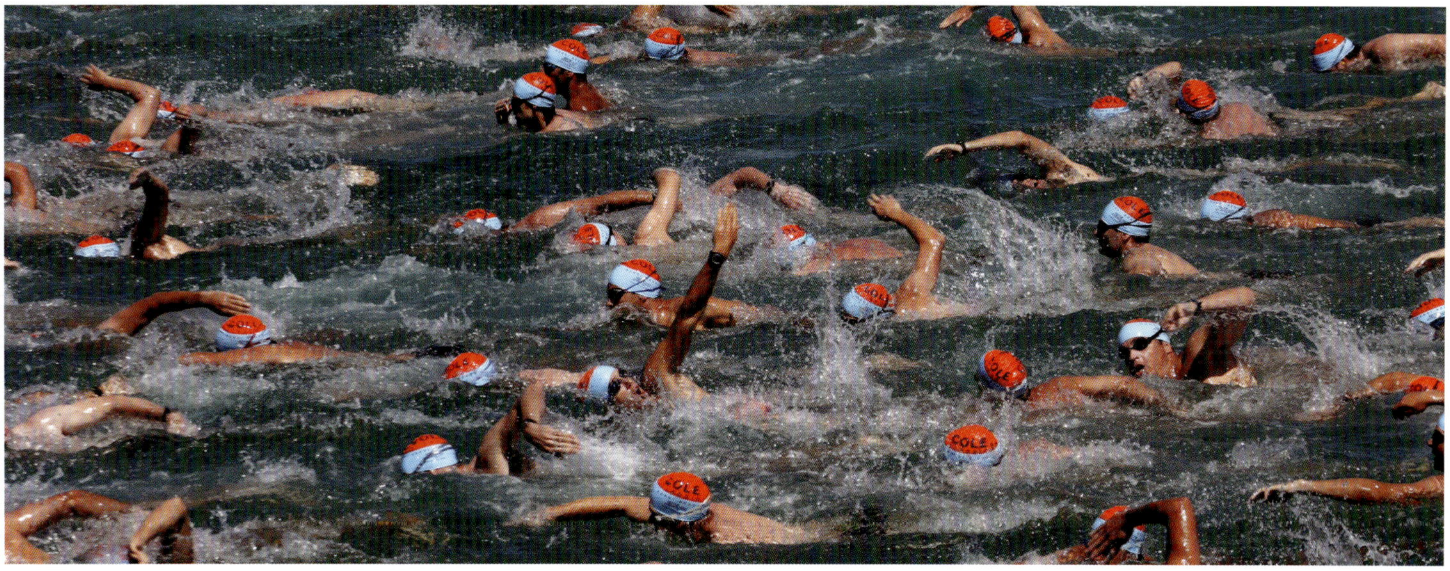

Bruce Hopkins (links), Rettungsschwimmer an der Bondi Beach in Sydney, mit einer typischen Tagesration an Lebensmitteln. Australien hat 10685 Strände und die höchste Hautkrebs-Rate der Welt. Beim jährlichen Zweikilometer-Volkswettschwimmen am Bondi Beach (oben) starten Hunderte von Teilnehmern

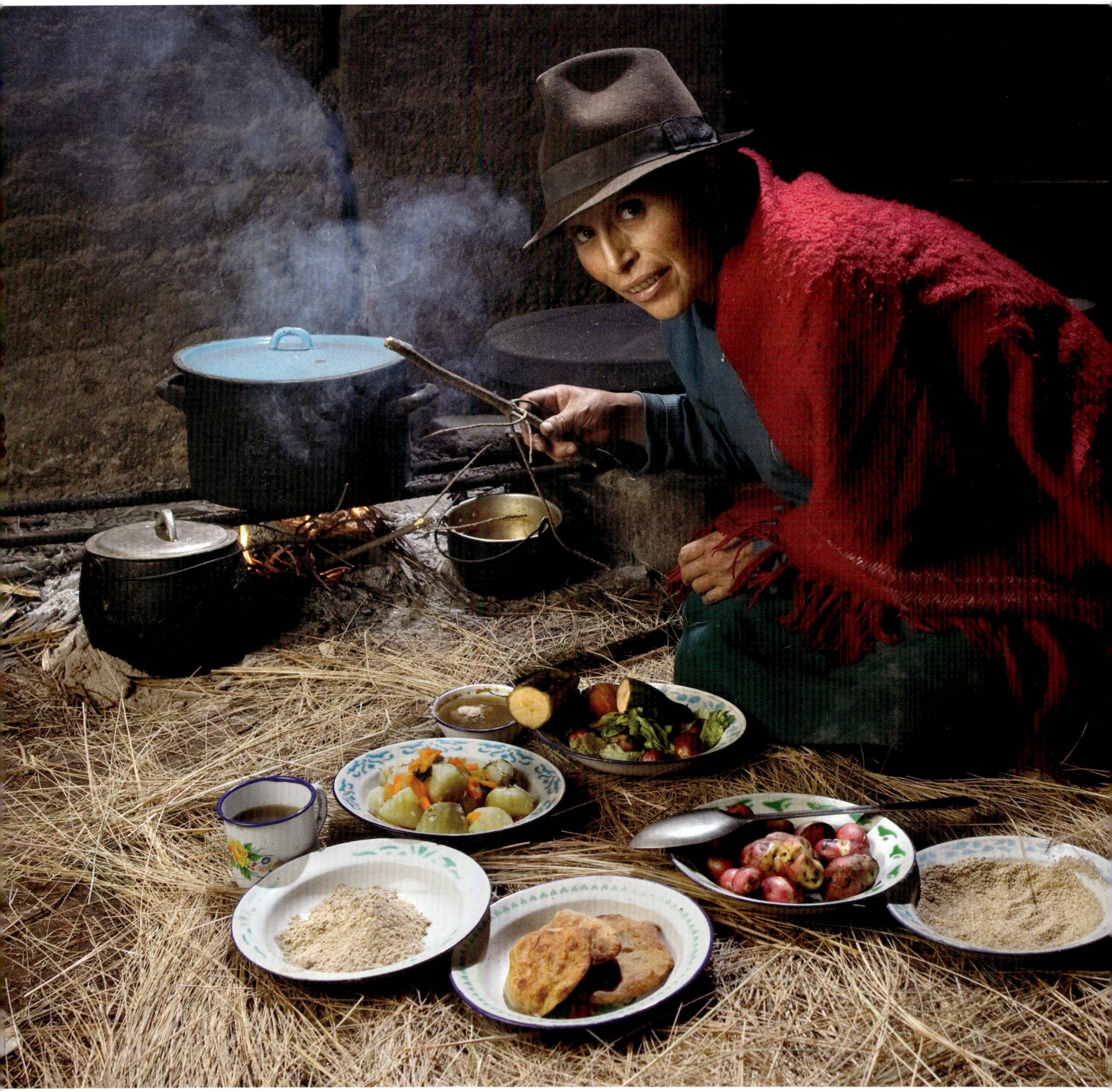

Die Bäuerin Maria Ermelinda Ayme Sichigalo, Mutter von acht Kindern, in ihrem aus Lehm erbauten Küchenhaus mit einer typischen Tagesration. Es gibt weder Stühle noch Tische; Ermelinda kocht alle Mahlzeiten auf dem Lehmboden kniend über dem offenen Feuer aus Reisig und Stroh. Die in der Küche herumwuselnden Meerschweinchen suchen nach Getreidekörnern und Essensresten. Früher oder später werden sie selbst als Festbraten für die Familie enden. Weil ein Abzug fehlt, sind Balken und Reet des Daches schwarz von Ruß. Der Küchenrauch in den Hütten verursacht eine Vielzahl von Atemleiden und soll, einer neuen medizinischen Studie über das Landleben in Ecuador zufolge, für die Hälfte der Säuglings- und Kindersterblichkeit im Land verantwortlich sein.

3800

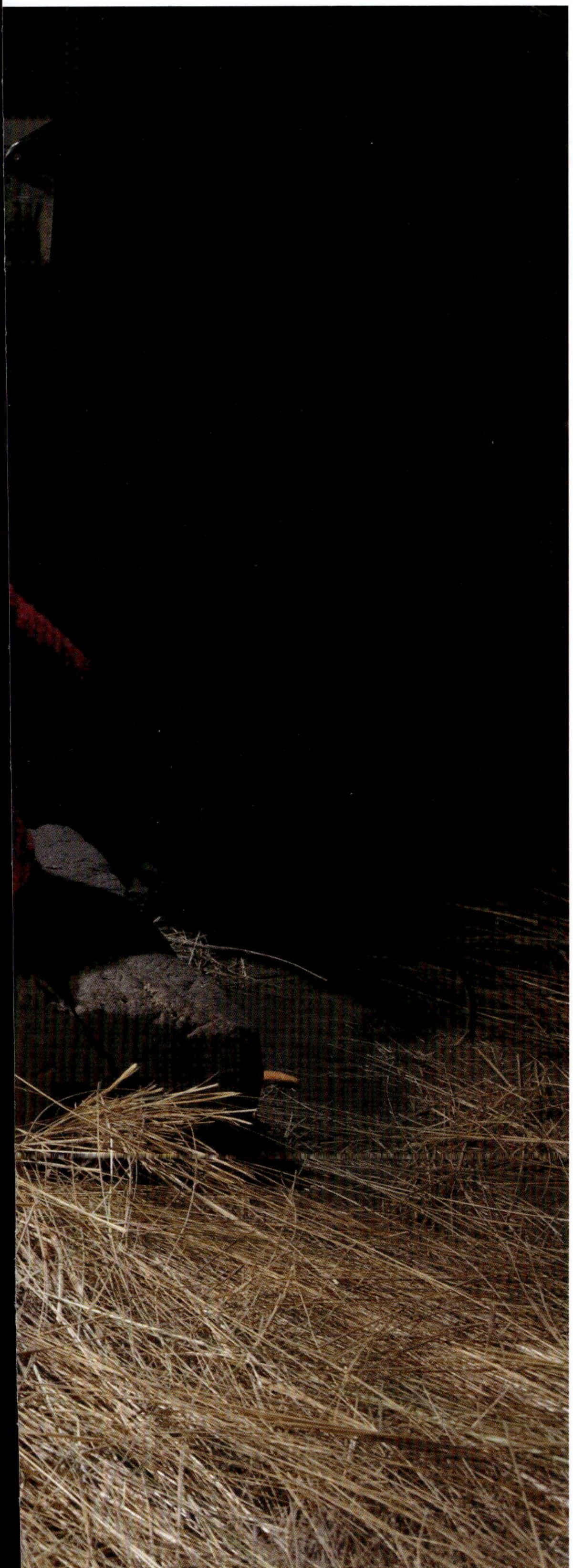

ECUADOR

Maria Ermelinda Ayme Sichigalo Die Hebamme und Bäuerin

EINE TAGESRATION

IM SEPTEMBER

FRÜHSTÜCK Teigtaschen mit Käse, 225 g · Chapo (Brei aus geröstetem Gersten- und Weizenmehl mit Pulverkaffee, Rohzucker und heißem Wasser), 210 g · Rohzucker mit heißem Wasser, 190 ml

MITTAGESSEN Gerstensuppe aus Gerstenmehl und Wasser, 300 g · Kartoffeln, gekocht mit Möhren und grünen Bohnen, 640 g

ABENDESSEN Salat aus Kopfsalat, Kartoffeln und Möhren, 425 g · grüne Kochbanane, 100 g · gelbe Kochbanane, 220 g

SNACKS UND SONSTIGES Geröstete Kartoffeln, 640 g · Machica (geröstetes Gersten- und Weizenmehl, im Laufe des Tages in heißes Wasser gerührt), 130 g · Wasser aus einer nahen Quelle zum Kochen, 2 l

KALORIEN 3800

Alter: 37 · Größe: 160 cm · Gewicht: 54 kg

TINGO IN DEN ANDEN · Die Steilhänge, die Ermelinda Ayme Sichigalo, ihr Mann Orlando und ihre acht Kinder hoch in den Zentralanden bebauen, sind viel weniger fruchtbar als die tiefer gelegenen Felder nahe dem Marktflecken Simiatug. Doch die Aymes betreiben hier seit Generationen Landwirtschaft, und außerdem, sagt Orlando, Mitglied des Gemeinderates, sei der Boden weiter unten zu teuer.

Die Familie baut Wurzelgemüse und Weizen an und hält, gemeinsam mit ein paar Verwandten, eine kleine Herde Schafe. Zwischen den Ernten verkaufen sie auf dem Wochenmarkt unten im Tal das eine oder andere Schaf, um Getreide, Gemüse und Rohzucker bezahlen zu können. Für den Eigenbedarf aber schlachten die Aymes fast nie ein Schaf. Das tierische Eiweiß in ihrer Nahrung stammt von Eiern, gelegentlich einem Huhn oder von kleinen Fleischportionen von den Meerschweinchen, die frei in der Küche und im Hof herumlaufen und an Festtagen gebraten werden.

Ermelinda ist Hebamme und Naturheilerin, sammelt Kräuter auf den Bergwiesen und brüht daraus Tees, vor allem gegen die Leiden der Frauen. Doch sie hat mehr Aufgaben zu erfüllen, als der Tag Stunden hat. Es gibt viele Münder zu speisen und Tiere zu versorgen und Felder, die bepflanzt, gejätet und abgeerntet werden müssen – alles mit dem Baby im Tuch auf dem Rücken, und scheinbar mühelos bewegt sie sich damit den steilen Hang hinauf und hinab.

Um alles das auf über 3300 Meter Höhe bei Kälte und Wind schaffen zu können, muss sie viel essen – und oft. Nach dem Frühstück aus Käsetaschen und Chapo – einem dünnen Brei aus geröstetem Gersten- und Weizenmehl mit Instant-Kaffee und braunem Rohzucker – isst sie im Laufe des Tages winzige geröstete Kartoffeln und Machica, geröstetes Gersten- und Weizenmehl, das in heißes Wasser gerührt wird. Wenn Ermelinda morgens nicht ihre Käsetaschen macht, isst sie Kochbananen, doch Chapo ist immer dabei. Möhren von den eigenen Feldern und Kochbananen aus dem Tiefland liefern ihr weitere Energie während des langen, anstrengenden Arbeitstages.

Alle Aymes sind verrückt nach Panela, dem braunen Rohzucker. Sie kaufen ihn in großen Blöcken auf dem Markt, und Ermelinda trägt alle Einkäufe auf dem Rücken, neben ihrem Baby, nach Hause. Auf den Markt sind die Kinder selten dabei, um tragen zu helfen. »Sie wollen immer dies und das und jenes haben«, sagt sie, »da lasse ich sie lieber zu Hause.«

Um sich mal zu verwöhnen, kehren Ermelinda und Orlando gelegentlich bei einem Essstand auf dem Markt ein. Die Portion Schafskopf-Eintopf oder Stückchen von Lamm- oder Schweinefleisch auf Salat mit Reis kostet umgerechnet 75 Cent. Meistens aber verzichten sie, weil es ihnen zu teuer ist, im Vergleich zu einem Zentnersack Kartoffeln, den es für drei Euro zu kaufen gibt.

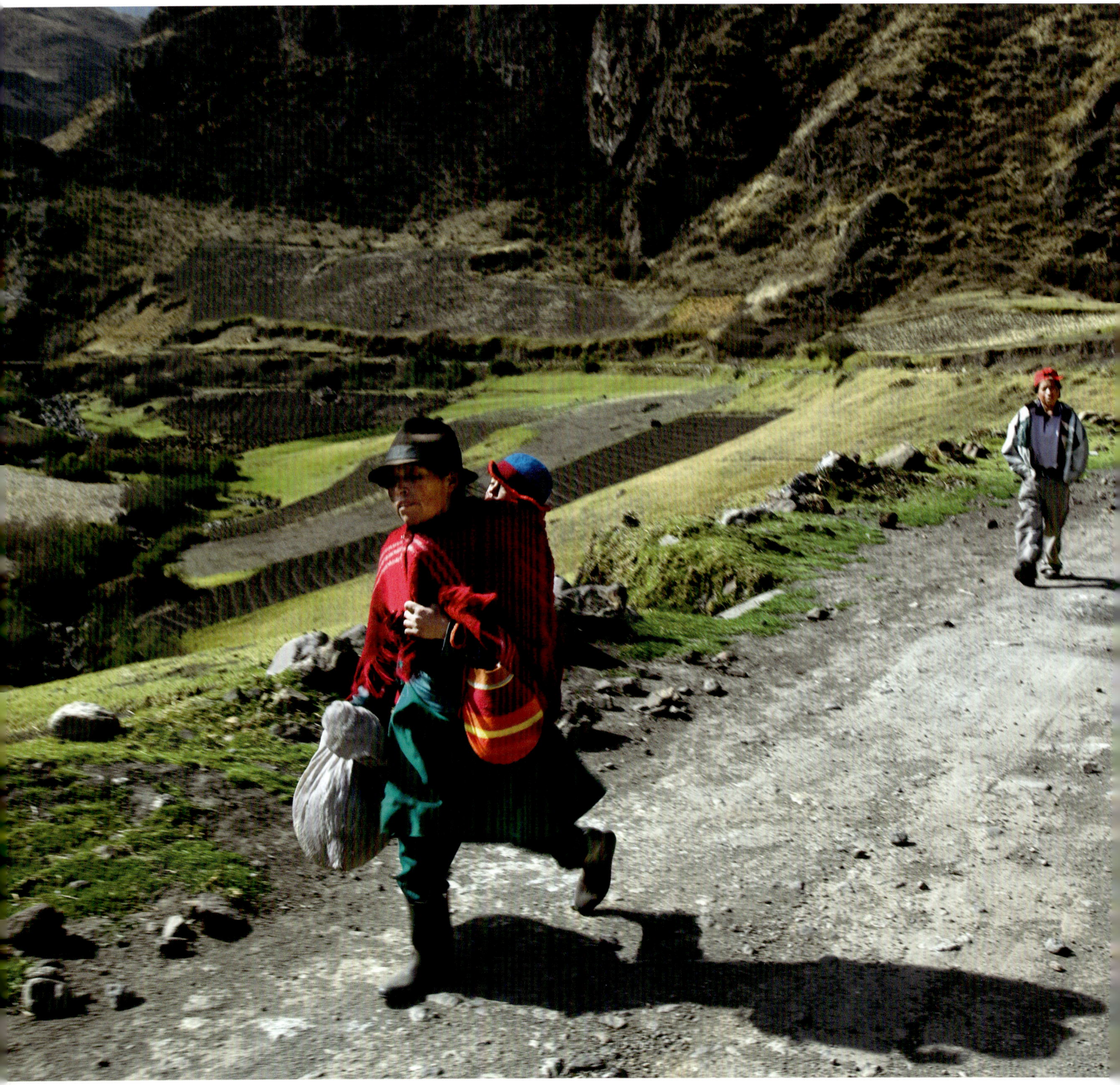

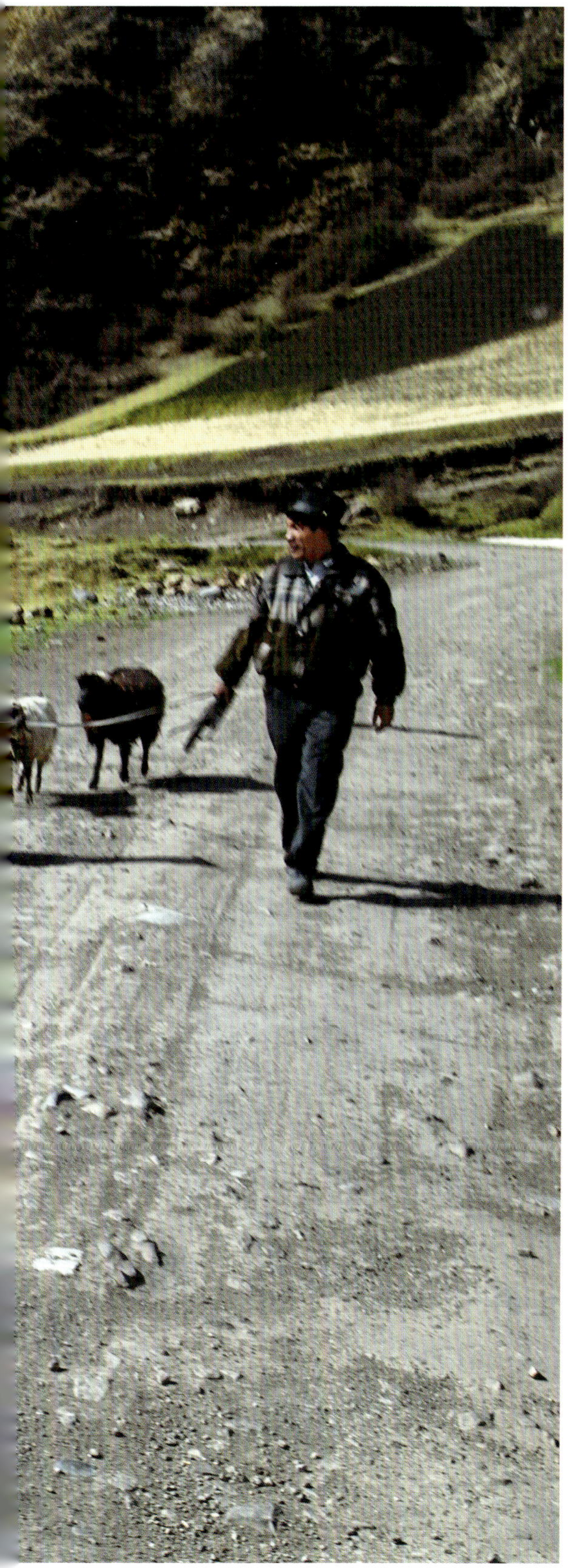

Eine Stunde brauchen Ermelinda, mit dem kleinen Orlando jr. auf dem Rücken, ihr Mann Orlando und Sohn Moises mit zwei Schafen (links) für den Weg zum Wochenmarkt hinunter nach Simiatug. Für die beiden Schafe bekommen sie schließlich auf dem Markt 26 Euro. Auf kleinen Hockern in der Küchenhütte sitzend, frühstücken vier von Ermelindas Kindern Käsetaschen und Suppe

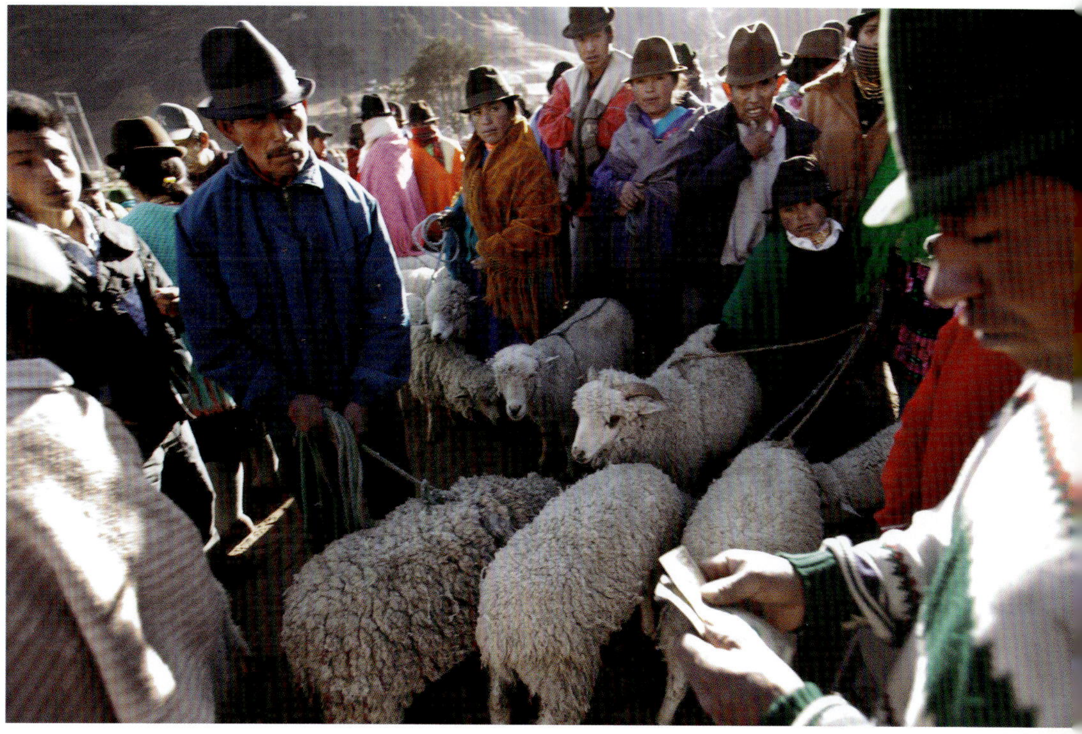

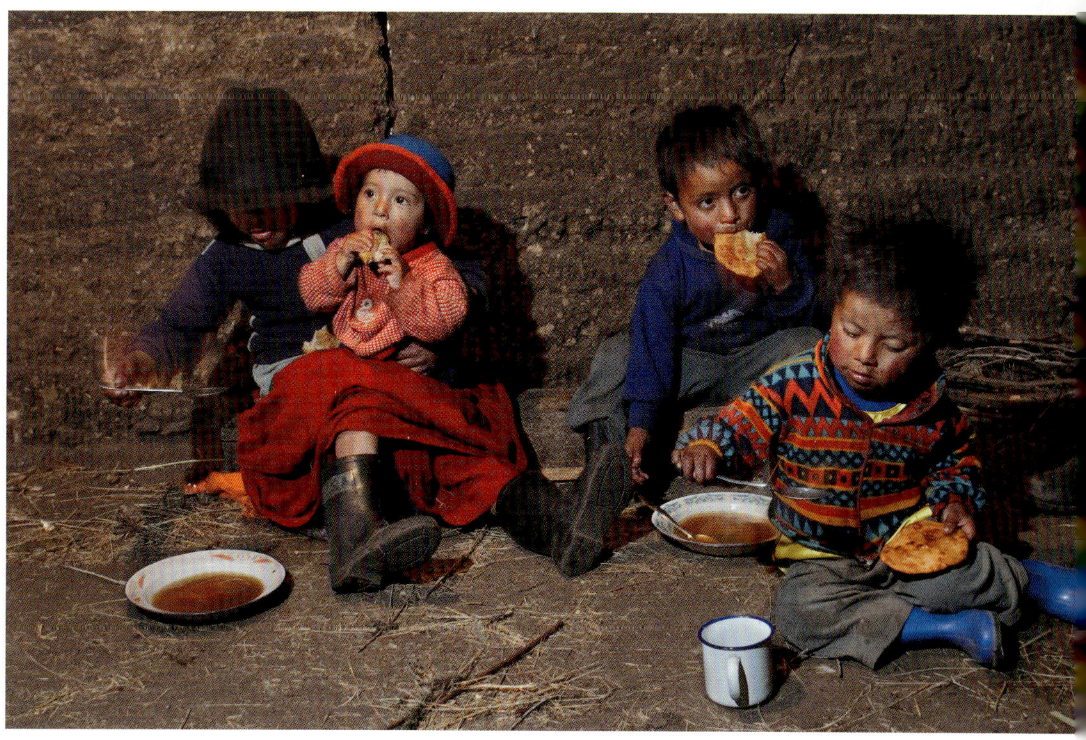

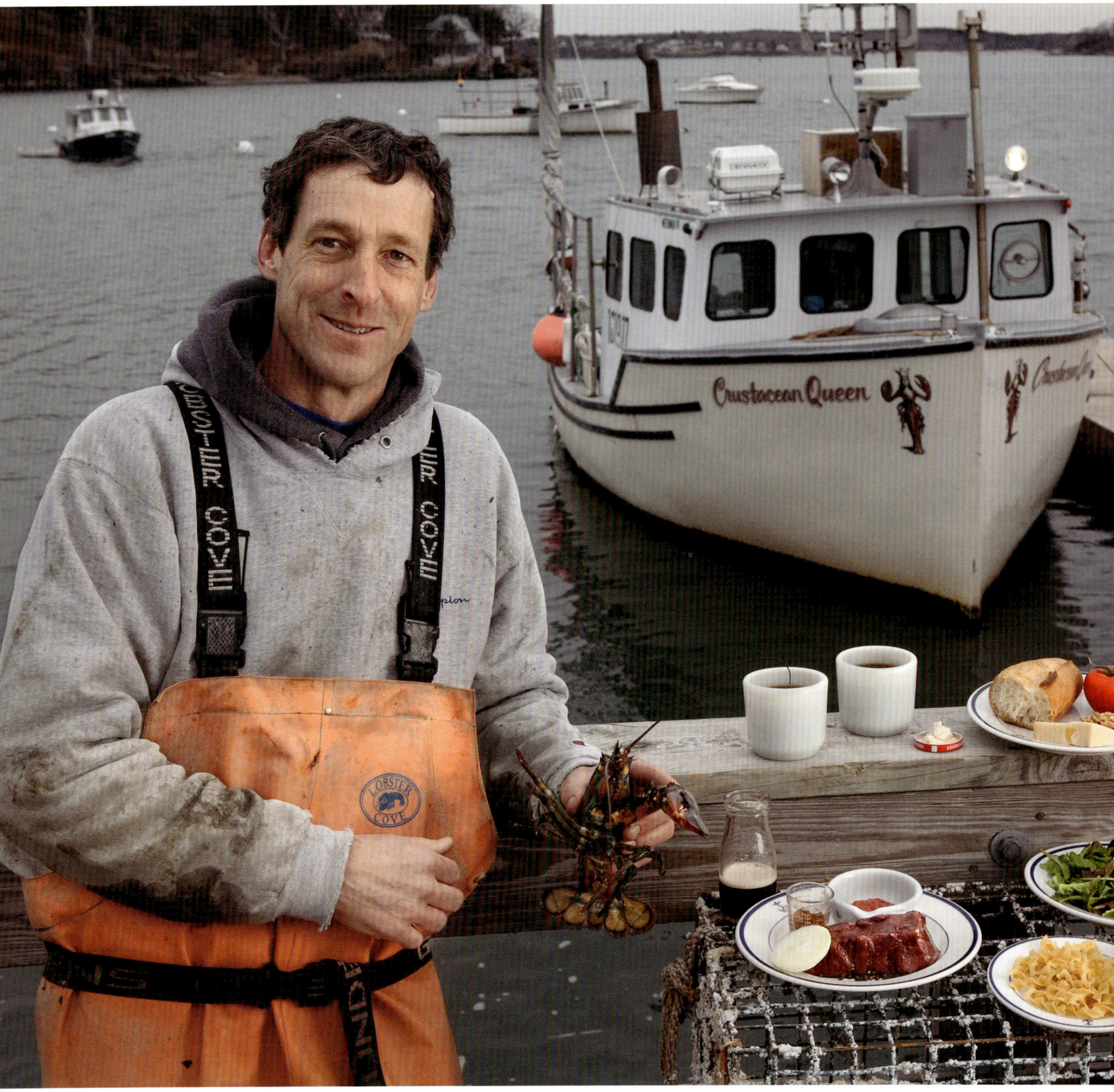

Der Hummermann Sam Tucker vor seinem Boot im Hafen von Great Diamond Island mit einer typischen Tagesration. Sam arbeitet allein, doch in den Sommerferien kommt sein Sohn Scout mit aufs Boot. »Er ist schon Experte«, sagt Sam stolz. »Ich nehme ihn und ein paar seiner Freunde mit, und alle hängen sie schon über der Reling, um zu schauen, was in der Reuse ist. Die sehen meist gleich, ob ein Hummer groß genug ist zum Behalten.« Sams Genehmigung gilt ausschließlich für die Bucht, und da findet er im Schnitt nur in jeder zweiten Falle einen Hummer. Nach Abzug der Kosten fürs Schiff und die Köder bleibt nicht viel Gewinn. Sam bessert sein Einkommen als Einkäufer bei der Fischauktion auf und bereichert die Speisekammer mit Rehwild, das er als offizieller Heger des Bestandes auf der Insel schießen darf

3800

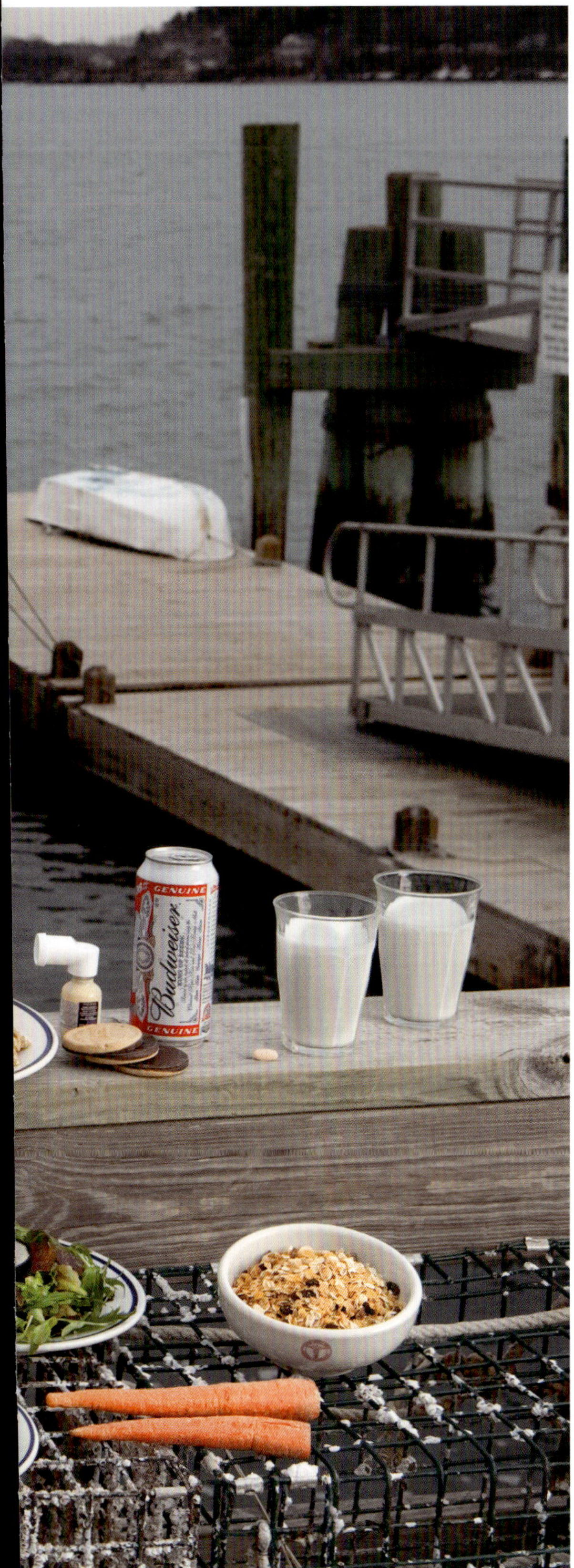

USA

Sam Tucker Der Hummermann

EINE TAGESRATION

IM MÄRZ

FRÜHSTÜCK Müsli, 143 g, mit Vollmilch, 120 ml · Orangensaft (nicht im Bild), 200 ml · koffeinfreier Kaffee mit Bitterorangenaroma (2), 0,5 l

MITTAGESSEN AUS DER TÜTE Baguette (nur die Hälfte im Bild), 220 g · Leerdammer Käse, 170 g · Tomate, 112 g · Meerrettich, 1,5 EL

ABENDESSEN Reh, 190 g (Rohgewicht), geschmort mit Starkbier, Chilisauce, Rohzucker und Zwiebeln, 260 g · Eiernudeln, 36 g (Trockengewicht) · Mischsalat, 50 g, mit Roquefortdressing, 1 EL · Kekse, 45 g · Vollmilch, 200 ml

SNACKS UND SONSTIGES Walnüsse, 34 g · Möhren, 143 g · Vollmilch (nicht im Bild), 835 ml · Bier, 360 ml · Wasser aus der Flasche (nicht im Bild), 1 l · Multivitamin-Präparat · Inhalationsmittel gegen Asthma

KALORIEN 3800

Alter: 50 · Größe: 187 cm · Gewicht: 81 kg

GREAT DIAMOND ISLAND, MAINE · »Scout, kommst du?«, ruft Sam Tucker die Treppe hinauf, während er per Luftsalto die Blaubeerpfannkuchen wendet, die er gerade backt. Seine Teenager-Stiefsöhne Colin und Brendan vertilgen bereits ihren ersten Stapel, als der achtjährige Scout auftaucht, Spielzeug in der einen, Socken in der anderen Hand. Um Viertel nach sechs ist es noch dunkel, und es schneit an diesem Märzmorgen auf Great Diamond Island in der Casco Bay von Maine an der US-Ostküste. Der unvermeidliche Spurt zur Fähre rückt unausweichlich näher, während der Zeiger der Küchenuhr die Minuten frisst.

»Wir haben einen ernsthaft knappen Zeitplan am Morgen«, sagt Karen, die auf dem Festland arbeitet, bei einer Werbeagentur in Portland – ein ziemliches Understatement angesichts der Tatsache, dass heute der eine Tag der Woche ist, an dem Karen zur Arbeit nach Boston fährt. »Wir müssen das 7-Uhr-Schiff kriegen, und dann muss ich den 8-Uhr-Bus erwischen«, sagt sie und saugt mit einem Pfannkuchen den Ahornsirup von ihrem Teller auf. »Aber so schlimm ist das gar nicht«, fügt sie hinzu. Sie hat ein Auto auf dem Festland stehen und fährt die Jungs zur Schule, ehe sie den Bus für die zweistündige Fahrt in die Hauptstadt von Massachussetts besteigt.

Normalerweise sind Pfannkuchen ein Highlight fürs Wochenende, doch heute nimmt Sam ausnahmsweise ein späteres Schiff: »Ich fahre um 8.55 Uhr«, sagt er, »und bummele dann noch ein bisschen durch Portland vor der Auktion.« Bei der Versteigerung an der Fischbörse in Portland soll er für einen Käufer in Boston beim heutigen Fang mitbieten.

Sams Zeitplan ist generell weniger stressig als der seiner Frau. Der Hansdampf in allen Gassen lebt von Patchwork-Jobs: bei der Versteigerung makeln, Shrimps pulen, dies und jenes, und schließlich Hummerfangen. »Ich habe nur 250 Reusen«, sagt er. Er hat vom Staat Maine die Genehmigung für Hummer und Taschenkrebse in Küstennähe – keine aus Washington für die tiefen Gewässer. »Ich dürfte 800 Reusen haben«, sagt er, »doch wenn man so viele hat, braucht man einen zweiten Mann auf dem Boot, und dann müsste ich den Hummerfang konsequenter betreiben, als alleinigen Beruf.«

Die Fischauktion hat ihm im Laufe der Jahre immer weniger eingebracht. Noch vor zehn Jahren wurden fast unbegrenzte Fänge angelandet, und Hunderte von Tonnen frischer Fisch kamen täglich in Portland unter den Hammer. Heute ist nur noch wenig los in der 2000 Quadratmeter großen Auktionshalle an der Wa-

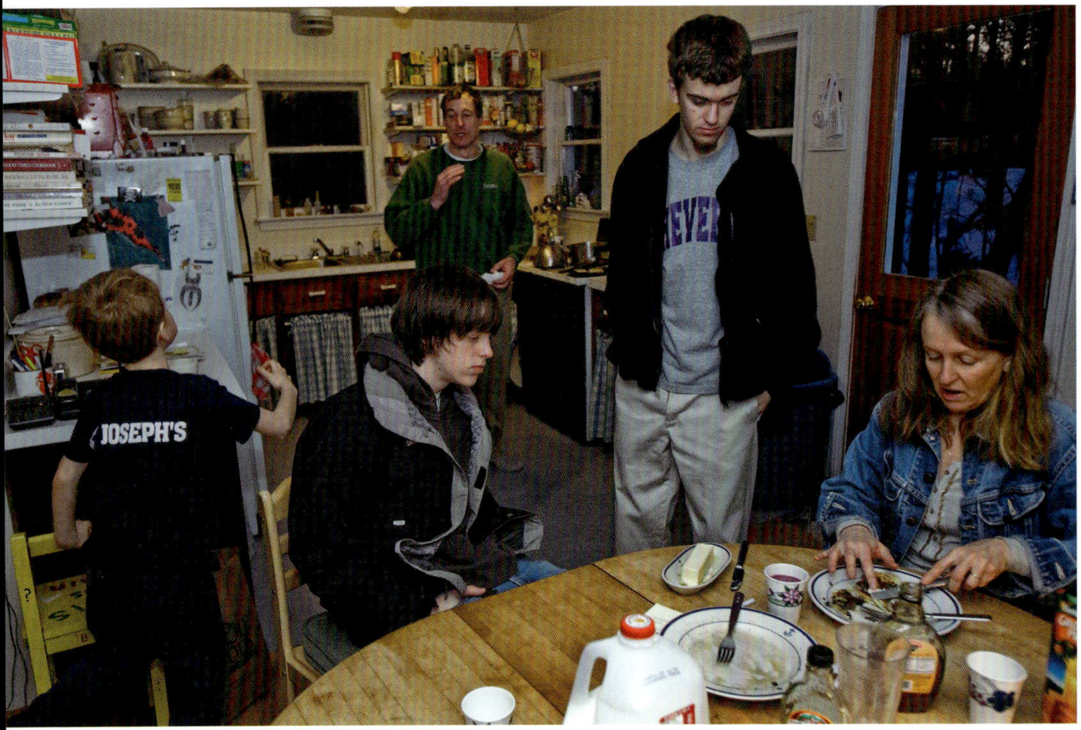

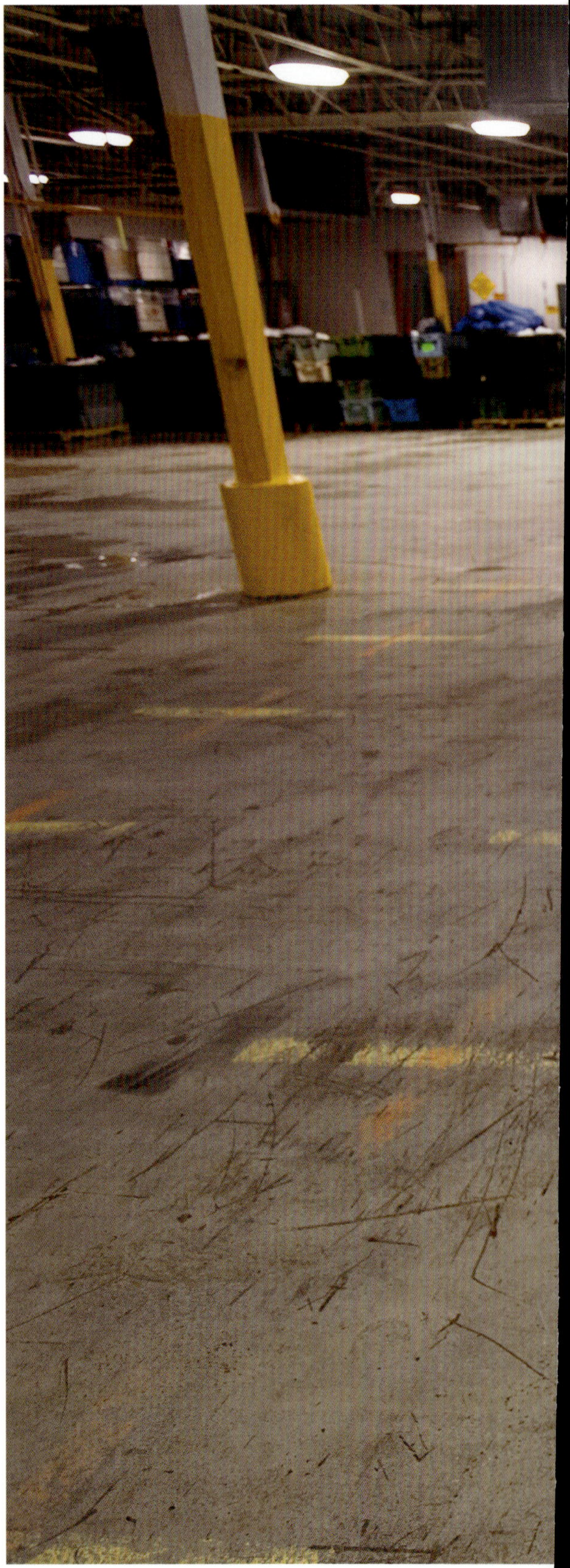

Beim Frühstück mit Pfannkuchen bespricht Karen Tucker den Tagesplan, bevor sie mit ihren Söhnen die Fähre zum Festland nimmt (oben). Sam frühstückt später frische Shrimps und Rührei, bevor auch er zum Schiff nach Portland geht. Als Einkäufer inspiziert Sam in der fast leeren Auktionshalle einen Gabeldorsch (rechts). Die Fänge sind klein geworden, und die heutige Auktion wird nur eine halbe Stunde dauern

terfront. Überfischung, schrumpfende Bestände und gesetzliche Beschränkungen spielen dabei eine Rolle.»Ich weiß nicht, wie lange das überhaupt noch gehen wird«, sagt Sam. »Es macht mir Sorgen: Gestern gab es keine Auktion, und Montag auch nicht. Im Sommer ist mehr los, doch im Jahresdurchschnitt ist die Anlandung wohl um 90 Prozent zurückgegangen.«

Vor und nach der Auktion verdient sich Sam mit Shrimpspulen ein paar Dollar. »Ich bin einer, der stundenlang sitzen und vor sich hin pulen kann«, sagt Sam, »ich pule wohl für ein gutes Dutzend Leute – für jeden, der gerade Shrimps

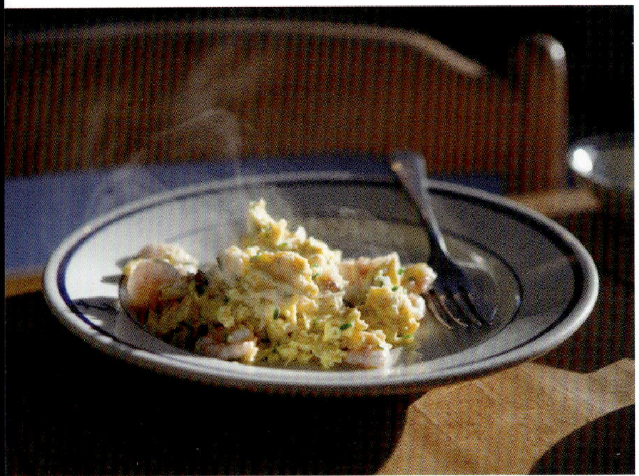

hat. Ich gehe einfach hin. Der Akkordlohn ist ein gutes Konzept. Du kriegst einen Dollar oder eineinviertel Dollar fürs Pfund, je nachdem wo, und wenn du keine Lust mehr hast, gehst du wieder.« Wie sein Einkommen, so folgt auch Sams Ernährung dem Patchwork-Prinzip: »Ich pule Shrimps für einen Gastwirt, der auch Fischhändler ist. Da kaufe ich dann Fisch bei dem Typ und gebe am Ende mehr aus, als ich beim Pulen verdient habe.«

Und dann ist da noch die Beute des Waldes: Im Auftrag des Grundbesitzer-Verbandes schießt Sam Rotwild ab, und als Lohn darf er das Fleisch behalten. »Das ist richtig leckeres Reh«, sagt er. »Bei uns gibt es keine Jagd, bei der die Tiere durch den Wald gehetzt werden und sich mit Adrenalin vollpumpen, was den Wildgeschmack verstärkt. Ich schieße keine flüchtenden Rehe. Ich lege mich auf die Lauer, verpasse ihnen den Blattschuss, und sie fallen tot um – ohne Angst.«

Er zerlegt das Wild selbst, das meiste Fleisch wandert portioniert in die Tiefkühltruhe, um später zu Rehpfeffer verarbeitet zu werden. »Ein schlichtes Rezept von Freunden: In Würfel schneiden, anbraten und dann mit einer Flasche Stout in den Schmortopf«, sagt Sam, »Chilisauce dazu, eine gehackte Zwiebel, braunen Zucker und schwarzen Pfeffer – einfach köstlich.«

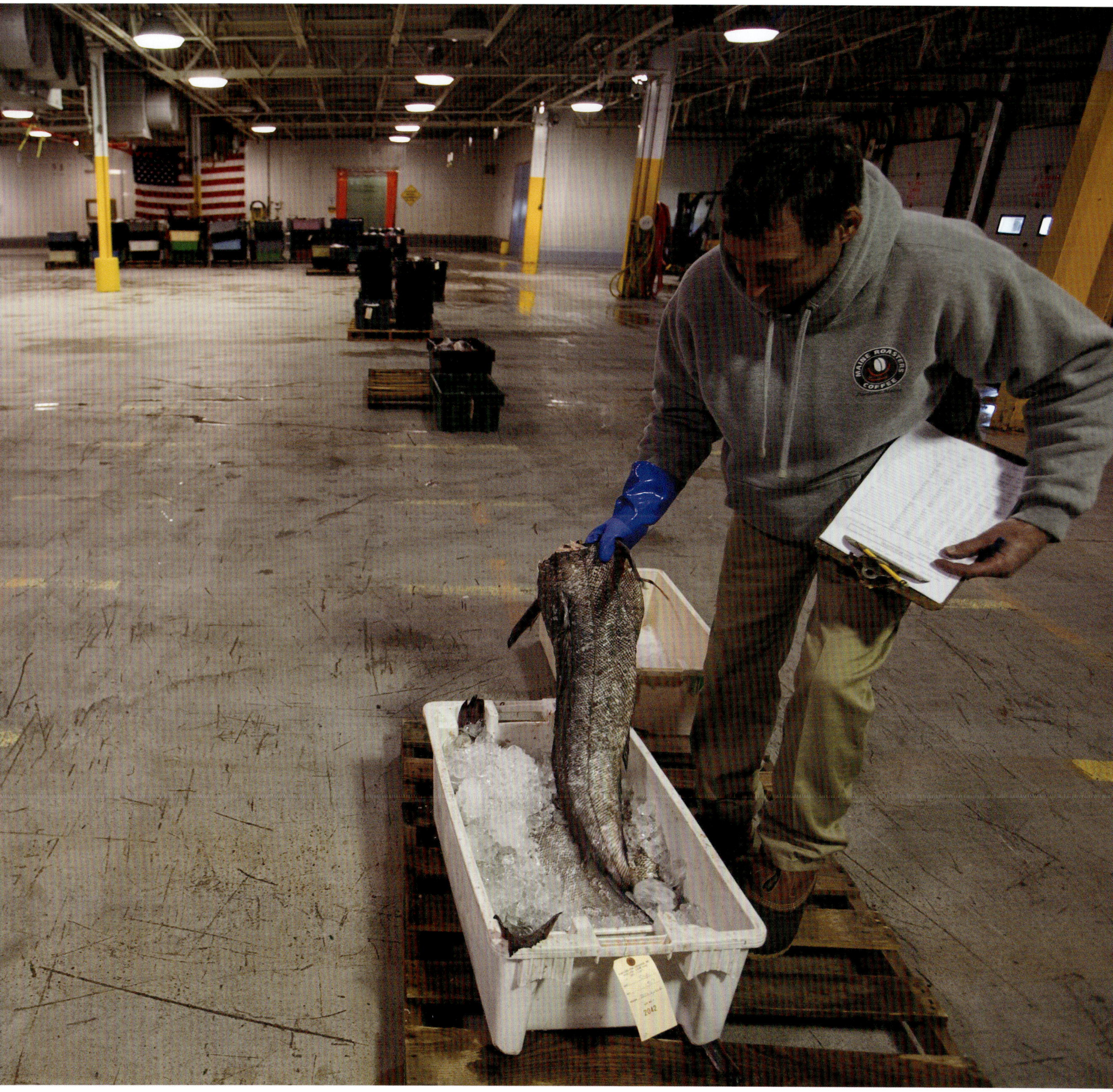
MAINE ROASTERS
COFFEE
2042

3900

SPANIEN

Miguel Angel Martín Cerrada Der kastilische Schäfer

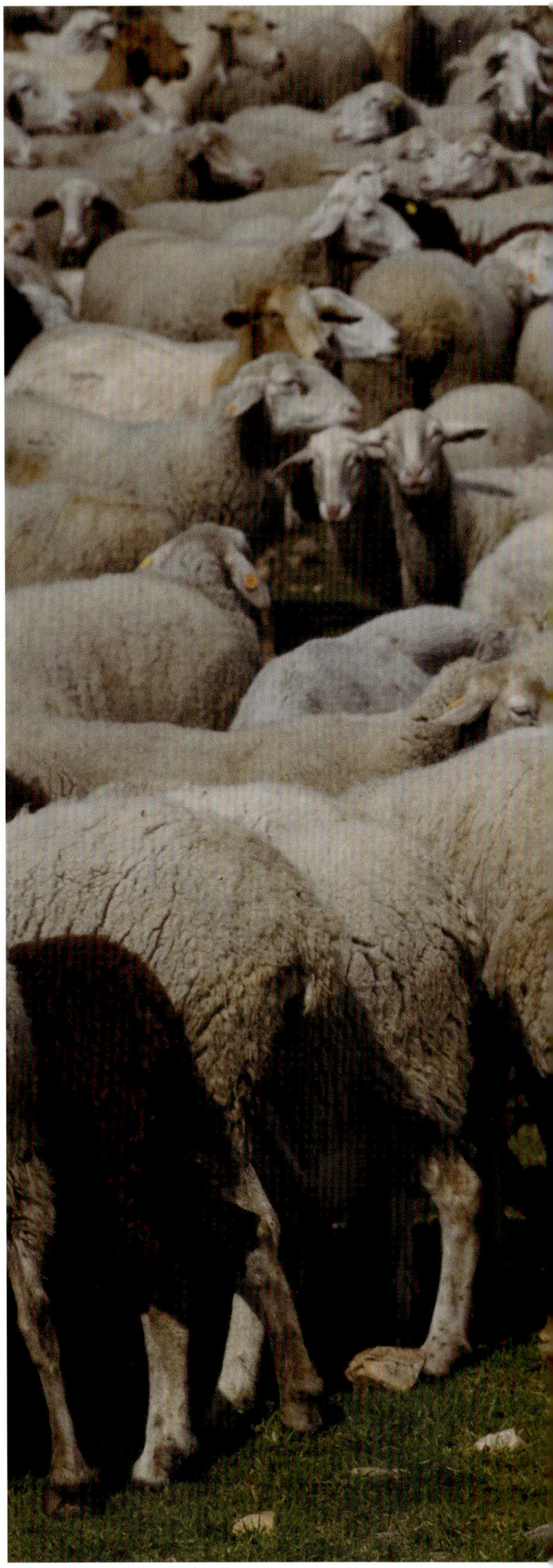

EINE TAGESRATION

IM APRIL

FRÜHSTÜCK Lamm, 230 g (Rohgewicht), gegrillt mit Olivenöl, 1 EL · geräucherter Schweinebauch, 80 g · Baguette, 150 g · Kaffee, 100 ml, mit Zucker, 2 TL · Bier, 330 ml

AUF DER WEIDE Omelett mit Thunfisch aus der Dose, 275 g · Baguette, 150 g · Bier (3), 1 l

ABENDESSEN Seehecht, 270 g, in einem Knoblauch-Kräuter-Sud pochiert und dann mit Oliven (1 EL) in der Pfanne gebraten, mit Kartoffeln und Lauchzwiebeln (nicht im Bild), 270 g · Bier, 330 ml

SNACKS UND SONSTIGES Banane, 120 g · Orange, 160 g · Malaga Muskateller (2), 150 ml

KALORIEN 3900

Alter: 47 · Größe: 171 cm · Gewicht: 70 kg

Seit Jahrhunderten ziehen Wanderschäfer mit ihren mehrere Hundert Tiere zählenden Herden, der Jahreszeit folgend, kreuz und quer durch Spanien. Doch auch die ortsfeste Schafhaltung hat eine lange Tradition. Ihr folgt Miguel Angel Martín Cerrada – seit über vier Generationen züchtet seine Familie Schafe in einem Dorf in Kastilien, nordöstlich von Madrid.

ZARZUELA DE JADRAQUE · Der 47-jährige Miguel und sein zehn Jahre jüngerer Bruder Paco halten ihre 400 Schafe und 60 Ziegen des Fleisches wegen. »Die Wolle geben wir fast umsonst ab«, sagt Miguel. Früher habe man dafür noch gutes Geld bekommen, doch seit Beginn des Siegeszuges der Kunstfasern ab den 1960er Jahren sei der Preis für Wolle von Kleinunternehmern mehr und mehr verfallen. Die Brüder verkaufen ihre Lämmer, wenn sie ein Gewicht von zehn bis elf Kilo erreicht haben; ein paar schlachten sie auch für den Eigenbedarf.

Die unverheirateten Brüder Martín treiben ihre ansehnliche Herde nachts in einer großen Scheune zusammen, unweit ihres Wohnhauses im 120 Kilometer von Madrid entfernt gelegenen Dorf. Früher waren die Weide- und Wegerechte kostenlos, heute müssen sie dafür bezahlen. Miguel und Paco hüten ihre Tiere selbst, wobei sie tagtäglich viele Kilometer zurücklegen, genau wie einst ihr Vater und ihre Großväter.

Nach der Oberschule ging Miguel wie so viele junge Spanier vom Dorf in die Stadt. Nach Ableistung seiner Wehrpflicht arbeitete er acht Jahre lang in Madrid als Kellner, doch 1988 kehrte er zurück, als Paco zum Militär musste und ihr Vater Máximo in den Ruhestand ging.

Vier respekteinflößende spanische Mastino-Herdenschutzhunde bewachen die Scheune gegen Angriffe von Wölfen, die in den vergangenen Jahren zugenommen haben. Beim ersten Tageslicht, nach einem prüfenden Blick auf die Schafe, zündet Miguel das Küchenfeuer für die Zubereitung des Frühstücks an, der Hauptmahlzeit des Tages. Doch ehe es ans Kochen geht, saust er schnell um die Ecke in die Dorfbar auf einen Kaffee, und manchmal noch ein Gläschen süßen Muskateller danach.

Unter der Woche herrscht in Zarzuela de Jadraque beinahe Totenstille. Nur noch drei Familien leben im Dorf. Doch an Wochenenden erwacht es zum Leben, wenn die Madrileños in ihre Zweitwohnungen kommen, viele davon Stammsitze ihrer Familien. Dann brummt auch im einzigen Gasthaus des Ortes der Bär.

»Alle meine Schulfreunde sind abgehauen, sobald sie erwachsen waren«, sagt Miguel – die gleiche Geschichte, die man überall in den Dörfern Spaniens hört. Noch 1950 lebte fast die Hälfte der Bevölkerung auf dem Land, heute sind es noch 23 Prozent, Tendenz fallend.

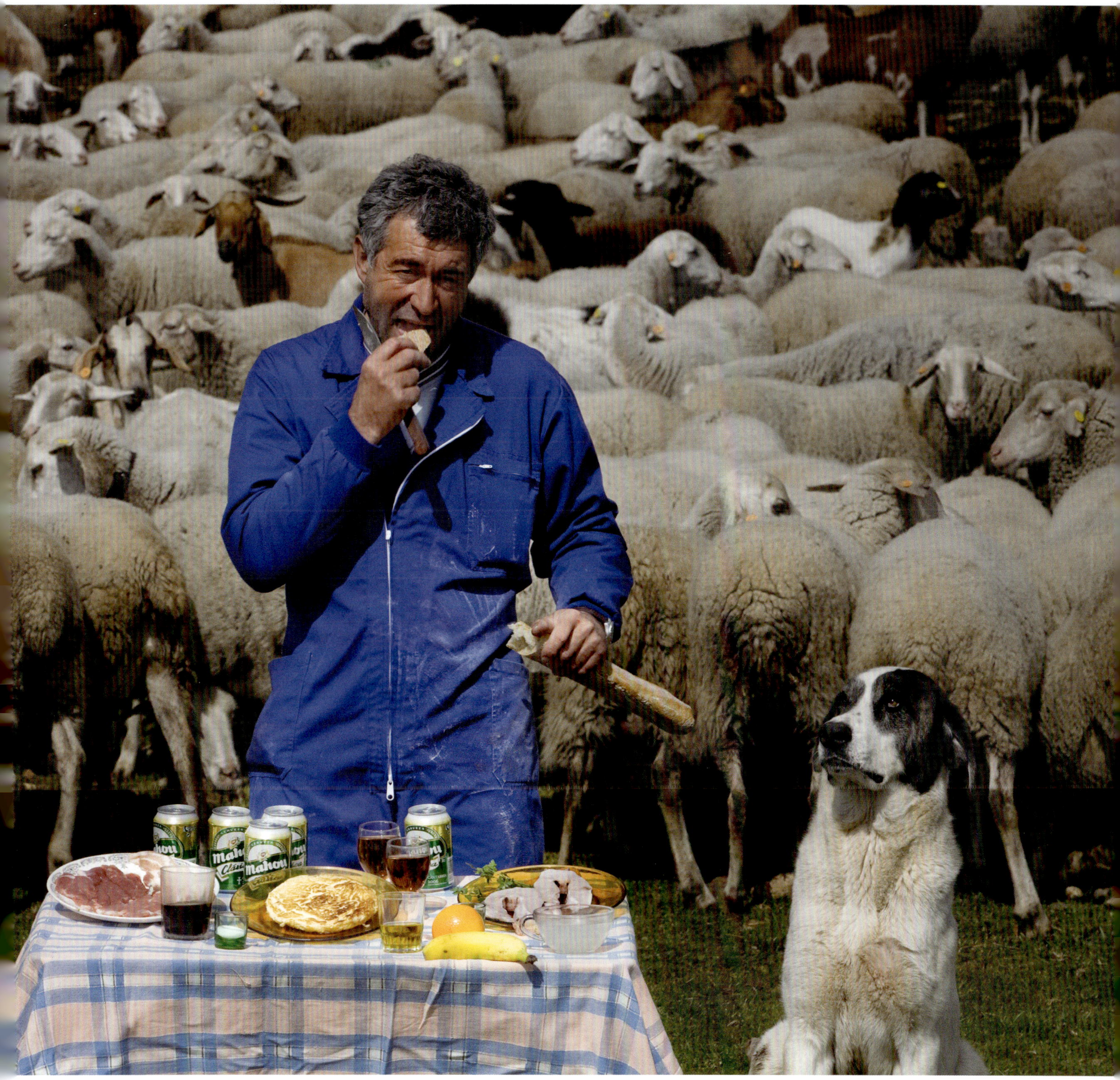

Der Schäfer Miguel Angel Martín Cerrada mit einem seiner vier spanischen Mastinos vor seiner Herde mit einer typischen Tagesration. Zusammen mit seinem jüngeren Bruder Paco hält Miguel 400 Schafe und 60 Ziegen auf dem Familienhof 120 Kilometer nordöstlich von Madrid. Ihr Vater, der 84-jährige Máximo Martín Pérez, lebt seit dem Tod seiner Frau 2006 abwechselnd bei den Söhnen und bei seinen beiden Töchtern in Madrid. Auf der Weide, wo sie von morgens bis abends sind, trinken Miguel und Paco Bier und Wein statt Wasser, weil sie der Meinung sind, dass Alkoholisches Leib und Seele zusammenhält. Obwohl ihre Familie seit Generationen von der Schäferei lebt, wird die Dynastie der Martíns wohl mit ihnen aussterben, denn beide sind noch kinderlose Junggesellen

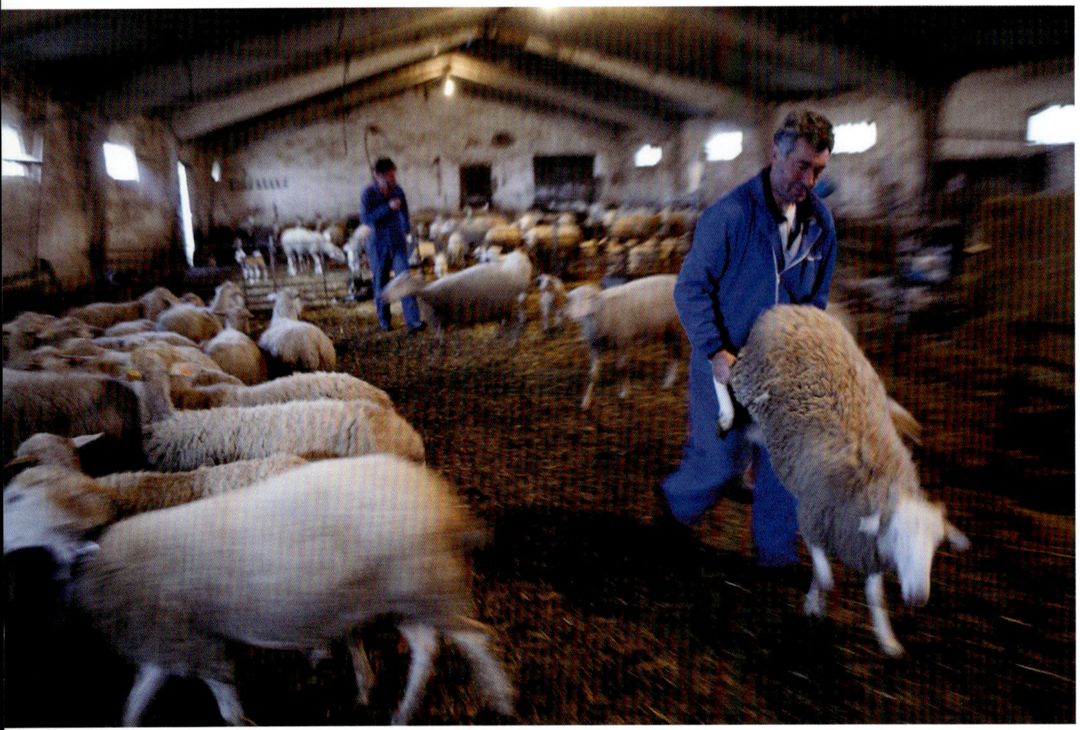

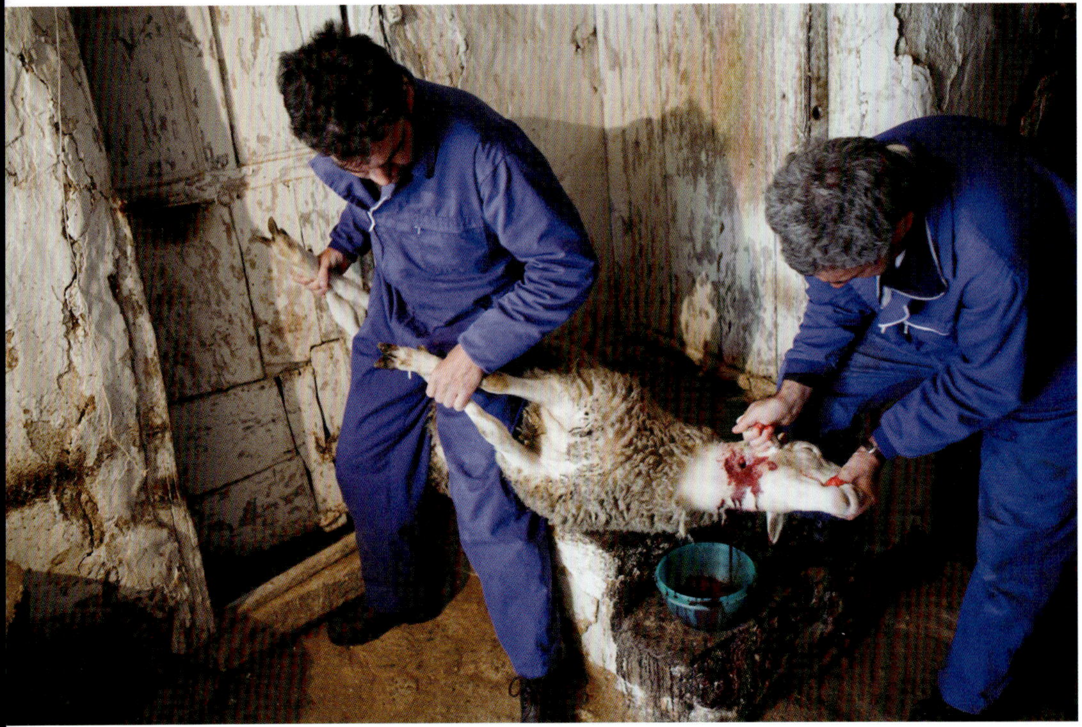

Am kalten Morgen des Gründonnerstags holt Miguel ein Schaf aus der Scheune (oben links) und bringt es in das leer stehende Haus im Dorf, wo geschlachtet wird. Paco hält das Tier an den Beinen fest, und Miguel schlitzt ihm mit einem schnellen Schnitt die Kehle auf. Gehäutet und ausgenommen kommt das Schaf ins Kühlhaus, um am Ostersonntag als Hauptgericht beim traditionellen Festmahl gebraten zu werden, zu dem die ganze Verwandtschaft aus Madrid anreist. Miguel genehmigt sich das erste Bier des Tages, während er über der Glut des Küchenfeuers Lammkoteletts fürs Frühstück grillt (rechts). Paco stillt derweil seinen Durst mit Rotwein aus der Porrón genannten Karaffe, die früher am Tisch herumgereicht wurde, damit nicht jeder ein Glas brauchte. Das schlichte Mahl aus Brot, Speck, Schweinerippchen und Lammkoteletts kommt ohne Gemüse aus. Die Brüder, die fast nur Fleisch essen, sind weitgehend Selbstversorger. Weil es im Dorf keinen Laden gibt, fahren sie einmal die Woche ins eine halbe Autostunde entfernte Guadalajara

Daheim schenkt sich Paco zum Frühstück den ersten Rotwein ein, Miguel zieht die erste Dose Bier des Tages auf und schiebt die Glut zusammen, um Lammfleisch zu grillen. Heute sind es Koteletts, an anderen Tagen auch Lendenstücke. Das Schäferfrühstück ist immer fleischlastig; neben dem Gegrillten gibt es geräucherten Speck auf Brot, Chorizo oder gebratene Schweinerippchen, die in einem riesigen Glas in Öl aufbewahrt werden. Paco macht sich ein paar Rippchen in der Mikrowelle heiß, um sie abzunagen und mit weiterem Rotwein hinunterzuspülen. An Wochenenden und Feiertagen kommt Miguels Freundin Bea López Zazo aus Madrid zu Besuch und hilft beim Kochen, auch wenn sie sagt, dass Miguel besser koche als sie.

Für den langen Tag auf der Weide packen sich die Brüder Proviant ein: ein Brot mit Lammbraten, ein kaltes Omelett mit Thunfisch aus der Dose oder eine Tortilla aus Kartoffeln und Rührei. Miguel nimmt Bier mit und ein Stück Obst, Paco Wein. Als ihr Vater noch auf die Weide ging, trank er den Wein aus der Bota, der traditionellen Feldflasche aus Leder. »Tradition ist hier alles, ist Gesetz«, sagt Miguel, auf die Bota und das Alkoholtrinken während der Arbeit angesprochen. Die Brüder teilen die Herde, gehen während des langen Tages ihre eigenen Wege und kommen, jetzt im April, erst nach Einbruch der Dunkelheit zurück.

Wenn es im Winter richtig kalt ist und heftig schneit, bleiben die Schafe in der Scheune, wo sie mit Getreide gefüttert werden. Dann kümmern sich die Brüder um Haus und Hof – und schauen öfter mal in der Dorfbar auf ein Gläschen Muskateller vorbei. In der Zeit des Ablammens gebären mindestens 100 ihrer Tiere, und dann sind Miguel und Paco als Geburtshelfer gefordert.

Wenn die Schwestern aus Madrid kommen, füllen sie die Speisekammer auf, doch keiner der Brüder hält viel von Gemüse. »Sie essen es nur dann, wenn ich es in einer Suppe verstecke und sie es nicht merken«, sagt Freundin Bea und lacht. Wenn sie zu Besuch ist, kocht sie Dinge, die sich Miguel und Paco nicht selbst machen, etwa Cremesuppen aus den Vorräten der Speisekammer oder aus Zutaten, die sie mitgebracht hat. Heute Abend gibt es Fisch, erst in einem Knoblauch-Kräuter-Sud pochiert und dann gebraten. An normalen Tagen gäbe es abends das Gleiche wie zum Frühstück.

Miguel und Paco haben keine Kinder, sodass der Familienbetrieb wohl sterben wird, wenn sie sich zurückziehen. Miguel ist darüber nicht traurig: »Wenn ein alter Schäfer in Rente geht, verkauft er alle Tiere, und das war's.«

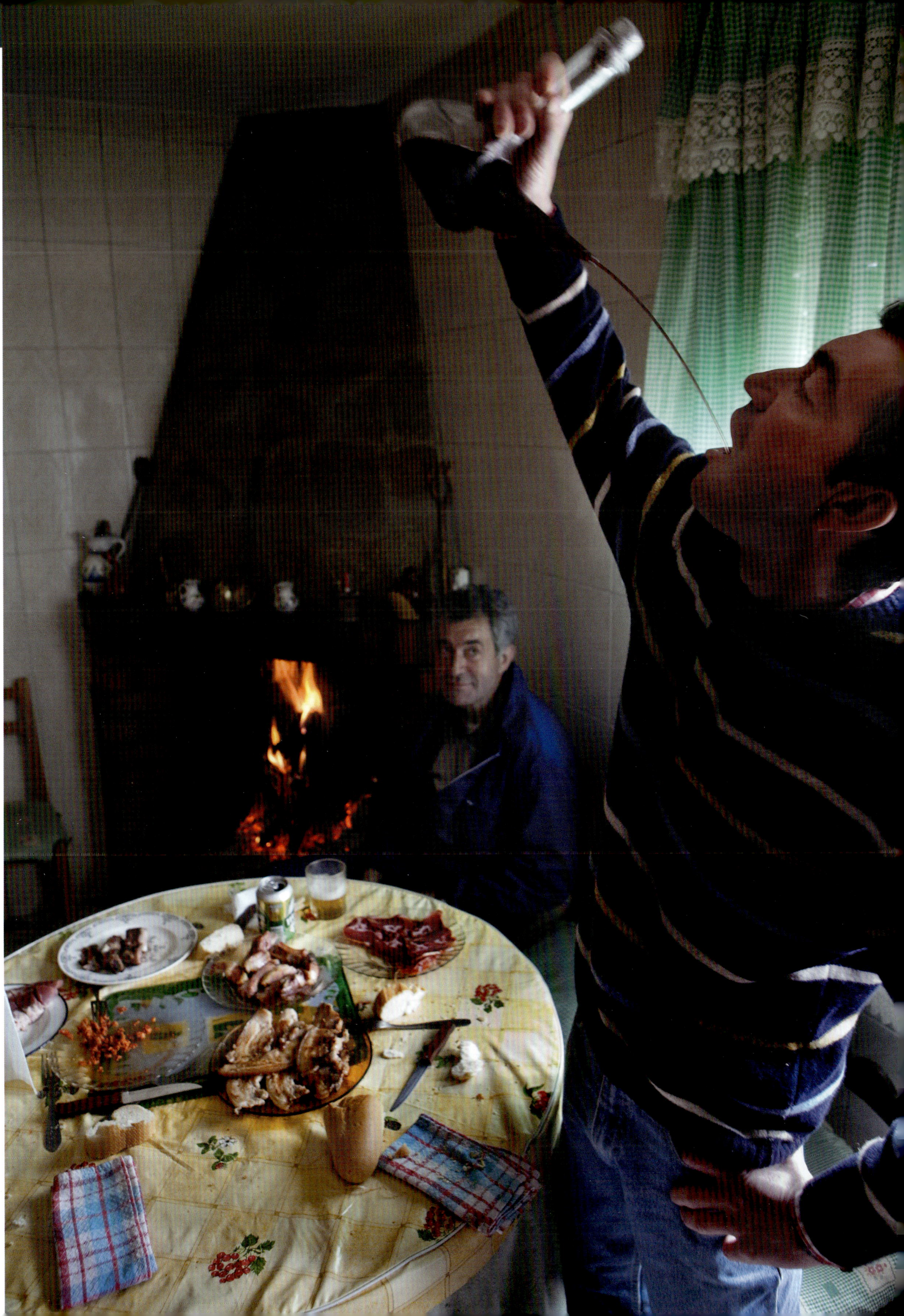

3900

LETTLAND

Ansis Sauka
Der Gesangslehrer

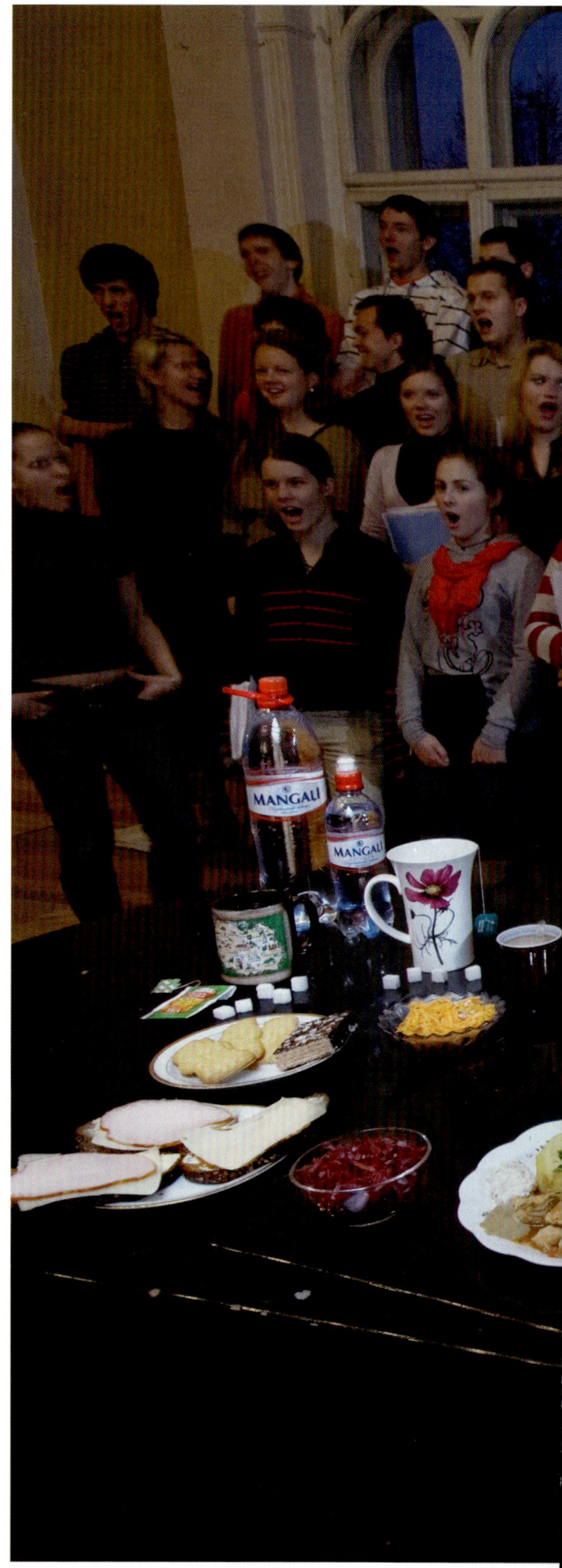

EINE TAGESRATION

IM OKTOBER

FRÜHSTÜCK Weich gekochtes Ei, 65 g · Roggenbrot, 135 g, mit Schinken, 50 g, Emmentaler, 34 g, und Butter, 2 EL · Mürbeteigkekse, 36 g · Schokowaffelkuchen, 34 g · Kaffee mit Vollmilch, 270 ml, und Zucker, 2 TL

MITTAGESSEN IN DER SCHULKANTINE Huhn in Tomatenbrühe, 200 g · Petersilienkartoffeln, 270 g, mit Mayonnaise, 2 EL · eingelegte Rote Bete, 106 g · Kirsch-Streuselkuchen, 165 g · grüner Tee, 336 ml, mit Zucker, 2 TL

ABENDESSEN Roggenbrot, 132 g, mit Schinken, 53 g, Emmentaler, 30 g, und Butter, 1,5 EL · Möhrensalat mit Sesamkörnern, 140 g · grüner Tee mit Aloe vera, 366 ml, mit Zucker, 2,5 TL

SNACKS UND SONSTIGES Mürbeteigkekse, 45 g · Schokowaffelkuchen, 45 g · Kamillentee, 260 ml, mit Zucker, 2 TL · heiße Schokolade, 175 ml · Wasser aus der Flasche, 1,5 l

KALORIEN 3900

Alter: 35 · Größe: 187 cm · Gewicht: 83 kg

RIGA · Mit sonorem, vollem Bass begrüßt uns Ansis Sauka, Gesangslehrer beim Kamer-Jugendchor, einem der berühmtesten Chöre Lettlands. Ansis hat selber in Chören gesungen und war auch Solist an der Oper. »Aber wie viele Basssänger kennen Sie?«, fragt er. »Alle großen Rollen sind doch für Tenöre geschrieben.« Seine Heimat ist berühmt für ihre Gesangstradition. Die Letten haben seit Jahrhunderten für ihr Leben gern gesungen – selbst in den düstersten Zeiten.

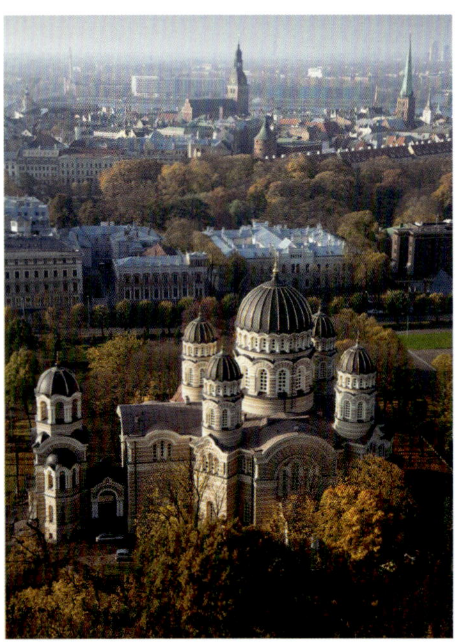

Unter der Woche hat Ansis keine Zeit zu kochen; auch nicht seine Frau, die einen Verlag hat. Das Paar und sein 15-jähriger Sohn ernähren sich von Aufschnitt, Roggenbrot und Fertigsalaten. Zu Hause gekocht wird nur an Wochenenden und während der Schulferien.

Ansis leidet an einem Bruch der Speiseröhre und empfindet beim Schlucken mancher Speisen einen brennenden Schmerz. Vor allem die traditionellen Lebensmittel Lettlands – Gegorenes, Gepökeltes und Gesäuertes – sind für ihn tabu. Keine Tomaten, kein Borschtsch oder Sauerkraut ohne Leiden. Er isst sie manchmal trotzdem.

Auch Kohlensäure macht ihm Probleme. Er liebt Kwass, kann es aber nicht trinken. Ebenso wenig die neuen Softdrinks aus dem Westen, was kein Problem ist, da er die nicht mag. Doch er erinnert sich an deren Einführung: »Nach dem Ende der Sowjetzeit, als man alles aus dem Westen toll fand, haben alle das Zeug getrunken. Ich natürlich auch.«

Als Gesangslehrer weiß er, wie Speisen und Getränke die Stimme beeinflussen können. Darum isst er niemals Eis. Aber Hochprozentiges trinkt er gerne: »Starke Sachen – Cognac, Brandy und Whisky – tun meiner Stimme gut.«

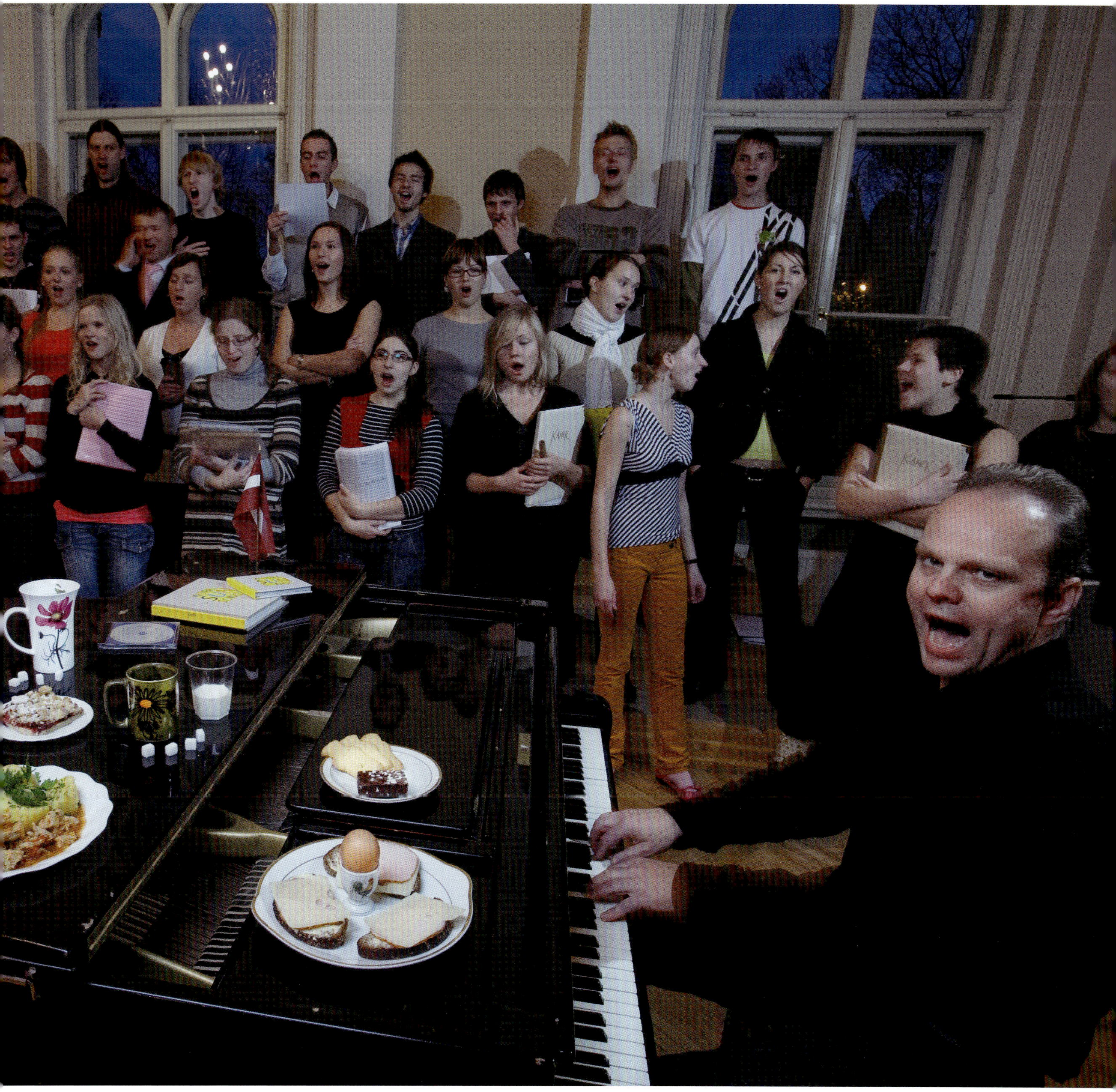

Der Gesangslehrer, Musiker und Komponist Ansis Sauka mit einer typischen Tagesration an Lebensmitteln bei der Probe mit dem Rigaer Jugendchor Kamer. Die alte Hansestadt Riga, Weltkulturerbe der UNESCO, mit dem ältesten ununterbrochen abgehaltenen Markt Europas, ist für ihre Chortradition berühmt. Alle fünf Jahre werden dort die lettischen Gesangs- und Tanzfestspiele abgehalten. 2008 nahmen mehr als 38 000 Sänger, Tänzer und Musiker an der einwöchigen Veranstaltung teil. Die Kathedrale der Geburt Christi, mit der Rigaer Altstadt und der Düna im Hintergrund (links)

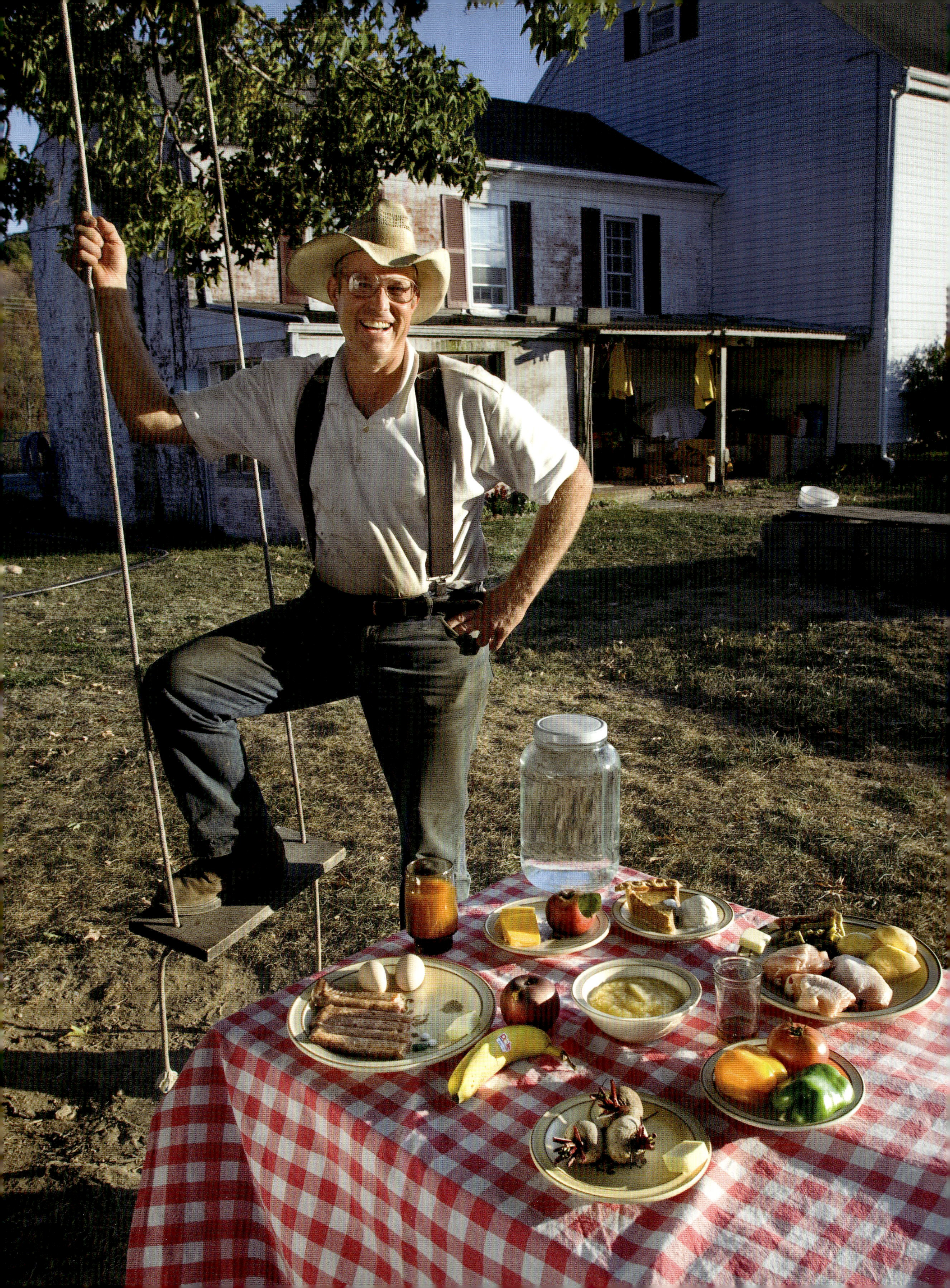

3900

USA

Joel Salatin
Der Bio-Farmer

EINE TAGESRATION

IM OKTOBER

FRÜHSTÜCK Eier (2), 95 g, gebraten mit Butter, 42 g, mit schwarzem Pfeffer, 0,5 TL · hausgemachte Bratwürstchen aus Schweinefleisch, 215 g · Apfel, 143 g · Banane, 143 g · Vollmilch (nicht im Bild), 285 ml · hausgemachter Apfelsaft, 285 ml

MITTAGESSEN Rote Bete, 130 g, mit Butter, 42 g · halbfester Schnittkäse, 73 g · hausgemachtes Apfelmus, 280 g · Apfel, 165 g · grüne Paprika, 60 g · gelbe Paprika, 60 g · Tomate, 73 g

ABENDESSEN Huhn, 325 g (Rohgewicht), im Ofen gebraten mit Honig, 1 EL · Pellkartoffeln, 155 g, mit Butter, 42 g · grüne Bohnen, 56 g, gegart mit Räucherspeck, 17 g · hausgemachter Kürbiskuchen, 106 g, mit Vanilleeis, 112 g

SONSTIGES Brunnenwasser, 3,8 l · Nahrungsergänzungsmittel (nicht im Bild): Vitamin C, 0,5 TL, Multivitaminpräparat, Zink

KALORIEN 3900

Alter: 50 · Größe: 180 cm · Gewicht: 90 kg

SWOOPE, VIRGINIA · Als ländliche Idylle für seine Tiere betrachtet Joel Salatin die 220 Hektar Grund und Boden im Shenandoah-Tal, die seine Familie seit den 1960er Jahren bearbeitet. »Das sind glückliche Hühner«, sagt er und klemmt sich eine rote Leghornhenne unter den Arm, als er uns ihr Zuhause zeigt, einen Hühnerstall auf Kufen, der alle paar Tage auf ein frisches Stück Wiese gezogen wird. Und er führt uns seine Schweine vor, die grunzen und in einem durch einen Elektrozaun abgetrennten Waldstück wühlen, wo sie sich mal eine Eichel schnappen, dann wieder Getreide fressen – Tiere, die bald schlachtreif sein werden, aber bis dahin ein gutes Leben genießen.

Die Salatins stellten sich gegen Modernisierung, Industrialisierung und Ausbeutung des Bodens und haben durch Versuche Methoden einer nachhaltigen Bewirtschaftung des Bodens entwickelt, die den natürlichen Rhythmus der Natur nutzen und versuchen, dem Boden das zurückzugeben, was ihm entnommen wurde. »Erzeuge auf einer Fläche nie mehr Mist, als diese wieder aufnehmen kann«, sagt Joel. Und das tun die Salatins nicht. Das ist nur einer ihrer »Kerngrundsätze.«

Polyface Farms basiert auf, wie Joel es nennt, »postbiologischer« Weidewirtschaft: ein holistischer landwirtschaftlicher Betrieb, der Rinder, Schweine, Hühner, Puten, Kaninchen großzieht – und Enkelkinder. Durch kluges Nutzen und Tauschen von Weiden und Tieren (nicht jedoch Enkeln) bleiben seine Tiere in einer humanen Umwelt gesund.

Weitere Kerngrundsätze? »Jeder Mensch, der unsere Produkte isst, wohnt höchstens vier Autostunden entfernt. Wir versenden keine Lebensmittel. Nirgendwohin – ›Sucht euch einen Farmer in eurer Nähe‹, sage ich Leuten, die anfragen.« Dieser letzte Punkt war es, der den Autor Michael Pollan veranlasste, sich für ein Praktikum bei Polyface anzumelden, und der dann den – in bestimmten Kreisen bereits berühmten (und berüchtigten) Salatin in seinem Buch »The Omnivore's Dilemma« in ganz Amerika bekannt machte.

Joel Salatin schreibt über Praktiken der Landwirtschaft und legt sich mit der Regierung an wegen deren chronisch irrationaler Landwirtschaftspolitik, etwa des Prinzips »Die Tiere sind hier, also müssen wir sie dort drüben schlachten.« Das und noch viel mehr hat er in seinem Buch »Everything I Want to Do Is Illegal« beschrieben.

Weitere Kerngrundsätze? »Niemals verkaufen oder an die Börse gehen.« Und er glaubt nicht an Marketing-Pläne: »Wir haben keine Umsatzplanung. Wenn man die hat, muss man die Produktion steigern, das wiederum fordert den Vertrieb. Wenn du den Markt beherrschen willst, siehst du dein Unternehmen mit anderen Augen, deine Angestellten, deine Familie, deine Kunden, deine ökologischen Ressourcen, die Gesellschaft ... Du siehst alles mit anderen Augen.«

Der »verrückte Farmer« ist als Vortragsredner gefragt und nimmt weiterhin zu Fragen der Umwelt und moralischer Werte und Praktiken Stellung. Die Leitung von Polyface Farms hat er zwar an seinen Sohn Daniel abgegeben, der schon als Kind auf dem Hof mitarbeitete, doch er packt immer noch mit an. »Ich sage ihm, er soll mir Arbeit zuweisen«, meint Joel.

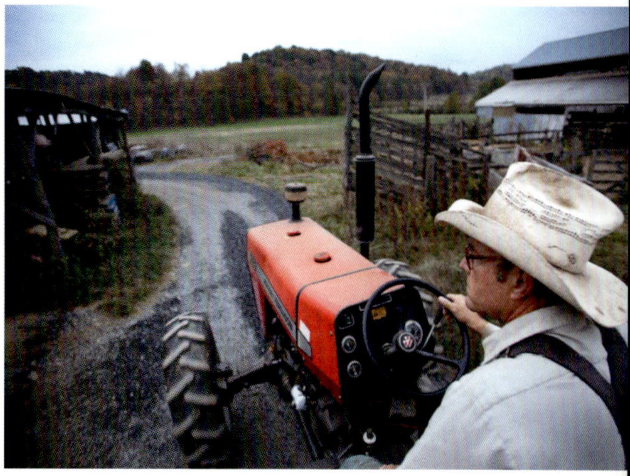

Der Farmer und Autor Joel Salatin auf seinem Hof im Shenandoah-Tal in Virginia mit einer typischen Tagesration. Vieles davon stammt aus eigener Produktion. Joels Frau füllt jedes Jahr die Speisekammer mit der Ernte ihres Hofes. Nachdem er frühmorgens die beweglichen Hühnerställe mit dem Traktor auf der Wiese umgesetzt hat, fährt er zurück, um die Rinder auf ein andere Weide zu treiben (rechts)

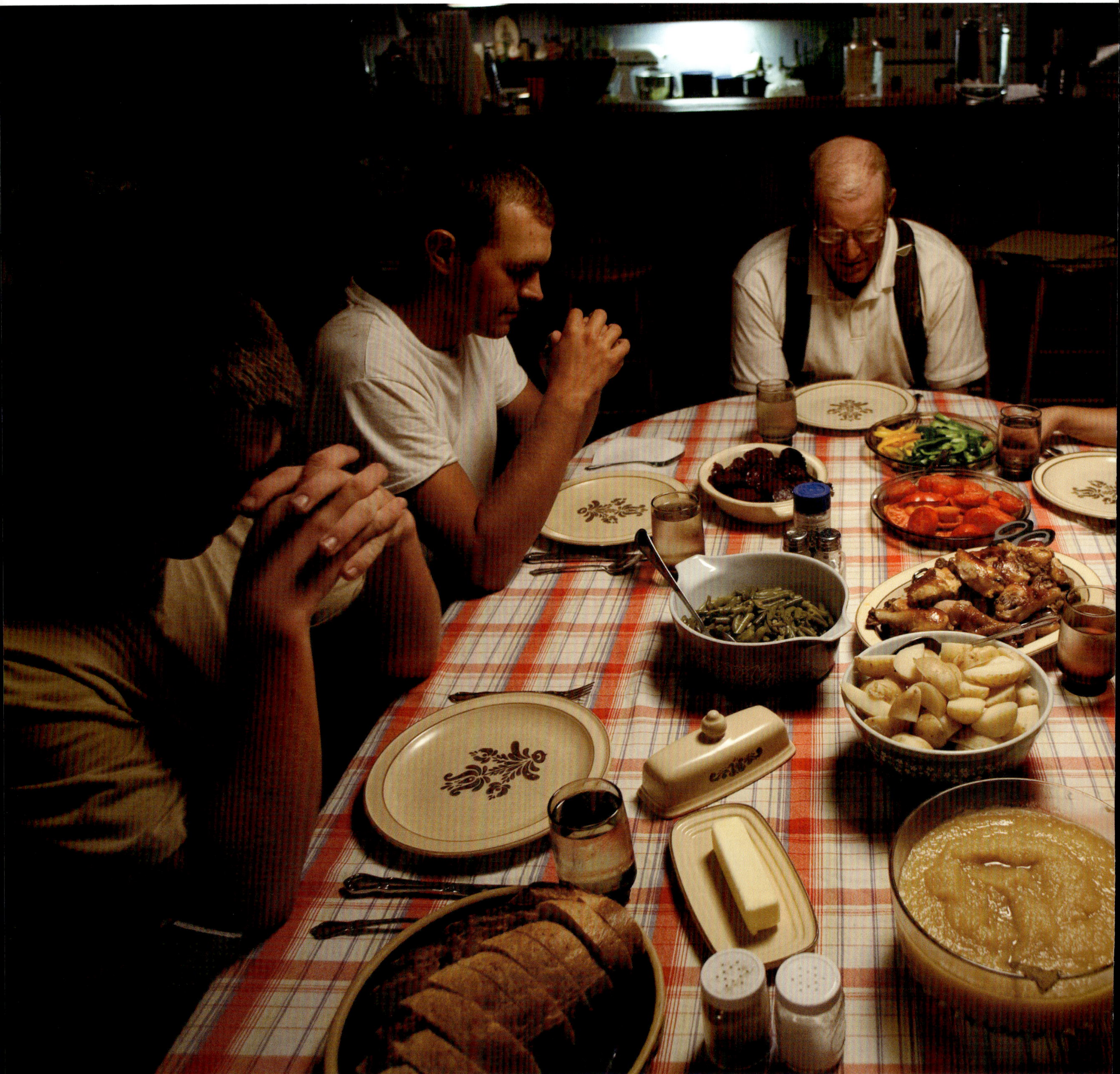

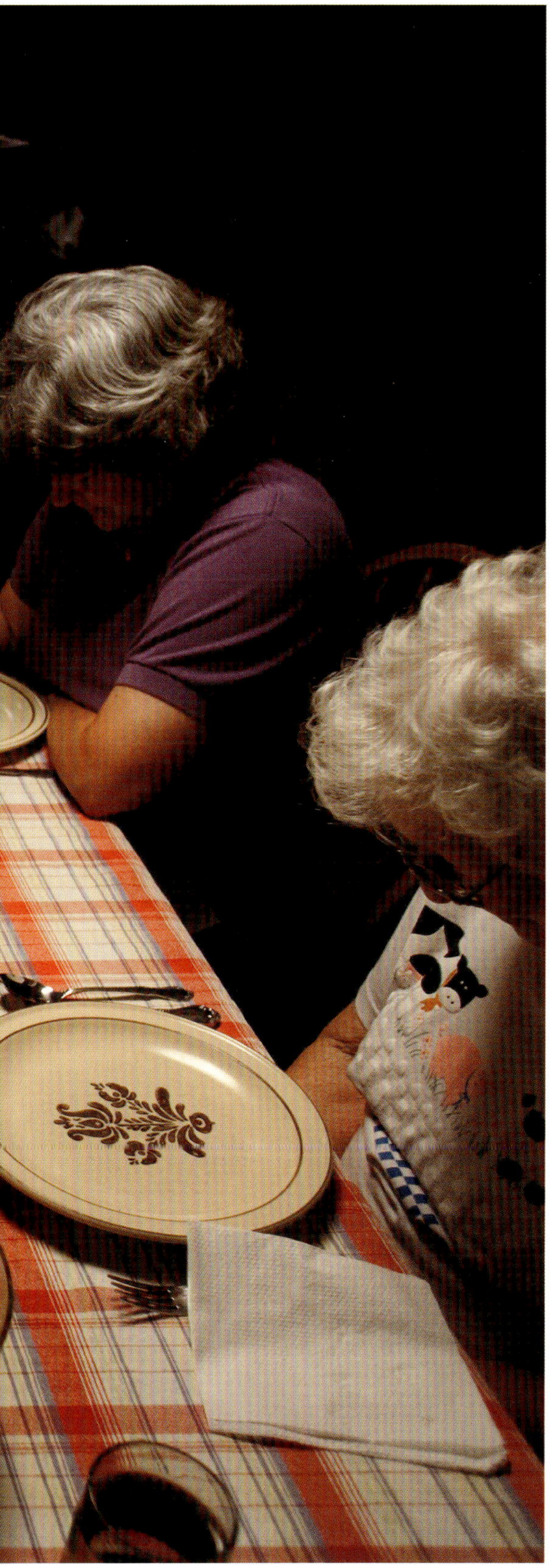

Vor dem Abendessen im Farmhaus aus dem 19. Jahrhundert wird ein Tischgebet gesprochen (links). Mit an der Tafel um Joel (Bildmitte) und Teresa zu seiner Linken sitzen Joels Mutter Lucille und die Landwirtschafts-Lehrlinge Andy Wendt und Ben Beichler. Heute gibt es mit Honig im Ofen gebackenes Huhn von der Polyface Farm, zu dem, Joel zufolge, zwingend Teresas hausgemachtes Apfelmus gehört. Als Beilagen gibt es: Butterkartoffeln, gartenfrische grüne Bohnen mit Speck, Rote Beten und weiteres Gemüse aus dem eigenen Garten. Joels liebste Mahlzeit des Tages? Frühstück: »Oh Mann, Pfannkuchen, Eier, dazu Würstchen oder Speck!« Frühmorgens werden die Hühner aus ihrem beweglichen Stall auf ein neues Stück Wiese gelassen (rechts), wo gestern noch die Kühe weideten, wo sie sich an Insekten, Gras, Samen und Unverdautem aus den Kuhfladen satt essen können. Lehrling Andy Wendt sammelt in einem der anderen, alle paar Tage umgesetzten Hühnerställe die Eier aus den Nestern ein

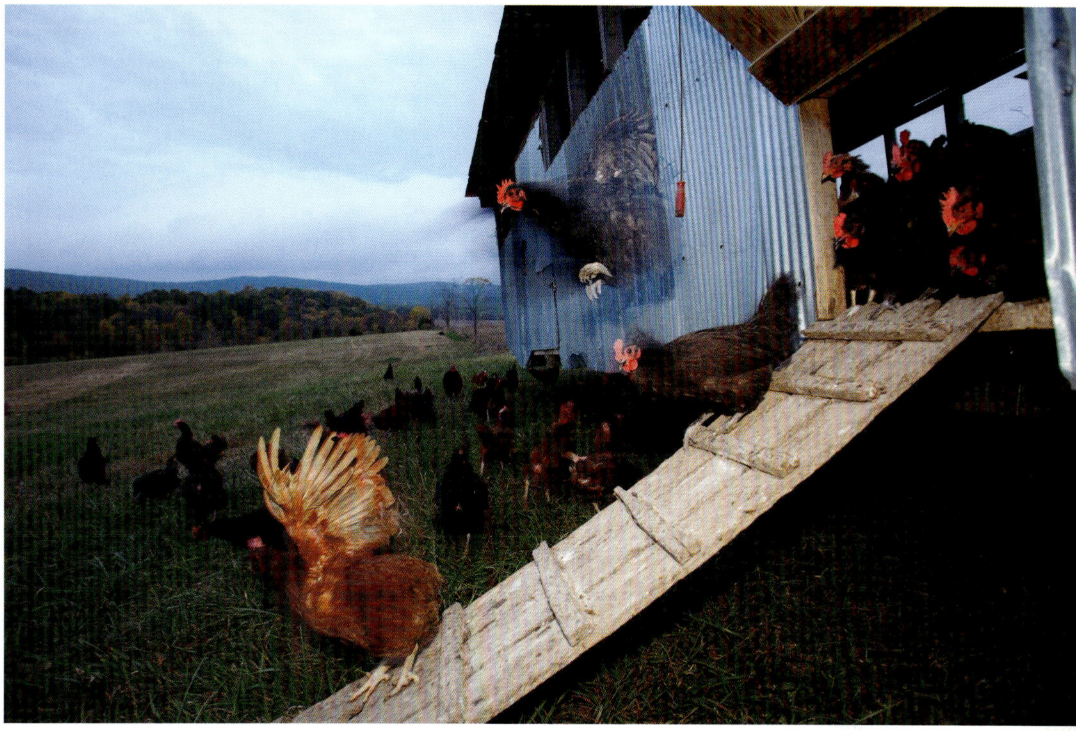

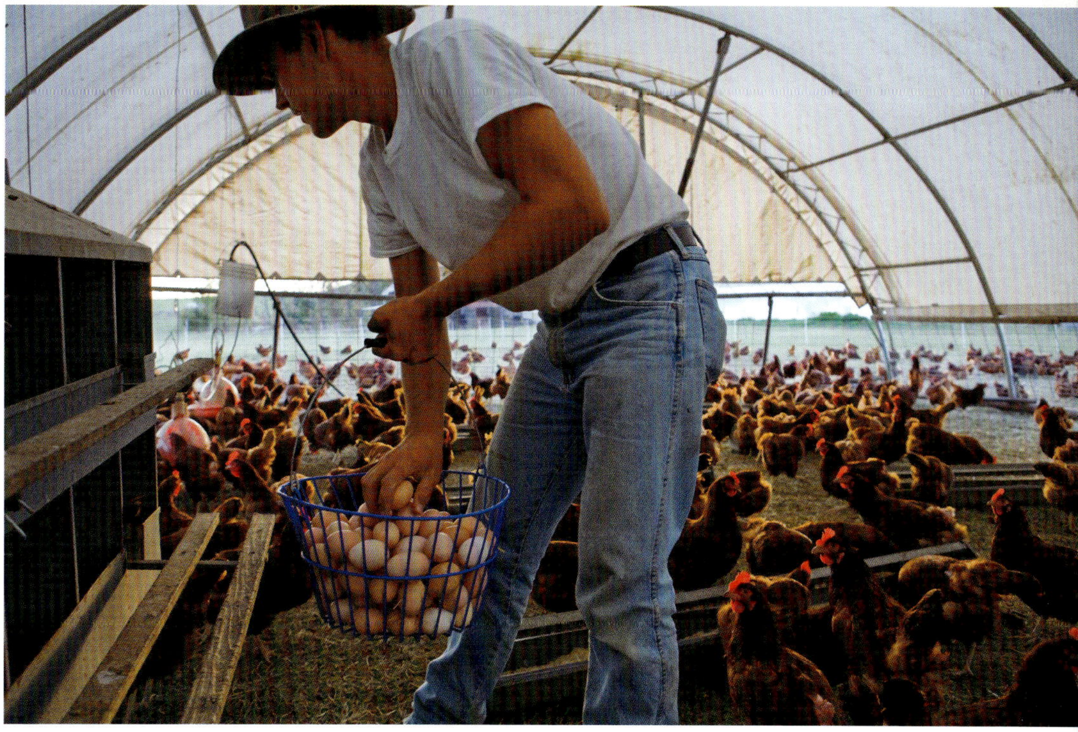

3900

RUSSLAND

Wjatscheslaw Grankowskij
Der Kunstrestaurator

EINE TAGESRATION

IM OKTOBER

MORGENS Kaffee, 0,8 l, mit Zucker, 53 g · Zigaretten (Gesamtmenge unten)

MITTAGESSEN AUS DER TÜTE Offene Ei-Schinken-Brote (2): Weißbrot, 125 g, Spiegeleier (2), 65 g, Schinken, 15 g, Gurke, 220 g, Tomaten, 145 g, Radieschen, 56 g, Zwiebeln, 50 g, Gewürzgurke, 20 g, scharfe rote Chilischote, 11 g, gehackter Dill, 1 TL, Mayonnaise, 56 g

ABENDESSEN Soljanka (Gemüsesuppe mit Huhn und Schinken), 160 g, mit Mayonnaise, 2 EL · rote und grüne Paprikschoten, gefüllt mit Hackfleisch, Zwiebeln, Tomaten, Knoblauch und Dill, 730 g, mit Mayonnaise, 106 g

ABEND Bier (2), 1 l

IM LAUFE DES TAGES Preiselbeergetränk aus Preiselbeerkompott, 2,3 l · Zigaretten, 2 20er-Schachteln

KALORIEN 3900

Alter: 53 · Größe: 188 cm · Gewicht: 83,5 kg

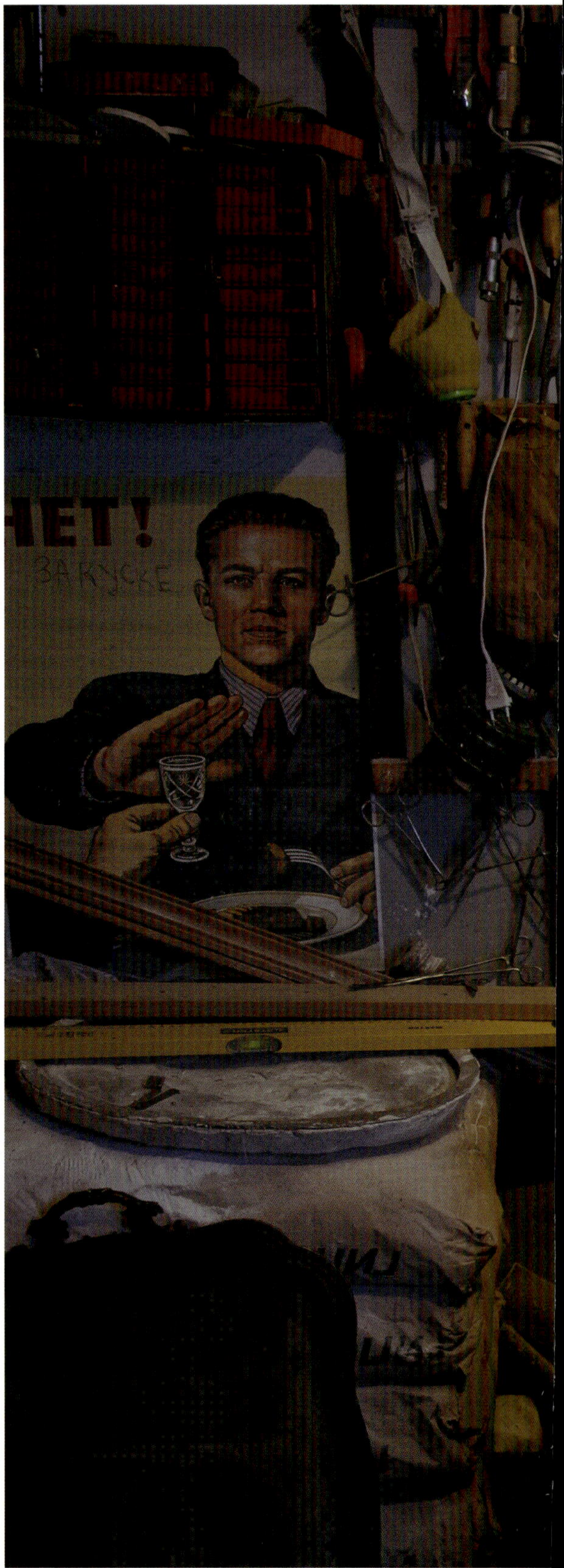

SHLISSELBURG BEI SANKT PETERSBURG · Woraus besteht Slava Grankowskijs Tagesration? »Fragen Sie besser meine Frau«, sagt der Künstler und Restaurator. Wenigstens zum Frühstück kann er eine klare Aussage machen: »Kaffee und Zigaretten«.

Seit mehr als 20 Jahren restauriert Slava Artefakte und Kunst in einer der schönsten und aufwendigst ausgestatteten Städte Russlands – Sankt Petersburg. Unablässig klingelt während unseres Gesprächs sein Handy: Denkmalschützer im Peterhof, einem Palast aus dem 18. Jahrhundert, möchten, dass er schnell mal vorbeischaut; ein privater Sammler will sich noch heute zur Restauration einer Ritterrüstung aus dem Mittelalter beraten lassen.

Die ideologisch motivierte Zerstörung der russisch-orthodoxen Kirche und ihrer Kunstschätze sowie die Vernachlässigung der Pracht des Zarenreichs nach der Oktoberrevolution von 1917 haben für die Restauratoren von heute viel Arbeit geschaffen. »Wenn es sich um ein historisches Artefakt oder das Werk eines wirklich guten Handwerkers oder Künstlers handelt, interessiert es mich«, sagt Slava, »aber auch bei langweiligen Aufträgen sage ich nicht Nein, weil ich schließlich essen muss.«

Geboren und aufgewachsen in Odessa in der Ukraine, wo er auch Ingenieurwesen und Kunst studierte, brachte sich Slava 24 verschiedene Handwerke bei und erwarb für jedes einzelne davon Kenntnisse in den entsprechenden Restaurationstechniken. »Ich kannte mich in der Chemie aus, konnte schmieden und schweißen, doch fürs Restaurieren rostiger Rüstungen gibt es nirgendwo einen Meisterkurs«, sagt Slava. »Also habe ich einen Haufen Bücher gelesen.« Sein liebstes Material? »Ich bin ein Allesfresser.«

Als lebensgroße Statuen im Sommergarten des Peterhofs für nicht mehr restaurationsfähig erklärt wurden, bestellte man bei Slava Kopien. Sein jüngster Auftrag war die Wiederherstellung eines mit Edelsteinen besetzten Säbelgriffs aus dem Kaukasus. Und als es um die Restaurierung von mehr als 100 Ausstattungsteilen aus dem Puppenhaus des Edelmanns Pavel Naschokin für das Petersburger Puschkin-Museum ging, fragte man natürlich Slava. Die Stücke waren schon einmal restauriert worden – leider schlecht. »Jedes Teil funktioniert«, sagt er von den kleinen Wunderwerken. »Da gibt es einen winzigen Flügel, dessen Tasten man mit Streichhölzern anschlagen muss. Und Kristallüster und Petroleumlampen, die leuchten. Und eine Waffenkammer.«

Auf die Grundsätze der Restauration angesprochen, sagt er: »Man muss die technischen Einzelheiten und die Chemie eines jeden Stücks untersuchen, ehe man an die Arbeit

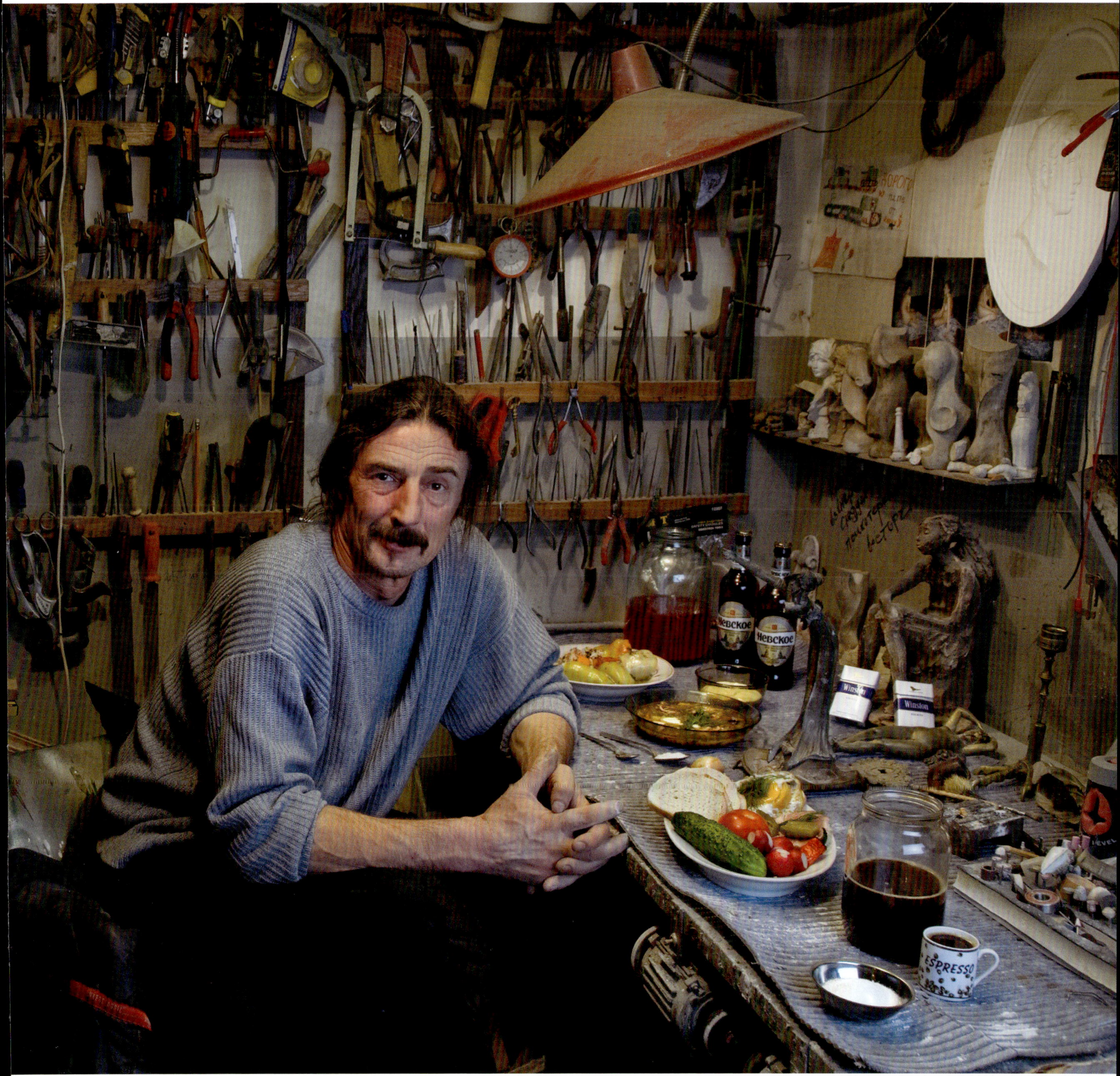

Der Kunstrestaurator Slava Grankowskij in seiner Werkstatt hinter dem Wohnhaus mit einer typischen Tagesration. Der Sohn eines Kolchosendirektors wuchs in Odessa am Schwarzen Meer auf, studierte dort Ingenieurwissenschaften und arbeitete als Maler und Bildhauer. Nach und nach erlernte er an die zwei Dutzend Handwerke, sodass er als freiberuflicher Restaurator aller möglichen Objekte arbeiten und auch sein Haus selbst bauen konnte. Auf seinen Reisen durchquerte er die Wüste Karakum in Turkmenistan, lebte eine Zeit lang bei einem blinden Einsiedler und wurde von einer mongolischen Bärenjägerin mit Murmeltier-Suppe bewirtet. Sein Lieblingsgetränk: Cognac. Trinkt er jemals Limo? »Nein, ich benutze Cola beim Restaurieren als Rostlöser, nicht zum Trinken«, sagt er

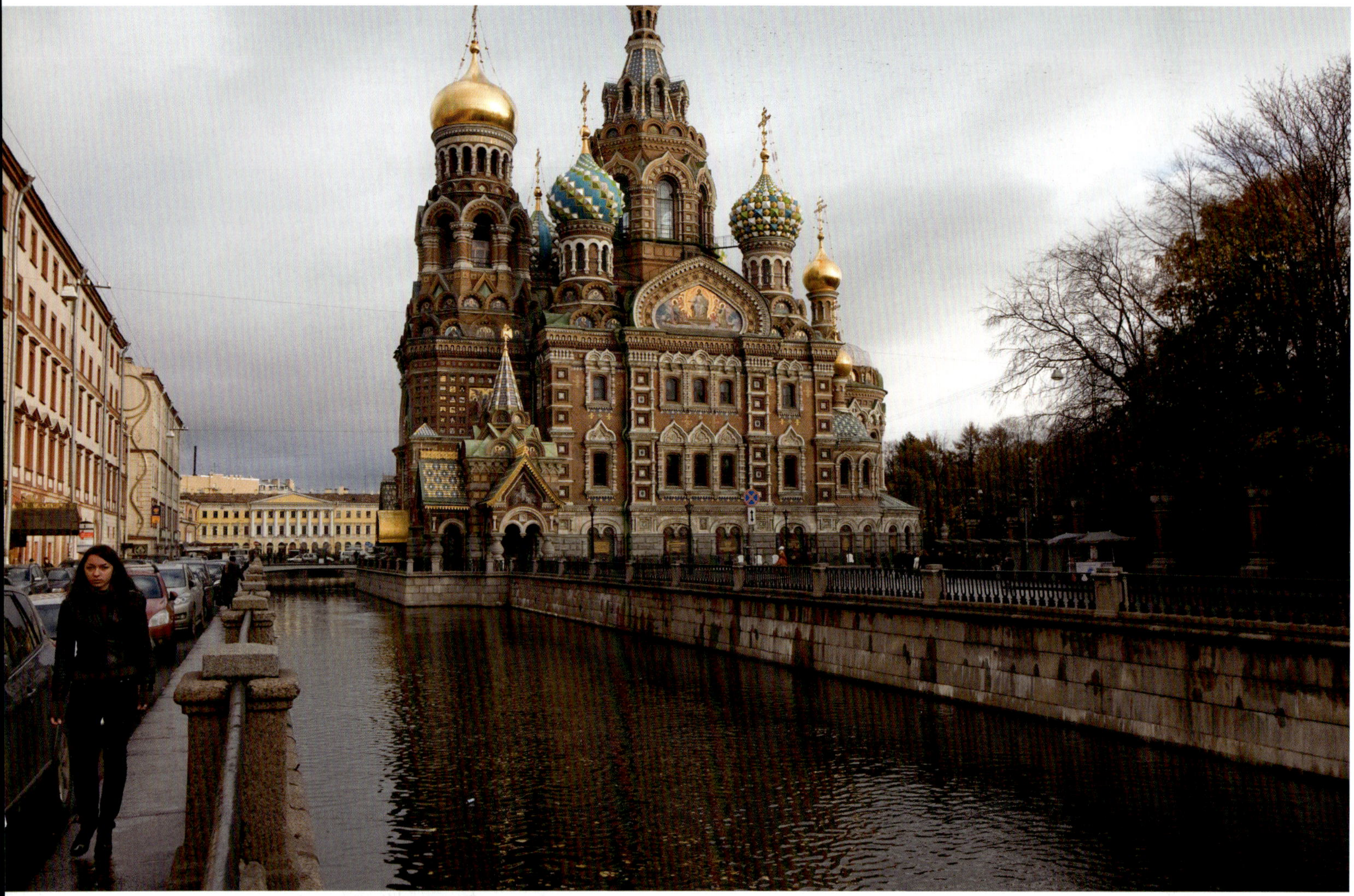

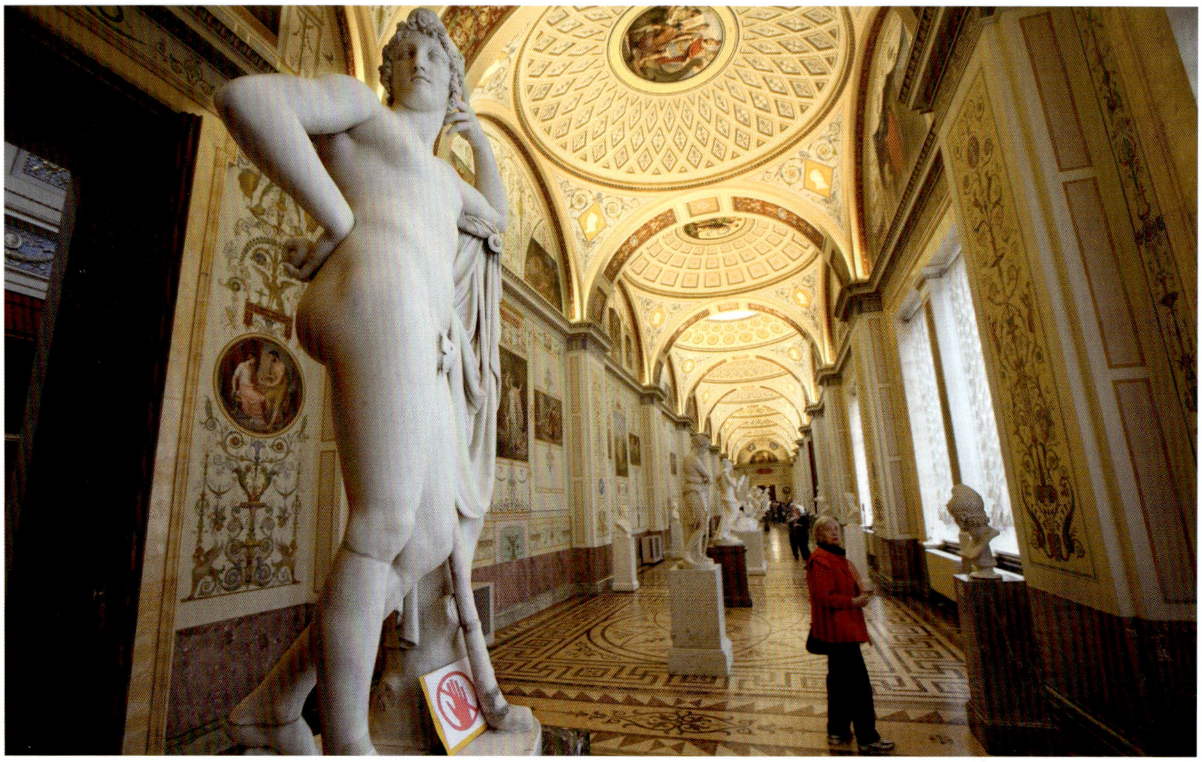

Zweckentfremdung und Vernachlässigung von Kulturdenkmälern während der Sowjetzeit haben Slava eine Menge Arbeit beschert. Bei vielen berühmten Bauten hat er Hand angelegt, etwa an der Kathedrale der Auferstehung Christi (oben links) und im berühmten Eremitage-Museum, wo er seit Jahren arbeitet (rechts). Slava mit Frau und Sohn beim Abendessen im selbst gebauten Haus am Ladogasee (oben rechts)

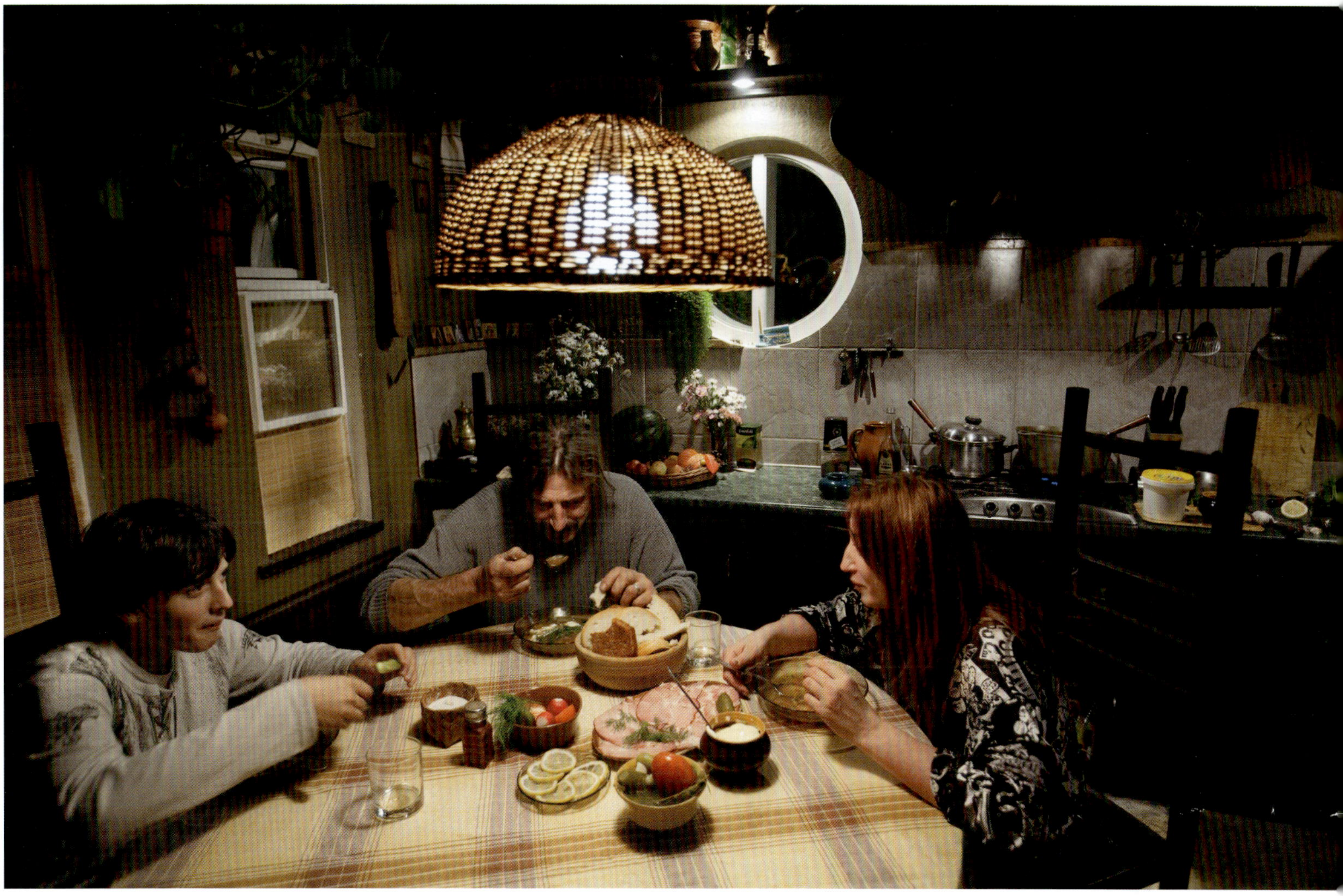

geht. Ein altes Gewehr, eine Arkebuse etwa, hat oft Intarsien aus Elfenbein oder Horn, auch aus Gold, Silber oder Perlmutt. Mit all diesen Materialien muss ich mich auskennen.«

Improvisation verbiete sich: »Ich muss alles genau recherchieren, bevor ich anfange zu arbeiten.« Dazu befragt er Fachleute und Kunstkritiker und verbringt endlose Stunden in Bibliotheken. Aufträge von Museen erledigt er in der Regel in deren Werkstätten, Stücke aus Privatbesitz restauriert er in seinem eigenen Atelier, das voll gestopft ist mit Gipsputten und allerlei geretteten Bruchstücken russischer Historie.

Das Haus, in dem er mit seiner Frau Larissa und dem jüngsten Kind, dem 13-jährigen Sohn Anton lebt, ist selber beinahe ein Museum, mit kunstvoller Beleuchtung und im Laufe von Jahrzehnten zusammengetragenen Sammlungen kultureller Artefakte und Kunstwerke, darunter vier Zimmerwände voller Ikonen aus dem 18. Jahrhundert sowie eine 2500 Jahre alte skythische Schale, die als Aschenbecher diente, als er sie entdeckte. Die Stühle und den Tisch im Esszimmer hat er selbst gebaut, und die Innenausstattung des Hauses gemeinsam mit Larissa entworfen. Wir sollen doch seiner Frau gegenüber nicht erwähnen, dass wir einen Schaden in der Stuckrosette des Ikonenzimmers bemerkt haben, bittet Slava: »Bin ich denn mit einem Restaurator verheiratet oder nicht?, wird meine Frau sagen, wenn sie das sieht«, bemerkt er traurig.

Larissa, leidenschaftliche Malerin und Zeichnerin, führt in der Küche das Regiment. Und lacht lauthals, als sie Slavas Lebensmittelliste sieht. »Das ist doch typisch«, sagt sie, und korrigiert: »Zehn Tassen Kaffee, nicht 15 oder 20. Und dann hat er beim Abendessen nicht zwei, sondern fünf gefüllte Paprika genommen, und dazu doppelt so viel Mayonnaise wie angegeben – Mayonnaise, und nicht Schmand, wie es sich bei uns gehört.« »Sie lügt«, sagt Slava provozierend, »sie gibt mir überhaupt nichts zu essen.«

An den meisten Tagen nimmt er sich sein Mittagessen von zu Hause mit: von Larissa zubereitete belegte Brote mit Schinken und Spiegeleiern, Zwiebeln, scharfen Pepperoni und Gewürzgurken. Sie macht ihm auch immer eine Thermosflasche mit Kaffee, doch meistens vergesse er, sie mitzunehmen, sagt sie. Und Slava behauptet: »Manchmal ist meine Frau faul, und sie macht mir keine Spiegeleier.«

Das Abendessen folgt meist der Tradition der kühlen Klimazone an der Ostsee: viel Fleisch, Wurzelgemüse, Eingelegtes und Gepökeltes, mit reichlich Dill, Zitrone und Korianderkraut. Meist trinkt Slava abends Bier – »zwei bis sechs«, sagt er. Manchmal kommt auch Cognac dazu, doch nur zu besonderen Anlässen. Gestern etwa wurde auf das Auto, das er Larissa gekauft hat, angestoßen. Meist aber isst Slava erst um Mitternacht oder noch später zu Abend, je nach seinem Arbeitspensum. Und so speist er sehr oft alleine.

Heute gibt es gefüllte Paprika und Soljanka, hier mit Huhn und Schinken. Slava versteht sich nicht nur aufs Provozieren, sondern auch auf Komplimente: »Sie kocht hervorragend. Und mit Fantasie.« Wenn Slava mitkocht, wird es meist scharf. »Aber immer«, sagt er, »müssen erst einmal Zwiebeln gebraten werden.«

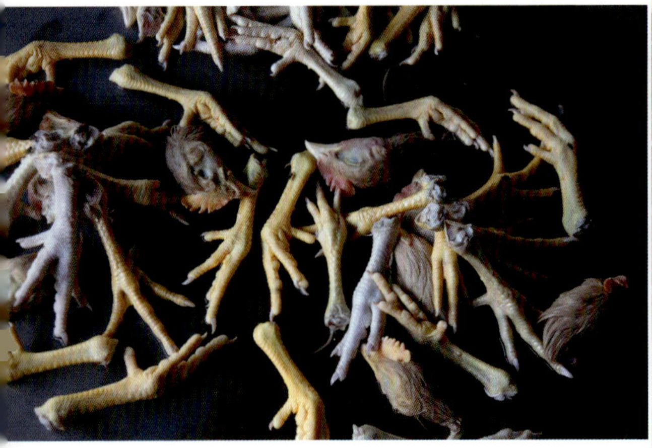
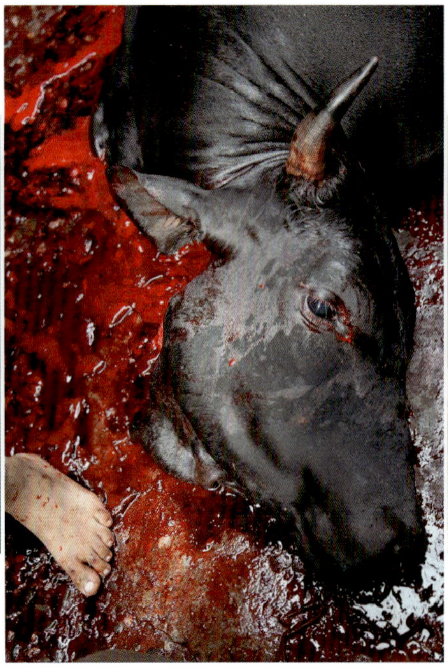
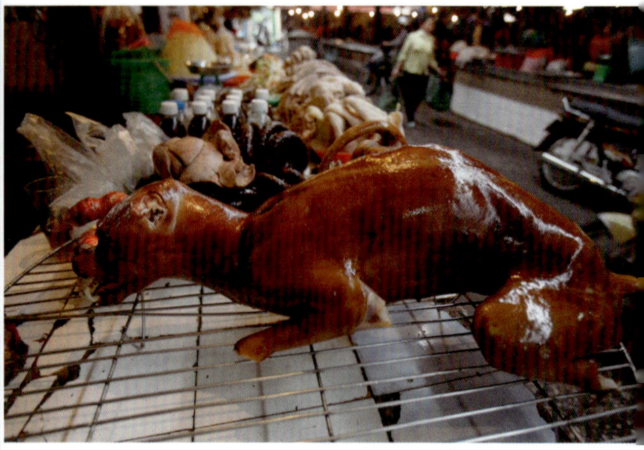

Verbotene Speisen

Von Ellen Rupel Shell

Es ist Jahrzehnte her, dass ich das erste Mal Pferd aß. Nach dem Studium packte ich meine Sachen in einen alten Minibus und fuhr westwärts nach Seattle, um ein neues Leben zu beginnen. Ich war arm, und nach den Ausgaben für Miete und Sprit blieb fürs Essen kaum etwas übrig. Pferdefleisch war das billigste tierische Eiweiß, das es gab, und so versuchte ich zu verdrängen, was ich aß. Für eine Reiterin und Pferdeliebhaberin keine Kleinigkeit. So gut es ging, tarnte ich meine Rossburger mit viel Ketchup und Gurkenscheiben und packte sie in dicke Brötchen. Doch der stahlige Geschmack von Pferd ließ sich nicht verdecken und erinnerte mich daran, dass auch widrigste Umstände nicht den Verzehr von Pferdefleisch entschuldigen.

Im vergangenen Frühjahr aß ich zum zweiten Mal Pferd. Unterwegs in Apulien, geriet ich in eine urige Trattoria, wo Pferdefleisch die Spezialität des Hauses ist – als Salami, Bratwurst oder Steak. Meine einheimischen Tischgenossen langten begeistert zu, doch ich schaffte nur eine zaghafte Kostprobe. Da waren sie wieder, der Stahlgeschmack und das schlechte Gewissen, die mich würgen ließen.

Nichts ist intimer als das, was wir in den Mund nehmen. Und doch wissen viele von uns nicht, was wir eigentlich essen. Wer von uns kennt die genaue Herkunft seiner letzten Mahlzeit oder auch nur eines Bestandteils davon? Doch auch wenn wir oft ahnungslos sind, gibt es kaum Menschen, die bereit sind, alles zu essen. Die meisten von uns haben starke Abneigungen gegen bestimmte Speisen.

Hund, zum Beispiel. Einmal nahm ich an einem Leichenschmaus auf der Südseeinsel Kosrae teil, einem Fest, bei dem sich Freunde und Verwandte des Verstorbenen versammelten, um Erinnerungen auszutauschen und sich an allerlei Köstlichkeiten zu laben. Es gab auch Hund. Und ich begriff, warum. Kosrae ist arm an Ressourcen, und so wären Kuscheltiere ein Luxus. Jede Spezies auf der Insel hat eine Aufgabe. Und da es für Hunde keine Schafe zu hüten oder anderes Nützliches zu tun gibt, wären sie bloß lästig, wenn man sie nicht essen würde.

Da Hunde nahrhaft und schmackhaft sind, stellt sich nicht die Frage, wieso einige Menschen sie essen, sondern vielmehr, warum so viele es nicht tun. In seinem Buch »Wohlgeschmack und Widerwillen: Die Rätsel der Nahrungstabus« schreibt der Anthropologe Marvin Harris: »Die Menschen im Westen verschmähen Hunde als Nahrung nicht deshalb, weil sie ihre liebsten Haustiere sind, sondern weil Hunde als Fleischfresser keine effizienten Fleischlieferanten sind.« Dort, wo man Hunde isst, ist die Auswahl an Fleischsorten nicht so groß, sodass, wie Harris bemerkt, »die Dienste, die Hunde lebend leisten können, weniger wertvoll sind als die Produkte, die sie in totem Zustand liefern«.

Anders als Hunde scheinen Schweine geradezu dafür geschaffen zu sein, gegessen zu werden. Als unvergleichlich gute Nahrungsverwerter verwandeln sie 35 Prozent ihres Futters in Fleisch, gegenüber nur 6,5 Prozent bei Rindern. Eine Sau kann in vier Monaten acht oder mehr Ferkel werfen, von denen jedes nach nur sechs Monaten 200 Kilo auf die Waage bringt. Schweine sind derart effizient im

Ellen Rupel Shell, Mitarbeiterin des »Atlantic Magazine«, ist Professorin des Graduiertenprogramms für Wissenschaftsjournalismus an der Boston University und schrieb die Bücher »The High Cost of Discount Culture« und »The Hungry Gene«.

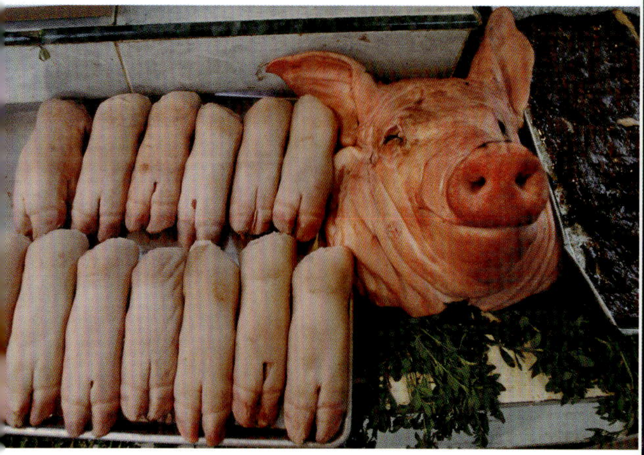

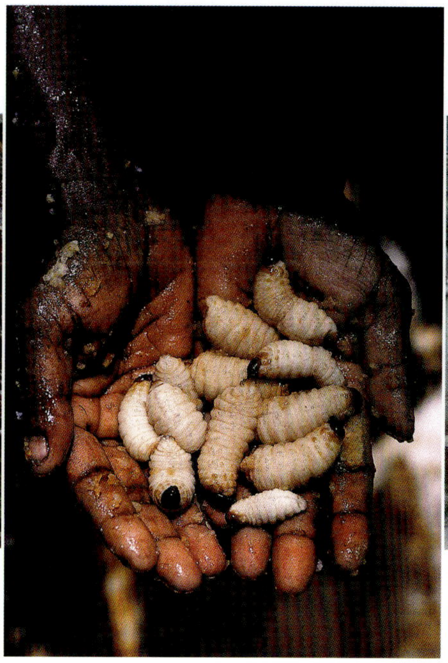

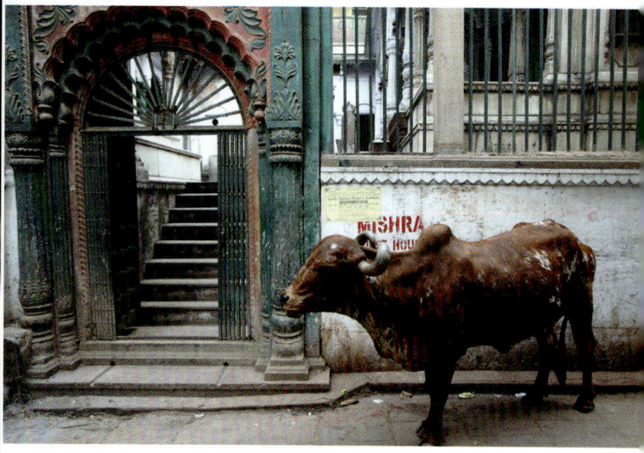

Von links nach rechts: Hühnerfüße und -köpfe auf dem Markt von Sonargaon, Bangladesch. Ein beim Opferfest geschlachteter Stier in Dhaka, Bangladesch. Ein gebratener Hund auf dem Cho-Chau-Long-Markt in Hanoi, Vietnam. Kopf und Füße eines Schweins auf dem Markt von Cuernavaca, Mexiko. Lebende Sagomaden aus einem verrottenden Palmenstamm in Komor, Papua. Eine Kuh auf der Straße bei Manikarnika Ghat, Varanasi, Indien

Erzeugen und Speichern von Fleisch, dass die Chinesen sie »wandelnde Kühlschränke« nennen. Wieso ist Schweinefleisch dann in vielen Kulturen tabu?

Da ist einmal die Angst vor Krankheiten: Schweine fressen Kot und suhlen sich im Schlamm – nicht gerade appetitanregende Verhaltensweisen. Und ihr Fleisch kann Trichinen enthalten. Doch diese Argumente sind nicht wirklich überzeugend. Hühner und Ziegen fressen fast alles, sogar Mist. Und die Trichinose ist zwar eine schlimme Krankheit, aber auch nicht gefährlicher als die, die durch den Verzehr anderer Tiere, einschließlich der Rinder, übertragen werden können.

Harris behauptet, die Ablehnung des Schweines sei klima- und umweltbedingt: Schweine brauchen Schatten, Wasser zum Suhlen und wenigstens etwas Getreide oder andere Nahrungsmittel, die der Mensch selbst verzehren könnte. Und wie die Hunde auf Kosrae ziehen Schweine keinen Pflug, liefern weder Wolle noch Milch oder Eier für die menschliche Ernährung. Und so fragt Harris ganz richtig, was würden Schweine einem wanderndem Hirtenvolk wie den Beduinen nützen? Schweinefleisch mag eine leckere Versuchung sein, doch Schweine in der Wüste zu halten wäre töricht. Und so macht es Sinn, sie mit einem religiösen Tabu zu belegen.

Lassen sich Nahrungstabus auf schlichte wirtschaftliche Gründe zurückführen? Ja und nein. 30 Prozent aller Kühe auf dieser Welt sind in Indien zu Hause, wo sie lange, aber nicht immer glücklich leben. Natürlich ziehen sie Pflüge, geben Milch und erzeugen Dung. Doch viele von ihnen durchstreifen kränklich und abgemagert auf verzweifelter Suche nach Nahrung die Dörfer. Aber die Hindus glauben, dass Rinder auf der Leiter zum Nirvana nur eine Stufe unter dem Menschen stehen. Wer eine Kuh tötet, geschweige denn isst, rutscht ab ans untere Ende des Aufstiegs zum Paradies. Also lässt der gläubige Hindu die Finger vom Rindfleisch. Am Anfang mag das Verbot, Rindfleisch zu essen, allein wirtschaftlich begründet gewesen sein. Doch am Hinduismus könne man sehen, so Harris, »dass eine Religion an Kraft gewinnen kann, wenn sie die Menschen bei Entscheidungen unterstützt, die bestehende Bräuche bewahren, die aber nicht einleuchtend genug sind, um Zweifel und Versuchungen auszuschließen«.

Dies mag teilweise erklären, wieso es kaum religiöse Vorschriften gegen das Essen von Insekten gibt. Tatsächlich sind die Vorbehalte von Europäern und Amerikanern gegen den Verzehr von Kerbtieren eher die Ausnahme als die Regel. Die Ureinwohner Amazoniens essen Larven und Maden, chinesische Bauern lieben Seidenraupen, und für die Bewohner des Mekongdeltas sind dicke, saftige Wasserkäfer ein Leckerbissen. Ich selbst habe knusprig-salzige Heuschrecken auf dem Markt von Oaxaca in Mexiko gekostet. Insekten gibt es fast überall, sie sind leicht zu fangen und reich an Eiweiß. Doch sie stechen, quälen und töten unser Vieh – das mag erklären, weshalb die meisten Europäer und Amerikaner Angst vor Insekten haben, sodass es gar nicht infrage kommt, sie zu essen. Harris schreibt: »Da wir sie nicht essen, können wir in ihnen das Böse schlechthin sehen – Feinde, die uns von innen angreifen – und sie zum schrecklichen Inbegriff von Schmutz, Abscheu und Krankheit machen.«

Natürlich gilt das Sprichwort: »Des einen Speise ist des anderen Gift.« Dennoch wird nicht ganz klar, warum wir etwas für tabu erklären. Wie können wir Westler den Verzehr von Lämmern und Ferkeln rechtfertigen und zugleich weniger liebenswerte Tiere wie Wasserkäfer und Maden verabscheuen? Wirtschaftliche Gründe liefern keine Erklärung – Insekten gibt es jedenfalls umsonst. Auch religiöse Vorbehalte taugen nicht dazu – schließlich werden im alten Testament Käfer und Heuschrecken gegessen. Nein, da spielt noch etwas Rätselhaftes mit, das keiner wirklich belegen kann … Nennen wir es einfach Geschmack.

4000

USA

Curtis Newcomer
Der Soldat

EINE TAGESRATION

IM SEPTEMBER

FRÜHSTÜCK IN DER KANTINE Gebratenes Corned Beef, 60 g · Rührei, 84 g · gebratener Speck, 20 g · Apfel, 170 g · Schokochip-Kekse, 65 g

MITTAGESSEN MRE (Meal, Ready-to-Eat – Trockenmahlzeit): Schinken-Garnelen Jambalaya, 224 g (Trockengewicht) · MRE: Omelette mit Gemüse und Käse, 224 g (Trockengewicht) · MRE: Kartoffeln mit Speck, 140 g (Trockengewicht) · MRE: Scone mit Zimt, 56 g · MRE: Toaster-Küchlein, 45 g · MRE: Kräcker, 36 g · MRE: Vanillekuchen, 70 g · MRE: Erdbeer-Milchshake mit Kalzium und Vitamin D (Pulver), 100 g · MRE: Orangen-Kohlehydrat-Elektrolytgetränk (Pulver,) 1,5 EL · MRE: roter Tee, (Pulver), 0,5 EL · MRE: Erdbeerkonfitüre, 2 EL · scharfe Chilisauce, 1,5 EL

ABENDESSEN IN DER KANTINE Garnelen, 75 g, mit Parmesankäse, 0,5 TL, und Chilisauce, 1,5 EL · Weißbrot, 70 g · Salat von Kopfsalat und Tomaten, 67 g · Erbsen aus der Dose, 50 g · Fruchtcocktail, kalorienarm, 112 g · Schokochip-Kekse, 56 g

IM LAUFE DES TAGES Sportgetränk (3), 1 l · Wasser aus der Flasche (5), 7,6 l (auch zum Aufbereiten der Trockenahrung und Pulvergetränke) · Zigaretten, 1 Schachtel

KALORIEN 4000

Alter: 20 · Größe: 196 cm · Gewicht: 89 kg

FORT IRWIN, KALIFORNIEN · Als Curtis Newcomers Football-Stipendium an der Texas Tech University verletzungsbedingt endete, ging er zur Armee – was er schon als kleiner Junge wollte, als ein großer Cousin kam und der Familie von seiner Zeit bei der Air Force erzählte. Eine Tour als Infanterist im Irak hat Curtis hinter sich. Jetzt ist er mit seiner Einheit aus Fort Hood in Texas im National Training Center in Fort Irwin, zu zwei Wochen Feldübungen und Zusatzausbildung im Camp in der kalifornischen Mojave-Wüste, ehe es zurück in den Irak geht, wo er diesmal als Funker eingesetzt wird.

»Ich habe vorher noch nie im Radio gesprochen. Ich bin mit einer Waffe in der Hand durch die Straßen gelaufen und wurde beschossen«, sagt er, »aber das klappt prima mit dem Funken, weil ich beim Reden selbstbewusst bin. Ich stottere nicht und rede nicht drumherum. Funken ist ganz einfach für mich.«

Im Irak war er lieber als hier in Fort Irwin. »Das Einzige, was man im Irak verbessern könnte, wäre, wenn die Familie dabei wäre, denn im Irak gibt es keine Regeln – man kann fast machen, was man will. Man braucht niemandem zu berichten; wir haben sieben oder acht Einsätze zusammen mit den Special Forces gehabt, auch mit den Rangern und Blackwater-Leuten ... Ich will nach Hause kommen und meinen Kindern eines Tages coole Geschichten erzählen können. Das ist eine große Chance.«

Auf seine Ernährung angesprochen, sagt er: »Hey, höre ich überhaupt jemals auf zu essen? Früher gingen wir immer zu Hooters, dreimal am Tag. Meine Frau hat da gearbeitet, und ich konnte umsonst essen ... Ich ging zu Sonic und habe, ehrlich, 15 oder 20 Dollar dagelassen. Ich esse zwei extra lange Cheese Coneys und ein XL Tater Tots mit Chilikäse drauf. Und ich kriegte einen Milchshake und eine Limo. Habe nie zugenommen. Alle in meiner Familie sind dünn. Vielleicht etwas kräftig, aber nicht dick ... Bourbon-Vanilleeis ist das einzige Eis, das ich esse, und ich tue mir Chilisauce drauf. Ich tue Chilisauce auf alles. Ich mag's scharf.« Gefragt, ob er sich auf etwas zu essen freut, wenn er nach Hause kommt, sagt er ohne zu zögern: »Jalapeño Popper.«

Hat er Laster? »Ich rauche eine Schachtel oder anderthalb am Tag. Wen mir jemand Kautabak anbietet und ich eine Zigarette habe, sage ich Nein. Ich kaue nur, wenn ich gar keine Zigaretten mehr habe.«

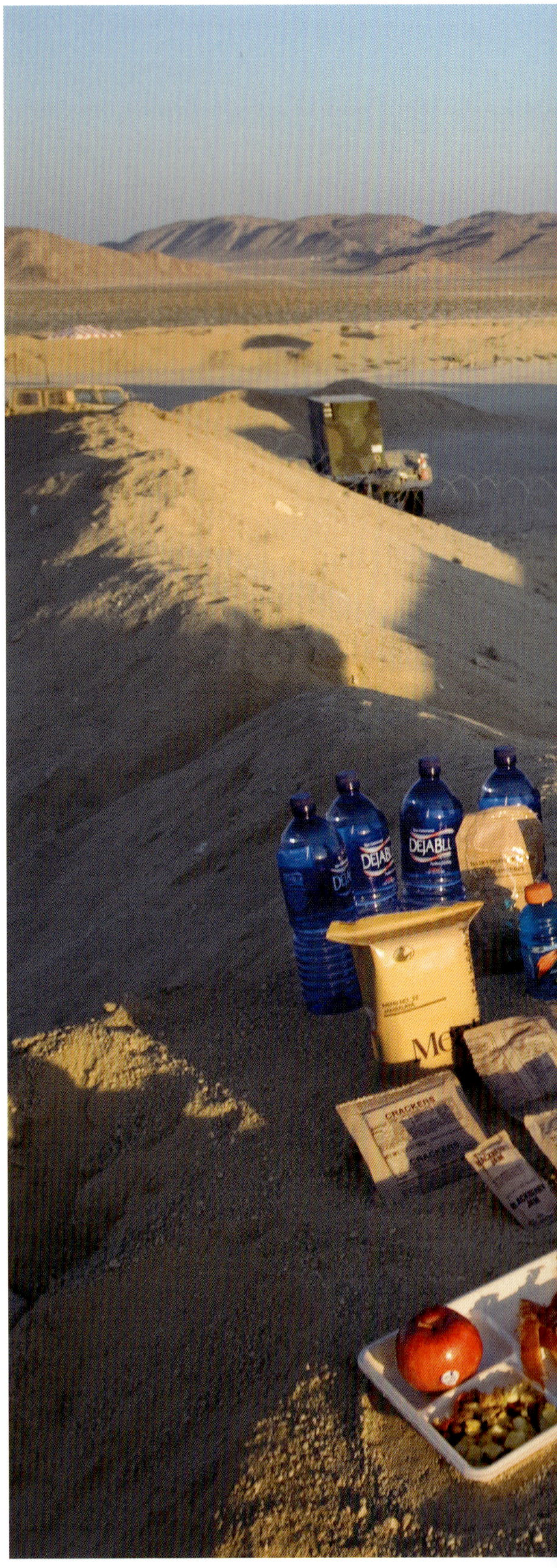

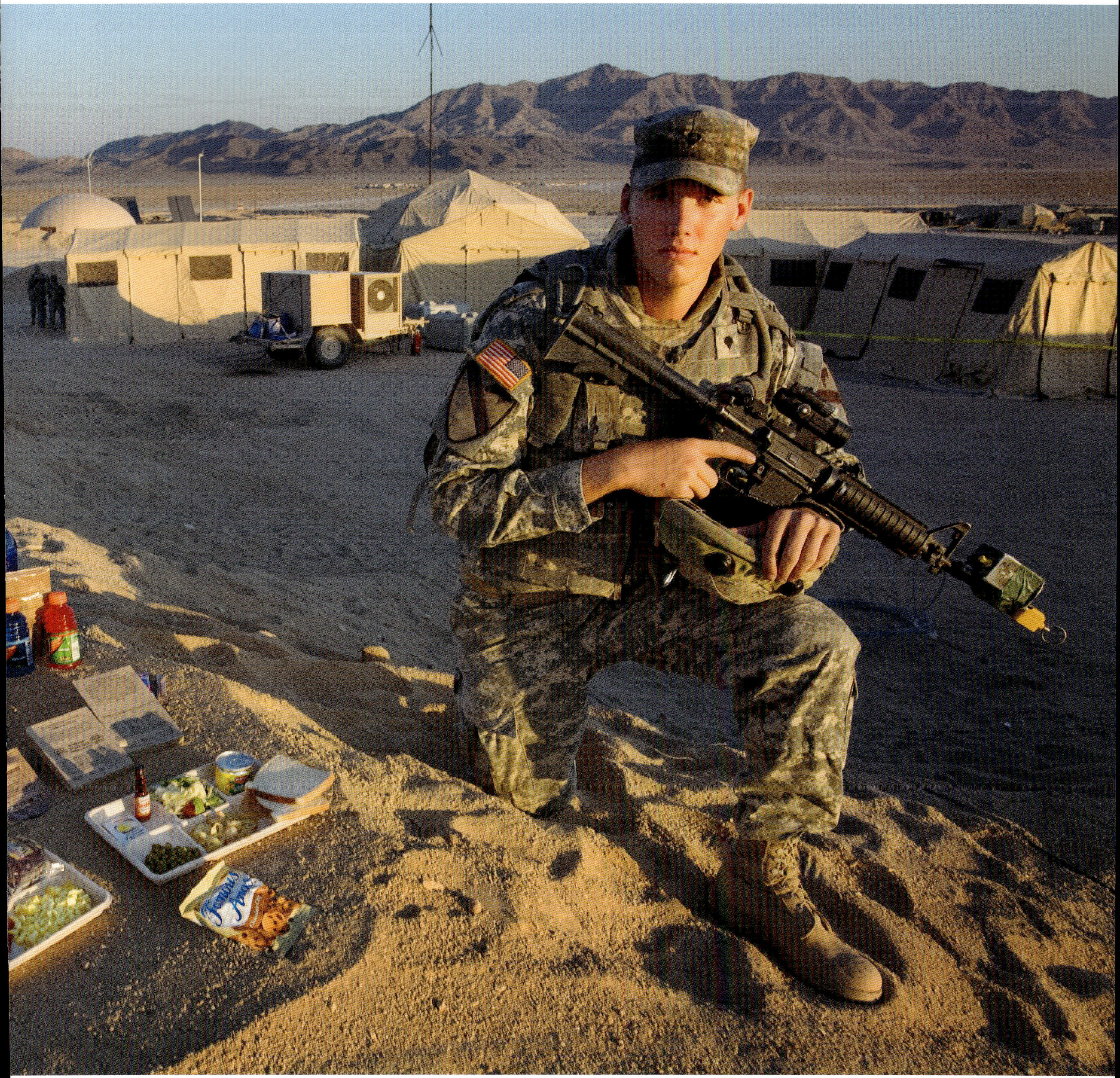

Der US-Soldat Curtis Newcomer im National Training Center in Fort Irwin in der Mojave-Wüste mit seiner typischen Tagesration an Lebensmitteln. Bei der zweiwöchigen Zusatzausbildung vor dem nächsten Einsatz im Irak macht er Zwölfstundenschichten im Funkerzelt (im Hintergrund). Morgens und abends wird im Kantinenzelt gegessen, mittags verpflegt er sich mit diversen Instant-Gerichten. Am wenigsten mag er davon das Gemüse-Käse-Omelette. »Alle hassen das, es ist schrecklich«, sagt er. Anderthalb Kilometer hinter ihm liegt Medina Wasl, ein nachgebautes irakisches Dorf, es ist eine von 13 solcher Einrichtungen, gespickt mit Kameras und Mikrofonen, die Bilder und Ton an die Einsatzzentrale übermitteln – für die Manöverkritik

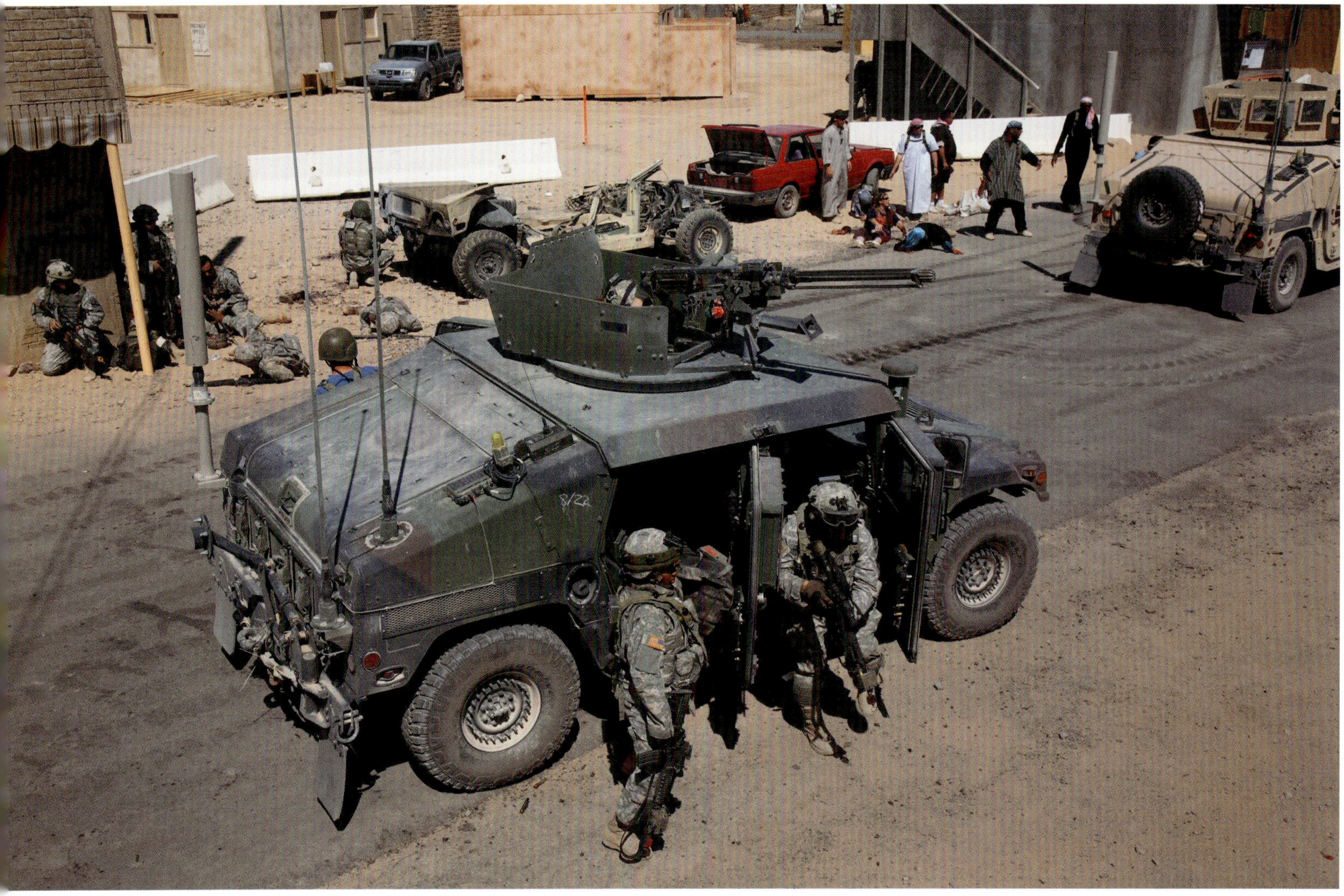

In Medina Wasl, dem von Bühnenbildnern der Paramount Studios errichteten irakischen Dorf, nehmen Hunderte von Darstellern (Militärs und Zivilisten) und Dutzende von Regisseuren an aufwendigen Feldübungen teil, um Soldaten auf den Einsatz im Irak vorzubereiten. Ein Sanitäter (unten) versorgt einen Verletzten aus einem zerstörten Humvee-Fahrzeug nach einem simulierten Bombenangriff – inklusive Blut und abgetrennter Gliedmaßen

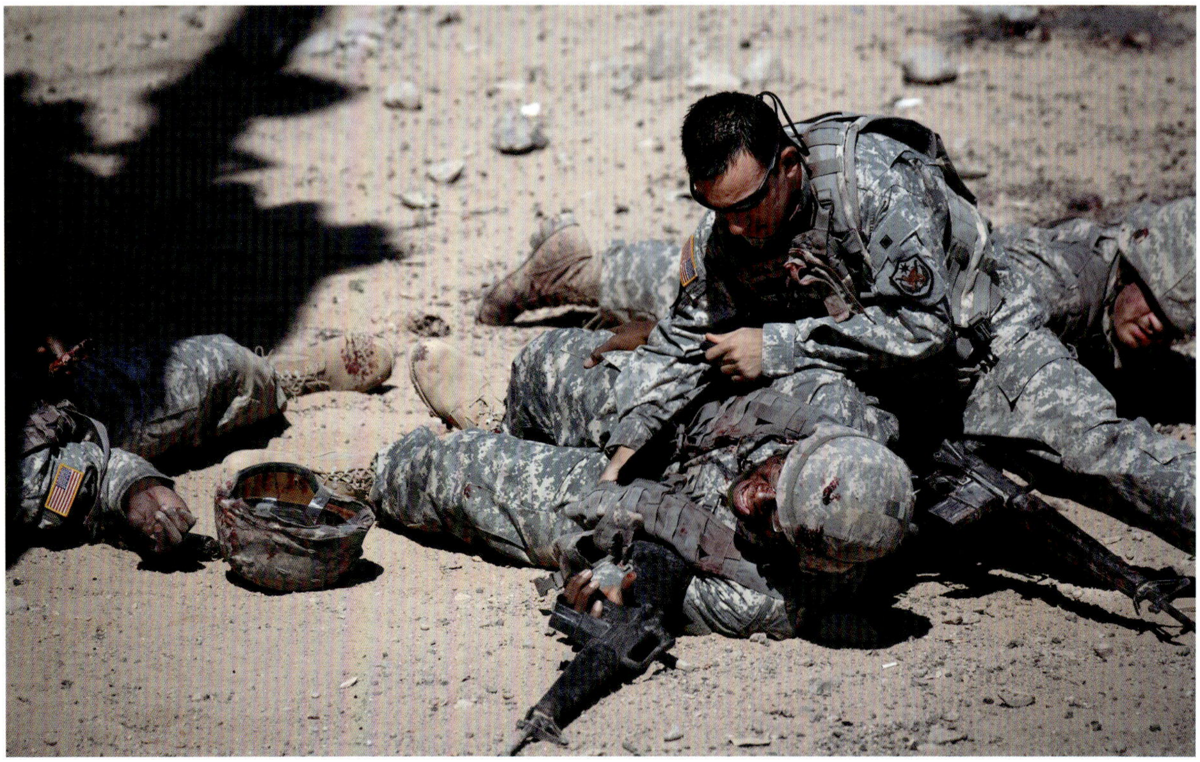

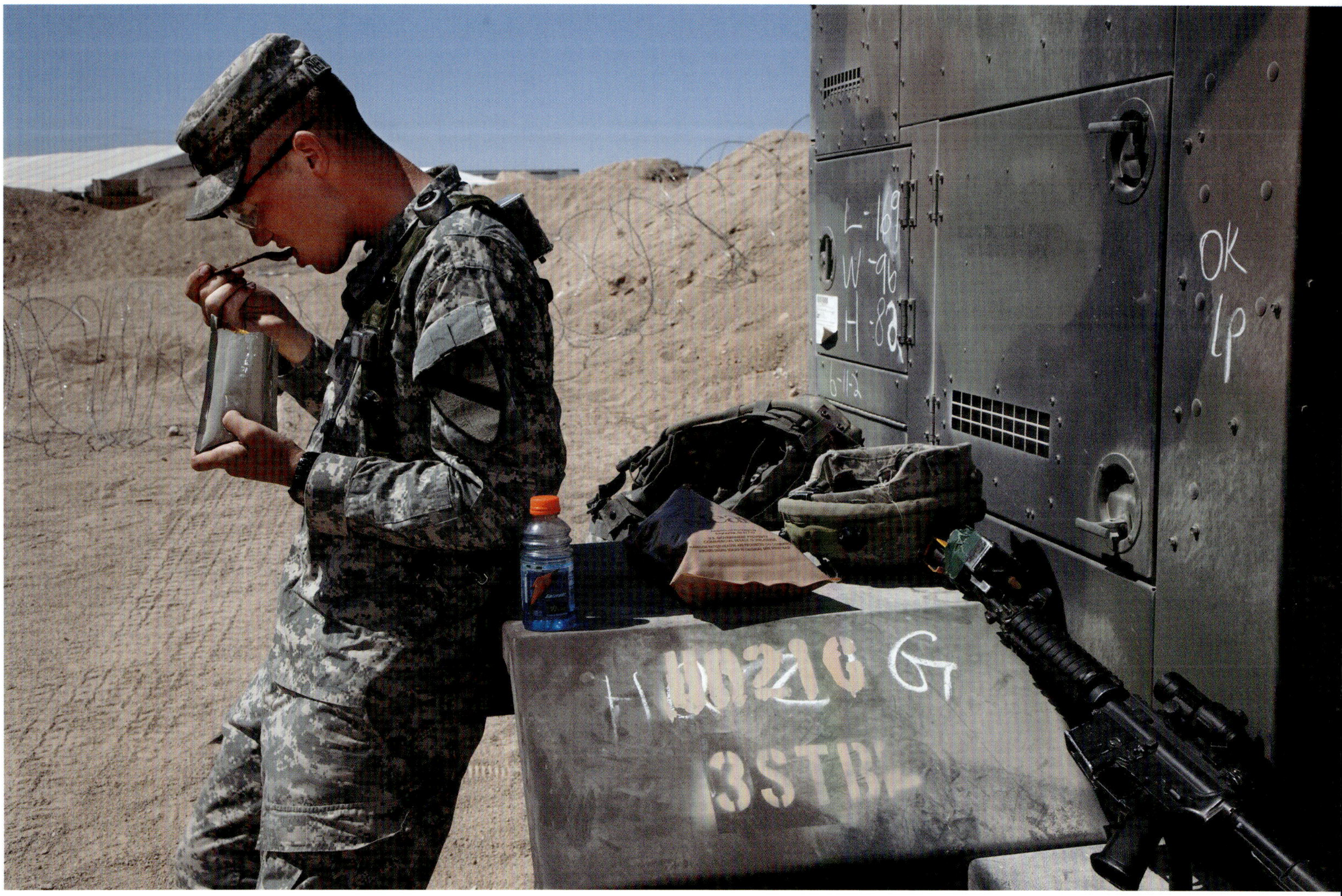

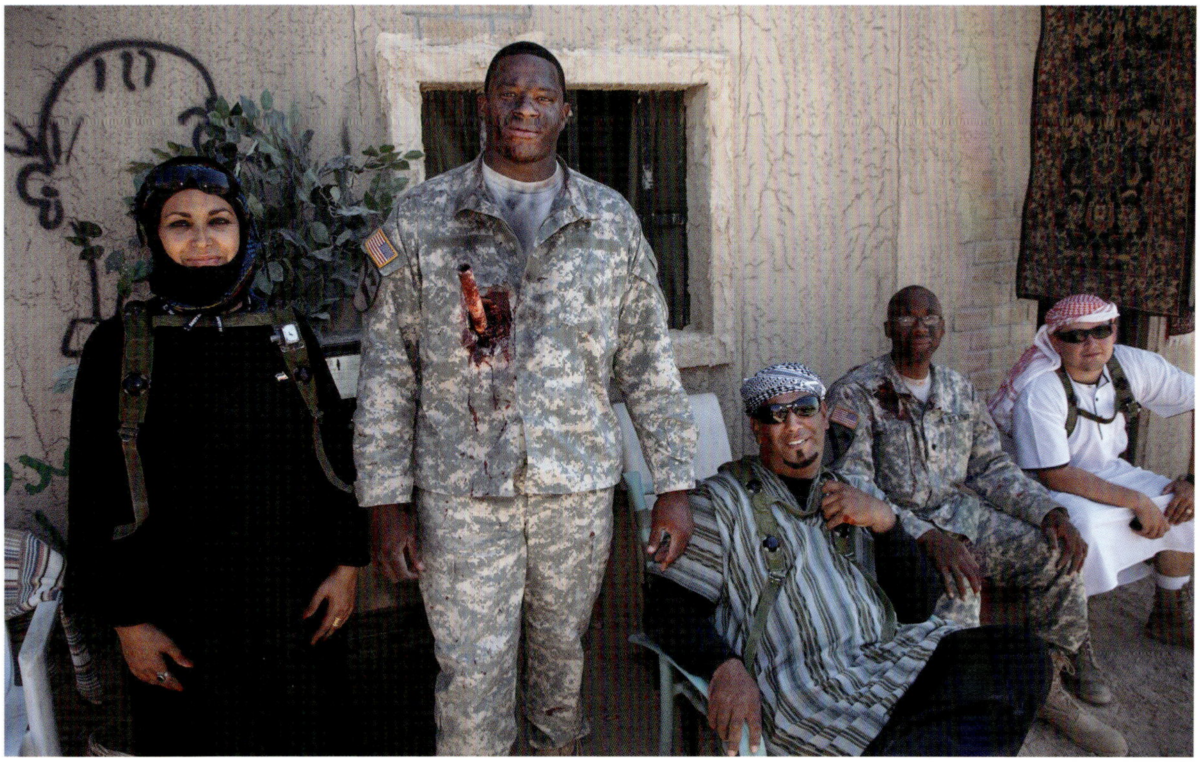

In der Mittagspause isst Curtis Newcomer Chili Mac, sein Lieblings-Fertiggericht. Seine Waffe ist mit einem Laserpointer ausgestattet, auf den die von allen Soldaten und Darstellern bei der Feldübung getragenen Empfänger ansprechen. Nach der zweiten von drei Gefechtsszenen machen Iraker und Amerikaner (unten) in ihren Rollen als Soldaten, Opfer und Aufständische im Schatten Pause vor der nächsten 20-Minuten-Kampfinszenierung

4000

ITALIEN

Riccardo Casagrande Der Klosterbruder

EINE TAGESRATION

IM JULI

FRÜHSTÜCK Baguette, 60 g, mit Honig, 1 EL · Cantaloupe-Melone, 70 g · Espresso, 45 ml, mit Zucker, 1 TL

MITTAGESSEN Spaghetti, 250 g, mit Tomatensauce, 120 g · Rinderfilet, 150 g (Rohgewicht), gebraten in nativem Olivenöl, 1 EL · gegrillte Aubergine mit Basilikum, Knoblauch und rotem Chilipfeffer, 56 g · Zucchini, 75 g, gegrillt mit Olivenöl, 1 EL · Salat von Tomaten, Gurken und Fenchel, 315 g · Weißbrot, 85 g · Emmentaler, 11 g · hausgemachter Weißwein, 360 ml

ABENDESSEN Schmetterlingsnudeln, 28 g (Trockengewicht), mit feingewürfeltem Gemüse, 40 g, serviert in Instant-Hühnerbrühe, 270 ml · Hacksteak, 157 g, Kartoffeln, Blumenkohl, Champignons, Knoblauch und Basilikum, 215 g · Olivenöl zum Braten von Steak und Gemüse, 2 EL · Weißbrot, 84 g · Caciottakäse, 22 g · hausgemachter Rotwein, 360 ml

SONSTIGES Vollmilch (2), 600 ml · Zigaretten, 1 Schachtel · Hostie (nicht im Bild)

KALORIEN 4000

Alter: 63 · Größe: 174 cm · Gewicht: 63,5 kg

ROM · Abends gibt es bei den Servitenbrüdern von der Kirche San Marcello al Corso Farfalle mit Paprikaschoten, die ganz langsam in Olivenöl geschmort werden. »Ganz, ganz langsam«, sagt Bruder Patrick Carroll, zu Besuch aus Dublin, »sie zergehen fast auf der Zunge.« »Fast wie Sahne«, sagt Bruder Riccardo Casagrande, der die Klosterküche leitet, wenn er nicht gerade die Messe liest in der Kirche aus dem 16. Jahrhundert. Und auch der Weinkeller untersteht ihm.

Archäologen arbeiten seit vielen Jahren an den Zeugnissen des antiken Roms aus dem 4. Jahrhundert unter dem Klostergelände. Im Inneren der prachtvoll mit Fresken und vergoldetem Stuck im Stil des späten Barock ausgestatteten Renaissancekirche duftet es nach Weihrauch und Opferkerzen. Aber immer weniger Römer von heute kommen zu den Gottesdiensten.

In der Mitte der Klosteranlage singen Vögel in Käfigen auf dem umfriedeten Dachgarten, und Bruder Riccardo erntet Kräuter für den Tomatensugo der mittäglichen Spaghetti. Basilikum und Rosmarin wachsen im Überfluss, aber die zarten Spitzen des Basilikums darf nur Riccardo abknipsen. Ist er mal nicht da, gibt es kein Basilikum in der Küche – theoretisch, zumindest. Die Schmetterlingsnudeln mit geschmolzenen Paprika sind der erste Gang am Abend, als Hauptgang gibt es heute Filetsteak (Bruder Riccardo: »Ich mag es, wenn das Fleisch auf dem Teller noch zuckt«). Natürlich wird mittags wie abends zu den Mahlzeiten Wein getrunken – Roter und Weißer kommen in Karaffen auf den Tisch, von Kellermeister Riccardo frisch aus dem Fass gezapft. Der Wein stammt von einem Gut der Serviten in der Toskana.

Die Klosterbrüder und die Priester von San Marcello speisen zusammen. Fast immer sind Gäste, katholische Geistliche aus aller Welt, mit an der Tafel – die Serviten sind berühmt für ihre Gastlichkeit, und es hat sich herumgesprochen, dass man an der Via del Corso ein bequemes Bett und eine gepflegte Mahlzeit bekommt.

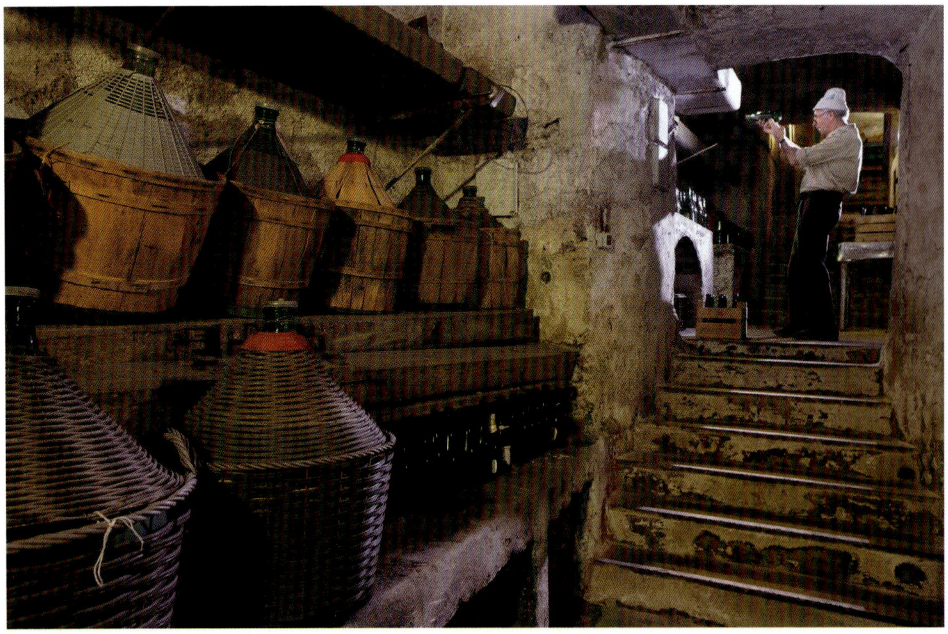

Der Servit Riccardo Casagrande, verantwortlich für Küche und Keller von San Marcello al Corso, im Refektorium mit einer typischen Tagesration. Er kümmert sich seit über 20 Jahren ums leibliche Wohl seiner Mitbrüder im Kloster nahe der Spanischen Treppe in Rom und hat auch die Aufsicht über den Weinkeller (links)

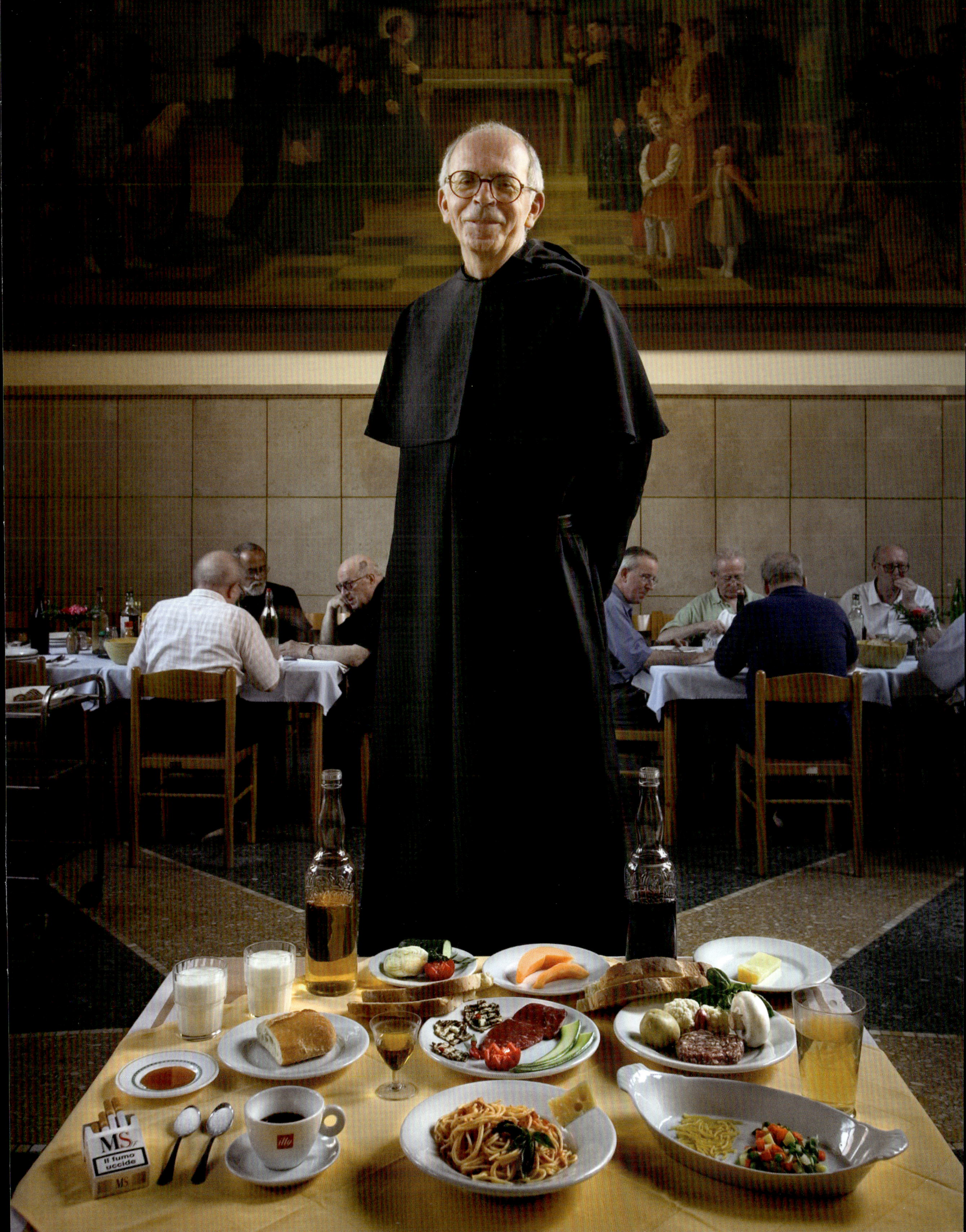
MS
Il fumo uccide

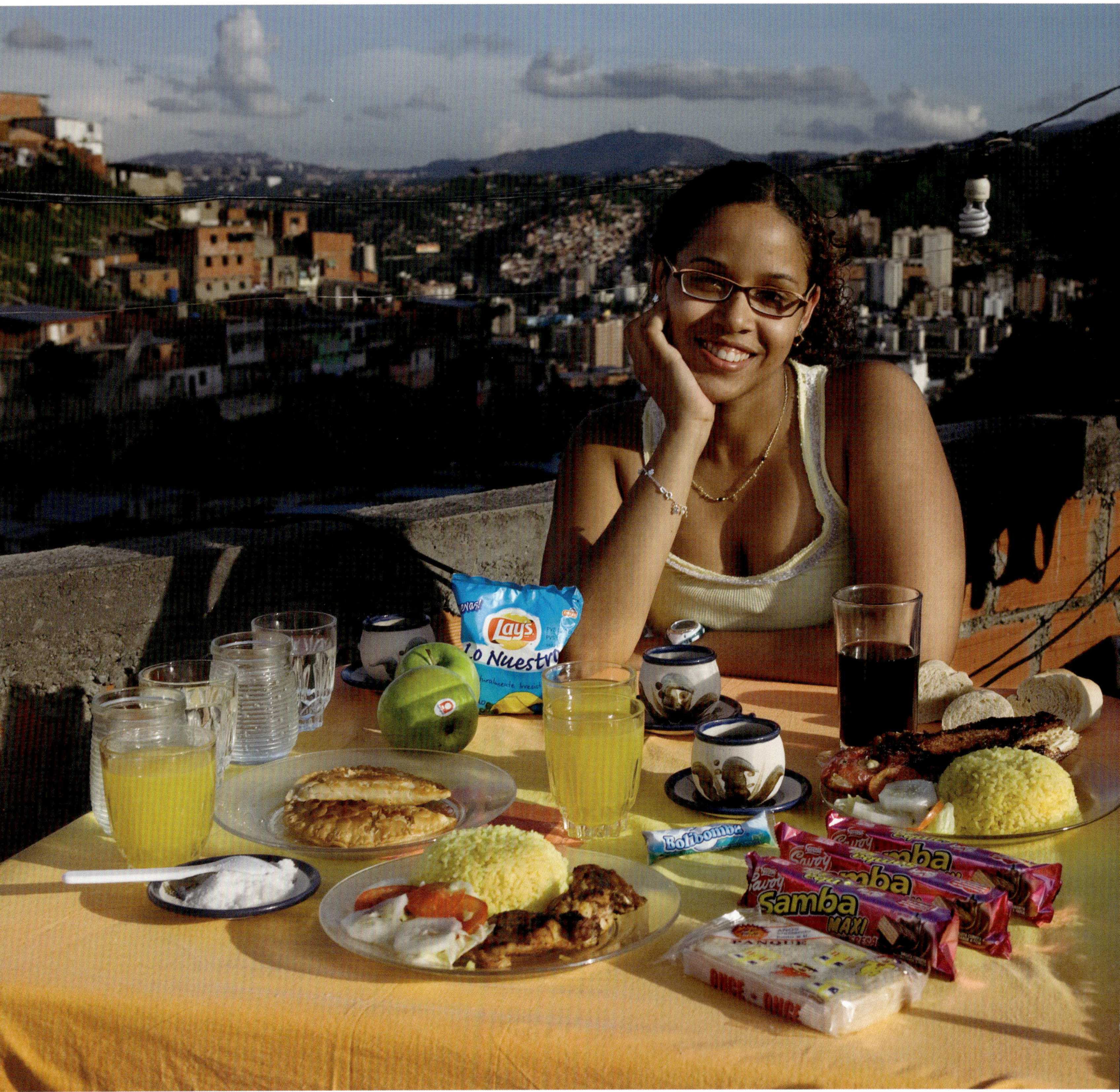

Die Abiturientin Katherine Navas mit ihrer typischen Tagesration an Lebensmitteln auf dem Dach des Hauses ihrer Familie in einem Slum in Caracas. Anders als in der entwickelten Welt sind die Mieten in den höheren Hanglagen der gefährlichen »Barrios« von Caracas niedriger, weil man von dort einen weiteren Weg den steilen Berg hinunter zu Läden und Dienstleistungen hat, einen Weg, den man normalerweise nur bei Tageslicht wagt. Katherine isst im Kreis ihrer Familie (rechts). Die Mutter kocht, aber alle helfen mit. Heute gibt es frischen gebratenen Fisch aus dem Laden eines Onkels. Beim Essen wird der Fernseher abgeschaltet, und alle berichten, was sie am Tag erlebt haben, auch die jüngsten

4000

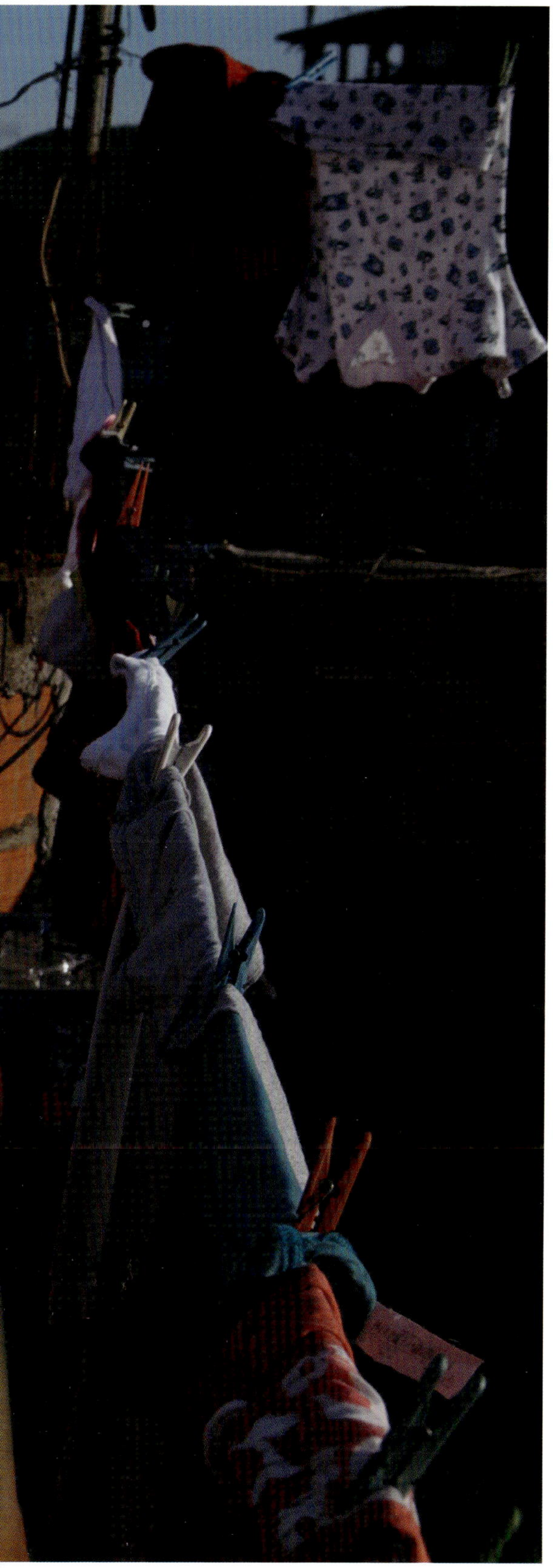

VENEZUELA

Katherine Navas
Die Schülerin aus dem Slum

EINE TAGESRATION

IM NOVEMBER

FRÜHSTÜCK Pastelitos (frittierte Teigtaschen aus Maismehl mit Hühnerfüllung, 2), 64 g · Apfel, 200 g · Orangensaft, 225 ml · Kaffee, 100 ml, mit Zucker, 1 TL

MITTAGESSEN Huhn, 95 g · weißer Reis, gefärbt, 200 g · Salat aus Kopfsalat, Gurken, Tomaten und Öl-Zitronen-Dressing, 40 g · Kaffee, 100 ml, mit Zucker, 1 TL

ABENDESSEN Gebratener Schnapper, 300 g · weißer Reis, gefärbt, 200 g · Salat aus Kopfsalat, Gurken, Tomaten und Öl-Zitronen-Dressing, 40 g · Weißbrot, 64 g · Cola, 300 ml · Kaffee, 100 ml, mit Zucker, 1 TL

SNACKS UND SONSTIGES Apfel, 200 g · Vanillekuchen, 50 g · Kartoffelchips mit Käsegeschmack, 34 g · Schokoriegel (3), 193 g · Orangensaft (2), 450 ml · Leitungswasser, 850 ml

KALORIEN 4000

Alter: 18 · Größe: 170 cm · Gewicht: 76 kg

LA SILSA, CARACAS · Die Barrios, die Armenviertel von Caracas, sind nicht für Fremde, sondern auch für ihre Bewohner ein gefährliches Pflaster. Ein Caraqueño, der sein Leben lang im Barrio »12. Oktober« wohnt, sagt: »Ich kann hier gehen, aber nicht da drüben«, und deutet auf eine Stelle nur wenige Schritte entfernt. 2008 hatte Caracas die weltweit höchste Mordrate. Auf unserer Suche nach einem Partner für unser Ernährungsinterview werden von einer Barriostraße zur nächsten weitergereicht wie an einem Grenzübergang.

Gedrungene Häuser drängen sich entlang schmaler Gassen, die sich den Hang hinaufschlängeln, kreuz und quer verbunden durch ein Gewirr von Gängen und Treppen. Schließlich finden wir die 18-jährige Katherine Navas im Internet- und Copy-Shop ihes Stiefvaters am Fuße des Barrio La Silsa, zwei Minuten zu Fuß von ihrer Wohnung und nur einen Häuserblock von einer Hauptstraße von Caracas entfernt.

»Es ist gefährlich«, sagt die Abiturientin, »aber wir wissen, wie man sich hier verhalten muss.« Wenn sie nicht in der Schule oder im Copy-Shop ist, trainiert sie mit ihrem Baseballteam. Katherine ist hier aufgewachsen, lebt mit Mutter, Stiefvater und drei kleinen Geschwistern zusammen, weitere Verwandte wohnen in der unmittelbaren Nachbarschaft. Hinter vergitterten Türen und Fenstern wird gemeinsam gekocht, Mahlzeiten sind Familienangelegenheit. Katherine: »Da wird über alles geredet, nur nicht übers Barrio.«

Als wir sie trafen, hatte sie gerade ein Jahr als Austauschschülerin in New York verbracht, bei ihrer Tante. Ein unvergessliches Erlebnis, sagt sie, sagt sie, doch sie hat dabei neun Kilo zugenommen. Ihre schlanke Mutter war entsetzt: »Was ist passiert? Du bist fett!« »McDonald's«, antwortet die Tochter achselzuckend. Das Abnehmen fällt ihr schwer – neben dem guten Essen bei Muttern locken Schokoriegel und Chips, Cola und Fettgebackenes.

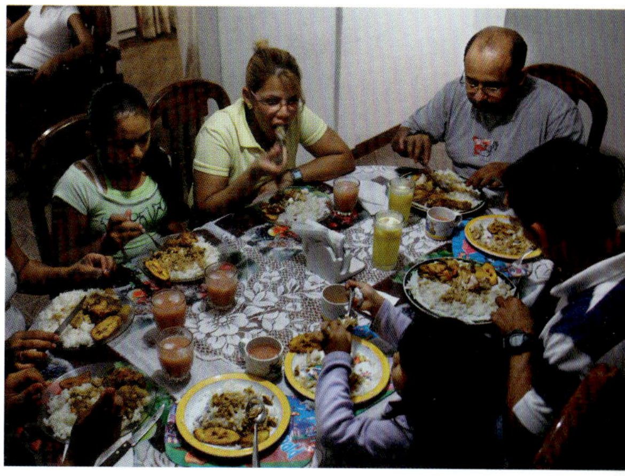

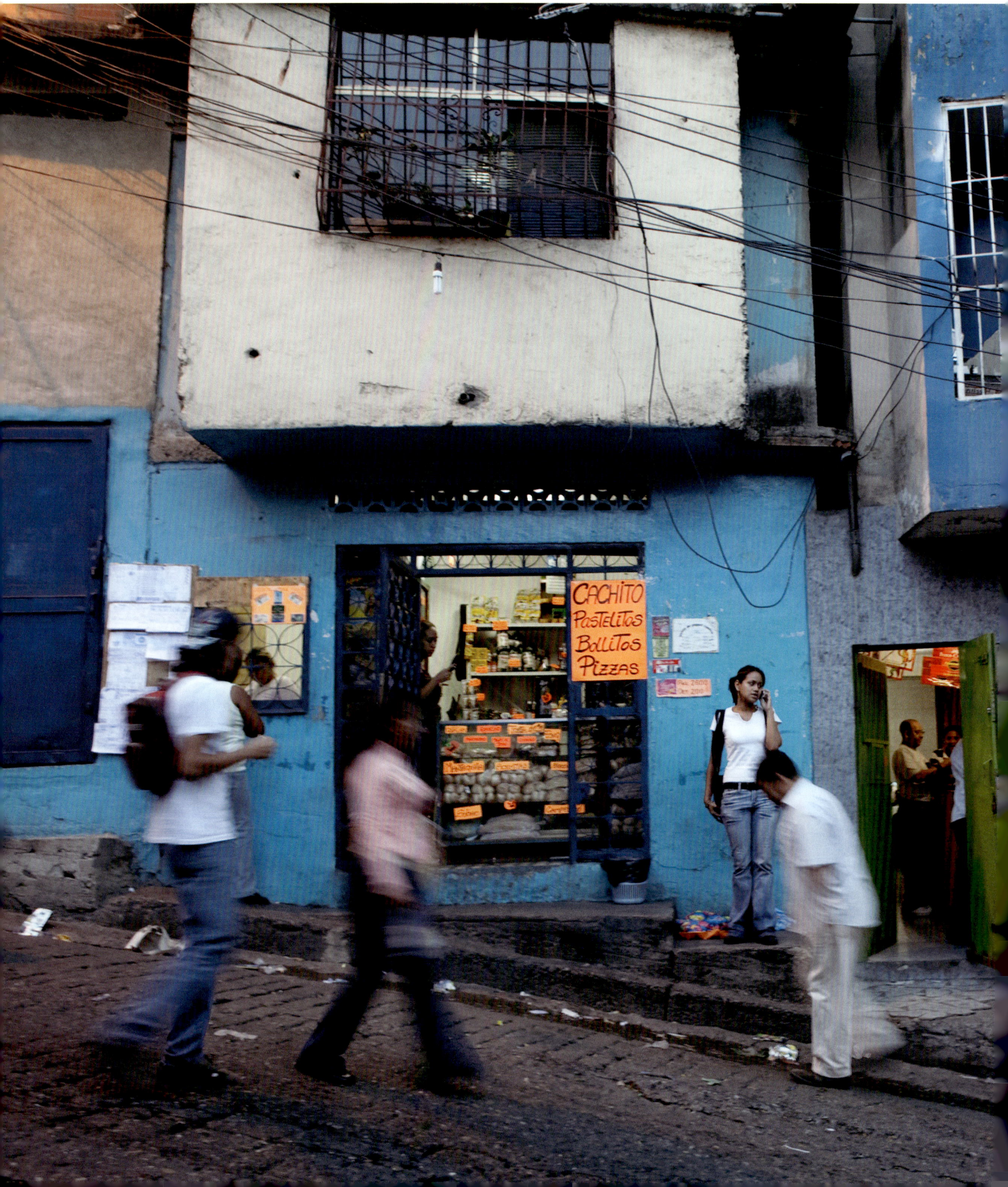
CACHITO
Pastelitos
Bollitos
Pizzas

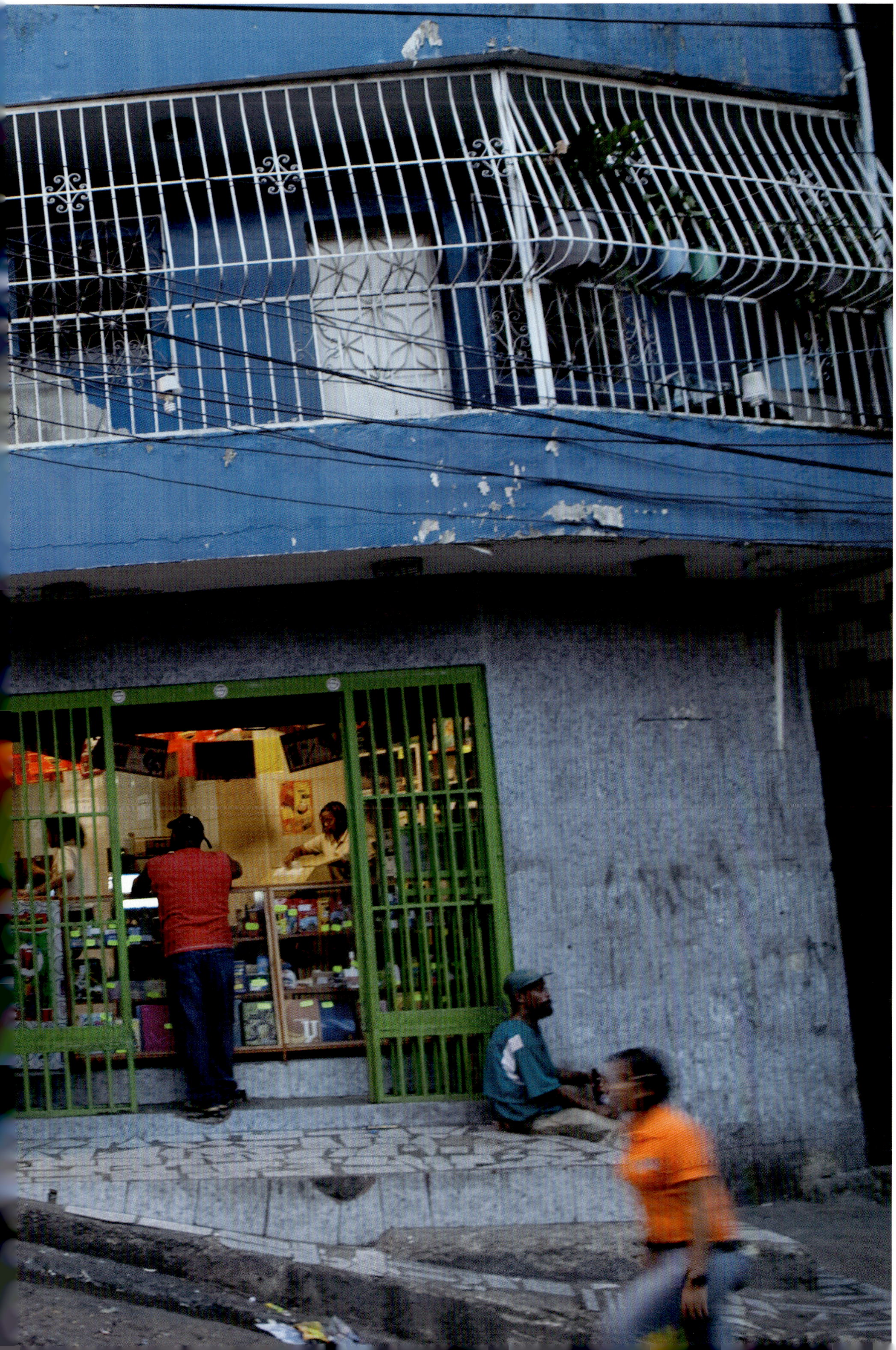

Am Tresen des Internet- und Copy-Shops ihres Stiefvaters bedient Katherine einen Kunden. Die Gitter an allen Fenstern, Türen und Balkonen zeigen, dass man sich hier Sorgen um die Sicherheit macht. 2008 hatte Caracas die weltweit höchste Mordrate – an manchen Wochenenden kamen mehr als 50 Menschen gewaltsam ums Leben. Die Gangs in den Barrios verteidigen brutal ihr Territorium und sind für die hart arbeitenden, gesetzestreuen Bürger eine ständige Bedrohung. Eine Nachbarin, die 83-jährige Noemi Hurtado, hat fast ihr ganzes Leben nur einen Steinwurf entfernt von Katherines Wohnung verbracht, aber noch nie einen Fuß in das Barrio La Silsa gesetzt. »Es ist zu gefährlich«, sagt sie. Als sie hierher in den Westen von Caracas zog, gab es das Barrio noch nicht, die Hügel waren bewaldet, erinnert sie sich, und es gab Wasserfälle

4000

ÄGYPTEN

George Bahna
Der Geschäftsmann

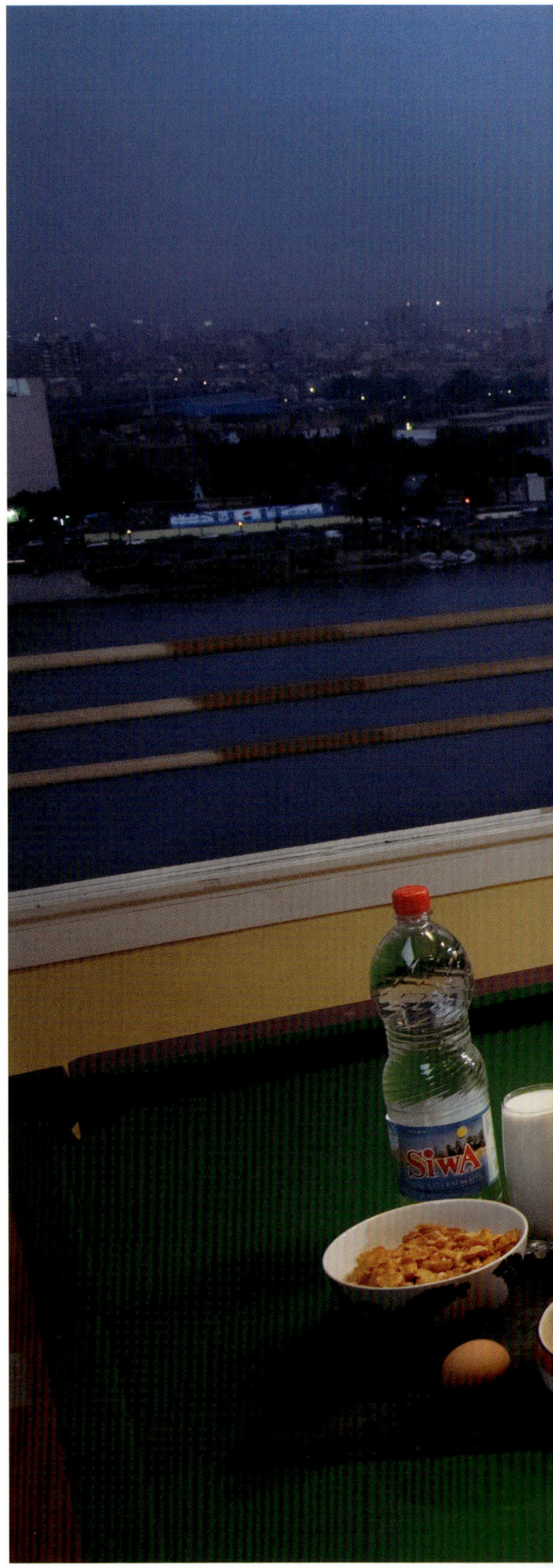

EINE TAGESRATION

IM APRIL

FRÜHSTÜCK Cerealien, 95 g, mit Vollmilch, 550 ml · Apfelsaft, 1 l

ZWEITES FRÜHSTÜCK Obstsalat aus Äpfeln, Bananen und Erdbeeren, 490 g, mit Honig, 84 g · hartgekochtes Eiweiß, 60 g

MITTAGESSEN Panierte Kalbsschnitzel, 275 g · Brötchen (2), 78 g · Kopfsalat, 22 g

ABENDESSEN Huhn mit Tomatensauce aus dem Ofen, 320 g · Erbsen und Möhren in Tomatensauce, 730 g · Salat aus Kopfsalat, Tomaten und Lauchzwiebeln, 260 g, mit Olivenöl-Balsamico-Dressing, 60 ml, und Pfeffer, 0,5 TL

IM LAUFE DES TAGES Wasser aus der Flasche, 3 l

KALORIEN 4000

Alter: 29 · Größe: 180 cm · Gewicht: 75 kg

KAIRO · Der Gezira Sporting Club mit seinen Swimmingpools, Polofeldern und den Clubhäusern ist ein großes grünes »Members only«-Reservat mitten in Kairo, auf der Nilinsel Zamalek, einem Quartier der Wohlhabenden mit teuren Eigentumswohnungen, Gourmetrestaurants und exklusiven Geschäften.

Hier bewohnt der Geschäftsmann George Bahna zusammen mit seinem Bruder eine geräumige Wohnung im 14. Stock eines Hochhauses, ihre Eltern wohnen gegenüber. George arbeitet im Ingenieurbüro des Vaters, im Hochparterre des Hauses .

Der Sohn wohlhabender Ägypter wuchs in England auf, wo er sich intensiv mit Comic-Heften und Superhelden beschäftigte. Mit sechs Jahren sah er seinen ersten Film mit Jackie Chan. »Da war ein echter Mensch, der meinen Comic-Helden nahe kam«, erinnert sich George, »das musste ich auch lernen.« Nach vielen Lehrstunden in Kampfsportarten ist er jetzt tagsüber Geschäftsmann in Kairo, abends ein Kung-Fu-Lehrer, der es mit jedem aufnimmt – nach einem guten Frühstück.

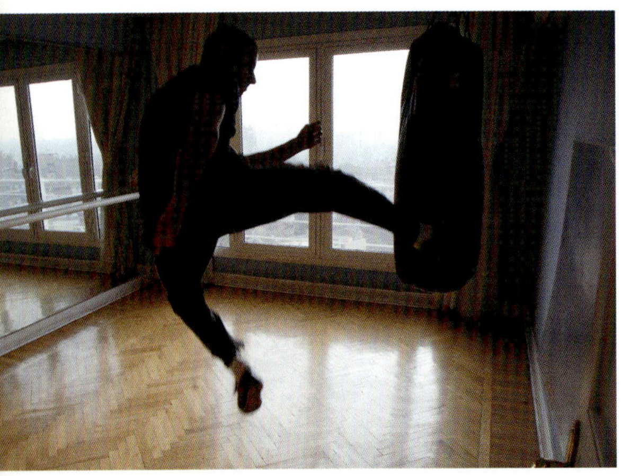

Beruflich kommt er in der Welt herum, zu Hause isst er für zwei – den Geschäftsmann und den Sportler – vier Mahlzeiten am Tag, manchmal fünf. Er ernährt eher britisch, mit Cerealien zum Frühstück, mittags Schnitzel und zwischendurch Brote mit Erdnussbutter und Konfitüre. Aber er schätzt auch heimische Kost: »Die Fleischgerichte wie die Kebabs und Koteletts und vor allem Shish Taouk *(in Joghurt oder Tomaten mariniertes Huhn)* – eines meiner Leibgerichte. Und das ägyptische Gemüse – Okraschoten oder mit Tomaten und Knoblauch geschmorte dicke Bohnen.«

George verpasst auch unterwegs selten einen Workout, er trainiert und lehrt im berühmten Gezira Sporting Club, fünf Autominuten von seiner Wohnung entfernt. Als er Leistungssport machte, trank er morgens Proteinshakes mit rohen Eiern, doch das ist lange her. George: »Eine Zeitlang aß ich jeden Morgen eine rohe Knoblauchzehe. Das soll gut sein fürs Jang.«

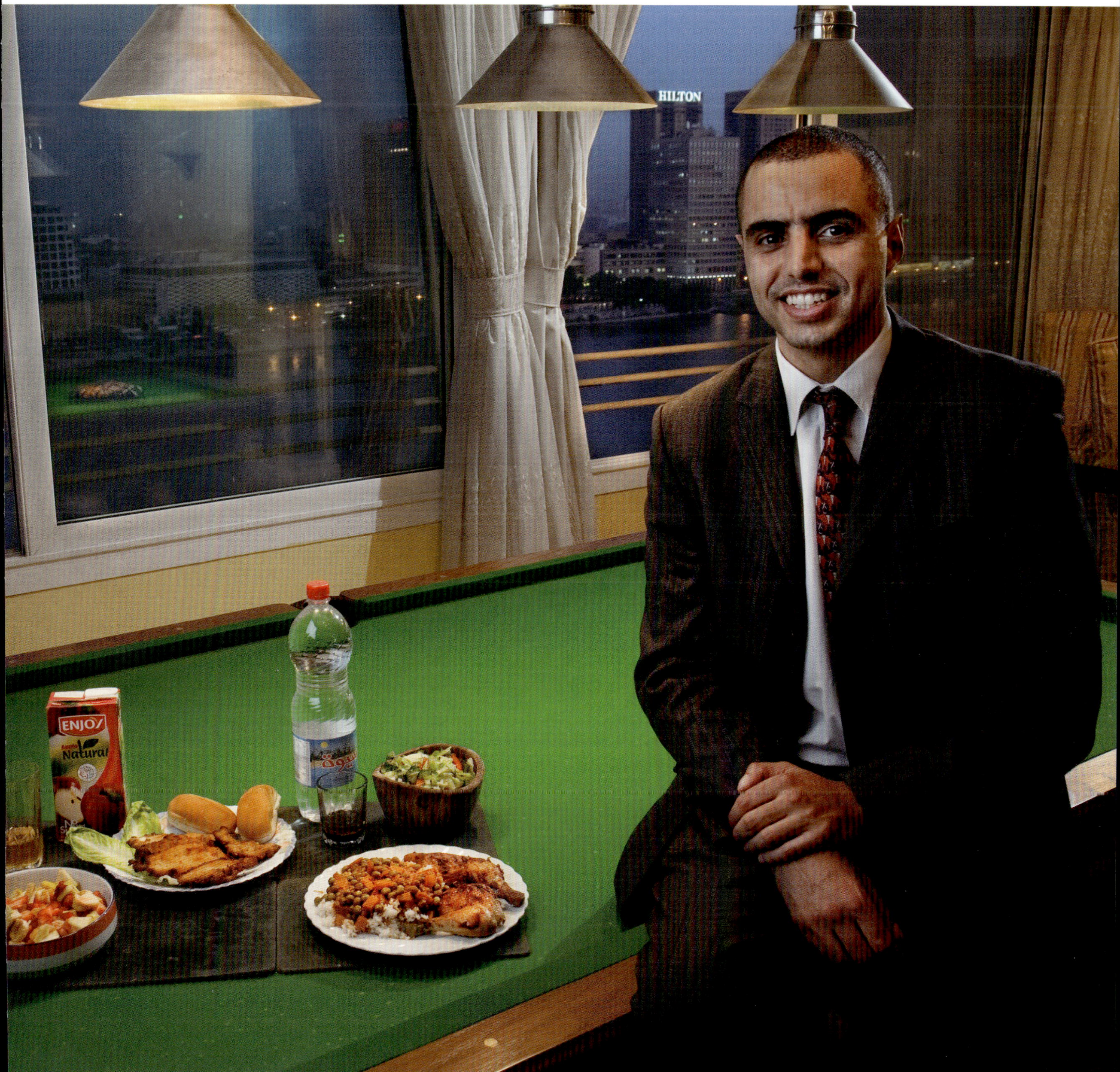

George Bahna, leitender Angestellter einer Ingenieurfirma und Kampfsportlehrer, mit einer typischen Tagesration in seiner Wohnung mit Nilblick. George isst vier bis fünf Mahlzeiten täglich, doch um sein Gewicht braucht er sich nicht zu sorgen, weil er die Kalorien beim Training verbrennt, im eigenen Fitnessraum zu Haus und im exklusiven Gezira Sporting Club nahe seiner Wohnung (links). Der Nil teilt die Metropole Kairo mit ihren 17 Millionen Einwohnern, von denen viele in äußerster Armut leben. Ägyptens Bruttosozialprodukt ist in den vergangenen vier Jahren ebenso gestiegen wie die Aktien der heimischen Firmen, nicht aber der Lebensstandard des Durchschnittsbürgers. Lebensmittel für die Armen werden vom Staat subventioniert, was zum Defizit im Staatshaushalt beiträgt

4100

USA

Gordy Stine
Der Rohstoff-Farmer

EINE TAGESRATION

IM SEPTEMBER

FRÜHSTÜCK Cerealien, 80 g, mit Milch mit 2 % Fett, 120 ml (nicht im Bild) · Kaffee, 300 ml

MITTAGESSEN Hausgemachte Würstchen, vom ganzen Schwein, 112 g, auf einem weißen Hotdog-Brötchen, 48 g, mit Senf, 1 TL · grüne Bohnen, 80 g · Kartoffelchips, 34 g · Schokokuchen aus Backmischung, 56 g, mit Fertig-Schokoladenglasur, 34 g

ABENDESSEN Gemüse-Rindfleisch-Eintopf, 680 g · selbst gebackenes Weißbrot, 130 g, mit Leicht-Margarine, 1,5 EL · Schokokuchen aus Backmischung, 56 g, mit Fertig-Schokoladenglasur, 34 g, und Vanille-Eiscreme, 225 g

IM LAUFE DES TAGES Eistee (5), 1,5 l, mit Zucker, 84 g · Milch mit 2 % Fett, 300 ml · Cola, 360 ml

KALORIEN 4100

Alter: 56 · Größe: 175 cm · Gewicht: 111 kg

ST. ELMO, ILLINOIS · Die Rohstoffe, die Gordy und Denise Stine anbauen, ernähren die Nation, von ihrem Gemüsegarten ernähren sie sich allein. Was gibt es heute zum Abendessen? Denise, die gerade von ihrer Arbeit im Büro der County-Verwaltung nach Hause kommt, sagt: »Gemüsesuppe« – aus Mais, grünen Bohnen, Kohl, Erbsen und Tomaten. »Kartoffeln und Erbsen sind nicht von uns, alles andere kommt frisch aus dem Garten«, erklärt Denise. »Gemüsesuppe?« fragt Gordy – »Es ist ein Riesenstück Rindfleisch drin. Bei uns ist überall Rindfleisch drin«, sagt Gordy. »Was man großzieht, isst man auch.«

Sie ziehen jedes Jahr mehrere Rinder groß, die meisten werden verkauft, eines schlachten sie selbst – um es dann zu Weihnachten portioniert und tiefgekühlt an ihre Kinder zu verschenken. Nachtisch wächst nicht in ihrem Garten, aber den isst Gordy auch. »Wenn Kekse oder eine Torte oder Kuchen da sind, esse ich sie«, sagt Gordy. »Gestern hat er einen Kuchen gebacken, um abends einen Nachtisch zu haben«, sagt Denise. Ganz selbst gemacht? »Aber nein, aus der Packung«, antwortet Gordy und holt eine Backmischung hervor. »Ich hätte keine Ahnung, wie ich sonst einen Kuchen hinbekommen sollte«, sagt er und lacht. »Da hat aber einer zugeschlagen«, sagt Denise und holt die Form hervor, in der nur noch ein halber Kuchen ist. »Ich habe ihn zu Mom mitgenommen«, verteidigt sich Gordy, »den halben Kuchen habe ich nicht alleine gegessen.« Und seine Frau quittiert dies mit einem »Ohhhh …«.

Fünf Generationen von Stines (und Steins) haben den Boden hier in den Great Plains, der Großen Ebene im mittleren Westen der USA, 130 Kilometer östlich von St. Louis bearbeitet, seit die Familie 1838 aus Deutschland zugewandert ist. »Sie haben sich hier in der Stadt niedergelassen«, sagt Gordy, »eine Mutter mit ihren beiden Söhnen. Der Vater ist unterwegs gestorben, irgendwo in Ohio. Einer der Söhne hat geheiratet und 17 Kinder bekommen. Wir sind also damals hier groß gestartet.«

Gordy und sein Bruder Stanton sind hier aufgewachsen, haben zusammen mit ihrem Vater Stanley Mais, Weizen und Soja angebaut, und die Brüder tun es noch heute. »Mein Vater hilft, wo er kann«, sagt Gordy. »Wahrscheinlich hilft er mehr, als er sollte.«

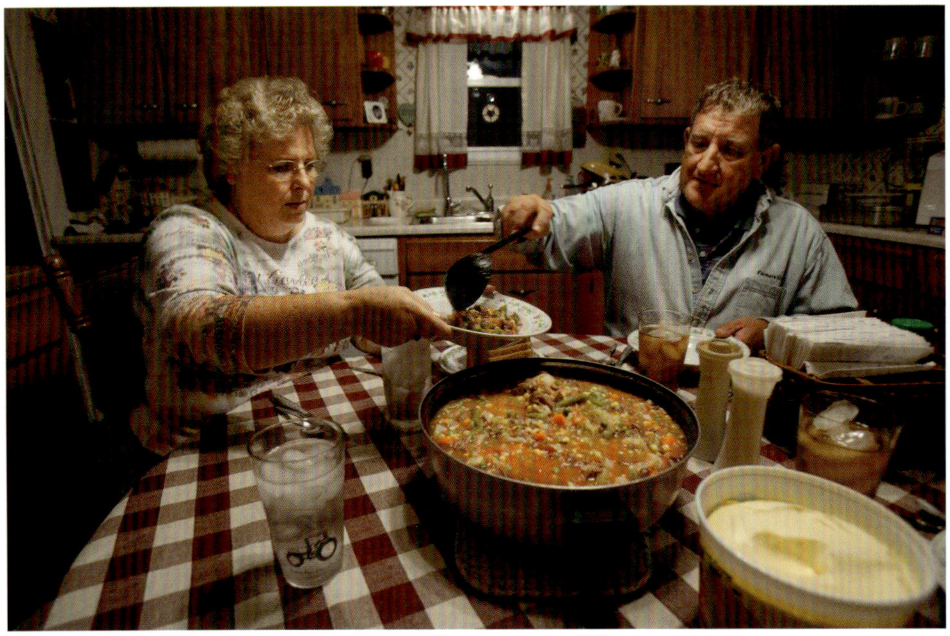

Der Farmer Gordon Stine, im Sojabohnenfeld seiner Familie mit einer typischen Tagesration. Gordy schöpft seiner Frau Denise ihren Gemüseeintopf mit Rindfleisch auf den Teller, nach einem langen Tag bei der Maisernte (links)

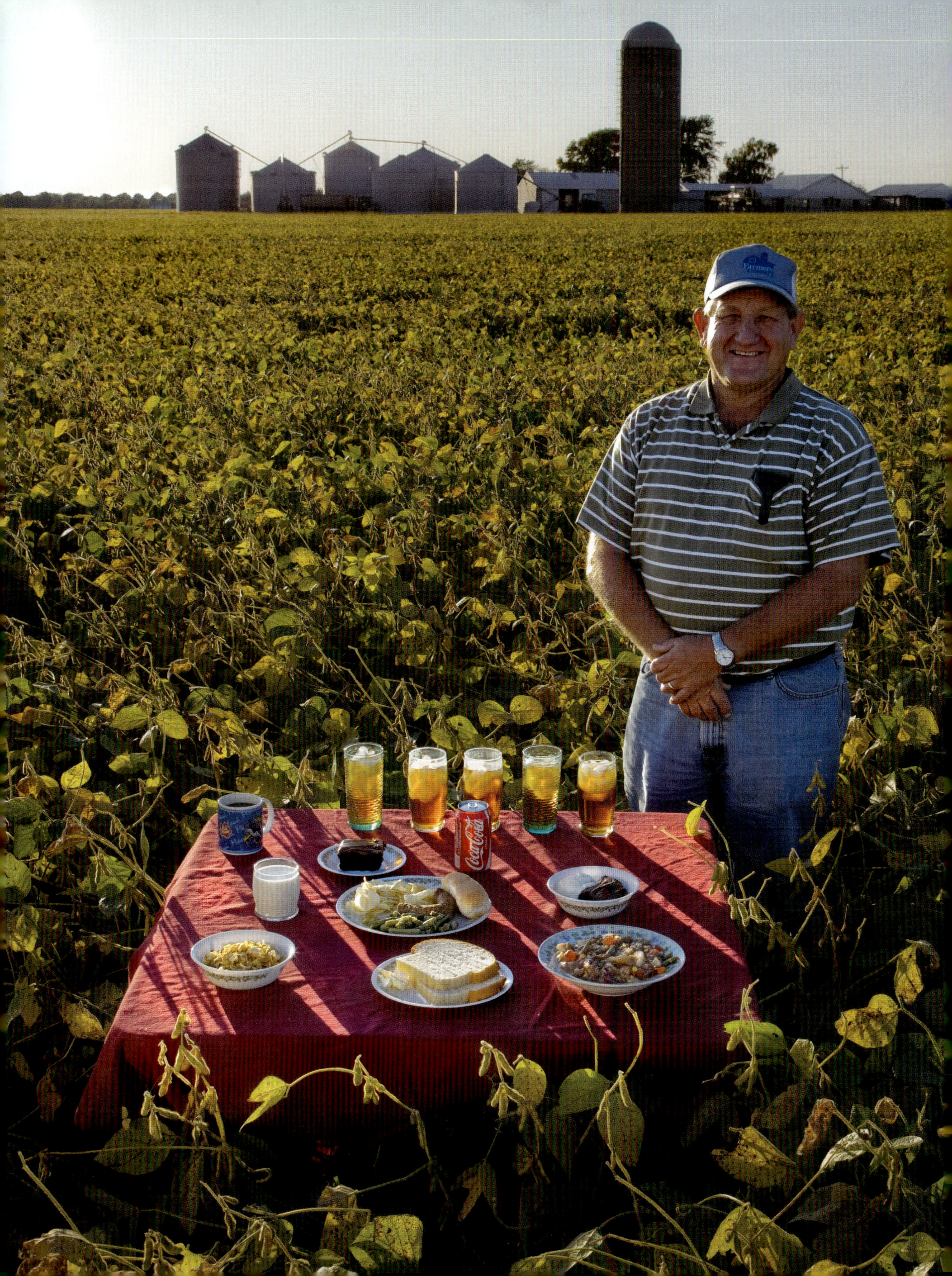
Coca-Cola

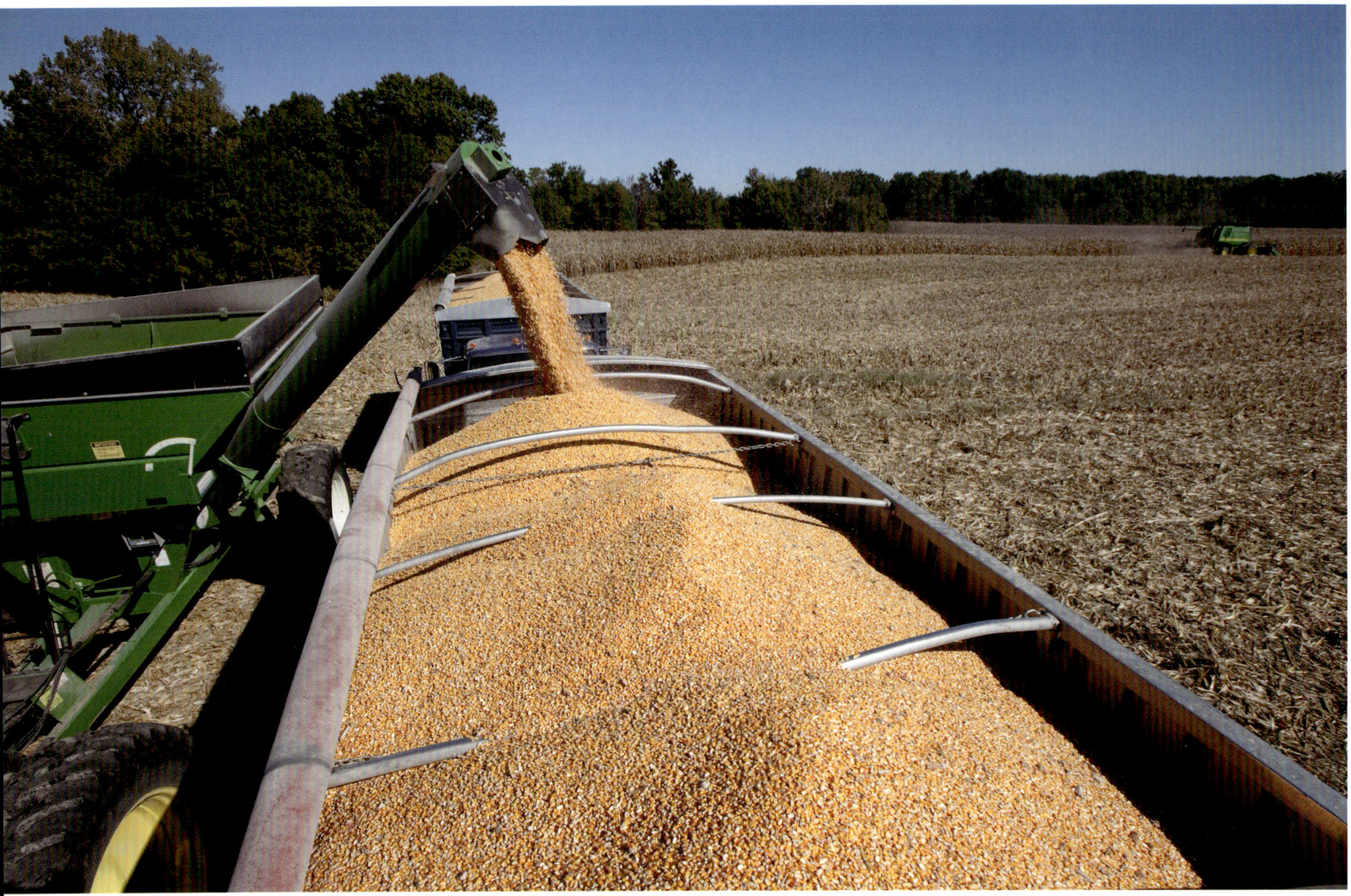

Mit seinem Achtreihen-Mähdrescher erntet Gorda Mais auf gepachtetem Boden (rechts). Sein Bruder Stanton fährt den Lader, der den Mais auf einen ihrer Lastwagen befördert, mit dem die Ernte zum Trocknen und Lagern zu ihren Silos befördert wird (oben links). Gordy schaut nach den Rindern eines Neffen, die zum Schlachten auf einer benachbarten Farm gemästet werden. Der Anteil ihres Einkommens, den die Amerikaner fürs Essen ausgeben, ist seit den 1950er Jahren ständig gesunken und zählt heute zu den niedrigsten der Welt

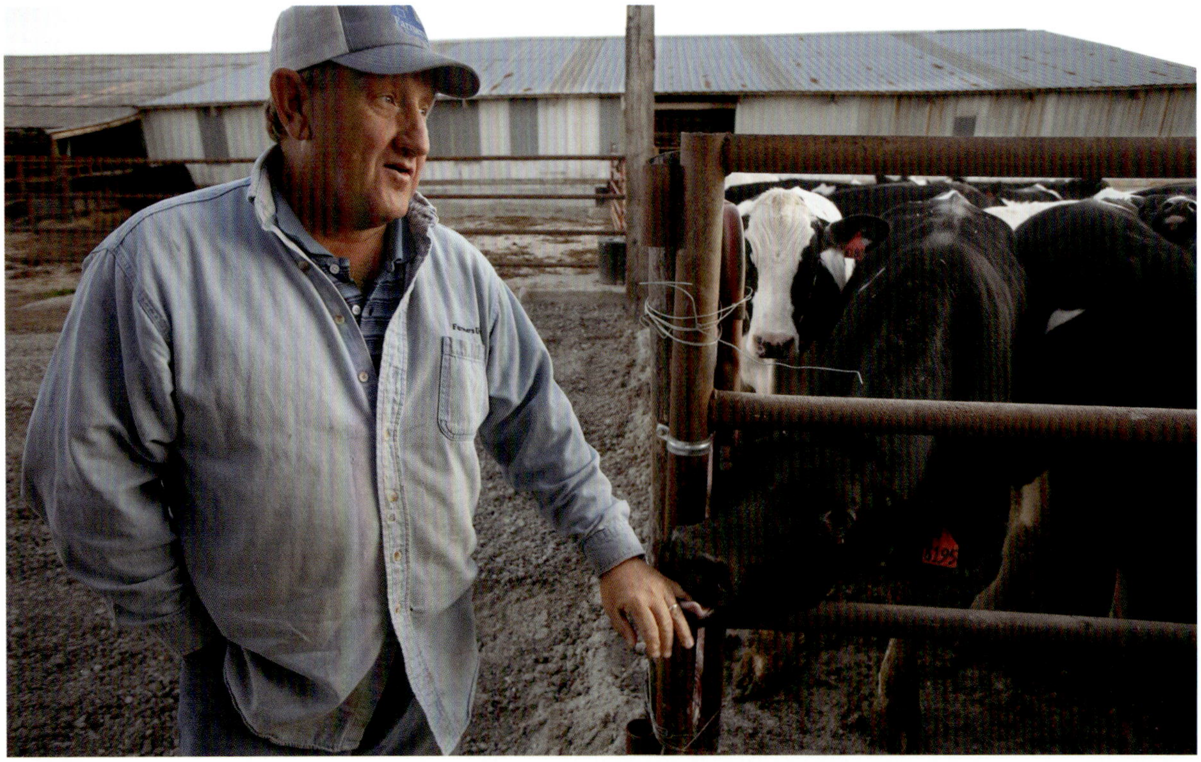

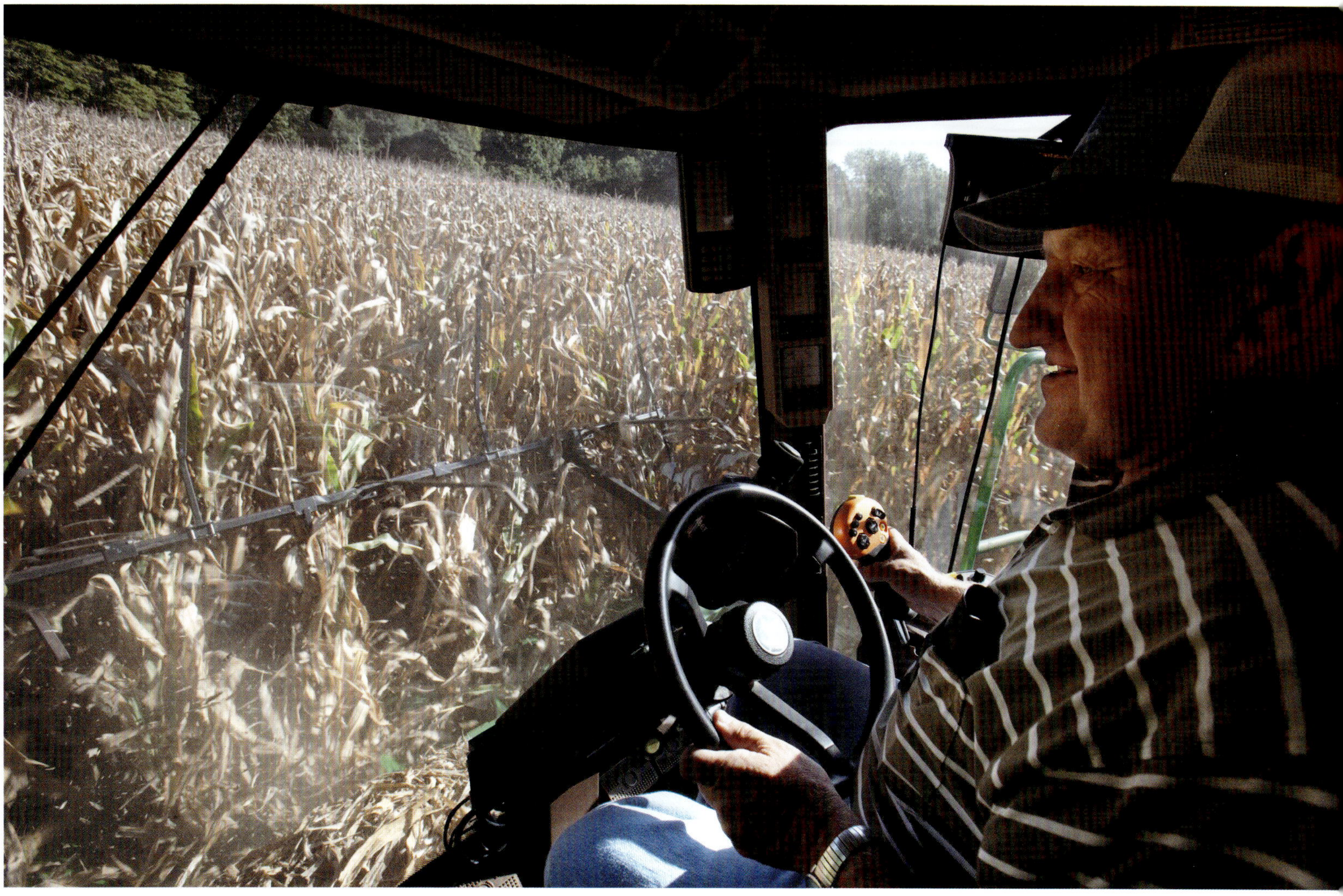

In den 1930er Jahren lebten 30 Prozent Der Bevölkerung der USA auf dem Land, heute sind es noch zwei Prozent, und nur ein Prozent gibt Landwirtschaft als Haupteinnnahmequelle an. Die Konzentration in der Landwirtschaft bedeutet weniger, dafür entsprechend größere Farmen, besonders solche, die Lebensmittelrohstoffe wie Weizen, Mais und Sojabohnen anbauen. Die werden wie Metalle und Erdöl an der Börse gehandelt.

Gordy und die übrigen Farmer der Region versorgen die Industrie, indem sie deren Lebensmittelfabriken, Viehmastanlagen und Raffinerien mit den Rohstoffen für Ethanol und Invertzuckersirup beliefern. Die Konzentration hat gewaltige Auswirkungen auf die Landwirtschaft insgesamt. »Früher hatten wir fünf oder acht Möglichkeiten, Saatgut und Dünger einzukaufen«, sagt Gordy, »jetzt haben wir noch eine oder zwei, und ebenso viele zum Verkaufen. Also sind wir abhängig.«

In einer Gegend, die der politischen Rechten zuneigt, wuchs Gordy in einem Demokratischen Haushalt auf. »Man denkt nicht gern in solchen Kategorien, aber es gibt sie nun einmal«, sagt er. Er war schon in seiner Jugend politisch aktiv und ist ehemaliger Vorsitzender des Farmerverbandes von Illinois. »Wir kämpfen für Familienbetriebe«, sagt Gordy. »Unsere Philosophie lautet: Groß ist nicht gleich gut. Jahrelang waren es die Big Players der Agrarindustrie, Cargill und ADM, die gesagt haben: ›Wir kümmern uns um euch, macht euch keine Sorgen.‹ Bockmist! Die kümmern und sorgen sich um sich selbst und ihre Aktionäre.«

Gordy und sein Bruder bearbeiten 1000 Hektar Boden, teils gepachtet. Sie arbeiten unabhängig voneinander, jeder auf eigene Rechnung. Gordys Betrieb ist mittelgroß, am Umsatz gemessen – rund 400 000 Dollar jährlich, inklusive der Subvention, die Rohstoff-Farmer zur Aufbesserung ihrer bescheidenen Gewinnmarge bekommen. Denn die Betriebskosten belaufen sich auf 330 000 bis 340 000 Dollar im Jahr, manchmal mehr.

Zu den Subventionen sagt Gordy: »Ich mag sie nicht, aber ich brauche sie.« In schwierigen Jahren ist das Geld vom Staat manchmal das Einzige, was unterm Strich übrig bleibt. Jetzt ist es eine Direktzahlung. »Bis vor etwa zehn Jahren waren die Subventionen produktionsgebunden«, sagt er. »Jetzt sind sie eigentlich an gar nichts mehr gebunden – nicht an den Preis, nicht an die Nachfrage. Es ist fast eine Art Almosen.«

Gordy und Denise haben vier Kinder großgezogen. Alle haben auf dem Feld gearbeitet, doch als der älteste Sohn Chris sein Studium abbrechen und Farmer werden wollte, zeigte ihm Gordy die Bücher: »›Chris, so sehen die letzen 15 Jahre aus.‹ Und so erkläre ich es auch den Politikern: Am Anfang des Jahres weiß ich nicht, ob ich 50 Cent die Stunde verdiene oder 30 Dollar. Ich sagte: ›Ist es das, was du willst?‹« Chris wurde Ingenieur.

Werden weitere Generationen von Stines hier den Boden beackern? Gordys Neffen möchten gerne, doch die Risiken für Farmer sind hoch wie nie. »Ich habe das alles in 30 Jahren aufgebaut. Werden sie mir den Preis zahlen können, den ich haben muss? Es wird zehn Jahre dauern, bis sie aus dem Schneider sind. Welcher junge Mensch will das denn?«

4200

SPANIEN

Oscar Higares
Der Stierkämpfer

EINE TAGESRATION

IM APRIL

FRÜHSTÜCK Baguettebrötchen, 50 g, eine Hälfte mit Tomate, 112 g, Olivenöl, 1 TL, Salz, 1 Prise, die andere Hälfte mit Erdbeerkonfitüre, 1 EL, und Butter, 2 TL · Schwarztee, 180 ml, mit Zucker, 2 EL

MITTAGESSEN Steak, 250 g (Rohgewicht) · Spaghetti, 137 g (Trockengewicht), mit Thunfisch aus der Dose, 80 g, Ketchup, 84 g, und Olivenöl, 1 EL · grüne Bohnen, 400 g, mit Olivenöl · Schokoladenpudding, 130 g · Orangenlimonade, 330 ml

ABENDESSEN Goldbrasse, 316 g (Rohgewicht ohne Kopf), mit Kartoffeln (nicht im Bild), 263 g, gebraten in Olivenöl, 1 EL · Kopfsalatherzen, 84 g, Tomaten, 137 g, mit Olivenöl, 1 EL, und Essig, 1 EL (nicht im Bild) · Schokoladenpudding, 130 g · Himbeerkekse, 25 g · Orangenlimonade, 330 ml

SNACKS Picos (dünne Brotstangen), 22 g · Granatapfel, 320 g · Mango, 395 g · Wasser aus der Flasche, 1 l

KALORIEN 4200

Alter: 34 · Größe: 188 cm · Gewicht: 79 kg

Der jahrhundertealte Kult, der als Tieropfer begann und sich zu einem rituellen Sport entwickelte, wird von vielen verehrt – und von nicht weniger Menschen verabscheut. Das blutige Spektakel in der Arena zieht noch immer die Zuschauer an, vor allem in Spanien.

MIRAFLORES DE LA SIERRA · Oscar Higares war 15 Jahre alt, als er seinen ersten Stierkampf sah. Und erkannte, dass dies seine Bestimmung war. »Der Stierkampf ist eine Kunst«, sagt der Madrilene. »Doch er ist mehr, er ist auch eine Lebenseinstellung. Es ist eine Art, die Dinge zu empfinden. Du bist jemand aus einer anderen Zeit. Du bist jemand, der mit anderen Menschen nichts zu tun hat. Du wirst als Stierkämpfer geboren.«

Oscars Vater war Stierkämpfer, und dessen Vater züchtete Kampfstiere. »Ich war wie verzaubert, als ich meinen ersten Stierkampf sah – ich wusste, dass ich ein Stierkämpfer bin. Wenn du in der Arena dem Stier gegenüberstehst, fühlst du dich einsam, du fühlst dich stark. Aber nicht nur im Ring. Du lebst als Stierkämpfer. Du fühlst als Stierkämpfer.«

Hat die Familie Angst um Sie?

»Ja, ich wurde oft verletzt. Wir Matadore riskieren in der Arena wirklich unser Leben. Und das ist es, was es schön macht … Längst nicht jeder kann Stierkämpfer sein. Meine Frau ist sehr nervös, wenn sie mir beim Kampf zusieht. Sie hat Angst. Ich war schon Matador, als wir uns kennenlernten. Sie hat immer alles respektiert, meine Einsamkeit, meine Furcht, meine Kraft. Sie sagt, man sehe den Stierkampf anders, wenn man weiß, worum es geht.«

Und wie empfinden Sie als Zuschauer?

»Wer jahrelang Stierkämpfe gesehen hat, weiß, wann ein Stier schwierig ist – wenn es ein gemeiner Stier ist. Wenn ich anderen beim Kampf zuschaue, leide ich mit dem Matador. Ich habe Angst um ihn. Meine Frau empfindet genauso. Und sie leidet auch, weil die Zuschauer beim Stierkampf gemein und grausam sind. Sie sagen schlimme Sachen – sie wissen ja nicht, dass es meine Frau ist. Meine älteste Tochter schreit manchmal ›Genug Papa!‹, wenn sie Angst hat.«

Wie bereiten Sie sich körperlich vor?

»Ich trainiere hart. Jeden Morgen vor dem Frühstück laufe ich eine Stunde, mit Dehnungsübungen und so weiter. Dann trainiere ich, aber nicht mit einem echten Stier. Es geht dabei um mein Körpergefühl, um die Bewegung. Ich muss die Bewegung mit dem Capote *(dem Umhang, der im ersten Teil des Kampfes ver-*

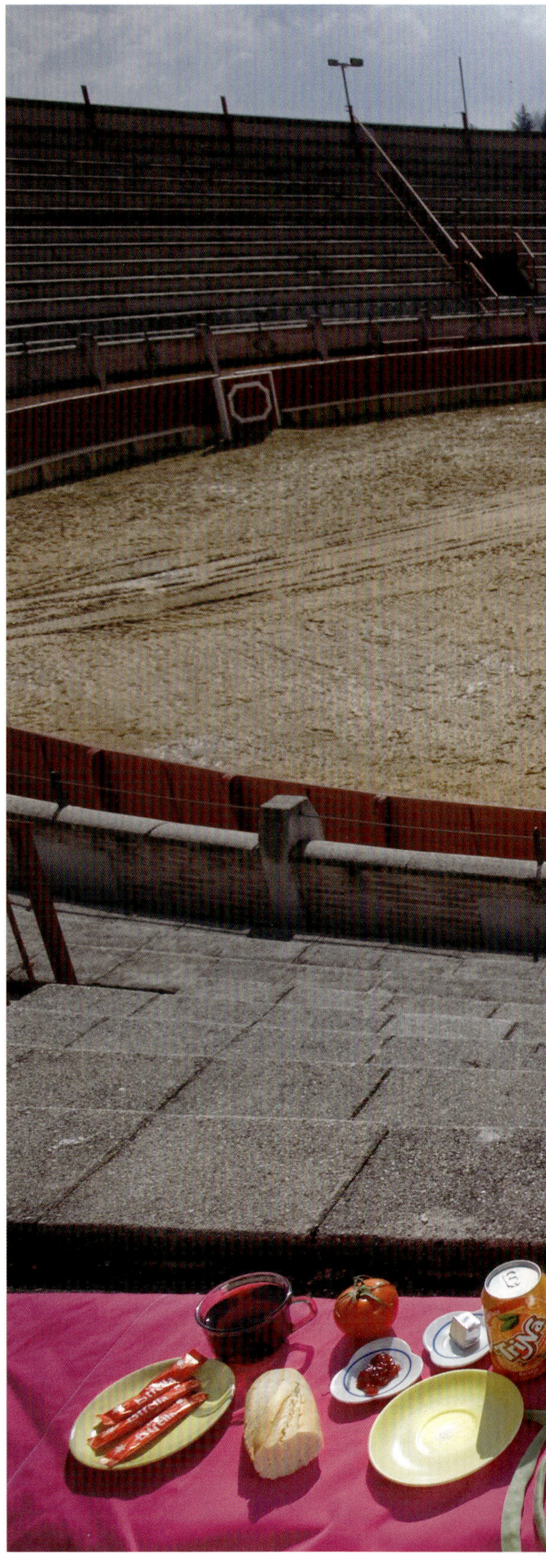

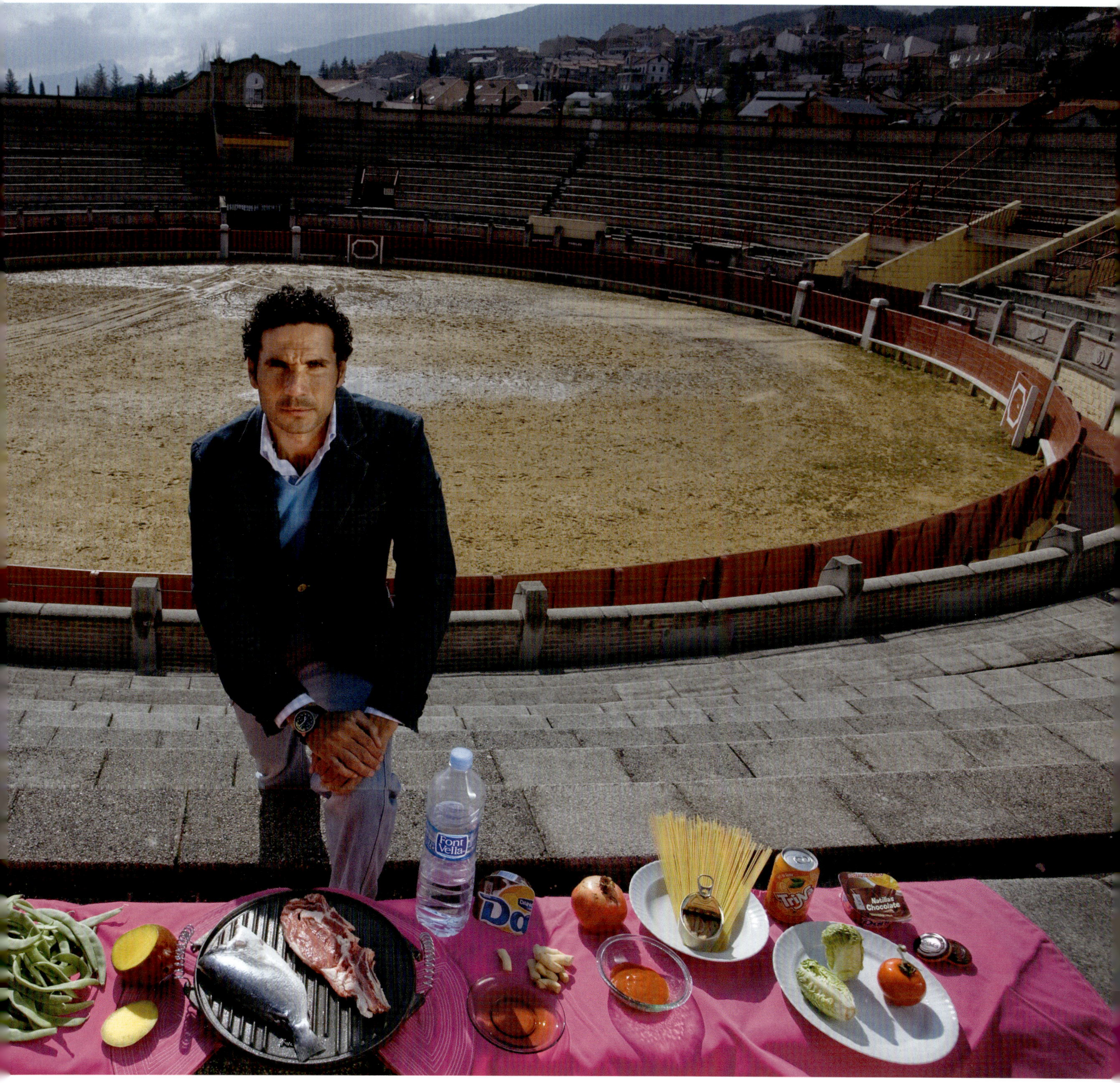

Der Matador Oscar Higares in der Arena von Miraflores mit seiner typischen Ration eines Tages ohne Corrida. Oscar, der 1992 mit 21 Jahren seine Alternativa bestand, die Reifeprüfung für einen Stierkämpfer, schläft an Kampftagen lange und lässt das Frühstück aus – weil er »ein bisschen Angst« und daher keinen Hunger hat und nur wenig isst. »In der Hochsaison im Juli und August ist es glühend heiß«, sagt Higares, »und unsere Jacken sind knalleng und sehr schwer. Und dann ist das noch der Erwartungsdruck der Zuschauer – du musst dich voll konzentrieren. Du nimmst ab, zwei Kilo bei einer Corrida.« Zum Ausgleich wird am Abend nach dem Stierkampf üppig getafelt. »Da wird ordentlich gefeiert, und ich esse viel Fleisch«, sagt Oscar

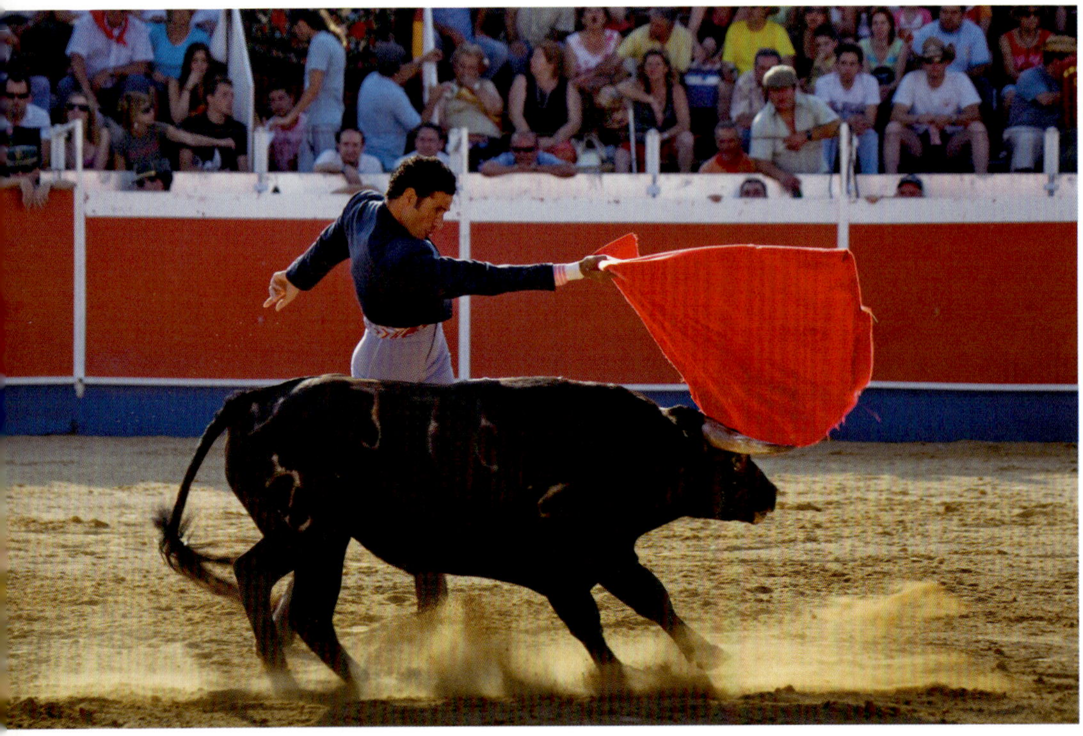

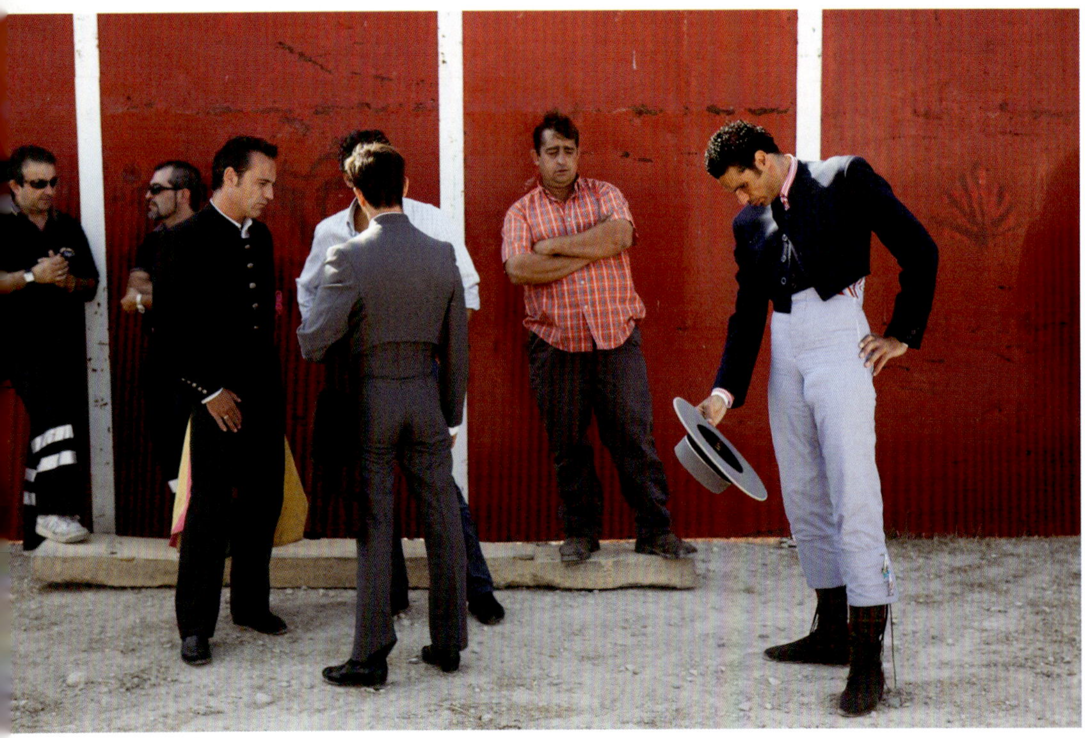

An einem glühend heißen 24. Juni in Campos del Rio bei Murcia in Südspanien bildet die Corrida den Höhepunkt der Festlichkeiten zu Ehren des Schutzpatrons des Dorfes, des Heiligen Johannes. Fünf Stiere werden durch die Degen dreier verschiedener Matadore ihr Leben lassen. Vor der Arena stimmt sich Oscar Higares für den Kampf ein, indem er die Bewegungen des Capote mit seinem Hut simuliert (unten links). Der erste Stier des Tages rast an ihm vorbei, kaum, dass er in die Arena gelassen wurde (oben). Oscar führt seinen zweiten Stier mit dem Capote, nachdem seine Assistenten die Banderillas in den Nacken des Tieres gesetzt haben, die mit Fähnchen geschmückten keinen Lanzen mit Widerhaken (rechts). Nach einem Dutzend weiterer Passagen tötet Oscar den Stier mit dem ersten Stich, was ihm die Ovationen des Publikums und beide Ohren und den Schwanz des Bullen als Trophäe einbringt. Bis zu seinem Tod hat der Stier knapp 15 Minuten mit Oscar in der Arena verbracht – Minuten, in denen der Matador auch gegen die eigene Angst kämpfen muss

»Ich war wie verzaubert, als ich meinen ersten Stierkampf sah – ich wusste, dass ich ein Stierkämpfer bin«

wendet wird,um den Stier zu reizen) und der Muleta *(das kleinere rote Cape, das am Ende des Kampfes eingesetzt wird)* immer wieder üben, damit sie praktisch Teil meines Körpers werden, wie der Schläger des Tennisspielers. Es ist wie beim Fußballtraining, wo die Spieler Dinge üben, die sie beim Match kaum brauchen, nur um das Gefühl für den Ball zu trainieren.«

Was essen Sie an Tagen, an denen keine Corrida ansteht?

»Am Morgen gibt es immer Tee und Brot – einmal geröstet mit Tomaten, Olivenöl und Salz, und dann einmal süß. Und zum Schluss etwas richtig Süßes, wie Schokolade. Mittags esse ich viel Gemüse und ein großes Stück Fleisch, aber immer mit Kartoffeln oder Salat. Und einen süßen Nachtisch, ohne den für mich eine Mahlzeit nicht komplett ist.

Ich nehme keine Vitaminpillen oder sonstige Präparate, und ich trinke nie Alkohol – ich mag den Geschmack einfach nicht ... Ich tue nur Dinge, bei denen ich mich so wohl wie möglich fühle. Wenn ich abends mit Freunden ausgehe, trinke ich nur Wasser. Wenn ich einen Freund betrunken erlebe, denke ich mir, so willst du nicht sein.«

Wie läuft der Tag vor einem Kampf ab?

»Vor einer großen Corrida bleibe ich im Hotel und versuche an andere Dinge zu denken, nur nicht an den Kampf, keine Angst zu haben. Ich bleibe im Hotel, sehe fern, rufe Freunde an – versuche, die Gedanken an den Kampf zu verdrängen. Da ich lange schlafe, frühstücke ich in der Regel nicht vor der Corrida. Du hast ein bisschen Angst, du bist nervös, du hast nicht wirklich Hunger. Also esse ich ein Stückchen Tortilla oder ein paar Nudeln, mehr nicht. Das große Essen gibt es nach dem Kampf. Ich esse viel Fleisch, je nachdem, wo ich gerade bin: im Norden gerne Fisch; und bin ich in einer Stadt, wo es gutes Fleisch gibt, esse ich Fleisch.

»Vor kleineren Kämpfen bin ich wesentlich entspannter, da ist meine Verantwortung nicht so groß. Ich habe immer meine Golfschläger im Auto dabei, und dann gehe ich und spiele eine Runde, einfach so, zur Entspannung.«

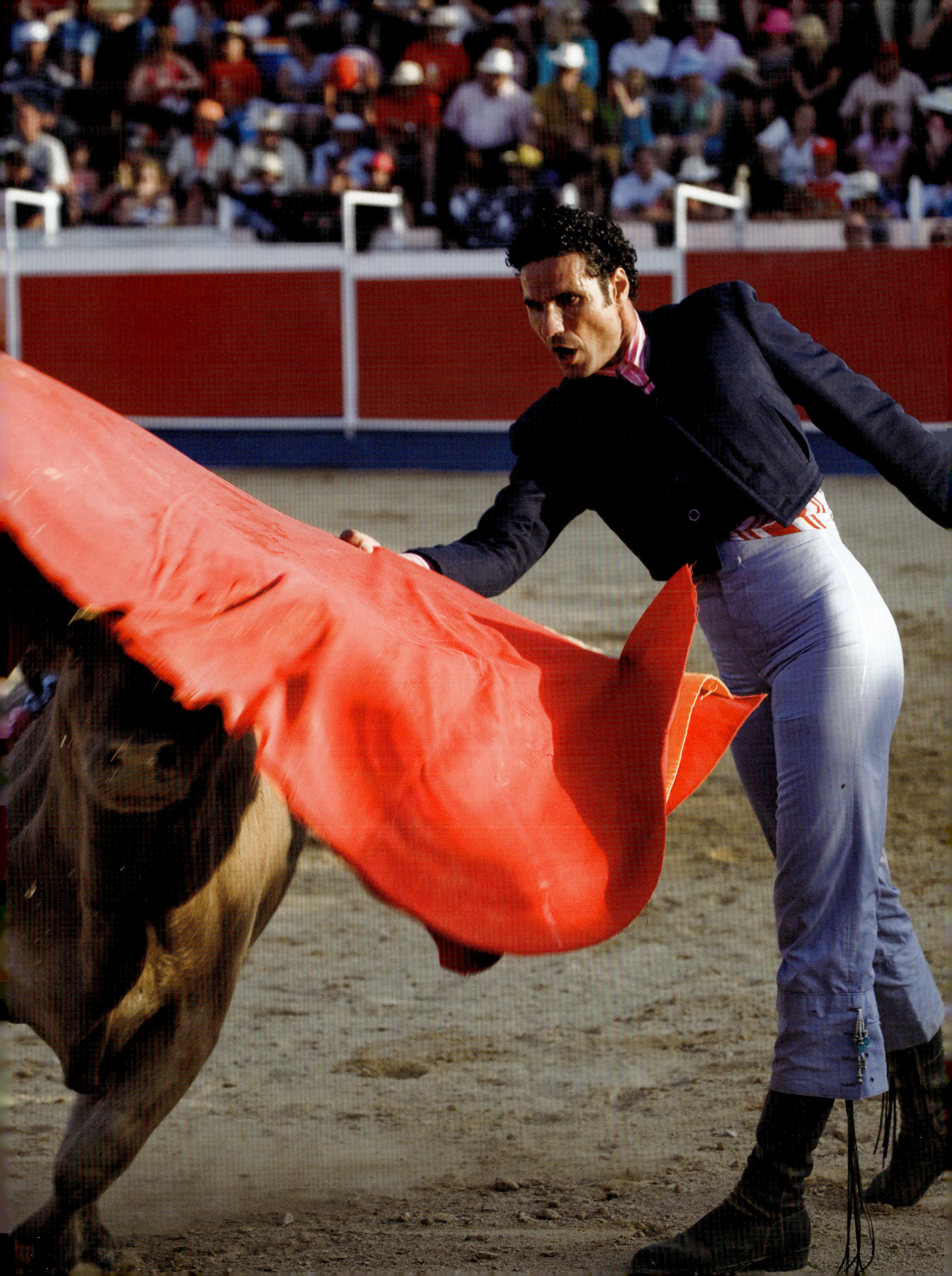

4300

CHINA

Huang Neng
Der Schweißer

EINE TAGESRATION

IM JUNI

FRÜHSTÜCK AM IMBISSSTAND Baozi (gedämpftes Teigklößchen mit Schweinehack-Füllung), 84 g · Mantou (gedämpftes Weißbrot), 100 g · Vollmilch, 250 ml

MITTAGESSEN IN DER BAUSTELLENKANTINE Zha zhupai (mariniertes Schweinekotelettt, in der Teighülle fritiert), 400 g · weißer Reis, 300 g · Knoblauchsprossen aus dem Wok, 145 g · Gurke, mit Ei und rotem Chilipfeffer im Wok gebraten, 150 g

ABENDESSEN IN DER BAUSTELLENKANTINE Dougan (getrockneter Tofu), mit Senfblättern und Ingwer im Wok gebraten, 130 g · Schweineleber mit grüner Paprikaschote aus dem Wok, 180 g · Okraschoten aus dem Wok, 200 g · weißer Reis, 400 g · Bier, 0,5 l

IM LAUFE DES TAGES Grüner Tee (2), 1 l · gekochtes Wasser, 3 l

KALORIEN 4300

Alter: 36 · Größe: 168 cm · Gewicht: 62 kg

Vor nur 20 Jahren lagen Reisfelder am Ostufer des Huangpu gegenüber Shanghai. Heute wächst dort Chinas neueste Tempelanlage zu Ehren der Finanz- und Wirtschaftswelt in die Höhe: Pudong. Und Tausende emsiger Wanderarbeiter schuften auf den Baustellen.

NEUBAUGEBIET PUDONG, SHANGHAI · Zwei Köchinnen schöpfen Reis, Wokgemüse und geschmortes Schweinefleisch in die Schalen der hungrigen Bauarbeiter, die mit ihren Essstäbchen Schlange stehen. Der Schweißer Huang Neng und ein paar Kollegen leisten sich dazu noch eine Flasche eiskaltes Shanghaier Bier zum Abendessen. Sie haben frei, aber sie sind auf der Baustelle. Alle wohnen in Baracken am Fuß des Wolkenkratzers, den sie in Lujiazui hochziehen, dem Finanzdistrikt von Pudong.

»Sicherheit geht vor!«, schreit das große Schild über ihren Köpfen. Alkohol wird nur nach Feierabend an die Arbeiter ausgegeben, und diese Vorschrift wird streng eingehalten.

Neng war Bauer in der Provinz Henan in Mittelchina, zehn Busstunden von Shanghai. Seine Frau und die beiden Söhne sind dort geblieben, aber die Jobs beim Hochhausbau gibt es in Guangzhou, Beijing und Shanghai, sodass er seine Familie nur einmal im Jahr sieht, meist zum chinesischen Neujahrsfest. »Wir arbeiten an sieben Tagen der Woche, bis der Bau steht«, sagt der 36-Jährige.

Mittags und abends isst Huang Neng in der Baukantine, wo die subventionierte Mahlzeit nur 3,5 Yüan kostet, umgerechnet 38 Cent. »Das Essen hier ist günstig«, sagt er, »man kriegt ordentlich viel für sein Geld.«

Die Köchin Huang Yujuan, früher Bäuerin in Szechuan im Westen Chinas, sagt, sie habe weder Zeit noch Geld, um die vielen Sonderwünsche der Arbeiter zu erfüllen, die aus allen Ecken des Landes kommen. »Reis, immer nur Reis. Ich verstehe ja, dass die Leute auch mal Nudeln oder Klöße essen möchten. Aber ich habe keine Zeit zum Knödeldrehen«, sagt die Chefköchin. Warum kauft sie nicht fertige tiefgekühlte Klöße? »Die schmecken eigenartig. So was mag ich nicht anbieten.«

Daher leistet sich Neng zum Frühstück täglich einen mit Schweinehack gefüllten Kloß an einem Imbissstand gegenüber der Baustelle. Als erfahrener Facharbeiter verdient er ein bisschen mehr als die Kollegen – ungefähr 2800 Yüan, etwa 304 Euro im Monat, sodass er etwas mehr fürs Essen ausgeben kann, obwohl er auf ein neues Haus spart. Im nahen Supermarkt kauft er H-Milch auf Vorrat und holt sich jeden Tag eine Packung aus seinem Spind.

Neng sehnt sich nach dem Gemüse aus seinem Garten daheim. Ein Stück Heimat hat er immer dabei: grünen Tee aus Szechuan. »Der hilft gegen die Erschöpfung, wenn man den ganzen Tag in der Hitze schuftet«, sagt Heng.

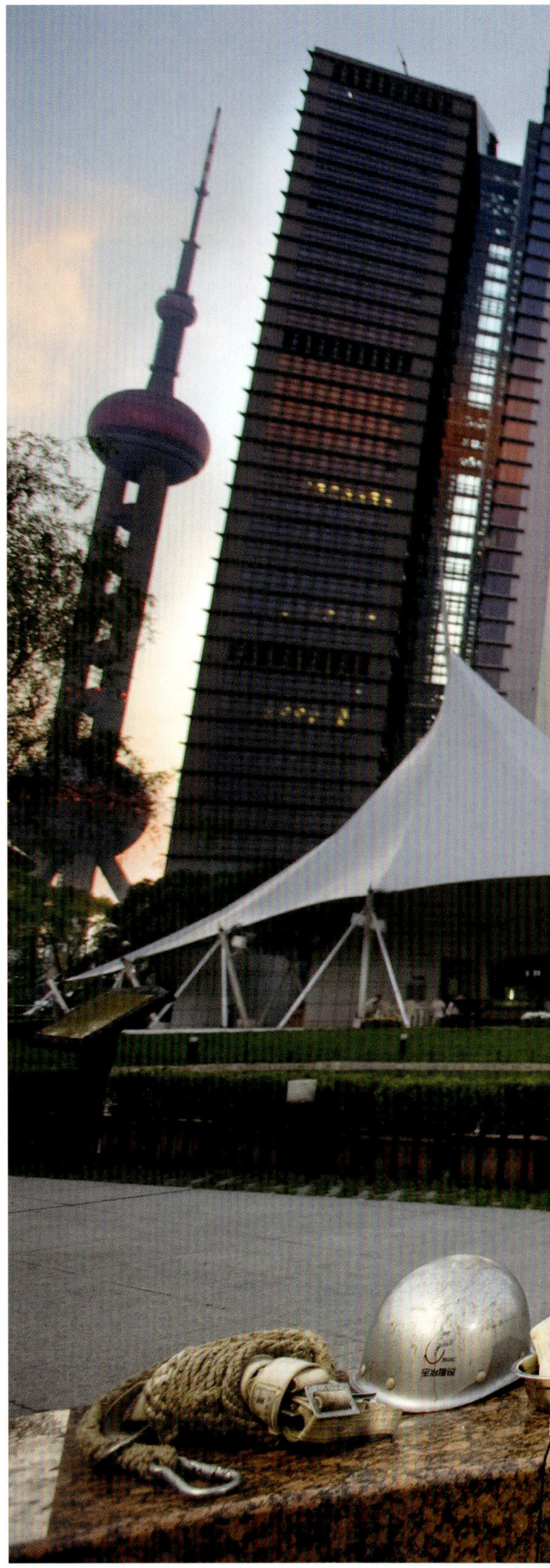

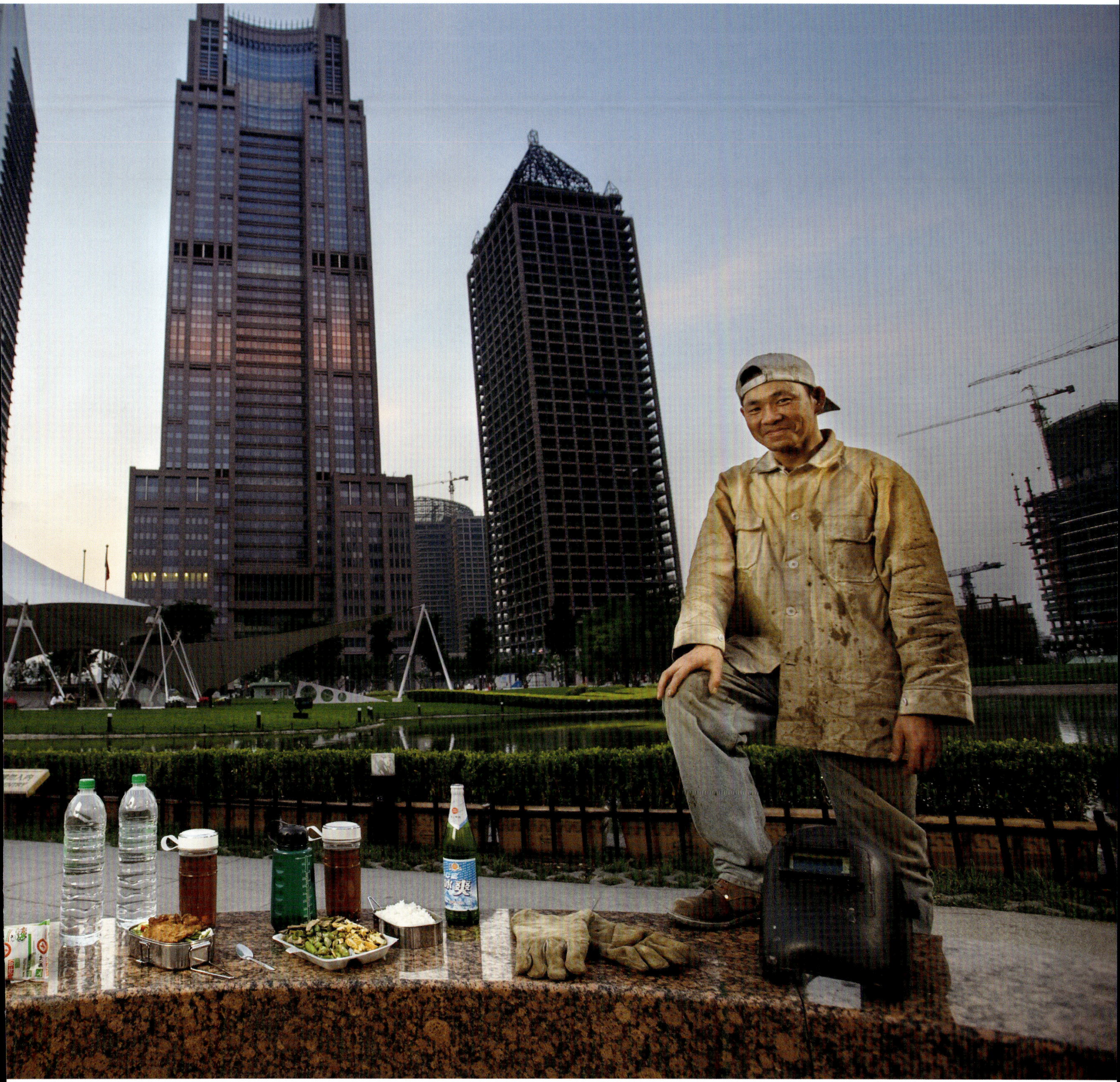

Der Schweißer Huang Neng mit seiner typischen Tagesration an Lebensmitteln im Grünen Park von Lujiazui in Pudong. Der Wanderarbeiter hat schon an einem Dutzend Wolkenkratzern im neuen Finanzdistrikt von Pudong, jenseits des Huangpu von Shanghai, mitgebaut. Gegenwärtig arbeitet er am Zhongrong Jasper Tower, ganz rechts im Bild, der nur 48 Stockwerke hoch werden soll – fast ein Zwerg im Vergleich zu seinen Nachbarn

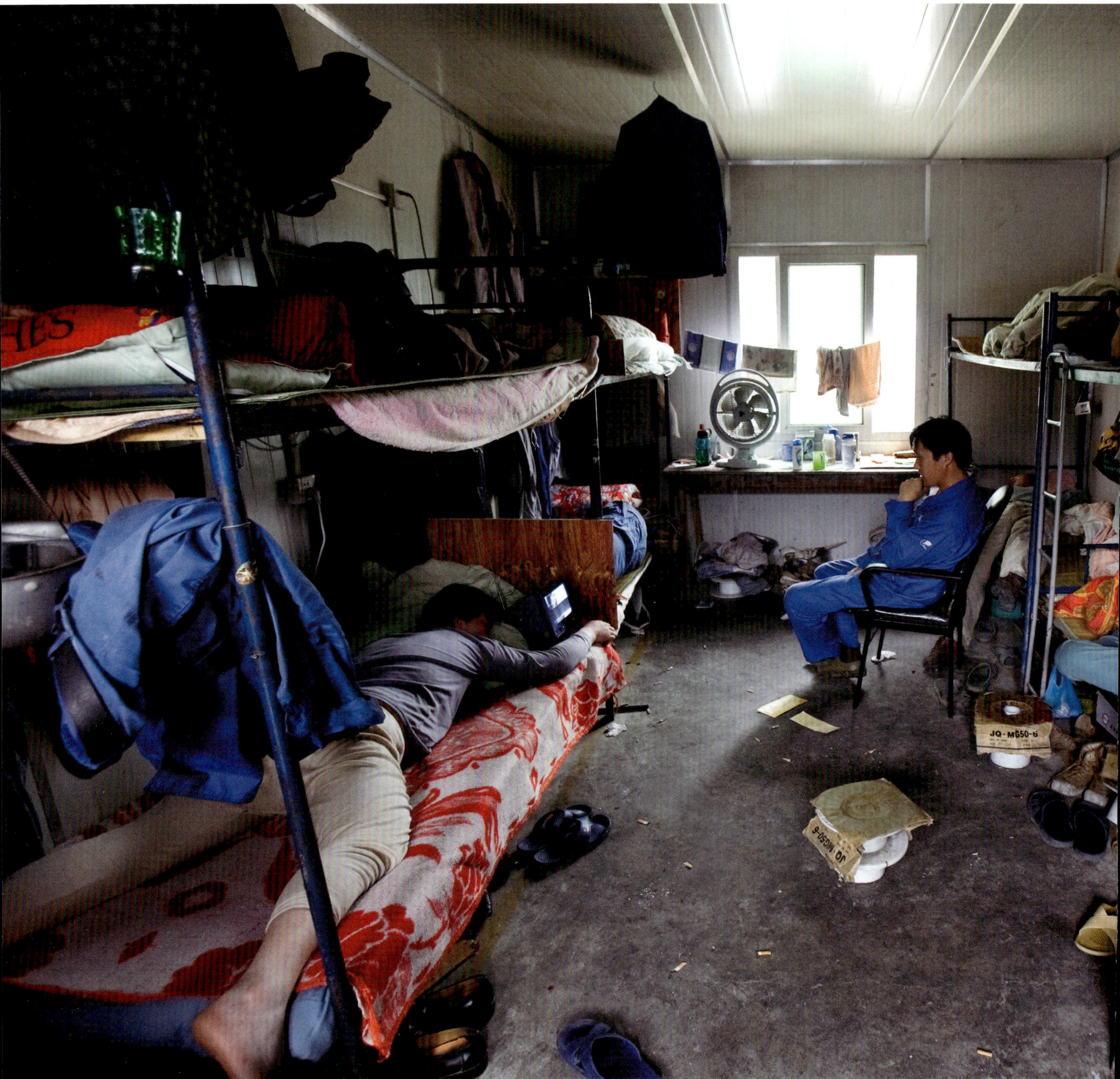
JQ-MG50-6

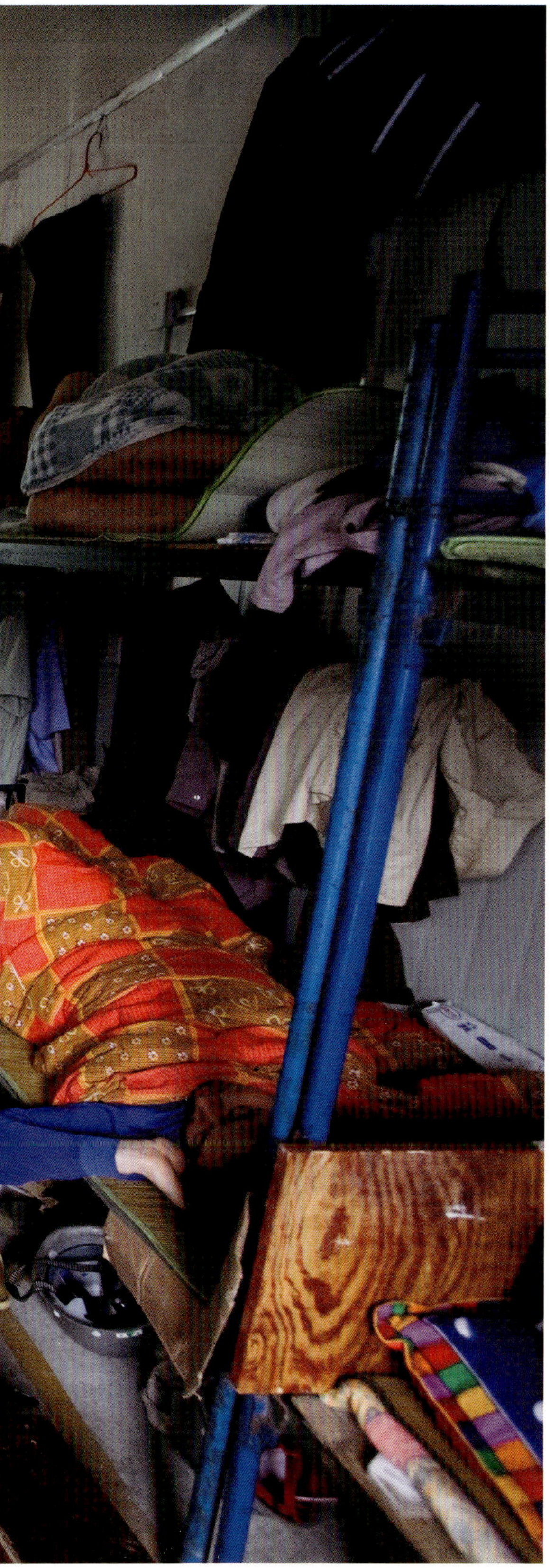

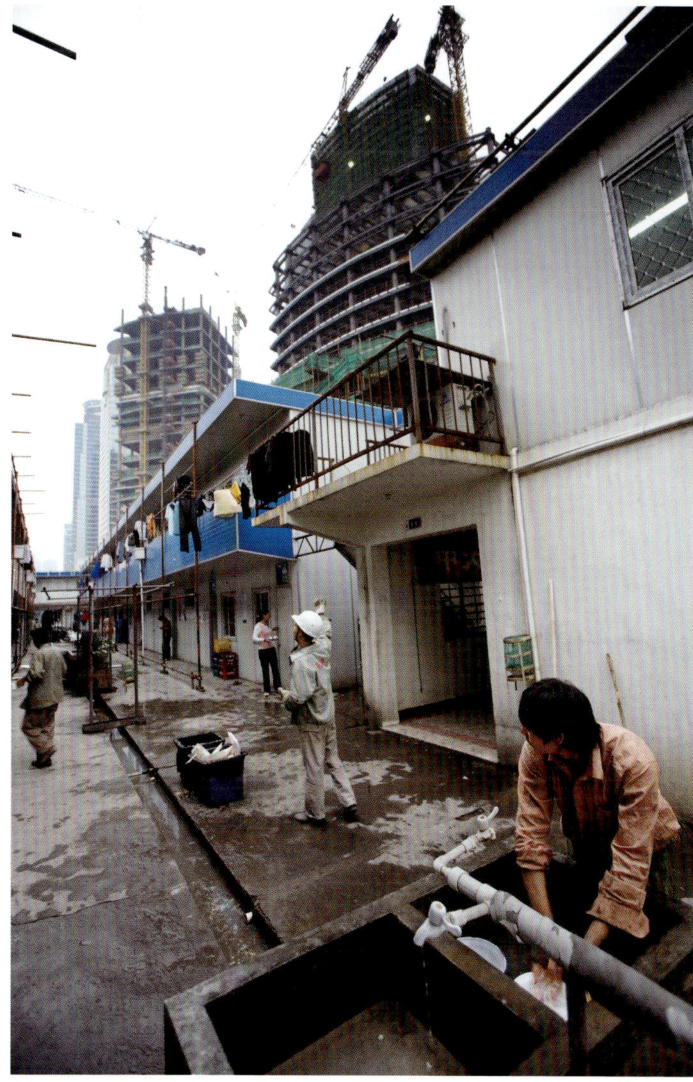

Wanderarbeiter in China wohnen oft in Baracken auf den großen Baustellen und arbeiten zwölf Stunden an sieben Tagen der Woche. Alkohol wird in der Firmenkantine nur nach Feierabend ausgegeben (unten rechts). Der im Bau befindliche Wolkenkratzer ragt hoch über den Baracken auf (oben rechts), in denen sich Huang Neng einen Raum mit neun Kollegen teilt (links). An diesem Schlechtwetter-Nachmittag im Sommer nutzen sie den vorgezogenen Feierabend zu einem Nickerchen in ihren Stockbetten

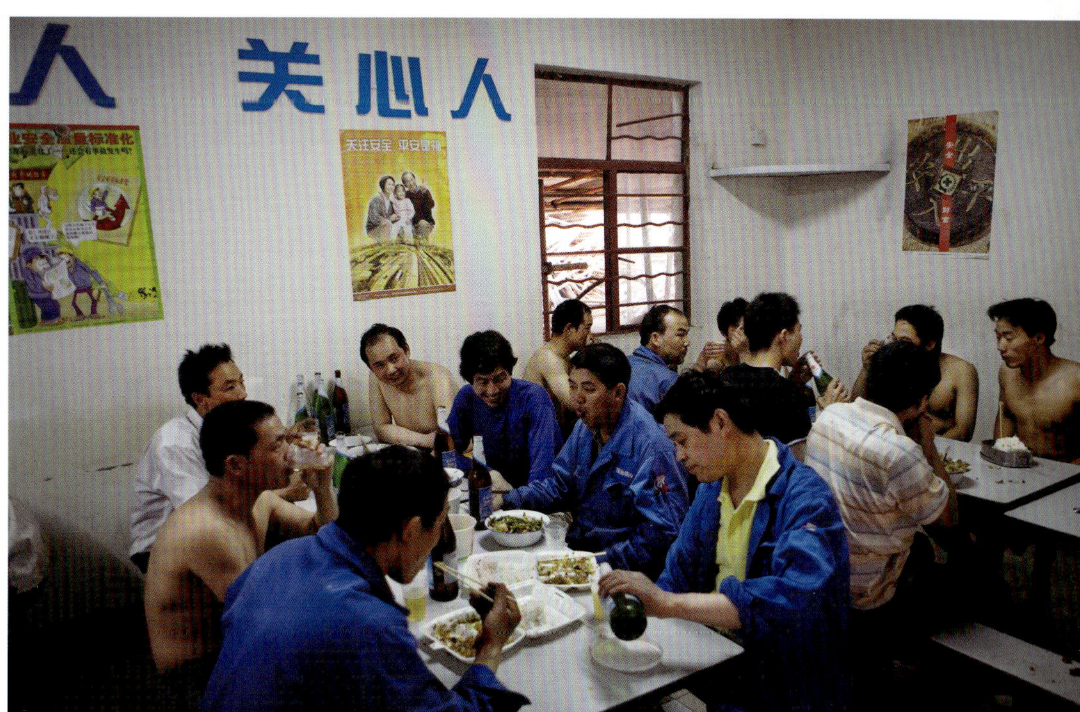

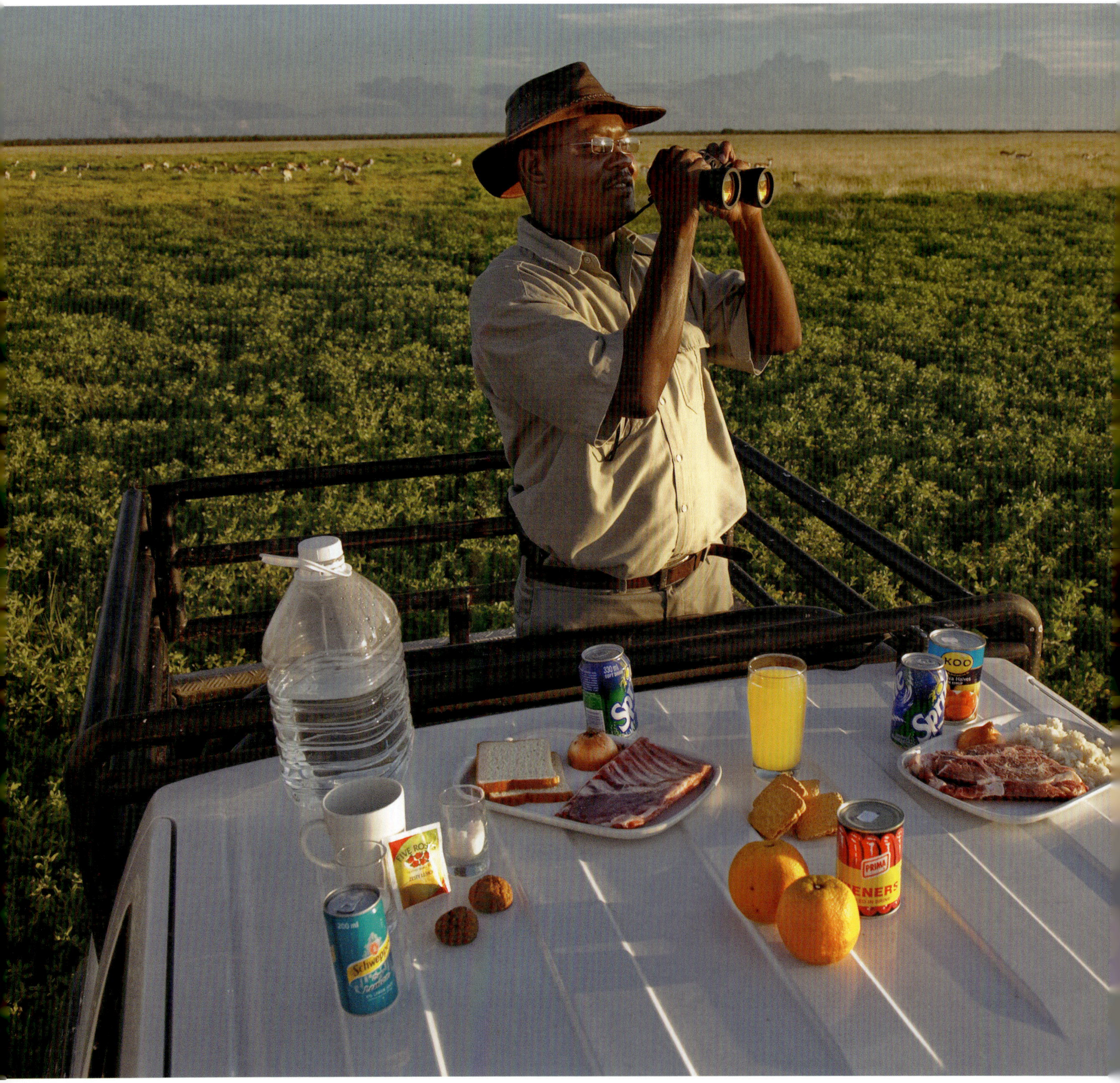

Uahoo Uahoo, Wildhüter im Etosha-Nationalpark, mit einer typischen Tagesration an Lebensmitteln. Er steht auf der Ladefläche seines Lastwagens und beobachtet eine Herde Springböcke. Seine Liebe zur Natur begann in der Jugend, die er nahe dem Waterberg-Nationalpark, 360 Kilometer südlich von Etosha, verbrachte. Sein Interesse weckten Naturschützer und Touristen, die die Viehzuchtstation besuchten, an der sein Vater arbeitete. Uahoo jobbte in den Schulferien bei einem Insektenforscher und gründete in der Schule eine Umwelt-AG. Nachdem er Umweltressourcen-Management studiert hatte, bekam er eine von nur sieben, heiß begehrten Stellen als Wildhüter im Etosha-Nationalpark, der etwa so groß ist wie Hessen. Zurzeit absolviert Uahoo einen Master-Studiengang übers Internet

4300

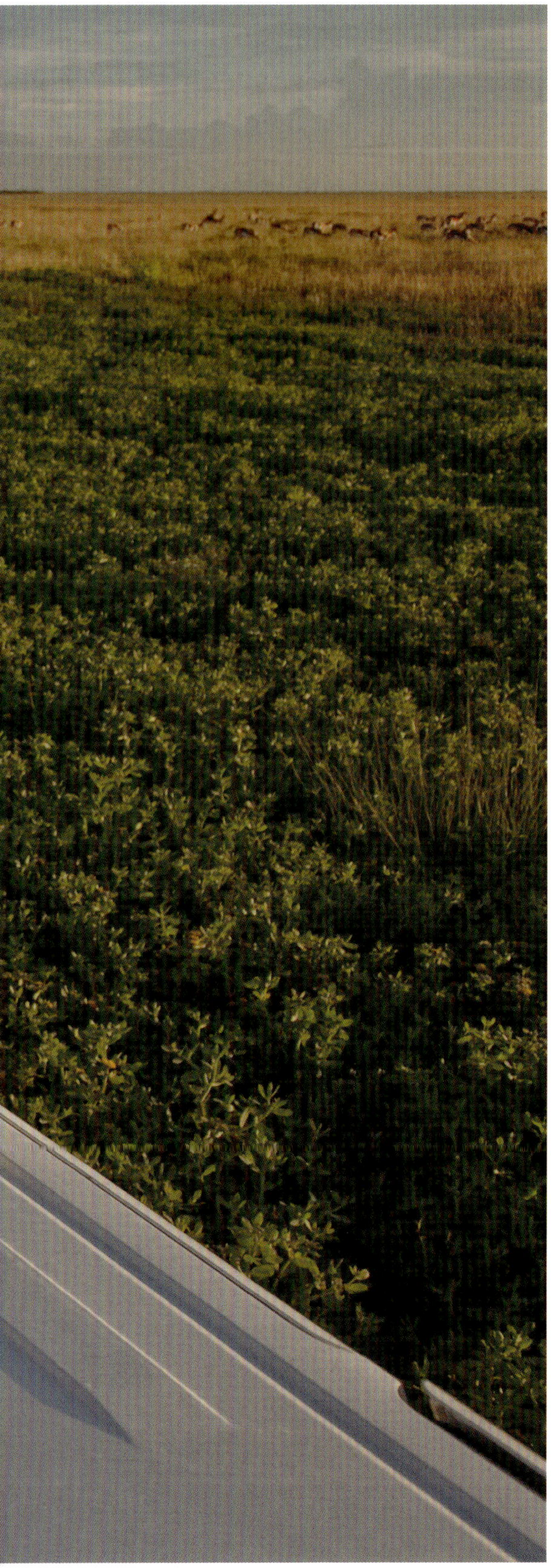

NAMIBIA

Uahoo Uahoo
Der Wildhüter

EINE TAGESRATION

IM MÄRZ

FRÜHSTÜCK Tonic-Water mit Zitrone, 200 ml · Zitronentee, 300 ml, mit Zucker, 1,5 EL, und milchfreiem Teeweißer, 2 TL

MITTAGESSEN Lammrippchen, 305 g (Rohgewicht), geschmort mit Tomate (nicht im Bild), Zwiebeln und grüner Paprikaschote (nicht im Bild), 95 g · Weißbrot, 70 g · Limonade, 333 ml

ZWISCHENDURCH Würstchen aus der Dose, 275 g · Orangen (2), 250 g · Gewürzplätzchen (2), 48 g

ABENDESSEN Rindfleisch aus der Keule, 500 g (Rohgewicht), geschmort mit Tomaten (nicht im Bild), Zwiebeln und grüner Paprikaschote (nicht im Bild), 100 g · weißer Reis, 160 g · Guaven in Sirup aus der Dose, abgetropft, 240 g · Limonade, 333 ml

SNACKS UND SONSTIGES Kekse mit Zitronencreme (4), 80 g · Ananassaft, 325 ml · abgekochtes Wasser, 4 l

KALORIEN 4300

Alter: 31 · Größe: 182 cm · Gewicht: 78 kg

ETOSHA NATIONAL PARK · Auf der Suche nach einem Motiv für sein Porträt im berühmtesten Nationalpark Namibias biegt Wildhüter Uahoo Uahoo mit seinem Allrad-Pickup plötzlich von der Straße ab und fährt durchs hohe Gras bis in die Hörweite eines Leoparden, der auf einem Mopanebaum einen Springbock zerreißt. Wie wurde er auf die Großkatze aufmerksam? Durch den übers hohe Gras kaum sichtbaren Kopf einer Hyäne, die auf die Reste der Mahlzeit wartet. Durchs Fernglas beobachtet er aufmerksam den Nachmittagsimbiss eines ihm seelenverwandten Fleischfressers.

Der Etosha-Nationalpark ist das Kronuwel unter den Wildreservaten der Welt: eine 300 Kilometer breite, 110 Kilometer lange flache Salzpfanne im Norden Namibias, umgeben von Savanne und quellengespeisten Wasserlöchern. Dutzende so unterschiedlicher Tierarten wie Flamingos, Elefanten, Nashörner, Zebras, Wildebeests, Kudus und Springböcke weiden hier.

Uahoo, einer von sieben Wildhütern, verbringt seine Zeit teils im Außendienst, wo er sich um Wildbestände und sich daneben benehmende Menschen kümmert, teils im Büro im Halali-Camp, wo er auch gemeinsam mit seiner Freundin und zwei kleinen Töchtern eine Dienstwohnung hat. Den Außendienst zieht er bei weitem vor, draußen in der Natur zu sein, mit seinen Rangern nach dem Rechten sehen. Sein Liebster Platz? Der Beobachtungsposten, auf der Ladefläche eines fahrenden Pickups stehend – »Das bin ich, ich liebe das«, sagt er.

Sein Diplom in Naturressourcen-Management hat Uahoo weit von seinem Heimatdorf Ombuyovakuru, 320 Kilometer südöstlich von Etosha, verschlagen, doch seine Zugehörigkeit zum Volk der Herero und die Familienbande halten die Verbindung zur Urheimat lebendig. »Wie alle afrikanischen Männer«, sagt er, »habe ich mein Dorf. Das ist mein Zuhause, egal, wohin ich gehe.« Daheim in Ombuyovakuru hält die Familie eine rund vierhundert Rinder, Ziegen und Schafen. Er fährt einmal im Monat hin.

Fleisch spielt überall und immer in Namibia eine wichtige Rolle – die Suche danach, und die Freude daran. »Zum Abendessen gehört ein richtiges Stück Fleisch« sagt Uahoo, »sonst ist es kein Abendessen.« Manchmal bringt er sich aus dem Dorf ein ganzes Tier mit nach Etosha, um es Stück für Stück aufzuessen.

In seiner Kindheit gab es Maisbrei zu jeder Mahlzeit. Mag er ihn immer noch? »Natürlich gibt es Dinge, die bleiben. Mais und Sauermilch und ein bisschen Suppe. Aber jetzt kann ich mir Abwechslung leisten mit Huhn und Fisch, und Reis und Kartoffeln.«

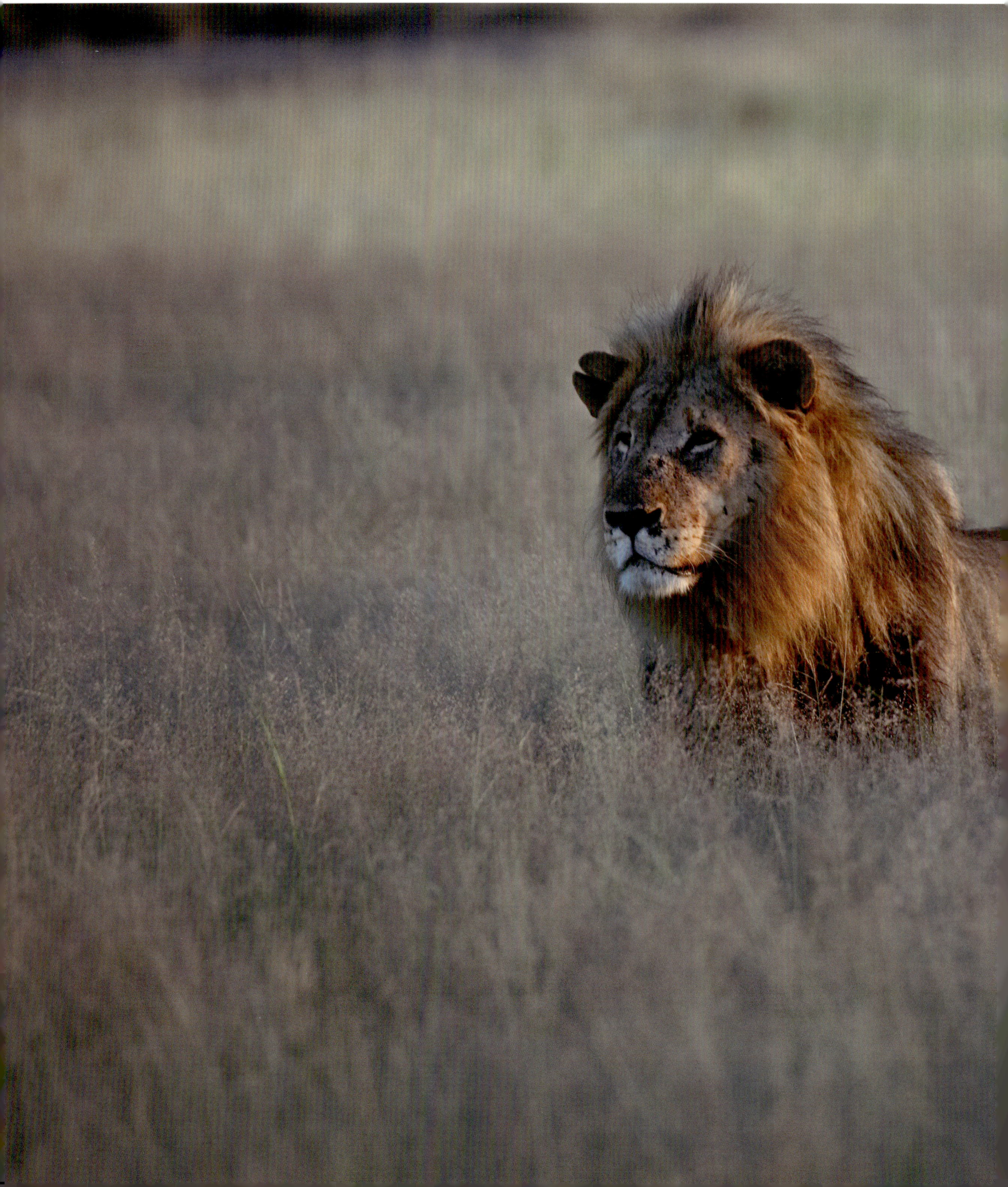

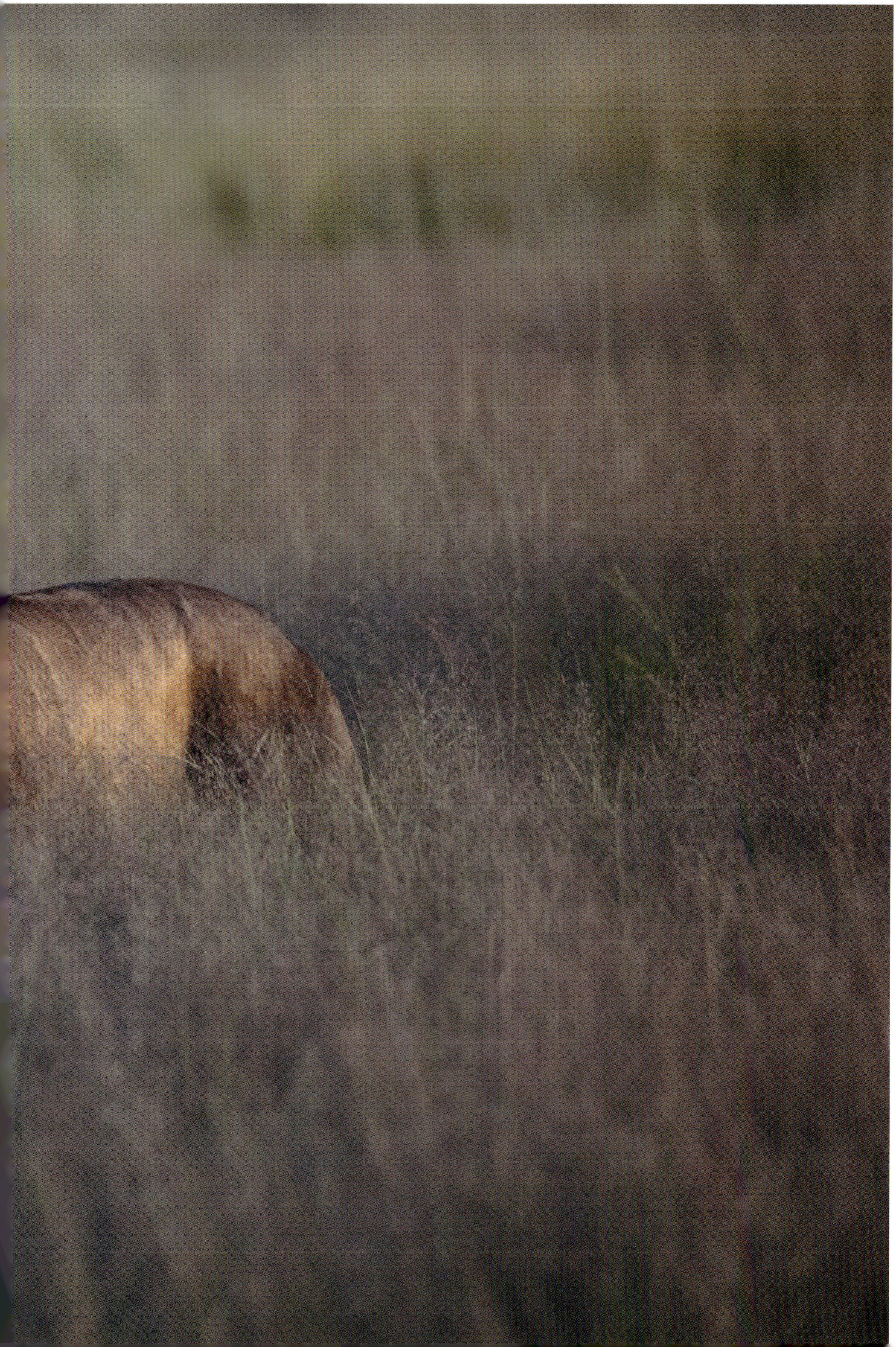

Im hohen Gras am Rand der Salzpfanne, eines normalerweise trockenen Sees, wartet ein Löwe auf Beute. Im Etosha-Nationalpark leben große Springbock- und Kuduherden, deren Fleisch sowohl von den Löwen wie auch von Gourmets in den Restaurants von Namibias Hauptstadt Windhoek geschätzt wird. Der 800 Kilometer lange Zaun rund um den Park schützt den Tierbestand, behindert aber auch die Wanderung der Herden, vornehmlich der Zebras und Wildebeests. Der Außendienst ist Uahoos liebste Aufgaben: einfach die Herdentiere beobachten, aber auch bei Bedarf eingreifen bei Großtieren wie Nashörnern und Elefanten, von denen es nur wenige gibt. Und manchmal gilt es, einem verletzten oder kranken Tier zu helfen

4600

DEUTSCHLAND

Markus Dirr
Der Metzgermeister

EINE TAGESRATION

IM MÄRZ

FRÜH AM MORGEN Geselchte Schweinrippchen, 220 g · Kartoffel, 106 g, mit Olivenöl, 50 ml

ZWEITES FRÜHSTÜCK Baguette, 106 g, mit Brie, 22 g, und Olivenöl, 1 EL · Espresso, 70 ml, mit Rohzucker, 1 TL

MITTAGESSEN Lyoner Wurst, 62 g · weiße Semmel, 62 g · Radicchio, 11 g · Tomate, 25 g · Apfel, 150 g · Wasser aus der Flasche, 1,25 l

ABENDESSEN Porterhouse-Steak, 640 g (Rohgewicht), gebraten mit Butter, 50 g · Fenchel, 200 g, geschmort mit Olivenöl, 2 EL · Meersalz und Pfeffer aus der Mühle für Steak und Fenchel, 1 EL · dunkles Brot, 73 g · Apfel, 150 g · hausgemachter frischer Ingwer-Aufgusss (2), 420 ml · Rotwein, 150 ml

SNACKS UND SONSTIGES Salat von Huhn, Champignons, Lauch und Bleichsellerie mit Olivenöl-Zitronendressing, 100 (Rohgewicht) · Bier, 0,5 l

KALORIEN 4600

Alter: 43 · Größe: 190 cm · Gewicht: 160 kg

ENDINGEN AM KAISERSTUHL · Wenn Metzger Rockstars wären, würde Markus Dirr ständig von Groupies belagert. Stattdessen stehen seine Fans geduldig mit Einkaufstasche oder -korb für seine Würste, luftgetrockneten Schinken und frisches Schweine- und Rindfleisch auf dem Freiburger Wochenmarkt Schlange.

»Das Fleisch ist gut abgehangen, was heute nicht selbstverständlich ist«, sagt eine Kundin, »und ich mag seine Leberwurst.« »Ich schätze vor allem seine Schinken nach italienischer Art«, sagt ihre Begleiterin. Markus nimmt sich Zeit für jeden Kunden, reicht öfter eine Kostprobe über den gläsernen Tresen oder gibt Tipps fürs Braten eines Lammrückens.

Der Schreiner Martin Ginter gönnt sich gleich ein Scheibchen vom gerade gekauften dünn aufgeschnittenen Schinken, der mehrere Monate im klimatisierten Raum in der »Metzgerei und Wursterei Peter Dirr« reifen durfte. Dort ist Markus' Vater Peter noch immer der Chef. »Sein Schinken ist einfach der beste«, sagt Martin Ginter. »Früher bin ich die 30 Kilometer bis nach Endingen gefahren, um bei ihm einzukaufen.« Und nun kommt der Schinken zu ihm. Die Schlange vor Dirrs blendend weißem Marktmobil auf dem Münsterplatz ist deutlich länger als bei den Nachbarständen, auch ein Anbieter von Bio-Fleisch.

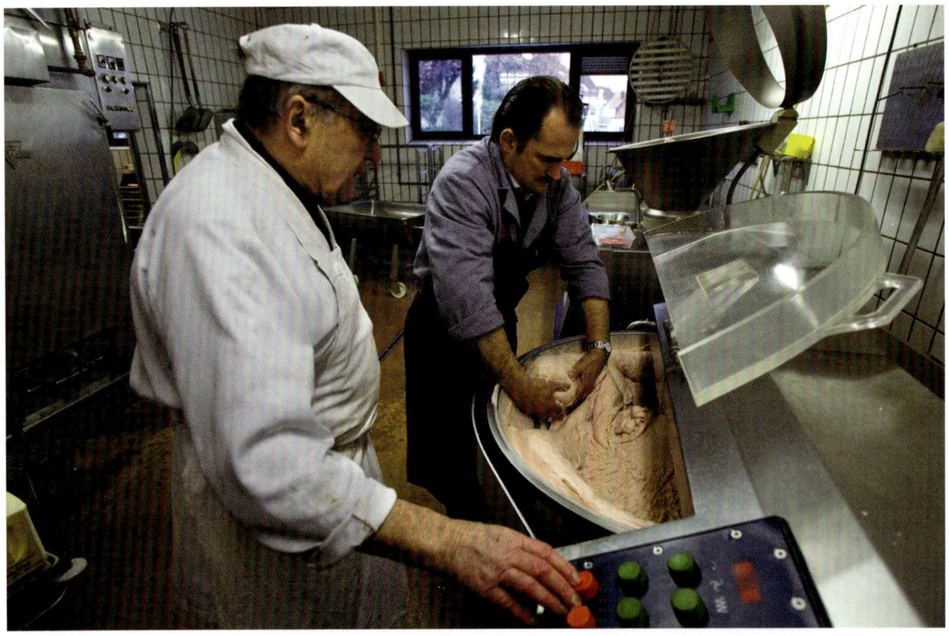

»Ich brauche kein Bio-Siegel«, sagt der 43-jährige Dirr zum heute im Zeitalter der Massenproduktion so wichtig gewordenen Zertifikat. »Ich kenne die Bauern persönlich, die die Tiere großziehen, und ich suche die Tiere persönlich aus, die bei uns geschlachtet werden.« So ist der Produktionsprozess in einer Hand: »Meine Grundsätze sind einfach«, sagt er, »und das ist auch das Prinzip der Slowfood-Bewegung: regionale Produkte selbst zu verarbeiten, um daraus ausschließlich mit natürlichen Gewürzen und Salz das Beste zu machen.«

Wer bei ihm kauft, tut das bewusst, denn Dirrs Preise sind 10 bis 15 Prozent höher als bei der Konkurrenz. Doch die Mehrheit der Deutschen bevorzugt anscheinend die Massenware von Supermärkten und Discountern. Prognosen zufolge werden diese Anbieter im Jahr 2015 knapp 90 Prozent des Umsatzes im Lebensmittel-Einzelhandel an sich gezogen haben. Und mehr und mehr verschwinden die klassischen Metzgereien.

Der Metzgermeister Markus Dirr im Hinterzimmer seines Ladens mit einer typischen Tagesration an Lebensmitteln. Sein Vater Peter steht am Steuerpult des Cutters, Markus packt Weißwurstbrät in die Füllmaschine daneben (links)

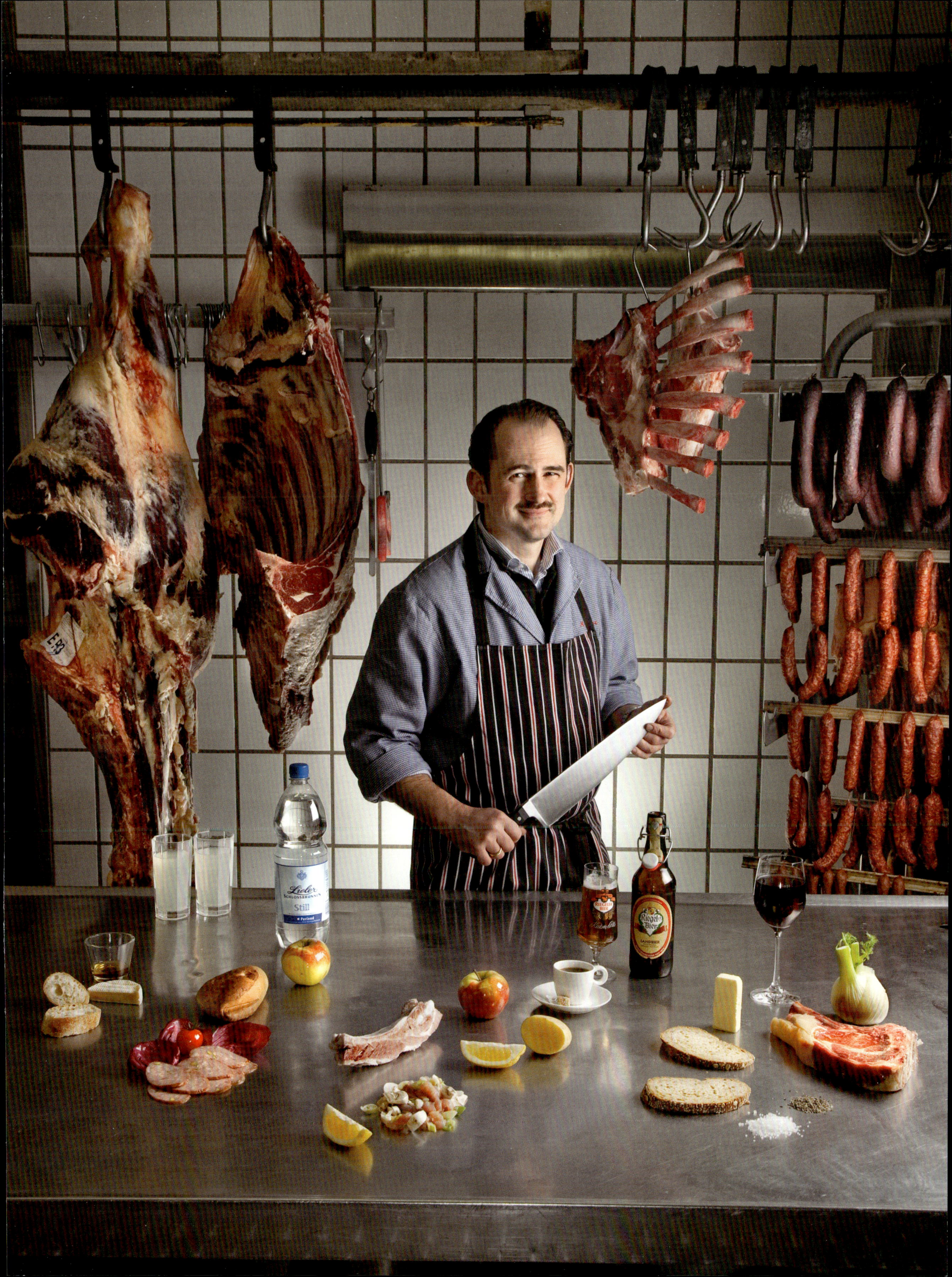
Lieler
Schlossbrunnen
Still
Perlend
Riegeler Bier
Riegeler Bier
Landbier

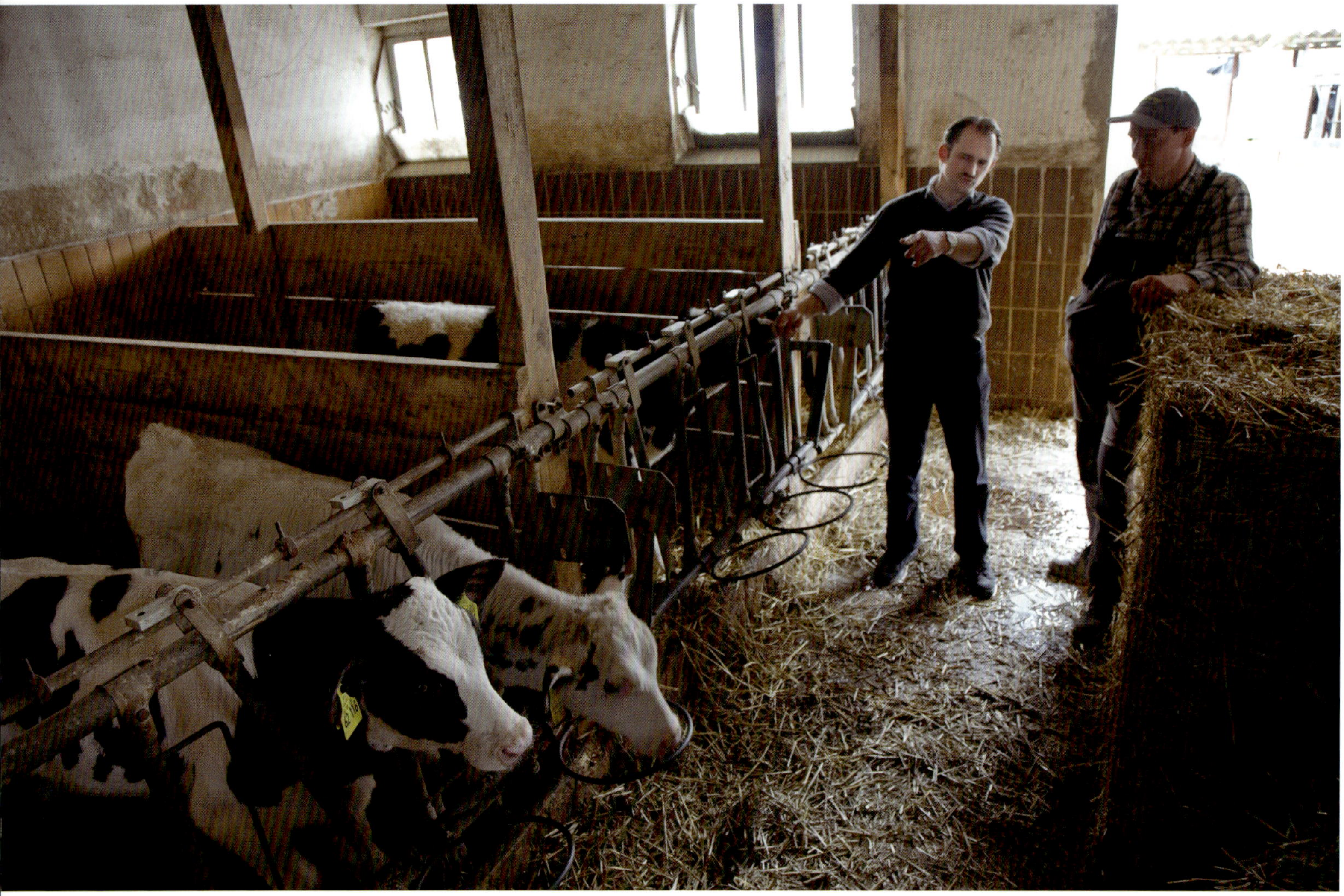

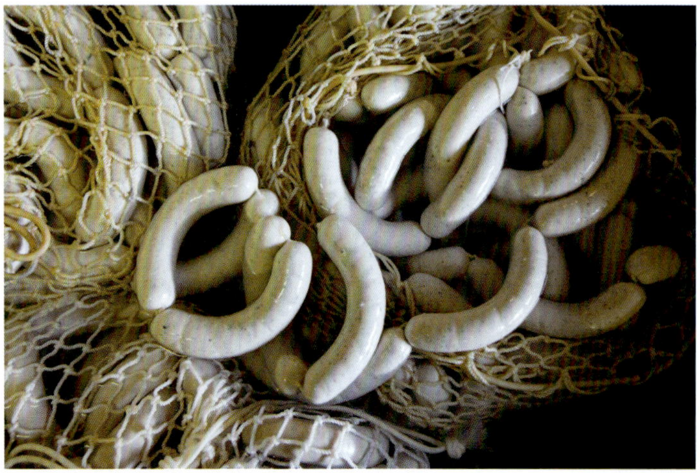

Markus Dirr kennt die Bauern persönlich, die ihm Tiere liefern, und er fährt selbst vorbei, um sie auszusuchen – so wie bei seinem Nachbarn Hannes Ekström (oben links), mit dem er ausmacht, welches Kalb als Nächstes in die Weißwürste (unten) und die feine Kalbsleberwurst wandern soll. In der Frühstückspause bespricht Markus mit seiner Frau Sonja bei Brezeln, Wurst und Kaffee die Aufträge fürs Catering (rechts). Die deutschen gehören zu den größten Fleischessern in Europa, auch wenn der Verbrauch in den vergangenen 20 Jahren etwas zurückgegangen ist

Markus sagt, die deutschen Metzger müssen sich umstellen – oder sie gehen unter. Der Marktstand, mit dem er die gut situierte Kundschaft im Herzen von Freiburg bedient, ist nur eine der Ideen, mit dem er das seit vier Generationen im Familienbesitz befindliche Unternehmen neu erfindet. Da ist noch der Partyservice, um den sich seine Frau Sonja kümmert, Vorträge und Seminare, und – sein ganzer Stolz – die neuen luftgetrockneten Würste und Schinken, mit denen er das klassische Sortiment erweitert hat.

Markus war gut aufgestellt, als er daran ging, das Geschäftsmodell des väterlichen Unternehmens zu überarbeiten. Mehr als zehn Jahre war er als Koch und Metzger durch die Welt gezogen, und als er Mitte der 1990er Jahre heimkehrte, um an der Seite seines Vaters zu arbeiten, brachte er jede Menge Inspiration mit: »Ich habe mit diesen luftgetrockneten Sachen angefangen – große Schinken wie in Italien, 16 Monate in kühler Luft gereift. Ich arbeite mit 15 verschiedenen Kräutern. Ich mache einen Prosciutto mit Fenchel, einen mit Ros-

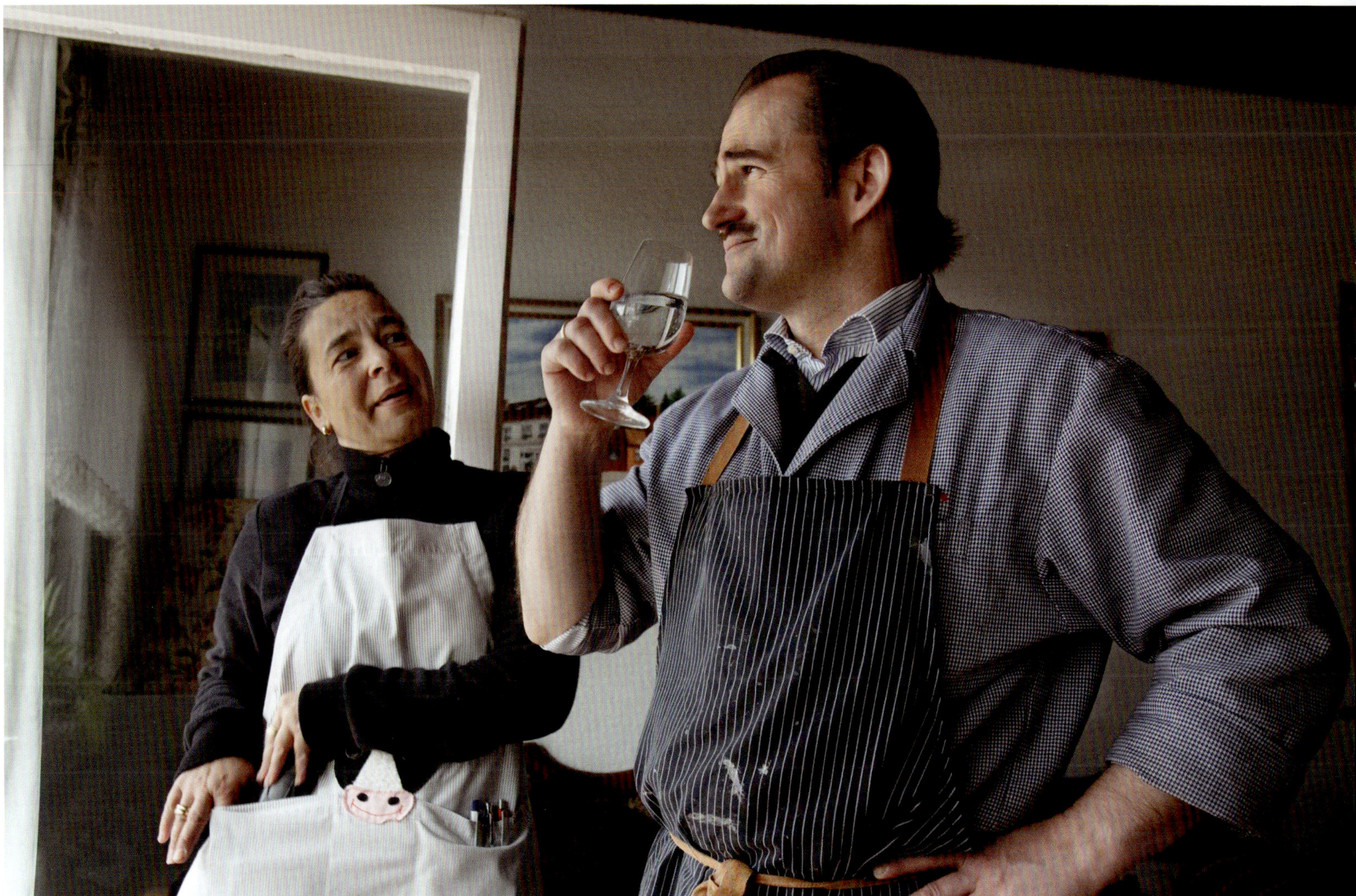

marin, einen mit Koriander. Ich habe diese Wildschwein-Salami mit Rosinen, Mandeln und Walnüssen. Wunderschön.« Alles Produkte, die sich vom traditionellen deutschen Angebot unterscheiden. Fragen denn Leute nach den üblichen Sorten? »Manche schon«, sagt Markus Dirr, »doch dafür habe ich in ganz Deutschland etwa 600 Kunden, die alle paar Wochen meine ganz besonderen Würste und Schinken bestellen.«

Als Markus das Geschäft neu erfand, räumte er auch auf: »In den 1980er Jahren war es üblich, Wurstsorten, bei denen sich die eigene Herstellung nicht lohnte, von der Industrie zu beziehen. Das habe ich alles aus dem Sortiment geworfen. Wir verkaufen jetzt nur noch das, was wir auch selber hergestellt haben. Das war die richtige Entscheidung, weil die Leute unsere Arbeit schätzen.«

Bei den Dirrs gibt es einen strikten Zeitplan für die ganze Woche, ausgerichtet auf die umsatzstärksten Tage Freitag und Samstag. Sonntagabend werden sieben bis acht Schweine, eine Kuh und ein Ochse und, je nach Saison, auch Kälber und Lämmer in Endingen angeliefert und am Montagmorgen geschlachtet. Unmittelbar danach werden die Kochwürste, allen voran die frischen Blut- und Leberwürste, hergestellt. »Blutwurst muss gleich nach der Schlachtung gemacht werden«, sagt Markus Dirr, »sonst stimmt der Geschmack nicht.«

An den übrigen Tagen werden die Schlachtkörper zerlegt, um sie als Frischfleisch zu verkaufen oder zu Brühwurst, wie bayerischen Weißwürsten, oder Rohwurst zu verarbeiten, die gesalzen und dann geräuchert oder luftgetrocknet werden. »Rohwurst ist am heikelsten, weil sie nach der Herstellung lange reifen muss«, erklärt Markus. »Da ist immer ein Risiko dabei, weil die perfekte Reifung einer luftgetrockneten Salami von so vielen Faktoren abhängt: Temperatur, Luftfeuchtigkeit und Luftbewegung.«

Einige von Markus Dirrs Rezepturen sind schon perfektioniert, andere befinden sich noch in der Versuchsphase. »Diese hier«, sagt er, auf eine Reihe Schweineschultern zeigend, »brauchen fünf Monate zum Reifen, bis sie die richtige Würze und den gewünschten Geschmack erreicht haben. Und alle diese Schimmelpilze, die drauf sind. Als ich mit meinen Versuchen anfing, dachte ich: Oh Gott, was ist denn da passiert? Ich habe die Salami und den Schinken in ein Labor gebracht und gefragt: ›Ich habe da eine Menge Geld reingesteckt. Was soll ich machen?‹ Und die sagten mir: ›Kein Problem. Das ist Edelschimmel, ein Teil des natürlichen Reifungsprozesses, der für die langsame Trocknung sorgt.‹«

In seinen großen Kühlräumen hängen und liegen lange Reihen von Würsten und Schinken. Darunter ein wachholdergeräucherter Schinken, den er nicht »Schwarzwälder« nennen darf, weil das eine geschützte Herkunftsbezeichnung ist und Endingen nun mal ein paar Kilometer außerhalb des Schwarzwaldes liegt. Also heißt er bei Dirr Kaiserstühler Schinken.

»Es ist für uns wichtig, die Klassiker wie Blut- und Leberwürste, Weißwürste und den traditionellen Schinken in bester Qualität zu machen«, erklärt Markus Dirr. »Aber ich denke, wenn wir nicht mit diesen neuen Produkten angefangen hätten, würden wir uns auf Dauer nicht halten können.«

4700

KANADA

Willie Ighulutak
Der schnitzende Inuit

EINE TAGESRATION

IM OKTOBER

FRÜHSTÜCK UND IM LAUFE DES TAGES Zwei Kannen Kaffee, 3 l, mit Zucker, 180 g, und milchfreiem Weißer, 36 g

MITTAGESSEN Arktische Messermuscheln, 770 g (mit Schale) · Bannock (gebratenes Brot), 190 g

ABENDESSEN Schweinekotelett, 420 g (Rohgewicht), in Öl gebraten, 1 EL · Mischgemüse, 140 g, mit Margarine, 36 g, und schwarzem Pfeffer, 1 TL

SNACKS UND SONSTIGES Kräcker mit Cheddargeschmack, 100 g · Trauben-Erdbeersaft, 0,5 l · Bier (8), 2,9 l · Cerealien, trocken gegessen, 48 g · Zigaretten (5)

KALORIEN 4700

Alter: 29 · Größe: 175 cm · Gewicht: 65 kg

Nunavut, Kanadas jüngstes, größtes und am wenigsten bevölkertes Territorium wurde 1999 aus den Northwest Territories ausgegliedert, um für die Inuit einen eigenes Gebiet zu schaffen, die seit 400 Jahren in den östlichen und zentralarktischen Regionen des Landes wohnen. Lange vor Gründung des Staates Kanada jagten die Inuit in der riesigen Wildnis Eisbären, Karibu, Narwale und Robben. Heute sammeln und jagen die meisten eher in einem Lebensmittelladen, doch Wild, »country food« genannt, wird immer noch bevorzugt.

APEX, NUNAVUT · Ein eisiger Regen fällt, doch Willie Ighulutak ignoriert ihn. Auf einer Kiste mit Blick auf den felsigen Strand von Baffin Island sitzend, setzt der einsame Schnitzer seine elektrische Schleifmaschine an den Stein auf seinem Schoß, und langsam erscheint die Gestalt eines tanzenden Eisbären. Er setzt ihn ab und beginnt, ein anderes Tier der Arktis zu schnitzen – einen Narwal. Er unterbricht, um seine Maske zurechtzurücken, und eine Wolke feiner Steinstaub steigt in die arktische Luft. Er schnitzt weiter, und der Wal aus marmoriertem Speckstein bekommt einen Schwanz. »Ich sehe, was für ein Tier in dem Stein steckt, bevor ich anfange«, sagt Willie. »Ich sehe etwas in der Natur und ich fühle, was der Stein werden soll.«

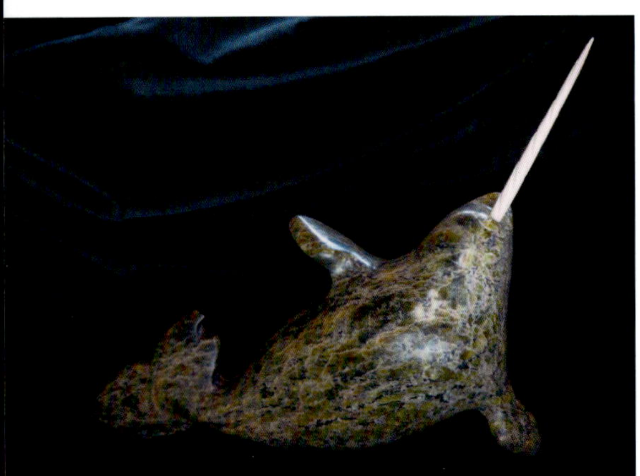

Gelegentlich macht er eine Kaffee- und Zigarettenpause. Am Ende des Tages wird er zwei große Kannen Kaffee geleert haben. »Ich trinke gerne Kaffee«, sagt er und schmunzelt über sein Understatement. Willie kauft den Stein von seinem Freund Russell und verdient sich noch ein Zubrot, indem er ihm beim Steinbrechen hilft. Zwei Wochen am Stück sind sie mit dem Boot unterwegs und presslufthämmern 13 oder 14 Stunden pro Tag. »Ja, es ist Knochenarbeit«, sagt Willie. »Wir werden nicht pro Tag oder Woche bezahlt, sondern pro Kilo Stein. Unser Verdienst hängt von der Menge ab, die wir heranschaffen.«

Der Arbeitsplatz des 25-Jährigen liegt vor dem Haus seiner Mutter im Städtchen Apex, nahe Iqaluit, der Hauptstadt von Nunavut an der Frobisher Bay an der Südküste von Baffin Island. Das Haus hat nur ein Schlafzimmer, Wil-

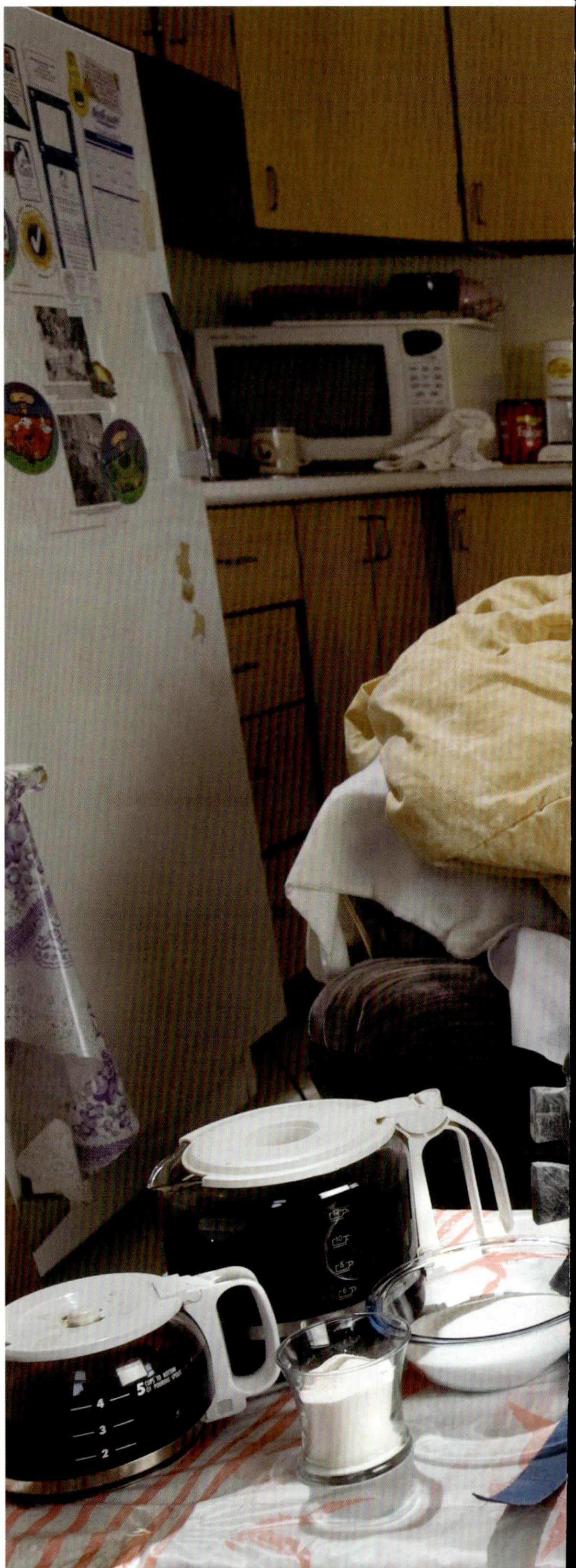

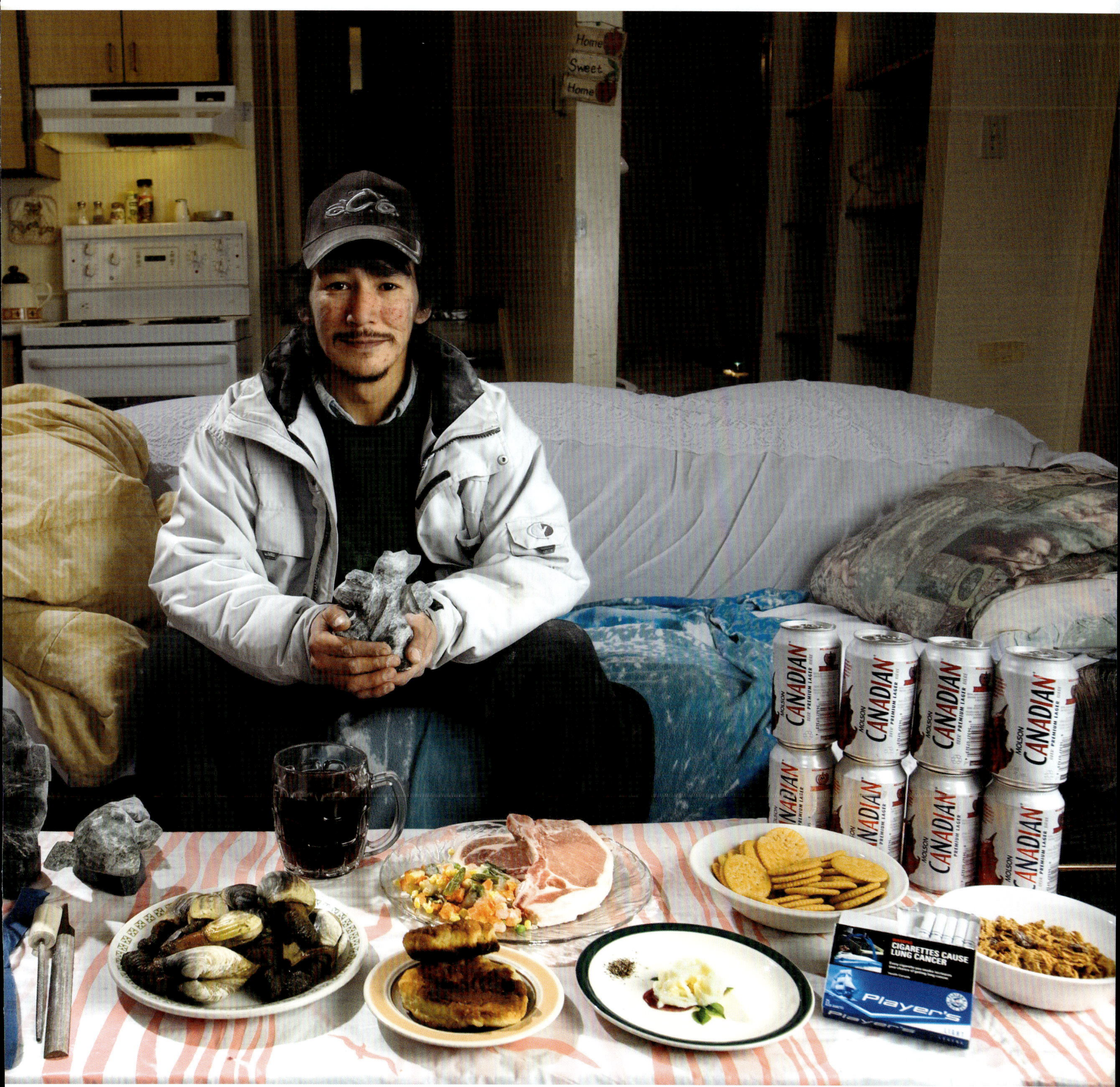

Der Steinschnitzer Willie Ishulutak vom Volk der Inuit mit einer typischen Tagesration an Lebensmitteln im Haus, das er zusammen mit seiner Mutter bewohnt. Das Schnitzen ist eine der wenigen traditionellen Fertigkeiten der Inuit, die den Übergang in die moderne Erwerbsgesellschaft geschafft haben. In der Hand hält Willie ein Stück, das er gerade bearbeitet: einen tanzenden Eisbären aus Speckstein. Er sagt, dass er zwei oder drei Stücke pro Tag fertigen kann. Diese verkauft er abends in den Bars und Restaurants von Iqaluit für 100 kanadische Dollar (etwa 73 Euro) oder mehr pro Stück. Auf dem Tisch liegen neben der Tagesration einige halbfertige Arbeiten. Wenn die Figuren vollendet sind, werden sie noch poliert – wie dieser Narwal (links)

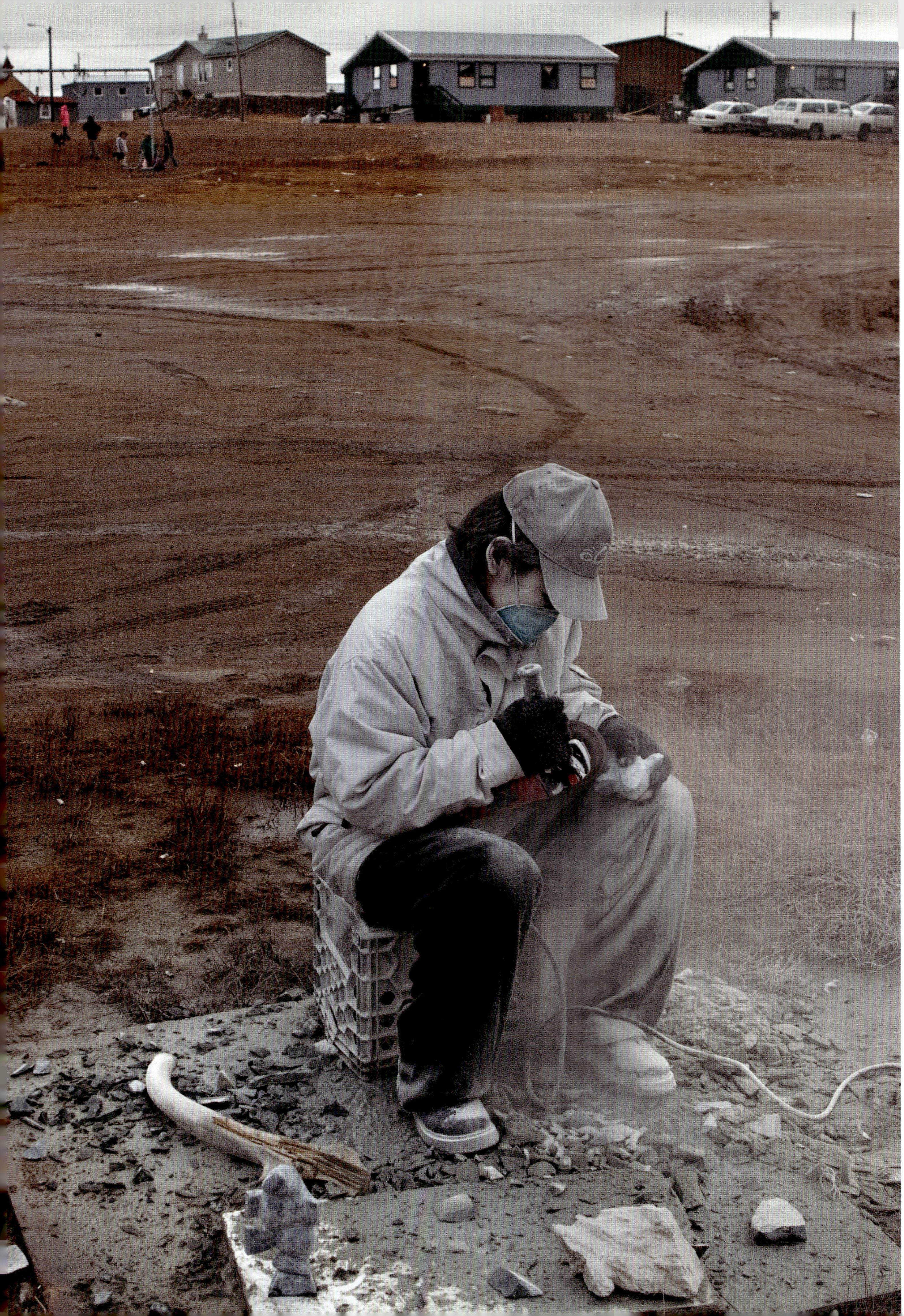

lie schläft auf dem Sofa, seine Sachen sind in einer Ecke des Wohnzimmers gestapelt.

Die Inuit haben schon immer geschnitzt, Werkzeuge, Fetische und Talismane als Glücksbringer bei der Jagd, doch heute verkaufen sie meist dekorative Arbeiten in den Hotels und Restaurants von Iqaluit. In den vergangenen Jahren hat sich die Gemeinde der Inuit zusammengetan, um einen Marktplatz für einheimische Kunst zu schaffen, sowohl als Forum für die künstlerische Präsentation als auch aus wirtschaftlichen Gründen.

Gute Schnitzereien, und selbst schlechte, bringen 100 Kanadische Dollar (etwa 73 Euro) und mehr, je nach Größe und Feinheit der Arbeit. »Ich kriege manchmal viel mehr«, sagt Willie, und er ist stolz darauf, dass ein paar Stücke von ihm in einer Galerie in Ottawa zu sehen sind, wo er noch nie gewesen ist.

Heute hat Willie einmal pausiert und ist mit ein paar Freunden Muscheln suchen gegangen am Stand vor dem Haus. Er kam mit einem Eimer voller arktischer Messermuscheln nach Hause. Wie viele waren es? »Ich weiß es nicht genau. Muss überlegen. Nicht viele, weniger als 20.« Wie bereitet er sie zu? »Ein paar habe ich roh gegessen, den Rest zu Hause gedämpft. Natur schmecken sie am besten.«

Die meisten seiner Mahlzeiten bereitet er selbst zu, doch er isst auch das Bannock seiner Mutter – gebratenes Brot, dass die Inuit im hohen Norden nach Ankunft der Fremden kennen- und schätzen lernten. Er sagt, dass seine Tante das beste Bannock macht: »Es ist irgendwie süßer – anders kann ich's nicht sagen. Es hat eine salzige Art von Süße.«

Das meiste kauft Willi am Ort ein: Koteletts, Tiefkühlgemüse, Kräcker, Saft und Cerealien. Da Waren nur im Sommer per Schiff gebracht werden können und sonst eingeflogen werden müssen, gehören die Lebensmittelpreise in Nunavut zu den höchsten im ganzen Land.

Willie kauft auch Bier – im Durchschnitt sieben Dosen pro Tag. Ist das nicht eine Menge? Er weicht aus. »Wenn ich Geld habe, kaufe ich es.« In den Läden von Iqaluit gibt es kein Bier, eine Verordnung gegen Alkoholmissbrauch verbietet das. Es gibt es aber in Restaurants und Bars, und auf dem Schwarzmarkt, zu mehr als 7 Dollar (5 Euro) die Dose. Isst er auch traditionelle Kost, außer Muscheln? »Kaum, da sie schwer zu kriegen ist«, sagt er. »Aber wenn meine Oma Seehund kocht oder Saiblinge oder Karibu, und ich höre davon, dann gehe ich zu ihr und esse dort.« Meist aber isst er allein, und geht dann die fünf Kilometer von Apex nach Iqaluit, um sein Tagwerk zu verkaufen.

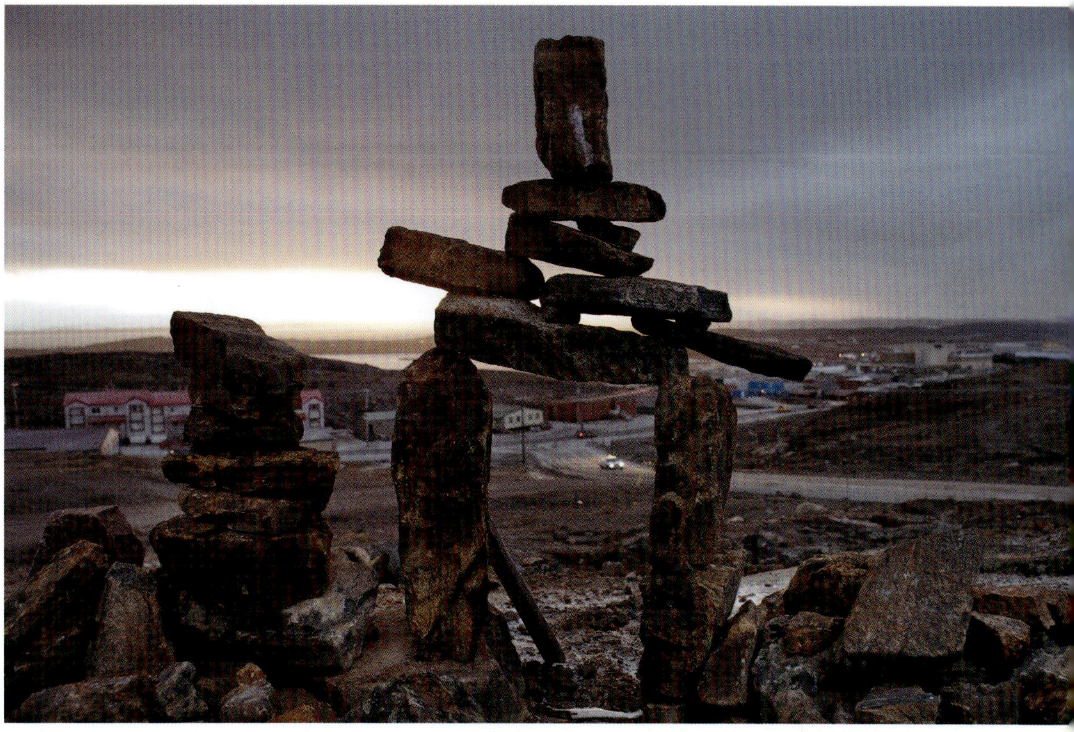

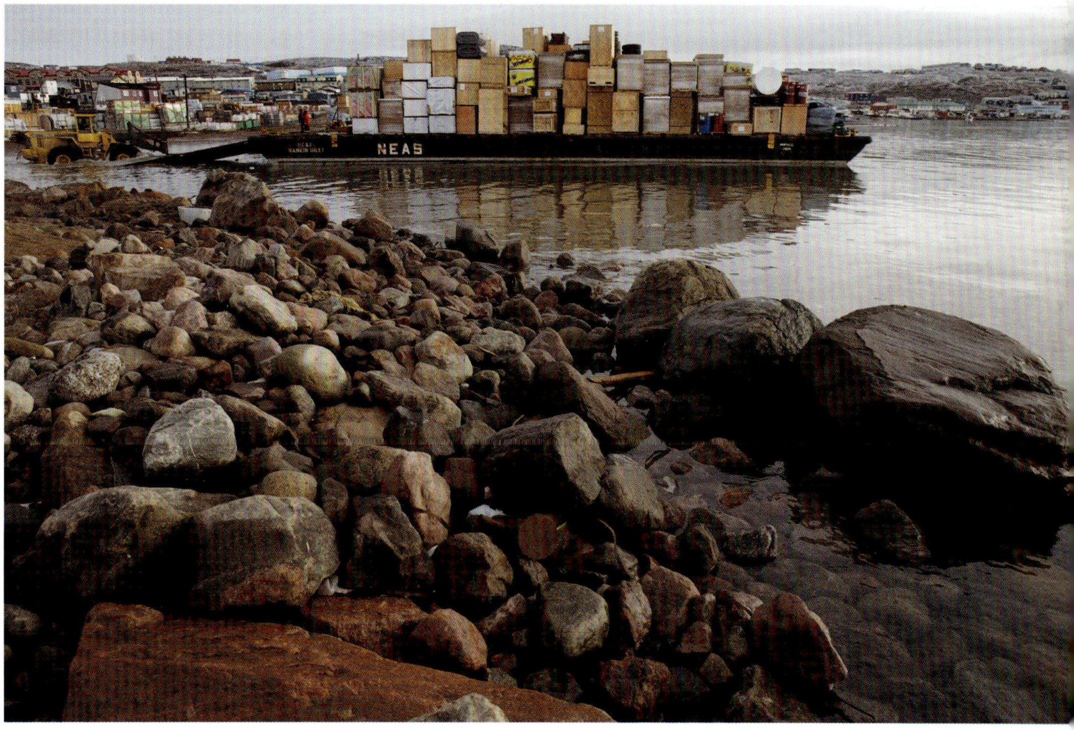

Bedeckt mit Schleifstaub, sitzt Willie vor dem Haus seiner Mutter in Apex und arbeitet die Flossen eines Narwals aus einem Stück marmoriertem Speckstein heraus (links). Auf der Kuppe eines Hügels oberhalb von Iqaluit steht ein steinerner Inukshuk (oben rechts). Solche Markierungen dienen als Orientierungspunkte in einem Gebiet mit Permafrostboden, wo keine Bäume wachsen und es auch sonst keine Landmarken gibt. In der Ferne fährt ein Taxi die »Straße nach Nirgendwo« hinauf; sie heißt so, weil Iqaluit über keine Straßenverbindung zum Festland und auch nicht zu anderen Orten auf Baffin Island verfügt. Ein Leichter lädt bei Ebbe Lebensmittel und andere Waren vom letzten Versorgungsschiff des Jahres am Steinstrand ab (unten). Wegen des Packeises ist das Städtchen vom Oktober bis Anfang Juli nicht auf dem Seeweg zu erreichen

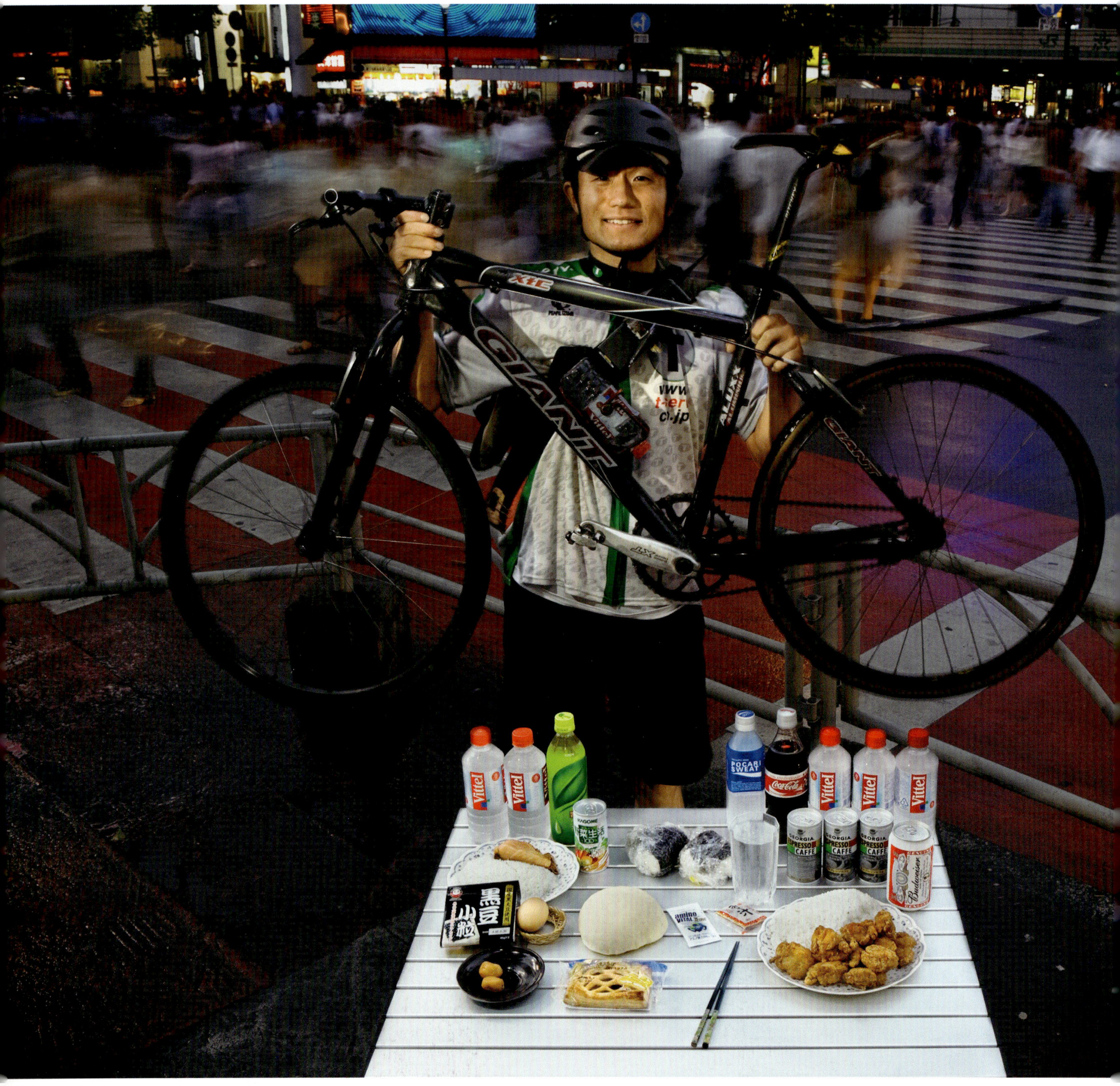

Der Tokioter Fahrradkurier Yajima Jun mit seiner typischen Tagesration an Lebensmitteln auf einer viel befahrenen Kreuzung im Stadtteil Shibuya während des abendlichen Berufsverkehrs. Jun hält sein taiwanesisches Fahrrad hoch, während im Hintergrund hastende Fußgänger verwischen. Im gesetzestreuen Japan missachtet niemand eine Ampel. Unser Foto haben wir aber »illegal« aufgenommen – in weniger als einer Minute die Speisen auf einem Klapptisch aufgebaut und mit einem Handblitz ausgeleuchtet. So war das Bild im Kasten, ehe die Verkehrspolizisten in der gegenüberliegenden Miniwache aufmerksam wurden und uns nach unser ganz und gar nicht vorhandenen Sondernutzungsgenehmigung fragen konnten

4800

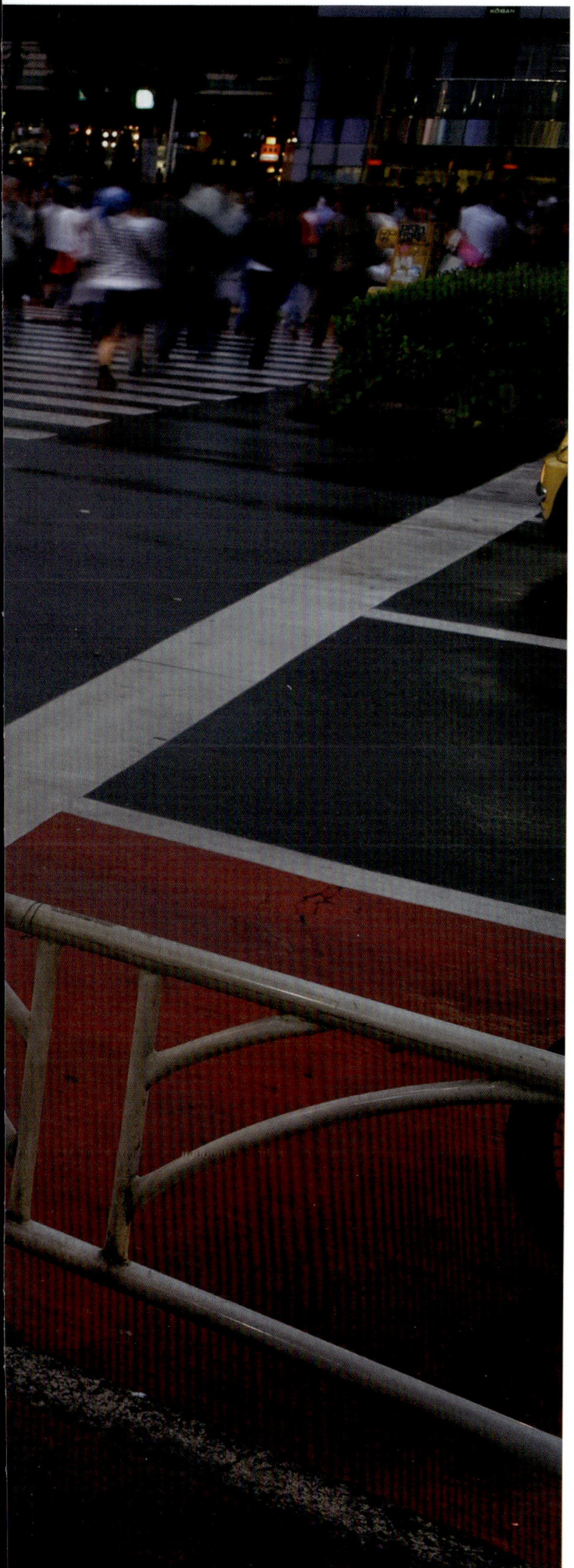

JAPAN

Yajima Jun
Der Fahrradkurier

EINE TAGESRATION

IM JUNI

FRÜHSTÜCK Lachsfilet, 100 g · weißer Reis, 356 g · Rührei, 62 Gramm, mit Nattō (gegorene Sojabohnen) 45 g · Umeboshi (gesalzene Ume-Pflaumen) mit Thunfischgeschmack (2), 20 g · Gemüsesaft, 200 ml

MITTAGESSEN AUF DEM RAD Hausgemachte Onigiri (in Seetang gewickelte Reisknödel), 500 g, gefüllt mit Ume-Pflaumen und Yukari (gesalzene rote Shisoblätter, getocknet und gemahlen), 1 EL · gedämpftes Weißbrot, 190 g · Apfelkuchen, 125 g · Cola, 0,5 l

ABENDESSEN Brathuhn, 283 g · weißer Reis, 680 g · Misosuppe (nicht im Bild), 240 ml · Bier, 350 ml

IM LAUFE DES TAGES Nahrungsergänzungsmittel, 3 g · Sportgetränk, 0,5 l · grüner Tee, 0,5 l · Kaffee mit Vollmilch und Zucker (3), 580 ml · gekochtes Wasser, 300 ml · Flaschenwasser (5), 2,5 l

KALORIEN 4800

Alter: 26 · Größe: 183 cm · Gewicht: 82 kg

TOKIO · Mit einem Bachelorabschluss von der Landwirtschaftsschule in der Tasche und auf der Suche nach einem Job kam Yajima Jun aus seiner Heimatstadt Nagano nach Tokio und war fasziniert von den Fahrradkurieren, die sich durch den Autoverkehr der Hauptstadt schlängelten. »Ich fand, sie sehen glücklich aus«, sagt Jun, der nun seit einigen Jahren selbst für T-Serv unterwegs ist, den größten Kurierdienst in Tokio – eine überraschende Karriere für einen jungen Mann, der vorher kaum je auf einem Fahrrad gesessen hatte. Doch heute fährt er ganz vorne mit, bringt es auf 80 Kilometer am Tag.

Um sechs Uhr nimmt er in seiner spartanisch eingerichteten Wohnung im Stadtteil Koganei ein eiweißreiches Frühstück ein: schwarzes Nattō auf Rührei mit Umepflaumen, und Lachsfilet mit Reis. Das geschmacksintensive Nattō hat eine verschworene Fangemeinde. Die T-Serv-Fahrer sprechen oft über Nahrung und Ergänzungsstoffe, die ihnen im »Straßenkampf« Vorteile bringen, und Nattō gehört für sie eindeutig dazu.

Jun stellt den Reiskocher fürs Abendessen ein, und um 6.45 Uhr steht er im Zug nach Minato, wo in der T-Serv-Zentrale sein Rad wartet. In der Halteschlaufe hängend, döst er während der anderthalbstündigen Fahrt im Stehen. In der Firma gibt es eine kurze Besprechung, ein paar Streckübungen, und dann geht es ab aufs Rad, für neun Stunden, an fünf bis sechs Tagen der Woche.

In einem Land, in dem Höflichkeit auf der Straße großgeschrieben wird, kann die Pflicht eines Fahrradkuriers zur pünktlichen Lieferung leicht zu Konflikten führen. Zum Glück bekommt Jun einen Stundenlohn, sodass er und seine Kollegen sich zwar für pünktliche Lieferungen die Beine ausreißen, aber nicht auch noch für die Lohnhöhe abstrampeln müssen.

Während der Arbeit nimmt Jun seine für Schnelligkeit optimierten Mahlzeiten fahrend ein. Mittags holt er Onigiri heraus, mit gesalzenen Ume-Pflaumen und getockneten Shisoblättern gefüllte und in Seetang gewickelte Reisknödel, die er mit Cola herunterspült.

Den Flüssigkeitsverlust auszugleichen ist in Tokio kein Problem – aber es kostet. Jun kauft sich Snack-Päckchen an Kiosken und im Laufe des Tages jede Menge Wasser, grünen Tee und Kaffee. Am späten Nachmittag ersetzt er durch ein Elektrolytgetränk seinen Salzverlust.

Auf dem Heimweg kauft er sich in Koganei Brathuhn, und wenn er um 21 Uhr zu Hause ankommt, ist der Reis fertig. Er brüht sich eine Instant-Misosuppe auf, öffnet sein kaltes Bier und isst vor dem Fernseher. Um Mitternacht schläft er. Um halb sechs wird der Wecker den nächsten 15-Stunden-Tag einläuten.

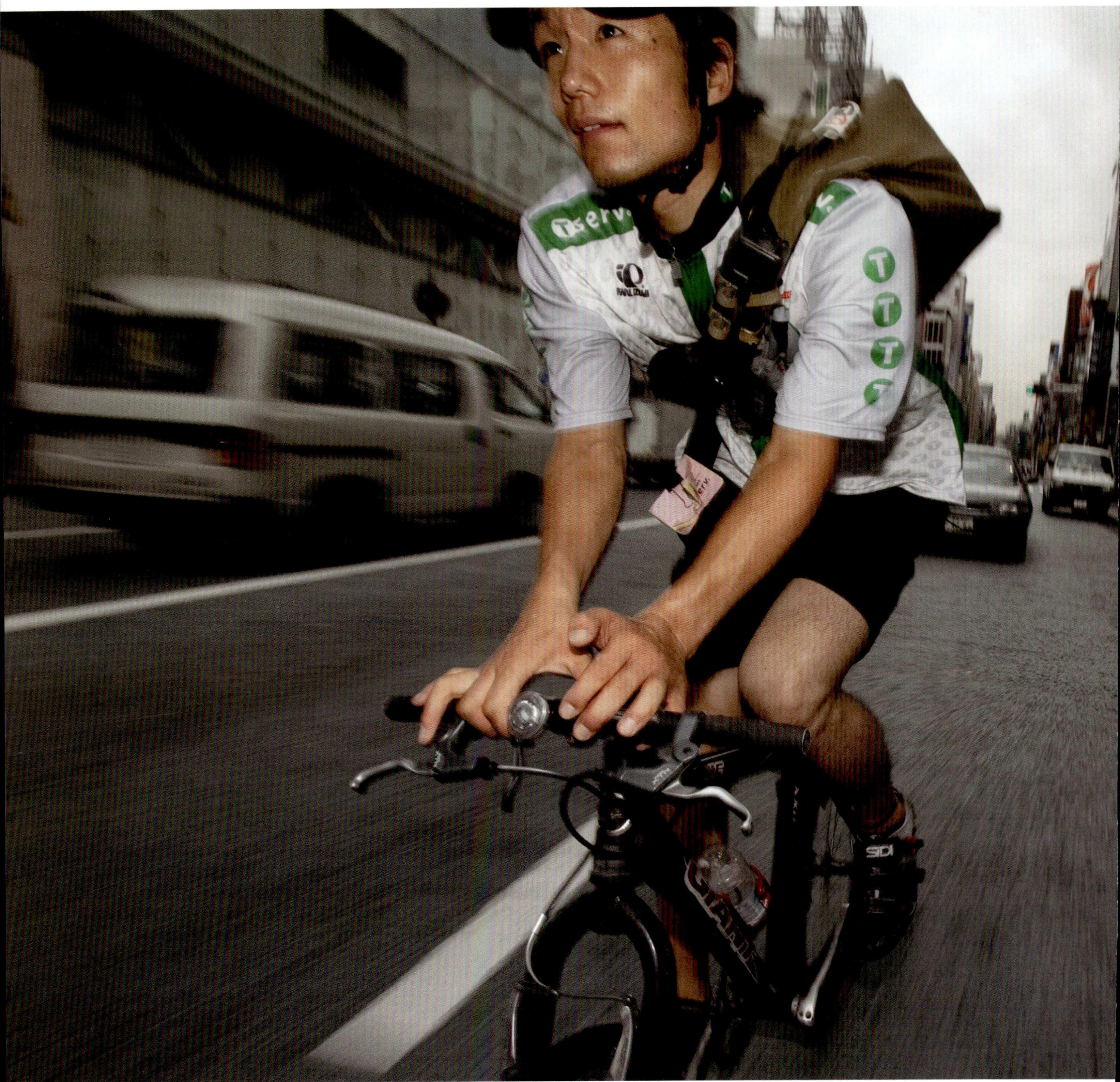

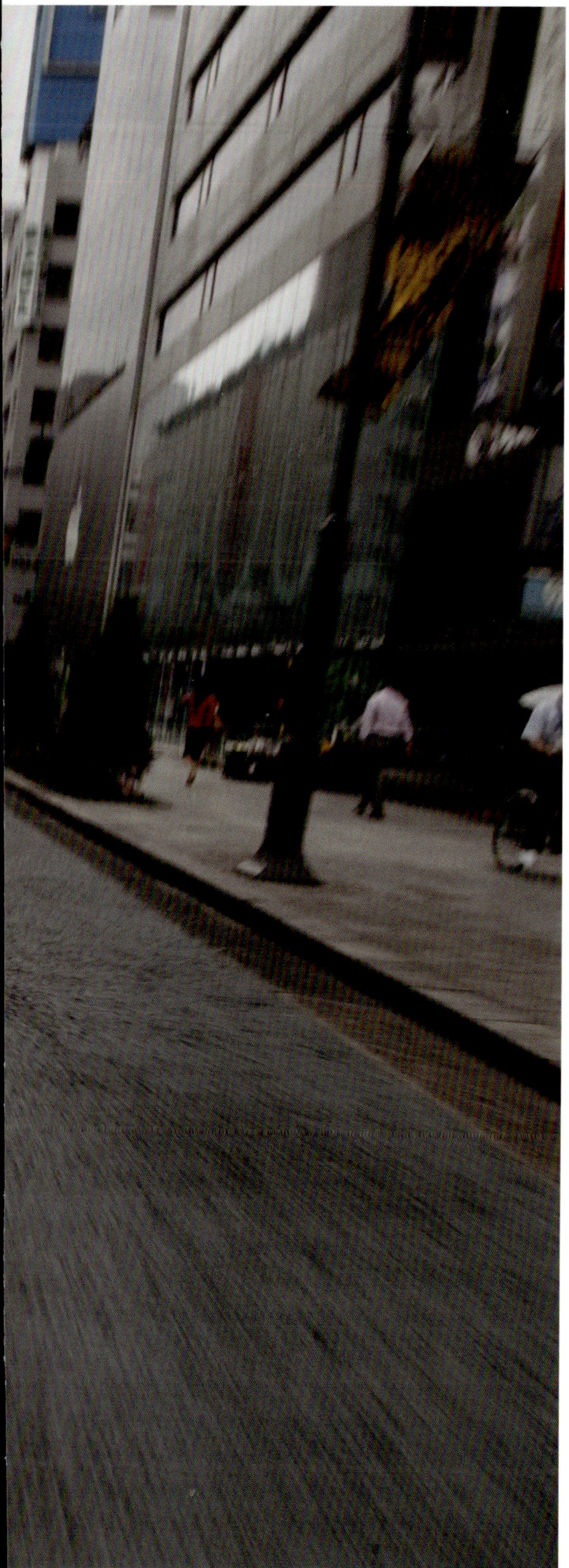

Meist schneller als die Autos und fast so flink wie ein Motorrad strampelt Kurier Yajima Jun auf seinem Fahrrad durch den Verkehr im Zentrum von Tokio, um die Sendung in seiner Tasche pünktlich zuzustellen (links). Gleichzeitig muss er mit einem Ohr den Funkverkehr der Zentrale verfolgen, die ihm den nächsten Auftrag zuweist. An einem gewohnt hektischen Freitagnachmittag nehmen die Dispatcher in der Kurierzentrale, alles selbst langgediente Kuriere, die Aufträge der Kunden an, um dann die Fahrer zu den Abhol- und Zieladressen zu lotsen (oben rechts). Erschöpft von neun Stunden auf dem Rad schläft Jun stehend in der U-Bahn, während die Mitreisenden in ihren eigenen virtuellen Räumen unterwegs sind

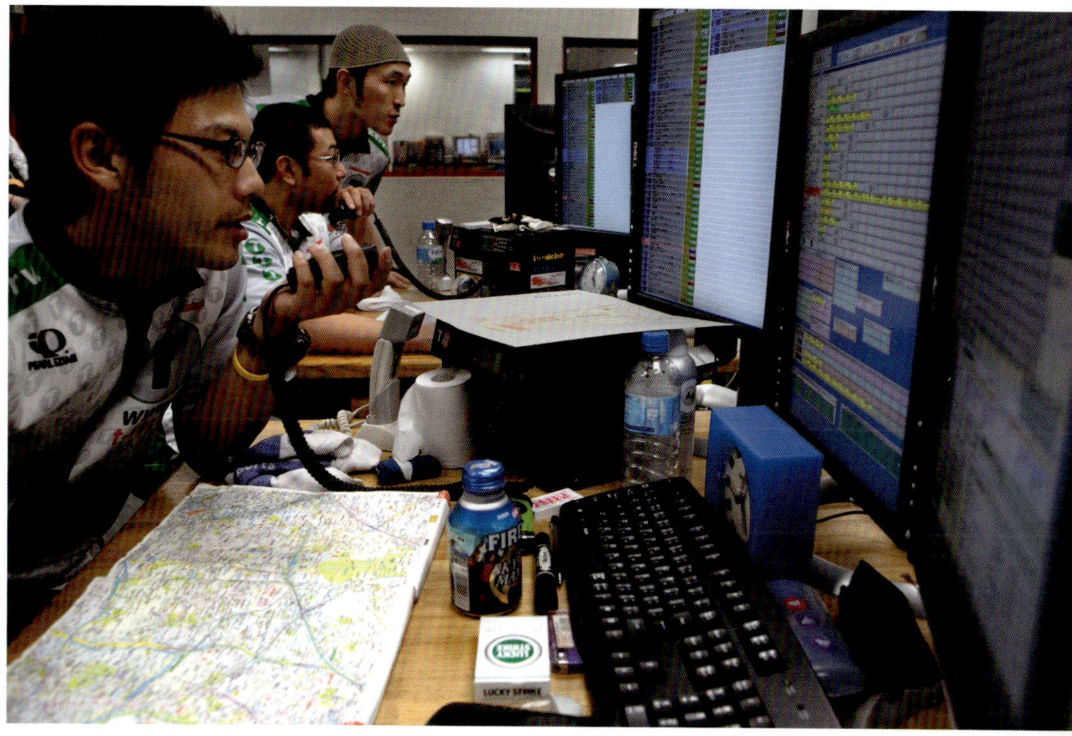

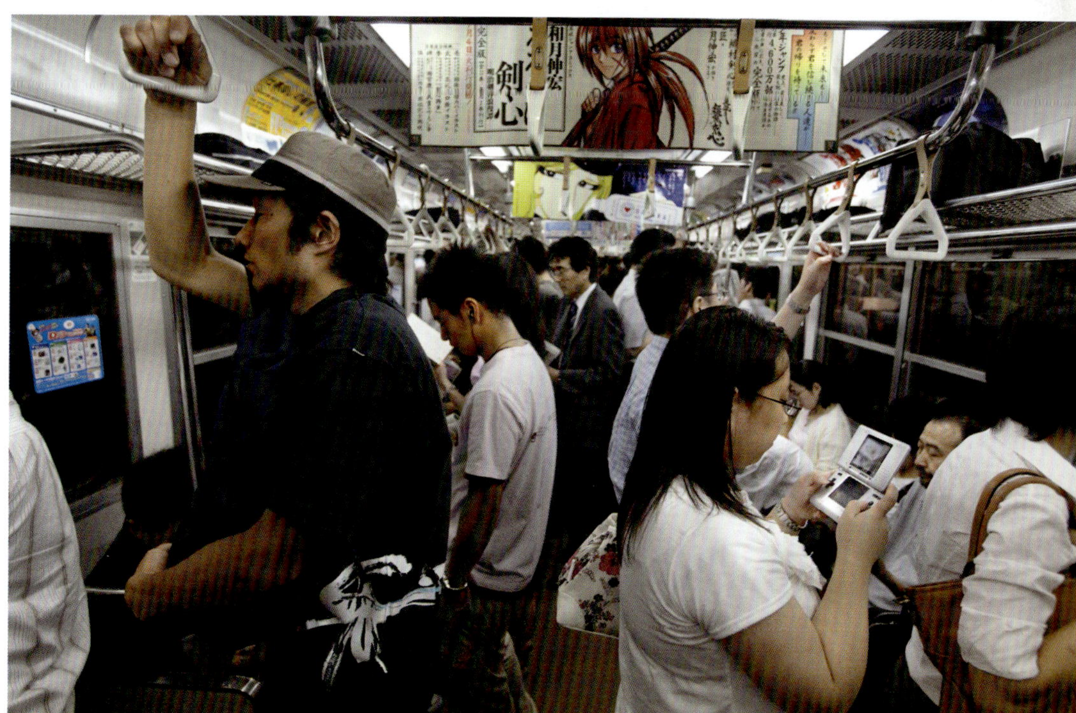

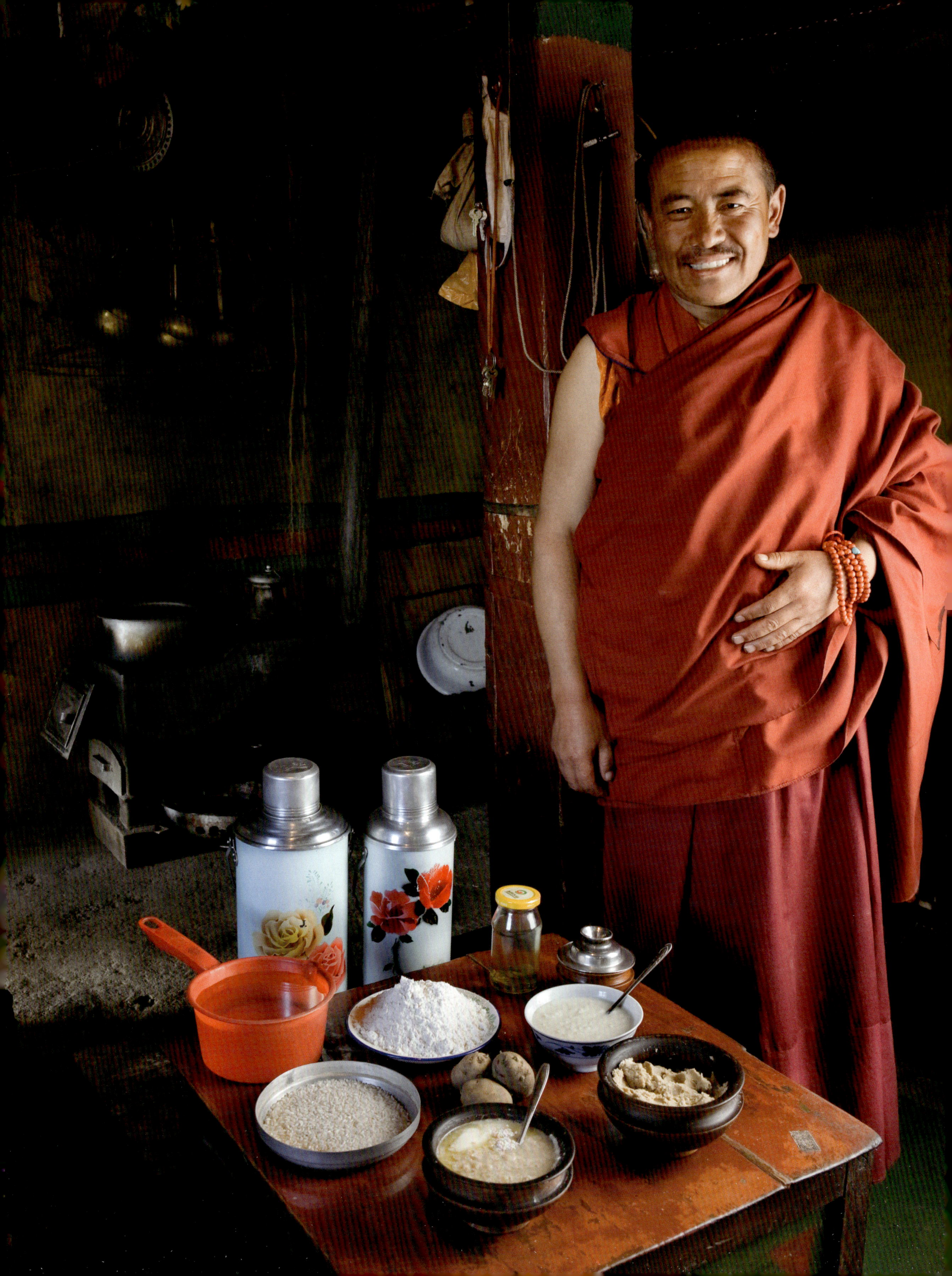

4900

AUTONOME REGION TIBET, CHINA

Der buddhistische Abt

EINE TAGESRATION

IM JUNI

FRÜHSTÜCK Gekochtes Brunnenwasser, 0,5 l · Tsamtuk (Buttertee und Suppe von gerösteter Gerste): Buttertee (Ziegeltee, gesalzene Butter aus Sauermilch), 225 ml, geröstetes Gerstenmehl, 95 g, Butter, 95 g, getrockneter Käse, 11 g

MITTAGESSEN Pag (Gerstenmehlkuchen): geröstetes Gerstenmehl, 195 g, Buttertee, 42 ml, Butter, 50 g, getrockneter Käse, 25 g, Zucker, 2 TL · Joghurt, 240 g, mit Zucker, 2 TL

ABENDESSEN Nudelsuppe mit Kartoffeln: Nudeln aus Weizenmehl (nur Mehl abgebildet) mit Wasser, 240 g, Kartoffeln, 170 g, und Butter, 2 TL, in salziger Brühe, 1 l · weißer Reis, 170 g

IM LAUFE DES TAGES Buttertee, 815 ml · grüner Tee (aus Blättern aus seiner Heimatprovinz gebrüht), 0,5 l

KALORIEN 4900

Alter: 45 · Größe: 165 cm · Gewicht: 72 kg

Die Mönche sprachen offen über ihre Ernährung, doch sie baten uns um Diskretion über ihre Lebensgeschichten. Und darum, den Namen und den Ort ihres Klosters nicht zu nennen, das auf das 7. Jahrhundert zurückgeht und Anfang der 1960er Jahre zerstört wurde. Zu Beginn dieses Jahrhunderts erhielten sie die Erlaubnis, einen kleinen Teil wieder aufzubauen. Unsere Aussagen sind vorsichtig abgewogen.

DIE TIBETISCHE HOCHEBENE · 20 Mönche in knöchellangen safranroten Roben und Werkzeuggürteln widmen sich abwechselnd ihrer spirituellen Tätigkeit und den Tischlerarbeiten zur Fertigstellung des Eingangs der Haupt-Sutrahalle. Dorfbewohner und nomadische Viehhalter unterstützen die Gemeinschaft mit Lebensmitteln. Andere Dorfbewohner drehen Gebetsmühlen auf dem langen Fußweg zum Kloster, wo sie Spenden abliefern oder ihre Hilfe beim Aufbau anbieten.

Während der dreimonatigen Fastenzeit essen die Mönche nach 14 Uhr nichts mehr, doch ansonsten ernähren sie sich genauso wie die übrigen Tibeter. Jeden Morgen bereiten die Novizen des Klosters in besondern Gefäßen den Buttertee, das tibetische Nationalgetränk, aus starkem Schwarztee, Butter und Salz. Diese Mischung wird auch als Zutat zu Gerstenbrei und -suppe verwendet.

Nach der Meditation nehmen die Mönche ihr Frühstück ein, Tsamtuk – eine Suppe aus Gerstenmehl, Butter und Buttertee, manchmal mit getrocknetem Käse. Der Abt knetet mit seinem Daumen einen Teig aus Gerstenmehl und Butter fürs Mittagessen, mit etwas Buttertee für die Bindung. Aus der gleichen Mase werden auch Figuren und Kegel – Tormas genannt – geformt, die als Opfergaben dienen. Nicht alle buddhistischen Mönche sind Vegetarier, besonders auf der Hochebene nicht, wo kaum etwas wächst. In der Klosterküche gibt es eine getrocknete Yak-Keule, die Spende eines Viehhalters. Heute Abend aber kocht der Abt persönlich – Reis und eine Kartoffelsuppe mit Nudeln aus Weizenmehl. Den Teig dafür knetet er selber und formt daraus von Hand die Nudeln, die er einzeln in die dünne Brühe fallen lässt.

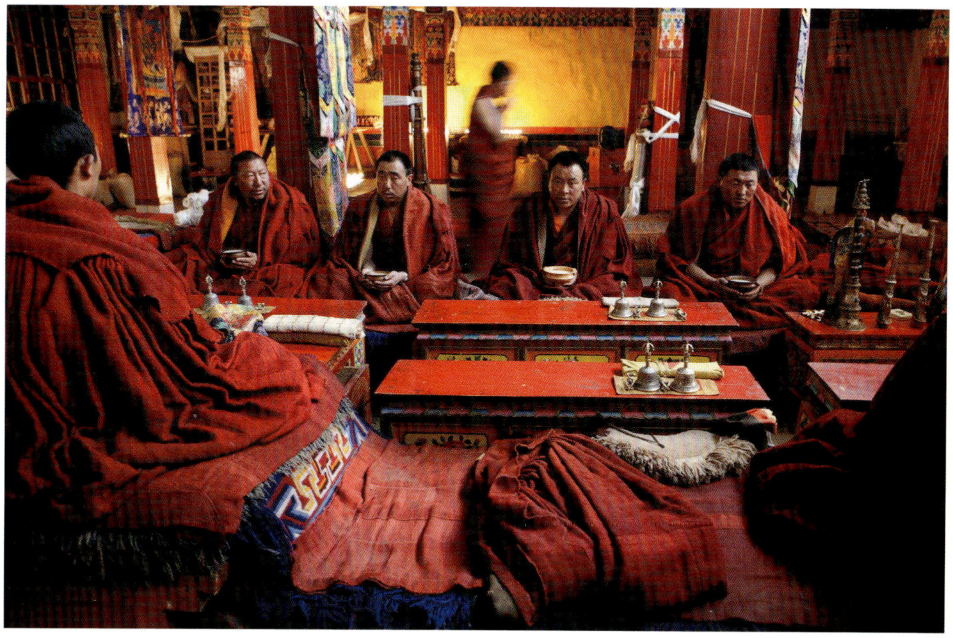

Der Abt mit seiner typischen Tagesration im teilweise wieder aufgebauten Kloster. Tibetische buddhistische Mönche lesen die heiligen Schriften vor und singen Sutras (rechts)

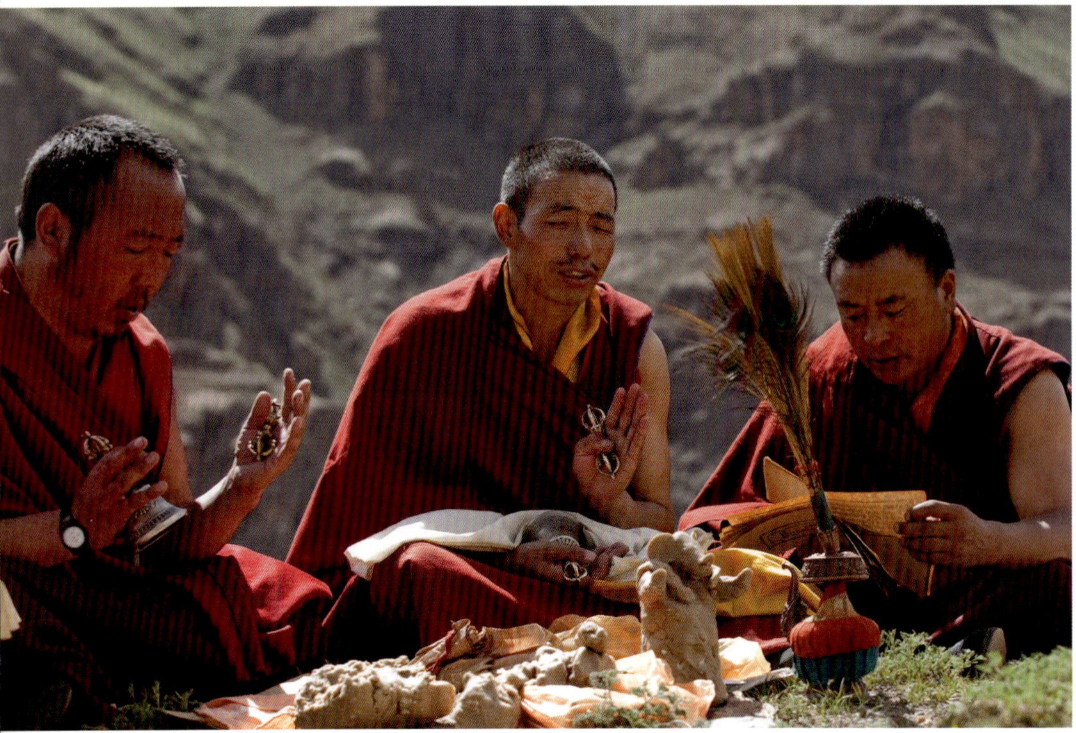

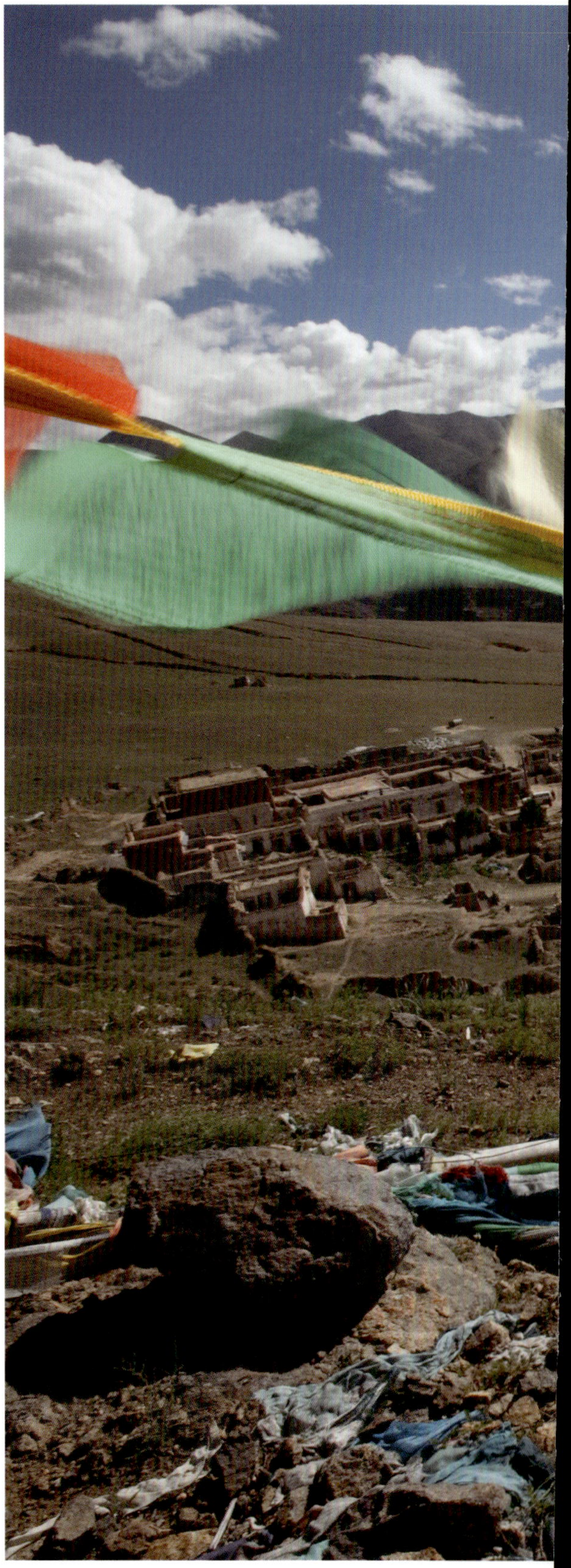

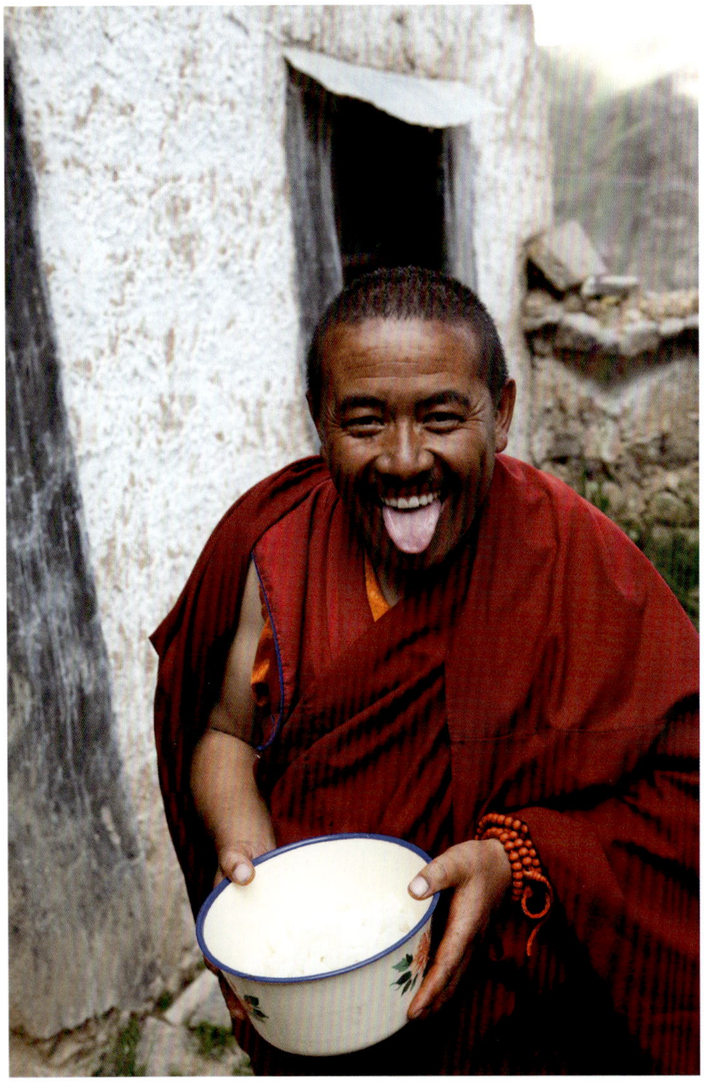

Eine frische Brise weht, als zwei Frauen Gebetsflaggen am Pilgerpfad oberhalb des Klosters hissen (rechts). Die meisten Gebäude sind noch immer Ruinen, nachdem die Anlage in den 1960er Jahren zerstört wurde. Auf der Kuppe desselben Hügels singen und rezitieren drei Mönche heilige Schriften der Buddhisten (oben links). Die kleinen Figuren, Tormas genannt, sind Opfergaben, sie werden aus Gerstenmehl und Butter hergestellt. Die ausgestreckte Zunge ist der übliche Gruß, mit dem ein Mönch dem Fremden Respekt bezeugt

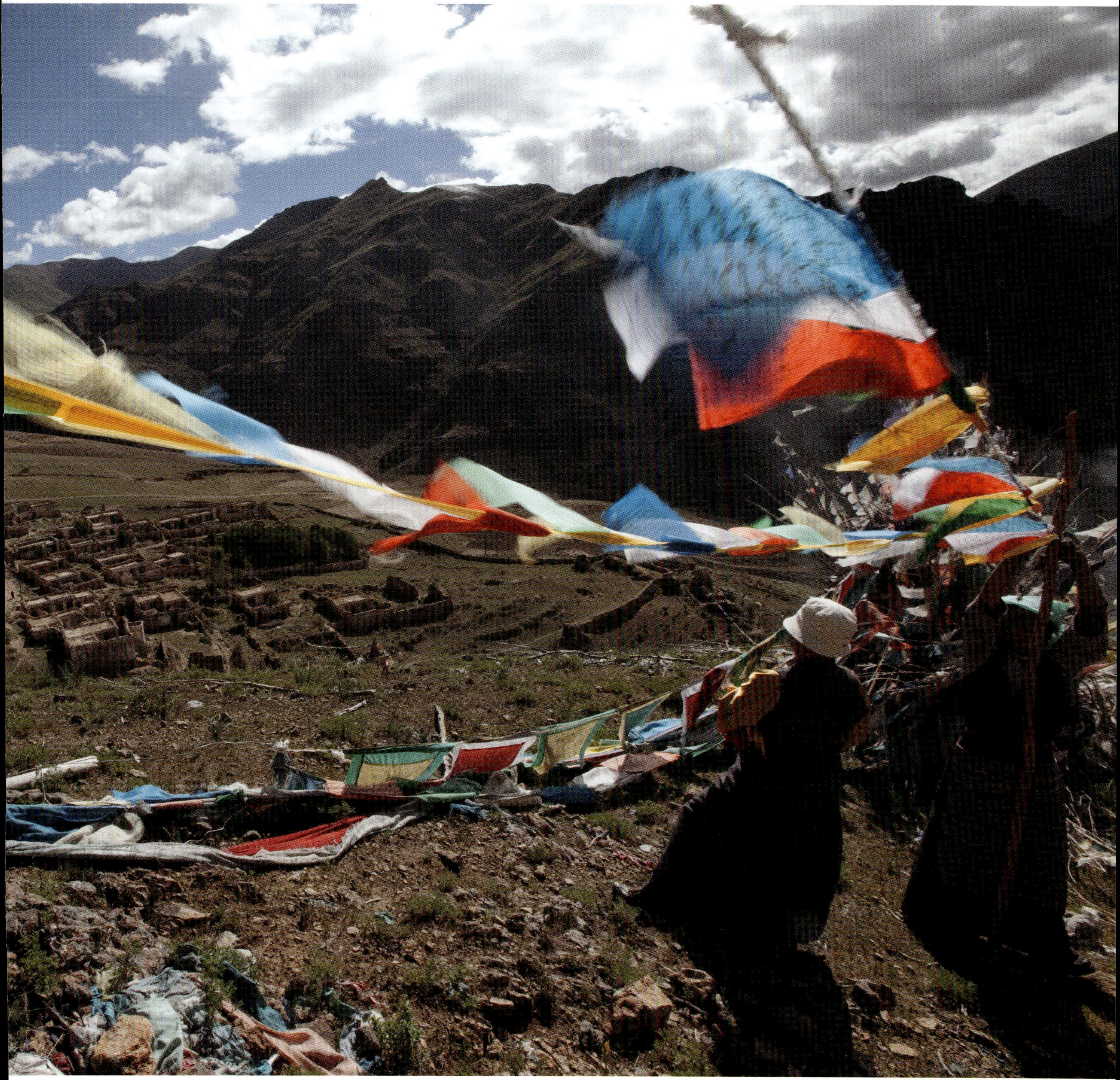

4900

IRAN

Akbar Zareh
Der Knusperbrotbäcker

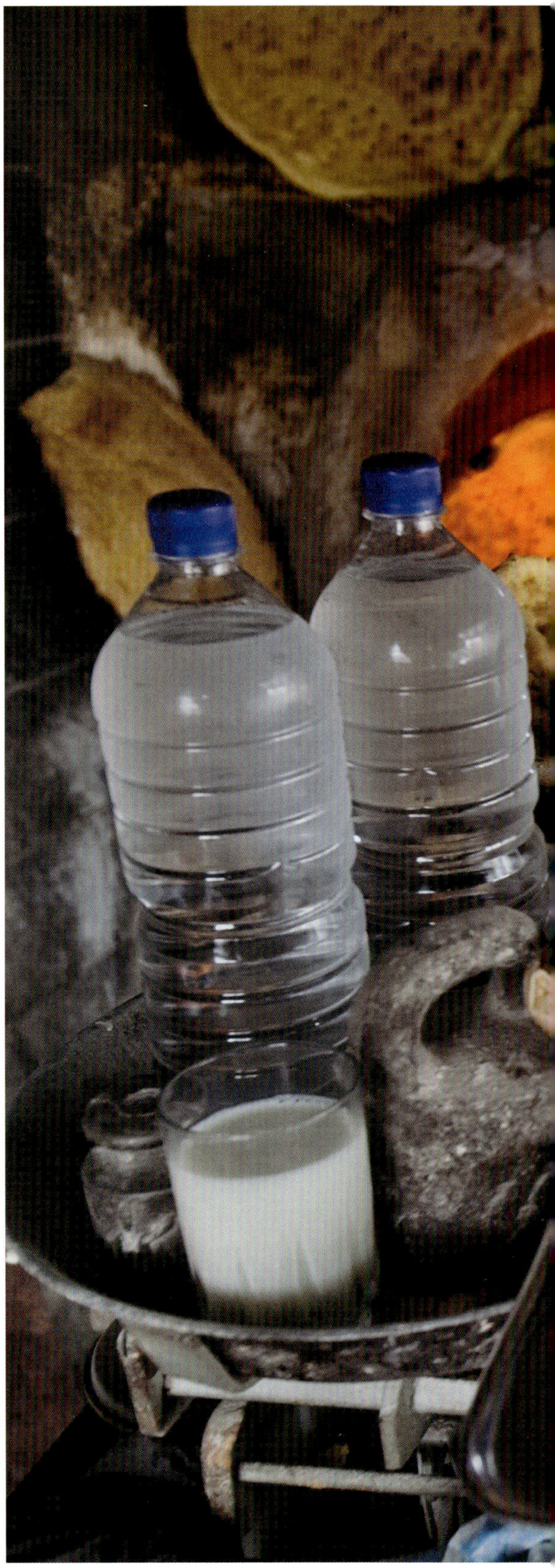

EINE TAGESRATION
IM DEZEMBER

FRÜHSTÜCK Hartgekochte Eier (2), 118 g · Sabzi khordan (Kräutermischung) mit Radieschen, 90 g · Nan-e taftoon (leichtes, knuspriges Fladenbrot), 280 g · Schwarztee, 250 ml, mit Zucker, 2 TL

IM LAUFE DES TAGES, BEI DER ARBEIT GEGRIFFEN Khoshk yazdi (flaches Knusperbrot – die Sorte, die er auch verkauft), 680 g · Tomaten, 150 g · Weintrauben, 390 g · Granatapfel, vom Baum vor der Bäckerei, 430 g

ABENDESSEN Kabab koobideh (Lammspieß), 146 g weißer Reis, 390 g · Joghurt, 300 g · Nan-e taftoon, 280 g

SPÄT AM ABEND heiße Vollmilch, 200 ml

IM LAUFE DES TAGES Gekochtes Wasser, 3 l

KALORIEN 4900

Alter: 48 · Größe: 175 cm · Gewicht: 85 kg

YAZD · Der Tag des Akbar Zareh beginnt und endet mit Brot. Jeder Tag. Früh am Morgen schüttet der selbstständige Bäcker Weizenmehl aus Zentnersäcken in eine riesige Knetmaschine, gibt Wasser dazu und für die Farbe getrocknete Distelblüten und etwas Teig vom Vortag, um die Gärung zu beschleunigen. Er deckt den Teig mit einem schweren Tuch zu und macht Pause, um das erste der drei täglichen Gebete zu verrichten, die seine Religion, der schiitische Islam, vorschreibt. Anschließend heizt er seine beiden von Hand gebauten Lehmöfen mit den Gasbrennern an, und der lange Arbeitstag beginnt, der nur unterbrochen wird durch die Gebetspausen.

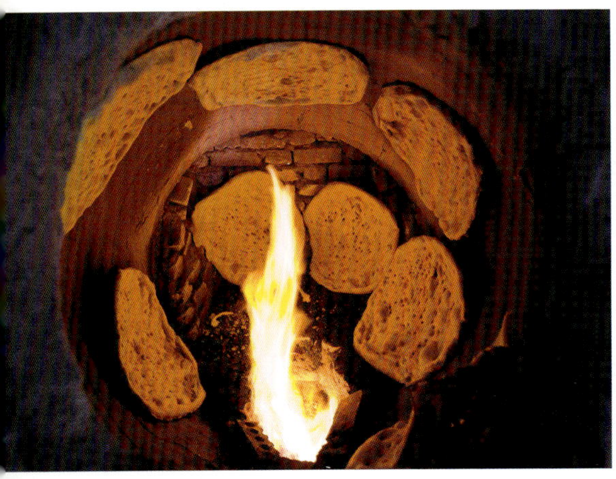

Die klassischen persischen Fladenbrotsorten sind weich und ein wenig zäh und werden in der Regel zu den Mahlzeiten im Familienkreis gekauft: Sangak, Lavash oder Barbari. Akbars Brot ist anders: Khoshk Yazdi, benannt nach dieser Stadt im Zentraliran. Akbar Zareh macht dieses Brot, seit er zehn Jahre alt ist – als er anfing, seinem Vater in der Bäckerei zur Hand zu gehen. Khoshk Yazdi wird länger als andere Sorten gebacken, dann getrocknet, in Stücke gebrochen und nach Gewicht verkauft. Das Knusperbrot wird traditionell zu Doogh gegessen, einem dünnen Sauermilchgetränk, mit Salz und manchmal frischer Minze. Akbar ist einer von nur zehn Bäckern in der Stadt, die dieses Brot herstellen, und er hat nie ein anderes Brot gebacken. Weicht er jemals vom überlieferten Rezept ab? »Das würde keiner tun«, sagt er.

Der Staat subventioniert den Preis für angereichertes Brotmehl, dafür setzt er auch die Preise fürs Brot fest, damit auf diese Weise sichergestellt ist, dass sich jeder Iraner wenigstens das tägliche Brot leisten kann. Für sein Khoshk Yazdi darf Akbar etwas mehr verlangen, weil es nicht das offizielle tägliche Brot ist, doch der Preis ist immer noch niedrig. Dennoch, sagt Akbar, verdiene er genug, um seine Familie ernähren zu können.

Akbar Zareh hat nie eine Schule besucht und weder lesen noch schreiben gelernt. Vor

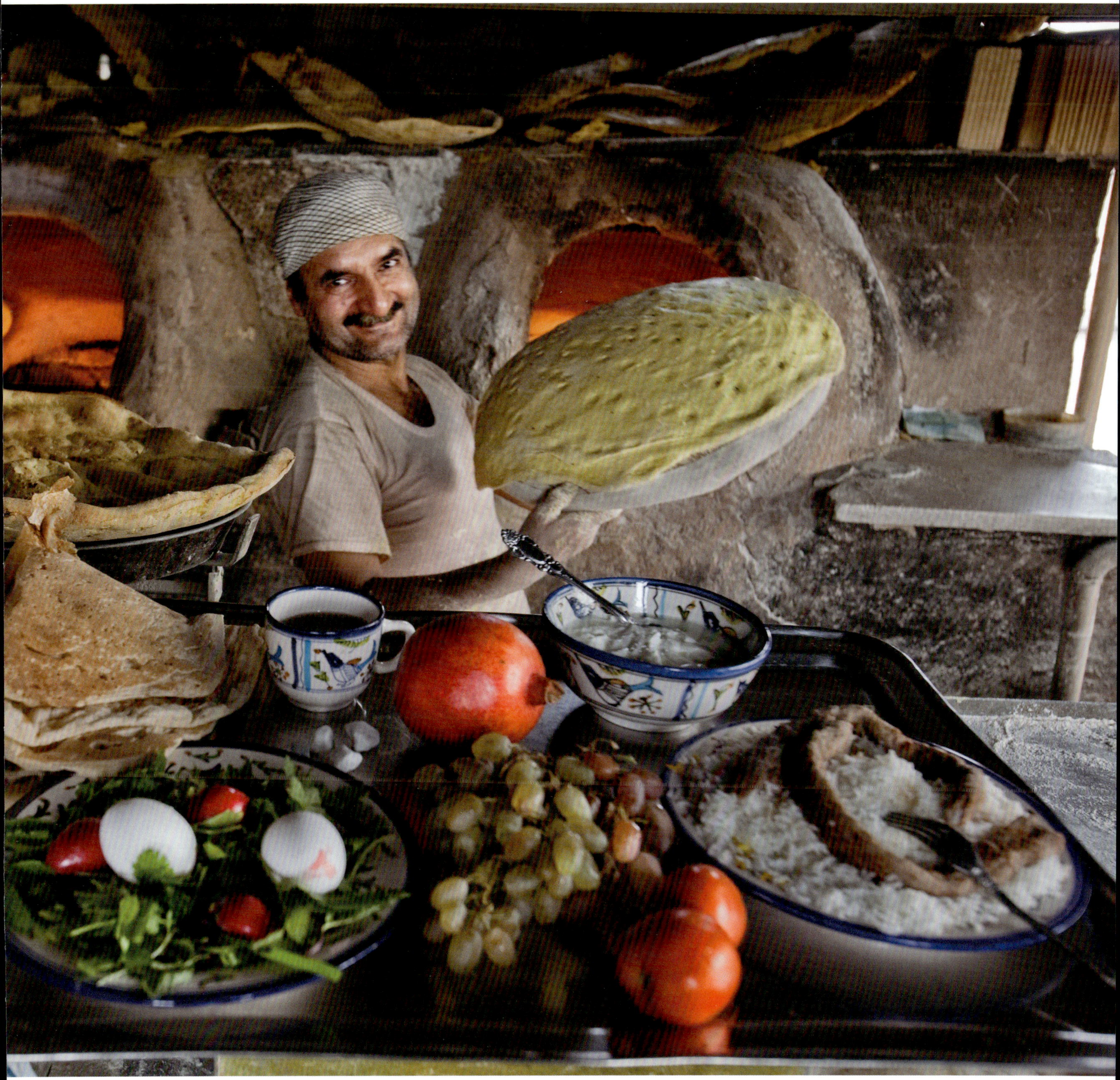

Akbar Zareh in seiner Bäckerei in der Hauptstadt der Provinz Yazd mit einer typischen Tagesration an Lebensmitteln. Seit seinem zehnten Lebensjahr steht er täglich in der Backstube, anfangs in der seines Vaters. Er bedauert, dass er nie eine Schule besuchen durfte und weder lesen noch schreiben gelernt hat. Indem er zehn Stunden pro Tag gearbeitet hat, konnte er seinen vier Kindern eine Schulbildung ermöglichen, damit sie nicht so schwer arbeiten müssen wie er. Seine Brote sind etwas Besonderes. Die frischen, warmen Fladen duften verführerisch und können es mit jedem Brot der Welt aufnehmen. Nach dem Backen in den Tandoor-Öfen aus Lehm werden die meisten Brote getrocknet, in Stücke gebrochen und verpackt (links)

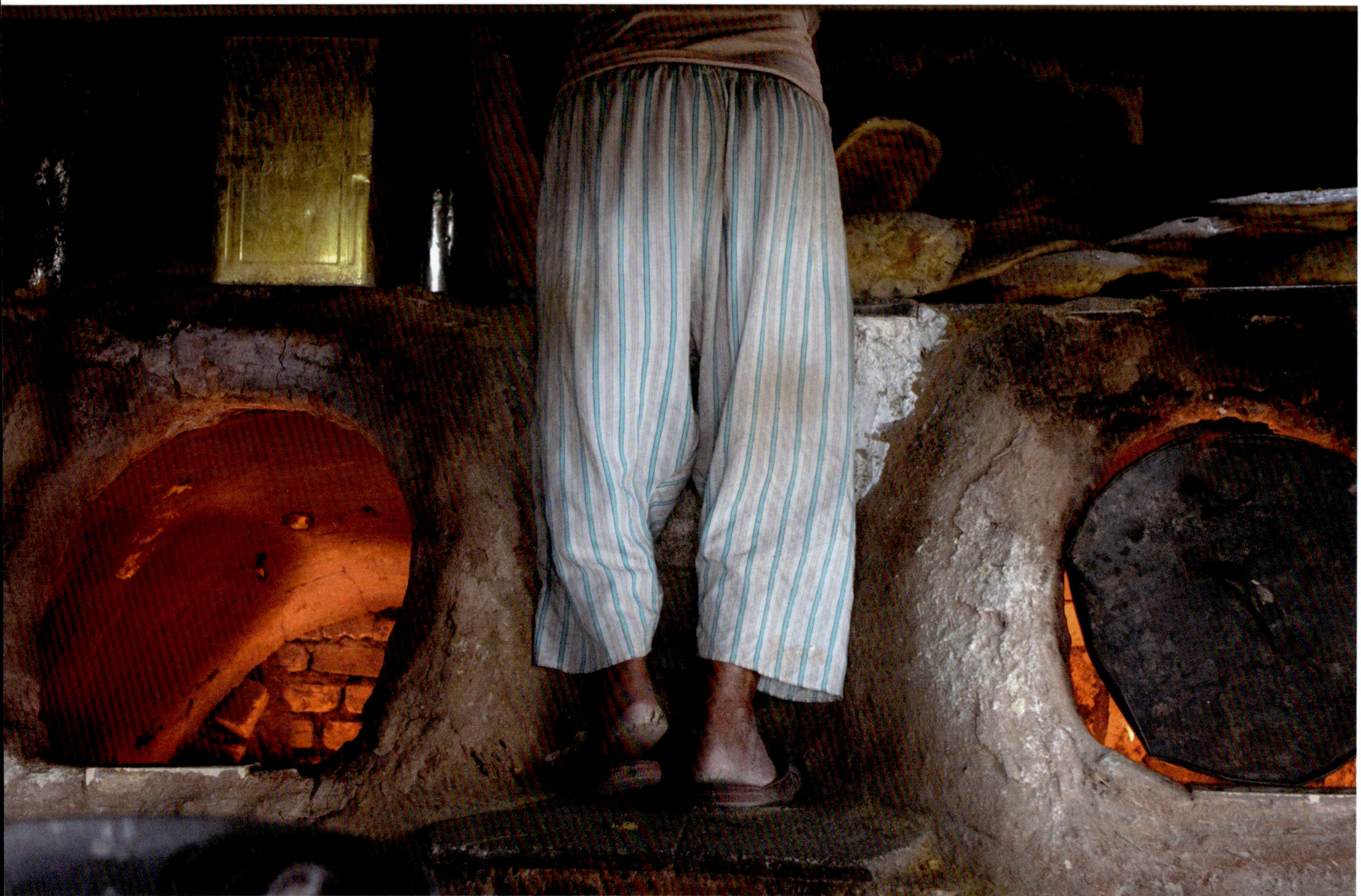

Die zentraliranische Wüstenstadt Yadz gehört zu den am längsten ununterbrochen bewohnten Orten der Erde. Zwischen den Kuppeln über der Amir-Chakhmaq-Moschee und dem angrenzenden Basar stehen Badgirs, quadratische Lüftungstürme aus Lehmziegeln (unten links). Bäcker Akbar Zareh nutzt die Wärme über seinen Öfen zum Trocknen seiner dünnen Fladenbrote (oben), die auch nach Deutschland exportiert werden

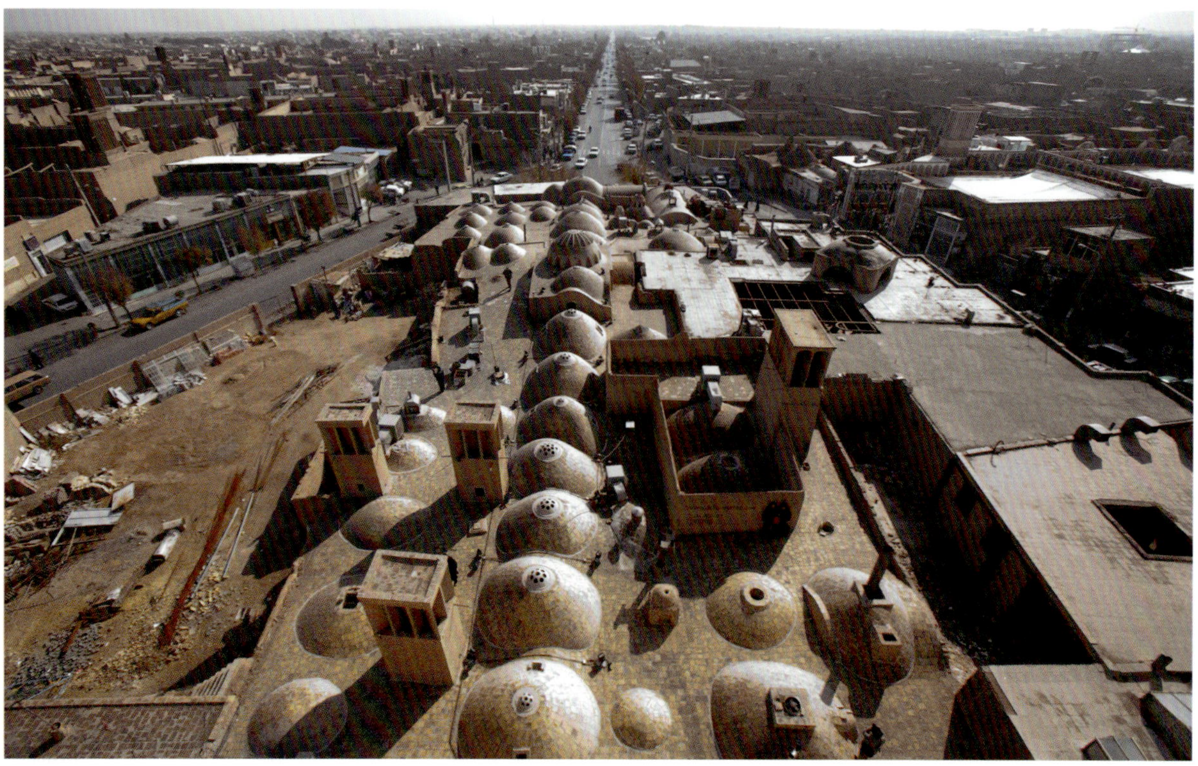

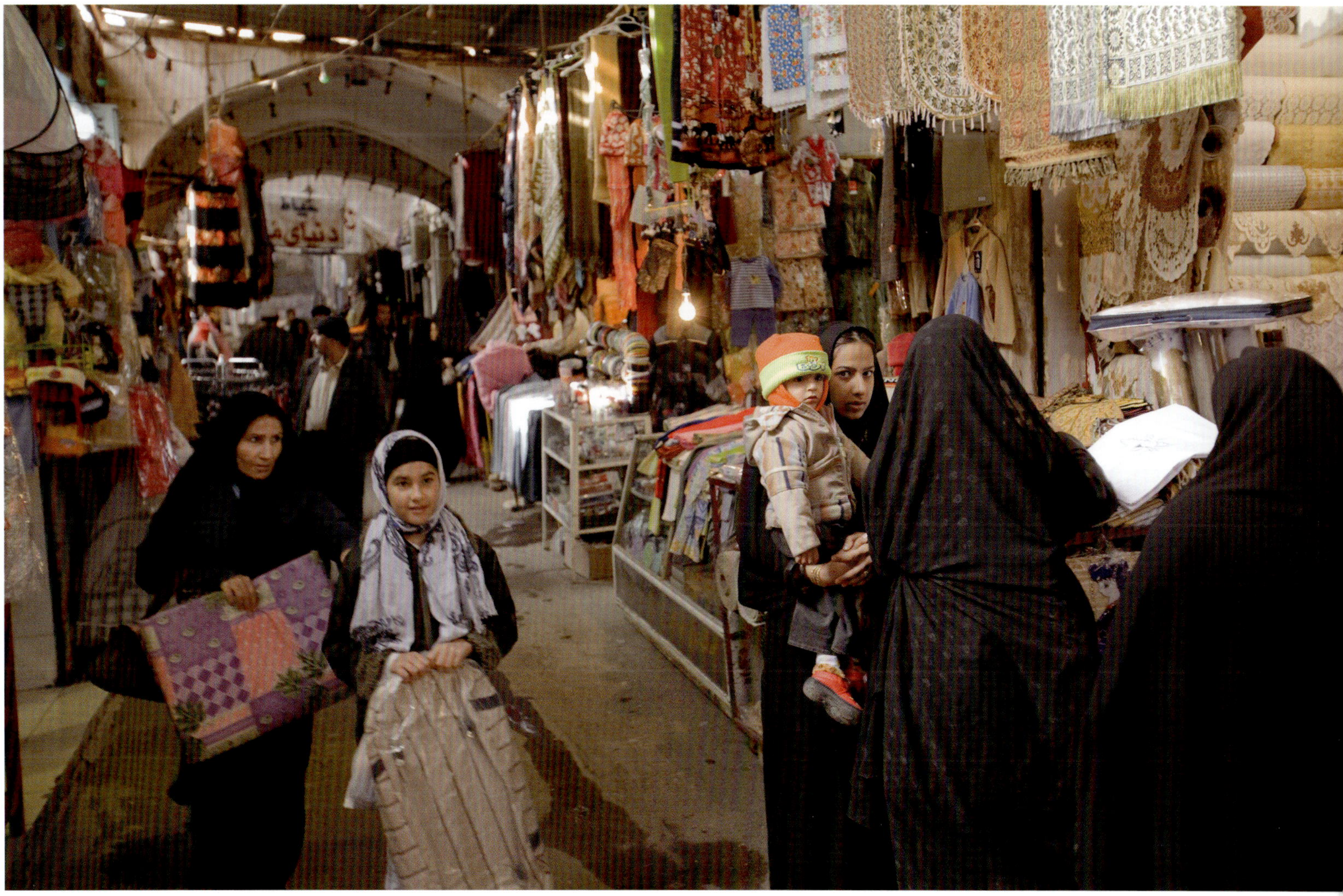

vielen Jahren hat er einmal seinen Vater gefragt, warum der ihn dieses heiße, anstrengende Handwerk gelehrt hat. Und der Vater hat nur gelacht. Die Antwort ist einfach: Damals, vor 40 und mehr Jahren, hat jeder im angestammten Gewerbe seiner Familie gearbeitet, und die Zarehs waren Bäcker. Doch Akbar hat seine Kinder nicht das Backen gelehrt, »denn damit verdient man zu wenig«. Seine vier Kinder haben die Schule besucht; die Söhne haben einen Job, und die Tochter ist verheiratet.

Die Bäckerei der Zarehs lag in Herzen der sonnendurchglühten alten Lehmstadt, nahe dem Basar mit seinem gegen die Wüstenhitze geschützten Gewirr von Gassen und kleinen Läden, gekühlt durch die Badgirs, mittelalterliche Türme, die jeden Windhauch einfangen und in die darunterliegenden Gebäude leiten sollen. Als der Vater in den Ruhestand ging, eröffnete Akbar seinen Einmannbetrieb am Rande der Stadt, an einer ruhigen Lehmstraße, die sich bei Regen in eine Schlammbahn verwandelt. Hier gibt es keine Laufkundschaft, nur Leute, die für die Supermärkte kaufen und für den Export. Akbars Brot sei in Deutschland sehr beliebt, sagt ein Exporteur, der mittags vorbeikommt.

Als wir Akbar zum ersten Mal begegnen, holt er gerade mit einem langen Schieber die flachen Brote aus dem Ofen und befördert sie zum Abkühlen auf ein Regal. Dann wirft er eine Armladung gegorenen Teig auf die Arbeitsfläche aus Marmor und formt daraus Kugeln, die er aneinanderreiht, bis der Tisch voll ist, holt fertige Brote heraus und macht neue Teigkugeln zum Backen fertig. Wenn die Kugeln aufgegangen sind, drückt er sie flach und presst Vertiefungen in die Oberfläche, damit die Fladen beim Backen besser an den Wänden haften und gleichmäßig garen. Dann zieht er die Stücke über ein dickes, rundes, mit Segeltuch bespanntes Kissen und klatscht sie damit auf eine freie Stelle der Ofenwand.

In der Hektik des Knetens, Teigformens, Backens und Herausholens der Brote bleibt keine Zeit für eine Mittagspause. Am Vormittag knabbert Akbar frische Kräuter, Fladenbrot aus einer anderen Bäckerei und hartgekochte Eier, die seine Frau ihm mitgegeben hat. Im Laufe des Tages weitere Kräuter, Tomaten, Weintrauben und eine Scheibe von seinem eigenen Brot, frisch und weich, bevor es getrocknet ist. Je nach Wetter trinkt er zwischen zwei und fünf Liter Wasser am Tag. In Yazd ist es die meiste Zeit des Jahres glühend heiß, und in der Backstube noch heißer. Hinter der Bäckerei stehen Granatapfelbäume. Wenn die Früchte reif sind, holt er sich gerne eine, knetet sie weich, um den Saft zu lösen, der die Kerne umgibt, macht ein Loch in die ledrige Schale und drückt sich den süßen Saft in die Kehle.

Nach zehn Stunden löscht Akbar Zareh die Öfen, stapelt die letzten Brote, säubert die Arbeitstische und macht den Laden klar für morgen. Zum Abendessen gibt es heute Lammspieße und Reis. Akbar arbeitet das ganze Jahr sieben Tage die Woche, außer in den 14 Tagen, in denen seine Frau und er alljährlich nach Maschad pilgern, zum Grab des Imams Reza. Nur auf diesen Fahrten hat er jemals in einem Gasthaus gegessen.

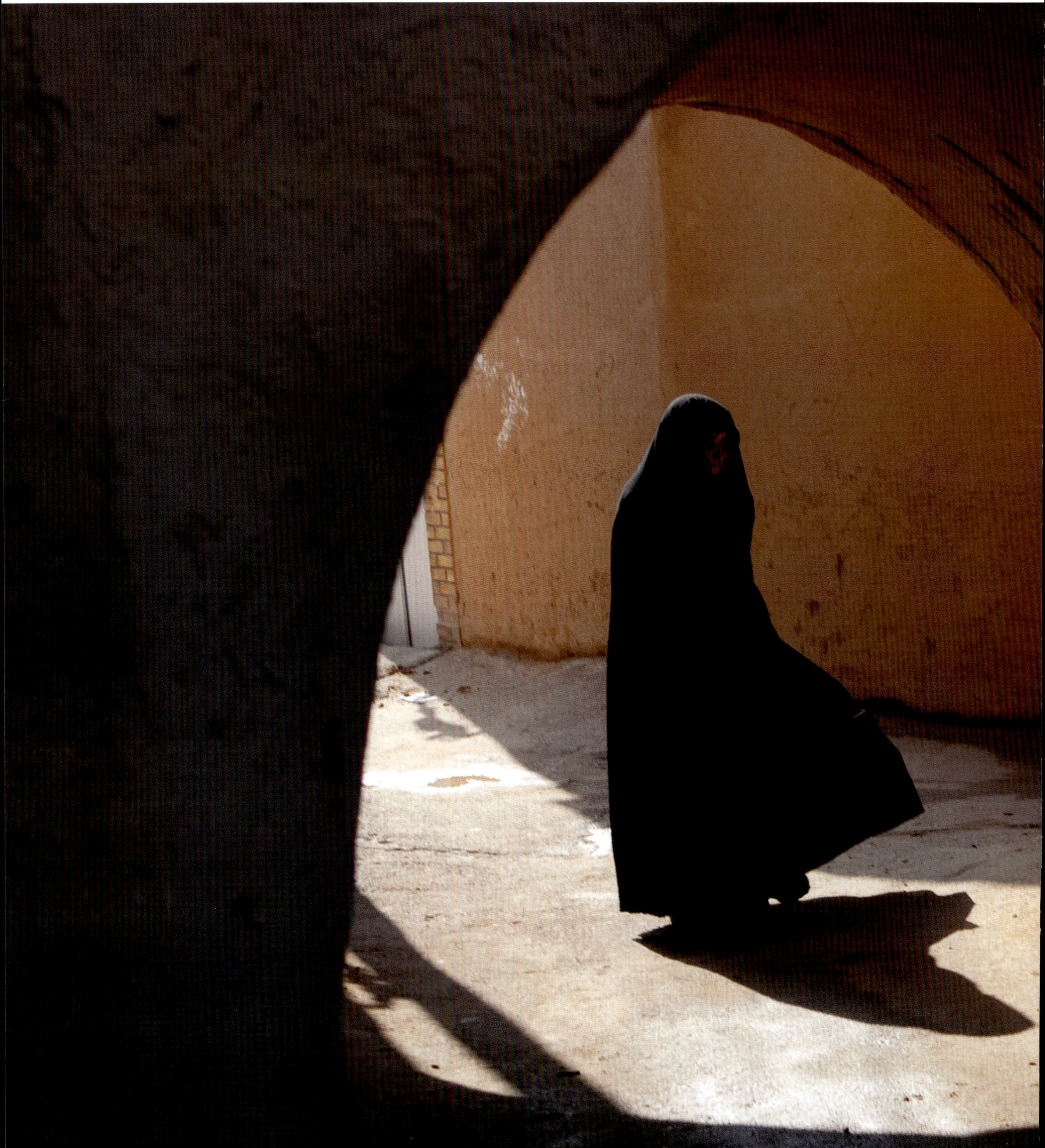

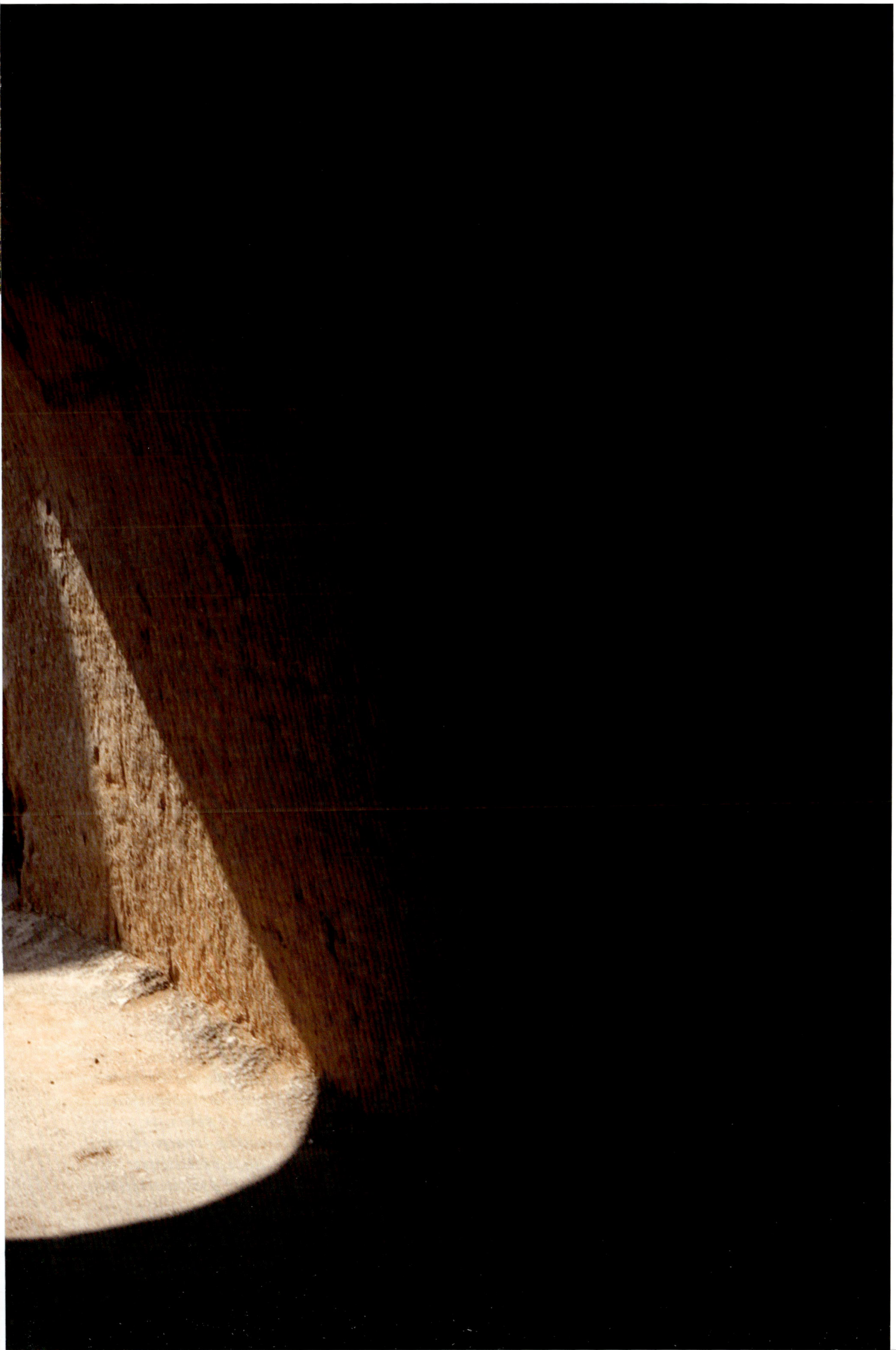

Durch ihren schwarzen Tschador vor der Sonne, den Blicken von Fremden und gegen die kühle Dezemberluft geschützt, spaziert eine Frau durch die Gassen des mittelalterlichen Basars von Yazd. Hohe Lehmmauern, Bögen und Kuppeln bewahren die Bewohner vor der sengenden Sommerhitze und den schneidenden Winterwinden. Ein ausgeklügeltes Netz unterirdischer Leitungen bringt Wasser aus den teilweise mehr als 30 Kilometer entfernten Quellen in den Bergen in die Stadt: ein Meisterwerk, das der römischen Ingenieur-Baukunst nicht nachsteht. Die uralten Wasserleitungen machen das Leben im Wüstenklima erträglich, die Felder rund um die Stadt fruchtbar

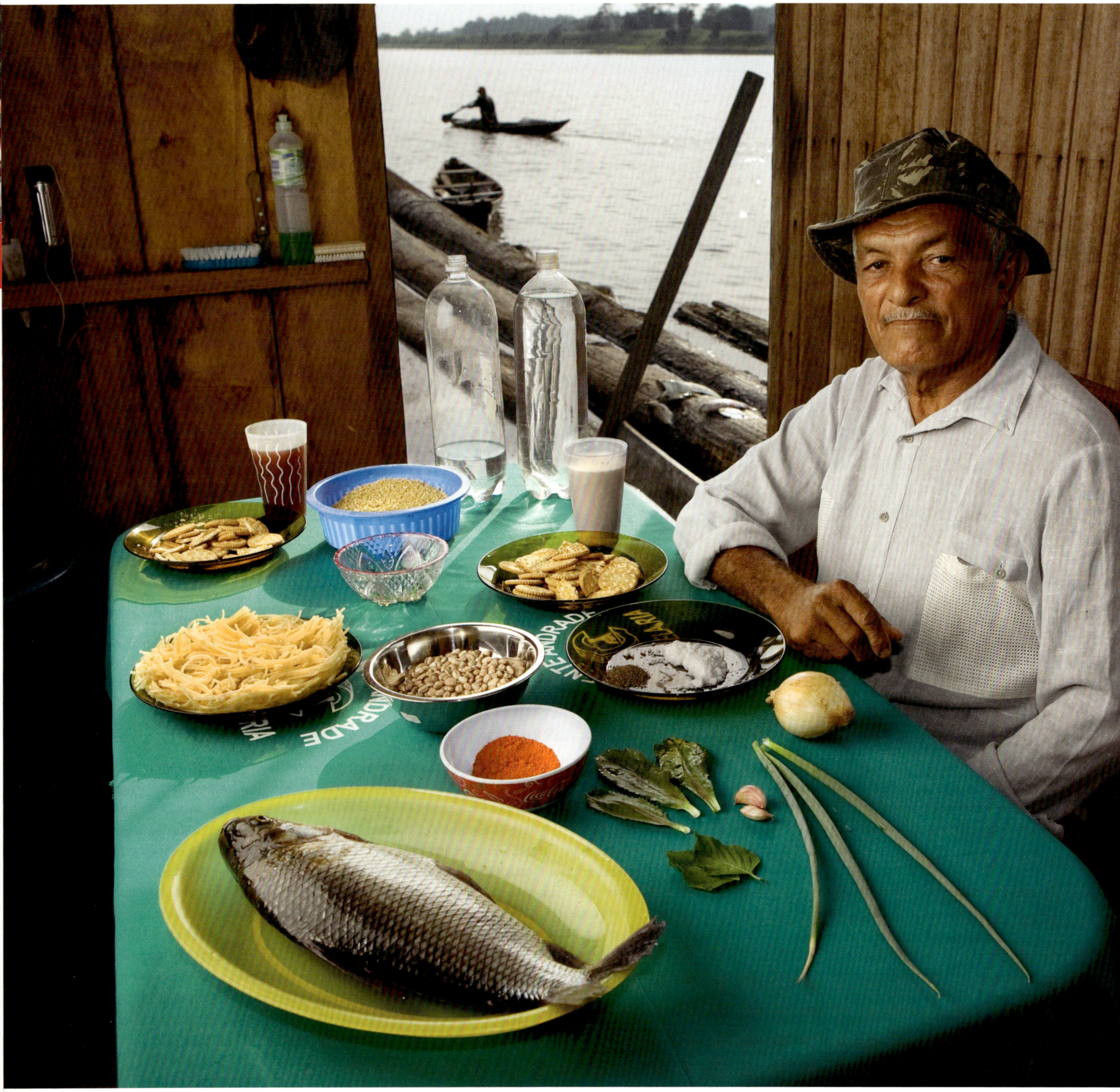

Der Fischer João Agustinho Cardoso in seinem schwimmenden Haus auf einem Nebenarm des Solimoes mit einer typischen Tagesration an Lebensmitteln. Joãos neues Haus (rechts) hat keinen Stromanschluss, und als Toilette dient schlicht das Ende der Balsastämme, die das Haus tragen. Wasser fließt dagegen reichlich ums Domizil, allerdings kein Trinkwasser. Zur Fischpopulation gehören auch Piranhas, sodass man das Schwimmen hier in der Morgen- oder Abenddämmerung besser sein lassen sollte. Der Curimata auf dem Teller ist nur einer von Dutzenden von Fischsorten, die bei den Cardosos auf den Tisch kommen. Wegen seiner Zugehörigkeit zur Religion der Adventisten meidet er Alkohol und koffeinhaltige Getränke.

5200

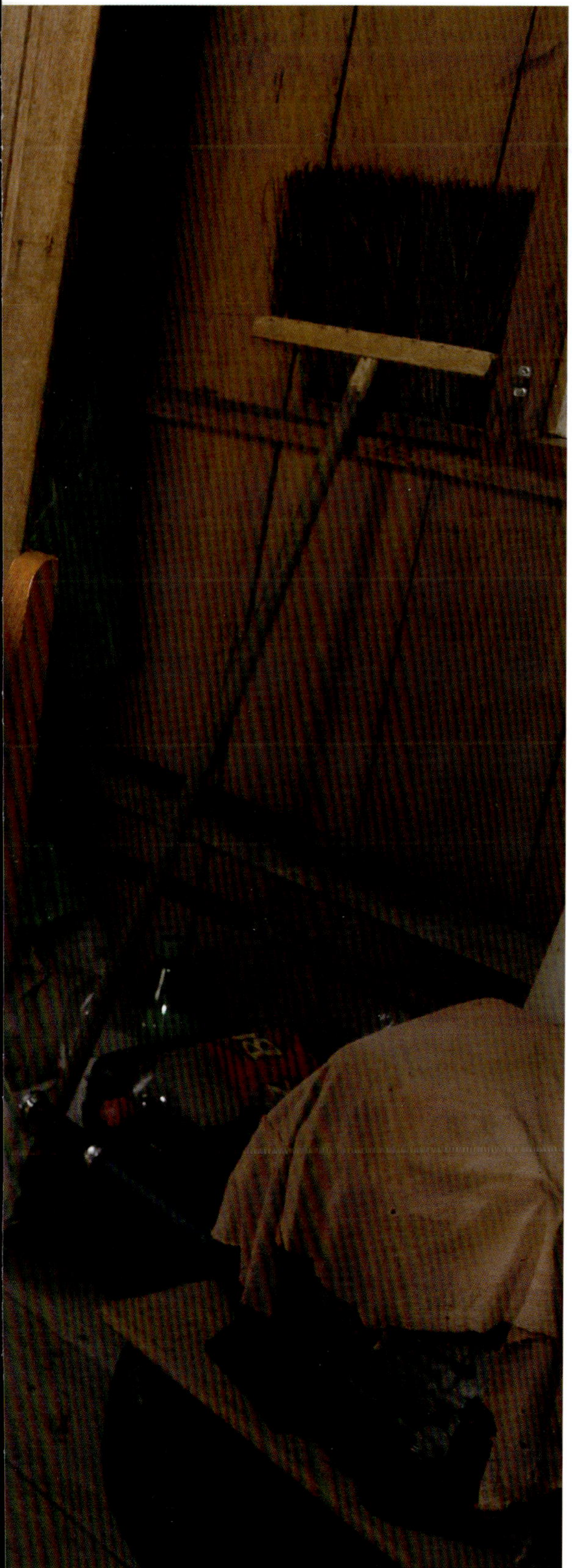

BRASILIEN

João Agustinho Cardoso
Der Fischer

EINE TAGESRATION

IM NOVEMBER

FRÜHSTÜCK Kräcker, 90 g · Vollmilch aus Pulver, 320 ml

MITTAGSIMBISS Kräcker, 90 g · Fruchtsaftgetränk aus Pulver, 300 ml

MITTAGESSEN UND ABENDESSEN Curimata (ein Amazonasfisch), 1 kg (ganz, Rohgewicht), gekocht mit Zwiebeln und Lauchzwiebeln, 160 g, und Knoblauch, Chicoréeblättern, Alfavaca (einem basilikumähnlichen Kraut), schwarzem Pfeffer, Salz und Urucumpulver (rotem Naturfarbstoff), 25 g · Spaghetti, 640 g, und Wachtelbohnen, 165 g (Trockengewicht), zubereitet mit Sojaöl, 45 ml, serviert mit dem Fisch und der Fischbrühe, 435 ml · Maniokmehl, das über alles gestreut wird, 300 g, und Salz, 1 EL

IM LAUFE DES TAGES Wasser aus einem Brunnen, eine halbe Bootstunde entfernt, 2 l

KALORIEN 5200

Alter: 69 · Größe: 173 cm · Gewicht: 74 kg

AM SOLIMOES, AMAZONIEN · Das Flusssystem des Amazonas ist das Straßennetz des brasilianischen Bundesstaates Amazonien. Wer eben mal zum Einkaufen ins Städtchen, für ein paar Wochen die Tante in der Hauptstadt Manaus oder die Tochter in der kleineren Stadt Manacapuru besuchen will, winkt einfach den nächsten vorbeikommenden Flussdampfer heran.

Maria, die Frau des Fischers João Agustinho Cardoso, hat vor zwei Tagen ein Schiff angehalten, um ihren Bruder in Manacapuru zu besuchen und dort ihre Volksrente abzuholen, die alle Landbewohner im Rentenalter bekommen, ohne dafür Beiträge bezahlt zu haben. Die Fahrt von ihrem Zuhause in Parana do Paratari dauert sechs Stunden. João will morgen nachkommen, um seine Rente abzuholen. Dann werden sie gemeinsam Vorräte for einen ganzen Monat einkaufen: Pulver für Fruchtsaftgetränke, Milchpulver, Kochbananen, Eier, Rindfleisch, Kräcker, getrocknete Wachtelbohnen und Nudeln.

Für João und Maria ist die Rente, 465 Real (193 Euro) für jeden, ein Glücksfall. »Als ich das Geld noch nicht hatte«, sagt João, »habe ich mit der Machete für andere Leute Land gesäubert. Ich habe jede Arbeit angenommen.« Wenn er Arbeit hatte, bekam er ungefähr 18 Real pro Tag, etwa 7,50 Euro. Wenn es keine Arbeit gab, hat er gefischt und den Fang teilweise gegen Maniokmehl getauscht, das Grundnahrungsmittel, das andere Leute am Fluss produzieren. Das aus der Maniokwurzel hergestellte Mehl wird in ganz Brasilien gegessen. Mehr Grieß als Mehl, wird es großzügig über fast alle Speisen gestreut, vor allem, um den austretenden Saft aufzusaugen.

Die Cardosos ernähren sich nach wie vor hauptsächlich von Fisch, Maniokmehl, selbst gezogenem Gemüse und Kochbananen. Doch jetzt gibt es dazu Abwechslung. João isst am liebsten Rindfleisch, das es vor der Rente fast nie gab. Reis und Bohnen hatten sie schon immer: »Jeden Tag Bohnen«, sagt João, »mit Maniokmehl.« Jetzt haben sie auch Nudeln, die er lieber mag als Reis.

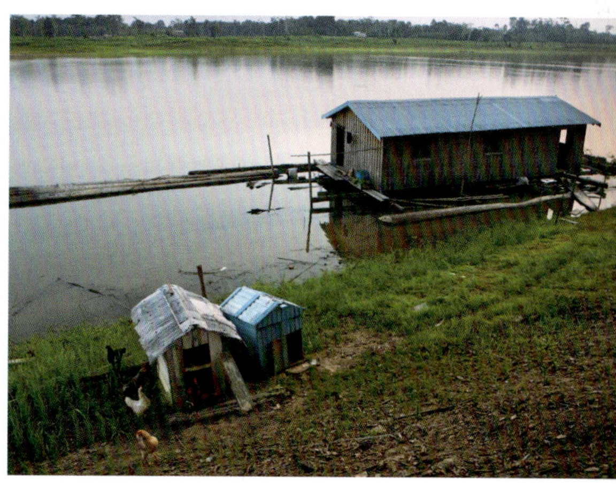

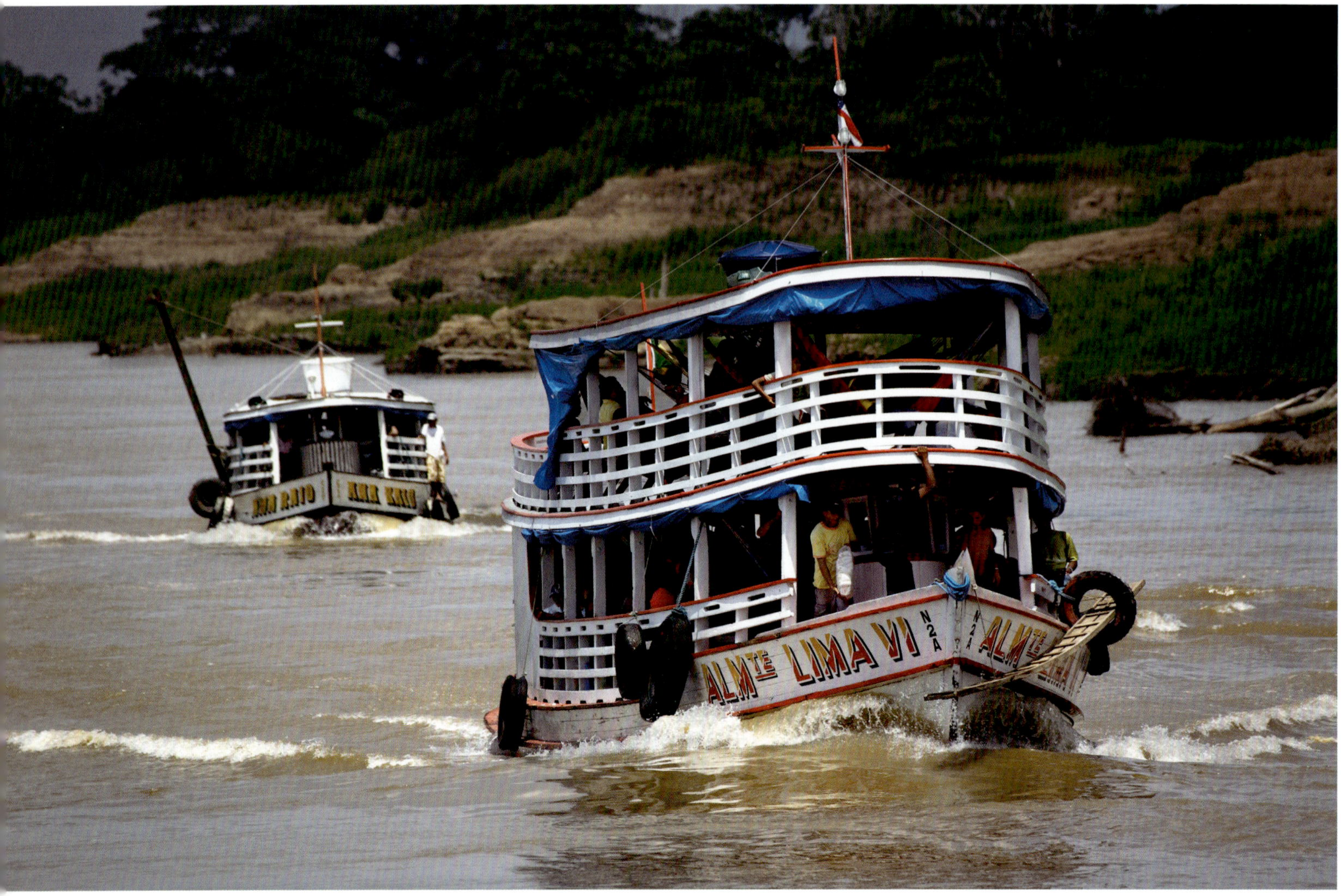

Die Cardosos wohnen in einem kleinen schwimmenden Haus auf einem Nebenarm des Solimoes, wie der obere Amazonas hier genannt wird. Ihr Hausfloß ist an einem Hügel festgemacht. In der Regenzeit steigt es fast bis an die Geländekuppe, um mehr als zwölf Meter. Bei steigendem Wasser halten sie Dampfer an, die gegen einen Obulus ihr Haus näher ans Ufer bugsieren.

In der Trockenzeit leben ihre Hühner an Land. Wenn das Wasser steigt, ziehen sie mitsamt ihrem Stall auf das Balsaholzfloß ihres Hauses. Und jede Woche muss eines für den Kochtopf dran glauben. Wer schlachtet die Hühner? Maria. »Ich habe sonst schon genug zu tun«, sagt João mit einem Lächeln. Schlangen aus dem Regenwald und Alligatoren aus dem Fluss holen sich immer wieder mal eine Henne oder Eier, sodass João und Maria die Nester und die Küken ins Haus nehmen, um sie vor den Räubern zu schützen.

Die Rente hat nicht nur den Speisezettel der Cardosos verbessert, sondern auch ihre Wohnqualität. Vor zwei Jahren haben sie sich für umgerechnet 450 Euro ein neues schwimmendes Haus gekauft und das alte am anderen Ufer ihrem Sohn Antonio geschenkt, der drüben Mais anbaut und Maniok verarbeitet. Ihr neues Hausfloß hat dichte Wände, Insektenschutzgitter an den Fenstern und Türen, die man verschließen kann. Und es regnet nicht durchs Dach wie durch ein Sieb, wie beim alten Haus, dessen Dach João immer wieder mehr schlecht als recht geflickt hatte. »Im alten Haus haben wir immer gegessen, bevor es dunkel wurde«, sagt João, »wegen der Malaria-Moskitos.«

Die Cardosos haben keinen elektrischen Strom, aber einen Gasherd, der mit Propan aus Flaschen betrieben wird, ein Geschenk von einem ihrer neun Kinder. Für Besucher gibt es genügend Haken für die Hängematten, die übliche Schlafgelegenheit hier am Amazonas. Sanitäreinrichtungen: leider Fehlanzeige. Wer mal muss, tritt an den Rand des Floßes, oder man geht an Land und sucht sich ein trockenes Plätzchen in einiger Entfernung vom schwimmenden Haus.

Einkaufsmöglichkeiten in der Nähe gibt es nicht, auch keinen Markt. João und Maria haben keinen Kühlschrank, wohl aber große Styroporboxen, die sie mit Stangeneis aus Manacupuru beschicken, um Fisch und verderbliche gekaufte Waren frisch zu halten. Trinkwasser muss aus einem öffentlichen Brunnen geholt werden, der ungefähr eine halbe Bootstunde entfernt liegt. Maria pflegt einen kleinen Garten in Töpfen auf dem Floß, wo sie Lauchzwiebeln, Chilischoten, Endivien und Alfavaca zieht, ein dem Basilikum eng verwandtes Kraut.

Trotz der neuen finanziellen Freiheit gibt es abends stets frischen Fisch, den Vater und Sohn aus einem anderthalb Kilometer langen Stellnetz holen, das João in einem nahen toten Arm des Flusses ausgebracht hat. Sie paddeln am Netz entlang und finden eine erstaunliche Vielfalt an Fischen, die sich in den feinen Nylonmaschen verfangen haben, unter anderem den von Sportanglern begehrten Pfauenbarsch und Aruana, den sprunggewaltigen »Wasseraffen«.

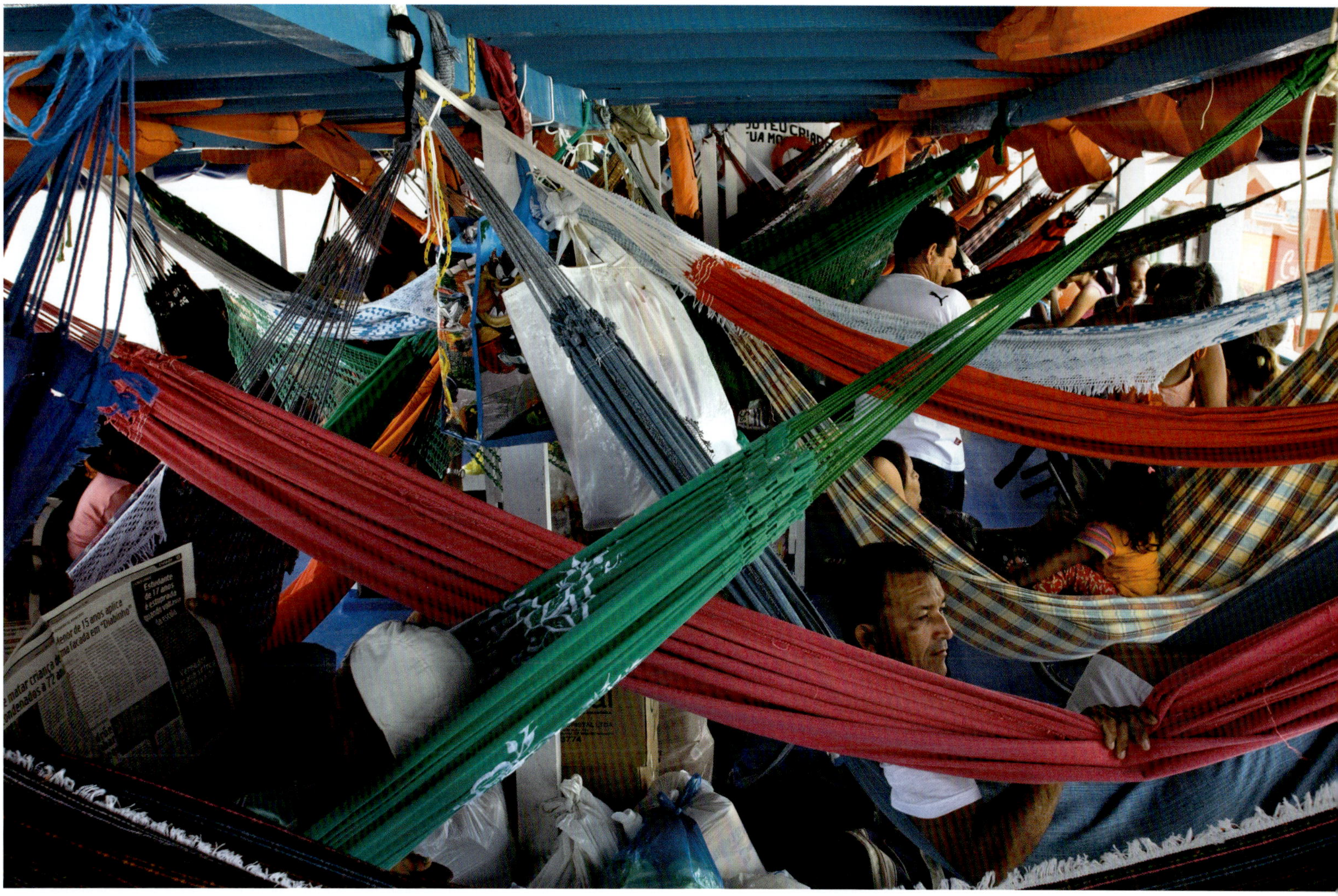

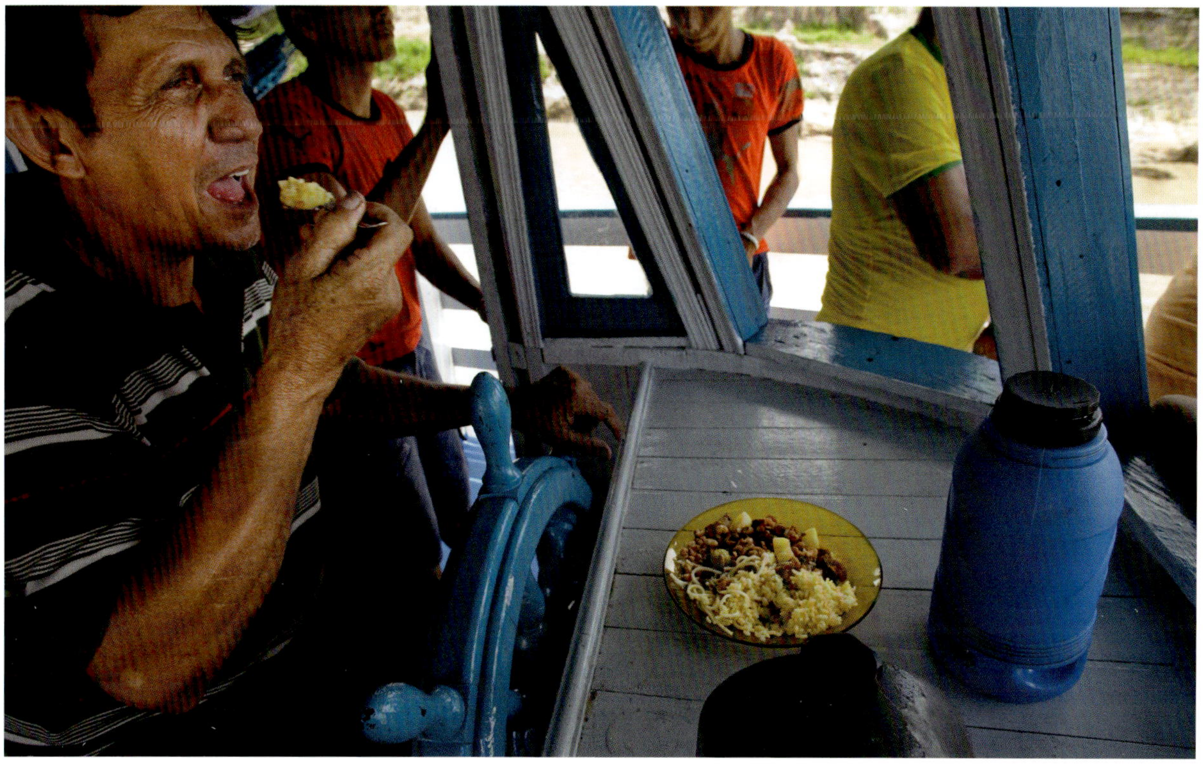

Dampfer sind das Hauptverkehrsmittel im weit verzweigten Flusssystem des Amazonas (links). In der Trockenzeit liegen die Uferböschungen des Solimoes frei, in der Regenzeit steigt das Wasser um mehr als zwölf Meter, füllt dabei nahe gelegene Binnenseen ohne Zu- oder Abfluss und deponiert eine dicke Schicht Sand und Schlamm. Auf langen Fahrten machen es sich die Passagiere in ihren Hängematten bequem (oben). Ein Kapitän nimmt sein Mittagessen am Steuer ein

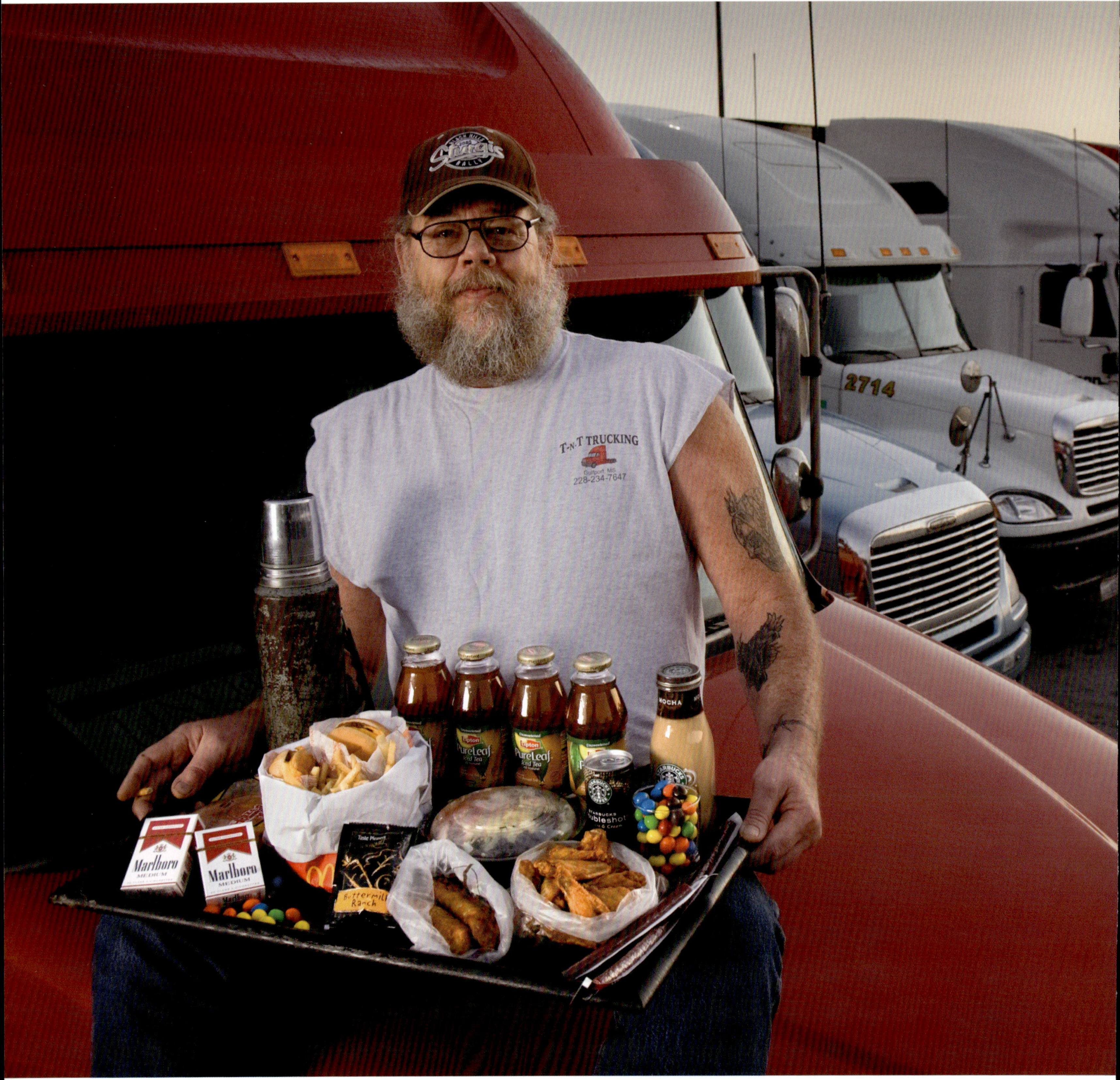

Der Langstreckenfahrer und frühere Biker Conrad Tolby auf der Motorhaube seines Sattelschleppers am »Flying J Truck Stop« mit seiner typischen Tagesration an Lebensmitteln. »Die großen Laster mit den vielen Lichtern? Das sind Hühnertransporte«, sagt Conrad. »Früher habe ich rund um die Uhr an 365 Tagen im Jahr frisch geschlachtete Hühner auf Eis gefahren, von Mississippi nach Kalifornien. Wenn man den Liefertermin nicht einhielt, gab es eine saftige Vertragsstrafe.« Nach zwei Herzinfarkten im Führerhaus und einer Scheidung in Mississippi ist Conrad jetzt immer mit seinem besten Freund unterwegs, dem fünfjährigen Shar-Pei Fancy (rechts), der bei jeder Rast einen eigenen Burger kriegt, die Fritten aber mit Conrad teilen muss

5400

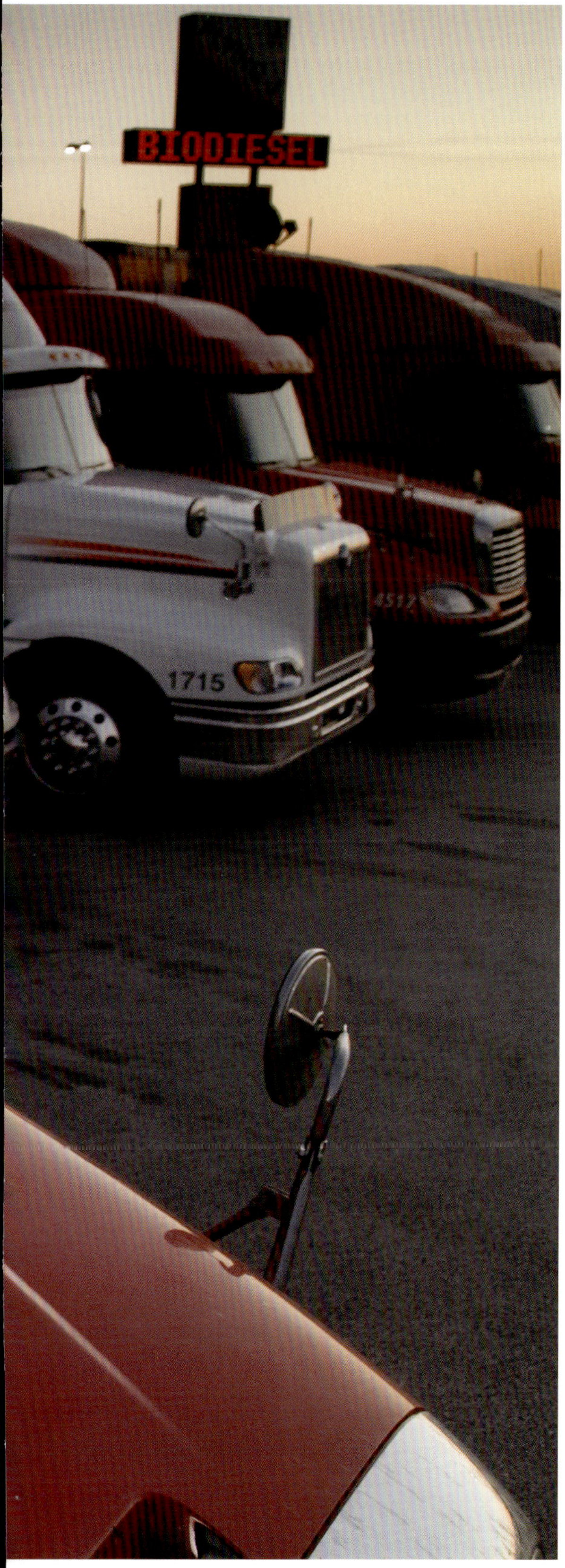

USA

Conrad Tolby
Der Langstrecken-Trucker

EINE TAGESRATION

IM SEPTEMBER

FRÜHSTÜCK Brötchen mit Honigglasur, 150 g · Kaffee, 0,9 l

MITTAGESSEN BEI MCDONALD'S Doppel-Cheeseburger (2), 325 g · Pommes frites, XL-Größe, 100 g (die andere Hälfte der Pommes bekommt seine Hund Fancy)

ABENDESSEN AUS DEM »FLYING J TRUCK STOP«-LADEN Salat von Kopfsalat,mit Schinken, Ei, Käse und schwarzen Oliven, 425 g, mit Buttermilch-Dressing, 42 g · gebratene Hähnchenflügel, 450 g · frittierte Teigrollen mit Schweinefleisch (2), 160 g

SNACKS UND SONSTIGES Schoko-Bonbons mit Erdnüssen, 200 g · Rindfleisch-Sticks (2), 75 g · Espresso-Sahne-Kaffeedrink, 200 ml · Kaffeedrink, Mokka, 200 ml · Eistee, ungesüßt (4), 2 l · Zigaretten, 2 Schachteln

KALORIEN 5400

Alter: 54 · Größe: 188 cm · Gewicht: 118 kg

EFFINGHAM, ILLINOIS · Wir treffen den selbstständigen Trucker Conrad Tolby an einem Rastplatz bei Effingham im Staat Illinois, wo er mit seinem Gefährten Fancy über Nacht bleiben will. Wie gewohnt, will er im Führerhaus des Sattelschleppers essen – dem Zuhause auf Rädern. Fancy ist ein fünf Jahre alter Shar-Pei und wird uns mit seinem vollen Namen Imperial Fancy Pants vorgestellt. »Er fährt mit mir überall hin«, sagt Conrad, ehemaliges Mitglied der Bikerbande Bandidos. Er hat den Beifahrersitz ausgebaut, weil der Hund nicht darauf Platz nehmen wollte. »Er mag nicht einmal zum Fenster hinausschauen«, sagt er.

Conrads Mahlzeiten unterwegs haben sich im Laufe der Jahre kaum verändert – Truckstop-Kost und Fastfood, fettlastig, trotz der Warnungen seines Arztes. Dabei hat er allen Grund, auf seine Ernährung zu achten, nach zwei Herzinfarkten, beide im Führerhaus

Beide Male fuhr er nicht, als es passierte, aber beide Male wäre er beinahe gestorben. Und seine Familiengeschichte gibt auch Anlass zur Sorge. »Alle auf der Vaterseite sind an Gehirnaneurysmen oder platzenden Arterien gestorben«, sagt Conrad, »alle vor ihrem 45. Geburtstag. Keine sechs Monate nach meinem 45. Geburtstag hatte ich meinen ersten Herzinfarkt.«

Obwohl er einiges geändert hat – er fährt nur noch an 200 statt 300 Tagen im Jahr –, isst unterwegs das, was er an den Raststätten bekommt. »Ich finde, dass die scharfen Chicken Wings von Flying J nicht zu fett sind. Aber ich esse nichts von KFC oder Popeye's, weil das bei mir altem Mann zu schwer im Magen liegt.«

Snacks während der Fahrt wie Rindfleisch-Sticks teilen sich Mensch und Hund, und mittags holt Conrad Tolby oft was von McDonald's. »Wir teilen uns die Pommes, und Fancy kriegt seinen eigenen Burger«, sagt er.

Daheim macht er sich Dinge, die er unterwegs nicht bekommt. »Das Geheimnis meines French Toast«, sagt er, »ist viel frisch geriebene Muskatnuss und milchfreier Kaffeeweißer mit Aroma, am liebsten Haselnuss, Vanille oder Amaretto. Und ich grille für mein Leben gern.«

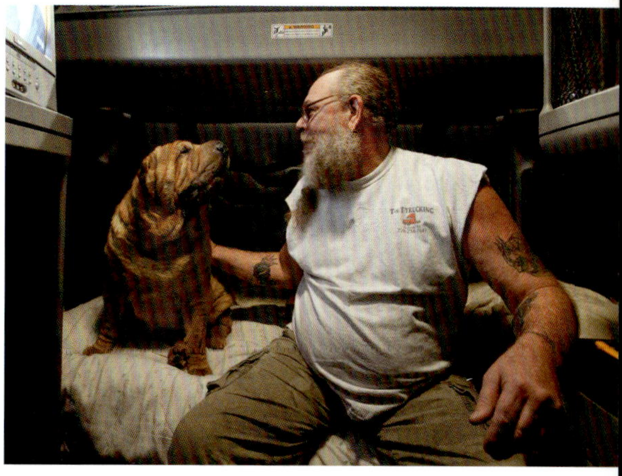

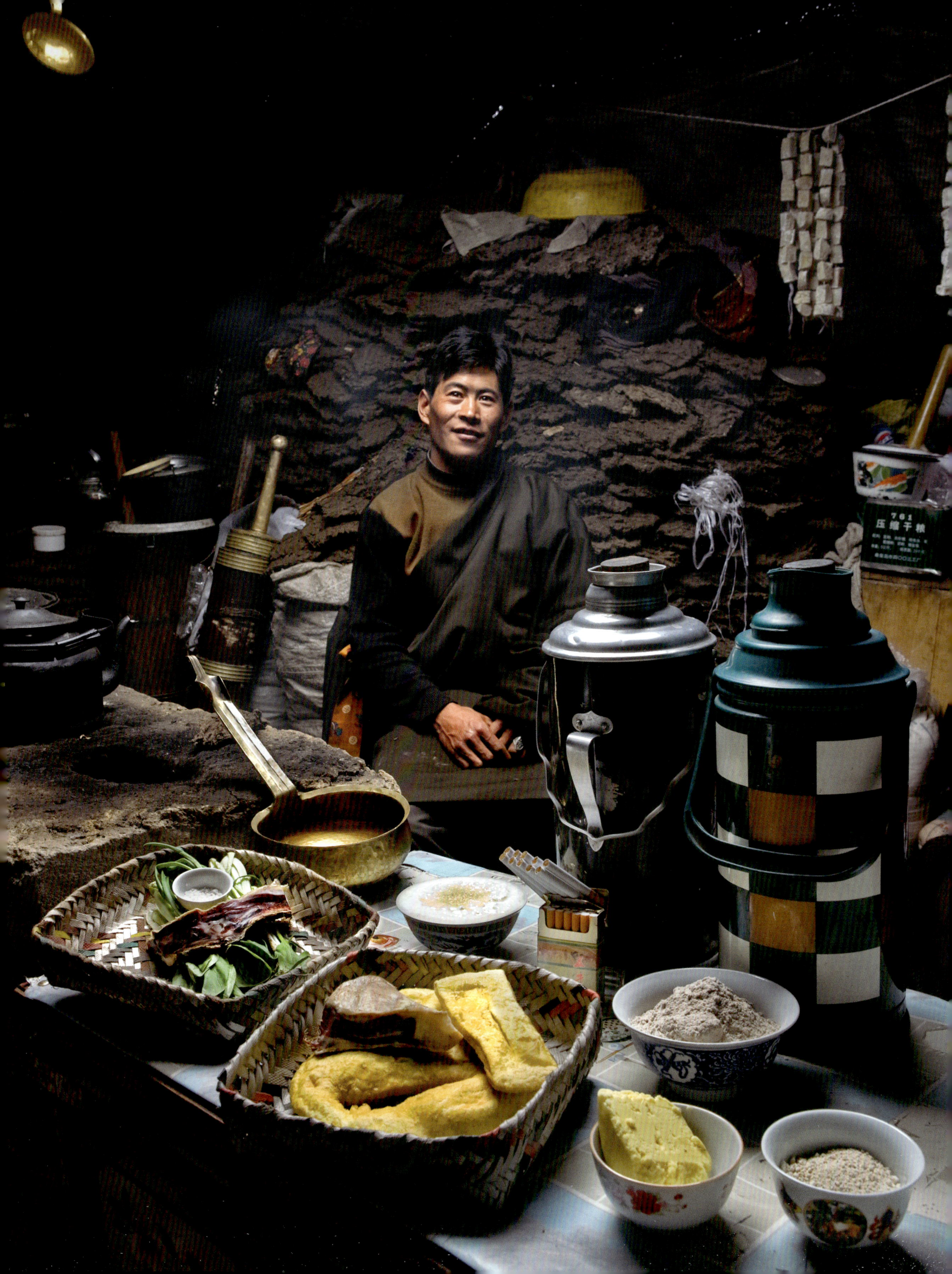
761
压缩干粮

5600

AUTONOME REGION TIBET, CHINA

Karsal
Der Yak-Halter

EINE TAGESRATION

IM JUNI

FRÜHSTÜCK Gerstenbrei: geröstetes Gerstenmehl, 130 g, Buttertee (aufgebrühter Ziegeltee, Sauermilchbutter und Salz), 30 ml, getrockneter Käse, 45 g, Zucker, 2 TL (nicht im Bild) · Joghurt, 285 g, mit Zucker, 2 TL

MITTAGESSEN Getrocknetes Schaffleisch, 130 g · Balep Korkun (gebratenes Weizenbrot), 263 g

ABENDESSEN Suppe von gerocknetem Schaffleisch, 118 g, Nudeln aus Weizenmehl (Mehl im Bild), 240 g, und Lauchzwiebeln, 48 g, in salziger Brühe, 730 ml

IM LAUFE DES TAGES Buttertee, 2,35 l ·Zigaretten, 1,5 Schachteln

KALORIEN 5600

Alter: 30 · Größe: 168 cm · Gewicht: 61 kg

Die Tibeter lachen, wenn Ausländer alle ihre kräftigen langhaarigen Tiere auf den Weiden als Yaks bezeichnen. Für sie gibt es kein weibliches Yak. Das Yak ist ein Bulle, die Kuh heißt Dri. Kreuzungen mit anderen Rindern ergeben eine Fülle weiterer geschlechtsbezogener Namen. So ist die Dzomo eine aus der Kreuzung von Yak und Rind hervorgegangene Kuh. So oder so aber sind die Tiere die Lebensgrundlage der tibetischen Nomaden, die über die trockene Steppe der Tibetischen Hochebene ziehen.

DIE TIBETISCHE HOCHEBENE · 50 zottelige Tiere und deren Kälber trotten am späten Nachmittag gemächlich den Hang hinunter, angetrieben vom sechsjährigen Nyima Dun Drup und seiner Handvoll Steinchen. Phurba, die Mutter des Jungen, ruft die Dris und Dzomos beim Namen und pflockt sie an zum Melken. Jedes Tier bekommt eine Portion Salz aus ihrem handgenähten Lederbeutel, dann lässt sie die Kälber kurz bei den Müttern säugen, um den Milchfluss anzuregen, bevor sie den Anteil für die Familie abzieht.

Phurba und ihr Mann Karsal sind halbnomadische Viehhalter auf der Tibetischen Hochebene, 160 Kilometer entfernt von der Hauptstadt Lhasa. In der warmen Jahreszeit ziehen sie mit ihren Tieren über die Steppe rund um die Stadt und leben im Zelt aus Yak-Wolle, das Phurba selbst gewoben hat.

Im Herbst treibt Karsal die Herde auf ihre ein paar Kilometer entfernte Winterkoppel, und die Familie zieht in ihr Haus mit Erdwänden und einem festen Dach. Alle sehnen sich dann schon wieder nach dem Frühling und dem Zelt.

Während Phurba melkt, passt ihr Sohn auf, dass keine Tiere auf die benachbarte Straße streunen. Nur ganz selten isst die Familie Yak, Dri oder Dzomo, die ihnen Milch, Wolle und Brennmaterial in Form von Dung liefern. Stattdessen essen sie getrocknetes Schaffleisch von der Herde, die der erweiterten Familie gehört. Zwei oder drei Yaks oder Dzomos werden jährlich verkauft, damit sie Gersten- und Weizenmehl, Tee, Senföl, Lauchzwiebeln und Zucker kaufen können. Als Buddhisten schlachten sie ihre Tiere nicht selbst – das machen andere für sie.

Selbst an diesem kalten, regnerischen Frühlingstag ist es im dünnen Zelt mollig warm und trocken. Rauch aus einem irdenen Herd in der Mitte des Zelts zieht durch eine Klappe im Dach ab. Hier auf 4600 Meter Höhe gibt es

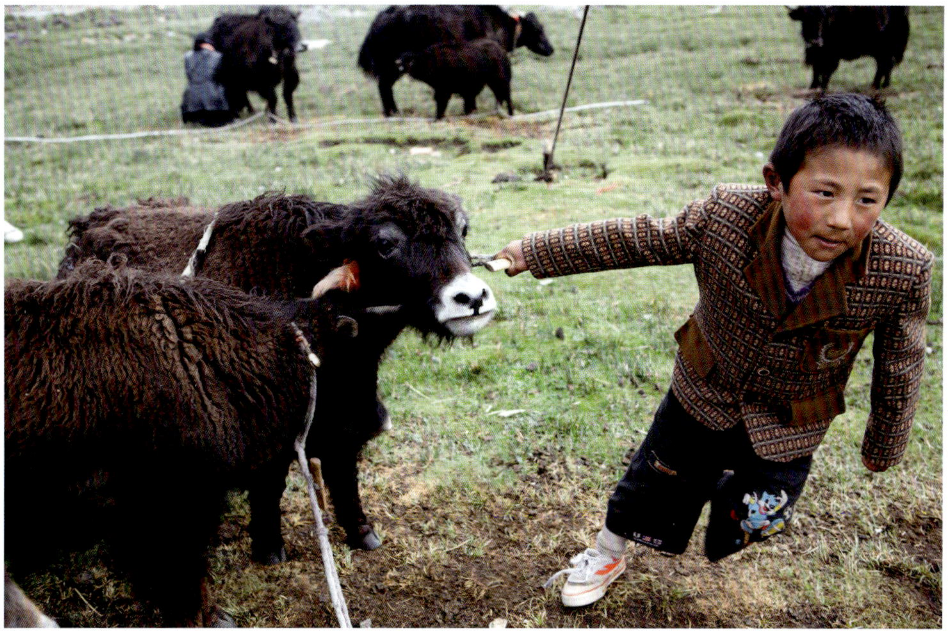

Der nomadische Yak-Halter Karsal im Zelt seiner Familie mit seiner typischen Tagesration; im Hintergrund ein Haufen getrockneter Yak-Dung, der als Brennstoff dient. Karsals Sohn zieht die Kälber weg, damit seine Mutter die Kühe melken kann (rechts)

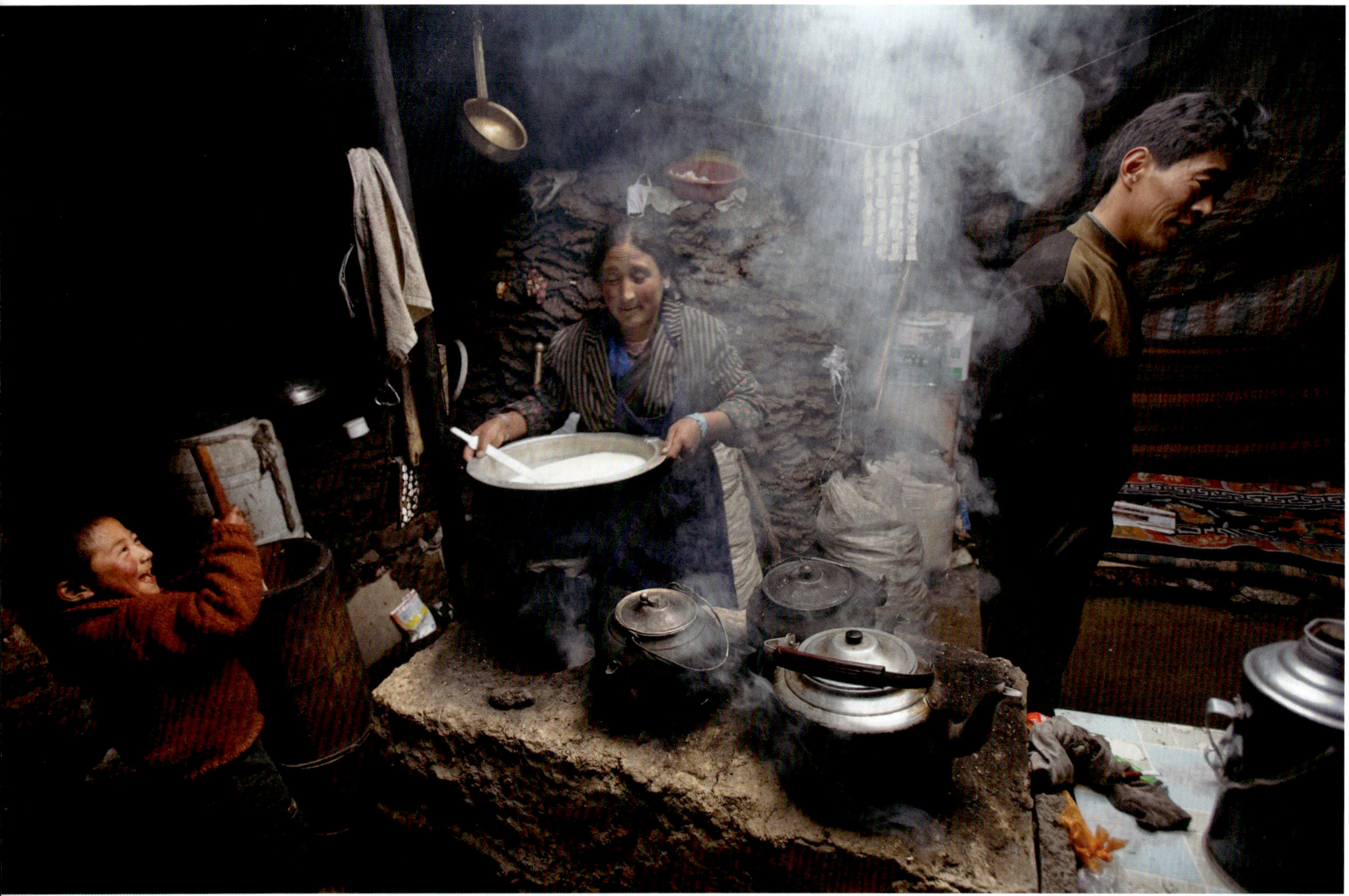

Frühmorgens melkt Karsals Frau Phurba eine Dri (oben rechts). Die Bullen, Yaks genannt, laufen nachts frei und weiden in höheren Lagen, die Dris und ihre Kälber werden nahe beim Zelt angepflockt, um sie am Morgen melken zu können. Der sechsjährige Nyima Dun Drup versucht sich an der Buttertrommel, während seine Mutter einen Topf Milch aufs Feuer setzt und Karsal mit einem Nachbarn spricht (oben links). Karsal gießt dampfenden Buttertee in Phurbas Frühstücksbrei

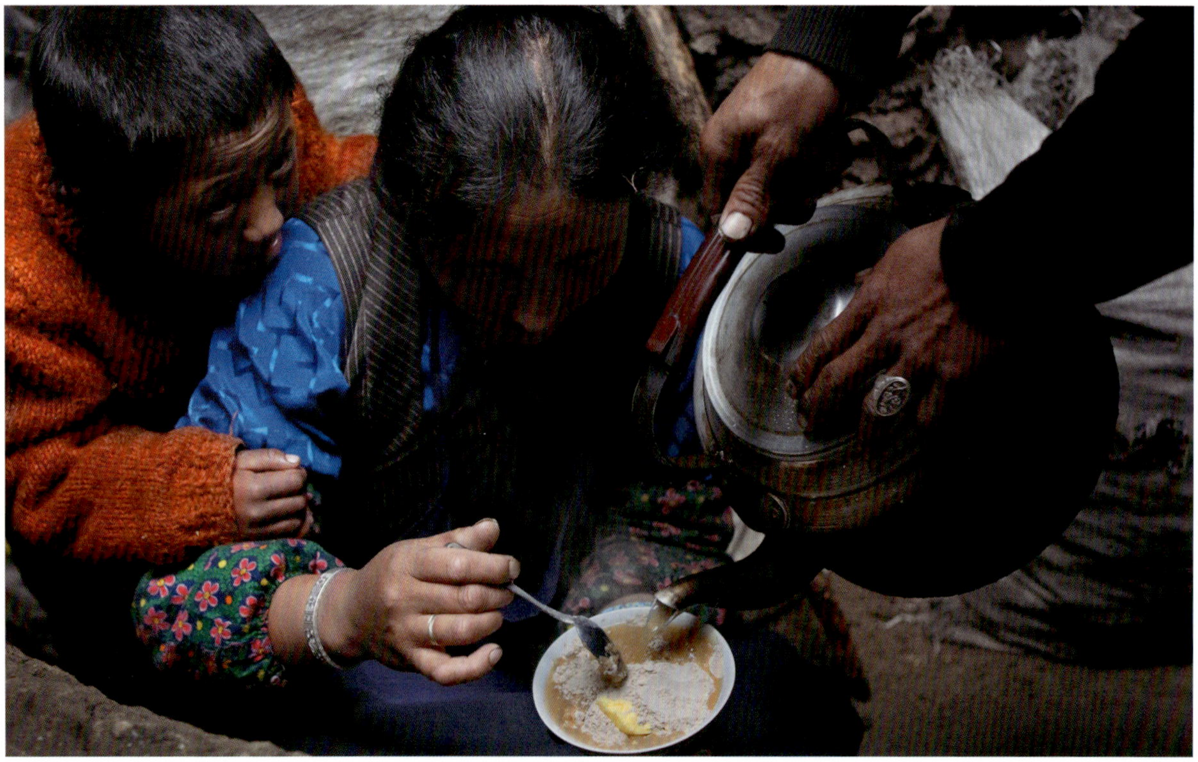

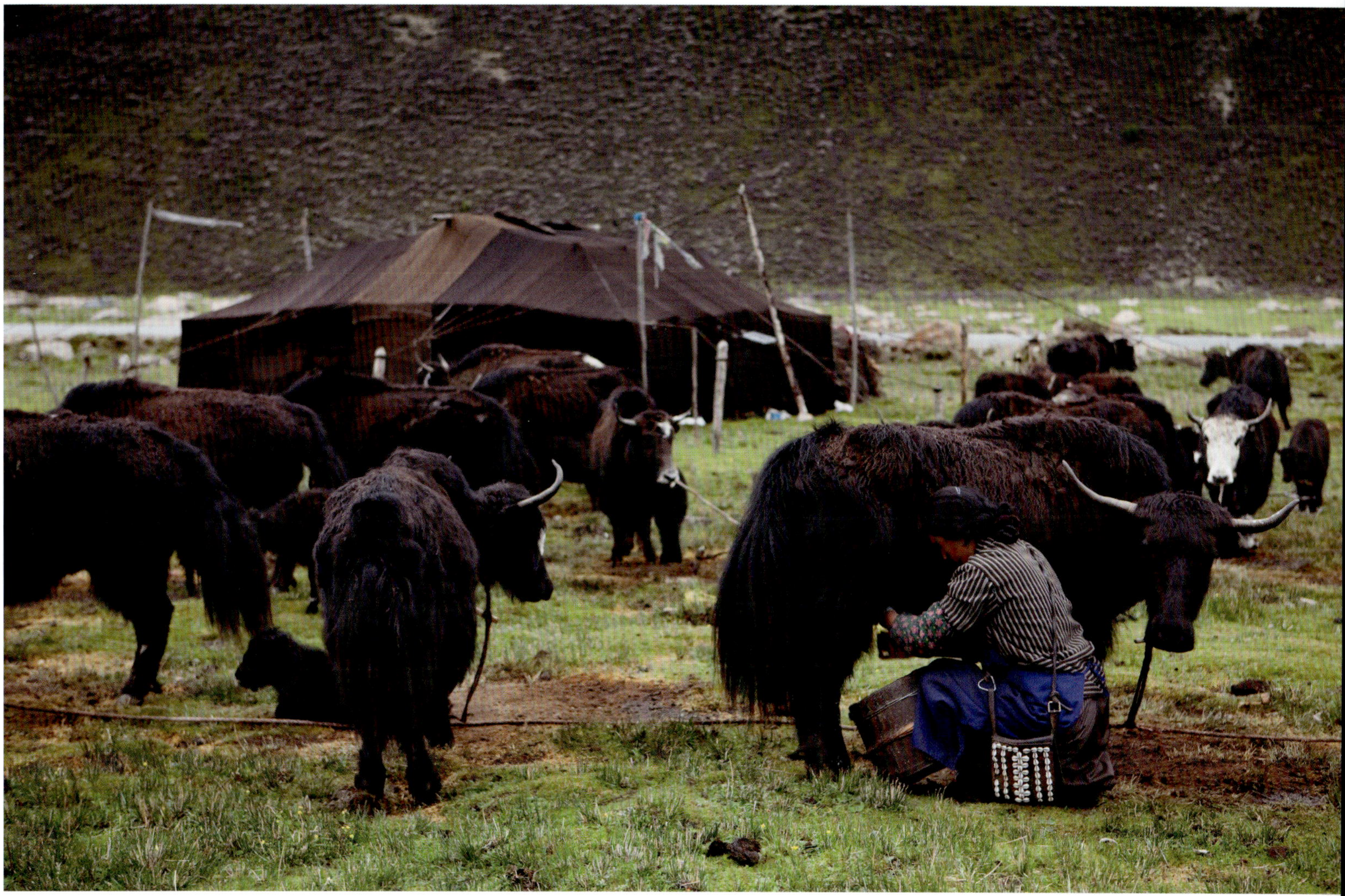

kein Brennholz, weil keine Bäume wachsen. Als Heizmaterial dient getrockneter Yak-Dung, gut 15 Kilo am Tag. Ordentlich geformte Fladen sind neben dem Herd gestapelt, fast bis zum Zeltdach, und an der Wand dient ein weiterer Vorratsstapel bis zum Verbrauch als Regal.

Nach dem Melken sammelt Phurba die dampfenden Fladen auf und formt sie mit bloßen Händen zu runden Kuchen. Sie trägt dabei bunte Ärmelschoner und wäscht sich nach der Arbeit im eiskalten Bach die Hände.

Die Frauen in den tibetischen Nomadenfamilien sind für den größten Teil der täglich anfallenden Arbeit zuständig. Formt Karsal jemals Kuhfladen? Phurba lacht laut auf – so was gibt es einfach nicht. Als wir darum bitten, sie für unser Buch zu befragen und zu fotografieren, lehnt sie ab – sie sei zu schüchtern – und zu beschäftigt. Also fragen wir Karsal, der bereitwillig darauf eingeht.

Eine in Rot und Gold lackierte Truhe mit rosafarbenen Flumen steht zwischen Podesten mit bequemen Kissen, die tagsüber als Sitzgelegenheit, nachts als Bett dienen. Dicke, von Phurba in den Wintermonaten gewebte Decken aus Yak-Wolle sind über die Möbel drapiert, und Männer aus dem Nachbarzelten machen es sich darauf bequem zum Kartenspiel und zahllosen Tassen salzigen Buttertee. Die meisten Tibeter trinken in gewaltigen Mengen das Gebräu, das aus lange gekochtem Ziegeltee mit viel Butter und Salz besteht.

Fleisch und gekauftes Gerstenmehl spielen eine wichtige Rolle in der Ernährung der Familie, das Wichtigste jedoch sind die Milchprodukte. Phurba verbringt die meiste Zeit des Tages mit der Herstellung von Butter, Joghurt und Käse. Jeden Tag erhitzt sie die frisch gemolkene Milch und gibt zum Säuern Joghurt vom Vortag dazu. Ein Teil der Dickmilch wird so gegessen, doch Phurba verarbeitet den größten Teil zu Butter. Eine Stunde braucht sie für die Herstellung einer Kilokugel würziger Butter.

Danach kocht sie die Buttermilch, um aus dem geronnenen Eiweiß der Milch einen weichen Magerkäse zu machen. Sie stellt auch einen festen Käse her, der in 2,5 Zentimeter große Stück geschnitten wird, die sie auf eine Schnur fädelt, in Milch kocht und schließlich stundenlang am Feuer räuchert, bis sie steinhart sind. Diesen Käse essen sie selber, und verkaufen ihn auch: jeweils ein Dutzend Würfel an einer Schnur, an Passanten.

Aus Buttertee, Gerstenmehl und weiterer Butter wird auch ein Brei hergestellt. Die suppige Version heißt Tsamtuk. Was Phurba und Karsak zum Frühstück essen, ist eine ziemlich feste Paste, in die noch Käse gegeben wird – und Zucker, wenn vorhanden.

Mittags schneiden sie Scheiben von einer getrockneten Hammelkeule, die sie mit Gerstenbrei oder mit Balep Korkun essen, Fladenbrot aus Weizenmehl, das Phurba täglich macht und in Senföl brät. Abends gibt es nochmals Gerstenbrei oder Suppe mit Hammelfleisch, Lauchzwiebeln, Salz und Nudeln.

Karsal und Phurba bringen ihrer Tochter Choe Ney Drukar Balep Korkun mit ins Internat, das sie in der Stadt besucht, und wo sie nur Instantnudeln bekommt. Bei diesen Ausflügen quengelt ihr Sohn stets um eine Flasche Cola und ist sauer, wenn er sie nicht kriegt.

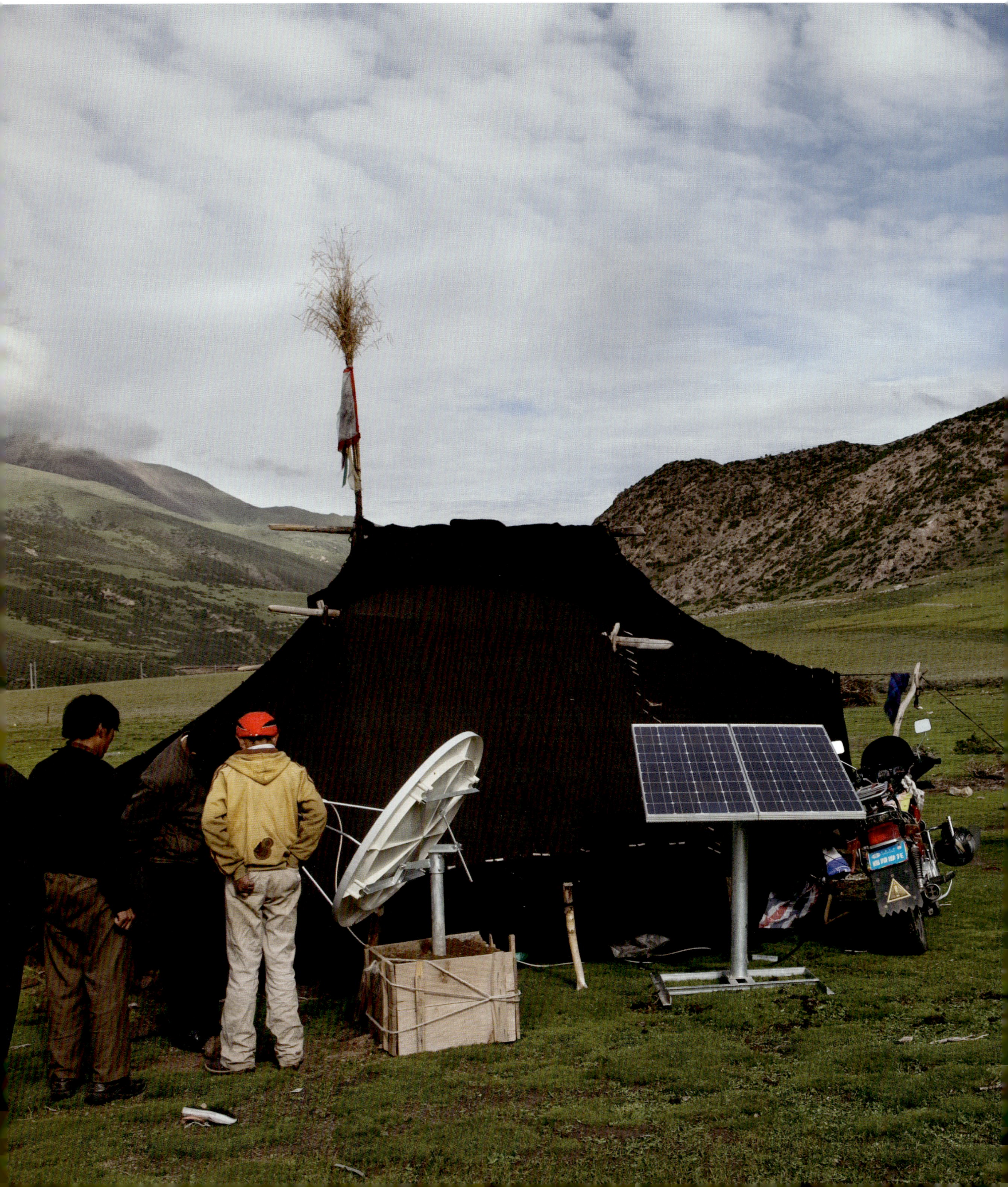

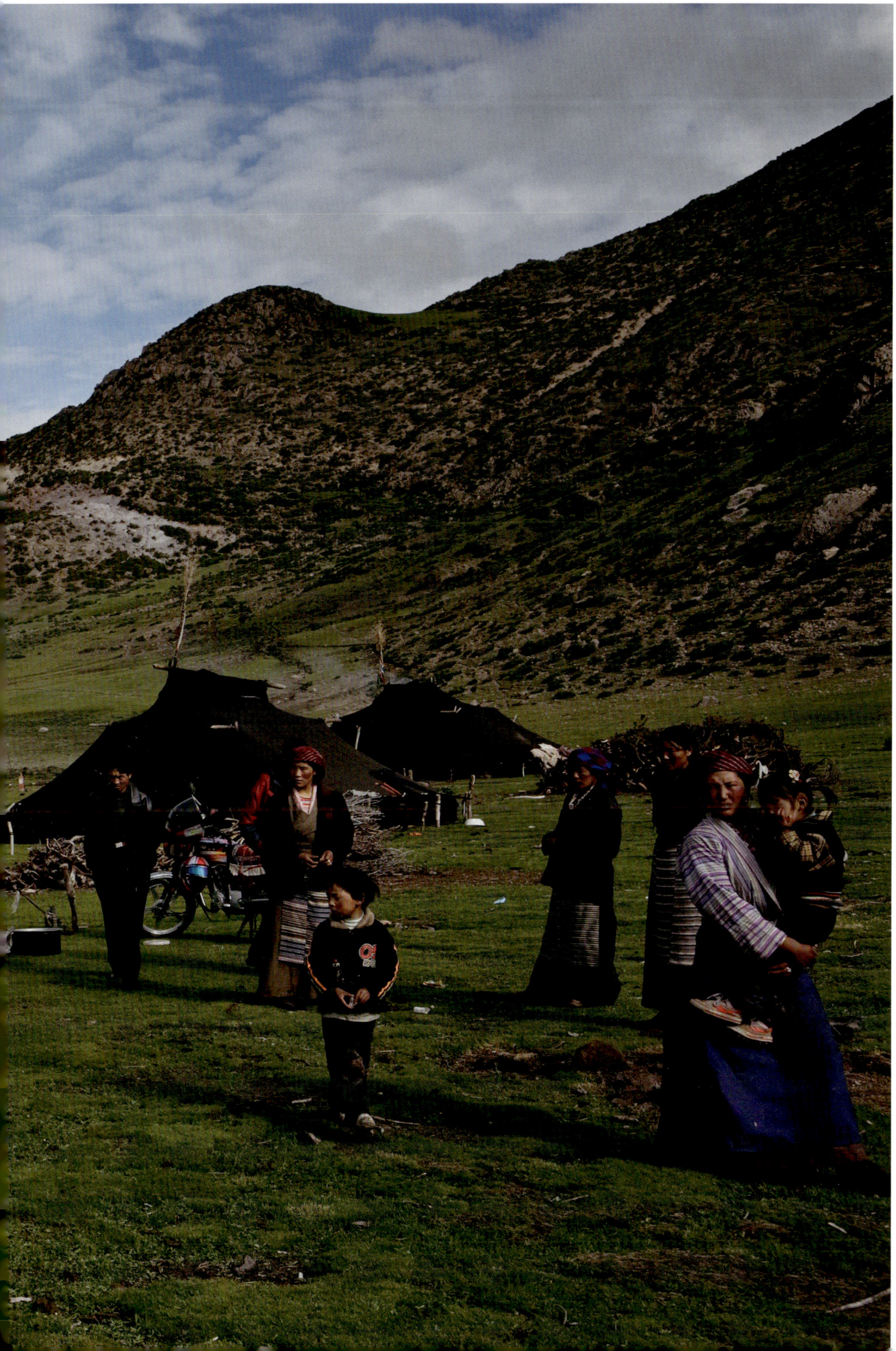

Vor ihren handgewebten Zelten aus Yak-Wolle, in denen sie im Sommer leben, präsentieren tibetische Nomaden stolz ihre Satellitenschüssel. Die Regierung in Peking hat sie ihnen geschenkt, samt Solarladegerät, LKW-Batterie und Fernsehgerät – damit sie das Programm der Chinesen empfangen und deren Sprache lernen können. Kritiker wenden ein, dies sei ein Versuch zur Assimilierung der Nomaden und ihrer Ansiedlung in festen Wohnungen. Dies geschieht angeblich zum Schutz des Wassers, das Millionen von Chinesen stromabwärts als Trinkwasser dient. Studien zeigen jedoch, dass die Wiesen, die nicht für den Ackerbau taugen, seit 6000 Jahren trotz Beweidung durch die Wanderherden ökologisch intakt sind. Am Ende des Sommers wird diese Sippe mit ihren Tieren, Motorrädern, Zelten und dem Fernsehgerät in ein festes Winterquartier in einer tieferen Lage ziehen

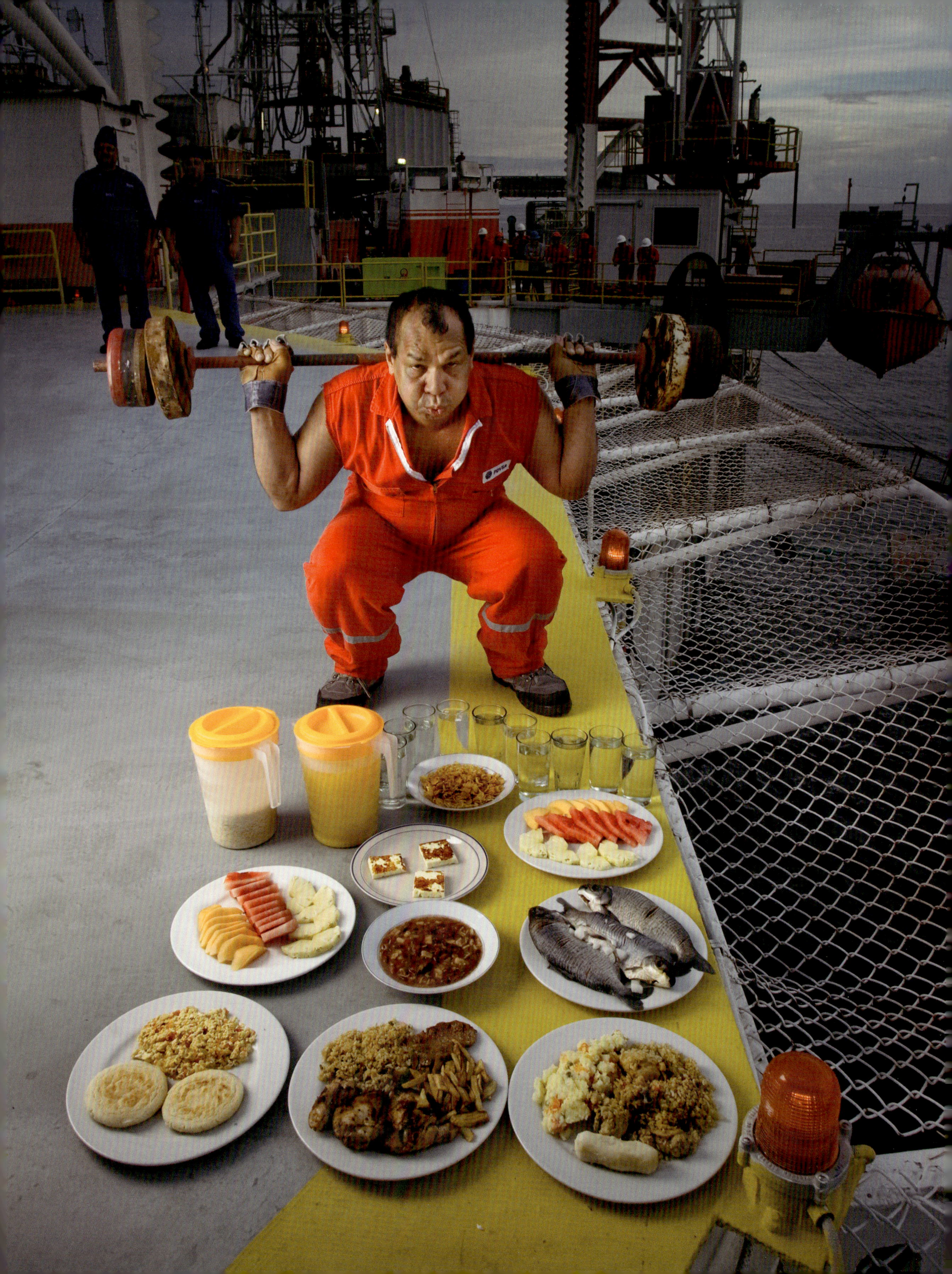

6000

VENEZUELA

Oswaldo Gutierrez
Der Bohrinsel-Chef

EINE TAGESRATION

IN NOVEMBER

FRÜHSTÜCK Rühreier mit Tomaten und Zwiebeln, 235 g · Arepa (Mais-Fladenbrot), 130 g

MITTAGESSEN Rindfleisch, 73 g · Huhn, 325 g · Maniok-Fritten, 84 g · Reis, mit Hühnerfett gekocht, 140 g · gegrillter Palmitakäse, 125 g · Minestrone, 300 g

ABENDESSEN Corocoro (ein Süßwasserfisch), 2,1 kg (Rohgewicht), mit Knoblauch, 6 g · Kartoffelsalat mit Möhre, Zwiebeln und grüner Paprika, 300 g · Huhn, 210 g · Reis, mit Hühnerfett, Öl, Zwiebeln und Möhren gekocht, 216 g · Bollito (Brötchen aus gekochtem Maismehl), 90 g

IMBISS SPÄT AM ABEND Cornflakes, 56 g, mit Wasser, 240 ml · Cantaloupemelone, 140 g · Wassermelone, 270 g · Ananas, 137 g

IM LAUFE DES TAGES Cantaloupemelone, 140 g · Wassermelone, 270 g · Ananas, 130 g · Haferflocken, 175 g, Leinsamenm, 40 g, und Zucker, 1 EL, in Wasser eingeweicht und im Laufe des Tages getrunken (nur Flüssigkeiten), 1 l · frischer Orangensaft, 1 l ·Flaschenwasser, 2,5 l

KALORIEN 6000

Alter: 52 · Größe: 170 cm · Gewicht: 100 kg

MARACAIBOSEE · Oswaldo Gutierrez stürmt in die Kantine der Ölbohrplattform, die er leitet, und füllt sich die Teller mit genug Brathuhn, Rindfleisch, Gemüsereis und Maniokfritten, um in vielen Ländern eine vierköpfige Familie satt zu bekommen. Koch Dario Vera, seit acht Jahren in der Inselküche, sagt, das sei eine ganz normale Portion für seinen Boss. Oswaldo ist eine Fressmaschine, doch er hält sein Gewicht mit einem harten Fitnessprogramm, sowohl auf der Insel als auch zu Hause.

Die Köche arbeiten in 12-Stunden-Schichten, genau wie die übrige Crew, und die Kantine ist rund um die Uhr geöffnet. Lebensmittel kommen zweimal die Woche mit dem Boot aus der 30 Kilometer entfernten Stadt Maracaibo: frischer Fisch, Obst und Gemüse, dazu Hühner, Rindfleisch und Grundnahrungsmittel wie Reis und Bohnen, jedoch kein Alkohol. Die Köche backen selbst Bollitos und Arepas – Semmeln und Fladenbrote aus Maismehl. Die Leute an Bord dürfen essen, so viel sie wollen. »Wenn wir sie daran hindern wollten, würden sie uns ins Wasser schmeißen«, scherzt Dario.

Die Plattform GP-19 ist eine Hubbohrinsel, die mit hochgefahrenen Stützbeinen zu einem neuen Standort geschleppt wird, wo man die Stützen zum Meeresboden hinunterlässt, um dann die Plattform auf sichere Höhe über den Wellen hochzufahren. GP-19 gehört der staatlichen Erdölgesellschaft Venezuelas.

Inselchef Oswaldo hat eine Woche lang rund um die Uhr Dienst, die folgende arbeitsfreie Woche verbringt er bei seiner Frau und den drei Kindern in Maracaibo. Zu Hause stemmt er Gewichte und trainiert Karate und Judo (und abends Karaoke). Auf der Plattform hält er sich mit Bankdrücken und Seilspringen auf dem Hubschrauberdeck fit.

Er hat stets Obst in seiner Kabine, liebt Fisch jeder Art und mixt sich diverse »Gesundheitstränke« – etwa aus Haferflocken, Leinsamen und Wasser. Das Ganze wird abgeseiht, und er trinkt nur die Flüssigkeit. »Ich glaube, es senkt den Cholesterinspiegel«, sagt Oswaldo. »Mein Vater tut das auch, und er ist immerhin 97. Wir beide trinken schon ganz lange unseren Zaubertrank, und beide leben wir noch.«

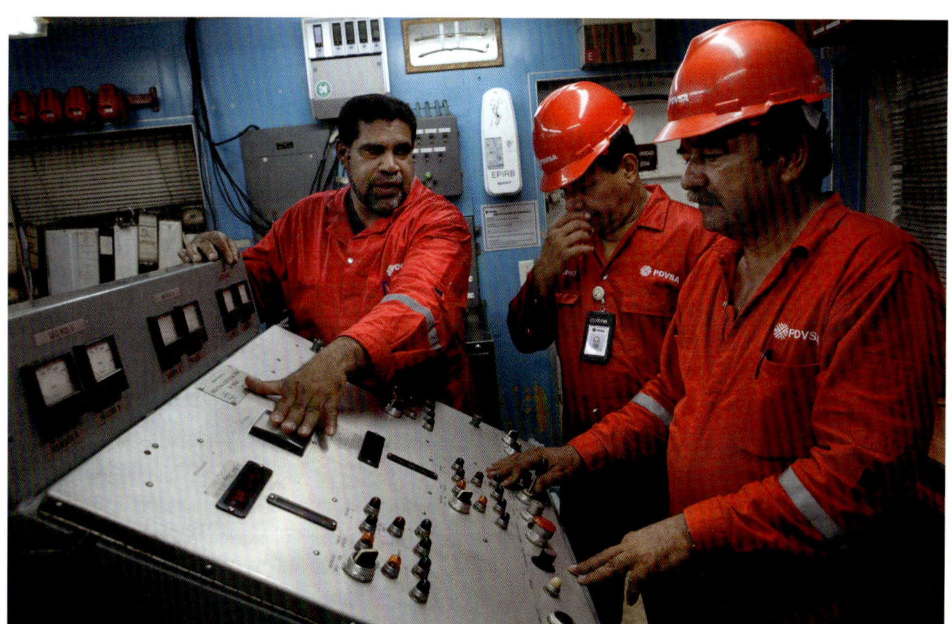

Der Bohrinsel-Chef Oswaldo Gutierrez am Rand der Plattform GP-19 im Maracaibosee mit seiner typischen Tagesration, beobachtet von zwei Köchen. Oswaldo (Mitte) am Kontrollpult für die Justierung der Plattform-Stützen

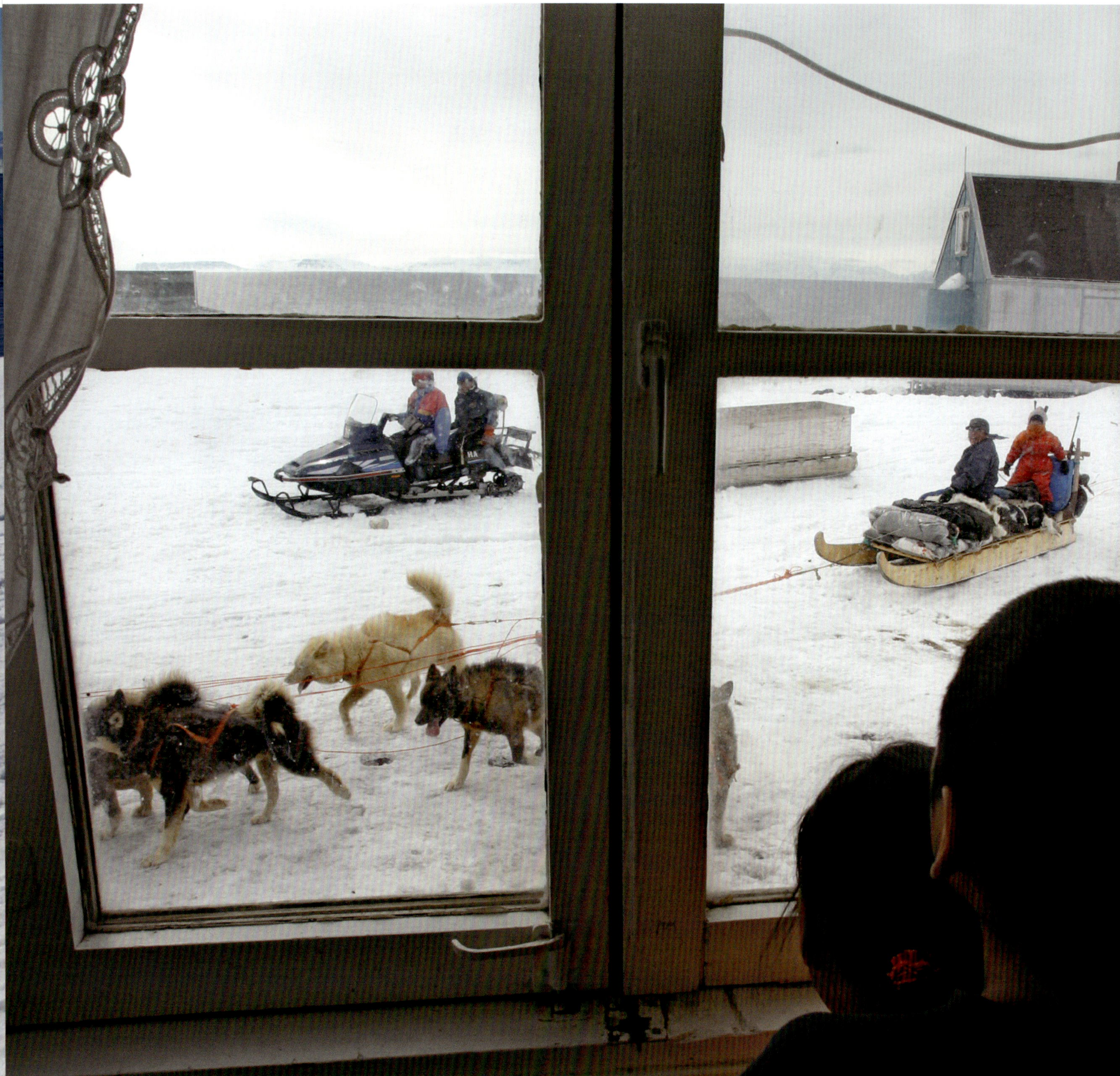

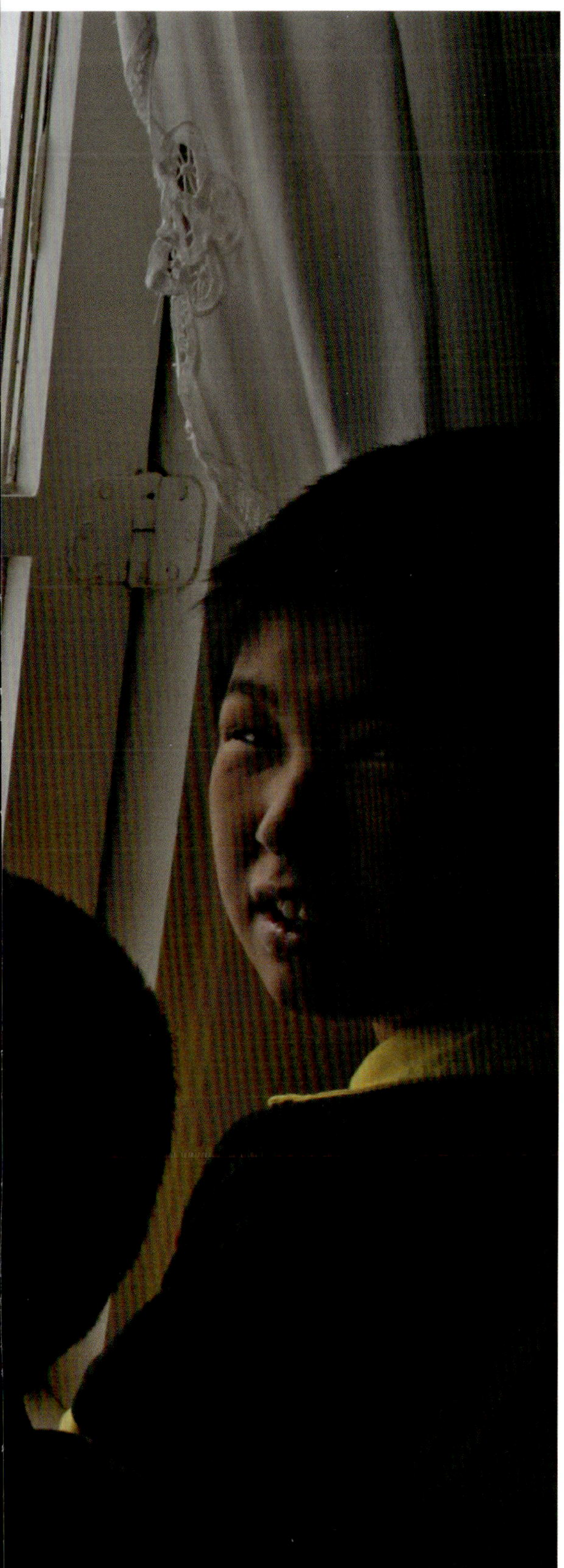

Bellende Hunde locken Abraham Madsen und seine Geschwister ans Fenster (links), als Jäger auf dem Rückweg von der Jagd vorbeikommen, ihr Schlitten beladen mit Seehunden. Ein Schneemobil kommt von der Landepiste im nahen Constable Point mit einem Lastschlitten voller Versorgungsgüter im Schlepp. Die Madsens ziehen Hundekraft der Motorkraft vor. Sie besitzen zwei Schlitten und zwei Hundeteams, aber kein Schneemobil. Abraham wurde als kleines Kind von Hunden schwer verletzt und hat nicht die Absicht, in die Fußstapfen seines Vaters zu treten. Dafür lernt sein neunjähriger Bruder Martin den Umgang mit Waffen und Hunden. Zurück von einem Jagdausflug und einem Abstecher zum Supermarkt in Ittoq, zwei Schlittenstunden entfernt, genießt Emils Familie ein üppiges Frühstück (oben links). Zu Erikas Aufgaben gehört das Ausnehmen und Zerlegen eines Seehunds im Schmutzraum ihres Hauses; die Innereien und Knochen bekommen die Schlittenhunde

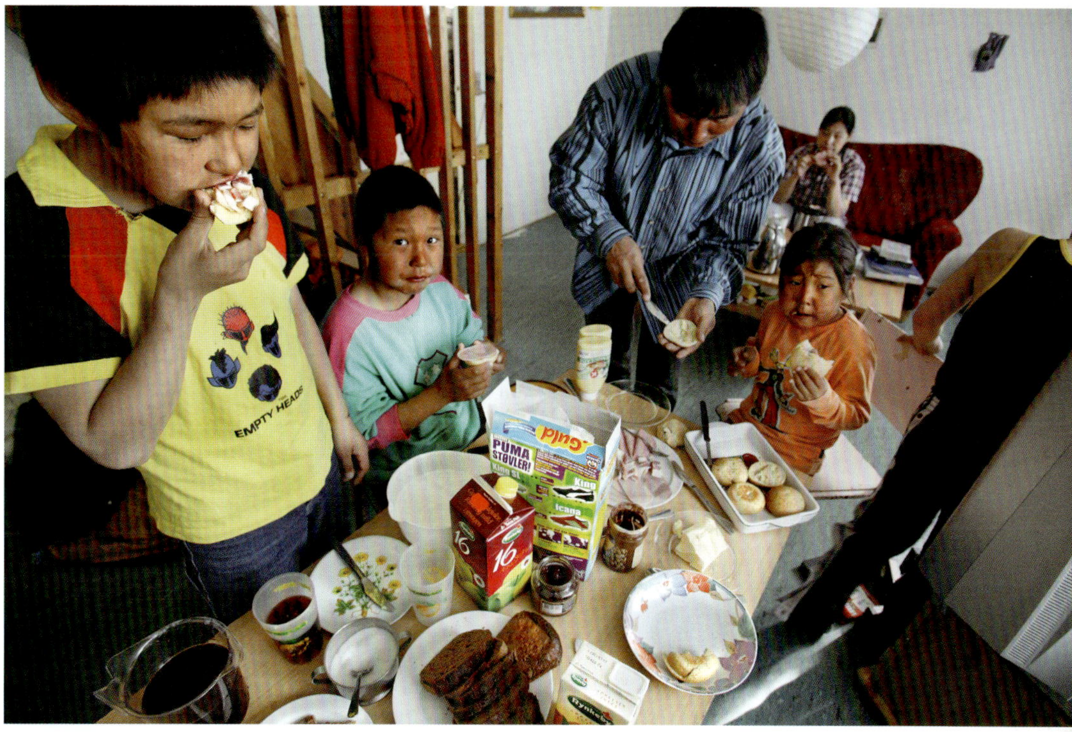

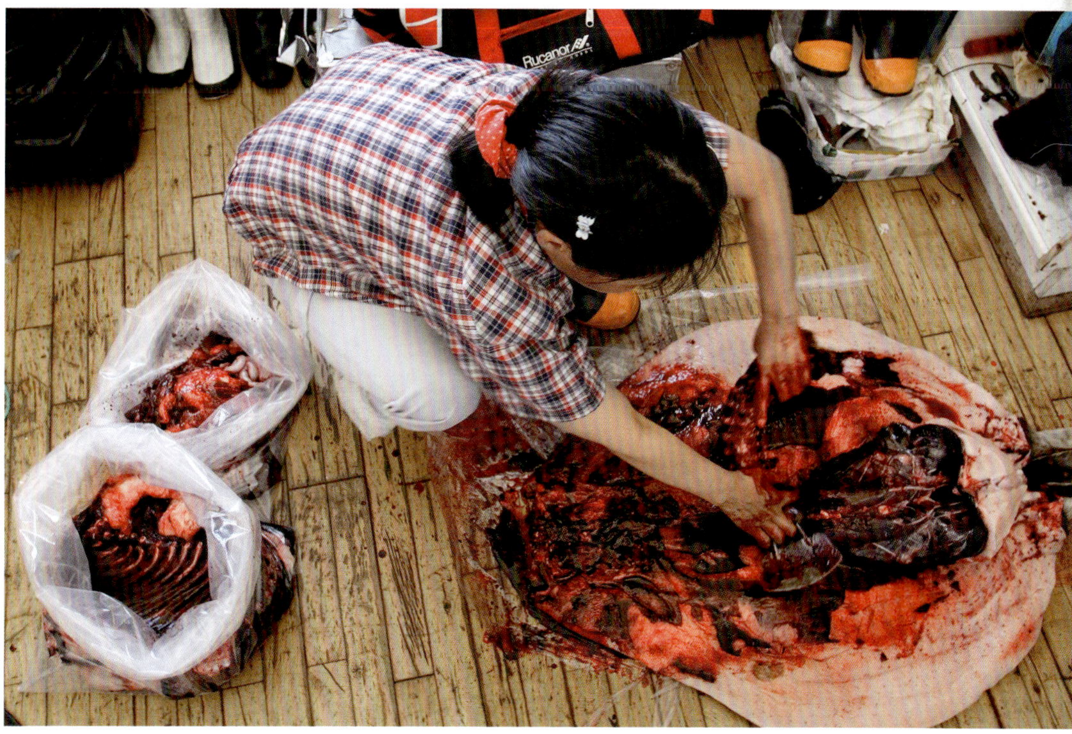

Aufgehalten durch ablandigen Wind und Risse im Eis, die neue Schollen hinaus aufs Meer zu treiben drohten, bereitet Emil an diesem ruhigen, sonnigen Tag sein kleines hölzernes Boot vor. Er zieht es zur Eiskante, um sofort hinausfahren zu können, falls er einen Seehund erlegt. Nach dem Schuss rudert er hinaus zum roten Fleck, der sich auf dem stillen Wasser ausbreitet. Aber er kommt zu spät. Der Seehund hatte nach dem langen Winter kaum noch Fettvorräte, sodass er untergeht, bevor Emil ihn greifen kann. Er sagt, dass die Eisberge mittlerweile nicht mehr so hoch aufragen wie die in seiner Jugendzeit, und dass es keine Orientierungspunkte für die Navigation mehr geben werde, wenn seine Kinder erwachsen sein werden. Und er macht sich Sorgen, dass seine Kinder, die viel Zeit vor dem Fernsehgerät verbringen – an den Wochenenden, nachts und während der Schulferien – eines Tages gar nicht mehr navigieren wollen

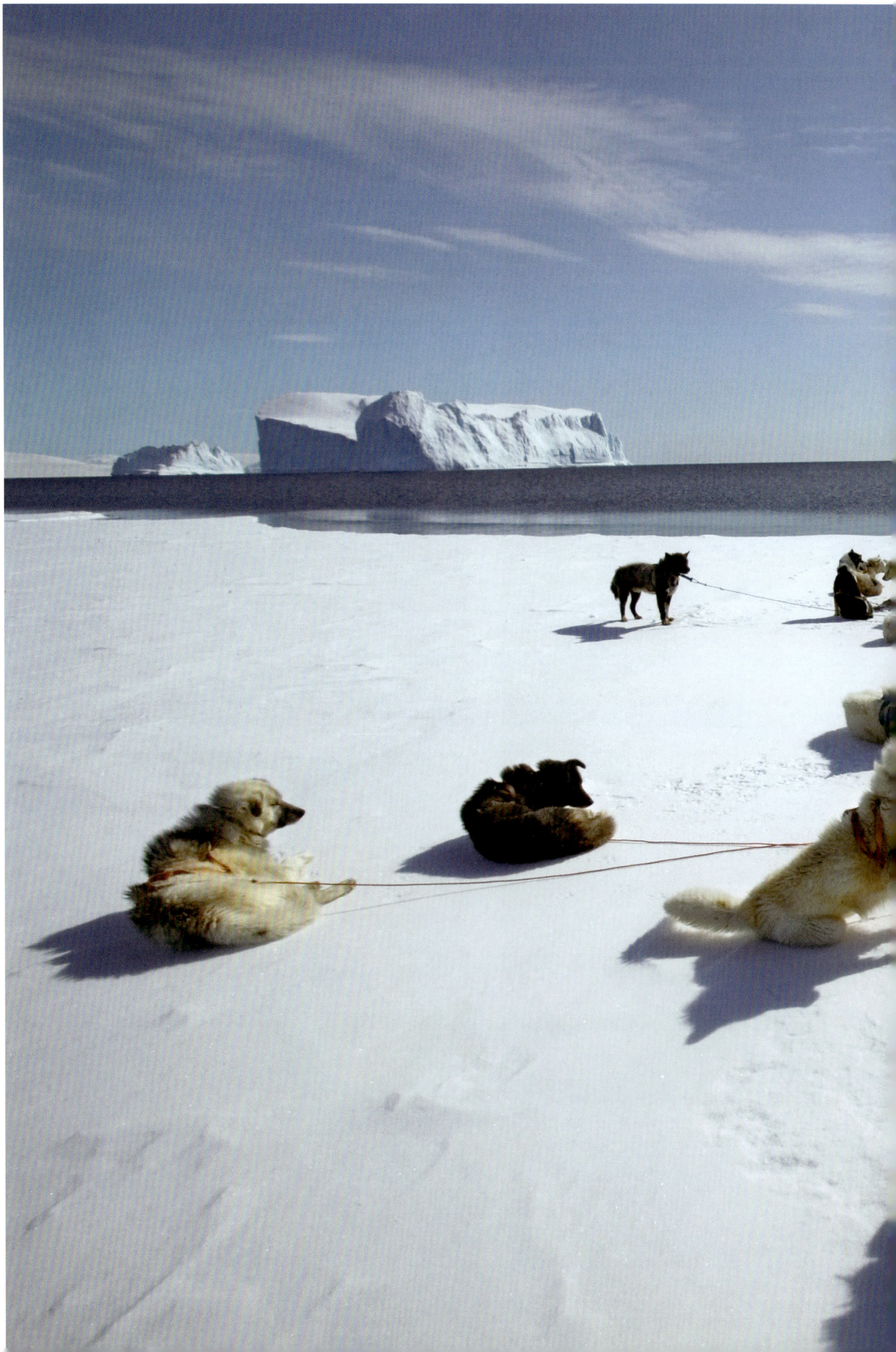

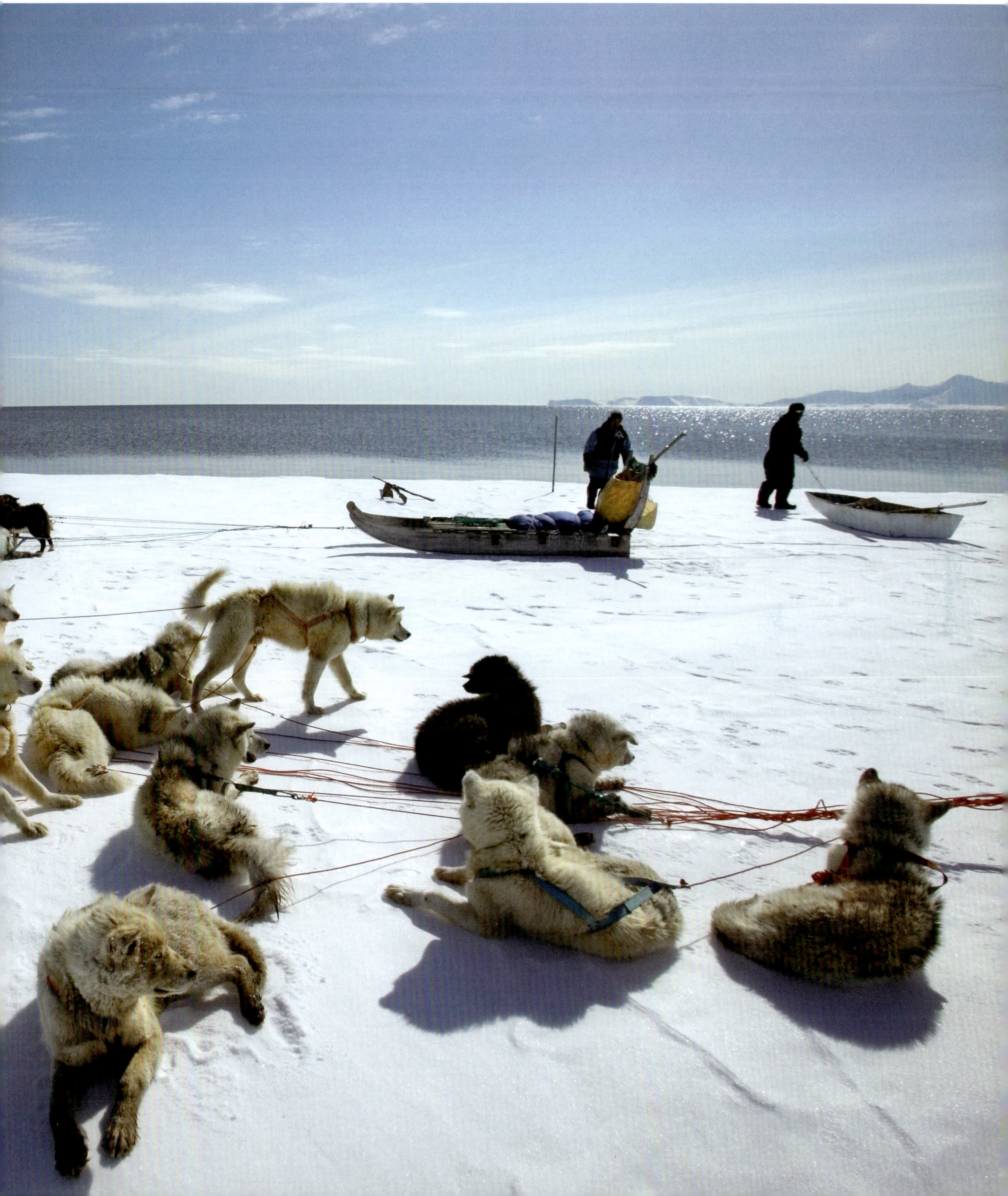

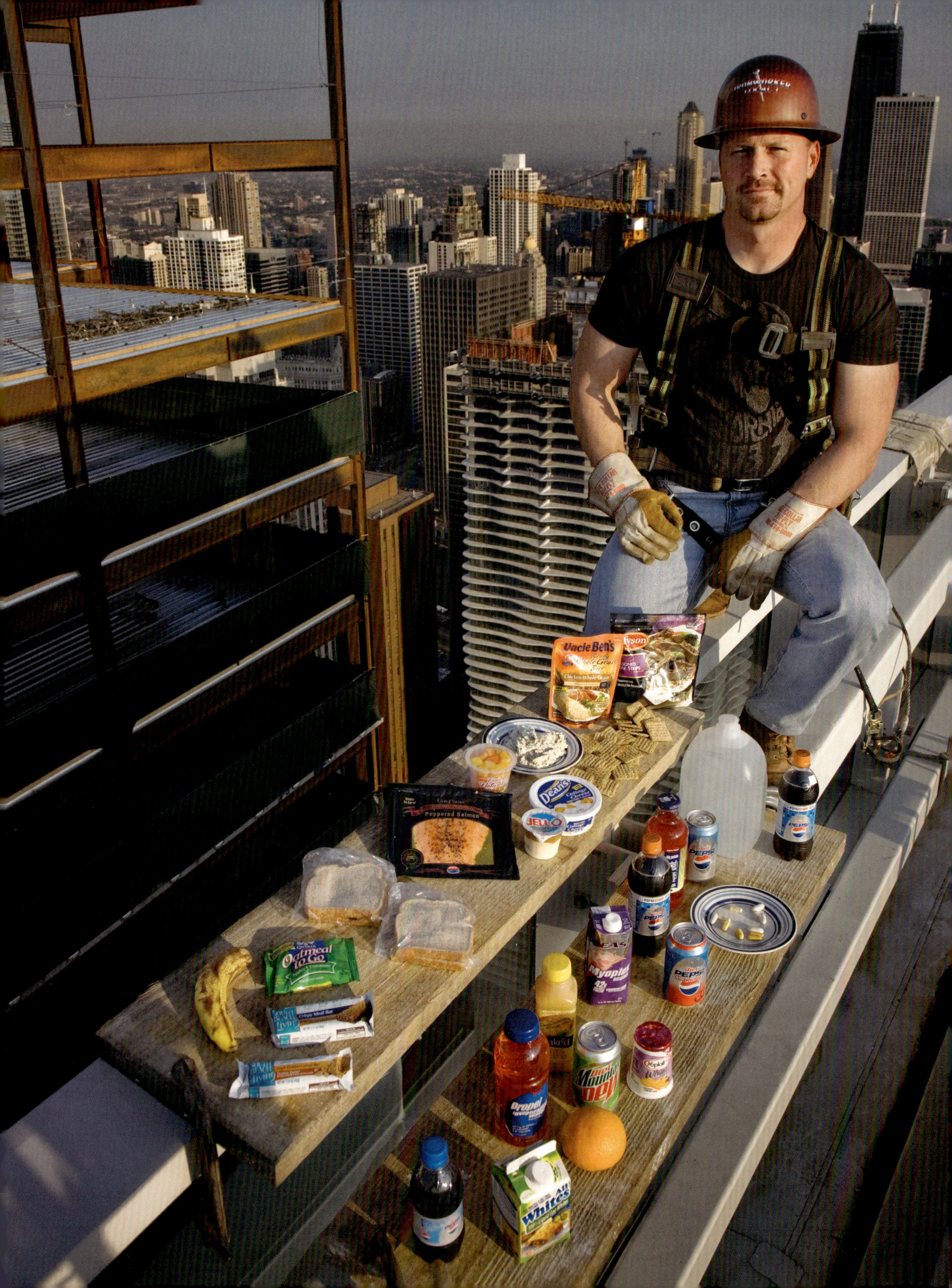

Uncle Ben's
Tyson
Peppered Salmon
Dean's
JELL-O
Oatmeal to Go
Pepsi
All Whites

6600

USA

Jeff Devine
Der Monteur auf dem Hochhaus

EINE TAGESRATION

IM SEPTEMBER

FRÜHSTÜCK Flüssiges Eiklar, roh getrunken, 450 g · Knusperriegel mit Schokolade und Erdnussbutter, 60 g · Protein-Müsliriegel, 34 g · Frühstücksriegel mit Hafer, Apfel und Zimt, 60 g · Banane, 216 g · zuckerfreie Cola, 600 ml

MITTAGESSEN Sandwichs mit Erdnussbutter und Konfitüre (2): Weizenbrot mit Honig, 112 g, fettreduzierte Erdnussbutter, 118 g, Traubengelee, 56 g · zuckerfreier Pudding-Snack, Dulce de Leche, 104 g · »kräftigendes Wasser« mit Beerengeschmack, 600 ml · zuckerfreie Cola mit Wildkirschgeschmack, 360 ml

SNACKS WÄHREND DER ARBEIT Räucherlachs mit Pfefferkörnern, 112 g · fettarmer Hüttenkäse, feinkörnig, 224 g · Fertig-Obstcocktail, 224 g · Joghurt mit Orangencremegeschmack, 112 g · Orangen-Mango-Smoothie, 425 ml · Orange, 240 g · zuckerfreie Limonade, 360 ml · zuckerfreie Cola, 600 ml

NACH DER ARBEIT Kräcker mit Rosmarin-Olivenöl-Geschmack, 360 g, mit cremigem Spinatdip, 420 g · Proteindrink, Erdbeer-Sahne, 0,5 l

ABENDESSEN Gewürzte Steakstreifen, 170 g · Vollkorn-Fertigreis mit Huhngeschmack, 300 g · zuckerfreie Cola, 360 ml

ABEND Proteindrink zur Nahrungsergänzung, 600 ml · zuckerfreie Cola, 600 ml

SONSTIGES Leitungswasser, 3,8 l · Ergänzungsmittel: Aminosäure, Glucosamin, Chondroitin, Fischöl (nicht im Bild), Milchdistel, Multivitamin

KALORIEN 6600

Alter: 39 · Größe: 185 cm · Gewicht: 107 kg

CHICAGO, ILLINOIS · 50 Stockwerke über dem Seeufer von Chicago sitzen die Kollegen vom Montagetrupp in der ersten Reihe, als wir Jeff Devine mit seiner Tagesration auf einem Stahlträger am Dach für sein Porträt in Szene setzen. »Hollywood ruft«, schreit einer. »Zieh die Badehose an«, ein anderer. Jeff wird rot, doch er ignoriert sie, klinkt sein Sicherheitsgeschirr ein und schwingt ein Bein über den Träger, bereit für die Nahaufnahme.

Bei diesem Hochhaus-Job gehört Jeff Devine zum Schraubertrupp, der neben anderen Teams arbeitet, die Träger hochziehen, schweißen, Rohre verlegen und Dachdecken. Der kräftige 39-jährige Stahlarbeiter bringt sich seine Verpflegung in der Kühlbox von zu Hause mit, doch die meisten seiner Kollegen versorgen sich vor Ort. »Es ist leichter, was beim Pizzawagen zu bestellen, als sich zu Hause ein Schinkenbrot zu machen«, sagt er. Jeffs Verpflegung ist abgepackt und essbereit, reich an Eiweiß und arm an raffinierten Kohlehydraten – nicht die übliche Stahlarbeiterkost. Sie ist auf seinen Geschmack abgestimmt, sein Junggesellentum und sein Gewichtstraining »Es wäre doch sinnlos, fünfmal die Woche ins Fitnessstudio zu gehen und dann Junkfood zu essen«, sagt er. Zusätzlich zu seinen leicht zuzubereitenden Speisen baut er Bodybuilding-Nahrungsergänzungsmittel in seinen Ernährungsplan ein.

Dass die vielen hoch verarbeiteten Nahrungsmittel vielleicht nicht das Optimale zum Erreichen seiner Ziele in puncto Ernährung und Gesundheit sein könnten, lässt er nicht gelten. »Ich bin Junggeselle und kann nicht kochen«, sagt er und versucht gar nicht, dies zu entschuldigen. Grillen tut er immerhin: »Tilapia, Burger, Hühnerbrust – das wär's«

Seine Mutter kam aus Litauen, und er wuchs mit Würsten, Sauerkraut und würzigen Fleischbällchen auf. Sein Lieblingsessen? »T-Bone-Steak. Doch als ich kapierte, wie viel Cholesterin das hat, bin ich reumütig zu meinen schieren 250-Gramm-Filets zurückgekehrt.«

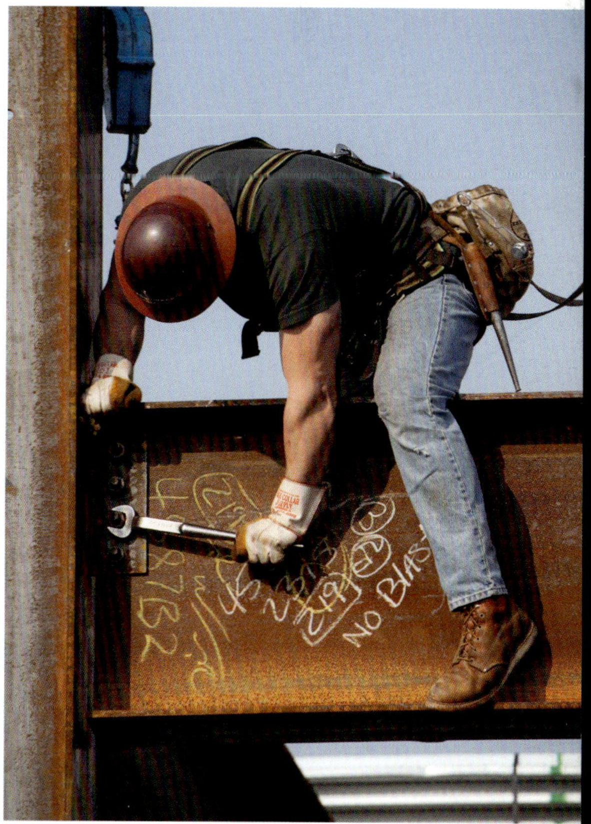

Mit Blick auf seinen Arbeitsplatz im 50. Stock sitzt der Stahlarbeiter Jeff Devine mit seiner typischen Tagesration auf einem Dachträger des Hochhauses. Er bringt sich lieber etwas in der Kühlbox von zu Hause mit, als in Fastfood-Restaurants zu essen. Jeff zieht an einem I-Träger die Schrauben an (rechts)

8400

NAMIBIA

Tersius Bezuidenhout
Der Trans-Kalahari-Trucker

EINE TAGESRATION

IM MÄRZ

AM MORGEN ZUBEREITET FÜR UNTERWEGS Makkaroni, 500 g (Trockengewicht), mit Sojahack-Hammelgeschmack, 200 g (Trockengewicht), Curry-Gemüsesuppenpulver, 2 EL, Tomatenketchup (nicht im Bild), 100 ml, zubereitet mit Sonnenblumenöl (nicht im Bild), 95 ml

GEGESSEN IM LAUFE DES TAGES UND DER NACHT Corned Beef aus der Dose, 285 g · Fleischbällchen in Sauce (Dose), 395 g · Spaghetti und Wiener Würstchen in Tomatensauce aus der Dose, 405 g · Fleischklößchen in Sauce (Dose), 395 g · Popcorn mit Käsegeschmack, Partygröße, 250 g · Kekse mit Schokolade und Cremefüllung, 100 g · Energy Drink (3), 711 ml · Mandarinenlimonade, 2 l · Wasser aus der Flasche, 800 ml

KALORIEN 8400

Alter: 25 · Größe: 157 cm · Gewicht: 87 kg

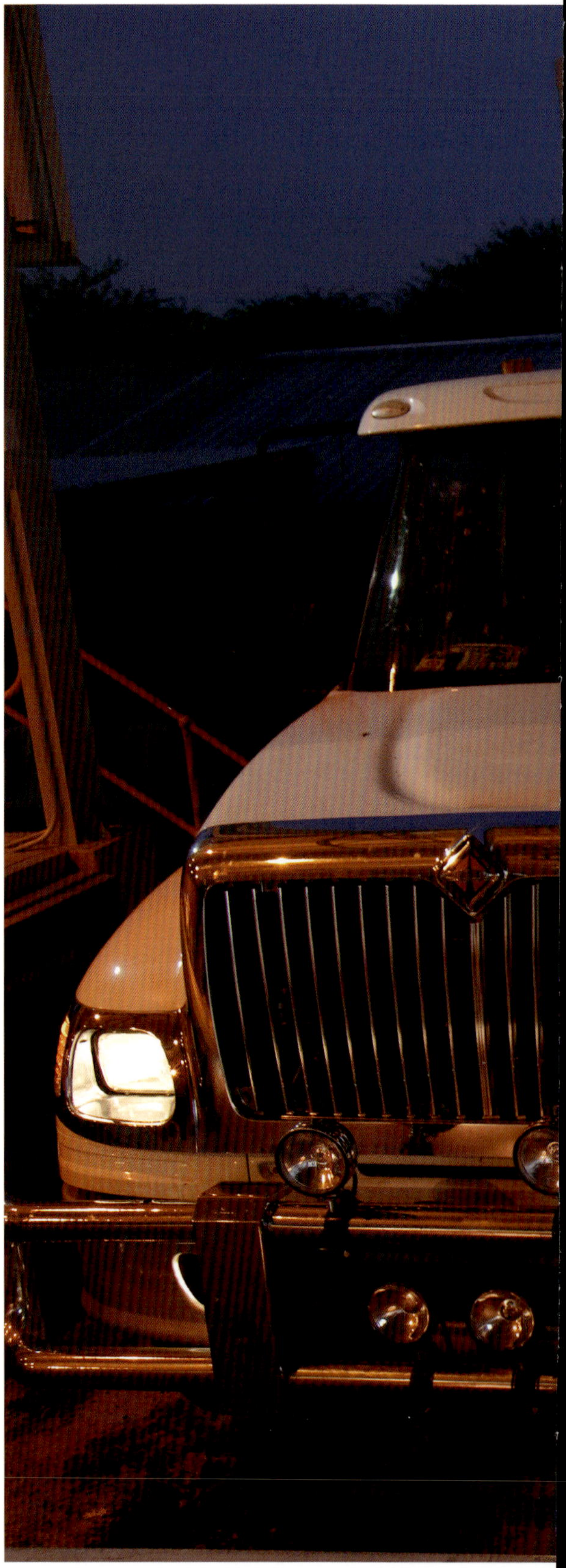

MAMUNO BORDER POST, BOTSWANA · Red-Bull und ohrenbetäubende Musik helfen Tersius Bezuidenhout, sich während der Tage und Nächte seiner monatlichen Tour mit Baumaterial von Südafrika nach Angola und zurück wachzuhalten. »Jede Art von Musik«, sagt er und grinst. »Ich mag alles, Volksmusik, Rock; ich muss tanzen!«

Normalerweise würde er jetzt tanzen und singen und fahren und wäre schon halb in Angola, doch leider sitzt er an der Grenze zwischen Botswana und Namibia auf der Trans-Kalahari-Straße fest, weil einige Papiere nicht rechtzeitig aus Südafrika eingetroffen sind. Nur weil er warten muss, hat er Zeit, mit uns über seine Ernährung zu sprechen.

Daheim isst der Vater von drei Kindern typisch namibische Kost, Maisbrei und gekochtes Rindfleisch – aber unterwegs gibt es kaum warme Mahlzeiten. Er kauft seine Lebensmittel en gros in einem Supermarkt in Johannesburg ein, bevor er seine Ladung abholt, reißt dann unterwegs die Deckel von Dosen mit Spaghetti, Corned Beef und Fleischklößchen in Sauce, und isst sie kalt während der Fahrt.

Morgens isst er warm, kocht sich eine Mahlzeit auf seinem kleinen Gaskocher am Rand der Straße neben seinem Laster. Da macht er eine große Menge, damit er unterwegs noch Reste essen kann – doch die sind dann auch kalt, zum Aufwärmen hat er keine Zeit. Sein warmes Standardgericht sind Spaghetti mit Soja-Hammelfleisch und reichlich Ketchup.

In ganz Afrika werden die Vorschriften über die Lenkzeiten von Truckern missachtet, und viele Fahrer überfordern sich bis zur totalen Erschöpfung: »Unser Job ist Fahren, Fahren, durch die Nacht und durch den Tag. Und wenn du kaputt bist, schläfst du zwei oder drei Stunden, und dann geht es weiter.«

Auf den Straßen dieser Region drohen Gefahren durch Vieh ebenso wie durch Wildtiere: Kudus, Springböcke, Meerkatzen, Esel, Ziegen und Kühe. Und die Gefahr eines Überfalls gibt es immer. Bis jetzt aber hat Teri Glück gehabt, seit er vor einem Jahr auf Langstrecke ging. An dem einen Unfall, bei dem sich sein Wagen überschlug, war er selber schuld – und seine Freundin und die Kinder waren auch noch dabei. »Zum Glück ist nicht viel passiert«, sagt er, »nur ein paar Kratzer.« Er verbucht das unter Lehrgeld.

Sein früherer Job im Schlachthof in seiner Heimatstadt Witvlei in Zentralnamibia war weniger gefährlich, aber schlechter bezahlt. »Ich spare für meine Kinder«, sagt er, »Wenn ich mal sterbe, und da ist ein bisschen Geld auf der Bank sollen sie sagen: ›Papa hat für uns gelebt, also wollen wir auch hart arbeiten.‹« Der Haken beim Viel-Geld-Verdienen ist nur, dass er dabei seine Familie nur an zwei bis drei Tagen im Monat sieht.

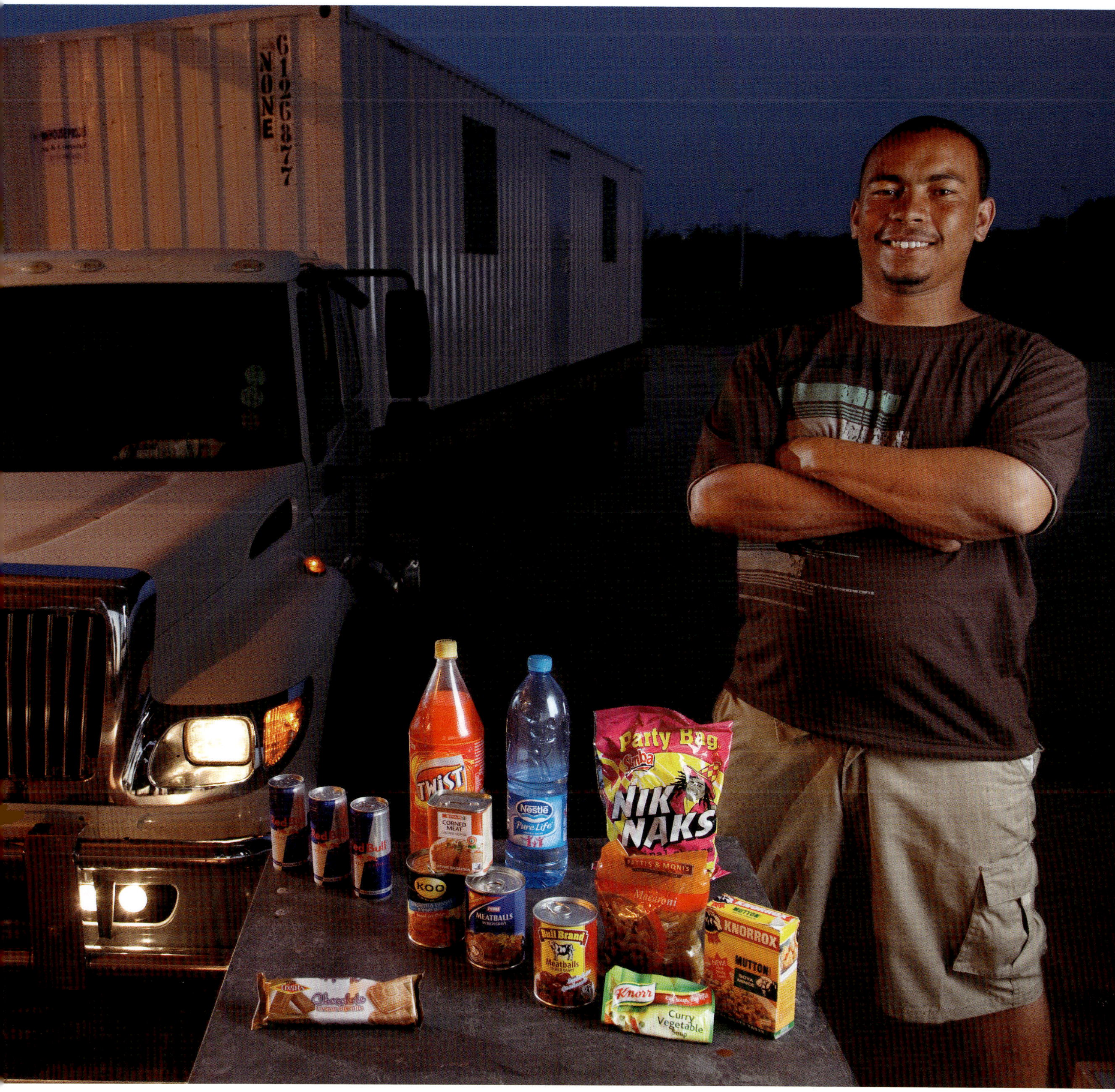

Der Fernfahrer Tersius »Teri« Bezuidenhout mit seiner typischen Tagesration bei einem Zwangsstopp am Grenzübergang zwischen Namibia und Botswana. Im Vergleich zu den Autobahnen Europas und Nordamerikas bergen die Fernstraßen Afrikas mehr Gefahren, und sie verfügen über weniger Raststätten. Neben der sehr unterschiedlichen Qualität der Straßen selbst gehören Vieh und Wildtiere auf der Fahrbahn zu den alltäglichen Gefahren. Um Zeit zu sparen, verpflegt Teri sich während der Fahrt aus Dosen, Gläsern und Schachteln – ein ziemliches Kontrastprogramm zum schlichten Maisbrei mit gesottenem Fleisch zu Hause bei der Freundin und den Kindern. Seine Freundin ist neidisch: »Zu Hause gibst du nicht so viel aus, aber für deine Fahrten kaufst so viele teure Sachen zu essen!«

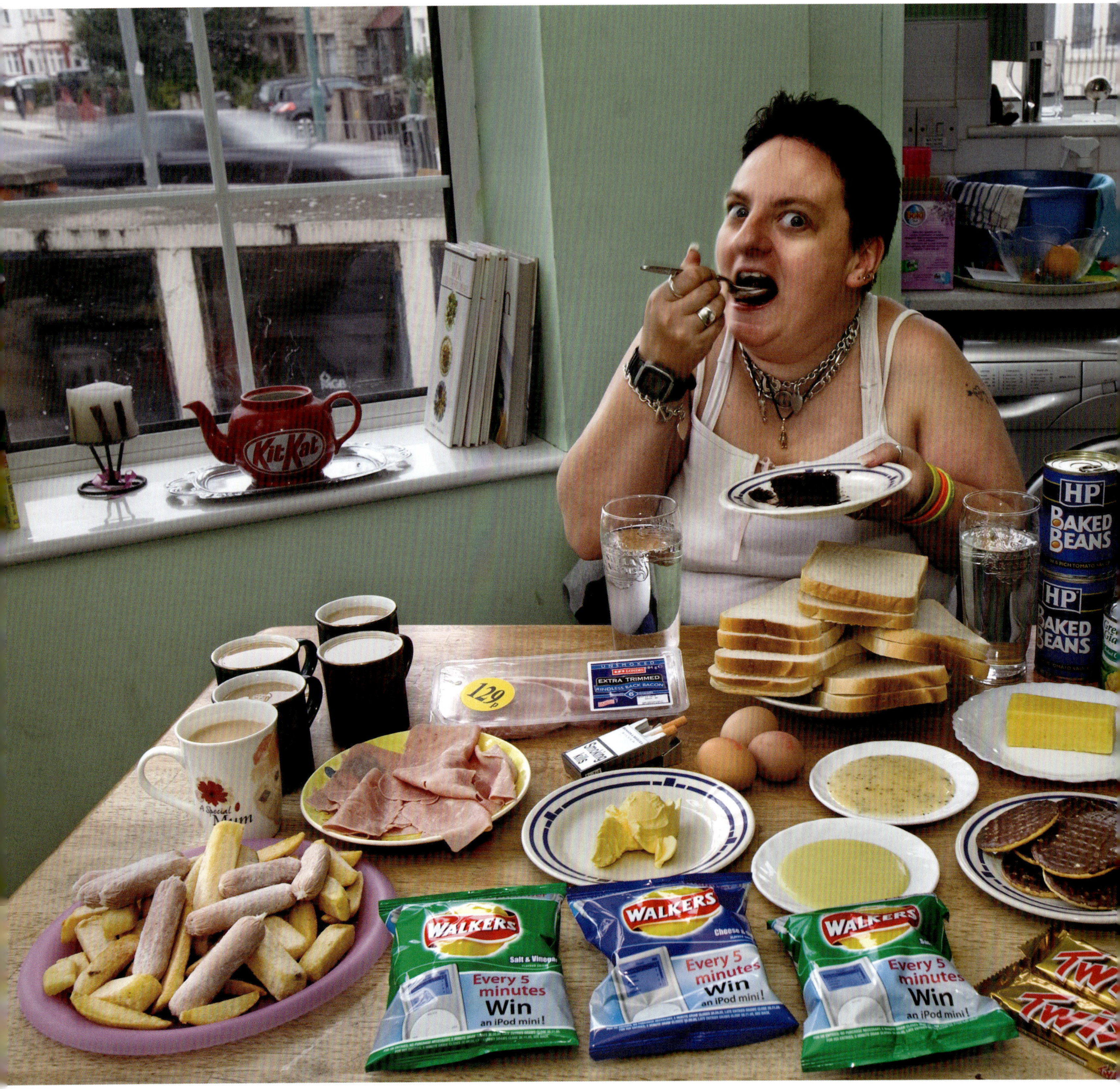

Jill McTighe, Mutter und Hilfslehrerin, in ihrer Küche im Nordwesten Londons mit ihrer typischen Tagesration. Sie spricht ganz offen darüber, dass bei ihr die Esssucht an die Stelle einer Drogensucht getreten ist, bezeichnet sich selbst als »Schokoholikerin«, während sie am Ende des Fotoshootings begeistert einen Schokoladenkuchen verschlingt. Ihr Gewicht ging in den vergangenen Jahren jo-jomäßig auf und ab, und als wir sie treffen, ist sie so schwer wie noch nie. Sie sagt, dass das Foto-Erlebnis ihr den Anstoß gab, sich selbst und ihre Familie gesünder zu ernähren. »Koche ich? Ja, aber ich backe keine Kuchen. Ich brate im Ofen. Ich habe die Fritteuse weggeschmissen, weil das Saubermachen so aufwendig war. Und wie viel Öl man da heiß machen musste, um was zu backen. Oh Gott!«

12300

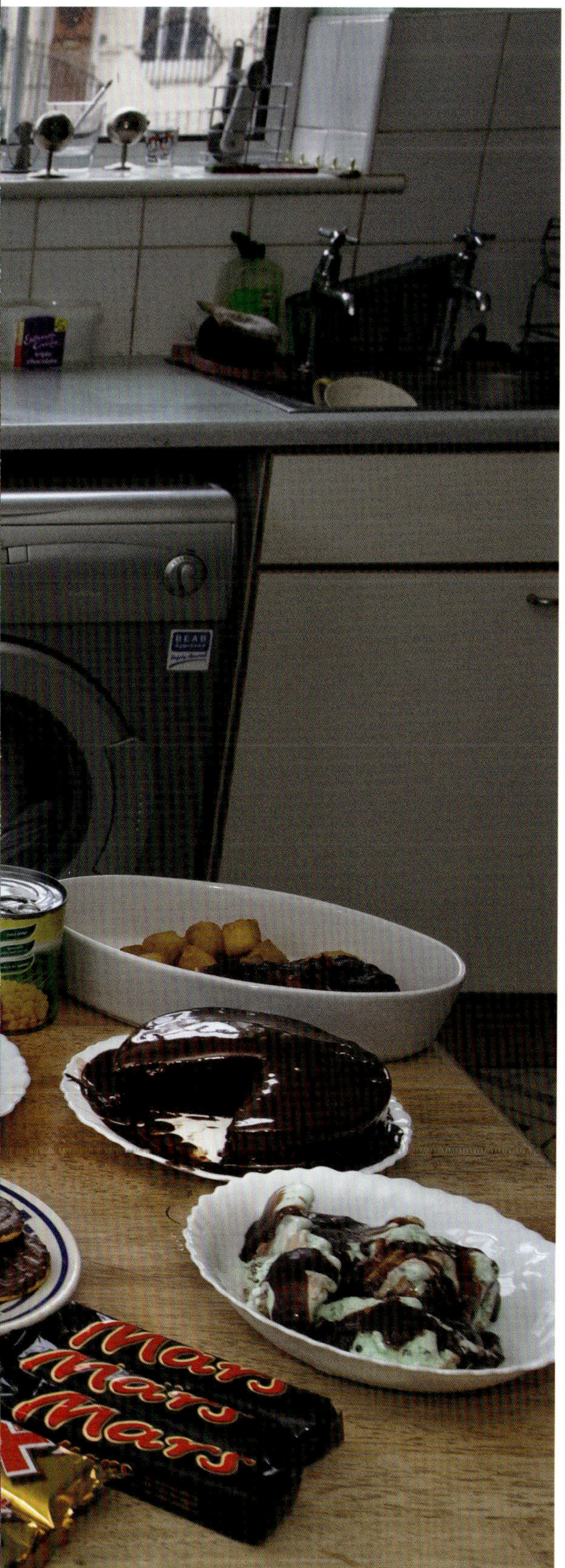

GROSSBRITANNIEN

Jill McTighe Die Schokoholikerin

EINE TAGESRATION

IM SEPTEMBER

FRÜHSTÜCK Eier-Sandwichs (2): Weißbrot, getoastet, 157 g, Eier (3), 160 g, gebraten mit Margarine, 112 g · Schokoladenkekse (8), 50 g · Schwarztee mit Vollmilch (2), 600 ml

ZWEITES FRÜHSTÜCK Schinken-Käse-Sandwich: Weißbrot, 78 g, Schinken, 193 g, Cheddarkäse, 168 g, Salatdressing, 109 g

MITTAGESSEN Bacon-Sandwichs (2): Weißbrot, 157 g, Speck, nicht geräuchert, 1892 g (Rohgewicht), Salatcreme, 104 g · Salz-und-Essig-Chips, 50 g · Käse-und-Zwiebel-Chips, 25 g · Schwarztee mit Vollmilch (2), 606 ml

TEESTUNDE Huhn, 302 g, mit Bratensauce, 2 EL · Mais aus der Dose, 280 g · Kartoffeln, 200 g

ABENDESSEN Schweinswürstchen (8), 200 g · Pommes frites, 345 g · Baked Beans in Tomatensauce (Dose) 860 g · Schwarztee mit Vollmilch 303 ml

ABENDS VOR DEM FERNSEHER Erdnuss-Riegel (2), 115 g · Karamell-Riegel (3), 185 g

SNACKS UND SONSTIGES Schokoladenkuchen, 290 g · Eiscreme, Mint Chocolate Chip, 270 g, mit Schokoladensauce, 56 g · Zitronenlimonade, 420 ml · Zigaretten (6)

KALORIEN 12300

Alter: 31 · Größe: 174 · Gewicht: 117 kg

WILLESDEN, NORDWEST-LONDON · Als wir Jill McTighe treffen, bepinselt die Mutter von drei Kindern gerade fürs Sonntagsessen eine große Platte voller Hühnerschenkel mit ihrer Spezialsauce: »Die Universalmischung: Kreuzkümmel, Paprika und Öl«, sagt sie. »Oooh – Schokoladenkekse. Darf ich einen haben?« fragt ihre Tochter Bella, die den nicht gar so geheimen Vorrat an Süßigkeiten entdeckt hat. »Aber nur einen«, sagt die Mutter. Jills Freund Earl Gillespie wischt gerade den Boden der hellen grün-weißen Küche auf. »Er ist ein echter Schatz«, sagt Jill. »Wir beide sind doch wie en altes Ehepaar.«

Jill ist die Stimmungskanone, selbst wenn sie zu Hause ist und nur ihre Kinder als Publikum hat – witzig, ungestüm, fröhlich. Earl ist ihr Fels – ein fürsorglicher Familienmensch jamaikanischer Abstammung, der für einen Kurierdienst arbeitet. Sie leben in einer Sozialwohnung und haben zusammen zwei Töchter. Jill hat einen Sohn im Teenalter aus einer früheren Beziehung.

Ihr Interview für dieses Buch ist zum Teil Es-ist-ja-unglaublich-was-für-eine-Riesenmenge-ich-an-einem-Tag-esse und zum Teil die Einsicht in ihren Kampf gegen Amphetamine. Sie spricht offen über beides. »Früher habe ich Speed genommen, um auf mein Wunschgewicht zu kommen.« Wenn sie aufgegangen war wie ein Pfannkuchen, nahm sie die Pillen, um mehrere Kleidergrößen abzunehmen. »Ich habe offensichtlich keine vernünftige Diät gemacht. Ich hatte keine Ahnung, wie ich das anstellen sollte.« Amphetamine sind suchtbildende, stimmungshebende Stimulanzien, die Euphorie erzeugen können und häufig zur Gewichtsabnahme eingesetzt werden. »Einmal war ich richtig hager, hatte mein ganzes Gewicht verloren«, sagt sie. »Ich war ganz bleich im Gesicht, mir ging es richtig schlecht.« Dann hörte Jill mit den Pillen auf, sie erholte sich, die Gefahr war vorüber, und dann fing sie wieder mit Speed an, um abzunehmen. »Meine Mutter gab mir noch ein Jahr. ›In einem Jahr bist du tot‹, hat sie zu mir gesagt.« Schließlich gelang es Jill, den Teufelskreis zu durchbrechen.

Jetzt, da sie kein Speed mehr nimmt, ist Jill dicker denn je und hat wenig Selbstkontrolle in Bezug aufs Essen. »Ich esse, weil was zu essen da ist«, sagt Jill, »Wenn nichts da ist, esse ich nichts, aber wenn etwas da ist, verschlinge ich alles. Ich kaufe Joghurt und kleine Candy-

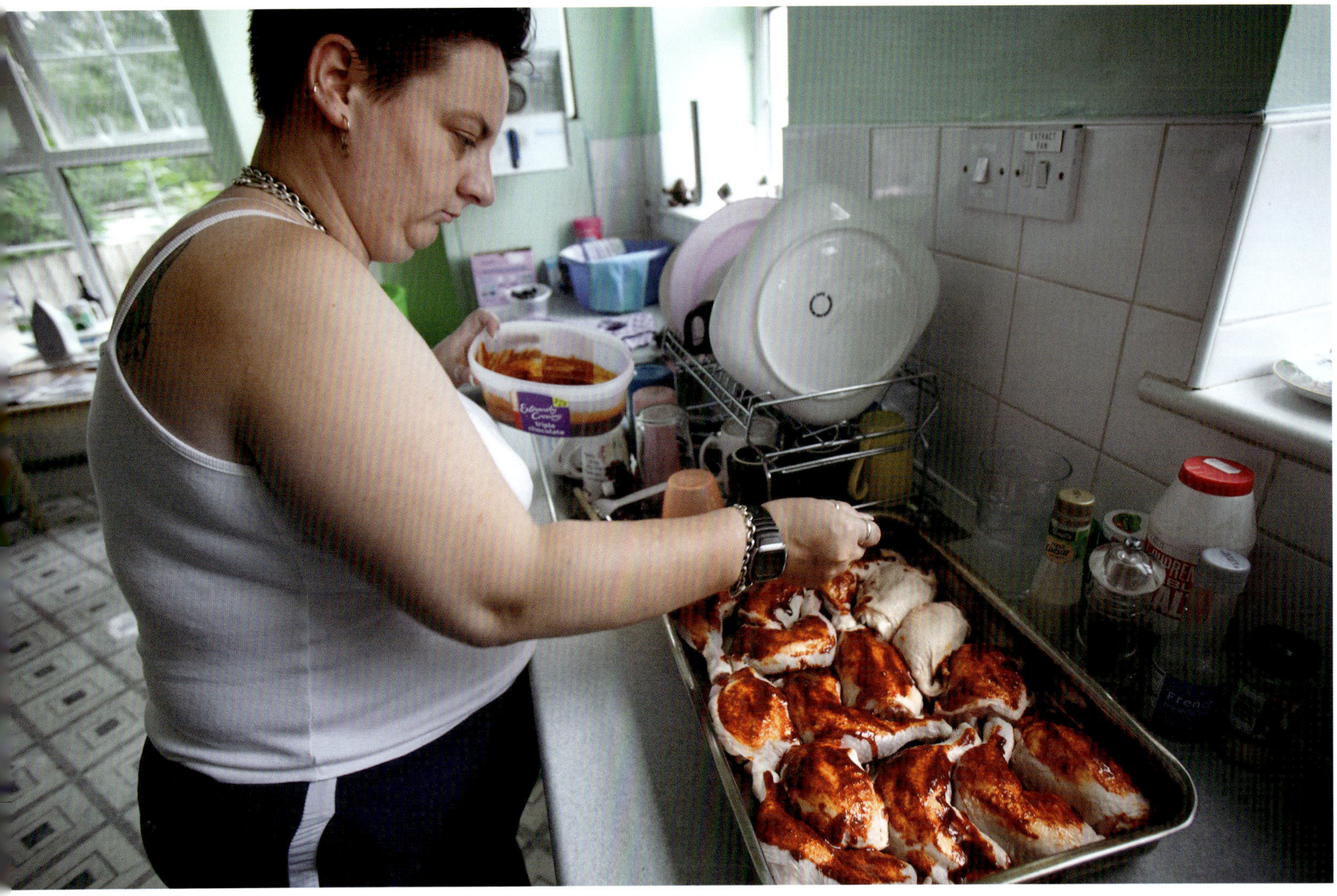

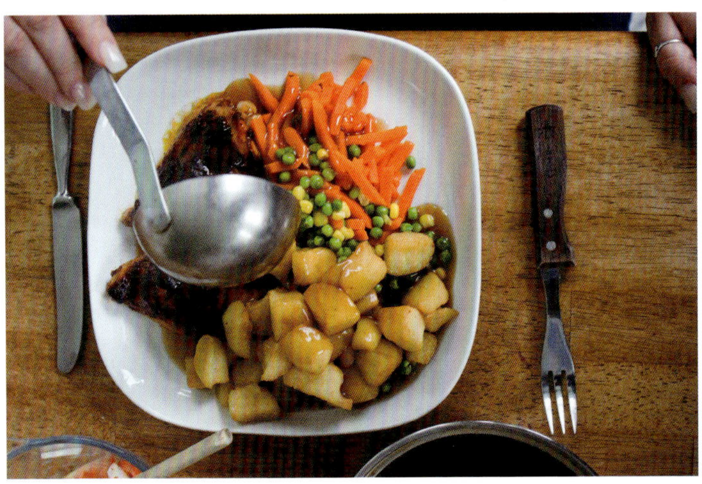

Jill pinselt ihre selbst gemachte Sauce auf Hühnerschenkel, um sie für ein Essen am Sonntagnachmittag im Ofen zu braten. Heute gibt es auch gemischtes Gemüse. »Ich hebe das Gemüse immer fürs Wochenende auf«, sagt sie, »damit Earl auch was davon hat.« Bei Tisch schöpft sie sich Bratensauce auf ihre Portion (oben rechts). Earl, der Vater ihrer beiden Töchter Toni und Bella, häuft sich Grünzeug und Tomaten auf den Teller, bevor er sich an den Tisch setzt. Nachdem er vor einigen Jahren ein diabetisches Koma überlebt hat, ernährt er sich jetzt gesünder

bars und was zu knabbern für die Kinder und wenn die im Bett sind und ich vor dem Fernseher sitze ...« Sie führt eine Pantomime auf, bei der sie alles verschlingt, was ihr in die Finger kommt. »Dann schaue ich mich um und denke, du hast ganz schön gefressen.« Sie glaubt, dass sie noch viel dicker wäre, wenn sie ein Auto hätte und nicht die Kinder zu Fuß zur Schule begleitete und sie danach wieder abholte, jedes Mal ein Gang von einer halben Stunde.

»Wenn mein Vater mich besucht, bringt er mir eine große Tüte mit Candyriegeln und Keksen mit«, sagt sie. Will sie das alles an einem Abend aufessen? »Ich versuche es wenigstens. Und dann sitze ich da, reibe mir den Bauch und denke ›Aghhh. Ich hätte das nicht alles essen dürfen.‹«

Das, was sie jetzt sieht, wenn sie in den Spiegel schaut, kann man kaum mit dem Bild, davon zusammentun, wie sie sich am wohlsten fühlte, eine kokette, sexy Frau mit Kleidergröße 36. Sie holt eine Jeans hervor, die sie jetzt trägt, Größe 48, und eine 36er von früher. »So

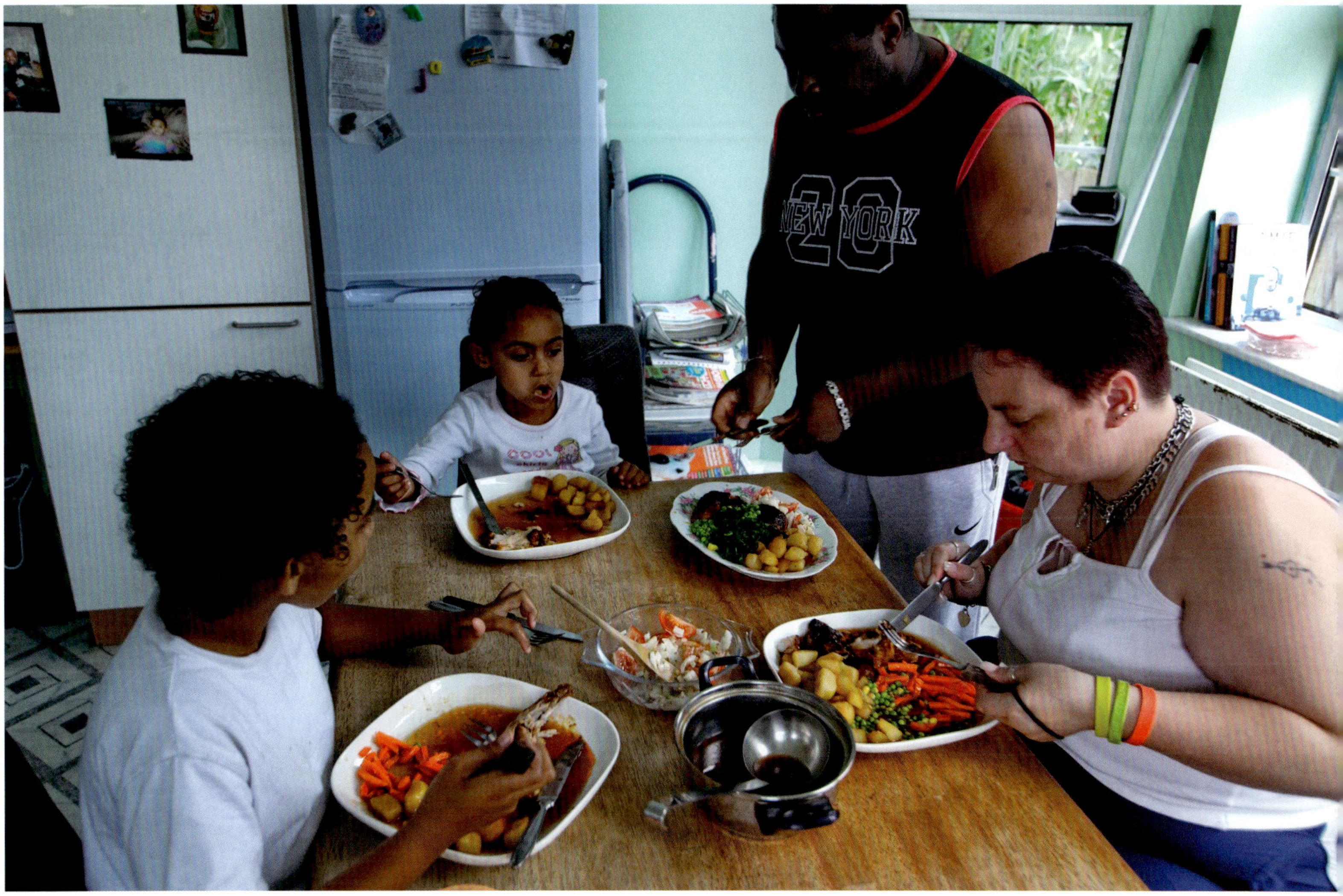

war ich früher«, sagt sie und klatscht gegen die 36er-Hose. »Wenn ich auf der Straße ging, hupten die Männer nach mir. Ich habe es genossen. Und jetzt? Nichts.« Sie hält einen Augenblick inne. »Und ich sehe genau den sozialen Statusunterschied, ich höre: ›Mein Gott, was bist du rund geworden‹, oder: ›Bist du wieder schwanger?‹ Inzwischen kann ich das weglachen. ›Ja, ich bin die dicke Kuh‹«

Earl wusste nichts von ihrem Drogenmissbrauch, doch er bemerkte ihre Gewichtsabnahme. Jill erklärte sie mit der Anstrengung durch die Kinder. »Und er hat mir das tatsächlich geglaubt«, sagt sie. »Doch dann kam alles raus. Ich hatte Riesenschulden! Er war geschockt. Und er sagte: ›Wieso glaubst du, dass nur dünne Frauen schön sind?‹ – ›Weil ich so sein will‹, habe ich ihm gesagt.«

POSTSKRIPTUM · *Unsere Essensporträts sind stets Momentaufnahmen, sodass wir in der Regel die Porträtierten kein zweites Mal besucht haben. Bei Jill aber haben wir uns dazu entschlossen. Wir wollten sehen, wie es ihr in der Zwischenzeit ergangen ist, wegen ihres Kampfes zwischen Ess- und Tablettensucht, und wegen der extremen Kalorienmenge, die sie laut Berechnung vor drei Jahren an jenem Tag zu sich genommen hatte.*

Bei unserem ersten Gespräch war sich Jill nicht sicher, ob es ihr gelungen war, endgültig von der Droge wegzukommen, doch jetzt sagt sie, sie habe es geschafft. »Ich bin davon weg seit, ja, seit ihr da wart und die Bilder gemacht habt. Ich bin ganz clean, total clean«, sagt sie, »Ich musste clean werden, weil ich nicht riskieren wollte, meine Kinder zu verlieren … Ich habe ein bisschen Therapie gemacht wegen des Drogenmissbrauchs. Sie haben wir gezeigt, dass, wenn ich erkenne, warum ich die Tabletten genommen habe, ich auch einen Grund finden werde, damit aufzuhören. Also packte ich meine Probleme an, eines nach dem anderen: mein Gewicht, die Geldsorgen, meine Geschichte, meine früheren Beziehungen. Ich habe mich ihnen gestellt. Einem nach dem anderen.«

Und der Wunsch, wieder in die 36er Jeans zu passen? »Wissen Sie was? Ich habe erkannt, dass ich die bin, die ich bin. Wenn ich als Größe 36 gedacht wäre, dann hätte ich Größe 36. Wenn ich groß gedacht bin, dann bin ich groß gedacht; ich habe auch die übersprudelnde Persönlichkeit dazu«, sagt Jill und lacht. »Und so gibt es eben mehr von mir zum Liebhaben.«

Sie ist schockiert durch die Kalorienzahl, die sie damals zu sich nahm, als die Fotos gemacht wurden. Und erklärt, dass die Phase der Völlerei kurz gewesen sei – in einem Lebensabschnitt, in dem sie kaum Grenzen kannte. Sie weiß nicht, wie viele Kalorien sie jetzt isst. »Ich achte nur genauer auf das, was ich esse – viel mehr Salate, einfach von Grund auf gesünder.«

Als wir sie trafen, hatte sie ihr höchstes Gewicht überhaupt. Jetzt wiegt sie 89 Kilo und will noch weitere 15 bis 20 abnehmen. »Zwischen 70 und 76 Kilo sind für mich prima!«, sagt sie.

Jill arbeitet seit einem Jahr als Hilfslehrerin an der Schule ihrer Töchter, geht jeden Tag zu Fuß. Sie will fit sein und hat viele Diäten ausprobiert. »Jetzt versuche ich es gerade mit Special K«, sagt sie, »Es wird im Fernsehen dafür geworben, und es ist ganz toll!«

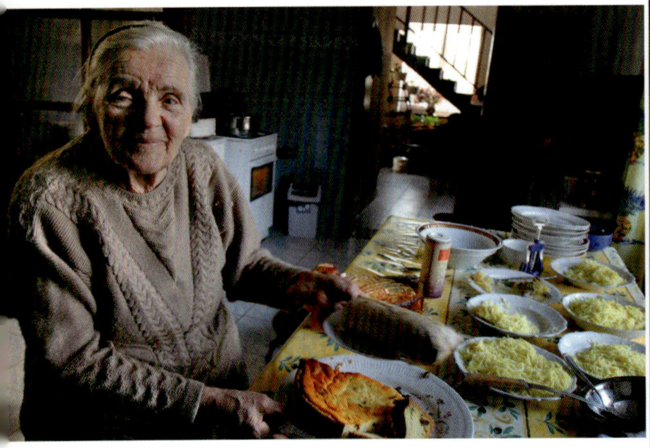

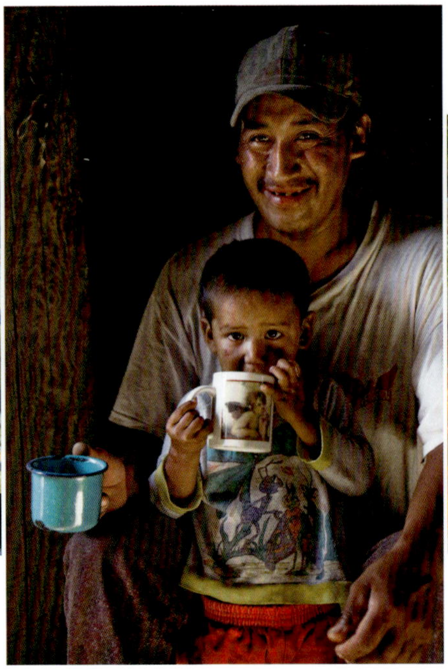

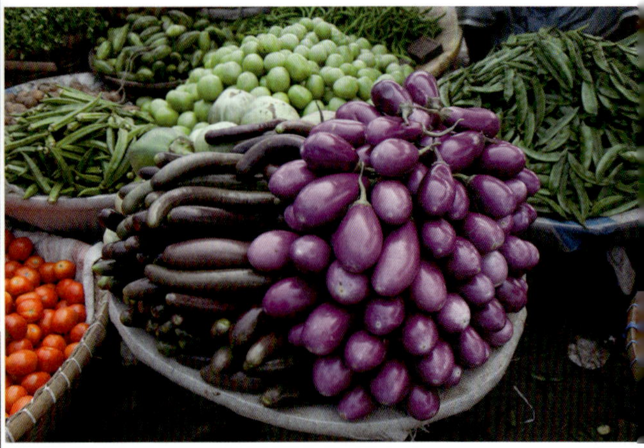

Die Freuden des Essens

Von Wendell Berry

Oft werde ich am Ende eines Vortrags über den Niedergang der Lebenskultur auf dem Land und den Bauernhöfen gefragt: »Was können wir Städter dagegen tun?« »Esst verantwortungsbewusst«, pflege ich zu antworten, und natürlich versuche ich dann zu erklären, was ich damit meine. Doch am Ende der Diskussion habe ich unweigerlich das Gefühl, dass es zu diesem Thema noch viel mehr zu sagen gibt. Nun will ich also versuchen, meinen Ratschlag besser zu begründen. An den Anfang stelle ich die These, dass Essen ein Vorgang in der Landwirtschaft ist. Das Essen steht am Ende des alljährlichen Dramas, das mit Pflanzen und Säen und Geborenwerden beginnt.

Die meisten Esser jedoch sind sich dessen nicht mehr bewusst. Sie betrachten vielleicht Lebensmittel noch als landwirtschaftliche Erzeugnisse, aber sie sehen sich selbst nur als passive Verbraucher. Sie kaufen das, was sie wünschen – oder was man sie zu wünschen überredet hat –, im Rahmen der Möglichkeiten. Und zahlen den verlangten Preis. Und nur ganz selten fragen sie nach der Qualität, nämlich: Ist es frisch? Ist es rein und frei von Chemie? Wurde es von weit her transportiert, und was hat der Transport gekostet, was Verarbeitung, Verpackung und Werbung? Wenn es verarbeitet oder vorgegart wurde: Was bedeutet das für Preis und Nährwert?

Die meisten Kunden in der Stadt sagen, dass Lebensmittel von Bauern erzeugt werden. Doch kaum einer weiß, was für Bauern das sind, was für Höfe sie haben oder wo diese Höfe liegen oder welche Kenntnisse und Fertigkeiten ein Bauer haben muss. Sie vertrauen offenbar darauf, dass die Bauern weiter produzieren werden, doch sie wissen nicht wie und welche Hürden und Hindernisse es dabei zu nehmen gilt. Für den Durchschnittsverbraucher bleiben Lebensmittel abstrakt, bis er sie aus dem Regal holt oder auf seinem Tisch hat.

Wendell Berry, Farmer in Kentucky, hat mehr als 30 Bücher veröffentlicht. Auf Deutsch ist erschienen: »Leben mit Bodenhaftung. Essays zur landwirtschaftlichen Kultur und Unkultur«. Dieser Beitrag erscheint mit freundlicher Genehmigung von Counterpoint Press.

Wenn Nahrungsmittel in unseren Köpfen nichts mehr mit Land und Bauern zu tun haben, dann leiden wir an einem kulturellen Gedächtnisschwund, der irreführend und gefährlich ist. Der passive Verbraucher, der sich zu einer Mahlzeit aus verarbeiteten Lebensmitteln oder Fastfood setzt, hat auf dem Teller leblose, namenlose Substanzen, die derart verarbeitet, gefärbt, gesoßt, gehackt, gesiebt, gemischt, verschönt und sterilisiert wurden, dass sie keinerlei Ähnlichkeit mehr mit etwas haben, das einmal gelebt hat. Sowohl der Esser wie das, was er isst, bewegen sich also in einem Exil außerhalb der biologischen Wirklichkeit. Das Ergebnis ist eine völlig neue Art der Einsamkeit, in der der Esser den Vorgang des Essens als rein wirtschaftliche Transaktion zwischen ihm und einem Lieferanten und danach als rein appetitive Transaktion zwischen ihm und seiner Nahrung betrachtet.

Davon profitiert eindeutig die Lebensmittelindustrie, die aus guten Gründen ein Interesse daran hat, die Verbindung zwischen Nahrungsmitteln und den Bauern zu verschleiern. Der Verbraucher soll nicht wissen, dass das Fleisch des Hamburgers, den er gerade isst, von einem Rind stammt, das die meiste Zeit seines Lebens im eigenen Kot in einer Mastbox stand und dabei noch die Gewässer verschmutzte. Oder dass das Kalb, von dem das Schnitzel stammt, sein kurzes Leben in einem engen Käfig verbracht hat, in dem es sich nicht einmal umdrehen konnte. Und der Krautsalat würde der Esserin auch nicht mehr richtig schmecken, wenn sie über die riesigen

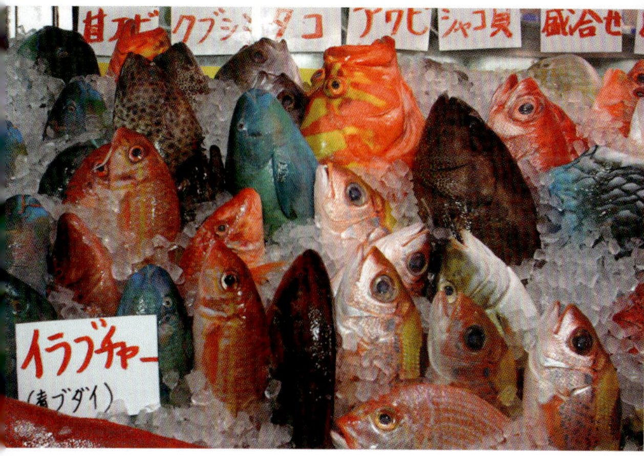

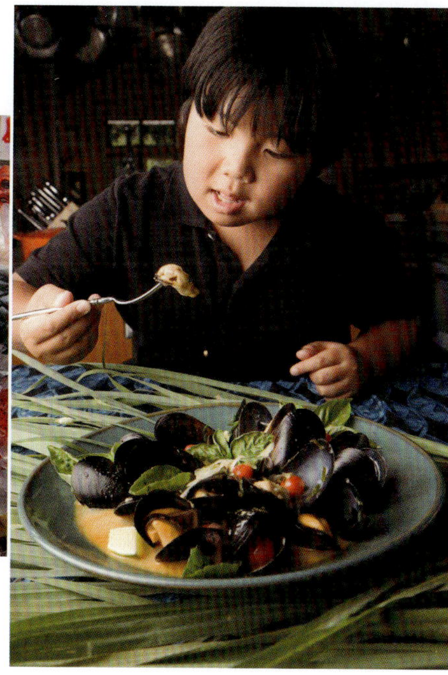

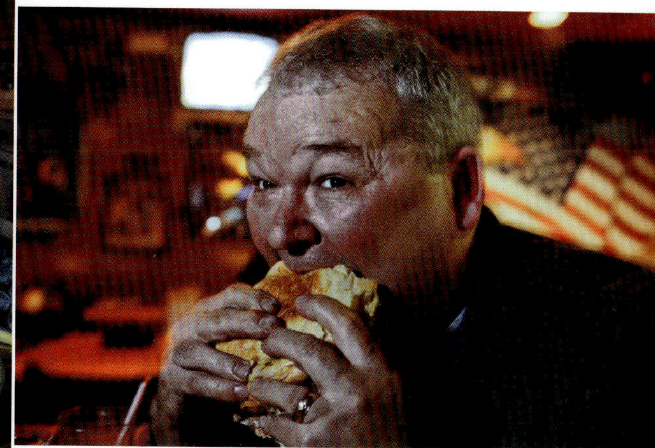

Von links nach rechts: Maria Kwiatkowska schneidet in Adamka, Polen, Käsekuchen. José Angel Galaviz und sein Sohn in Maycoba, Mexiko. Gemüse auf dem Markt von Sonargaon in Bangladesch. Schnapper und Papageifische auf dem Naha-City-Markt in Okinawa, Japan. Kousuke Tominaga in Napa Valley, Kalifornien, isst Muscheln. Carson »Collard Green« Hughes verschlingt einen Hamburger in Newport News, Virginia

Kohlfelder nachdächte, von dem er stammt. Denn Gemüse, das in großen Monokulturen wächst, ist auf giftige Chemikalien angewiesen, genauso wie massenhaft in enge Käfige gepferchte Tiere Antibiotika und andere Medikamente brauchen, um die Torturen zu überstehen.

Der Verbraucher darf nicht entdecken, dass es der Lebensmittelindustrie nicht in erster Linie um Qualität und Gesundheit geht, sondern um Menge und Preis. Seit Jahrzehnten schon denkt die gesamte industrielle Lebensmittelwirtschaft, von den Farmen über die Mäster bis hin zu den Supermarkt- und Fastfood-Ketten, nur an Masse. Doch mit zunehmender Größe schwindet die Vielfalt; und mit der Vielfalt schwindet auch die Gesundheit. Und damit wächst zwangsläufig die Abhängigkeit von Medikamenten und Chemikalien. Wenn das Kapital die menschliche Arbeit ersetzt, ersetzt es den Menschen und die natürliche Fruchtbarkeit und Gesundheit des Bodens durch Maschinen, Medikamente und Chemikalien. Lebensmittel werden immer auf die Weise erzeugt, die am meisten Profit abwirft. Aufgabe der Werbekosmetik ist es dann, den Verbrauchern die so erzeugten Nahrungsmittel als gut, schmackhaft und gesund zu verkaufen.

Der Esser muss begreifen, dass Essen zwangsläufig auf der Welt stattfindet, dass es zwangsläufig ein landwirtschaftlicher Vorgang ist, und schließlich, dass wir mit unserem Essen zum großen Teil bestimmen, wie die Welt genutzt wird. Dieser Satz beschreibt auf schlichte Art eine sehr komplexe Beziehung. Verantwortungsbewusst essen heißt, diese vielschichtige Beziehung zu verstehen und, soweit möglich, aus dieser Erkenntnis heraus zu handeln. Was können wir dazu tun?

1. Beteiligen Sie sich nach Ihren Möglichkeiten an der Nahrungsmittelproduktion. Wenn Sie einen Garten haben, einen Balkon oder auch nur ein sonniges Fenstersims, pflanzen Sie etwas Essbares. Starten Sie mit Küchenabfällen einen kleinen Komposthaufen und nutzen Sie ihn als Dünger. Nur wer selbst etwas anbaut, erlebt den wunderbaren Energiekreislauf von Boden über Samen und Blüte zu Frucht zu Nahrung zu Abfall zu Humus und somit zum neuen Anfang.

2. Bereiten Sie Ihr Essen selbst zu. Das heißt die Künste von Küche und Haushalt wieder zum Leben zu erwecken. So sparen Sie Geld und bekommen mindestens eine teilweise Kontrolle der Qualität.

3. Fragen Sie nach der Herkunft der Lebensmittel, die Sie kaufen, und kaufen Sie die Produkte aus Ihrer Umgebung. Die Vorstellung, dass jede Gemeinde auch, soweit möglich, Quelle ihrer Lebensmittel sein sollte, ist sinnvoll. Denn die örtliche Versorgung ist die sicherste und frischeste und diejenigen, die die Verbraucher am leichtesten kennenlernen und beeinflussen können.

4. Kaufen Sie nach Möglichkeit direkt beim Bauern und umgehen Sie so die ganze Kette von Handel, Logistik, Verarbeitung und Werbung, die auf Kosten der Erzeuger und Verbraucher lebt.

5. Machen Sie sich schlau über die wirtschaftlichen und technischen Gepflogenheiten der Lebensmittelindustrie. Welche Fremdstoffe wandern in die Lebensmittel, und was zahlen Sie dafür?

Alle Menschen, nicht nur elitäre Feinschmecker, sollten Freude am Essen haben. Menschen, die den Garten kennen, in dem ihr Gemüse gewachsen ist, erinnern sich an den Zauber der wachsenden Pflanzen, vielleicht taubenetzt im Licht der Morgensonne, wenn der Garten am schönsten ist. Dieses Bild verbindet sich mit dem Gemüse und gehört zur Freude am Essen. Und ebenso gibt der Gedanke an eine grüne Weide, auf der ein Kalb friedlich grast, dem Steak Geschmack. Manche halten es für blutrünstig oder schlimmer, ein Mitgeschöpf zu essen, das man dessen Leben lang gekannt hat. Ich dagegen denke, dass man dann mit Verständnis und Dankbarkeit isst. Ein großer Teil der Freude am Essen besteht aus der genauen Kenntnis des Lebens und der Welt, aus denen unsere Nahrung stammt.

Bewusst und mit Freude zu essen ist vielleicht die innigste Verkörperung unserer Einbindung in die Welt. In dieser Freude erleben wir und feiern wir unsere Abhängigkeit und Dankbarkeit. Denn wir leben von Wesen, die wir nicht geschaffen haben, und durch Kräfte, die wir nicht verstehen.

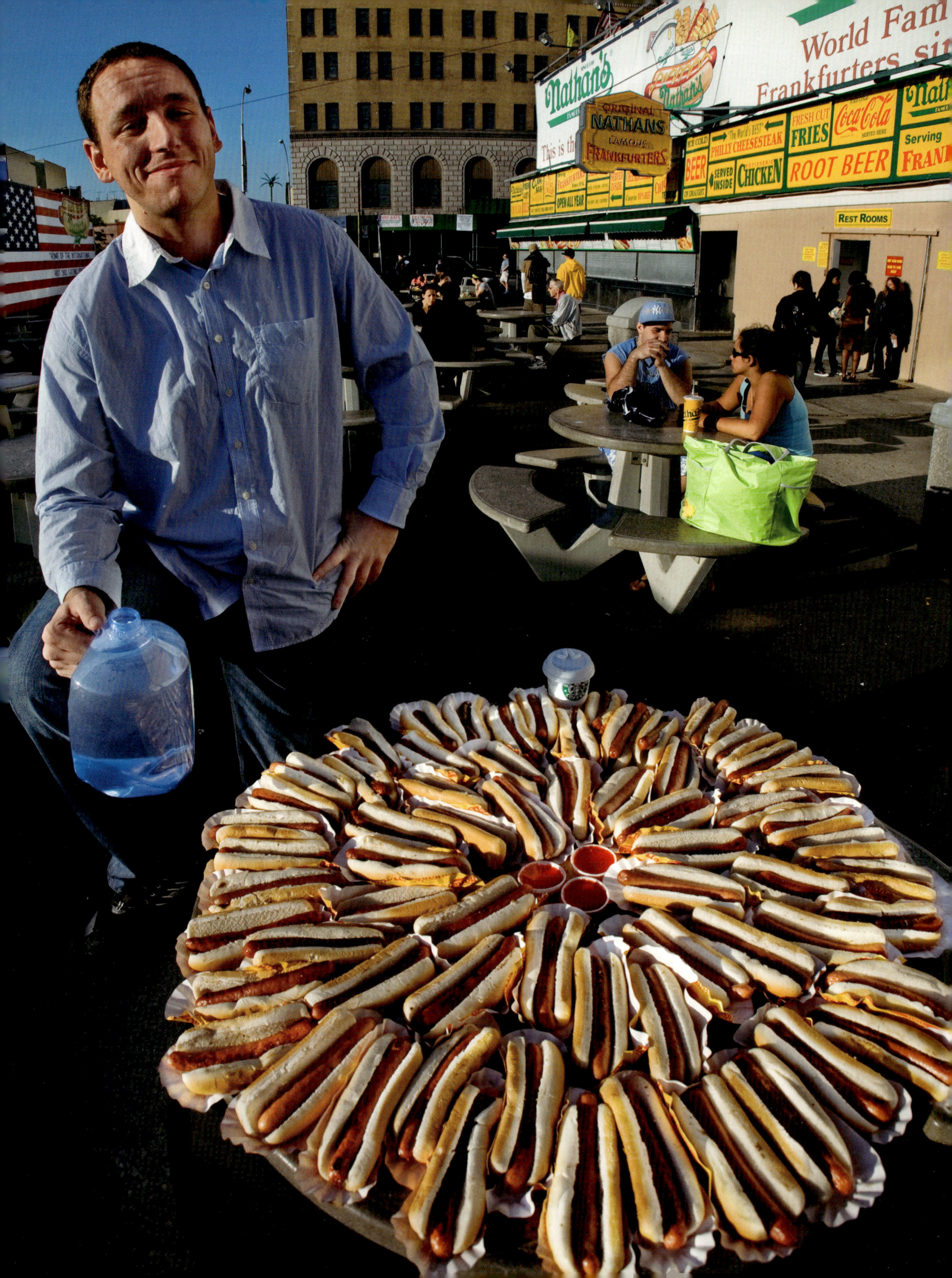
World
Nathan's
ORIGINAL NATHANS FAMOUS FRANKFURTERS
PHILLY CHEESESTEAK
FRESH CUT FRIES
Coca-Cola
BEER
CHICKEN
ROOT BEER
Serving
OPEN ALL YEAR
REST ROOMS

Die Rechnung, bitte!

Von Peter Menzel

Seit mehr als zehn Jahren teile ich meine Leidenschaft fürs Essen mit meiner Ehefrau und Partnerin Faith D'Aluisio. Gemeinsam sind wir mehrmals um die Welt gereist. Ich fotografierte, und Faith machte vieles mehr: Sie war die Autorin, die Reporterin, die Food Stylistin und die Fotoassistentin. Wir fuhren in mehr als 60 Länder, aßen, tranken, fotografierten und interviewten, wir lernten viel und entdeckten für uns Unbekanntes. Ende der 1990er Jahre, lange bevor die Show »Ich bin ein Star – holt mich hier raus!« im Fernsehen lief, hatten wir bereits alle möglichen Insektenarten probiert, als wir in 13 Ländern für unser Buch »Man Eating Bugs: The Art and Science of Eating Insects« recherchierten. Faith fand das meiste eher abstoßend, aber ich genoss es, ungewohnte Nahrung zu mir zu nehmen. Wir aßen Käfer. Manchmal direkt im Wald, aber meistens in teuren Restaurants und immer gemeinsam im Kreise von Familien, zu deren Esskultur diese Tierchen ganz einfach gehören – und mit gutem Grund. Wie man inzwischen weiß, sind Insekten sehr nahrhaft und können extrem lecker schmecken.

Auf dieser Recherchereise sahen wir bereits die Zeichen der Globalisierung der Lebensmittelversorgung selbst in entlegenen Regionen. Diese Erkenntnis brachte uns zu einem neuen Thema – der globalisierten McWorld – und so begannen wir, um die Jahrhundertwende herum, eine neue kulinarische Odyssee. Für das Buch »So isst der Mensch« besuchten wir 30 typische Familien in 24 Ländern, um zu zeigen, was sie in einer Woche essen. Zunächst wurde ein Foto mit der gesamten Familie und deren Nahrungsmittel für eine Woche gemacht. Dann erstellten wir die Einkaufsliste, die auf den Cent genau ausgerechnet wurde, dokumentierten die Lebensgeschichten der Familien und als Krönung jeweils deren Lieblingsgericht. Das Buch gewann mehrere Preise in den USA, und die Fotos rasen seitdem unkontrollierbar im Internet um die Welt. Das Buch ist immer noch aktuell. Der Gedanke, dass es zum ersten Mal in der Geschichte der Menschheit irgendwann genauso viele übergewichtige wie unterernährte Menschen auf unserem Planeten geben könnte, überwältigt mich jedes Mal, wenn ich in einen Supermarkt gehe oder zu den strahlenden, profitorientierten Goliaths der Lebensmittelindustrie, die dazu ansetzen, die internationalen Märkte mit genmanipulierten Pflanzen aufzumischen.

Die Idee zu diesem Buch kam uns vor fünf Jahren am Bondi Beach in Australien, als wir meine Idee – Menschen mit einer ganz gewöhnlichen Tagesration zu Hause oder an ihrem Arbeitsplatz zu fotografieren – testen wollten. Der Erste war Bruce Hopkins, ein topfit gestählter Rettungsschwimmer, den man auf den Seiten 218–219 sehen kann. Sich auf die Tagesration eines Individuums zu konzentrieren war einfacher, als eine ganze Familie mit einer Wochenration auf ein Bild zu bekom-

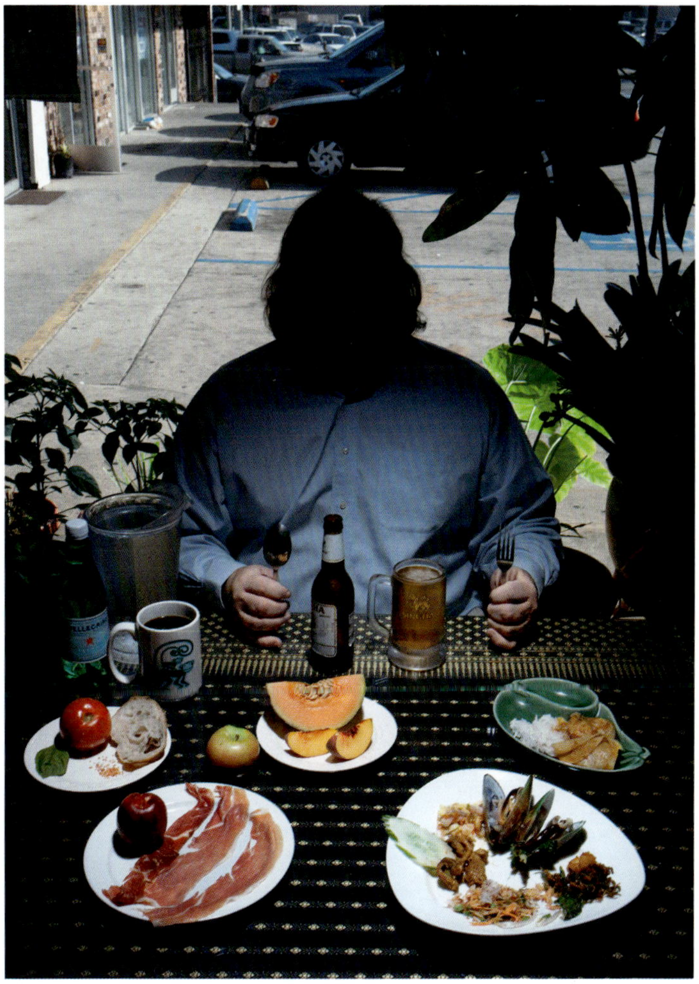

Joey Chestnut, der erfolgreichste Wettesser der Welt, mit 66 Hotdogs und vier Liter Wasser in Coney Island, New York. Das entspricht der Menge, die Joey am 4. Juli 2007 innerhalb von zwölf Minuten essen und trinken musste, um Weltmeister im Hotdog-Essen zu werden. Die 66 Hotdogs wiegen 6,6 Kilogramm und enthalten 19602 Kalorien. Pulitzer-Preis-Träger und Restaurantkritiker Jonathan Gold im »Jitlada Thai«-Restaurant in Hollywood, Kalifornien (oben)

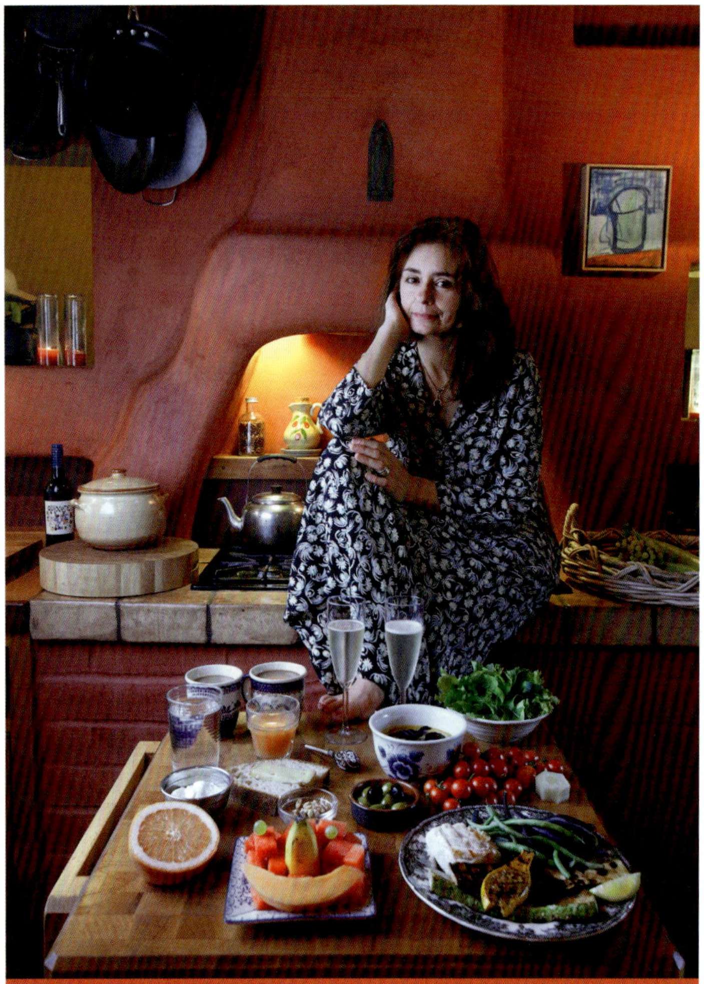

EINE TAGESRATION

IM SEPTEMBER

FAITH D'ALUISIO

FRÜHSTÜCK Fruchtsalat aus Grapefruit, Melone, Wassermelone, Bananen und Weintrauben, 388 g · Joghurt, pur, 99 g · Walnüsse, 11 g · Grapefruitsaft, 0,12 l · Kaffee, 0,35 l, mit Bio-Vollmilch, 0,18 l

MITTAGESSEN Hausgemachte Suppe aus Sommerkürbissen, 289 g · handgebackenes Brot, 48 g · gemischte Salate, 71 g, mit Zitronensaft und Olivenöl-Dressing, 1 TL · grüne Oliven, 48 g · schwarze Oliven, 11 g

ABENDESSEN Gegrillter Heilbutt aus Alaska, 91 g · grüne Bohnen gekocht, 82 g, mit Butter, 0,5 TL · Dubliner Käse, 11 g · Kirschtomaten, 252 g · gegrillter Sommerkürbis mit Olivenöl und Balsamessig, 172 g · Prosecco von Zonin, 0,25 l · Mineralwasser mit Kohlensäure, 0,295 l

SNACKS Lolli (1), 17 g

KALORIEN 1500

Alter: 52 · Größe: 172 cm · Gewicht: 61 kg

men. Und es war letztendlich auch wesentlich aufschlussreicher. Die Idee überzeugte, und so reisten wir also los, um Menschen rund um den Erdball herum zu porträtieren.

Nachdem wir mehrere Menschen getroffen hatten, stellten wir fest, dass die wenigsten das komplexe Verhältnis zwischen Kalorienverbrauch und -verbrennung verstanden. Da wir sowohl aus dem Erfolg als auch aus den Fehlern anderer Menschen lernen können, suchten wir vorwiegend Personen, die anscheinend ihre Ernährung und ihren Körper total unter Kontrolle haben: eine Akrobatin in China, ein Model in New York, einen Stahlarbeiter und Bodybuilder in Chicago, einen Stierkämpfer in Spanien, einen Sumoringer in Japan. Ebenfalls suchten wir Personen auf der anderen Seite des Spektrums, die sich ständig – vorwiegend erfolglos – mit Diäten herumschlagen: einen Teenager im Sommer-Camp für Übergewichtige in den Catskills/USA, einen Mann, der für eine gewichtsreduzierende Operation in Tennessee vorbereitet wurde. Außerdem besuchten wir Menschen, die unser Interesse an der Landwirtschaft teilen, wie zum Beispiel einen Farmer im Mittleren Westen in Amerika, einen Zitronenbauer in China, einen Bauer in Ecuador, der vorwiegend für den Eigenbedarf anbaut. Wir dokumentierten den aussterbenden Lebensstil von Schäfern, Nomaden und Züchtern in Spanien, Tibet, Kenia und Namibia. Weiterhin suchten wir Menschen, die professionell mit Nahrung umgehen wie Bäcker, Metzger, Köche und lokale Spezialisten aus so unterschiedlichen Ländern wie den USA, Iran, Deutschland und Taiwan. Wir waren unterwegs auf Fischerbooten vor Island und Maine/USA, auf dem Amazonas in Brasilien und in der Arktis. Und weit über allem, schwerelos, teilte sich ein NASA-Astronaut Delikatessen aus Dosen mit der internationalen Besatzung auf der ISS (Seite 136).

Das Ziel unseres Buches ist es, das Bewusstsein zu schärfen, damit diejenigen, die das Glück haben, ihr Essen wählen zu können, sich für eine bessere und gesündere Ernährung entscheiden und hoffentlich damit auch unseren Planeten weniger belasten. Da gibt es nur ein Problem: Wenn Sie dieses Buch lesen, dann ist es sehr wahrscheinlich, dass Sie sich bereits mit dem Thema Essen beschäftigt haben und sich dafür interessieren. Vermutlich ernähren Sie sich sogar relativ gesund. Warum sollten Sie etwas am Essverhalten der anderen ändern wollen? Was interessiert es Sie, dass andere übergewichtig werden, schlechte Nahrungsmittel wählen oder an chronischen Krankheiten leiden, die aus einer ungesunden Ernährung entstehen? Man könnte argumentieren, dass Fehlernährung für unsere Gesellschaft und für unser Gesundheitssystem eine enorme finanzielle Belastung bedeutet, die sich nicht zuletzt in Beiträgen für Krankenversicherungen und Steuern darstellen lässt. Oder bedenken Sie, dass es mitten in diesem Überangebot auf der einen Seite immer noch viele Menschen gibt, die hungern, und das vor dem Hintergrund von Reichtum und ausschweifendem Konsum. Wenn wir nicht nachdenken über Ressourcen und nachhaltige, natürliche Anbaumethoden, dann werden wir alle – oder die Generation unserer Kinder – den Preis dafür bezahlen müssen.

Aber die Wahrheit ist leider: Es gibt keine schnelle Lösung. Wir werden nicht über Nacht fett. Also können wir auch nicht über Nacht gesund werden. Das Problem ist nicht einfach zu lösen, denn es wurzelt zu tief in unserer Kultur und unserem Konsumverhalten. Wir neigen eher dazu, Sinn, Glück, Zufriedenheit und Bestätigung im schnellen Konsum zu finden als in der Erzeugung von Dingen. Unsere Gesellschaft hat den Respekt vor den Bauern und der Landwirtschaft verloren. Weniger als zwei Prozent der Einwohner sind zum Beispiel in den USA mit der Herstellung von Lebensmitteln beschäftigt.

Die meisten Konsumenten in Industrieländern ignorieren die Listen chemischer Zusätze, die natürliche Zutaten ersetzt haben. Wir sind so unendlich weit entfernt von der Quelle unserer Nahrungsmittel, dass einige von uns nicht einmal mehr das Produkt im Rohzustand kennen. Eine Politik, die Profitgier gegen wissenschaftliche Erkenntnisse und gegen Mitmenschlichkeit unterstützt, ist schwer zu verändern. Unsere Gesellschaft muss mehr persönliche Verantwortung übernehmen, wenn es um Nahrungsmittel und deren Herstellung geht – wenn wir eine Katastrophe verhindern wollen. Aber das ist nicht unmöglich. Ein positives Beispiel auf diesem Gebiet sind die Grameen Bank und die BRAC. Sie geben armen Menschen, vorwiegend Frauen, Kredite und handeln damit gegen die Auffassung der etablierten Großbanken, dass arme Leute nicht kreditwürdig seien. Während unserer Recherchereisen zu diesem Buch begegneten wir vielen erfolgreichen Mikrokredit-Empfängern, so zum Beispiel in einem Dorf in Bangladesch (Seite 80) und in einem Slum in Kenia (Seite 116).

Wir – Faith und ich – lieben es zu essen, zu reisen und interessante Menschen zu treffen. Die Arbeit an diesem Buch gab uns dazu immer wieder die Möglichkeit. So hat uns die Zeit, die wir in den Küchen von Dan Barbers und Ferrán Adriàs Restaurants zubrachten, verblüfft. (Sie können mehr über beide Restaurants auf der Webseite dieses Buches sehen.) Andererseits aber haben wir einige der erinnerungswürdigsten Mahlzeiten in winzigen Restaurants oder sogar in Straßenküchen in Bangladesch, Jemen, Tibet, Vietnam und Taiwan gegessen. Wir wurden auch häufig nach Hause eingeladen und durften dort mit Menschen im Iran, in Kenia, Spanien, Indien und Brasilien köstliche Speisen teilen.

Wir lernten von unseren Gastgebern und lernten uns selbst dabei besser kennen. Diese Begegnungen haben unsere Weltanschauung geformt. Wir hoffen sehr, dass die Geschichten Ihr Leben ebenso bereichern werden, wie sie unseres bereichert haben.

Während wir an diesem Projekt arbeiteten, haben wir Dinge gelernt, die wir sonst nie erfahren hätten. Zunächst lasen wir Tonnen von Fachliteratur, und dann haben wir über Wochen hinweg unseren täglichen Kalorienverbrauch akribisch notiert und auch den unserer Nichten, die den Sommer über bei uns gearbeitet haben. Wir benutzten die kleine elektronische Waage, die wir rund um die Welt dabei hatten, um genau aufzuschreiben, wer was gegessen hatte. Als wir dann ein Gefühl für unsere eigenen Essmuster bekamen, beschlossen wir, uns selbst mit unserer täglichen Mahlzeit zu fotografieren und unsere Lebensmittelliste zu erstellen (links und rechts).

Die Arbeit an diesem Buch machte uns auch noch einmal klar, wie wichtig es ist, sich täglich ausgiebig zu bewegen. Überanstrengung ist nicht gut, aber gepflegter Ausgleichssport ist sehr, sehr wichtig. Nachdem unsere Reisen und Recherchen beendet waren und die lange Zeit des Schreibens, Layoutens und Editierens begann und wir teilweise 12, 16 und manchmal sogar 18 Stunden am Stück vor dem Computer saßen, haben wir beide zugenommen. Als die Deadline zur Abgabe des Buches näher rückte, verzichteten wir auf die täglichen Übungen; keine Wandertouren mehr, keine Ausflüge mit dem Fahrrad in den letzten vier Monaten. Wir sind nun jeweils acht Pfund schwerer, und dass nicht, weil wir mehr gegessen haben, sondern weil wir uns eben kaum noch bewegten. Sofort haben wir unseren Kalorienverbrauch heruntergesetzt, aber anscheinend nicht ausreichend tief, um unsere Bewegungslosigkeit auszugleichen. Ich bin froh, dass unser Projekt jetzt sein Ende in diesem Buch gefunden hat, und freue mich auf einen langen Spaziergang. Ich hole die Post und die Zeitung, und dann werde ich in unseren Garten gehen. Es ist April im Napa Valley, Kalifornien, und in einem Monat werden Gemüsesorten ihre Triebe gen Himmel strecken, der Sonne entgegen.

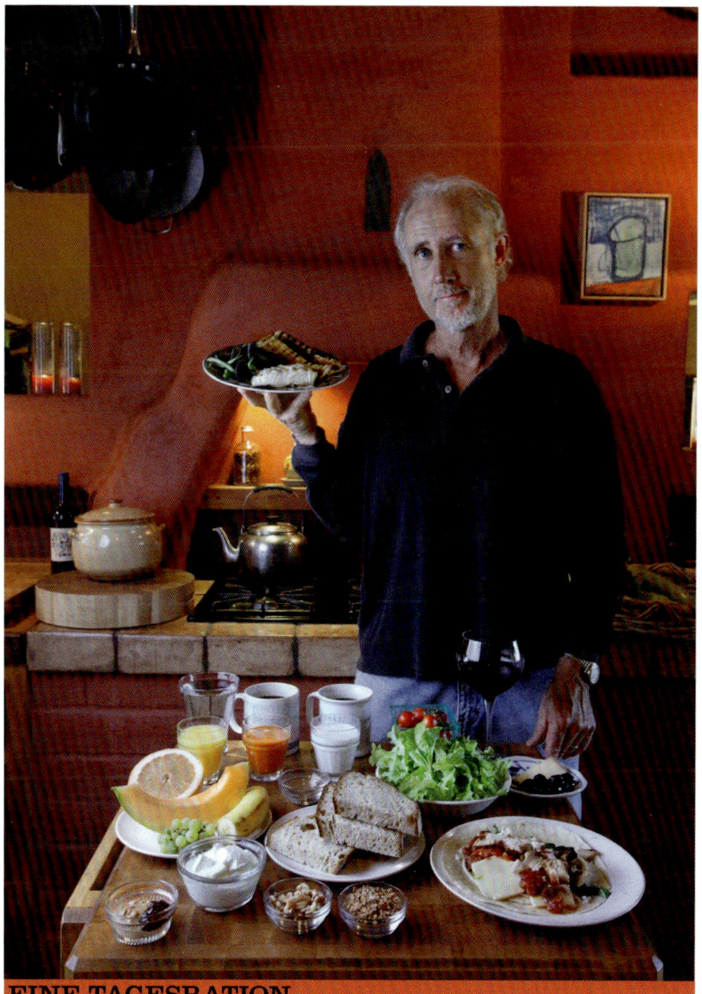

EINE TAGESRATION

IM SEPTEMBER

PETER MENZEL

FRÜSTÜCK Fruchtsalat aus Bananen, Grapefruit, Melone und Weintrauben, 334 g · Joghurt, pur, 175 g · Trauben-Nuss-Müsli, 28 g, mit Walnüssen, 25 g · handgebackenes Brot, 107 g, mit organischer Erdnussbutter, crunchy, 34 g · Fruchtaufstrich von Boysenbeeren, 2 TL · Orangensaft, 0,12 l · Karottensaft, 0,112 l · Kaffee, 0,40 l, mit Bio-Vollmilch, 0,12 l, und Schokoladenpulver, 1 TL

MITTAGESSEN Hühnchen-Burritos (2): Tortillas aus weißem Mais (2), 82 g, gegrilltes Hühnchen, organisch, 31 g, schwarze Bohnen, 31 g, Käse, 42 g, Salsa, medium, 42 g · weißer Reis, 25 g, Avocado, 39 g, Koriander 2,8 g · scharfe Sauce, 0,5 TL · eingelegtes Gemüse, 31 g · Olivenöl, 1 TL · Quellwasser, 0,23 l

ABENDESSEN Gegrillter Heilbutt aus Alaska, 139 g · grüne Bohnen (gekocht), 82 g, mit Butter, 0,5 TL · handgebackenes Brot, 54 g · Dubliner Käse, 31 g · Kirschtomaten, 250 g · gegrillter Sommerkürbis mit Olivenöl und Balsamessig, 170 g · schwarze Oliven, 28 g · Rotwein, 0,15 l

KALORIEN 2800

Alter: 61 · Größe: 184 · Gewicht: 76 kg

Statistiken

	Gesamtbevölkerung	Urbane Bevölkerung	Geburtenrate	Lebenserwartung (F/M)	Bruttosozialprodukt (BSP)	Gesundheitskosten	Gesamtgesundheitskosten	Übergewicht (F/M)	Fettleibigkeit (F/M)	Unterernährung	Diabetes	Fleischkonsum	Alkoholkonsum	Tabakkonsum (F/M)
	Millionen	% der Bev.	Geburten pro Frau	Jahre	per capita PPP$	per capita PPP$	% des BSP	% der Bev. >15 Jahre	% der Bev. >15 Jahre	% der Bev.	% der Bev.	jährlich, per capita, pounds	jährlich, per capita, quarts	% der Bev. >15 Jahre
Ägypten	83.0	42.8	2.8	74.8/69.6	5,460	316	6.3	74.2/64.5	45.5/22.0	<5	9.8	49.6	0.2	1.3/28.7
Australien	21.3	89.1	1.8	84.1/79.3	34,040	3,122	8.7	62.7/72.1	24.9/23.8	<5	6.2	—	9.5	21.8/27.7
Bangladesch	162.2	28.1	2.3	63.0/57.6	1,440	69	3.1	5.4/6.7	0.2/0.1	27	3.9	6.8	0.0	3.8/47.0
Botswana	2.0	61.2	2.8	62.0/61.7	13,100	635	7.2	49.4/37.8	14.6/5.4	26	3.6	60.2	4.5	—
Brasilien	193.7	86.5	1.8	75.7/68.4	10,070	765	7.5	53.5/47.4	18.3/8.7	6	5.2	181.7	6.1	—
China	1,345.8	44.9	1.8	75.5/71.6	6,020	342	4.5	24.7/33.1	1.9/1.6	9	2.7	115.5	5.5	3.7/59.5
Deutschland	82.2	73.8	1.3	82.4/76.3	35,940	3,328	10.4	55.1/65.1	20.4/20.9	<5	10.2	181.0	12.7	25.8/37.4
Ecuador	13.6	66.9	2.5	78.4/72.4	7,760	297	5.4	52.6/41.7	16.7/6.7	15	4.8	99.2	2.5	5.8/23.9
Großbritannien	61.6	90.1	1.9	81.6/76.5	36,130	2,784	8.4	61.9/65.7	24.2/21.6	<5	3.9	175.5	12.5	34.7/36.7
Grönland	0.1	84.0	2.2	72.9/67.4	45,346	3,756	9.2	—	—	3	2.1	250.9	—	67.8/64.3
Indien	1,198.0	30.1	2.7	67.2/65.1	2,960	109	4.9	15.2/16.8	1.4/1.1	21	5.9	11.5	0.3	3.8/33.1
Iran	74.2	69.5	1.8	72.7/69.7	10,840	731	7.8	57.8/48.5	27.0/10.0	<5	3.6	50.9	0.0	5.5/29.6
Island	0.3	92.3	2.1	82.9/78.5	25,220	3,319	9.3	61.7/59.0	23.2/16.7	<5	2.0	187.0	7.4	26.6/26.1
Israel	7.2	91.7	2.8	83.0/78.6	27,450	2,263	7.8	57.5/57.2	24.3/16.2	<5	7.1	214.1	2.6	17.9/31.1
Italien	59.9	68.4	1.4	83.3/77.3	30,250	2,623	9.0	38.3/52.7	12.6/12.9	<5	6.6	199.3	8.4	19.2/32.8
Japan	127.2	66.8	1.3	85.6/78.8	35,220	2,514	7.9	18.1/27.0	1.5/1.8	<5	6.9	96.8	8.0	14.3/44.3
Jemen	23.6	31.8	5.1	65.1/61.0	2,210	82	4.6	29.4/24.6	5.1/2.0	32	7.7	32.4	0.0	—
Kanada	33.6	80.6	1.6	83.9/78.7	36,220	3,672	10.0	57.1/65.1	23.2/23.7	<5	9.0	238.3	8.2	18.9/24.3
Kenia	39.8	22.2	4.9	58.2/57.5	1,580	105	4.6	21.7/6.9	1.9/0.1	32	2.5	31.5	1.6	2.2/27.1
Lettland	2.2	68.2	1.4	77.6/67.0	16,740	974	6.0	44.7/49.9	15.0/09.7	<5	9.9	100.8	10.1	24.1/54.4
Mexiko	109.6	77.8	2.2	79.0/73.3	14,270	756	6.2	67.9/68.4	34.3/24.0	<5	7.4	129.2	4.9	12.4/36.9
Namibia	2.2	38.0	3.3	50.9/51.6	6,270	338	4.9	32.6/12.3	5.3/0.3	19	3.1	75.0	6.3	10.9/38.6
Russland	140.9	72.8	1.4	73.1/59.3	15,630	638	5.3	51.7/46.5	23.6/9.6	<5	9.2	112.4	10.9	26.5/70.1
Spanien	44.9	77.4	1.5	83.6/76.7	31,130	2,388	8.1	47.7/55.8	15.8/15.6	<5	9.9	261.5	12.4	30.9/36.4
Tschad	11.2	27.6	6.1	48.8/46.7	1,160	40	3.6	19.2/12.0	1.7/0.4	39	2.7	31.5	0.3	2.6/16.0
USA	314.7	82.3	2.1	80.7/75.7	46,970	6,714	15.3	72.6/75.6	41.8/36.5	<5	8.0	275.1	9.0	21.5/26.3
Venezuela	28.6	94.0	2.5	76.8/70.5	12,830	396	5.1	61.4/69.1	26.2/23.2	12	5.2	124.8	7.0	27.0/32.5
Vietnam	88.1	28.8	2.0	74.5/69.2	2,700	264	6.6	8.7/4.1	0.3/0.0	14	1.0	63.1	1.0	2.5/45.7

QUELLEN DER TABELLE • Gesamtbevölkerung United Nations Population Division (2009). **Urbane Bevölkerung** United Nations Population Division (2010). **Geburtenrate** United Nations Population Division (2009). **Lebenserwartung** CIA World Factbook (2009). **Bruttosozialprodukt*** United Nations Population Division. World Bank, World Development Indicators online (2008). **Gesundheitskosten*** World Health Organization (2006). **Gesamtgesundheitskosten*** World Health Organization (2006). **Übergewicht** World Health Organization (2005). **Fettleibigkeit** World Health Organization (2005). **Unterernährung*** World Resources Institute (2003-5). **Diabetes*** World Health Organization (2003). **Fleischkonsum** World Resources Institute (2002). **Alkoholkonsum** World Health Organization (2003). **Tabakkonsum*** World Health Organization (2005). **Zahlen für Grönland vom Gesundheitsministerium Grönland.*

QUELLEN DER GEGENÜBERLIEGENDEN SEITE • Ägypten *Financial Times* (11. Dez. 2006) • *National Geographic Atlas of the World* (2004) • National Geographic News online (8. Jan. 2008). **Australien** Australian Government, Department of Health and Ageing (2008); CIA World Factbook (2009) • Australian Bureau of Statistics (2009) • Kangaroo Industries Association of Australia (2008) • Government of Western Australia, Department of Agriculture (2009) • Australian Government, Australian indigenous cultural heritage website (2008). **Bangladesch** International Labor Organization und UNICEF (2008) • Food and Agriculture Organization of the United Nations database (2006). **Botswana** The World Bank Group, Botswana at a glance (Dec. 2009) • World Bank World Development Indicators database (2009) • International Telecommunications Union (2007). **Brasilien** www.adherents.com • www.rainforests.mongabay.com • Greenpeace Brasilien (2009). **China** Internet Network Information Center (2009) • United Nations data, contraceptive prevalence rate (2007) • Food and Agriculture Organization of the United Nations, Food Outlook online (Dez. 2009). **Deutschland** www.beers.co.uk • Bundesministerium für Landwirtschaft und Ernährung • Bundesverband der Deutschen Fleischwarenindustrie • Fraunhofer Institut • CMA (2006) • *The Guardian* (23. Jan. 2009). **Ecuador** United Nations Development Programme (2001) • Simkin, T., and L. Siebert, *Volcanoes of the World*, Geoscience Press (1994). **Grönland** www.fact-index.com • CIA World Factbook (2005) • U.S. Geological Service (2009) • *New Book of Popular Science*, vol. 2, Grolier (1996) • Statistics Greenland, *Greenland in Figures* (2009). • **Großbritannien** Global Market Information Database, veröffentlicht von Euromonitor • The Independent online (10. Jan. 2010) • BBC News online (28. Feb. 2006). (Fortsetzung auf Seite 332)

ÄGYPTEN

Anteil der Beschäftigten im Fremdenverkehr: 12,6 %

Anteil der Bevölkerung, die im Niltal lebt: 95 %

Wüstenanteil an der Landfläche: 95 %

AUSTRALIEN

Weltrang bei Hautkrebs: 1

Bestand (in Millionen): Menschen, 21; Rinder, 25; Kängurus, 25; Schafe, 79

Jahre, die die Aboriginal-Siedler aus Südostasien eher da waren als die Europäer: 50 000

BANGLADESCH

Jährlicher Zuzug nach Dhaka; 300 000 – 400 000

Kinder (Alter 5–14), die arbeiten: 13 % (ca. 8,3 Millionen)

Waisenkinder (Alter 0–17): 5 Millionen

Anteil der Lebensmittelausgaben am Gesamteinkommen: 66 %

Kalorien aus Reis als Anteil der Gesamtkalorienaufnahme: 71 %

BOTSWANA

HIV-Rate (Alter 15–49): 24 %

Stärkste Exportindustrie 2008: Diamanten, 3,358 Milliarden US-Dollar

Mobilfunkverträge pro 100 Einwohner: 76

BRASILIEN

Weltrang in der Zahl der Christen: 2

Waldrodung 1990–2005: 8,1 %

Anteil der gerodeten Flächen in Amazonien, der für die Viehzucht verwendet wird: 79,5 %

CHINA

Zahl der Internetnutzer 2009: 338 Millionen

Zuwachs der Internetnutzer 2000–2008: 1024,4 %

Weltrang bei der Benutzung von Antikonzeptiva: 2

Anteil am Weltbestand von 1 Milliarde Schweinen: 70%

DEUTSCHLAND

Jährlicher Bierverbrauch pro Kopf 1997: 127,3 Liter; 2009: 107,5 Liter

Verbrauch an Schweinefleisch p. K. u. Jahr: 38,8 kg

Anteil von Fleisch an der Kalorienaufnahme: 39%

ECUADOR

Indogene Bevölkerung: 40 %

Zahl der aktiven Vulkane: 16

GRÖNLAND

Weltrang der am dünnsten besiedelten Länder: 1

Landwirtschaftlich nutzbare Fläche: 0 %

Anteil an den Eismassen der Welt: 10 %

Durchschnittliche Dicke des Inlandeises (das 80 % des Landes bedeckt): 2,24 km

Bevölkerungsanteil der Inuit: 96 %

GROSSBRITANNIEN

Weltrang im Teeverbrauch: 1

Zahl der Fish&Chips-Verkaufsstellen: 10 500

Zahl der McDonald's-Filialen 2006: 1250

INDIEN

Weltrang in der Weizenproduktion: 2

Zahl der Callcenter-Mitarbeiter 2003: 160 000; 2008: 1,3 Millionen

Anteil am Weltbestand von Rindern: 28,3 %

IRAN

Anteil der Militärausgaben am BIP 2006: 3,5 %

Anteil der Bevölkerung, der normale Beziehungen zu den USA befürwortet: 77 %

Weltrang in der Granatapfel-Produktion: 1

ISLAND

Anteil der Beschäftigten in der Fischindustrie: 7%

Anteil der Fischindustrie am Exporteinkommen: 40%

Anteil der von Gletschern bedeckten Fläche: 11 %

ISRAEL

Militärausgaben als Anteil vom BIP: 7,3 %

Zahl der Waffen pro Einwohner: 2,55

Weltrang bei den Ausgaben für Forschung und Entwicklung als Anteil am BIP: 1

Wert der US-Militärhilfe pro Tag 2008: 7 Mio. US-D

ITALIEN

Anteil der wöchentlichen Kirchgänger: 25 %

Zahl der Pizzerien: 25 000

Zahl der McDonald's -Filialen 2004: 290

JAPAN

Weltrang in der Lebenserwartung bei der Geburt: 1

Durchschnittliche Zahl der von Erwachsenen jährlich gerauchten Zigaretten: 3023

Jährl. Verbrauch an Fisch und Meeresfrüchten p. K.: 61, 74 kg

JEMEN

Bevölkerungsanteil, der von weniger als 2 US-Dollar pro Tag lebt: 46,6 %

Durchschnittsanteil des Einkommens, den ein Kat-Konsument für Kat ausgibt: 10 %

Anteil der Kat-Produktion am BIP: 6%

Anteil der Arbeitsplätze in der Kat-Produktion: 14 %

KANADA

Anteil der Erwachsenen mit mangelnder körperlicher Bewegung: 51 %

Anteil der Steuereinnahmen am BIP 2005: 33,4 % (USA = 27,3%)

Bevölkerungsanteil der Ureinwohner: 3,8 %

Anteil der einheimischen Bevölkerung Sasketchewans mit Diabetes: 1937: 0 %; 1990: 10 %; 2006: 20 %

KENIA

Ernteausfall bei Kaffee durch Wetterereignisse 2007–2008: 23 %

Weltrang beim Teeexport: 1

LETTLAND

Mobilfunkverträge pro 100 Einwohner: 99

Anteil der Russen an der Bevölkerung: 29,6 %

MEXIKO

Entwicklung des Maispreises 1994–2001: –70%

Verlorene Arbeitsplätze in der Landwirtschaft durch das Freihandelsabkommen NAFTA: 1,3 Millionen

Jährl. Pro-Kopf-Verbrauch an Tortillas: 80 Kilo

Weltrang im Verbrauch von Coca-Cola: 1

NAMIBIA

Bevölkerungsanteil, der von weniger als 2 US-Dollar pro Tag lebt: 62 %

Anteil der Diamantenproduktion am BIP: 6 %

RUSSLAND

Alkoholverbrauch pro Kopf und Jahr: 27 Liter

Anteil der alkoholbedingten Ursachen an Todesfällen bei der männlichen Bevölkerung im Arbeitsalter: 43 %

SPANIEN

Weltanteil an der Olivenölproduktion: 36 %

Rückgang des Weinkonsums p. K. 1987–2004: 39 %

Zuwachs im Pro-Kopf-Verbrauch von alkoholfreien Getränken 1987–2004: 73 %

TAIWAN

Lizensierte Straßenküchen: 234 097

Jährlicher Verbrauch an Fisch und Meeresfrüchten pro Kopf: 37 Kilo

Durchschnittliche Zahl der Motorräder pro Haushalt: 1,9

TIBET

Bevölkerung der Autonomen Region Tibet: 2 900 000; Zahl der Yaks: 4 000 000

Zunahme der nicht tibetischen Bevölkerung 1990–2000: 92,2 %

Bevölkerungsanteil der Nomaden: 25 %

Beim Verbrennen von 1 kg freigesetzte Energie in kCal: Holz: 3000; Yak-Dung: 3300; Steinkohle: 7500

TSCHAD

Landwirtschaftlich nutzbarer Boden: 3 %

Anteil der Bevölkerung mit Stromanschluss: <2 %

Anteil der gepflasterten Straßen: <1 %

Zahl der TV-Geräte pro 100 Haushalte: 22

Anteil der erwachsenen Analphabeten: 73 % (männlich), 76 % (weiblich)

USA

In der Lieferkette verschwendete Lebensmittel: 40 %

Anteil der Farmer am EH-Verkaufspreis von Lebensmitteln 1973: 40 %; 2000: 20 %

Zunahme der Magenoperationen zur Gewichtsreduktion 1993–2003: 600 %

Täglicher Medienkonsum von Kindern (Alter 8–18 Jahre): 7,6 Stunden

Jährliche Krankheitskosten infolge von Fehlernährung: 120 Milliarden US-Dollar

VENEZUELA

Weltrang bei den Erdölreserven: 6

Anteil der Bevölkerung, die in Armut lebt: 37,9 %

Morde pro Jahr in Caracas: 5200

VIETNAM

Reisanteil am täglichen Kalorienverbrauch: 65 %

Jährl. Pro-Kopf-Verbrauch an Reis: 20,8 kg

Quellen

STATISTIKQUELLEN FORTSETZUNG VON SEITE 330 · **Indien** USDA Economic and Statistics System (2000-2001) · www.spectrumcommodities.com · www.stanford.wellsphere.com · www.cattlenetwork.com (2008). **Iran** www.globalsecurity.org · *Washington Post* (15. Juni 2009) · www.uasd.edu/pomegranatesymposium (2009). **Island** CIA World Factbook (2007) · *National Geographic Magazine* (März 2008). **Israel** CIA World Factbook (2006) · Washington Report on Middle East Affairs (Nov. 2008) · Congressional Research Service Report on U.S. Foreign Aid to Israel (4. Dez. 2009). **Italien** *New York Times* (19. Apr. 2005) · BBC News online (4. Feb. 2010) · www.nationmaster.com. **Japan** World Health Organization (2004) · CIA World Factbook (2009) · Greenpeace fact sheet, "The Whale Meat Market in Japan" (2009). **Jemen** Human Development Report (2009) · World Bank Sustainable Development Department, Middle East and North Africa Region (2007). **Kanada** Canadian Fitness and Lifestyle Research Institute (2008) · www.unitednorthamerica.org · Human Resources and Skills Development Canada (2006) · *Canadian Medical Association Journal* 182(3):249-256. **Kenia** Reuters online (11. Feb. 2010) · *Daily Mirror* (25. Feb. 2010). **Lettland** International Telecommunications Union (2007) · CIA World Factbook (2008). **Mexiko** Women's Edge Coalition (2004) · Oxfam Briefing Paper, "The Rural Poverty Trap" (Juni 2004) · www.cnnexpansion.com (13. Feb. 2010) · Coca-Cola Company annual report (2009). **Namibia** Population Reference Bureau, "World Population Data Sheet" (2009) · U.S. Department of State, Bureau of African Affairs (2010). **Russland** Pravda online (11. Sept. 2006) · *Lancet* 369(9578):2001-2009. **Spanien** United Nations Conference on Trade and Development (2005) · Spanish Wine Federation (2005). **Taiwan** Directorate-General of Budget, Accounting, and Statistics, Executive Yuan · Agriculture and Food Agency, Council of Agriculture, Executive Yuan (2007) · Ministry of Transportation and Communications. **Tibet** China's Tibet Facts and Figures (2002) · http://tibet.news.cn · National Bureau of Statistics of China (2006) · www.factsanddetails.com (2008) · *Developments in Quarternary Sciences* 9:205-224 · "Small-Scale Forest Enterprises" (*Unasylva* 157/158). **Tschad** CIA World Factbook (2005) · World Bank World Development Indicators database (2007) · World Bank World Development Indicators database (2009). China Btrax White Papers, "China Web Trends" (2008). **USA** Laboratory of Biological Modeling, National Institute of Diabetes and Digestive and Kidney Diseases (Nov. 2009) · USDA Economic Research Service, Price Spreads from Farm to Consumer online Briefing Room (Feb. 2007) · www.bariatric-surgery.info · Kaiser Family Foundation (2010) · Corporate Accountability International. "Fast Food Giants Urged to Value [the] Meal" (11. März 2009). **Venezuela** CIA World Factbook (2009) · CIA World Factbook (2005) · www.cnn.com (31. Dez. 2008). **Vietnam** International Rice Research Institute. "Rice Calorie Supply as a Percentage of Total Calorie Supply" (2005) · International Rice Research Institute. "Rice Consumption per Capita" (2008).

QUELLEN DER KALORIENBERECHNUNGEN · **China** Centre for Food Safety, Government of the Hong Kong Special Administrative Region. Nutrient Information Inquiry System. www.cfs.gov.hk (2010). **Dänemark** National Food Institute, Technical University of Denmark. Danish Food Composition Databank. www.foodcomp.dk (2009). **Deutschland** Max Rubner-Institut. Bundeslebensmittelschlüssel (German Nutrient Database). www.blsdb.de (2005-2010). **Frankreich** French Food Safety Agency, French Data Centre on Food Quality. French Food Composition Table. www.afssa.fr/TableCIQUAL (2008). **Israel** Ben Gurian University of the Negev, the Faculty of Health Science. Israeli Food Nutrient Database. http://web.bgu.ac.il/Eng/fohs/ResearchCenters/Nutcent/israeliFood.htm (2007). **Italien** Food Composition Database for Epidemiological Studies in Italy (Banca Dati di Composizione degli Alimenti per Studi Epidemiologici in Italia). www.ieo.it/bda2008 (2008). **Japan** Ministry of Education, Culture, Sports, Science, and Technology (MEXT). Food Composition Values, Resources Survey Report Subcommittee. www.mext.go.jp/b_menu/shingi/gijyutu/gijyutu3/toushin/05031802/002.htm. **Kanada** Health Canada. Canadian Nutrient File. www.healthcanada.gc.ca/cnf (2007b version) · McGill University's Centre for Indigenous Peoples' Nutrition and Environment. Traditional Food Composition Nutribase. www.mcgill.ca/cine/resources/nutrient (2010). **Taiwan** Department of Health. www.doh.gov.tw (2009). **USA** USDA. National Nutrient Database for Standard Reference. www.ars.usda.gov/ba/bhnrc/ndl (2009). **Andere** Food and Agriculture Organization of the United Nations historische Listen (online) · Spreer, E. *Milk and Dairy Product Technology*. Marcel Dekker (1998) · Tamang, J. P. *Himalayan Fermented Foods: Microbiology, Nutrition, and Ethnic Values*. CRC Press (2010) · McGee, H. *On Food and Cooking*. Scribner (2003) · Batmanglij, N. *The New Food of Life: A Book of Ancient Persian and Modern Iranian Cooking and Ceremonies*. Mage Publishers (2003) · Davidson, A. *The Oxford Companion to Food*. Oxford University Press (2003) · Kent, N., and A. Evers. *Technology of Cereals*. Elsevier Science (1994).

QUELLEN DER TEXTE UND BILDUNTERSCHRIFTEN · **Ägypten** Lebensstandard: CIA World Factbook (2010) · Informationen zu Kamelen: "Camels and Dromedaries." www.livius.org. **Australien** Strandzahlen: Australian Government, Culture Portal (2008) · Hautkrebsvorkommen: Australian Government, Department of Health and Ageing (2008). **Bangladesch** Bevölkerung: www.dhakacity.com.bd · Bevölkerung in unzulänglichen Behausungen: *Daily Star* (Sept. 2009) · Überflutungen: National Geographic News online (27. Aug. 2009) · Export an Kleidung: International Textiles and Clothing Bureau (2007) · Verschmutzung des Buriganga: www.asiawaterwire.net (11. Sept. 2006) · BRAC: www.brac.net · Grameen Bank: www.grameen-info.org · Einfluss von Nylontaschen auf die Umwelt: New Age National online (27. Jan. 2007). **Botswana** HIV Infektionsraten: University of California San Francisco, HIV InSite (2009) · World Health Organization. "Epidemiological Fact Sheet on HIV and AIDS" (2008) · UNAIDS fact sheet. "AIDS in Sub-Saharan Africa" (2009). **Brasilien** Solimoes-Fluss: Encyclopaedia Britannica online · Amazonas Flusssystem: earthobservatory.nasa.gov · Brazilianische Früchte: www.hort.purdue.edu · Ländliche Rentenversicherung: Maybury-Lewis, B. *The Politics of the Possible: The Brazilian Rural Worker's Trade Union Movement, 1964-1985*. Temple University Press (1994) · Manioc Mehl: Jones, W. O. *Manioc in Africa*. Stanford University Press (1959) · Alfavaca: Quattrocchi, U. *CRC World Dictionary of Plant Names*. CRC Press (2000). **China** Internetnutzer: Buckley, C. "China Internet Population Hits 384 Million." Reuters online (15. Jan. 2010) · Kollektivismus: Zhou, M. "Continuation, Transition, and Challenge: Collectivism in China after 1949." *Switch* (Jan. 2002) · KFC: www.yum.com · Ernährung: Lang, S. "Chinese Child Nutrition Study Shows Reform Benefits Lagging in Rural Areas." *Cornell Chronicle* 27(43). **Deutschland** Reinheitsgebot: Trade and Environment Database (1997) · www.german-way.com · Meisterbäcker-Lehrgang: www.baecker-berlin.de · Rückgang der Bäcker: German Federation of Bakers (2007) · Brote: www.germanfoodguide.com · Würstchen: www.germanfoods.org · Schutzverband der Schwarzwälder Schinkenhersteller: www.schwarzwaelder-schinken-verband.com · Fleischkonsum: The Local online (22. Jan. 2009). **Ecuador** Allgemeine Informationen: Weismantel, M. J. *Food, Gender, and Poverty in the Ecuadorian Andes*. Waveland Press (1998) · Folgen des Rauchs: *American Journal of Tropical Medicine and Hygiene* 76(3):585-591. **Großbritannien** Amphetamine: Encyclopaedia Britannica online · www.health.discovery.com. **Grönland** Ittoqqortoormiit town: www.eastgreenland.com · Kalaallit: www.thewe.cc/weplanet/poles/mastkala.html. **Indien** Kumbh Mela: Encyclopaedia Britannica online · Shivambu: Sharma, S. K. *Miracles of Urine Therapy*. Diamond Pocket Books (2005) · Gehälter von Rikscha-fahrern: www.dare.co.in/opportunities/idea/micro-financing-cycle-rickshaws.htm · AOL in Bangalore: www.cnet.com (16. Juli 2003). **Iran** Gesundheitliche Folgen des Wasserpfeiferauchens: Asotra, K. "What You Don't Know Can Kill You." *Tobacco-Related Disease Research Program Newsletter* 7(1) · Subventionierte Handelsgüter: Food and Agriculture Organization of the United Nations, Resources for Advancing Nutritional Well-Being. "Nutrition in Agriculture" (2001) · Badgirs: www.depts.washington.edu/silkroad/cities/iran/yazd/yazd.html · Gonbads: Amirahmadi, H. *Small Islands, Big Politics: The Tonbs and Abu Musa in the Persian Gulf*. St. Martin's Press (1996) · Qanats: www.waterhistory.org. **Island** Bodenschätze: CIA World Factbook (2010). **Israel** Geschichte: CIA World Factbook (2010) · Kashruth: Dresner, S. H. *Keeping Kosher: A Diet for the Soul*. Burning Bush Press (2000) · Nathan, J. *The Food of Israel Today*. Knopf (2001) · Shihab, A. *A Taste of Palestine*. Corona Publishing (1993) · Halal Zertifizierung: Islamic Food and Nutrition Council of America. **Italen** Servitenorden: www.servidimaria.org. **Japan** Musashigawa Beya: www.musashigawa.jp · Sumo Begriffe: www.sumotalk.com · T-serv.: twev.t-serv.co.jp. **Jemen** Essen und Kultur: Yemen Times online · CIA World Factbook (2010) · Qat: World Bank Sustainable Development Department, Middle East and North Africa Region (2007). **Kanada** Welthöchster Weinkeller: www.cntower.ca · Alkoholismus in Nunavut: Canadian Centre on Substance Abuse · Nunavut Planungs-ausschuss: www.nunavut.ca. **Kenia** Massai Mara Nationalreservat: www.maratriangle.org · Ethnische Gruppen: U.S. Department of State, Bureau of African Affairs (Jan. 2010) · Bevölkerung vom Kibera-Slum: Kibera Slum Foundation · Umande Fonds: www.umande.org · Toilet malls: "Entrepreneurs Tackle Sanitation in Africa." www.us.oneworld.net (2. März 2009) · Kenya Tea Development Agency: www.ktdateas.com. **Lettland** Die ärmsten Länder der EU: "Europe's Poorest Countries Set to Forfeit Aid Money." Deutsche Welle online (9. Sept. 2009) · Sinkende Bevölker-ungszahl: Iwaskiw, W. R. (ed.). *Latvia: A Country Study*. Library of Congress (1995) · Lieder- und Volkstanzfest: www.dziesmusvetki2008.lv. **Mexiko** Diabetes und die Pima: National Institute of Diabetes and Digestive and Kidney Diseases. "Obesity and Diabetes" (2002) · Schulz, L. O., P. H. Bennett, E. Ravussin, et al. "Effects of Traditional and Western Environments on Prevalence of Type 2 Diabetes in Pima Indians in Mexico and the U.S." *Diabetes Care* 29(8) · Disconsa: www.diconsa.gob.mx. **Namibia** Allgemeine Informationen: Malan, J. S. *Peoples of Namibia*. Rhino Publishers (1995) · Fage, J. D., and R. Oliver. *The Cambridge History of Africa*. Cambridge University Press (1975) · Bollig, M. *Risk Management in a Hazardous Environment*. Springer (2006) · "The Technology of Traditional Milk Products in Developing Countries." FAO Animal Production and Health Paper (1990) · Diamantenpoliererei: Whitlock, H. P. "How Diamonds Are Polished." *Natural History* (May-June 1921) · Diamantenschleiferei: American Institute of Diamond Cutting · Diamanten und die Wirtschaft: CIA World Factbook (2010) · Etosha National-park: www.namibian.org/travel/namibia/etosha.htm. **Russland** Zerstörung von Reliquien: Solomon, A. "The Spoils of War." *New York Times* (22. Okt. 1995) · Der Peterhof Palast: www.thepeterhofpalace.com · Kirchen und Museen: www.saint-petersburg.com. **Spanien** Pastorale Dominanz: Easton, B. "The European Economy: A History." Te Ara, the Encyclopedia of New Zealand online (März 2009) · Ländliche Bevölkerung: United Nations World Urbanization Prospects (Feb. 2010) · Stierkämpfe: Shubert, A. *Death and Money in the Afternoon: A History of the Spanish*. Oxford University Press (1999). **Taiwan** Luwei: Taipei Times online (4. Juni 2004) · Taipei 101: "Taiwan Tops Out Tallest Building." BBC News online (17. Okt. 2003) · Verbrauch an Meeres-früchten: Agriculture and Food Agency, Council of Agriculture, Executive Yuan (2007). **Tibet** Essen: Dorje, R. *Food in Tibetan Life*. Prospect Books (1985) · Yak-Arten: Leslie, D. M., and G. B. Schaller. "*Bos grunniens and Bos mutus*." Mammalian Species 836:1-17 · Briefings für Tibet: Environment and Development Desk, Central Tibetan Administration (www.tibet.net). **Tschad** Breidjing camp: Braker, K. "Sudanese Refugees in Chad: One Year On." www.doctorswithoutborders.com (10. Nov. 2004) · Größe der Lager: UN Refugee Agency (2004). **Venezuela** Hauptstadt der Morde: Brice, A. "No Surprise Caracas Named 'Murder Capital of the World.'" www.cnn.com (31. Dez. 2008) · Staatliche Ölgesellschaft: www.pdvsa.com. **Vietnam** Der Amerikanische Krieg: Le, C. N. "The American/Viet Nam War." www.asian-nation.org · Verschmutzung: Fuller, T. "Air Pollution Fast Becoming an Issue in Booming Vietnam." *New York Times* (6. Juli 2007) · Bevölkerungs-wachstum: Cambridge Encyclopedia online (vol. 77) · Urbanisierung: Vietnam Financial Review, Ministry of Finance (Mai 2008) · Überschwemmungen ruinieren Reispflanzen: "Rains, Mekong Floods Threaten Vietnam Rice Harvest." Reuters online (23. Juli 2009). **USA** · **Arizona** Wasserrechte: Lewis, R. B., and J. T. Hestand. "Federal Reserved Water Rights: Gila River Indian Community Settlement." *Journal of Contemporary Water Research and Education* (May 2006) · Gila River Indian Community: www.gilariver.org · Pima und Fettleibig-keit: National Institute of Diabetes and Digestive and Kidney Diseases. "Obesity and Diabetes" (2002) · Pima und Krankheiten: Russon, C., J. Horn, and S. Oliver. "A Case Study of Gila River Indian Community (Arizona) and Its Role as a Partner in the NSF-Supported UCAN Rural Systemic Initiative (RSI)" (2002). **Illinois** Devon Avenue: Koval, J. P. *The New Chicago: A Social and Cultural Analysis*. Temple University Press (2006) · Typ 2 Diabetes: www.mayoclinic.com · Little Village: www.chicago.com/neighborhoods · Polyzystisches Ovariensyndrom: www.mayoclinic.com · National Institute of Food and Agriculture: www.csrees.usda.gov/index.html · Demographie der Farmen: United States Environmental Protection Agency, Ag 101 (2009). **Kalifornien** Stand-up paddle surfing: Dixon, C. "Whatever Size the Wave, Some Surfers Reach for the Paddle." *New York Times* (13. Apr. 2007) · Mamaliga: Webb, L. S. *Holidays of the World Cookbook for Students*. Oryx Press (1995) · Umami: www.umamiinfo.com. **Kentucky** Anhaltender Bergbau: United States Department of Labor, Bureau of Labor Statistics (2008). **Maine** Portland Fish Exchange: www.pfex.org. **Minnesota** Mall of America: www.mallofamerica.com. **New York** Camp Shane: www.campshane.com · Obdachlosenküchen: www.coalitionforthehomeless.org. **Pennsylvania** Studien zur Kalorienbeschränkung: Payne, A. M., S. L. Dodd, and C. Leeuwenburgh. "Life-Long Calorie Restriction in Fischer 344 Rats Attenuates Age-Related Loss in Skeletal Muscle-Specific Force and Reduces Extracellular Space." *Journal of Applied Physiology* 95(6) · Filamentous fungi: Program for the Biology of Filamentous Fungi, Texas A&M University (pboff.tamu.edu). **Tennessee** Fettleibigkeit und Magenbypass: www.mayoclinic.com · Adipositas-Chirurgie: Weight-Control Information Network, National Institute of Diabetes and Digestive and Kidney Diseases (2009). **Texas** NASA Mission, Geschichte der Ernährung und allgemeine Informationen: www.nasa.gov · Schwerelosigkeit im All: www.jamesoberg.com · Fort Hood: www.globalsecurity.org · Medina Wasl: "Fighting Insurgents in Baghdad, USA." Times Online (5. Okt. 2008). **Virginia** Salatin, J. *Everything I Want to Do Is Illegal: War Stories from the Local Food Front*. Polyface (2007) · Nachhaltige Landwirtschaft: University of California Agriculture and Natural Resources, Sustainable Agriculture and Education Program (2010) · Lokale Gerichte: www.slowfoodusa.org.

Index, zusätzliche Quellen und empfohlene Texte: www.aroundtheworldin80diets.com

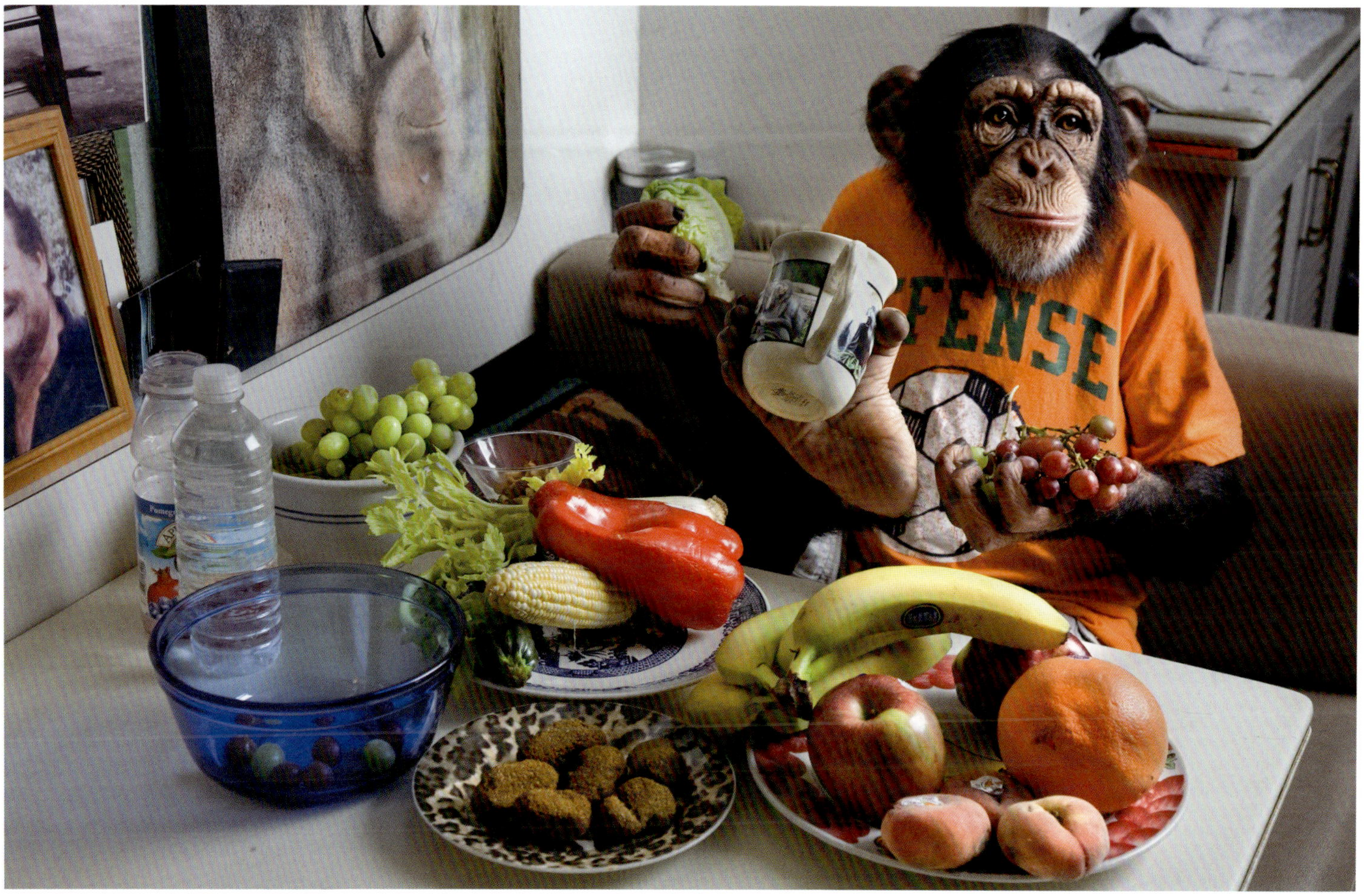

Ricki, der Schimpanse, zeigt seine Tagesration. Seine Besitzer, Pam Rosaire-Zoppe und Roger Zoppe, behaupten, dass er lieber frische Früchte und Gemüse isst und ab und zu ein Joghurt-Getränk zu sich nimmt als vorgefertigtes Tierfutter. Das Foto entstand auf der Bailiwick Ranch in den Catskills, Upstate New York

---

Copyright © 2010 Peter Menzel und Faith D'Aluisio
Originaltitel: WHAT I EAT: Around the World in 80 Diets
Alle Rechte vorbehalten. Material World Books
Verlag in den USA: Ten Speed Press, gehört zur Crown Publishing Group und ist Teil von Random House, Inc., New York
Copyright für alle Fotos © Peter Menzel. Ausgenommen sind: Das Foto der Rinderkadaver in Kenia: © Michael Santeto Tiampati, Seite 22, und das Foto vom Start des Space Shuttle und von den Astronauten im Weltraum: © NASA, Seite 134–137
© für die deutsche Ausgabe:
GEO im Verlag Gruner + Jahr AG & Co KG, Hamburg
www.geo.de

Impressum:
Herausgeber: Peter-Matthias Gaede
Übersetzung und Lektorat: Peter C. Hubschmid
Textredaktion: Johanna Wieland
Schlussredaktion: Jan Pust
Technische Produktion: Rainer Droste
Koordination: Ruth Eichhorn
Gestaltung: David Griffin
Umschlaggestaltung: Jutta Krüger, Roman Kulon
2. Auflage 2011
gedruckt in Deutschland
ISBN 978-3-89405-896-8

Das Team / Danksagung

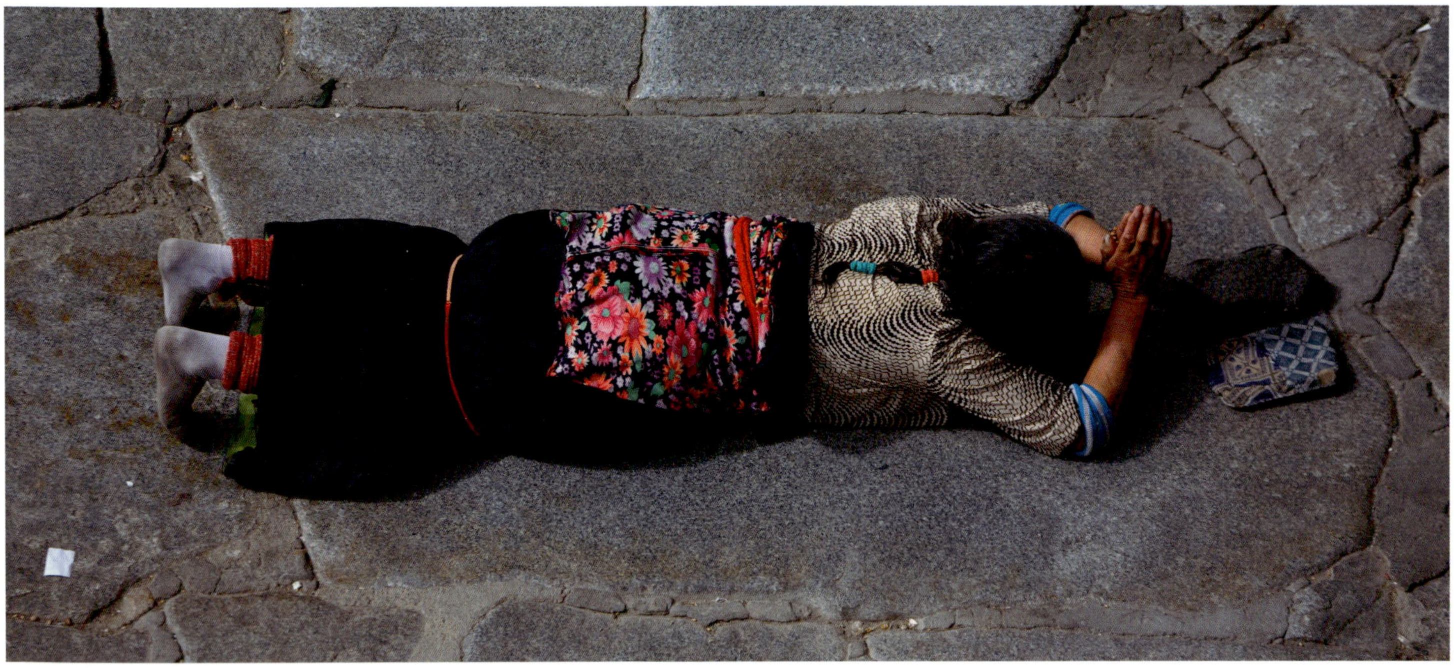

Eine buddhistische Pilgerin wirft sich nieder und betet vor dem Jokhang-Kloster in Lhasa, Tibet

Wir widmen dieses Buch unseren geliebten Eltern und Kindern: Ellie und Howard, Susan, Nick und Mary, Josh und Kei, Jack und Juliet, Adam, Evan und Emma

Unser Dank gilt den Menschen und Familien, die uns ihre Häuser, Herzen und Kühlschränke geöffnet haben, um dieses Buch zu ermöglichen. Und wir hätten ohne die Hilfe Hunderter Menschen niemals recherchieren, berichten, fotografieren und die Geschichten für dieses Buch zusammentragen können – Menschen, die in über 30 Ländern und in einem Dutzend US-Bundesstaaten leben. Ihnen allen möchten wir danken, besonders den Folgenden:

Gestaltung • David Griffin
Assistenz der Chefredaktion • Kendyll Naomi Pappas
Lektorat • Jasmine Star

Redaktionelle Mitarbeit • Peter C. Hubschmid, Joshua D'Aluisio-Guerrieri
Redaktionelle Assistenz • Emma S. D'Aluisio
Wissenschaftliche Beratung (Ernährung) • Colette LaSalle, RD; Mary Nicole Regina Henderson, MS, RD
Büro • Sheila D. S. Foraker, Colleen Leyden D'Aluisio
Und • Peter Rossomando, Adam Guerrieri, Evan Wright Menzel, Bo Blanton, Laura Arnold, Aaron Kehoe, Luiza Trabka, Daniel Tkach, Leonore Wilson, Kathryn Quanstrom, Dr. Lorenzo Mills, Laura und Susan D'Aluisio
Beratung • Charles C. Mann

Postproduktion • Bryan S. Bailey Photographic Services; Peter Truskier, Premedia Systems; Eric Lompa and Todd Takaki, ScanArt
Ten Speed Press • Julie Bennett, Aaron Wehner, Mary Ann Anderson, Nancy Austin, Nicole Geiger, Lisa Regul, Melissa Moore

Autoren (Essays) • Wendell Berry, Mary Collins, Michael Pollan, Ellen Rupel Shell, Bijal P. Trivedi, Richard Wrangham, Lisa R. Young

Die Zitate wurden zusammengetragen von Dana Wolfe, Michael Hawley, Melanie Lawson, Pam Hunter, Rick Smolan, Anna Sever, Maria und Rob Sinsky, Kurt Stukenberg

Ägypten
Übersetzung • Mohamed Khalel
Mithilfe bei der Übersetzung • Claudia Wiens

Paul Bahna

Australien
Australian Professional Ocean Lifeguard Association

Vic Cherikoff
Norma Malloy, Emerald City Images (www.emeraldcity ...s.com.au)

...

Jahangir Alam
Pushpita Alam, BRAC
Syed Ishtiaq Alam
Ambrosia Guest House
Hosne Ara
Renu Begum
Ismail Hossain
Iqbal Anwarul Islam
M. D. Azadul Ismal (Pavel)
Alice Jian
Farzana Kashfi
Jalil Matbor
Shahriar Tofael
Abdullah Al Mohammad Yasin
Asif Zahir, Ananta Apparel

Botswana
Übersetzung • Outhuritse Rinouaro Kulanga

Mithilfe • Thimo Tjiramanga

Pastor Johannes Kahuadi, Window of Hope Center in Ghanzi

Beauty Kennetseng
Teresa Mcad
Kitso Moahi
Mesti Ratalia

Brasilien
Übersetzung • Jose Antonio Cunha Assunção Assunção, Amazonas Dschungelführer (www.wildtrack.com.br)

Mac Agustinho Cardoso
Francisco Lopes Correia
Franciso Rios
Manuel Rios
Edson dos Santos Rios
Maria Elina dos Santos Rios

China
Übersetzung • Joshua D'Aluisio-Guerrieri (www.entim.net)

Li Genlian und Jiang Zheng Ping, Shanghai Circus World

Yang Haijan
Xiang Jiahua
Yang Lijnan
Li Shaufang
Wu Siping
Yang Zhongxiao

Deutschland
Übersetzung • Venita Kaleps
Margot Klingsporn, Focus Agentur (www.agentur-focus.de)

Christiane Breustedt
Franziska Breyer
Peter Dirr
Sonja Dirr
Ruth Eichhorn
Maximilian Erlmeier
Peter-Matthias Gaede
Martin Ginter
Peter Ginter

Ecuador
Übersetzung • Oswaldo Muñoz, Nuevo Mundo Expeditions (www.nuevomundo expeditions.com)

Orlando Ayme
David Muñoz
Pablo Corral Vega

Frankreich
Annie Boulat, Cosmos Agentur (www.cosmosphoto.com)

Isabelle und Pierre Gillet
Nicolas Vinatier

Grönland
Karina Bernlow und Martin Monk, Nanu Travel (www.nanutravel.dk)

Großbritannien
Michael Marten, Simon Stone, und Rose Taylor von der Science Photo Library (www.sciencephoto.com)

Charlie Boniface
Earl, Toni, und Bella Gillespie

Indien
Übersetzung · Neha und Vinay Diddee

Meera und Mamta Kailash
Rajesh Kamat
Sameena Khanam, Aegis
Abhik, Tashi, und Tara Mitra
Sangeeta Patkar
Kuldeep B. Rane
Pulin Sasmal
Santosh Kumar Singh

Iran
Übersetzung · Hassan Azadi (hassanazadi@yahoo.com)

Mostafa, Mehri, und Ali Fotowat

Hajreza Sedighi Fard
Nariman Mansouri
Maryam Mohammadi
Mohammed Riahi
Stephan Schwarz
Mahmoud Zareshahi

Island
Übersetzung · Lynda Gunnlaugsdóttir und Björn Thoroddsen

Israel
Lisa Perlman
Rachel Sabath Beib-Halachmi
Issa Freij
Aaron und Natalie Willis

Italien
Übersetzung · Jennifer Zaida (lemans.venere@gmail.com)

Fr. Patrick Carroll aus Dublin, Irland
Grazia und Michele Neri
Giovanni Picchi, Luz Photo Agentur (www.luzphoto.com)

Japan
Übersetzung · Lina Sanae Wang, Uniphoto Press International (www.uniphoto.co.jp), und Ayu Suzuki

Mizoguchi Ayako
Peter Blakely
Hideki Fujiwara
Kouichi Hashimoto
Kumiko Ikada
Etsuji Isozaki
Kenji Matsumoto
Ayako Mizoguchi
Takuya Mizuhara
Masako Mizuhashi
Kaori Mori
Masaru Ode
Toyoo Ohta, Uniphoto
Kayoko Sairo
Keiko Sasaki
Yusuke Yamaoka und T-serv

Jemen
Übersetzung · Sami Saleh Al Saiyani (www.travelyemen.net)

Carolyn McIntyre (www.girlsoloinarabia.typepad.com)

Tina Ahrens
Arabia Felix Hotel
Fadhil Haidar und Söhne
Karim Ben Khelifa
Bashir und Anaia Sabana
Faris Sanabani, *Yemen Observer*

Kanada
Muna Ali
Khadra Ali
Uban Ali
Famdumo Ibrahim
Antonio E. De Luca, *the Walrus magazine*

Kirk und Anna Finken
Danielle Roy
Peter George, CN Tower
Rob Groh
Irene Knight
Natalie Matutschovsky
Leanne Wright
Moses Znaimer, ideaCity

Kenia
Übersetzung · Michael Santeto Tiampati (tiampati@hotmail.com)

Priscilla Chebwogen
Hakilssa Kamuye
Emily Koros
John Kipkoros Langat
Nancy Langat
Kennedy Mbori
Emily Naini
George Owiti
David Kipkoech Ruto
Chief Sammy (Kipanoi Ole Tarakuai)

Alice Musunkui Tarakuai
Sanaet Tarakuai
Moonte Tarakuai
Margaret Sompet Tarakuai
Reut Tarakuai
Kinyikita Tarakuai
Joel Tumate

Lettland
Übersetzung · Irēna Muļica (irena.mulica@gmail.com)

Venita Kaleps
Ingrida Gulbe-Otaņķe
Ilona, Linda, Ieva, und Madara Radziņš

Mexiko
Übersetzung · Ana Cristina Gallegos Aguilar

Bertha Pachero Moreno
Rosario Caraveo
Esthela Jimenez Contreras
Ángel Gustavo Galaviz Jimenez
Favian Edriel Galaviz Jimenez
Osvaldo Galaviz Jimenez
Jay Koedaa
Manuel Peyez
Mauro E. Valencia, Ph.D., Centro de Investigación en Alimentación y Desarrollo, AC

Namibia
Übersetzung · Thimo Tjiramanga (Ttjiramanga@yahoo.com.na)

Mithilfe · Tawanda Kanhema (Kanhema@gmail.com)

P. G. Bille, Professor für Nahrung und Wissenschaft an der University of Namibia

Mukoohirumbu
Muningandu
Lesley Tjikuzu
Sandra Tjiramanga
Aumacky Uahoo
Uariinani
Uekuta
Uhlander Guest House

Palästinensische Gebiete
Munira, Mohammad, Jinan, Mariam, Maram, und Habib Razem

Russland
Übersetzung · Mikhail »Mick« Yagupov (retroeffective@gmail.com)

Hans-Jürgen Burkard
Larissa und Anton Grankovskiy

Spanien
Übersetzung · Beatriz Zunzunegui, Anna Sever Roubène, Nicolas Linares Sever

Anna Sever Agency, (www.asa-agency.com)

Bea Belen
Juan Linares
Laura Ramírez
Maria Jesus Santos

Taiwan
Übersetzung · Joshua D'Aluisio-Guerrieri (www.entim.net) und Kei (Hui-ling Sun)

Tibet
Übersetzung · Buchung Dowa (Dadrung)
Choe Ney Drukar
Tsul Tim Khamu
Muru Nyachung Monastery
Nyema Dun Drup
Brent Olson, Geographic Expeditions (www.geoex.com)

Phurba
Wangchung
Dank an unsere Klosterfreunde

Tschad
Übersetzung · Abakar Saleh und Khamis Hassan Jouma

Büro des Hohen Flüchtlingskommissars der Vereinten Nationen:
Jean Charles Dei
George Harb
Guy Levine
Stefano Porretti
Colin Pryce

USA

Arizona
Clifton Bogardus
Gary Karademos
Ellie Menzel
Eric Ravussin
Judy Rusignuolo
Jourene, Yvana, und Jovan Soto

Mary Tatum

Colorado
Andrew Nikkari
Karen Sherman Perez

Illinois
Oscar und Alejandra Alvarez
Laura Lee Barrette
Gloria Ciaccio
Jesse DeSoto
Mike Foran
Jesus Lopez
Vicente Martinez

David Mosena, Anne Rashford, Jennie Kimmel, Patricia Ward, vom Museum of Science and Industry

Denise Stine
Kate Walsh
Jessica Wharton

Kalifornien
Larry, Maria, und Ben Adams
Richard Beam
Joey Chestnut
Chris Colin
Jonathan Gold
Laurie Ochoa
Adrian Grannum
Philip Greenspun
Valerie Hunter
Andie Johnson
Evan and Jack Menzel
Dr. Lorenzo Mills
Marissa Mills Carlisle
Amy Standen
Adriana Arriaga und Maya

Fort Irwin:
Manah Ali Alalaq
Captain Lindsey Dane
Ken Drylie
Tim Hailey
John M. Wagstaffe

Kentucky
Wes Addington
Ted Combs
Andy Fields
Jimbo Fleming
Dan Johnson
Christy Kincer
Curtis Scott

Maine
Tina Bridgham
Karen Tucker und die Jungs

Minnesota
Dan Buettner
Erica Dao, Mall of America
Dave Lee, Rochester Meat
Debbie und Kiara Lester
Rudy Maxa und Ana Scofield
John und Laurie McQuiston
Hokan Miller

New York
David Barber
Father Mike Carnevale, St. Francis of Assisi Church

Robert Clark, Ten Ton Studio
Robert und Stephanie Crease
David Ettenberg, Camp Shane
Brian Halweil
Irene Hamburger, Blue Hill bei Stone Barn

Dawn D'Aluisio, Ruby und Luiza Trabka

Rev. Elizabeth G. Maxwell, Neville Hughes, und Chris O'Neill, Holy Apostles Soup Kitchen

Mal Nesheim
Pam Rosiare-Zoppe, Roger Zoppe, und Ricki der Schimpanse

Bailiwick Ranch und Discovery Zoo

Pennsylvania
April Smith

Tennessee
Connie und Greg Bumgardener

Paul Lowe
Teresa McCusker und Nicole M. Yarbrough, Mercy Health und Fitness Center

Tesa Finn MS, RD und Tennessee Weight Loss and Surgery Center, University of Tennessee Medical Center

Texas
Kylie Clem und Tom Joiner, NASA

Virginia
Ben Beichler
William Carson »Collard Green« und Tereasa Hughes

Lucille und Teresa Salatin
Irene und Dean Sarnelle
Andre Wendt

Venezuela
Übersetzung · Nahomi Martinez (nahomi_m@hotmail.com)

Ciro Marcano
Daniel Niles
Redy Jose Portillo, PDVSA
Oscar Rodriguez und Dario Vera, PDVSA oil rig chefs

Vietnam
Übersetzung · Do Minh Thuy (dominhthuy@yahoo.com)

Nguyễn Văn Doanh
Vie Thi Phat

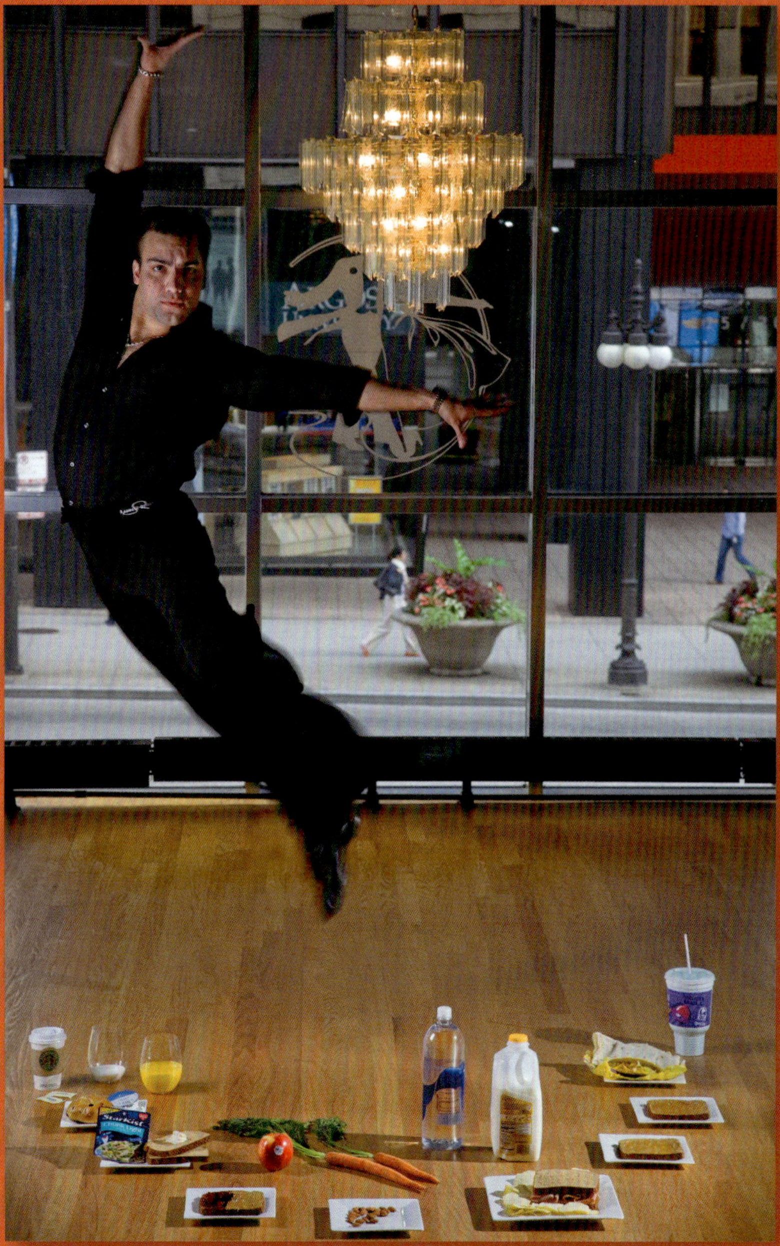

Tanzlehrer Jesse Desoto mit einer typischen Tagesration im Fred-Astaire-Tanzstudio in Chicago, Illinois. Weitere Informationen über die Menschen, die für dieses Buch fotografiert wurden, finden Sie auf der englischsprachigen Webseite:

www.aroundtheworldin80diets.com

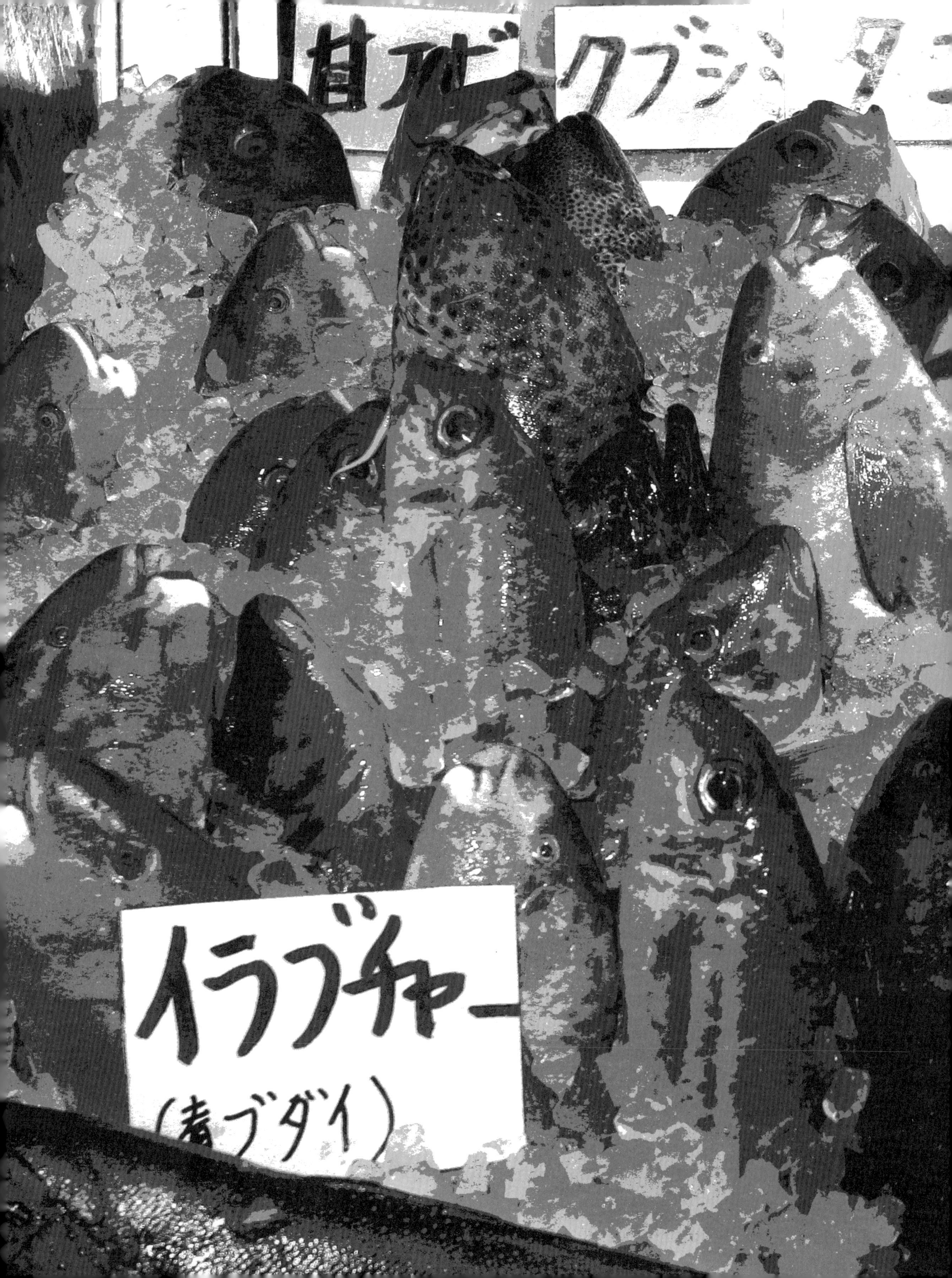
イラブチャー
(青ブダイ)